Atlas Colorido
de Doenças da Boca

Nota: A medicina é uma ciência que está em constante desenvolvimento e transformação. A pesquisa e a experiência clínica estão continuamente expandindo nosso conhecimento, em particular o relacionado aos tratamentos e às terapias medicamentosas apropriadas. No que se refere à dosagem e aplicação de medicamentos mencionadas neste livro, os leitores podem ter certeza de que os autores, organizadores e editores fizeram todos os esforços para garantir que estas referências estejam em conformidade com o atual conhecimento no momento de produção desta obra.

Contudo, isso não envolve, implica ou expressa qualquer garantia ou responsabilidade por parte dos editores com respeito a eventuais posologias e formas de administração mencionadas no livro. **Todo usuário deve examinar cuidadosamente** as bulas que acompanham cada medicamento e verificar – se necessário consultando um médico ou especialista – se a posologia ali mencionada ou se as contra-indicações mencionadas pelos fabricantes diferem daquelas descritas no presente livro. Essa verificação é particularmente importante em relação a drogas que são usadas raramente ou que foram lançadas há pouco tempo no mercado. Toda posologia ou toda forma de administração utilizada é de inteira responsabilidade e risco do usuário. Os autores solicitam a todos os usuários que comuniquem eventuais diferenças ou imprecisões constatadas.

Qualquer referência ou citação de fabricantes ou marcas comerciais específicas não deve ser interpretada como endosso ou anúncio para qualquer empresa ou produto.

Alguns dos nomes de produtos, patentes e formulações registradas mencionadas neste livro são, na verdade, marcas registradas ou marcas proprietárias, mesmo que não se faça referência explícita a isso no texto. Portanto, o aparecimento de um nome sem a indicação de propriedade não deve ser interpretado como uma representação pelo publicador de que ele seja de domínio público.

Este livro, incluindo todas as suas partes, é legalmente protegido por leis de direitos autorais. Qualquer utilização, exploração ou comercialização fora dos limites determinados pela legislação de direitos autorais, sem permissão do editor, é ilegal e sujeita a processo. Isso inclui particularmente a reprodução, cópia ou duplicação eletrônica ou por quaisquer outros meios, tradução, preparação de microfilmes ou processamento e armazenamento eletrônico de dados.

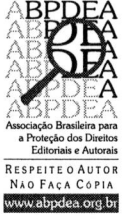

ABPDEA
Associação Brasileira para a Proteção dos Direitos Editoriais e Autorais
RESPEITE O AUTOR
NÃO FAÇA CÓPIA
www.abpdea.org.br

L345a   Laskaris, George
         Atlas colorido de doenças da boca / George Laskaris; trad. Manoel Sant'Ana Filho, Anna Cecília Moraes Chaves e Pantelis Varvaki Rados. – 3.ed. – Porto Alegre : Artmed, 2004.

         1. Boca – Doença – Atlas. I. Título.

         CDU 616.31/.329(084.4)

Catalogação na publicação: Mônica Ballejo Canto – CRB 10/1023
ISBN 85-363-0381-6

George Laskaris, M.D., D.D.S., Ph.D.
Associate Professor of Oral Medicine
Medical School, University of Athens
Athens, Greece
Head in Oral Medicine
Departament of Dermatology "A. Sygros" Hospital
Athens, Greece

Atlas Colorido de Doenças da Boca

3ª edição revista e ampliada
777 ilustrações

Tradução:

Anna Cecília Moraes Chaves
Mestra e doutora em Odontologia
Professora de Patologia Geral e Buco-dental da
Faculdade de Odontologia da UFRGS

Manoel Sant'Ana Filho
Mestre e doutor em Odontologia

Pantelis Varvaki Rados
Professor de Patologia Geral e Buco-dental das
Faculdades de Odontologia da UFRGS e da PUCRS

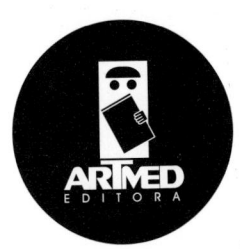

2004

Obra originalmente publicada sob o título *Color Atlas of Oral Diseases*
© Georg Thieme Verlog, 2003

ISBN: 3-13-717003-6 (GTV)
 1-58890-138-6 (TNY)

Capa: *Mário Röhnelt*

Preparação do original: *Ivaniza O. de Souza*

Leitura final: *Daniela de Freitas Ledur*

Supervisão editorial: *Cláudia Bittencourt*

Editoração eletrônica: *Laser House*

Reservados todos os direitos de publicação, em língua portuguesa, à
ARTMED® EDITORA S.A.
Av. Jerônimo de Ornelas, 670 – Santana
90040-340 – Porto Alegre – RS
Fone: (51) 3330-3444   Fax: (51) 3330-2378

É proibida a duplicação ou reprodução deste volume, no todo ou em parte,
sob quaisquer formas ou por quaisquer meios (eletrônicos, mecânicos, gravação,
fotocópia, distribuição na Web e outros), sem permissão expressa da Editora.

SÃO PAULO
Av. Rebouças, 1.073 – Jardins
05401-150 – São Paulo – SP
Fone: (11) 3062-3757   Fax: (11) 3062-2487

SAC 0800 703-3444

IMPRESSO NO BRASIL
PRINTED IN BRAZIL

Prefácio à Terceira Edição

Passaram-se nove anos desde a segunda edição do *Atlas Colorido de Doenças da Boca*. A aceitação deste livro pela comunidade médica e odontológica internacional ficou além de qualquer expectativa.

Isso, associado aos espetaculares progressos em biologia molecular, fisiopatologia, métodos e técnicas de diagnóstico laboratorial e terapêutica, criou uma pressão para a edição de um novo atlas.

Por isso, esta terceira edição foi completamente revisada e reescrita, a fim de colocá-la ao nível dos conceitos novos da medicina bucal. A estrutura do texto foi planejada para ser mais compreensiva e prática, com referência clara à etiologia, aspectos clínicos, diagnóstico diferencial, exames para diagnóstico laboratorial e terapêutica. Quatro novos capítulos e 135 novas fotos coloridas foram inseridas, representando entidades mórbidas. Houve ainda a substituição de 148 figuras por outras de melhor qualidade e mais representativas do que aquelas existentes na edição anterior.

Várias referências foram omitidas e numerosas foram adicionadas, portanto as informações em que o atlas está fundamentado refletem conceitos e visões científicas mais recentes.

A grande totalidade de mudanças conduziu a um novo livro, o qual cobre praticamente todo o espectro de lesões da mucosa bucal. A orientação do livro continua clínica, tentando ajudar dentistas e médicos a lidar com os problemas estomatológicos dos pacientes do dia-a-dia. Além disso, estudantes de odontologia e medicina poderão encontrar novos conhecimentos básicos no atlas, o que, em combinação com o material das ilustrações representativas, irá introduzi-los no difícil mas excitante campo da medicina bucal.

Atenas, primavera de 2003   George Laskaris, MD DDS PhD

Agradecimentos

Meu profundo reconhecimento aos meus pacientes, os quais me ensinaram tanto, e a todos os dentistas e médicos gregos que têm contribuído encaminhando seus pacientes ao longo destes anos.

Expresso ainda minha gratidão aos antigos professores de Dermatologia, John Stratigos e Antony Vareltzidis, por seus constantes estímulos nos meus desafios.

Eu sou ainda grato a Andreas Katsambas, atual professor de Dermatologia da Universidade de Atenas, que me auxiliou muito no incremento dos meus conhecimentos nessa área.

Meus sinceros agradecimentos à equipe científica do Departamento de Dermatologia do hospital "A. Sygros", Universidade de Atenas, por sua boa vontade e contínua ajuda durante os últimos 33 anos de nossa cooperação.

Eu sou ainda particularmente grato ao Dr. Stathis S. Papavasiliou, pelo seu esforço e comentários na tradução da edição grega deste livro para o inglês e pela contribuição no texto do capítulo sobre doenças endócrinas.

Minha mais profunda gratidão ao professor Crispian Scully, London University, e ao professor Gerald Shklar, da Harvard School of Dental Medicine, pela leitura de ambos dos manuscritos da primeira edição. Suas sugestões e críticas foram aceitas e sem dúvida melhoraram o texto consideravelmente.

Eu estou especialmente em dívida com o Dr. Stathis S. Papavasiliou e com o professor Crispian Scully por sua revisão crítica do texto da segunda edição e ao Dr. Stathis S. Papavasiliou e Dr. Eleni Gagari por sua revisão do texto da terceira edição.

Eu agradeço aos seguintes colegas por concederem a permissão de uso das figuras coloridas: Dr. A. Katsambas (Grécia) pela Figura 516, Dr. N. Lygidakis (Grécia) pela Figura 60, Dr. C. Scully (Inglaterra) pelas Figuras 504 e 534, Dr. G. Shklar (Estados Unidos) pelas Figuras 148 e 149, Dr. C. Witkop (Estados Unidos) pela Figura 28 e Dr. A. Ahsan (Índia) pelas Figuras 13, 548, 773 e 777.

Por fim, o que não quer dizer por último, eu nunca poderei retribuir completamente tudo o que devo para minha esposa e filhos por sua paciência, apoio e estímulo constantes.

Sumário

1. Variações Anatômicas Normais 2
Linha Alba 2
Pigmentação Bucal Normal 2
Leucoedema 2

2. Anomalias de Desenvolvimento 4
Grânulos de Fordyce 4
Pêlo Ectópico 4
Fissuras Labiais Congênitas 4
Fissuras Labiais Comissurais 6
Anquiloglossia 6
Fenda Labial 6
Fenda Palatina 8
Fendas Faciais Oblíquas 8
Língua Bífida 8
Lábio Duplo 10
Tórus Palatino 10
Tórus Mandibular 10
Exostoses Múltiplas 12
Malformação Fibrosa de Desenvolvimento 12
Agenesia de Glândula Salivar Maior 12
Hemiatrofia Facial 14
Hipertrofia Massetérica 14

3. Doenças Genéticas 16
Nevo Branco Esponjoso 16
Disceratose Intra-epitelial Benigna Hereditária 16
Fibromatose Gengival 16
Hipofosfatasia 18
Paquioníquia Congênita 18
Disceratose Congênita 20
Displasia Ectodérmica Hipoidrótica 20
Displasia Odonto-onicodérmica 22
Síndrome da Hiperceratose Palmoplantar
e da Mucosa Bucal Focal 24
Síndrome de Papillon-Lefèvre 26
Doença Granulomatosa Crônica 26
Acantose Nigricans Benigna 28
Disceratose Folicular 28
Pênfigo Benigno Familial 30
Epidermólise Bolhosa 30
Neurofibromatose 32
Displasia Condroectodérmica 34
Teleangectasia Hemorrágica Hereditária 34
Síndrome de Peutz-Jeghers 36
Síndrome do Carcinoma Basocelular Nevóide 36
Síndrome de Gardner 38

Síndrome de Maffucci 40
Esclerose Tuberosa 40
Síndrome de Sturge-Weber 42
Síndrome de Klippel-Trénaunay-Weber 42
Doença de Cowden 44
Displasia Cleidocraniana 44
Síndrome Orodigitofacial 46
Hipoplasia Dérmica Focal 46
Incontinência Pigmentária 48
Síndrome de Ehlers-Danlos 48
Síndrome de Marfan 50
Síndrome de Werner 50
Síndrome de Down 52

4. Lesões Mecânicas 54
Úlcera Traumática 54
Bolha Traumática 56
Hematoma Traumático 56
Lesão por Mordiscamento 56
Trauma por Escovação Dentária 58
Lesão Auto-infringida ou Trauma Facticial 58
Felação 58
Úlcera no Freio Lingual após Cunilíngua 58
Estomatite por Rolo de Algodão 60
Estomatite Protética 60
Epulis Fissurata 60
Hiperplasia Papilomatosa do Palato 62
Hiperplasia por Câmera de Sucção 62
Atrofia do Rebordo Alveolar Superior 62
Necrose do Palato Causada por Injeção 62
Úlcera Eosinofílica 64
Angina Bolhosa Hemorrágica 64

5. Lesões Bucais por Agentes Químicos 66
Queimadura por Fenol 66
Queimadura por Ácido Tricloroacético 66
Queimadura por Eugenol 66
Queimadura por Aspirina 68
Queimadura por Iodo 68
Queimadura por Álcool 68
Queimadura por Resina Acrílica 68
Queimadura por Perborato de Sódio 70
Queimadura por Peróxido de Hidrogênio 70
Queimadura por Nitrato de Prata 70
Queimadura por Hipoclorito de Sódio 70
Queimadura por Paraformaldeído 72
Queimadura por Compostos Clorídricos 72

Queimadura por Agentes Químicos Agrícolas 72
Leucoplasia Bucal Associada à Sanguinária 72
Peeling epitelial 74

6. Lesões Bucais Causadas por Cigarro, Calor e Eletricidade 76
Estomatite Nicotínica 76
Erosões no Palato Causadas pelo Fumo 76
Lesão no Lábio do Fumante de Cigarro 78
Melanose do Fumante 78
Queimadura Térmica 78
Queimaduras Elétricas 80

7. Lesões Bucais Causadas por Drogas 82
Estomatite Induzida por Ouro 82
Estomatite Induzida por Antibiótico 82
Estomatite Medicamentosa 82
Ulceração Causada por Metotrexato 84
Ulceração Causada por Azatioprina 84
Ulceração Causada por Indometacina 84
Ulceração Causada por Nicorandil 86
Ulceração Causada por Alendronato 86
Ulceração Causada por Hidroxiuréia 86
Lesões Bucais Induzidas por Penicilamina 88
Hiperplasia Gengival Induzida por Fenitoína 88
Hiperplasia Gengival Induzida por Ciclosporina 88
Hiperplasia Gengival Induzida por Nifedipina 90
Angioedema 90
Perfuração do Palato Causada por Cocaína 92
Lesões Bucais Causadas por Anticoagulantes 92
Pigmentação Causada por Antimaláricos 94
Pigmentação Causada por Azidotimidina 94
Queilite Causada por Retinóides 94

8. Metal e Outros Depósitos 96
Tatuagem por Amálgama 96
Deposição de Bismuto 96
Depósitos de Chumbo 96
Depósitos de Prata e de Grafite 98
Flebólitos 98
Matéria Alba da Gengiva Inserida 98

9. Material Estranho 100
Corpos Estranhos 100
Enxertos de Pele e de Mucosa 102

10. Lesões Induzidas por Radiação 104

11. Alergia a Produtos Químicos Aplicados Localmente 108
Estomatite Alérgica Causada por Resina Acrílica 108
Estomatite Alérgica Causada por Eugenol 108
Estomatite por Contato com Canela 110
Estomatite por Contato com Amálgama Dentário 110

12. Doenças Periodontais 112
Gengivite Induzida por Placa 112
Periodontite Crônica 112
Periodontite Agressiva 114
Abcesso Periodontal 114
Fístula Periodontal 116
Gengivite e Respiração Bucal 116
Gengivite Plasmocitária 116
Gengivite Descamativa 118

13. Doenças da Língua 120
Glossite Romboidal Mediana 120
Língua Geográfica 120
Língua Fissurada 122
Língua Pilosa 122
Língua Saburrosa 124
Glossite Plasmocitária 124
Glossodinia 126
Língua Crenada 126
Hipertrofia das Papilas Foliáceas 126
Hipertrofia das Papilas Circunvaladas 126
Hipertrofia das Papilas Fungiformes 128
Varizes Sublinguais 128

14. Doenças dos Lábios 130
Fissura Média do Lábio 130
Queilite Angular 130
Queilite Actínica 130
Queilite Descamativa 132
Queilite de Contato 132
Queilite Glandular 132
Queilite Granulomatosa 134
Queilite Plasmocitária 134

15. Cistos dos Tecidos Moles 136
Mucocele 136
Rânula 136
Cisto Linfoepitelial 138
Cisto Dermóide 138
Cisto de Erupção 140
Cisto Gengival do Recém-nascido 140
Cisto Gengival do Adulto 140
Cisto da Papila Palatina 142
Cisto Nasolabial 142
Cisto do Ducto Tireoglosso 142

16. Infecções Virais 144
Gengivoestomatite Herpética Primária 144
Estomatite Herpética Secundária 144
Herpes Labial 146
Herpes Zoster 146
Varicela 148

Herpangina 148
Faringite Linfonodular Aguda 150
Doença das Mãos, Pés e Boca 150
Rubéola 152
Mononucleose Infecciosa 152
Caxumba 152
Verruga Vulgar 154
Condiloma Acuminado 154
Molusco Contagioso 154
Hiperplasia Epitelial Focal 156

17. Infecção pelo HIV e AIDS 157
Infecções 158
Neoplasias 164
Distúrbios Neurológicos 168
Lesões Induzidas por Drogas 168
Lesões de Causa Desconhecida 172

18. Infecções Bacterianas 174
Gengivite Ulcerativa Necrosante 174
Estomatite Ulcerativa Necrosante 174
Cancro Bucal 176
Pericoronarite 176
Alvéolo Seco 176
Infecção Estafilocócica 178
Gengivoestomatite Estreptocócica 178
Erisipela 180
Febre Escarlate 180
Abcessos dos Tecidos Moles Bucais 180
Abcesso Peritonsilar 182
Parotidite Supurada Aguda 182
Sialadenite Submandibular Aguda 182
Celulite Bucal 184
Infecções pela *Klebsiella* 184
Infecção por *Pseudomonas* 184
Sífilis 186
    Sífilis Primária 186
    Sífilis Secundária 186
    Sífilis Tardia 190
Sífilis Congênita 192
Cancróide 192
Estomatite Gonocócica 194
Tuberculose 194
Lúpus Vulgar 196
Lepra 196
Actinomicose 198

19. Infecções Fúngicas 200
Candidíase 200
    Candidíase Bucal Primária 200
    Candidíase Bucal Secundária 204
Histoplasmose 206
Blastomicose Norte-americana 206
Paracoccidioidomicose 208
Mucormicose 208

Aspergilose 210
Criptococose 210

20. Infecções Protozoárias 212
Leishmaniose Cutânea 212

21. Doenças Granulomatosas 214
Sarcoidose 214
Síndrome de Heerfordt 214
Doença de Crohn 216
Síndrome de Melkersson-Rosenthal 216
Granulomatose Bucofacial 218

22. Doenças com Provável Patogenia Imunológica 220
Úlcera Aftosa Recorrente 220
    Úlcera Aftosa Menor 220
    Úlcera Aftosa Maior 220
    Úlceras Herpetiformes 222
Síndrome FAPA 222
Doença de Behçet 222
Síndrome de Reiter 226
Granulomatose de Wegener 228

23. Doenças Auto-imunes 230
Lúpus Eritematoso Discóide 230
Lúpus Eritematoso Sistêmico 230
Esclerodermia 232
Dermatomiosite 234
Doença Mista do Tecido Conjuntivo 236
Síndrome de Sjögren 236
Lesão Linfoepitelial Benigna 238
Crioglobulinemia 238
Doença do Enxerto *Versus* Hospedeiro 240
Cirrose Biliar Primária 242
Hepatite Lupóide 242

24. Doenças Dermatológicas 244
Eritema Multiforme 244
Síndrome de Stevens-Johnson 246
Necrólise Epidérmica Tóxica 246
Pênfigo 248
    Pênfigo Vulgar 248
    Pênfigo Vegetante 250
Pênfigo Vulgar Juvenil 252
Pênfigo Paraneoplásico 254
Penfigóide Cicatricial 254
Penfigóide Cicatricial da Infância 256
Doença da IgA Linear 258
Penfigóide Bolhoso 258
Penfigóide Gestacional 260
Dermatite Herpetiforme 262
Epidermólise Bolhosa Adquirida 262
Estomatite Ulcerativa Crônica 264
Líquen Plano 264

Pioestomatite Vegetante 268
Psoríase 270
Síndrome do Linfonodo Mucocutâneo 272
Acantose Nigricans Maliga 274
Acrodermatite Enteropática 274
Dermatite de Lamber os Lábios 274
Dermatite Peribucal 274
Disceratoma Verrucoso 276
Vitiligo 276

25. Doenças Hematológicas 278
Anemia por Deficiência de Ferro 278
Síndrome de Plummer-Vinson 278
Anemia Perniciosa 278
Talassemias 280
Neutropenia Congênita 280
Neutropenia Cíclica 280
Agranulocitose 282
Anemia Aplástica 284
Púrpura Trombocitopênica 284
Síndrome Mielodisplástica 284
Deficiência de Plasminogênio 286

26. Doenças Renais 288
Estomatite Urêmica 288

27. Doenças Metabólicas 290
Amiloidose 290
Proteinose Lipídica 292
Doença por Armazenamento do Glicogênio
  Tipo 1b 292
Síndrome de Hurler 294
Xantomas 294
Porfirias 296
Hemocromatose 296
Fibrose Cística 298
Histiocitose das Células de Langerhans 298

28. Deficiências Vitamínicas e
   Doenças Nutricionais 302
Pelagra 302
Arriboflavinose 302
Escorbuto 304
Deficiências Protéicas 304
Carotenemia 304

29. Doenças Endócrinas 306
Diabete Melito 306
Insuficiência Adrenocortical 306
Hipercortisolemia 306
Hipotireoidismo 308
Hiperparatireoidismo Primário 308
Alterações dos Hormônios Sexuais 308
Acromegalia 310

30. Doenças do Sistema Nervoso
   Periférico 312
Paralisia do Nervo Hipoglosso 312
Paralisia do Nervo Facial 312
Espasmo Ipsilateral do Masseter 314

31. Lesões Cancerizáveis 316
Leucoplasia 316
Eritroplasia 322
Candidíase Leucoplásica 322

32. Condições Cancerizáveis 324
Síndrome de Plummer-Vinson 324
Glossite Atrófica na Sífilis Terciária 324
Fibrose Submucosa 324
Epidermólise Bolhosa Distrófica 326
Xeroderma Pigmentoso 326
Líquen Plano 326

33. Neoplasias Malignas 328
Carcinoma Espinocelular 328
Carcinoma Verrucoso 332
Carcinoma de Células Escamosas Adenóides ...334
Carcinoma de Células Fusiformes 334
Carcinoma Linfepitelial 334
Carcinoma Basocelular 336
Carcinoma de Células Acinares 336
Carcinoma Mucoepidermóide 336
Carcinoma Adenóide Cístico 338
Adenoma Pleomórfico Maligno 338
Adenocarcinoma 340
Adenocarcinoma de Células Claras 340
Adenocarcinoma Polimórfico de Baixo Grau ...340
Leiomiossarcoma 342
Fibrossarcoma 342
Sarcoma de Kaposi 342
Histiocitoma Fibroso Maligno 344
Hemangioendotelioma 344
Hemangiopericitoma 346
Melanoma 346
Condrossarcoma 348
Osteossarcoma 348
Neoplasia Metastática 350

34. Lesões Malignas dos Tecidos Linfáticos
   e Hematopoiéticos 352
Leucemias 352
   Leucemias Agudas 352
   Leucemias Crônicas 354
Eritroleucemia 356
Policitemia Vera 356
Linfoma de Hodgkin 356
Linfomas Não-Hodgkin 358
Linfoma de Burkitt 360

Granuloma Maligno 360
Micose Fungóide 362
Macroglobulinemia 362
Plasmocitoma da Mucosa Bucal 364
Mieloma Múltiplo 364

35. Tumores Benignos 366
Papiloma 366
Hiperplasia Verrucosa 366
Ceratoacantoma 366
Fibroma 368
Fibroma de Células Gigantes 368
Fibroma Ossificante Periférico 368
Condroma de Tecidos Moles 370
Osteoma de Tecidos Moles 370
Lipoma 370
Mixoma 372
Neurofibroma 372
Schwannoma 372
Neuroma Traumático 374
Leiomioma 374
Xantoma Verruciforme 374
Tumor de Células Granulares 376
Tumor de Células Granulares do Recém-nascido 376
Histiocitoma Fibroso Benigno 376
Hemangioma 378
Hemangioma Epitelióide 378
Linfangioma 380
Higroma Cístico 380
Siringoadenoma Papilífero do Lábio Inferior 382
Adenoma Sebáceo 382
Corno Cutâneo 382
Mácula Melânica 384
Lentigo Simples 384
Nevo Intramucoso 384
Nevo Juncional 386
Nevo Composto 386
Nevo Azul 386
Nevo de Ota 388

Lentigo Maligno 388
Tumor Melanótico Neurectodérmico da Infância 390
Adenoma Pleomórfico 390
Cistadenoma Papilar Linfomatoso 392
Mioepitelioma 392
Adenoma de Células Basais 394

36. Outras Alterações das Glândulas Salivares 396
Sialadenometaplasia Necrotizante 396
Sialolitíase 396
Síndrome de Mikulicz 396
Sialadenose 398
Xerostomia 398

37. Lesões Proliferativas e Não-neoplásicas 400
Granuloma Piogênico 400
Granuloma Gravídico 402
Granuloma Pós-exodontia 402
Granuloma Fístula 402
Lesão Periférica de Células Gigantes 404

38. Lesões Não-neoplásicas dos Maxilares 406
Displasia Fibrosa 406
Querubismo 406
Doença de Paget 408

39. Tumores Odontogênicos 410
Ameloblastoma 410
Carcinoma Ameloblástico 410
Mixoma Odontogênico 412
Tumor Odontogênico Epitelial Calcificante 412
Cisto Odontogênico Calcificante 412
Odontomas 414

Bibliografia Selecionada 415

Índice 446

Dedicatória

A terceira edição deste livro é dedicada ao meu querido filho **Christos G. Laskaris**, *estudante do último ano de Odontologia, que subitamente partiu para o céu, com 24 anos.*

1. Variações Anatômicas Normais

Linha Alba

A linha alba é um aumento de volume linear normal da mucosa bucal que se estende da comissura bucal até a região de terceiros molares na altura da linha oclusal. Clinicamente, apresenta-se como um aumento de volume linear bilateral, de coloração normal ou levemente esbranquiçada e de consistência normal à palpação (**Fig. 1**).

Acomete pessoas obesas com maior freqüência. A mucosa bucal apresenta-se levemente comprimida e adaptada ao formato da linha oclusal.

Pigmentação Bucal Normal

A melanina é um pigmento normal da pele e da mucosa bucal produzido pelos melanócitos. O aumento da deposição de melanina na mucosa bucal pode ocorrer em diversas doenças.

Um achado clínico normal freqüentemente observado em pessoas negras ou de pele escura é a presença de áreas de mucosa com coloração escura, porém o grau de pigmentação da pele e da mucosa bucal não parece ser importante.

Pode-se observar em indivíduos saudáveis áreas pretas ou amarronzadas na mucosa bucal, clinicamente assintomáticas, de tamanho e distribuição variados, principalmente na gengiva, mucosa jugal, palato e, com menor freqüência, na língua, assoalho de boca e lábios (**Fig. 2**). A pigmentação é mais proeminente em áreas de pressão ou fricção e se torna mais intensa com a idade.

Diagnóstico diferencial. Doença de Addison, nevo pigmentado, melanoma, melanose do fumante, deposição de metal pesado, lentigo maligno, pigmentação causada por drogas, síndrome de Peutz-Jeghers, síndrome de Albright, doença de von Recklinghausen.

Leucoedema

O leucoedema é uma variação anatômica normal da mucosa bucal resultante do aumento da espessura do epitélio e da presença de edema intracelular nas células da camada de Malpighi. Ocorre com maior freqüência ou pode ser mais evidenciado em pessoas de pele escura. Normalmente, é bilateral e envolve a maior parte da mucosa jugal e raramente os lábios e a língua. Clinicamente, a mucosa apresenta-se opaca ou de coloração branco-acinzentada com fendas rasas, que desaparecem com a distensão da mucosa por tração ou estiramento da bochecha (**Fig. 3**). A consistência do leucoedema à palpação é normal, e não deve ser confundido com leucoplasia ou líquen plano. O diagnóstico baseia-se exclusivamente nas características clínicas.

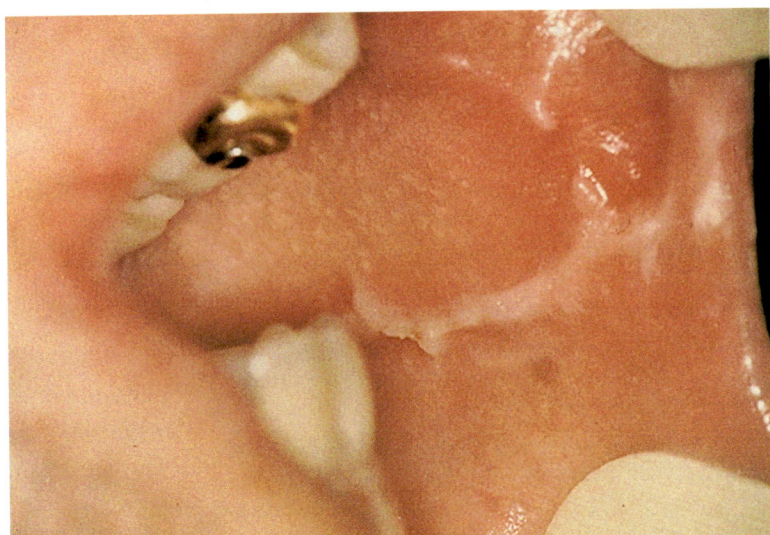

Figura 1 Linha alba.

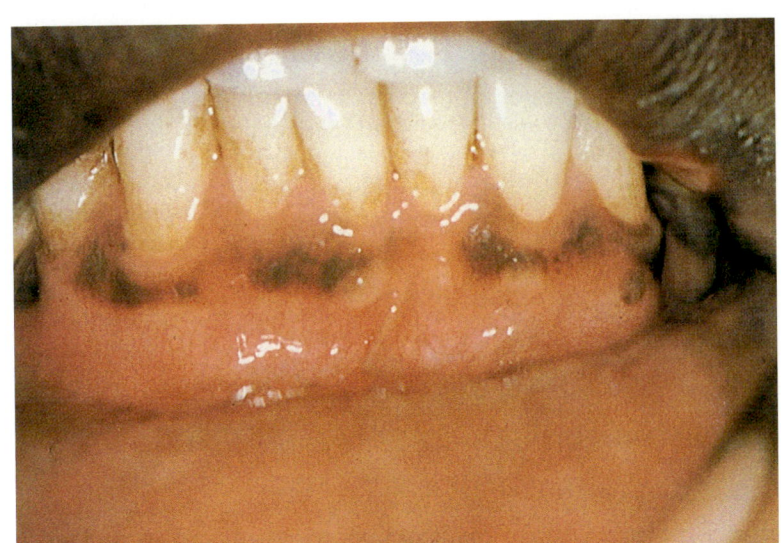

Figura 2 Pigmentação gengival normal.

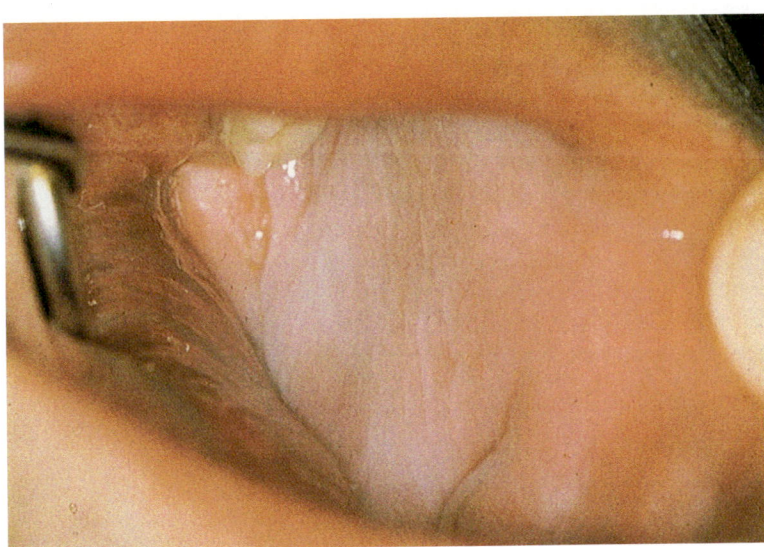

Figura 3 Leucoedema da mucosa jugal.

2. Anomalias de Desenvolvimento

Grânulos de Fordyce

Os grânulos de Fordyce são uma anomalia de desenvolvimento caracterizada pela presença de glândulas sebáceas ectópicas na mucosa bucal. Clinicamente, apresentam-se como numerosos pontos pequenos, bem circunscritos, de coloração branco-amarelada, levemente elevados, e que em casos raros coalescem formando placas (**Fig. 4**). Ocorrem de maneira simétrica e bilateral, principalmente na superfície da mucosa do lábio superior, comissura e na mucosa jugal adjacente aos dentes molares.

São achados freqüentes em cerca de 80% das pessoas de ambos os sexos. Esses grânulos são assintomáticos e ocasionalmente chamam a atenção dos pacientes. Com o avanço da idade, podem se tornar mais proeminentes, porém não devem ser motivo de preocupação.

Diagnóstico diferencial. Líquen plano, candidíase e leucoplasia.

Tratamento. Não necessita tratamento.

Pêlo Ectópico

A presença de pêlos ectópicos ou de folículos pilosos na cavidade bucal é extremamente rara. Até o momento, foram relatados apenas cinco casos. Não há explicações satisfatórias para o aparecimento de pêlos ectópicos na boca, porém acredita-se que resultem de uma anomalia de desenvolvimento. Todos os pacientes relatados até o momento eram brancos. Os locais preferenciais de crescimento de pêlos ectópicos são mucosa jugal, gengiva e língua.

O pêlo ectópico apresenta-se como um pêlo preto de 0,3 a 3,5 cm de comprimento (**Fig. 5**). Os pacientes acometidos são geralmente ansiosos ou nervosos. A presença de pêlo ectópico e de folículos pilosos pode ser a explicação da ocorrência de alguns casos raros de ceratoacantomas intrabucais.

Diagnóstico diferencial. Cabelo implantado por trauma e presença de cabelo em enxertos de pele após procedimentos cirúrgicos na cavidade bucal.

Teste laboratorial. O exame histopatológico confirma o diagnóstico clínico.

Tratamento. Recomenda-se a remoção cirúrgica.

Fissuras Labiais Congênitas

As fissuras labiais congênitas representam malformações tttde desenvolvimento raras que podem ocorrer isoladamente ou associadas a fissuras comissurais, fenda labial ou fenda palatina. Clinicamente, apresenta-se como depressões unilaterais ou bilaterais próximas à borda do vermelhão do lábio inferior (**Fig. 6**). Pode haver o acúmulo de pequena quantidade de secreção mucosa na profundidade da fissura, e o lábio pode se apresentar aumentado de volume ou edemaciado.

Tratamento. O tratamento de escolha é a excisão cirúrgica, porém apenas com finalidade estética.

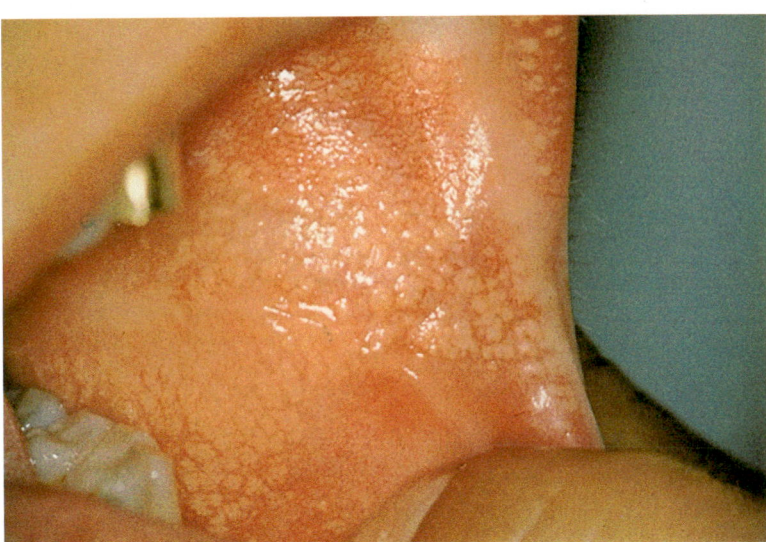

Figura 4 Grânulos de Fordyce na mucosa jugal.

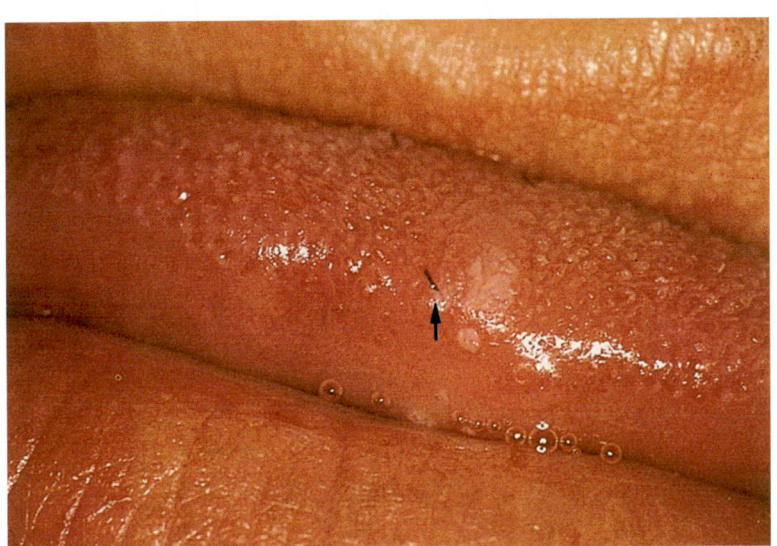

Figura 5 Pêlo escuro na ponta da língua (seta).

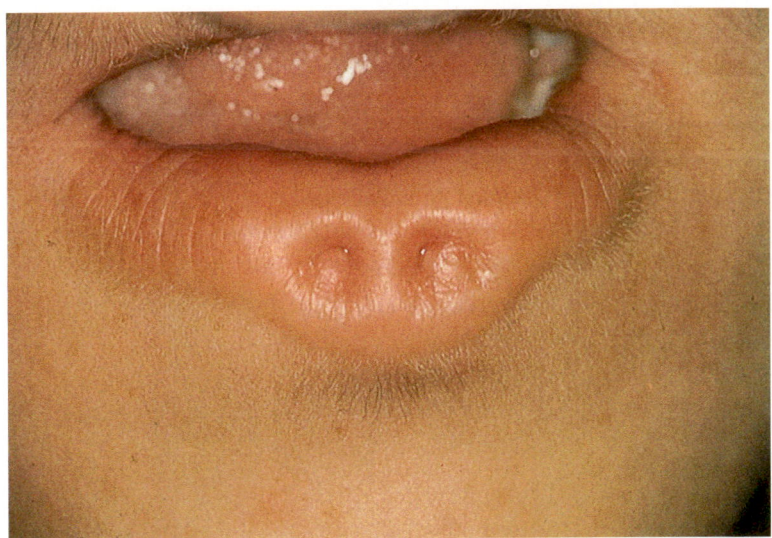

Figura 6 Fissura labial congênita.

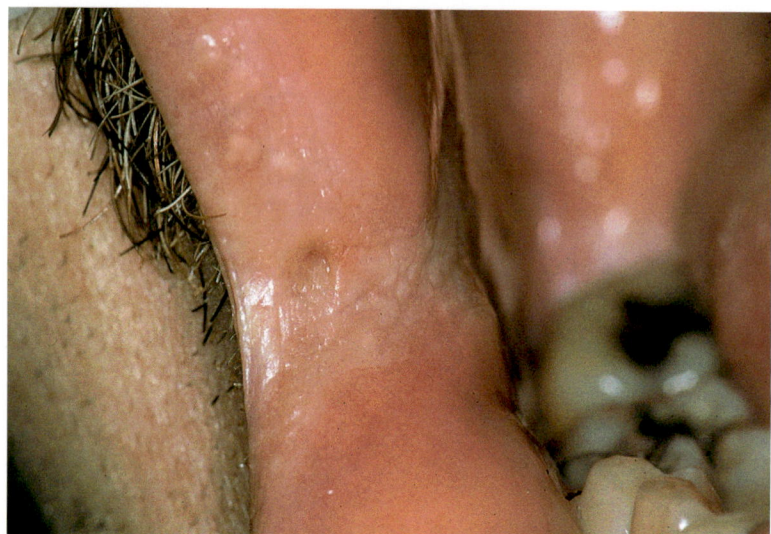

Figura 7 Fissuras labiais comissurais.

Fissuras Labiais Comissurais

Fissuras labiais comissurais são alterações de desenvolvimento caracterizadas por pequenas invaginações mucosas presentes na região das comissuras. As lesões são comuns em adultos e geralmente bilaterais.

Clinicamente, assemelham-se a uma fístula sem secreção ou inativa, assintomática, de 1 a 3 mm de profundidade (**Fig. 7**).

Tratamento. Geralmente não necessitam de tratamento.

Anquiloglossia

Anquiloglossia ou língua presa é um distúrbio de desenvolvimento raro no qual o freio lingual é curto ou apresenta-se aderido próximo à ponta da língua (**Fig. 8**). Quando aderido próximo à ponta da língua, o freio é geralmente espesso e fibroso. Em casos raros, esta condição pode ser resultado da fusão da língua com o assoalho de boca ou com a mucosa alveolar. Esta malformação resulta em dificuldades na fonação.

Tratamento. O problema pode ser corrigido com o pinçamento cirúrgico do freio.

Fenda Labial

A fenda labial é uma malformação de desenvolvimento que envolve geralmente o lábio superior e raramente o lábio inferior (**Fig. 9**). Está freqüentemente associada com a ocorrência de fenda palatina e raramente ocorre de forma isolada (**Fig. 10**). A incidência da fenda labial isolada ou associada com fenda palatina varia de 0,52 a 1,34 a cada 1.000 nascimentos.

Essa alteração pode ser unilateral ou bilateral, completa ou incompleta.

Tratamento. Cirurgia plástica realizada o mais precocemente possível corrige problemas estéticos e funcionais.

Anomalias de Desenvolvimento 7

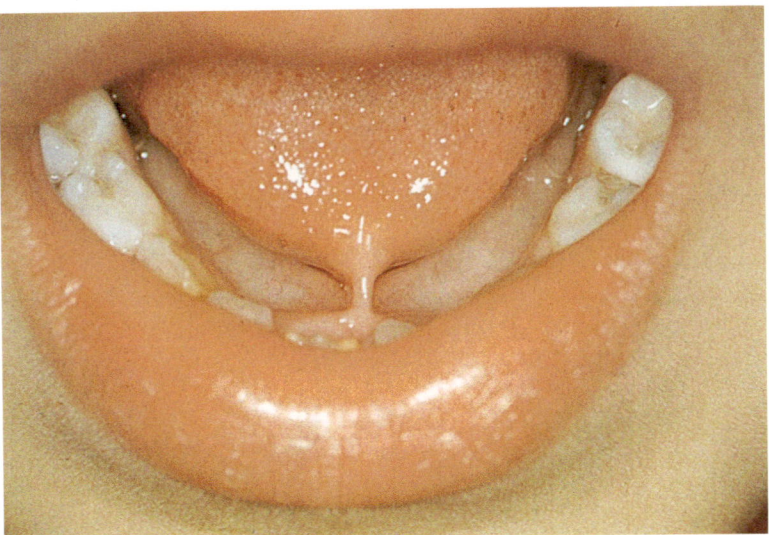

Figura 8 Anquiloglossia.

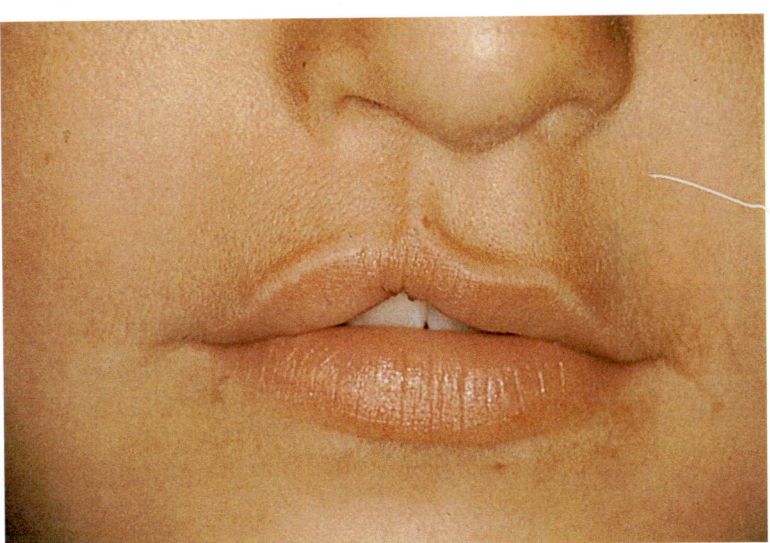

Figura 9 Fenda labial.

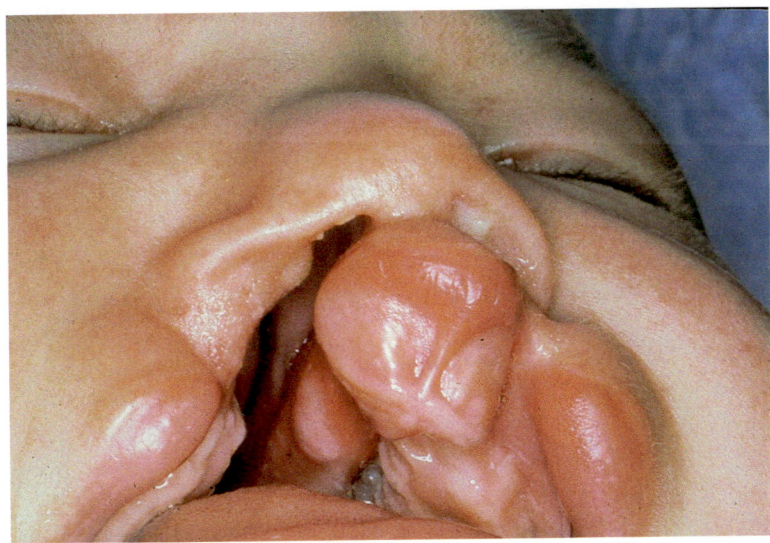

Figura 10 Fenda labial e palatina.

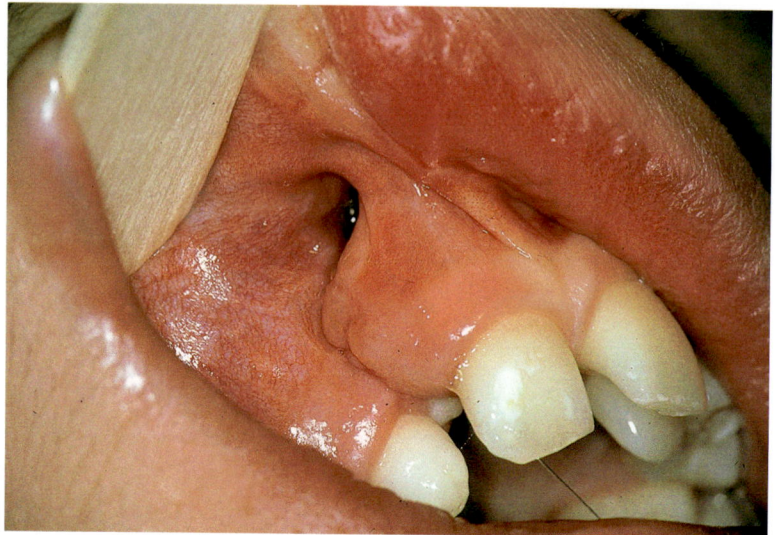

Figura 11 Fenda palatina.

Fenda Palatina

A fenda palatina é uma malformação de desenvolvimento que resulta da falha na fusão dos processos palatinos embrionários. Apesar da hereditariedade desempenhar um papel importante, a causa permanece desconhecida. Clinicamente, o paciente apresenta um defeito da linha média do palato de severidade variada (**Fig. 11**). A úvula bífida representa a expressão atenuada da fenda palatina e pode ser observada isoladamente ou associada a outras malformações mais graves (**Fig. 12**). É mais comum em homens do que em mulheres.

A fenda palatina pode ocorrer de forma isolada ou associada à fenda labial. A incidência da fenda palatina isolada varia de 0,29 a 0,56 a cada 1.000 nascimentos. Pode acometer o palato duro, mole ou ambos. Como resultado, podem ocorrer problemas psicológicos, de fonação e alimentação importantes.

Tratamento. Recomenda-se a correção cirúrgica precoce.

Fendas Faciais Oblíquas

As fendas faciais oblíquas são anomalias de desenvolvimento esporádicas, porém extremamente graves. Essa alteração é quase sempre acompanhada por fenda labial e palatina. As fendas faciais oblíquas podem se estender desde o lábio superior, nariz até o olho envolvido (*tipo oro-ocular*) ou pode ter início lateralmente ao filtro e se estender até o olho (tipo *naso-ocular*). Em cerca de 20% dos casos, as fendas são bilaterais (**Fig. 13**). Outras anomalias podem ocorrer simultaneamente, como assimetria facial, ausência da asa do nariz, agenesia do orifício laminal e anomalias oculares graves.

Tratamento. Recomenda-se cirurgia plástica.

Língua Bífida

A língua bífida é uma malformação de desenvolvimento rara que pode ocorrer de maneira completa ou incompleta. A forma incompleta se manifesta como fenda profunda na linha média do dorso da língua ou como terminação dupla da ponta da língua (**Fig. 14**). É geralmente assintomática e não requer tratamento. Pode ocorrer em associação com a Síndrome Digital Orofacial.

Anomalias de Desenvolvimento 9

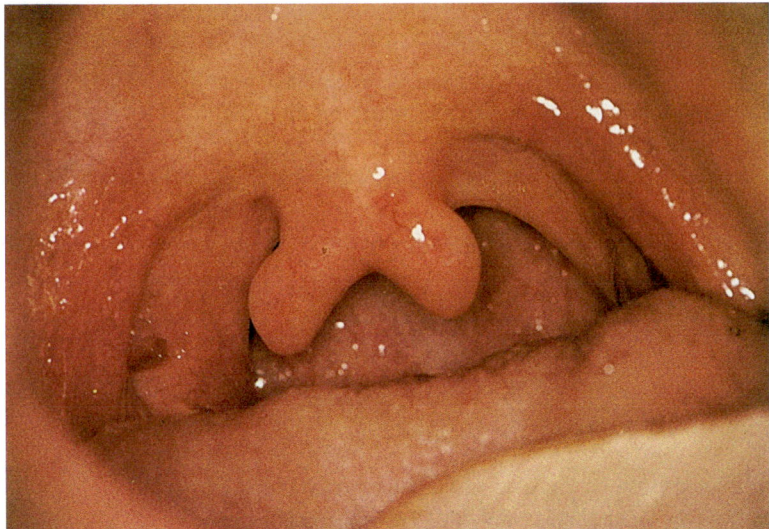

Figura 12 Úvula bífida.

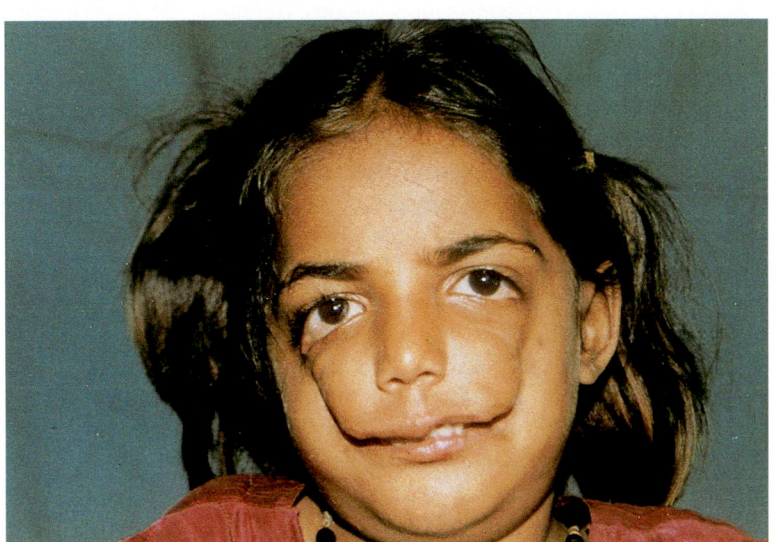

Figura 13 Fendas faciais oblíquas.

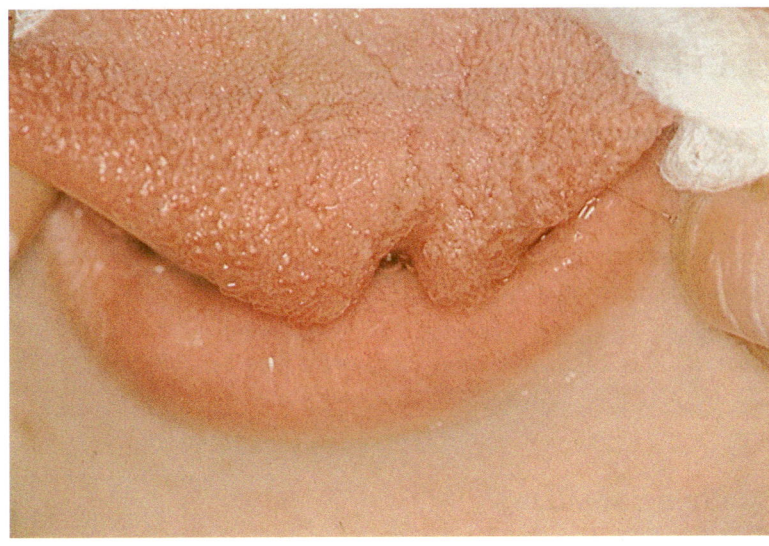

Figura 14 Língua bífida.

Lábio Duplo

Lábio duplo é uma malformação caracterizada pela presença de uma dobra horizontal proeminente na superfície interna do lábio superior (**Fig. 15**). Pode ser congênito ou resultante de um trauma. A anormalidade fica mais perceptível durante a fala ou o sorriso. Com freqüência faz parte da Síndrome de Ascher.

Tratamento. A correção cirúrgica deve ser realizada apenas com finalidade estética.

Tórus Palatino

Tórus são protuberâncias nodulares de osso maduro, cuja designação precisa depende da sua localização anatômica. Tórus palatino e tórus mandibular são os crescimentos ósseos intrabucais mais comuns. Acredita-se que a etiologia do tórus seja multifatorial, incluindo fatores genéticos e funcionais. Os tórus palatinos são freqüentemente observados em adultos jovens e pessoas de meia-idade.

O tórus palatino é uma exostose óssea que ocorre ao longo da linha média do palato duro. A prevalência do tórus palatino é de 20%, sendo mais freqüente na terceira década de vida, apesar de poder ocorrer em qualquer idade. O tamanho da exostose é variável, e o formato pode ser fusiforme, lobular, nodular ou até completamente irregular (**Figs. 16, 17**). A exostose é benigna e consiste em tecido ósseo coberto por mucosa normal que, se for traumatizada, pode se apresentar ulcerada. Como a lesão tem crescimento lento, ela é assintomática, sendo geralmente um achado ocasional durante o exame clínico.

Tratamento. Não necessita de tratamento. Pode haver problemas se ocorrer necessidade de colocação de prótese total ou parcial.

Tórus Mandibular

Tórus mandibular é uma exostose recoberta por mucosa normal que aparece na superfície lingual da mandíbula, geralmente na área adjacente aos dentes pré-molares (**Fig. 18**). A prevalência do tórus mandibular varia entre 6 e 40%. Em cerca de 80% dos casos, as exostoses são bilaterais.

Clinicamente é um crescimento assintomático de tamanho e forma variáveis em que a freqüência e o tamanho aumentam com a idade.

Tratamento. A remoção cirúrgica do tórus mandibular não é indicada, porém se houver necessidade de colocação de uma prótese total, podem ocorrer problemas.

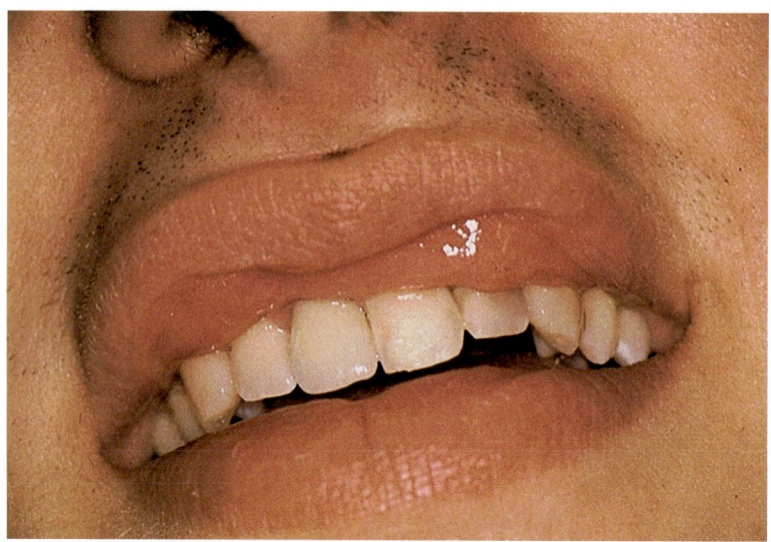

Figura 15 Lábio duplo.

Anomalias de Desenvolvimento 11

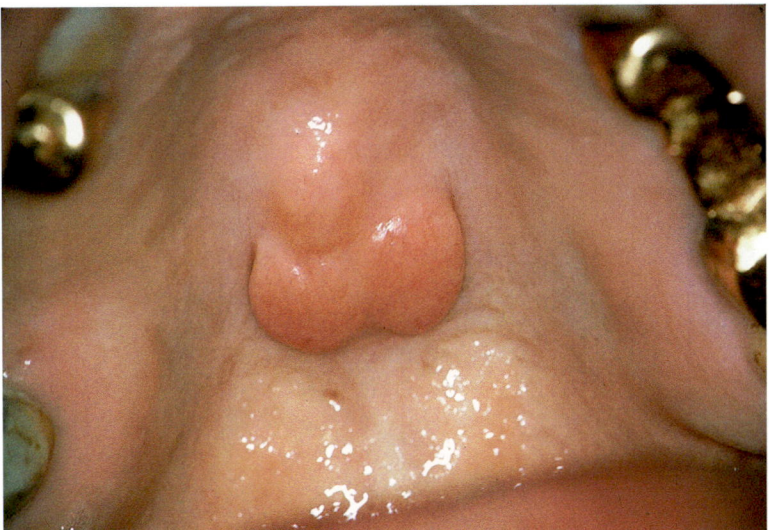

Figura 16 Tórus palatino.

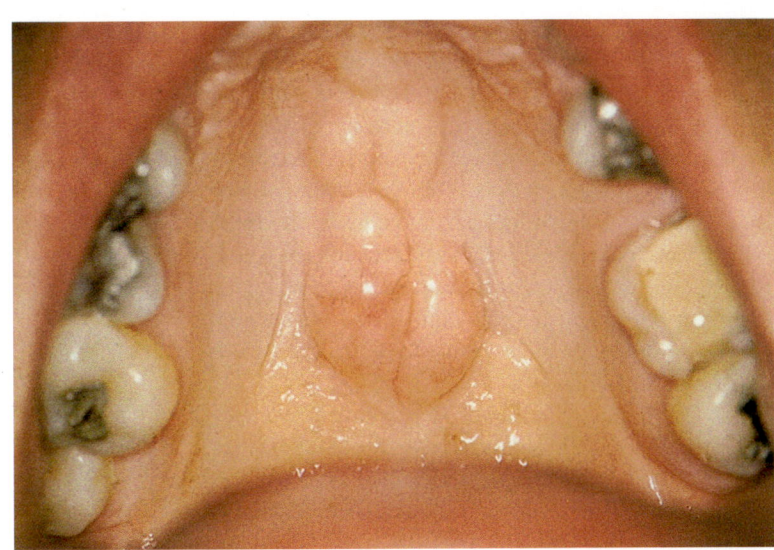

Figura 17 Tórus palatino.

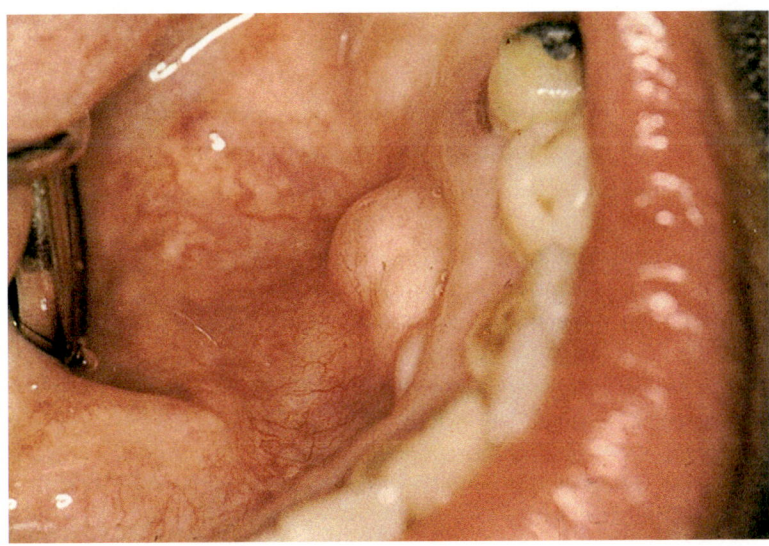

Figura 18 Tórus mandibular.

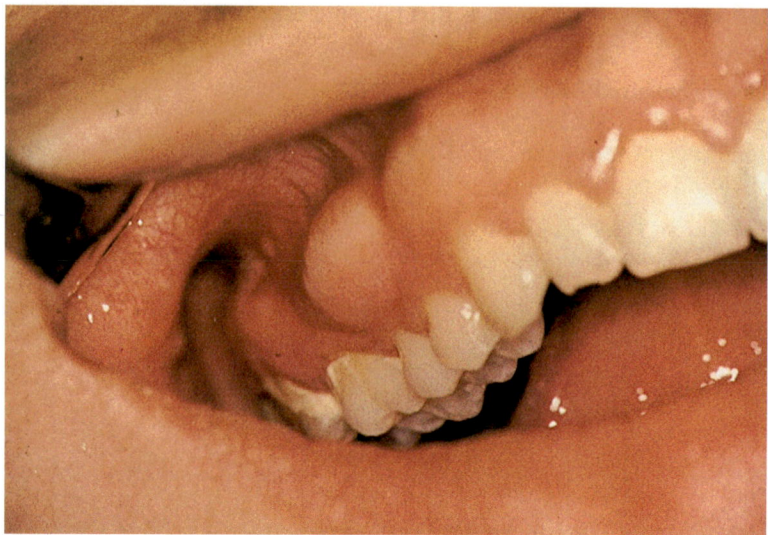

Figura 19 Exostoses múltiplas.

Exostoses Múltiplas

Exostoses múltiplas são raras e podem ser observadas na superfície vestibular da maxila ou da mandíbula, ou na porção palatina da maxila, principalmente na região da tuberosidade. As exostoses múltiplas podem ocorrer simultaneamente com tórus palatino e tórus mandibular, e a ocorrência dessas lesões está relacionada com o aumento da idade. Clinicamente aparecem como nódulos múltiplos, pequenos, assintomáticos, localizados abaixo do fundo do sulco vestibular e recobertos por mucosa normal (**Fig. 19**).

A associação de múltiplos fatores genéticos e ambientais pode estar envolvida na causa das exostoses. As lesões são benignas e não requerem tratamento.

Podem ocorrer problemas durante a confecção de uma prótese total.

Malformação Fibrosa de Desenvolvimento

A malformação fibrosa de desenvolvimento é uma alteração de desenvolvimento rara que consiste em crescimento fibroso que, em geral, envolve a região da tuberosidade do rebordo alveolar superior. Apresenta-se como uma massa bilateral simétrica indolor de superfície lisa, firme à palpação e de coloração pálida ou normal (**Fig. 20**). Comumente, essa malformação se desenvolve durante o período de erupção dentária, podendo encobrir as coroas dentárias. A massa é firmemente aderida ao osso subjacente, mas ocasionalmente pode apresentar mobilidade.

As localizações clássicas de ocorrência são as regiões de tuberosidade do rebordo alveolar superior, com menor freqüência na região retromolar da mandíbula e envolvendo toda a gengiva inserida.

Tratamento. No caso de existirem problemas mecânicos, é indicada cirurgia.

Agenesia de Glândula Salivar Maior

A agenesia de glândula salivar maior é uma anomalia congênita extremamente rara que pode estar associada com aplasia das glândulas lacrimais e ocasionalmente com outros defeitos ectodérmicos. A agenesia pode afetar uma ou mais glândulas salivares maiores.

Clinicamente, essa desordem caracteriza-se por xerostomia, lábios ressecados e aumento da incidência de cárie secundariamente à xerostomia (**Fig. 21**). Os orifícios dos ductos salivares geralmente não existem. Candidíase e gengivite são complicações comuns nesses pacientes. O grau de xerostomia e de outros sinais dependem do número de glândulas salivares ausentes. Pode ocorrer em casos raros fenda labial e palatina. A aplasia da glândula lacrimal causa secura e inflamação da conjuntiva e ocasionalmente outras complicações oftalmológicas (**Fig. 22**). O diagnóstico clínico deve ser confirmado por testes laboratoriais.

Diagnóstico diferencial. Síndrome de Sjögren, infecção por HIV, infecção pelo vírus da hepatite C, sarcoidose, xerostomia resultante do uso de drogas, doença do enxerto *versus* hospedeiro, radioterapia e desidratação.

Teste laboratorial. Medida do fluxo salivar, sialografia, cintilografia, ultra-sonografia, tomografia computadorizada, imagem de ressonância magnética.

Tratamento. Higiene bucal adequada, utilização de enxaguantes bucais com flúor e substitutos da saliva.

Anomalias de Desenvolvimento

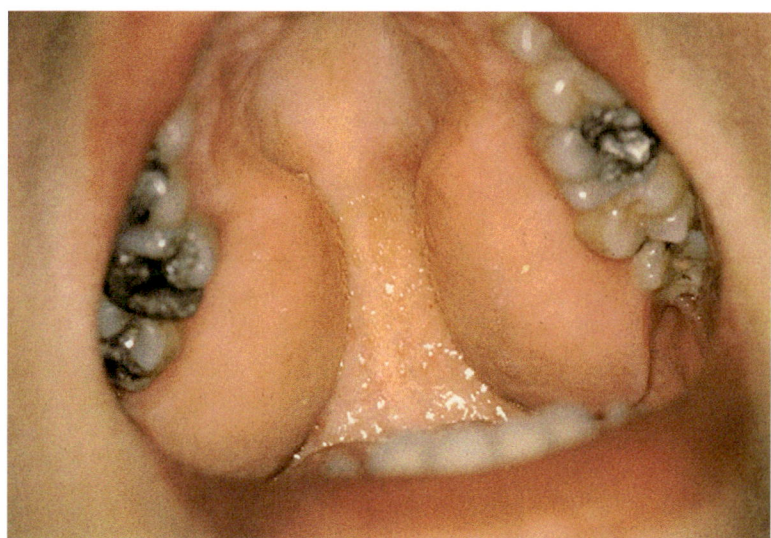

Figura 20 Malformação fibrosa de desenvolvimento na tuberosidade.

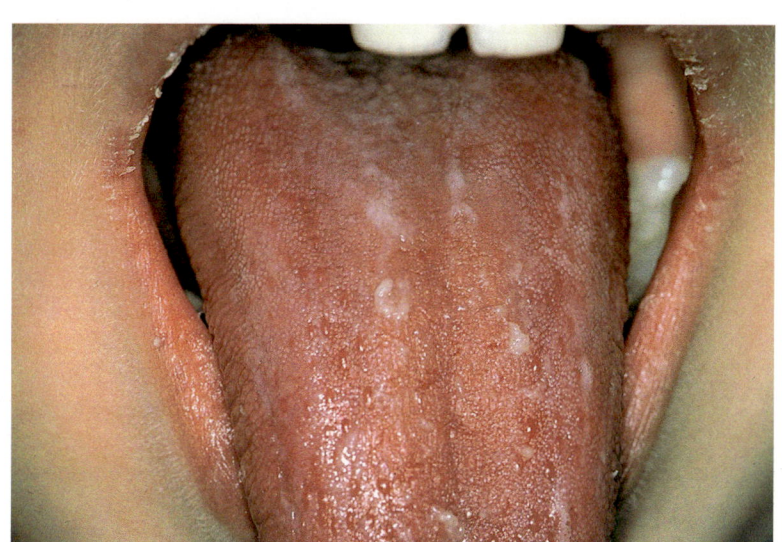

Figura 21 Agenesia de glândula salivar maior, aspecto ressecado importante da língua e dos lábios.

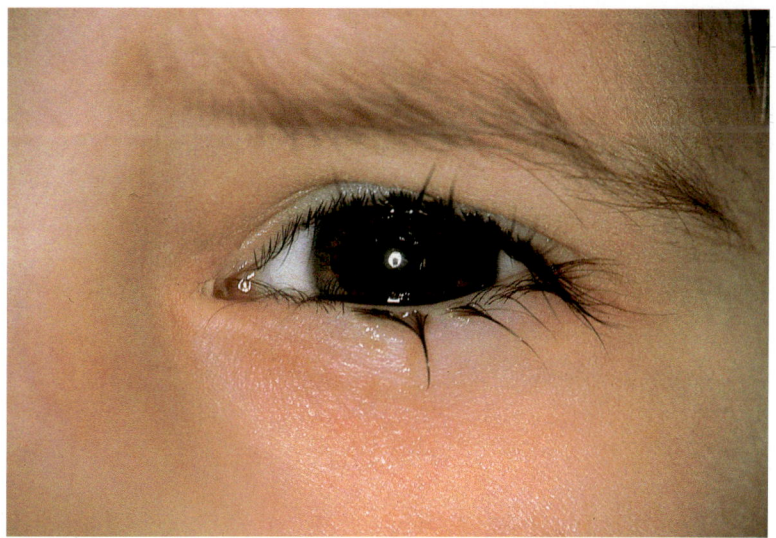

Figura 22 Agenesia de glândula salivar maior, aspecto ressecado do olho.

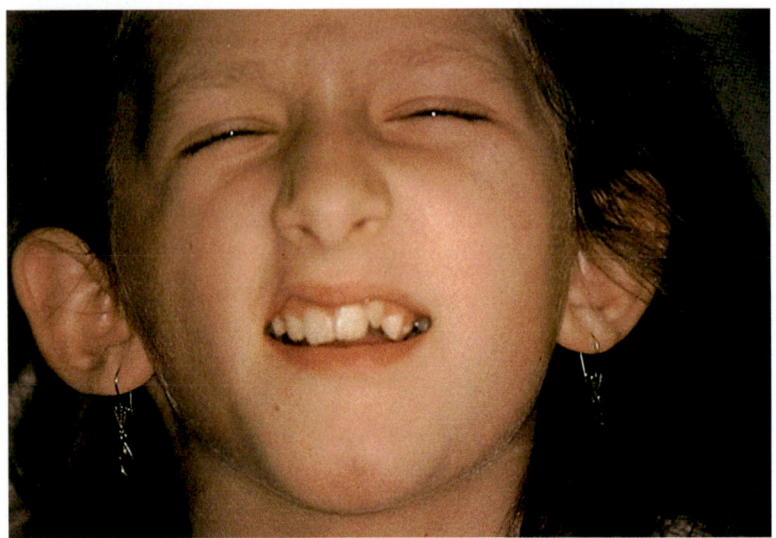

Figura 23 Hemiatrofia do lado direito da face.

Hemiatrofia Facial

A hemiatrofia facial ou síndrome de Parry-Romberg é uma alteração de desenvolvimento de causa desconhecida caracterizada por atrofia unilateral dos tecidos faciais.

Casos hereditários esporádicos têm sido descritos. Essa alteração pode ser observada na infância, e as meninas são mais afetadas do que os meninos, numa proporção de 3:2. Além da hemiatrofia facial, pode também ocorrer epilepsia, neuralgia do trigêmio, alterações oculares, dos cabelos e das glândulas sudoríparas. Inicialmente desaparecem os adipócitos de um lado da face, seguido por atrofia da pele, do tecido muscular, da cartilagem e do osso. Clinicamente o lado afetado parece atrófico e a pele é enrugada, pregueada e ocasionalmente apresenta hiperpigmentação (**Fig. 23**).

As manifestações bucais mais comuns são atrofia unilateral da língua e dos lábios (**Fig. 24**), podendo também ocorrer alterações maxilares e dentárias no lado afetado.

Diagnóstico diferencial. Lipodistrofia verdadeira, atrofia secundária à paralisia facial, hemipertrofia facial, hipertrofia massetérica unilateral e escleroderma.

Teste laboratorial. Tomografia computadorizada.

Tratamento. Reconstrução plástica.

Hipertrofia Massetérica

A hipertrofia massetérica pode ser tanto congênita quanto funcional, resultante de aumento da função muscular, bruxismo, uso exagerado dos masseteres durante a mastigação normal ou ainda do uso de esteróides anabólicos. A hipertrofia pode ser bilateral ou unilateral. Clinicamente, a hipertrofia massetérica caracteriza-se por um aumento de volume na região do ramo ascendente da mandíbula, que se torna mais proeminente e firme quando o paciente aperta os dentes (**Figs. 25, 26**).

Diagnóstico diferencial. Síndrome de Sjögren, de Mikulicz e de Heerfordt; hemi-hipertrofia facial e neoplasias.

Teste laboratorial. Tomografia computadorizada, exame histopatológico.

Tratamento. Não é necessário.

Anomalias de Desenvolvimento

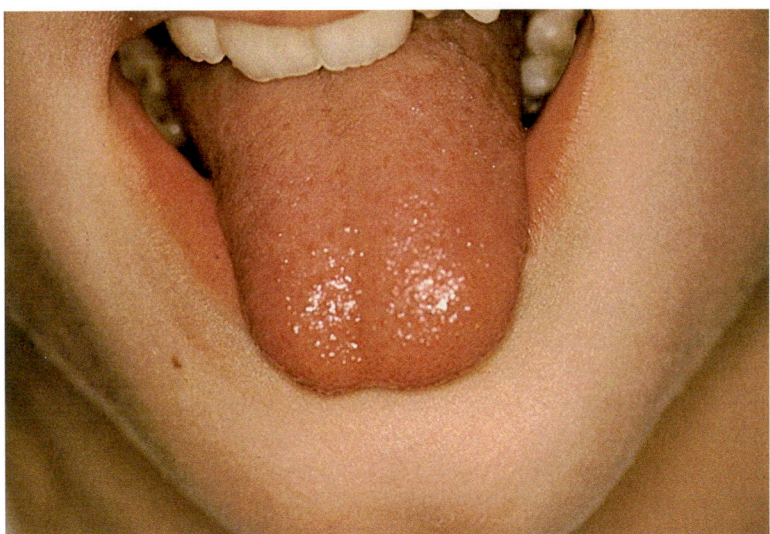

Figura 24 Atrofia do lado direito da língua.

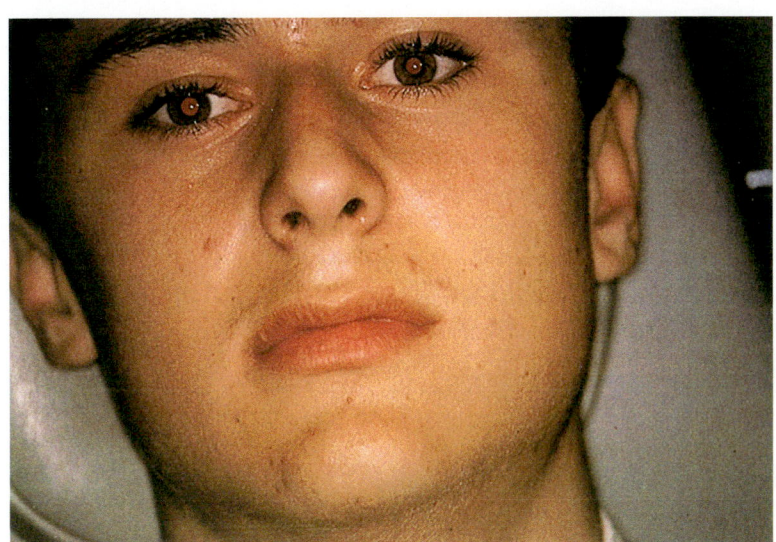

Figura 25 Hipertrofia do masseter esquerdo.

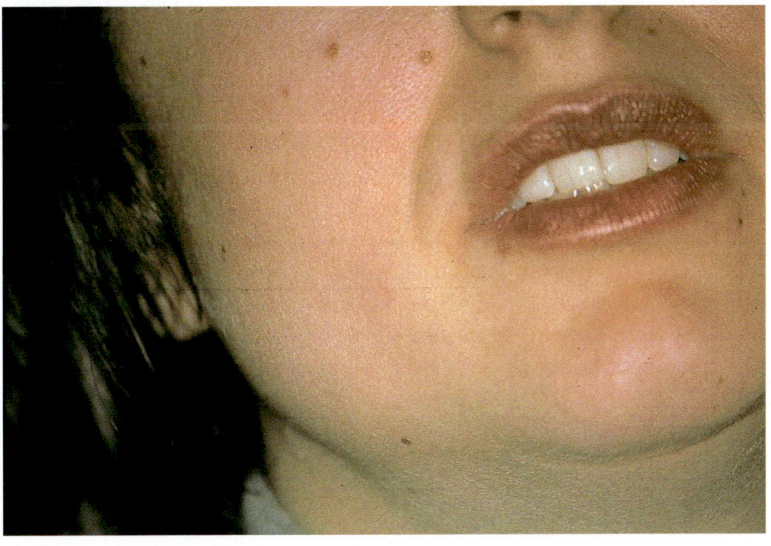

Figura 26 Hipertrofia do masseter direito.

3. Doenças Genéticas

Nevo Branco Esponjoso

O nevo branco esponjoso ou doença de Cannon é uma alteração pouco comum herdada como caráter autossômico dominante. Pode aparecer ao nascimento ou mais freqüentemente durante a infância. A doença é progressiva até o início da idade adulta e depois permanece estável. Clinicamente, a mucosa bucal afetada é branca ou branco-acinzentada com sulcos múltiplos e textura esponjosa (**Fig. 27**). As lesões são benignas, assintomáticas e geralmente bilaterais. São observadas com maior freqüência na mucosa bucal e no ventre da língua, mas podem ocorrer em qualquer localização da boca.

Alguns pacientes apresentam lesões similares na mucosa vaginal ou retal.

Diagnóstico diferencial. Leucoplasia, líquen plano, leucoedema, paquioníquia congênita, disceratose congênita, disceratose intra-epitelial benigna hereditária e lesões brancas provocadas por agressão mecânica.

Teste laboratorial. Exame histopatológico é válido para estabelecimento do diagnóstico.

Tratamento. Não é necessário.

Disceratose Intra-epitelial Benigna Hereditária

A disceratose intra-epitelial benigna hereditária é uma doença genética herdada como caráter autossômico dominante com alto grau de penetrância. Afeta a mucosa bucal e a conjuntiva bulbar. A doença foi observada inicialmente em uma população trirracial (composta por brancos, índios e negros) da Carolina do Norte. Clinicamente, as lesões de boca aparecem como placas e pregas brancas, espessas, macias (**Fig. 28**). As lesões são firmes à palpação e assintomáticas, e os pacientes podem desconhecer a existência das mesmas. Qualquer região da mucosa bucal pode ser afetada. A lesão ocular se apresenta como placa gelatinosa que cobre parcial ou totalmente a pupila, podendo causar cegueira temporária. A placa pode cair espontaneamente e a visão é, em conseqüência, restaurada. Esse aparecimento periódico de lesão ocular parece apresentar padrão sazonal. As lesões bucais e conjuntivais em geral aparecem durante o primeiro ano de vida.

Diagnóstico diferencial. Nevo branco esponjoso, disceratose congênita e, mais raramente, outras genodermatoses associadas a lesões brancas hiperceratóticas da mucosa bucal.

Teste laboratorial. O exame histopatológico estabelece o diagnóstico.

Tratamento. Não há necessidade de tratamento.

Fibromatose Gengival

A fibromatose gengival é transmitida como caráter autossômico dominante. Tem início por volta do décimo ano de vida e afeta ambos os sexos. Clinicamente observa-se aumento de volume gengival generalizado, geralmente firme, de superfície lisa, ocasionalmente nodular, de coloração normal ou pálida e com pouca ou nenhuma inflamação associada (**Fig. 29**).

Os dentes podem estar parcial ou totalmente recobertos pelo aumento de volume gengival. A gengiva superior é afetada com maior severidade, podendo impedir a erupção dentária.

Diagnóstico diferencial. Hiperplasia gengival resultante do uso de fenitoína, bloqueadores dos canais de cálcio e ciclosporina, e fibromatose gengival que pode ocorrer como parte de outras síndromes genéticas ou leucemias.

Tratamento. Excisão cirúrgica da gengiva aumentada.

Doenças Genéticas

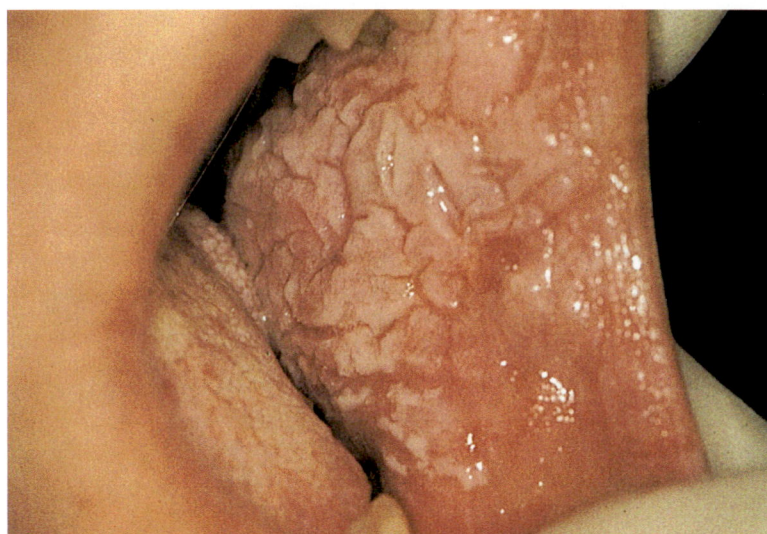

Figura 27 Nevo branco esponjoso da mucosa jugal.

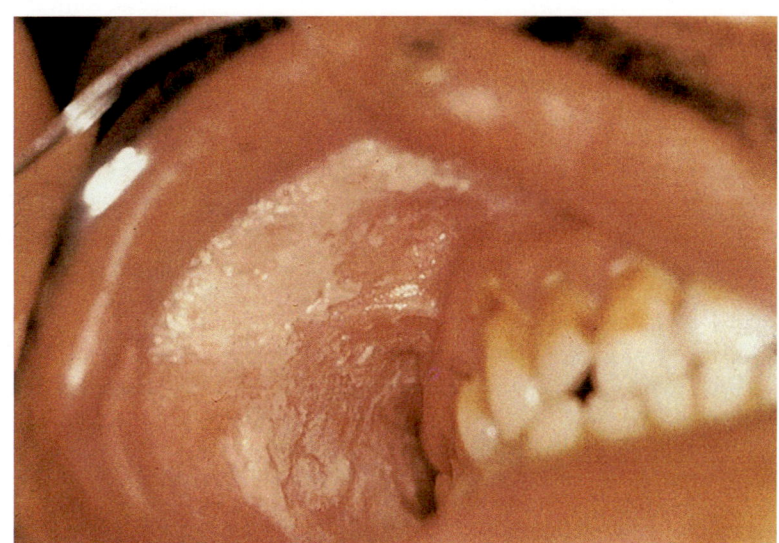

Figura 28 Disceratose intra-epitelial benigna hereditária, lesões brancas na mucosa jugal.

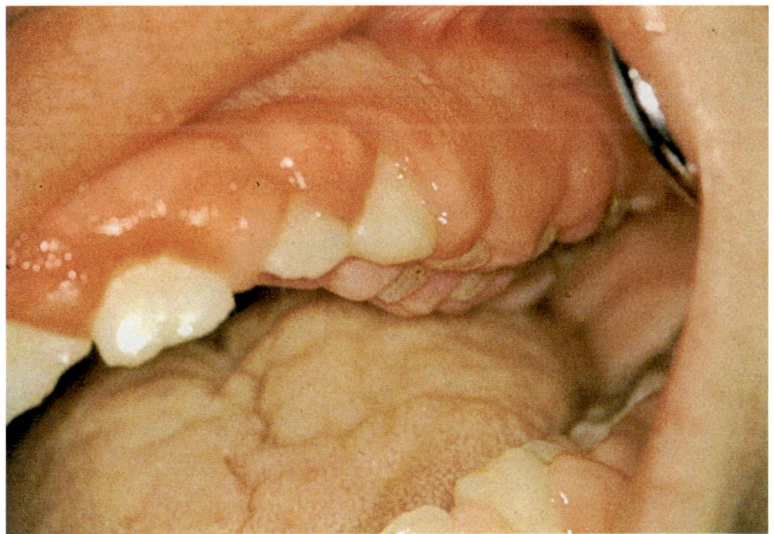

Figura 29 Fibromatose gengival.

Hipofosfatasia

A hipofosfatasia é uma doença rara causada pela deficiência de uma enzima que se acredita ser herdada como caráter autossômico recessivo, apesar de ter sido descrita uma forma autossômica dominante da doença. A deficiência enzimática é caracterizada pela redução na produção e na atividade da fosfatase alcalina sérica e tissular, que provavelmente são responsáveis pelas alterações clínicas observadas. Quatro formas principais são reconhecidas, dependendo da severidade e da idade de aparecimento dos sinais e sintomas: *neonatal ou congênita, infantil precoce, infantil tardia ou da infância e adulta*. As alterações comuns são: (a) diminuição dos níveis séricos, ósseos, hepáticos e renais de fosfatase alcalina, (b) aumento dos níveis sangüíneos e urinários da fosfoetanolamina e (c) anomalias esqueléticas. A forma infantil tardia ou da infância afeta principalmente o periodonto e aparece geralmente durante o segundo ou terceiro ano de vida, apesar de ocorrerem lesões periodontais na forma adulta.

Os achados observados freqüentemente são erupção dentária retardada, exfoliação precoce dos dentes decíduos e exfoliação espontânea dos dentes permanentes sem resposta inflamatória periodontal. A exfoliação precoce afeta principalmente os dentes anteriores decíduos e pode ser o único sinal clínico da doença (**Fig. 30**). No exame radiográfico, podem ser observadas perda óssea alveolar, aumento da câmara pulpar e dos canais radiculares. Dependendo da forma da doença, pode ocorrer craniossinostose, hipertensão intracraniana e dano cerebral subseqüente, anormalidades esqueléticas, fraturas ósseas traumáticas, retardo mental, nefrocalcinose e nefrolitíase, hipercalcemia e falha respiratória. As formas neonatal e infantil apresentam as manifestações mais severas e com alta taxa de mortalidade. Se o paciente sobreviver, pode haver perda precoce dos dentes decíduos. O diagnóstico baseia-se nas manifestações clínicas e nos testes laboratoriais apropriados.

Diagnóstico diferencial. Acatalasia, síndrome de Papillon-Lefèvre, histiocitose das células de Langerhans, neutropenia cíclica, periodontite agressiva, raquitismo, osteogênese imperfeita e outras formas congênitas de osteocondrodisplasia.

Teste laboratorial. Os testes laboratoriais que confirmam o diagnóstico clínico são os baixos níveis de fosfatase alcalina sérica, o aumento dos níveis de fosfoetanolamina tanto no sangue quanto na urina, os baixos níveis de vitamina B6 sérica e piridoxal fostato e o exame radiográfico dos maxilares, crânio e esqueleto.

Tratamento. É sintomática. Infusões de fosfatase alcalina, fósforo, vitamina D e paratormônio têm sido usadas sem sucesso.

Paquioníquia Congênita

A paquioníquia congênita ou síndrome de Jadassohn-Lewandowsky é uma doença autossômica dominante. Caracteriza-se por aumento simétrico da espessura das unhas (**Fig. 31**), hiperceratose com hiperidrose palmoplantar, formação de vesículas, ceratose folicular e hiperceratose da mucosa bucal. As lesões de mucosa bucal estão quase sempre presentes como áreas brancas espessas, ou áreas branco-acinzentadas, geralmente localizadas no palato, no dorso da língua, na gengiva e na mucosa jugal (**Fig. 32**). As lesões aparecem no nascimento ou no período logo após o nascimento.

Diagnóstico diferencial. Leucoplasia, líquen plano, nevo branco esponjoso, disceratose congênita, disceratose intra-epitelial benigna hereditária e síndrome da hiperceratose palmoplantar e da mucosa bucal focal.

Tratamento. É sintomático.

Doenças Genéticas 19

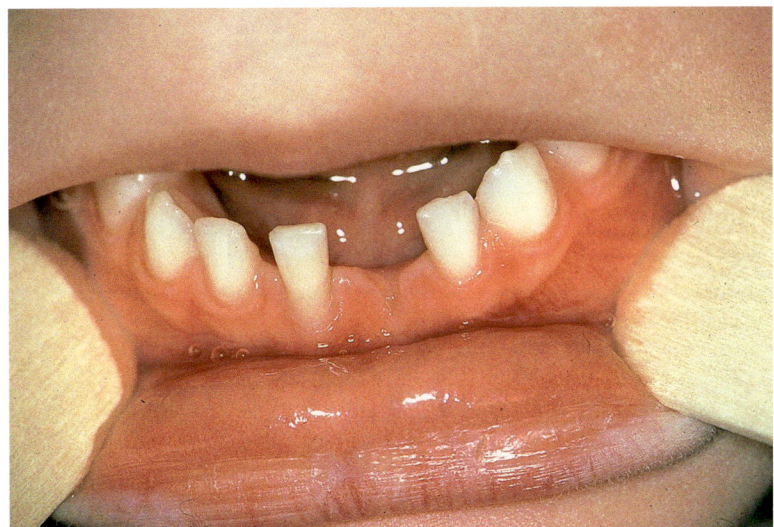

Figura 30 Hipofosfatasia, perda precoce do incisivo esquerdo.

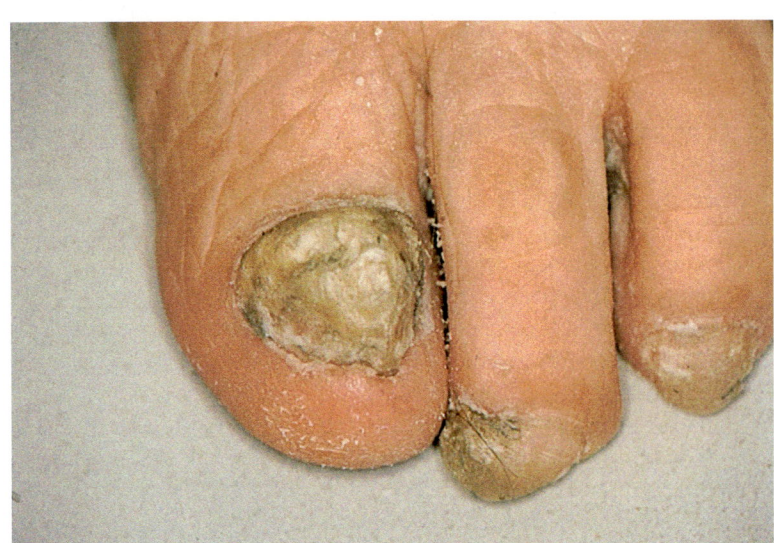

Figura 31 Paquioníquia congênita, aumento de espessura das unhas.

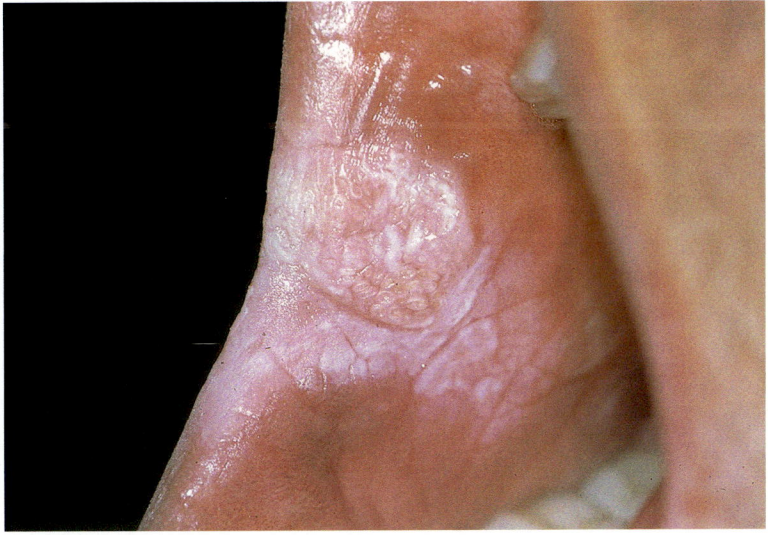

Figura 32 Paquioníquia congênita, lesão branca na mucosa jugal.

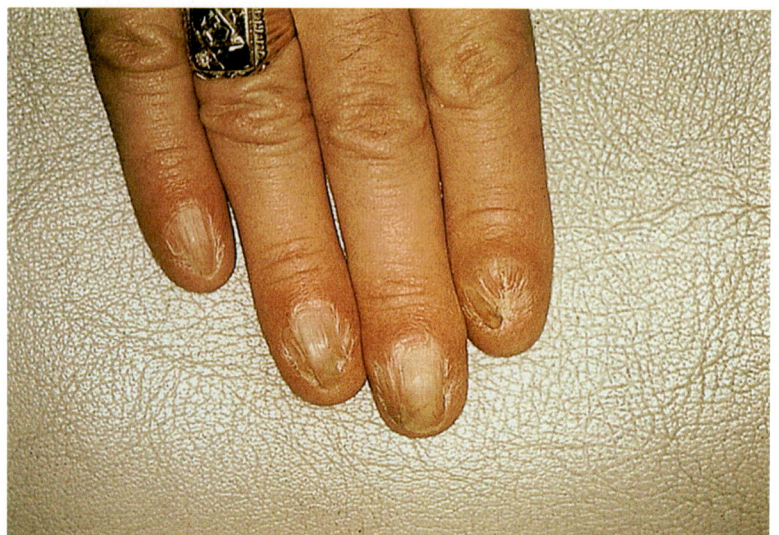

Figura 33 Disceratose congênita, unhas distróficas.

Disceratose Congênita

A disceratose congênita ou síndrome de Zinsser-Cole-Engman é uma desordem provavelmente herdada como caráter autossômico recessivo. É caracterizada por hiperpigmentação, teleangectasia e áreas atróficas da pele (geralmente face, pescoço e peito), unhas distróficas (**Fig. 33**), hiperidrose, bolha na derme ou na mucosa, blefarite (**Fig. 34**), ectrópio, anemia aplástica, deficiência mental e manifestações bucais.

As lesões de boca consistem em um conjunto de bolhas que se rompem, resultando em uma superfície ulcerada principalmente na língua e mucosa jugal. Os episódios repetidos resultam em atrofia da mucosa bucal. Finalmente, também pode ocorrer leucoplasia e carcinoma espinocelular (**Fig. 35**).

Diagnóstico diferencial. Leucoplasia, líquen plano, paquioníquia congênita e epidermólise bolhosa.

Teste laboratorial. Exames que auxiliam no diagnóstico, exame de sangue e níveis baixos de gama-globulina sérica.

Tratamento de suporte.

Displasia Ectodérmica Hipoidrótica

A displasia ectodérmica hipoidrótica é caracterizada por alterações displásicas dos tecidos de origem ectodérmica e é em geral herdada como caráter recessivo ligado ao X, afetando, portanto, principalmente homens. Os pacientes apresentam fácies característica com bossa frontal, lábios e orelhas grandes, nariz em sela (**Fig. 36**), pele ressecada e fina, cabelo claro, curto e ralo, sudorese reduzida ou anidrose devido à ausência de glândulas sudoríparas, ausência de sobrancelha e lesões bucais.

Os achados característicos observados na cavidade bucal são hipodontia ou anodontia (**Fig. 37**). Quando os dentes estão presentes, eles apresentam hipoplasia e freqüentemente formato cônico. Em alguns casos, pode ocorrer xerostomia como resultado de hipoplasia de glândula salivar. A doença geralmente tem início durante o primeiro ano de vida, com febre de causa desconhecida associada ao atraso na erupção ou à ausência dos dentes decíduos.

Diagnóstico diferencial. Oligodontia idiopática, síndrome de Papillon-Lefèvre, displasia cleidocranial e hipoplasia focal dérmica.

Teste laboratorial. Radiografias dentárias e a caracterização de hipoidrose ou anidrose.

Tratamento. Não existe tratamento específico. Entretanto, próteses parciais ou totais devem ser confeccionadas o mais precocemente possível.

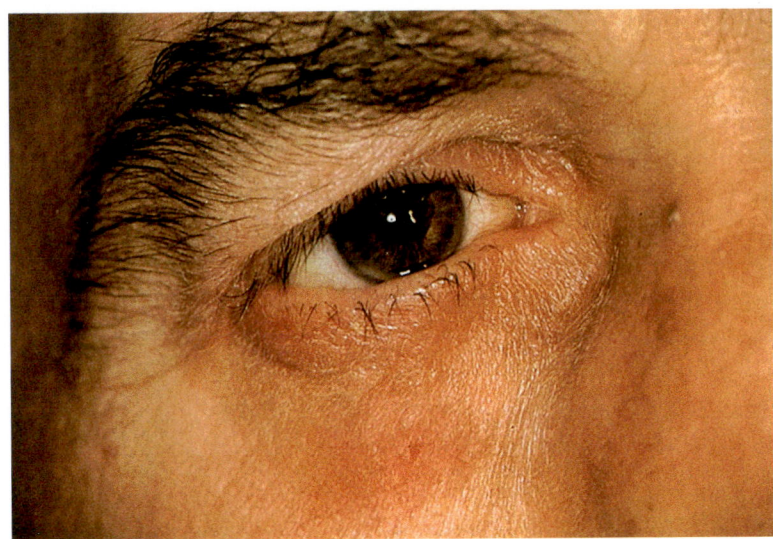

Figura 34 Disceratose congênita, blefarite.

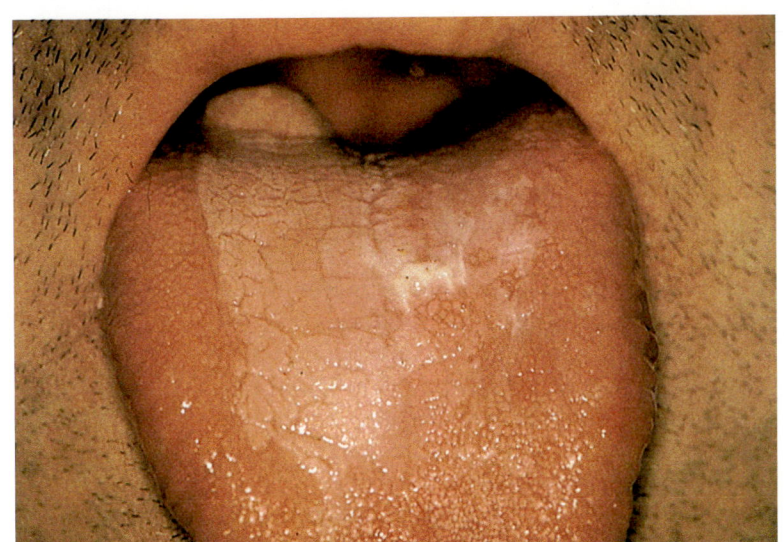

Figura 35 Disceratose congênita, leucoplasia e carcinoma verrucoso no dorso da língua.

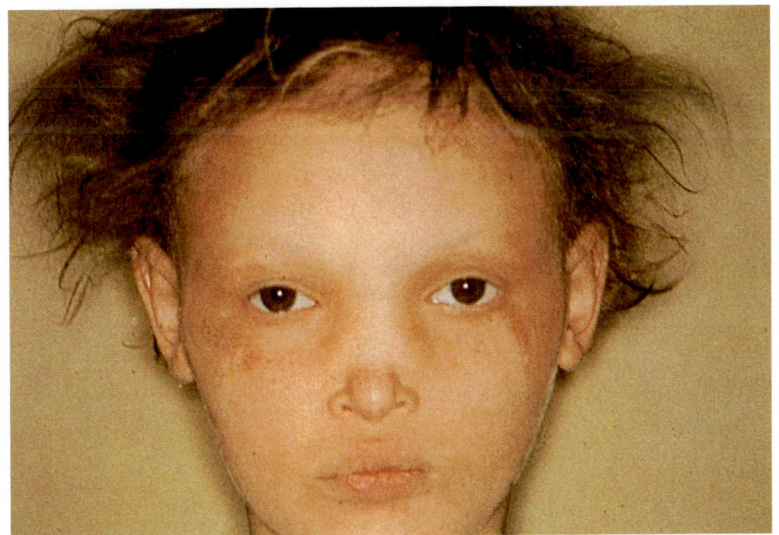

Figura 36 Displasia ectodérmica hipoidrótica, fácies característica.

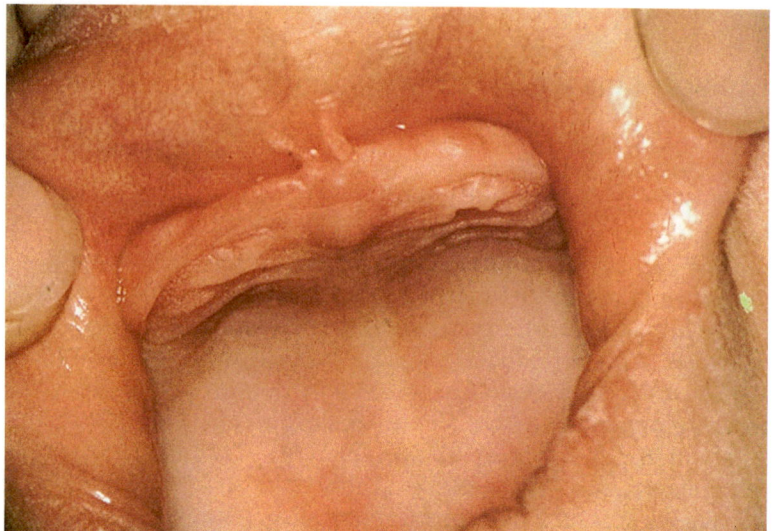

Figura 37 Displasia ectodérmica hipoidrótica, anodontia.

Displasia Odonto-onicodérmica

A displasia odonto-onicodérmica é um tipo raro de displasia ectodérmica herdada de maneira autossômica recessiva. Freire-Maia propôs uma classificação para as displasias ectodérmicas com base na presença ou ausência de cabelo, dentes, unhas e anormalidades das glândulas exócrinas. Ele numerou cada estrutura ectodérmica (cabelo: 1, dentes: 2, unhas: 3, glândulas exócrinas, 4) e, agrupando as estruturas alteradas em diferentes combinações, sugeriu 11 subgrupos envolvendo duas ou mais estruturas ectodérmicas. A displasia odonto-onicodérmica é classificada em subgrupos 1-2-3-4, envolvendo as quatro estruturas ectodérmicas.

Os achados dentários incluem oligodontia, microdontia, incisivos em forma de garra ou cônicos, presença de diastemas grandes e mordida profunda (**Fig. 38**). As anormalidades dérmicas são cabelo ralo, resultando em alopécia parcial ou total; presença de placas atróficas eritematosas nas bochechas, nariz e pescoço (**Fig. 39**); dedos e unhas dos pés distróficos (**Fig. 40**); hiperceratose da palma das mãos e planta dos pés; e hiperhidrose das palmas das mãos. Anormalidades oculares, como lacrimejamento, fotofobia e blefarite, também podem ocorrer. O diagnóstico baseia-se nas características clínicas.

Diagnóstico diferencial. Displasia ectodérmica e subgrupos, síndrome de Witkop e displasia dérmica facial focal.

Teste laboratorial. Não há testes laboratoriais diagnósticos.

Tratamento. É sintomático.

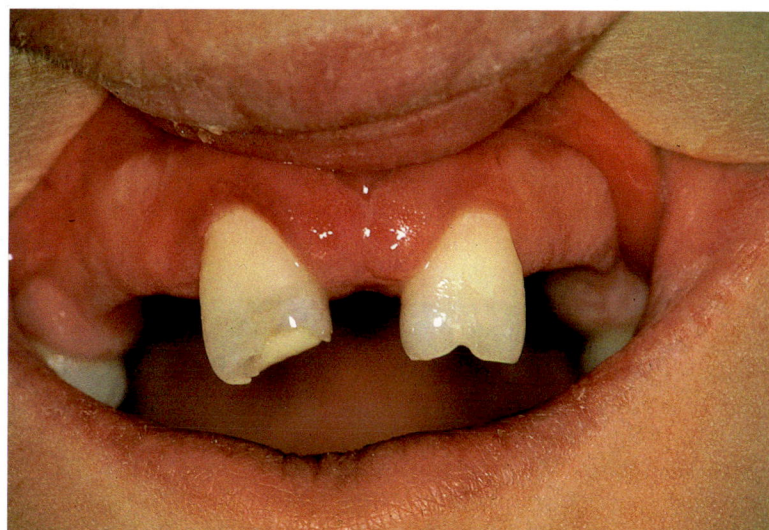

Figura 38 Displasia odonto-onicodérmica, oligodontia e incisivos centrais em forma de barril.

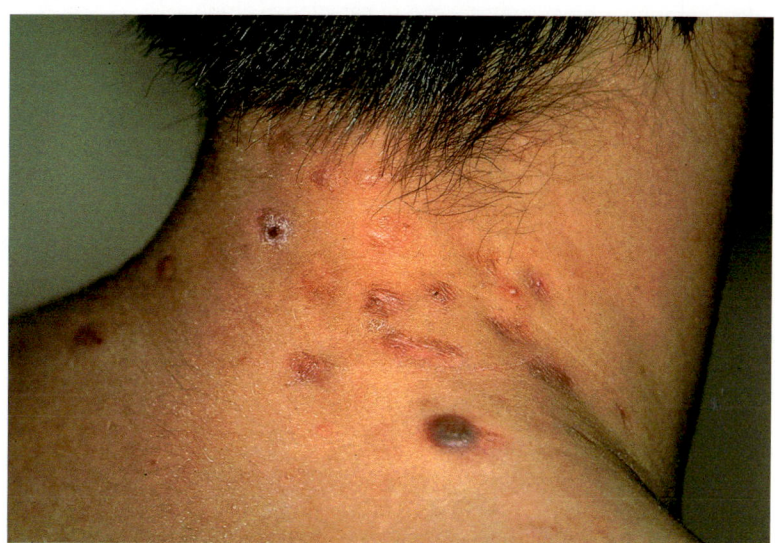

Figura 39 Displasia odonto-onicodérmica, placas cutâneas eritematosas.

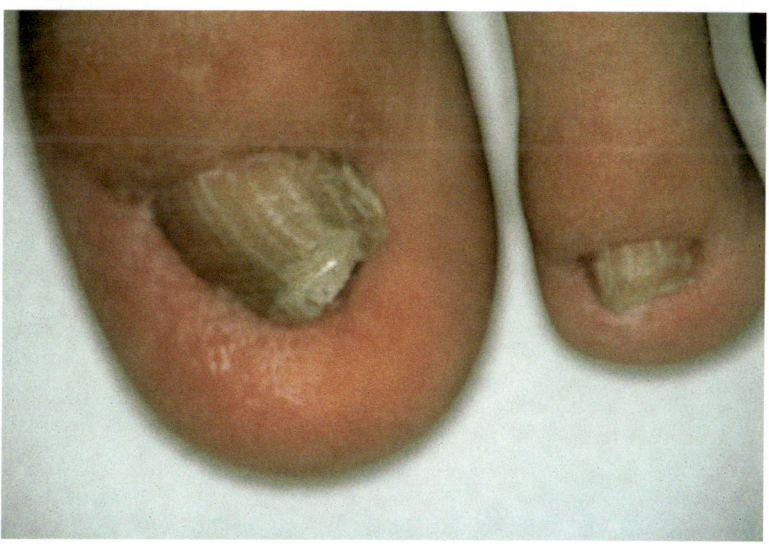

Figura 40 Displasia odonto-onicodérmica, dedo distrófico.

Síndrome da Hiperceratose Palmoplantar e da Mucosa Bucal Focal

A síndrome da hiperceratose palmoplantar e da mucosa bucal focal é herdada como caráter autossômico dominante. Também é conhecida como *hiperceratose palmoplantar* e *hiperceratose da gengiva inserida*, além de vários outros nomes. A doença é rara, caracterizada por hiperceratose focal nas áreas que recebem muito peso ou pressão, como as palmas das mãos e as solas dos pés e da mucosa bucal (**Figs. 41, 42**). Um achado constante é a hiperceratose marcada da gengiva inserida (**Figs. 43, 44**). Entretanto, outras áreas que sofrem pressão mecânica ou fricção, como, por exemplo, o palato, mucosa alveolar, borda da língua, mucosa retromolar e mucosa jugal ao longo da linha oclusal podem apresentar hiperceratose, que se caracteriza clinicamente como uma leucoplasia. A hiperceratose pode aparecer na primeira infância ou durante a puberdade. A severidade das lesões hiperceratóticas aumenta com a idade e é variável entre os pacientes, mesmo quando considerada a mesma família. Em casos raros, pode ser observada hiperidrose, hiperceratose e aumento da espessura das unhas.

Diagnóstico diferencial. Paquioníquia congênita, disceratose congênita, síndrome de Papillon-Lefèvre, síndrome da leucoplasia bucal e carcinoma esofágico.

Tratamento. Não existe tratamento de sucesso, mas o uso ocasional de retinóides aromáticos pode auxiliar.

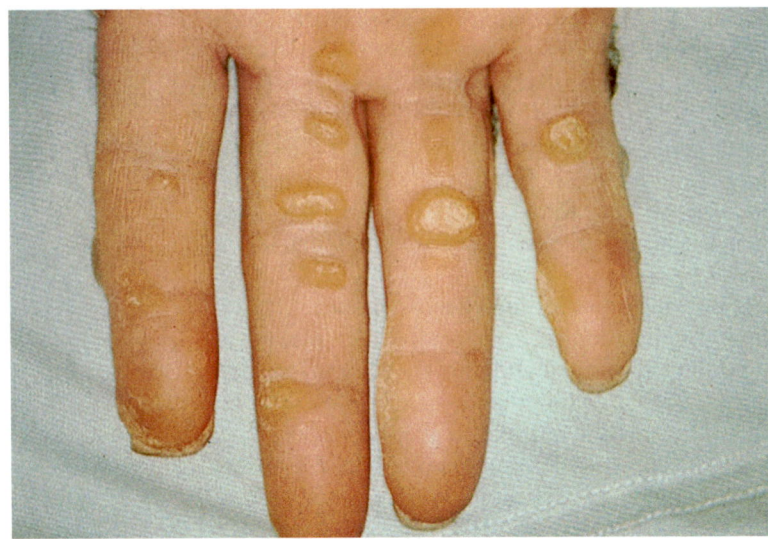

Figura 41 Síndrome da hiperceratose palmoplantar e da mucosa bucal focal, hiperceratose das palmas das mãos.

Doenças Genéticas

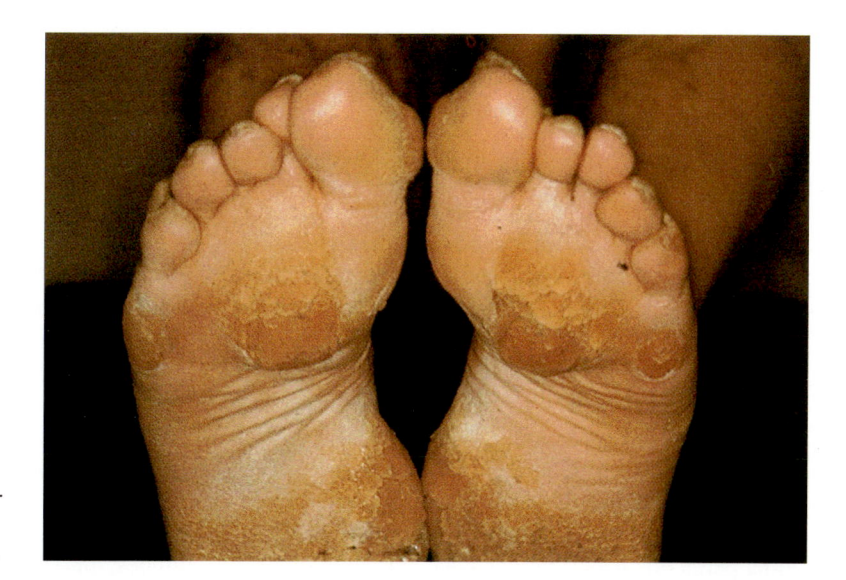

Figura 42 Síndrome da hiperceratose palmoplantar e da mucosa bucal focal, hiperceratose das solas dos pés.

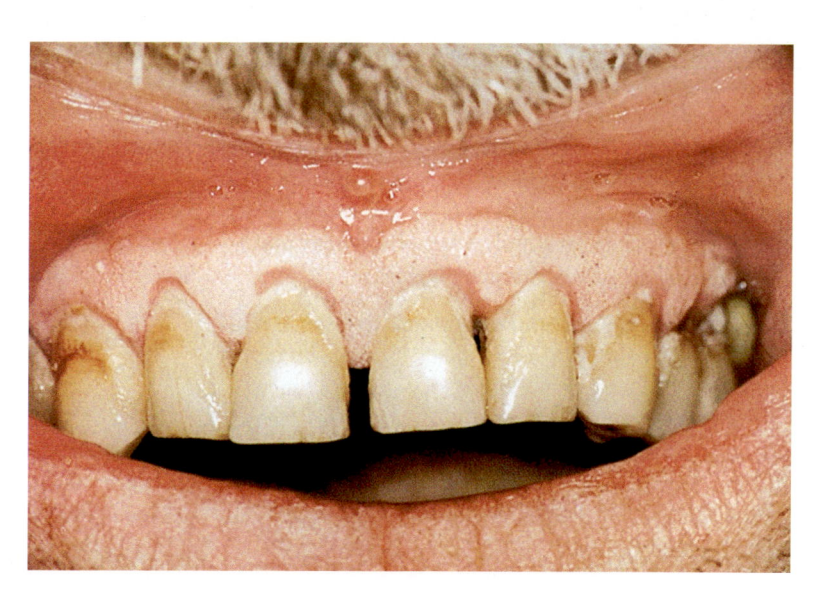

Figura 43 Síndrome da hiperceratose palmoplantar e da mucosa bucal focal, hiperceratose da gengiva inserida.

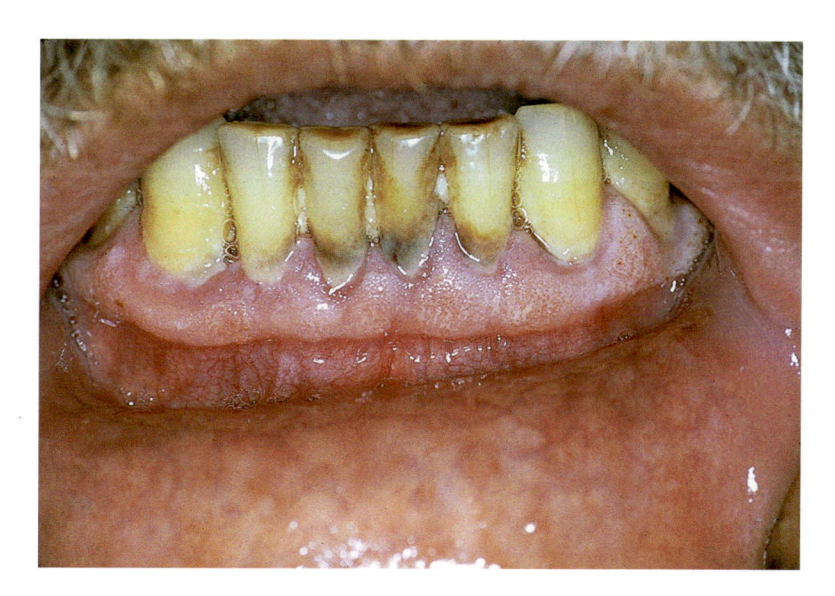

Figura 44 Síndrome da hiperceratose palmoplantar e da mucosa bucal focal, hiperceratose moderada da gengiva inferior.

Síndrome de Papillon-Lefèvre

A síndrome de Papillon-Lefèvre é herdada como caráter autossômico recessivo. É caracterizada por hiperceratose das palmas das mãos e da planta dos pés (**Fig. 45**), destruição severa dos tecidos periodontais, tanto das dentições decíduas quanto permanentes, e calcificações das meninges. A erupção dos dentes decíduos acontece de forma normal, porém posteriormente ocorre inflamação dos tecidos periodontais, com formação de bolsa periodontal e destruição óssea. A periodontite severa resulta em exfoliação prematura dos dentes decíduos por volta do quarto ano de vida (**Fig. 46**). A resposta inflamatória regride nesta fase e a gengiva reassume sua aparência normal. Com a erupção dos dentes permanentes, há recorrência da periodontite, resultando na perda dos dentes permanentes por volta dos 14 anos de idade. A mucosa bucal tem aparência normal mesmo durante a fase ativa da destruição periodontal. As lesões de pele aparecem usualmente entre o segundo e quarto anos de vida e consistem de hiperceratose bem demarcada das palmas das mãos e das solas dos pés que se tornam avermelhadas e descamadas. No dorso dos dedos e das unhas, na tuberosidade da tíbia e em outras áreas da pele podem ser observadas placas avermelhadas descamativas semelhantes.

Diagnóstico diferencial. Periodontite agressiva, histiocitose das células de Langerhans, acatalasia, hipofosfatasia, displasia ectodérmica hipoidrótica, hiperceratose palmoplantar e da mucosa bucal focal, outras doenças que são associadas com hiperceratose palmoplantar, neutropenia congênita, neutropenia cíclica, agranulocitose, síndrome de Chédiak-Higashi, leucemia e diabete melito.

Teste laboratorial. A radiografia panorâmica revela acentuada destruição periodontal e perda óssea. Vários defeitos imunológicos têm sido observados.

Tratamento. Agentes ceratolíticos e retinóides aromáticos auxiliam no tratamento das lesões de pele. Não há êxito no tratamento da doença periodontal. Entretanto, recomenda-se controle de placa, raspagem e instruções de higiene bucal.

Doença Granulomatosa Crônica

A doença granulomatosa crônica é uma doença congênita rara, que apresenta risco de vida, caracterizada por infecções bacterianas e fúngicas recorrentes, com formação de granulomas. As células fagocitárias nesses pacientes não conseguem destruir os microrganismos fagocitados devido a um defeito na enzima NADPH oxidase. Essa enzima gera peróxido de hidrogênio, que é convertido em outras espécies de oxigênio reativo. Estes produtos são necessários para que a célula fagocitária destrua os microrganismos fagocitados. A doença é herdada tanto como caráter autossômico recessivo quanto como doença ligada ao X.

As principais características clínicas desta doença são infecções bacterianas ou fúngicas recorrentes nos pulmões, linfonodos, fígado e baço, ossos e tecido subcutâneo. Os patógenos envolvidos com maior freqüência são *Staphylococcus aureus, Serratia marcescens, Klebsiella, Pseudomonas cepacia e Aspergillus fumigatus*. Granulomas no trato urogenital e gastrintestinal, adenite purulenta, eczemas cutâneos ao redor da boca e do nariz são freqüentemente vistos. As lesões bucais apresentam-se como infecções bacterianas com ulcerações, gengivite, xerostomia, cárie e aumento de volume das glândulas salivares (**Fig. 47**). A doença tem início durante o primeiro ano de vida e é geralmente fatal antes da idade de 20 anos. A maior causa de morte é a infecção por *Aspergillus*. O diagnóstico clínico deve ser confirmado por testes laboratoriais.

Diagnóstico diferencial. Síndrome de Chédiak-Higashi, outras desordens da função bactericida dos leucócitos e desordens de quimiotaxia.

Teste laboratorial. O teste diagnóstico mais simples e conhecido é o da redução do *nitroblue tetrazolium*.

Tratamento. Terapia profilática com co-trimoxazole, interferon gama e drogas antifúngicas. Antibióticos para infecções agudas e corticosteróides para lesões granulomatosas.

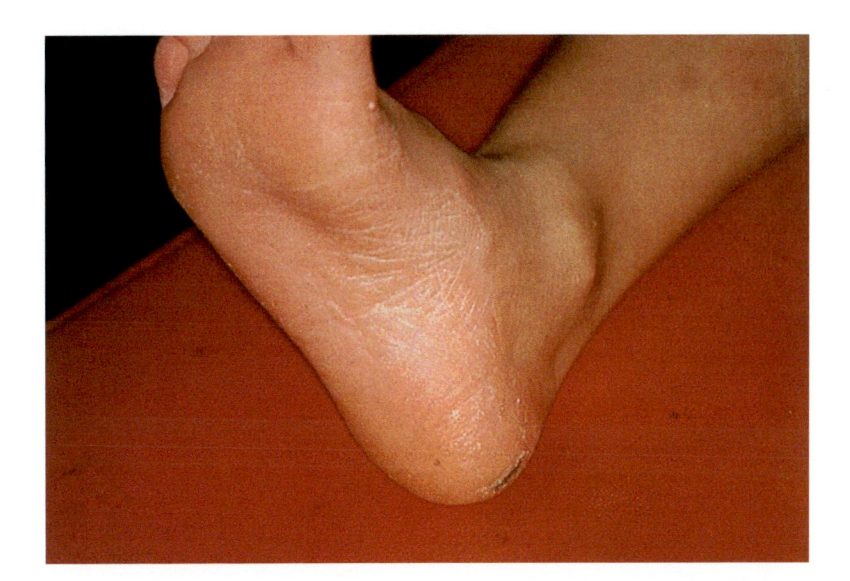

Figura 45 Síndrome de Papillon-Lefèvre, hiperceratose da palma dos pés.

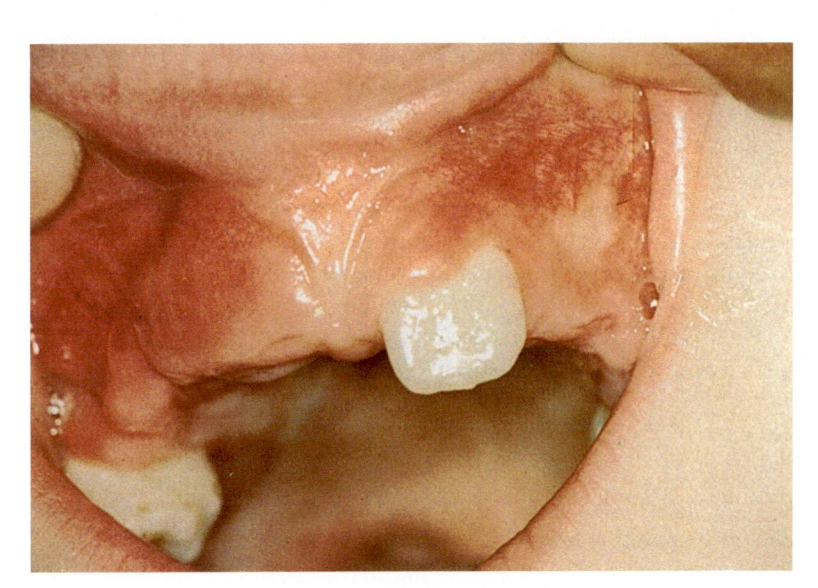

Figura 46 Síndrome de Papillon-Lefèvre, exfoliação precoce dos dentes decíduos em paciente com seis anos de idade.

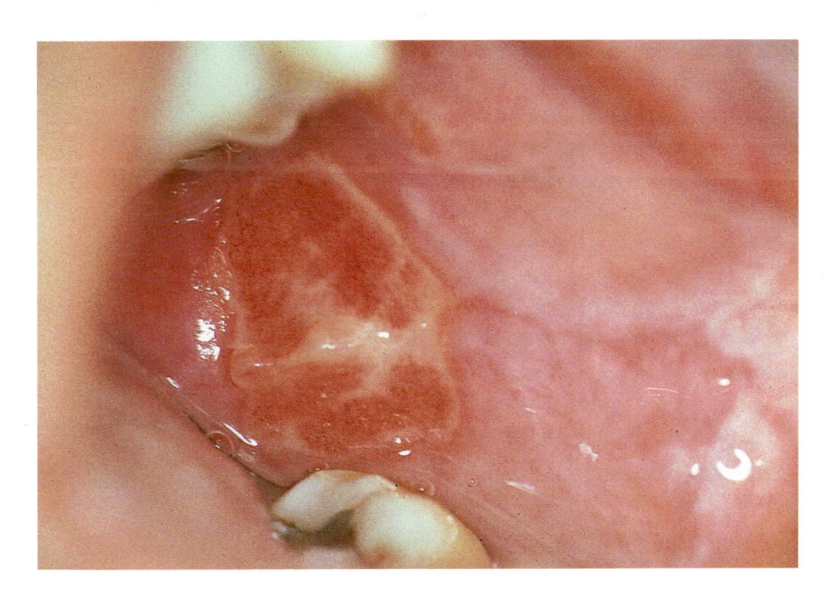

Figura 47 Doença granulomatosa crônica, úlcera na mucosa jugal.

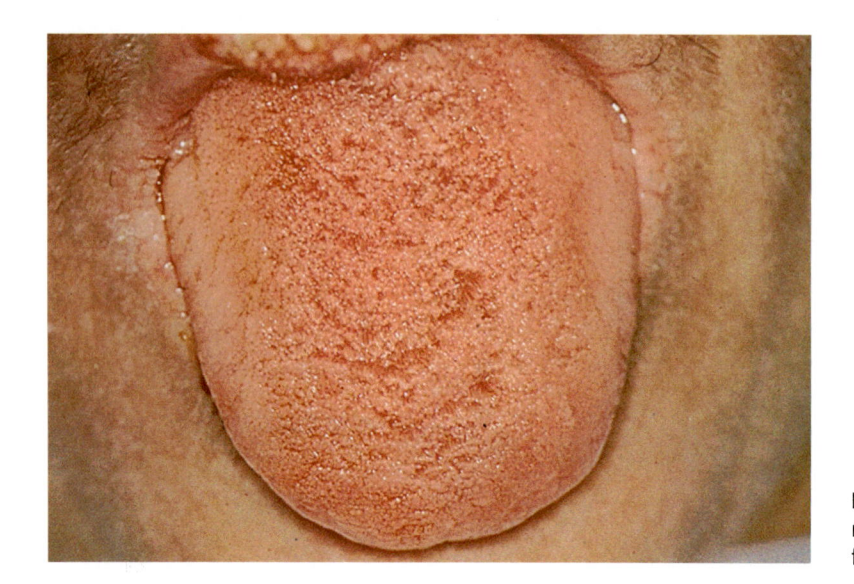

Figura 48 Acantose nigricans benigna e alongamento das papilas filiformes da língua.

Acantose Nigricans Benigna

A acantose nigricans benigna é uma doença rara que envolve a pele e a mucosa, caracterizada por lesões de coloração escura e papilares. A desordem é classificada em dois tipos principais: benigno e maligno.

A variante benigna é subdividida em: (1) tipo genético, que se manifesta durante a infância ou no início da adolescência e raramente afeta a cavidade bucal; (2) acantose nigricans que ocorre como parte de outras síndromes, como a de Prader-Willi, Crouzon e síndrome de Bloom, diabete melito insulina resistente, hepatite lupóide e cirrose hepática; o tipo sindrômico é manifestado durante a infância e não envolve a mucosa bucal; e (3) pseudoacantose, que é uma forma adquirida que afeta pessoas obesas e de pele escura de 25 a 60 anos de idade e envolve apenas a pele.

A acantose nigricans maligna é uma forma adquirida associada à presença de lesão maligna.

A variante genética da acantose nigricans benigna envolve a mucosa bucal em cerca de 10 a 15% dos casos. Com muita freqüência há envolvimento da língua e dos lábios e raramente da gengiva, mucosa jugal e palato. Clinicamente, observa-se no dorso da língua hipertrofia e alongamento das papilas filiformes, resultando em aspecto felpudo (**Fig. 48**). Os lábios podem estar aumentados de volume e recobertos por lesões papilomatosas, principalmente na região das comissuras. A pele é espessa com pequenas lesões papilares de superfícies aveludadas e pigmentações escuras (**Fig. 49**). Os locais envolvidos com mais freqüência são axila, pescoço, virilha, umbigo, região perianal e genitália.

Diagnóstico diferencial. Língua pilosa ou acantose nigricans maligna.

Teste laboratorial. Os achados histopatológicos são indicativos, mas não específicos.

Tratamento. Não há tratamento.

Disceratose Folicular

A disceratose folicular ou doença de Darier-White é uma desordem rara herdada como caráter autossômico dominante.

É mais freqüente em homens e manifesta-se durante a infância ou no início da adolescência. A doença afeta principalmente pele e unhas, mas a mucosa pode também estar envolvida (boca, reto, genitália). Em geral, são afetados couro cabeludo, testa, tórax e costas, orelhas e sulco nasolabial.

Clinicamente observam-se pápulas cutâneas múltiplas que podem ocasionalmente coalescer formando grandes placas (**Fig. 50**) de coloração marrom-avermelhada e cobertas por uma crosta de coloração variando de amarela a marrom. Também podem ser observadas lesões ulceradas ou hipertróficas. As unhas apresentam ceratose subungual e linhas e pontes longitudinais. A mucosa bucal é afetada em cerca de 20 a 40% dos casos, mas a severidade das lesões de boca independe da atividade da doença de pele.

As lesões bucais típicas são pequenas pápulas confluentes de coloração esbranquiçada, que podem coalescer em placas e se tornarem hipertróficas, assumindo aparência pedregosa (**Fig. 51**). Os locais envolvidos com maior freqüência são palato, gengiva, mucosa jugal e língua. As mucosas retal, vaginal, vulval e faríngea podem também estar envolvidas.

Diagnóstico diferencial. Acantose nigricans, hiperplasia papilomatosa do palato, disceratoma verrucoso e pênfigo benigno familial.

Teste laboratorial. O exame histopatológico confirma o diagnóstico.

Tratamento. São úteis o uso de vitamina A, ácido retinóico e ácido salicílico.

Doenças Genéticas   29

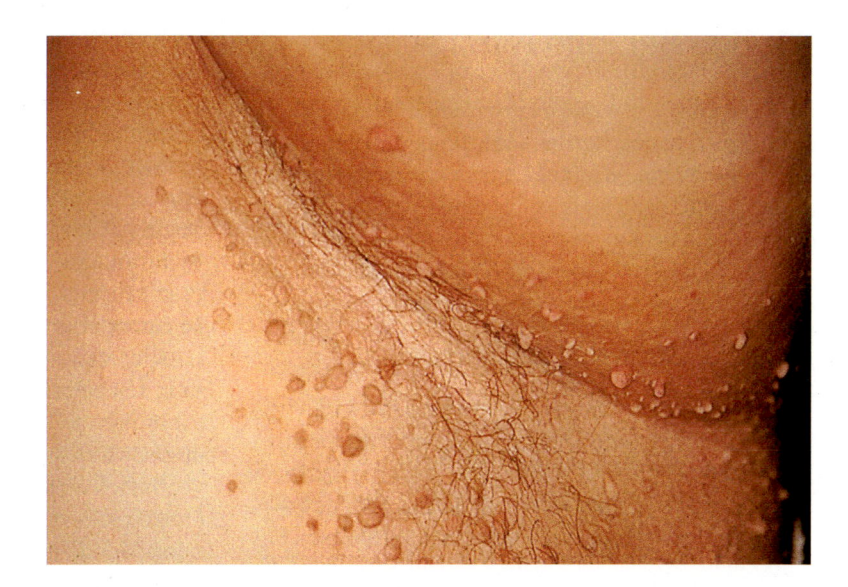

Figura 49   Acantose nigricans benigna, múltiplas manchas de pele.

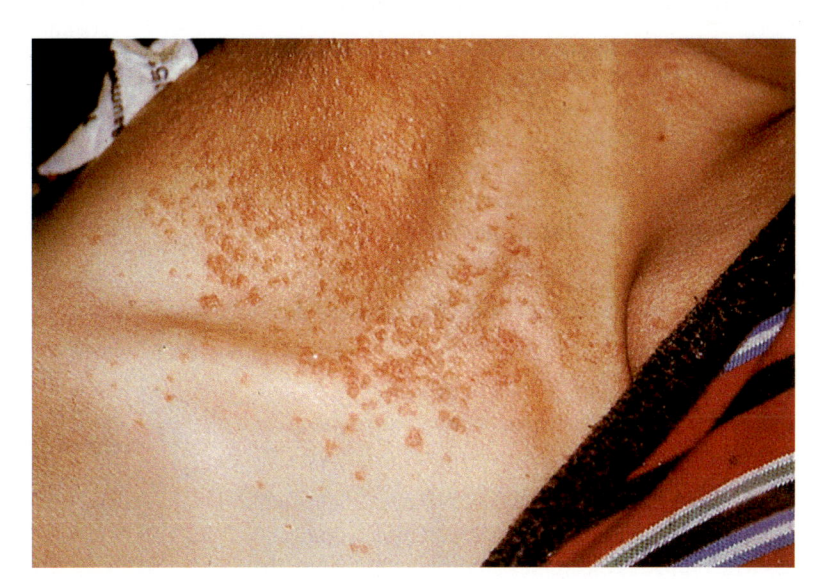

Figura 50   Disceratose folicular, pápulas cutâneas múltiplas.

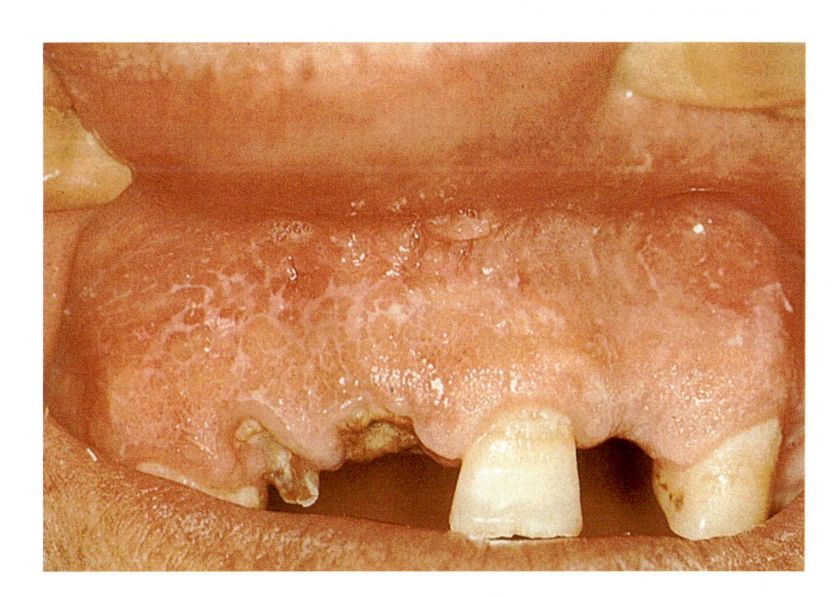

Figura 51   Disceratose folicular, pápulas esbranquiçadas múltiplas confluentes na gengiva e na mucosa alveolar.

Pênfigo Benigno Familial

Pênfigo benigno familial ou doença de Hailey-Hailey é uma doença de pele rara herdada como caráter autossômico dominante. Clinicamente, caracteriza-se pelo aparecimento recorrente de pequenas vesículas, flácidas, em uma área de pele eritematosa ou de aparência normal (**Fig. 52**). As vesículas se rompem rapidamente, deixando uma erosão recoberta por uma crosta. As lesões cutâneas são geralmente localizadas, com tendência a espalharem-se perifericamente, apesar do centro da lesão apresentar pigmentação ou aspecto vegetante granular quando cicatriza. A disseminação da lesão é rara. A doença acomete freqüentemente axilas, virilha, pescoço, região perianal e tronco. As unhas podem estar alteradas.

A mucosa bucal raramente é afetada e sempre após o envolvimento da pele. As lesões de boca consistem em um grupo de pequenas vesículas que se rompem facilmente, deixando desnudas áreas recobertas por uma pseudomembrana (**Fig. 53**).

A doença tem início usualmente entre a segunda e a terceira década, e, apesar do curso clínico ser caracterizado por remissões e exacerbações e demonstrar pouca tendência à melhora, apresenta prognóstico favorável.

Diagnóstico diferencial. Pênfigo, disceratose folicular e, raramente, penfigóide bolhoso e cicatricial e dermatose acantolítica passageira.

Teste laboratorial. O exame histopatológico confirma o diagnóstico clínico.

Tratamento. Nos casos das lesões de boca apresentarem infecção secundária, a aplicação tópica de esteróides e de pomadas ou cremes antifúngicos ou antibacterianos é bastante útil. Esteróides sistêmicos são utilizados apenas em casos graves.

Epidermólise Bolhosa

Epidermólise bolhosa é um grupo heterogêneo de desordens herdadas caracterizado pela formação de bolhas na pele e nas membranas mucosas, espontânea ou após fricção mecânica. Atualmente, dez genes distintos são reconhecidos como causadores de diferentes formas de epidermólise bolhosa. Com base nos critérios clínicos, histopatológicos, bioquímicos, ultra-estruturais e genéticos, a doença pode ser dividida em três grupos principais: não-distrófica, atrófica e distrófica.

A epidermólise bolhosa simples que inclui variantes faz parte do subgrupo não-distrófica. É herdada como caráter autossômico dominante e tem início ao nascimento ou no início da infância. Caracteriza-se pela presença de bolhas localizadas ou generalizadas resultantes de fricção mecânica que curam sem deixar cicatriz. As unhas são salientes. Na mucosa bucal, pode haver a formação de bolhas, resultando em erosões que desaparecem sem deixar cicatrizes (**Fig. 54**). A dentição é normal.

A epidermólise bolhosa juncional, também chamada de epidermólise bolhosa letal, e a epidermólise bolhosa atrófica generalizada benigna pertencem ao subgrupo atrófico.

Ambos os tipos são herdados como caráter autossômico recessivo. As lesões têm início ao nascimento ou logo após o mesmo e são caracterizadas pela formação de bolhas generalizadas que curam sem deixar cicatrizes. As unhas são envolvidas. A mucosa bucal pode apresentar bolhas, ulcerações graves, dentes displásicos no tipo juncional e lesões moderadas no tipo atrófica generalizada benigna.

O prognóstico é desfavorável para a primeira variante e bom para o tipo atrófica generalizada benigna.

A epidermólise bolhosa distrófica dominante e a epidermólise bolhosa distrófica recessiva pertencem ao subgrupo distrófica. As lesões de mucosa bucal são mais comuns (cerca de 50%) e graves no tipo recessivo. Clinicamente há formação de bolhas em áreas de fricção, as quais se rompem deixando úlcera com formação de cicatriz após a erupção aguda. A língua fica com aspecto despapilado e com retração cicatricial (**Fig. 55**). Pode ser observada hiperplasia da mucosa bucal formando lesões vegetantes, particularmente no palato.

Os dentes em geral são displásicos, podendo ocorrer retardo no desenvolvimento dentário (**Fig. 56**). Finalmente, nas áreas de cicatriz, pode-se desenvolver leucoplasia ou carcinomas espinocelulares. A faringe, laringe, esôfago e ânus são comumente afetados. No tipo distrófico recessivo, é comum a formação de bolhas cutâneas generalizadas, que ulceram e curam com formação de cicatriz e de cistos subepidérmicos com ceratina. As lesões são observadas com maior freqüência nas mãos, pés, joelhos e cotovelos.

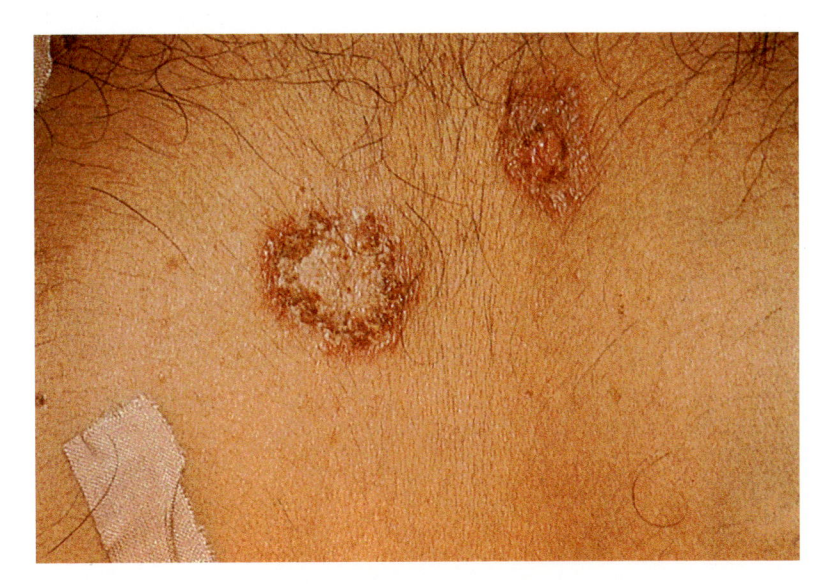

Figura 52 Pênfigo benigno familial, lesões cutâneas.

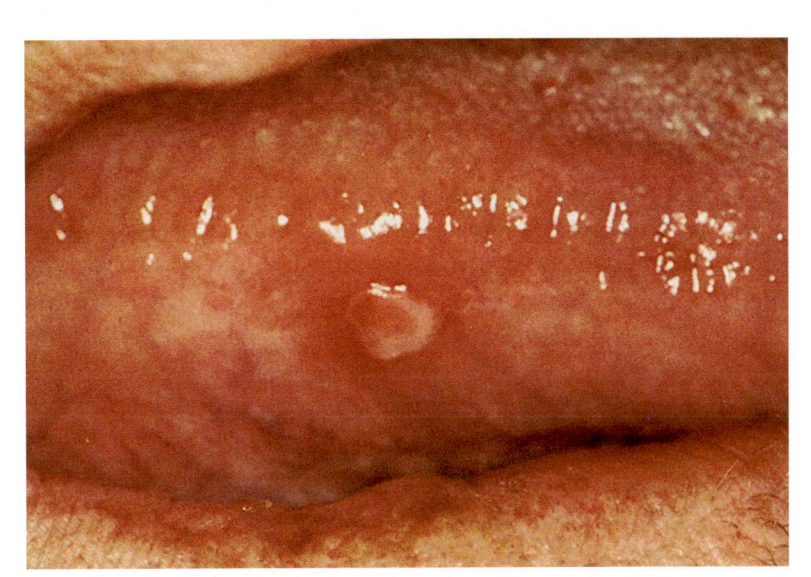

Figura 53 Pênfigo benigno familial, erosões na língua.

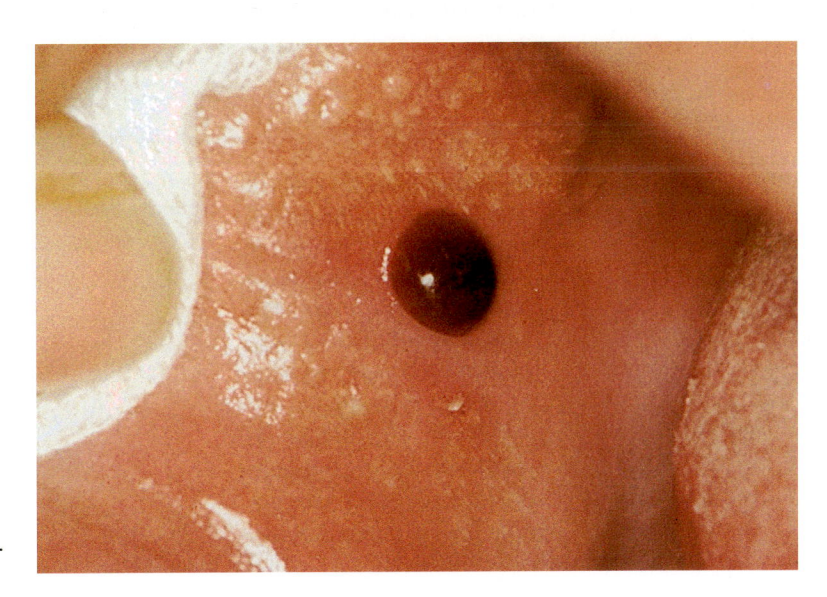

Figura 54 Epidermólise bolhosa simples, bolha hemorrágica na mucosa bucal.

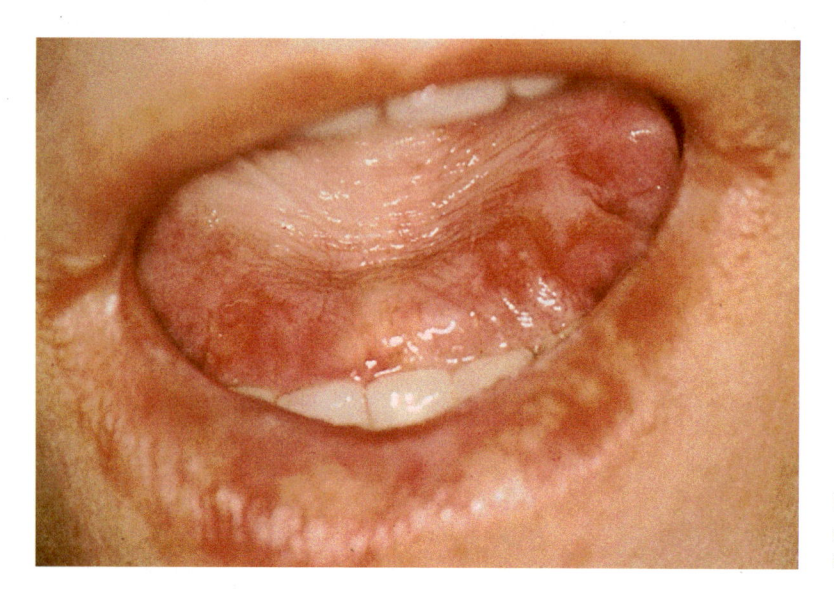

Figura 55 Epidermólise bolhosa distrófica recessiva, língua despapilada e com retração cicatricial.

É comum a ocorrência de distrofia e perda das unhas (**Fig. 57**). Nos dois tipos, as lesões aparecem pela primeira vez ao nascimento ou na infância.

O prognóstico é relativamente bom.

Diagnóstico diferencial. Pênfigo, epidermólise bolhosa *oecquisita*, penfigóide bolhoso, doença da IgA linear, eritema multiforme bolhoso, dermatite herpetiforme, penfigóide cicatricial da infância e dermatose bolhosa da infância.

Teste laboratorial. O exame histopatológico é importante para o estabelecimento do diagnóstico final dos diferentes grupos de epidermólise bolhosa.

Tratamento. A terapia não é específica. Nos casos graves, têm sido utilizados terapia sintomática tópica (antibióticos, esteróides), esteróides sistêmicos, vitamina E, fenitoína e retinóides.

Neurofibromatose

A neurofibromatose é uma doença hereditária relativamente comum. Já foram reconhecidas oito formas da doença, mas a forma mais comum é a neurofibromatose tipo I, responsável por cerca de 80 a 90% dos casos.

A neurofibromatose tipo I ou doença de von Recklinghausen é herdada como caráter autossômico dominante. A doença é caracterizada por manchas da cor de café-com-leite (a presença de mais de seis manchas com mais de 1,5 cm de diâmetro é sugestiva da doença), manifestações do sistema nervoso central, desordens esqueléticas, múltiplos neurofibromas, neurosarcomas em cerca de 3 a 12% dos casos e desordens endócrinas (como feocromocitoma).

As características mais importantes da doença são as manchas da cor de café-com-leite e os neurofibromas cutâneos, que geralmente surgem durante ou após a infância. Os neurofibromas cutâneos são múltiplos e podem ser tanto cutâneos quanto subcutâneos (**Fig. 58**). A cavidade bucal é comumente afetada e pode apresentar neurofibromas múltiplos ou, raramente, neurofibromas nodulares isolados que variam de tamanho (**Fig. 59**).

Os locais envolvidos com maior freqüência são língua, mucosa alveolar e palato. Na metade dos pacientes afetados, observa-se aumento de volume das papilas fungiformes. Pode ocorrer aumento de volume do forame ou do canal mandibular. A transformação maligna dos neurofibromas de boca é muito rara. O envolvimento da mandíbula e da maxila também é extremamente raro.

Diagnóstico diferencial. Neuromas mucosos múltiplos, síndrome da neoplasia endócrina múltipla tipo III e síndrome de Klippel-Trénaunay-Weber.

Doenças Genéticas   33

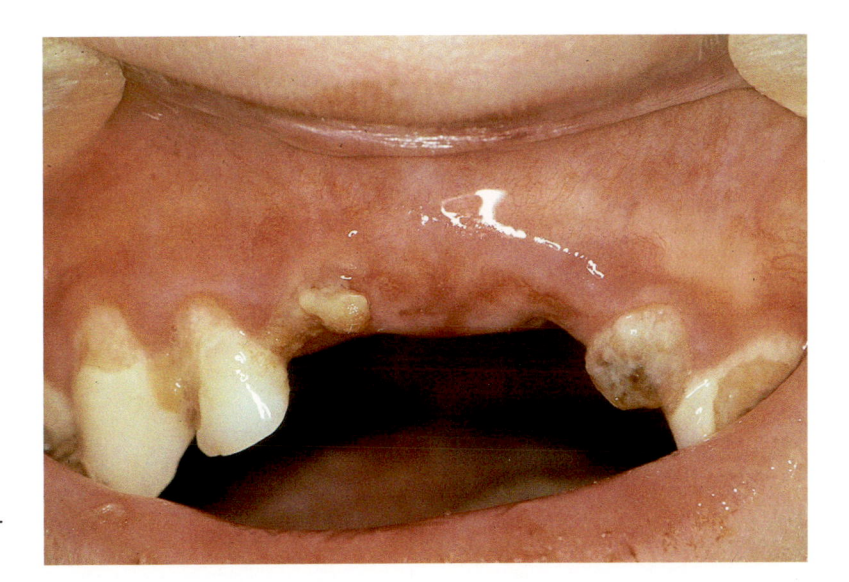

Figura 56   Epidermólise bolhosa distrófica recessiva, dentes displásicos.

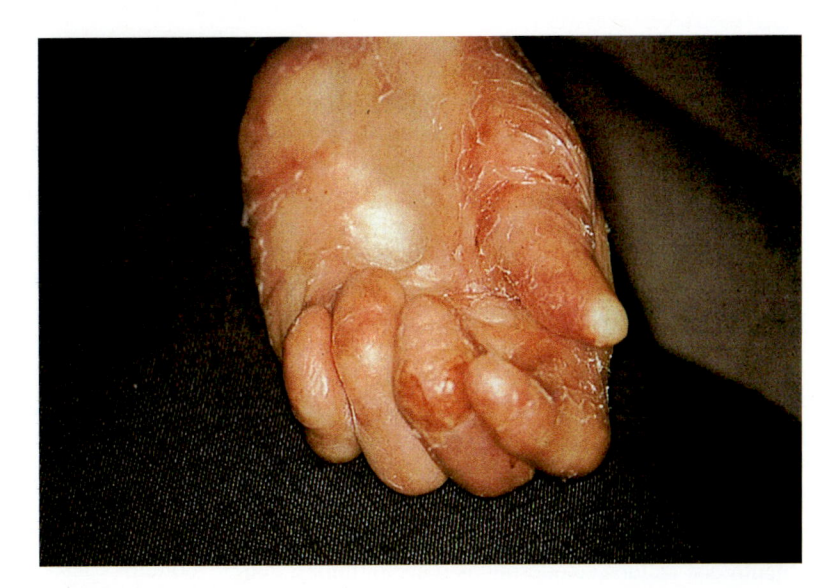

Figura 57   Epidermólise bolhosa distrófica recessiva, descamação, distrofia e perda das unhas das mãos.

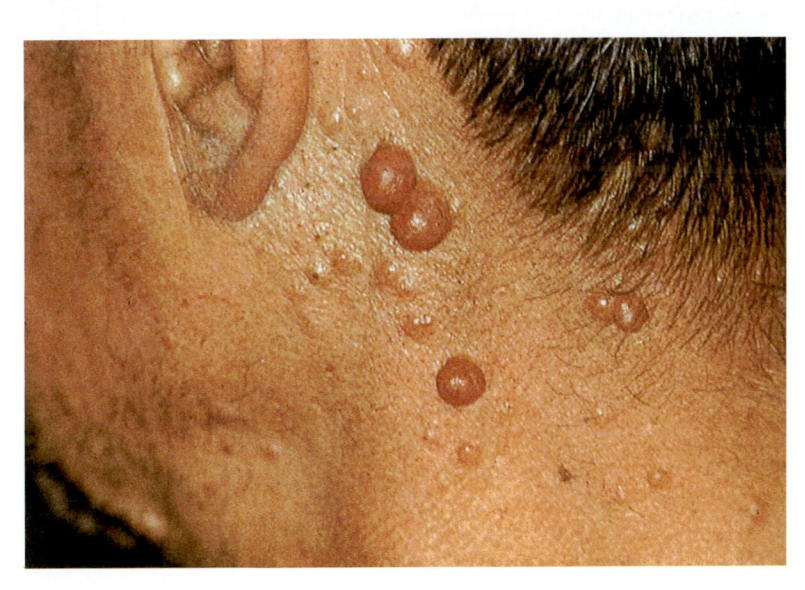

Figura 58   Neurofibromatose, múltiplos neurofibromas cutâneos.

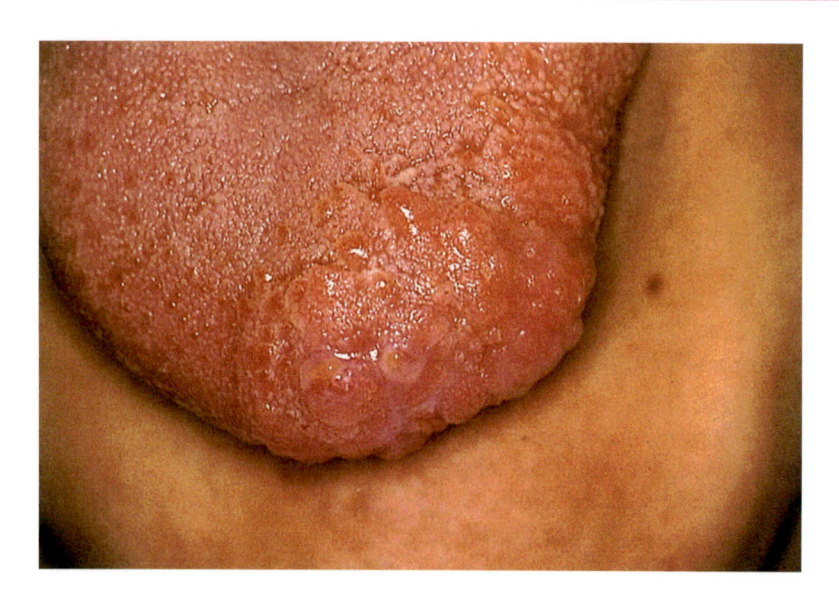

Figura 59 Neurofibromatose, neurofibromas múltiplos na língua.

Teste laboratorial. O exame histopatológico dos neurofibromas de boca e cutâneos auxiliam no estabelecimento do diagnóstico.

Tratamento. O tratamento é de suporte e apresenta vários problemas, tanto para o dermatologista como para o cirurgião e o endocrinologista.

Displasia Condroectodérmica

A displasia condroectodérmica ou síndrome de Ellis-van Creveld é herdada como caráter autossômico recessivo. As características principais são polidactilia bilateral, condrodisplasia dos ossos longos, envolvimento dos tecidos ectodérmicos (cabelo, unhas, dentes) e, raramente, doença cardíaca congênita.

Os achados mais freqüentes na boca são fusão tanto do lábio superior quanto do inferior à gengiva, resultando no desaparecimento do fundo de sulco vestibulolabial ou em múltiplas bandas fibrosas (**Fig. 60**). Podem também ser observados oligodontia e dentes pequenos de formato cônico apresentando hipoplasia do esmalte.

Diagnóstico diferencial. Síndrome orofacial digital, disostose acrofacial de Weyers, outras formas de condrodistrofias.

Tratamento de suporte.

Teleangectasia Hemorrágica Hereditária

A teleangectasia hemorrágica hereditária ou doença de Osler-Rendu-Weber é herdada como caráter autossômico dominante.

A doença é caracterizada por displasia dos capilares e das veias de pequeno calibre, usualmente se desenvolve durante a adolescência e afeta ambos os sexos. As manifestações mais importantes são teleangectasias mucosas, cutâneas e de órgãos internos (fígado, baço, estômago) (**Fig. 61**). Morfologicamente foram descritos três variantes de teleangectasias: lesões microscópicas de menos de um milímetro de diâmetro, nódulos e lesões com aspecto tipo aranha.

As lesões apresentam coloração vermelha intensa, púrpura ou violeta e desaparecem sob pressão. A mucosa bucal é freqüentemente envolvida, observando-se múltiplas lesões nos lábios e no dorso da língua (**Fig. 62**). O palato, a mucosa jugal e a gengiva podem ser envolvidos, porém com menor freqüência. Em geral ocorre hemorragia nas lesões de boca após mínimo trauma, como, por exemplo, durante a escovação dentária.

Epistaxe e sangramento gastrintestinal são complicações comuns, precoces e ocasionalmente graves.

Diagnóstico diferencial. Varicosidades linguais, síndrome de Maffucci, síndrome de CRET e doença de Fabry.

Teste laboratorial. O exame histopatológico confirma o diagnóstico clínico.

Tratamento. Controle da hemorragia espontânea. As lesões angiomatosas podem ser excisadas cirurgicamente, cauterizadas ou tratadas com sonda de crioterapia quando necessário.

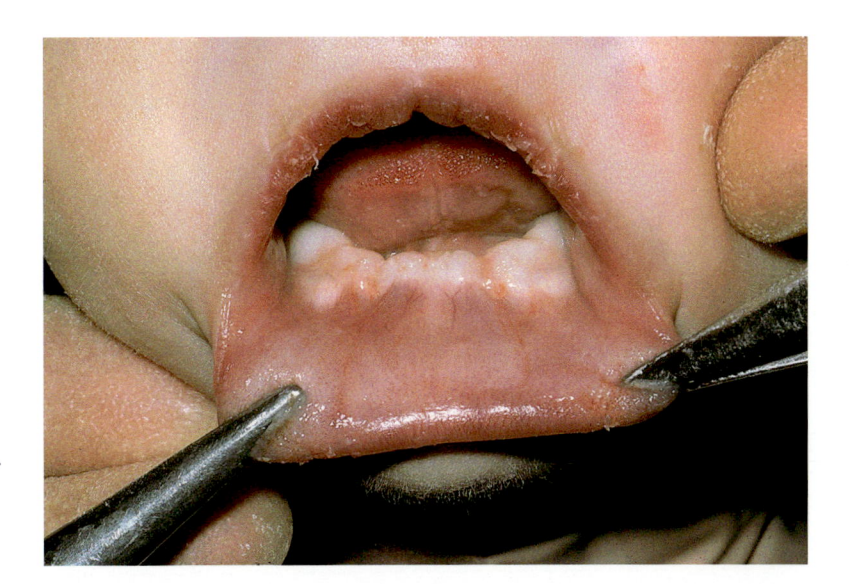

Figura 60 Displasia condroectodérmica, desaparecimento do fundo de sulco vestibular e presença de múltiplas bandas fibrosas.

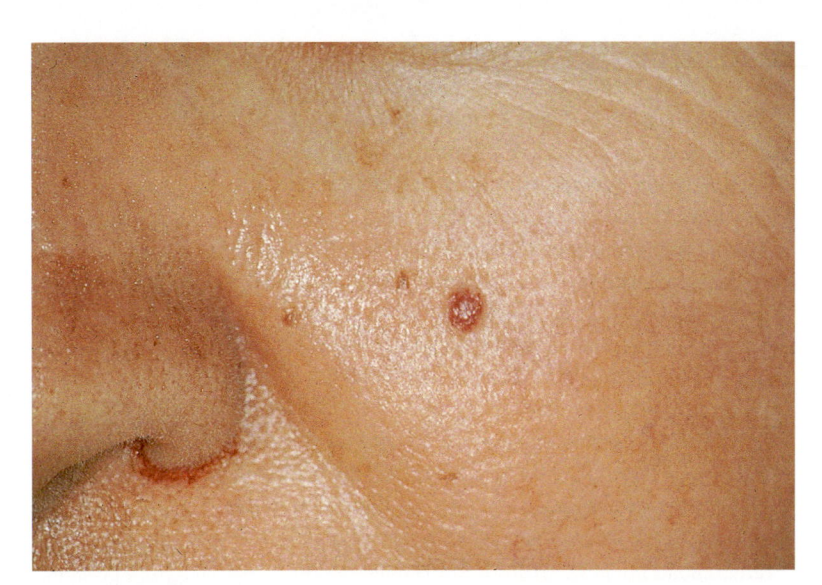

Figura 61 Teleangectasia hemorrágica hereditária, lesões cutâneas.

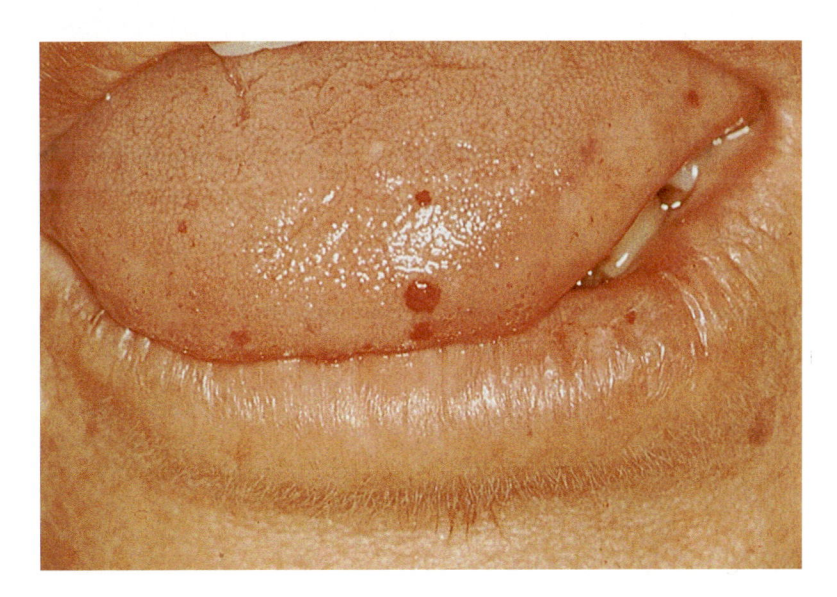

Figura 62 Teleangectasia hemorrágica hereditária, múltiplas lesões na língua.

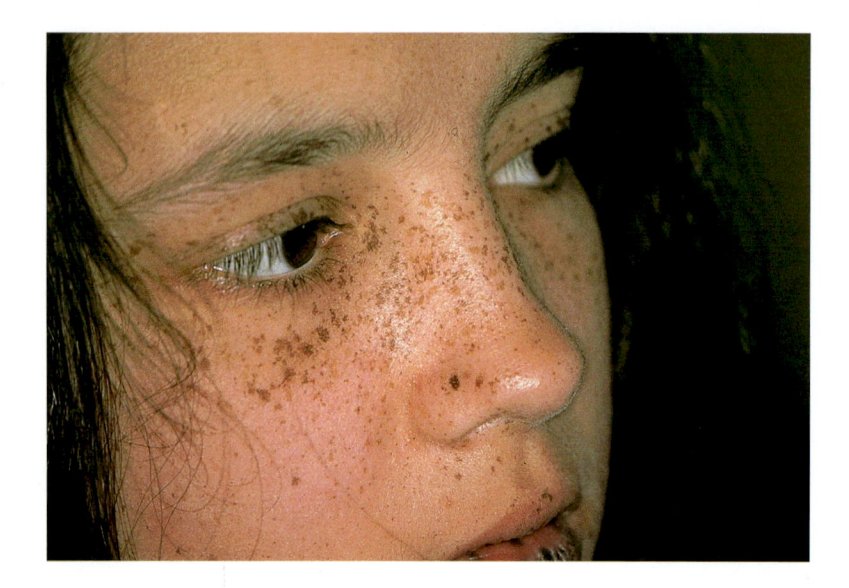

Figura 63 Síndrome de Peutz-Jeghers, múltiplas manchas cutâneas pigmentadas.

Síndrome de Peutz-Jeghers

A síndrome de Peutz-Jeghers é transmitida como caráter autossômico dominante com alto grau de penetrância, caracterizada por polipose intestinal e manchas pigmentadas mucocutâneas. As manifestações, que podem ser observadas em qualquer idade, incluem pólipos intestinais (hamartomas) de 0,5 a 7 cm de diâmetro e manchas pigmentadas. Cerca de 50% dos pacientes têm numerosas manchas escuras na região peribucal, no nariz e ao redor dos olhos (**Fig. 63**). Manchas semelhantes podem ocorrer em outras regiões.

Manchas pigmentadas de 1 a 10 mm de diâmetro são achados constantes na mucosa bucal, em particular no lábio inferior e na mucosa jugal, mas raramente no lábio superior, na língua, no palato e na gengiva (**Fig. 64**). Pigmentação bucal constitui um dos achados mais importantes que auxiliam no diagnóstico e aparece como manchas ou placas marrons ou negras, de formato oval, arredondado ou irregular.

Diagnóstico diferencial. Doença de Addison, síndrome de Albright, síndrome de Gardner, sarda e pigmentação normal.

Teste laboratorial. Avaliação radiológica do trato gastrintestinal pode auxiliar no diagnóstico.

Tratamento. No caso de ocorrer sangramento gastrintestinal, faz-se tratamento de suporte.

Síndrome do Carcinoma Basocelular Nevóide

A síndrome do carcinoma basocelular nevóide ou síndrome de Gorlin é uma doença genética rara, herdada como caráter autossômico dominante de alto grau de penetrância e expressividade extremamente variável. Cerca de 40% dos casos representam novas mutações genéticas. As principais desordens da síndrome são múltiplos carcinomas basocelulares nevóides, ceratocistos odontogênicos, múltiplas anomalias esqueléticas e calcificações intracranianas. Podem ocorrer também várias outras anomalias menos comuns.

Um amplo espectro de diferentes sinais e sintomas pode estar presentes. Observa-se, com freqüência, fácies característico com bossas frontal e temporoparietal, resultando no aumento da circunferência da cabeça, atingido 60 cm em adultos. São sinais relativamente comuns hipertelorismo ocular moderado, sobrancelhas fusionadas e espessas, implantação baixa dos pavilhões auriculares, ponte nasal alargada, enquanto estrabismo, catarata congênita, glaucoma e outras lesões oculares são raras (**Fig. 65**). São comuns discreto prognatismo mandibular e maloclusão (**Fig. 66**). Fenda labial e/ou palatina pode ocorrer em cerca de 5% dos casos. Um dos achados mais freqüentes é a presença de múltiplos ceratocistos odontogênicos dos ossos maxilares que podem ser observados em mais de 80% dos casos, e são três vezes mais freqüentes na mandíbula do que na maxila. Os cistos usualmente se desenvolvem entre a idade de 15 a 30 anos e, principalmente, na região de caninos e pré-molares, na região retromolar inferior e na região do segundo molar superior. Em grande número de casos, os cistos são assintomáticos e descobertos durante exame radiográfico dentário de rotina. Foram relatados casos raros

Doenças Genéticas 37

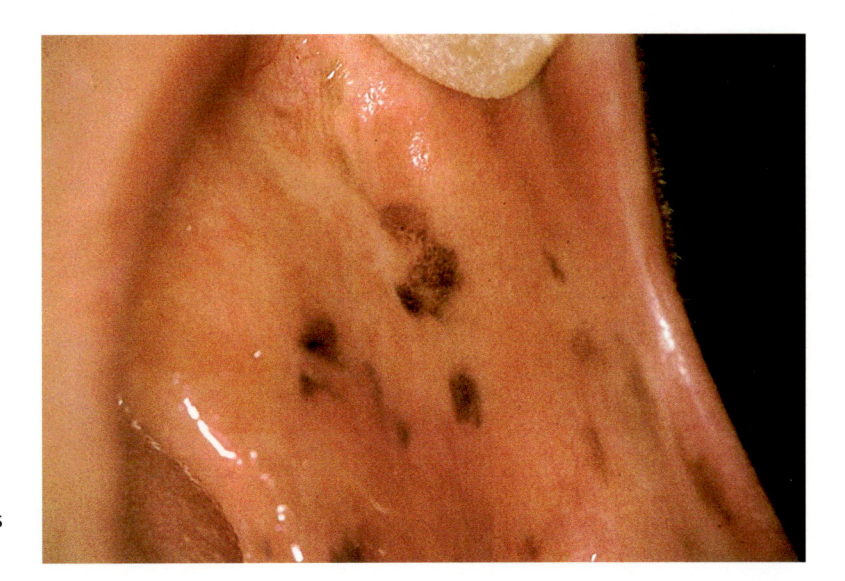

Figura 64 Síndrome de Peutz-Jeghers, múltiplas manchas pigmentadas na mucosa jugal.

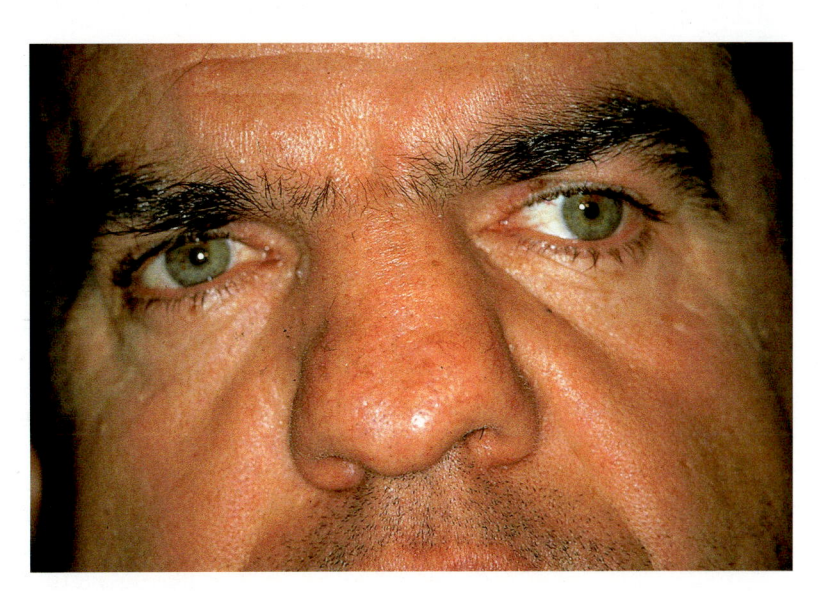

Figura 65 Síndrome do carcinoma basocelular nevóide, hipertelorismo ocular e ponte nasal alargada.

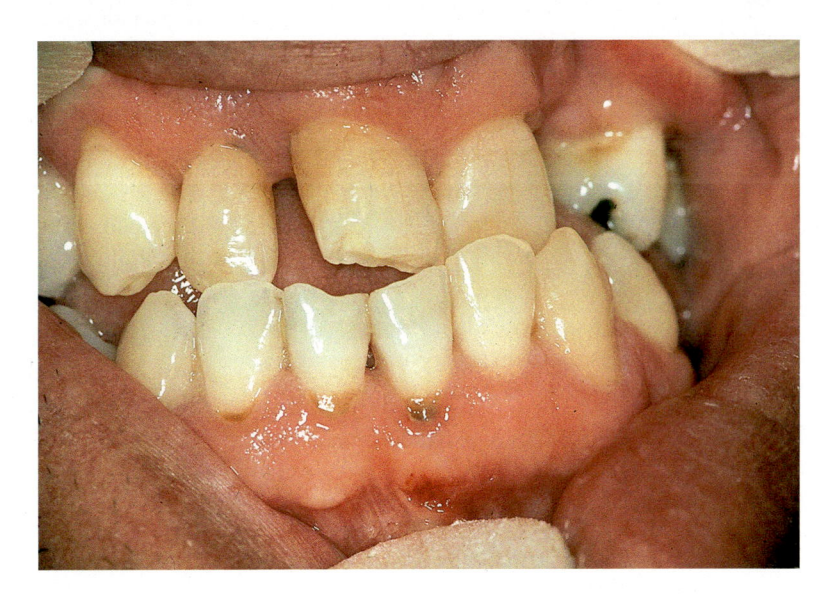

Figura 66 Síndrome do carcinoma basocelular nevóide, maloclusão.

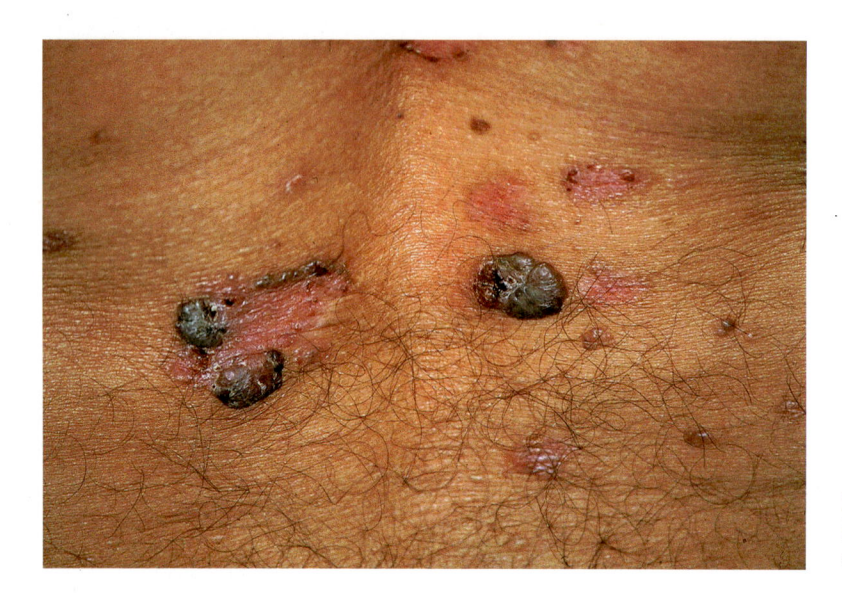

Figura 67 Síndrome do carcinoma basocelular nevóide, carcinomas basocelulares.

de desenvolvimento de ameloblastoma e carcinoma espinocelular a partir do ceratocisto. Os carcinomas basocelulares são as característica mais comuns da síndrome. Eles se desenvolvem geralmente entre os 10 e 30 anos de idade. As lesões são múltiplas e podem desenvolver-se em regiões da pele expostas ou não ao sol e em geral apresentam prognóstico favorável (**Fig. 67**). Em cerca de 60 a 70% dos casos podem ser observadas fissuras nas palmas das mãos e nas plantas dos pés (**Fig. 68**). São mais comuns nas mãos e ocasionalmente observa-se o desenvolvimento de carcinomas basocelulares na base dessas fissuras. Também são observadas lesões de aspecto miliar e múltiplos cistos epidérmicos. As alterações esqueléticas são variadas e freqüentes. As anormalidades mais encontradas são as das costelas (bífidas, fusionadas, ausentes), espinha bífida oculta, metacarpos curtos, cifoscoliose, lombarização do sacro, calcificação do tentório do cerebelo. Também podem estar presentes outras anomalias raras.

Diagnóstico diferencial. Síndrome de Bazex, síndrome de Rombo, xeroderma pigmentoso, ceratocisto solitário ou múltiplo, cisto dentígero e pseudo-hipoparatireoidismo.

Teste laboratorial. Exames radiográficos dos maxilares e do esqueleto, biópsia e exame histopatológico dos tumores cutâneos e dos cistos dos maxilares.

Tratamento. Excisão cirúrgica ou radioterapia dos carcinomas basocelulares, enucleação cirúrgica dos ceratocistos odontogênicos.

Síndrome de Gardner

A síndrome de Gardner é uma desordem transmitida como caráter autossômico dominante caracterizada por polipose intestinal, principalmente no cólon, múltiplos osteomas e outras anomalias ósseas, além de tumores de tecido mole e cistos cutâneos. As lesões cutâneas consistem de cistos epidérmicos e sebáceos, fibromas subcutâneos e outras alterações do tecido conjuntivo e, em casos raros, há aumento da pigmentação cutânea. Um achado comum é a presença de osteomas múltiplos, em geral localizados nos ossos da face e na calvária. As manifestações bucais incluem osteomas múltiplos dos maxilares (**Fig. 69**), dentes supranumerários e impactados, odontomas e, às vezes, tumores benignos de tecidos moles (**Fig. 70**). As lesões bucais são inofensivas, mas os pólipos intestinais apresentam alto potencial de transformação maligna.

Diagnóstico diferencial. Exostoses, outros tumores ósseos, síndrome de Peutz-Jeghers, síndrome de Cowden e outras síndromes associadas com polipose intestinal múltipla.

Teste laboratorial. Exame radiográfico e endoscopia do trato gastrintestinal são mandatórios. As lesões ósseas são detectadas radiograficamente. O exame histopatológico dos tumores de tecidos moles e duros também auxilia no diagnóstico.

Tratamento. A excisão cirúrgica é a forma de tratamento dos osteomas, dos outros tumores de tecido mole e dos cistos.

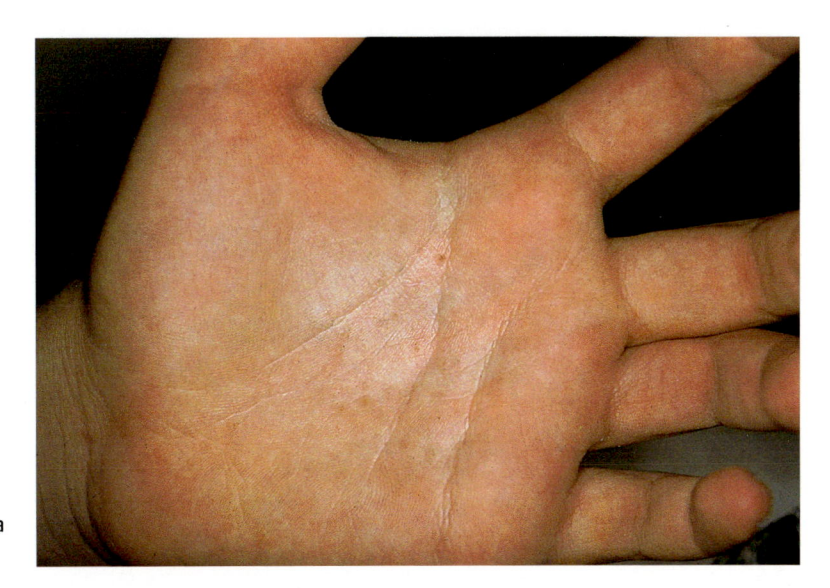

Figura 68 Síndrome do carcinoma basocelular nevóide, fissura na palma das mãos.

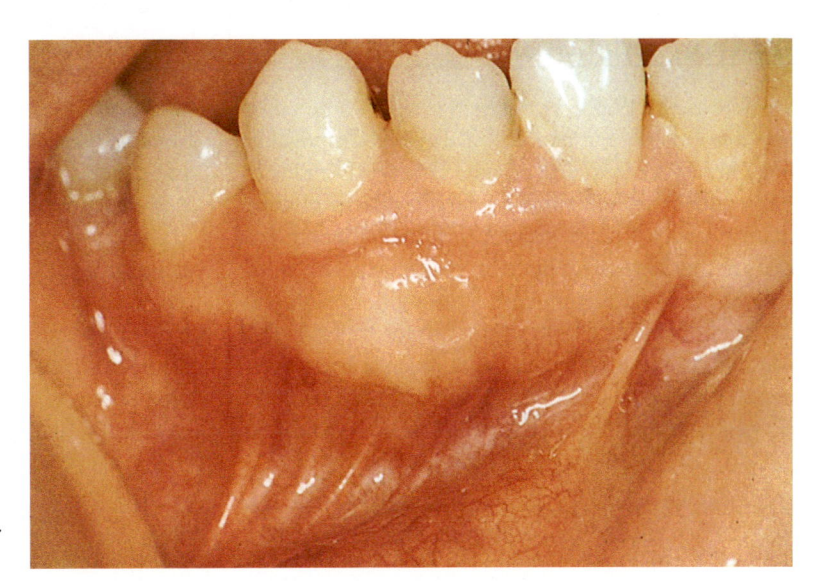

Figura 69 Síndrome de Gardner, osteoma da mandíbula.

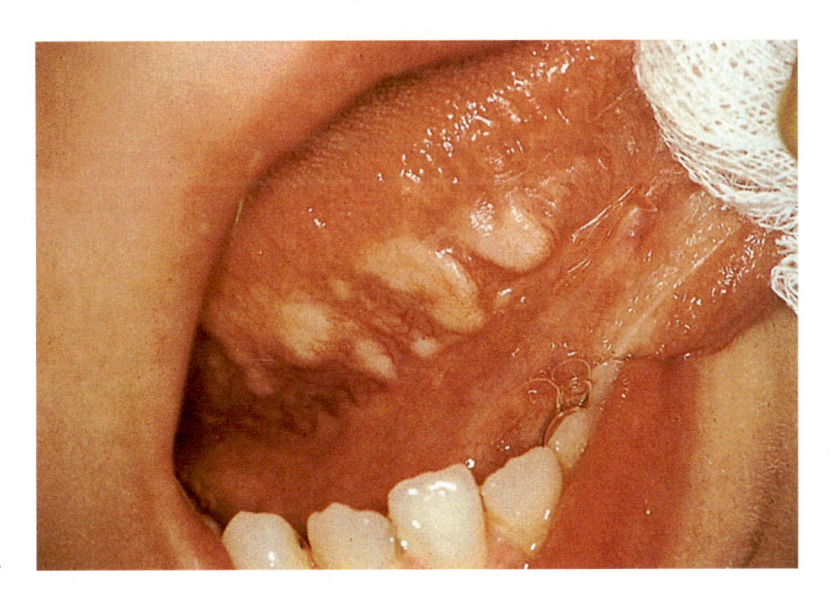

Figura 70 Síndrome de Gardner, múltiplos tumores fibrosos na língua.

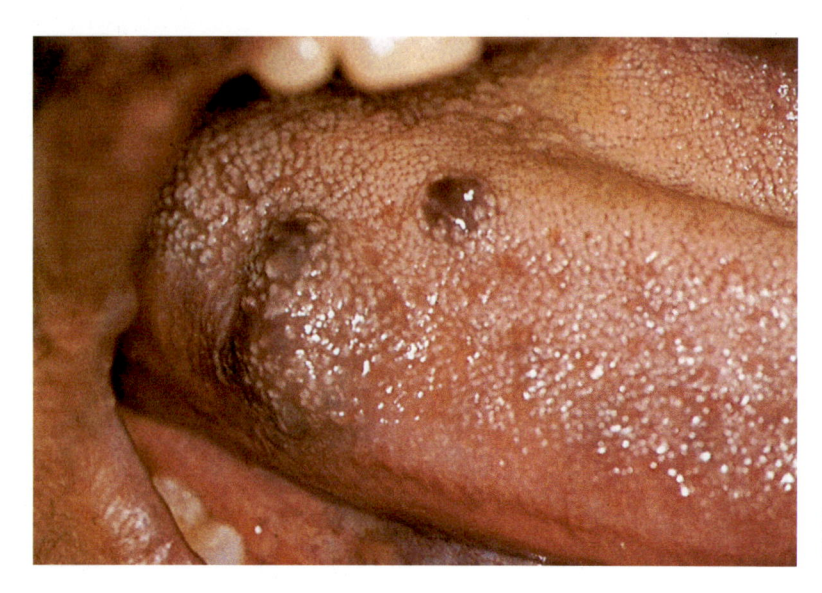

Figura 71 Síndrome de Maffucci, hemangiomas múltiplos na língua.

Síndrome de Maffucci

A síndrome de Maffucci é uma doença rara de causa desconhecida. Ainda não está claro se ela representa uma alteração hereditária ou uma displasia. Ambos os sexos podem ser afetados. As características clínicas incluem encondromas múltiplos, principalmente nos ossos curtos das mãos e dos pés, apesar de poder afetar qualquer osso de origem cartilaginosa; hemangiomas cutâneos, mucosos e viscerais múltiplos; flebólitos; e máculas cutâneas pigmentadas. A mucosa bucal raramente é afetada e as lesões de boca quando ocorrem são hemangiomas múltiplos. A língua é o local mais afetado, mas a mucosa jugal, lábios, palato mole e outras regiões também podem ser envolvidas (**Fig. 71**). Em uma revisão recente, foram observados hemangiomas bucais em apenas oito de 110 casos.

As complicações mais severas da doença são condrossarcomas, hemangiossarcomas e fraturas múltiplas.

O diagnóstico deve ser apoiado nas evidências clínicas e histopatológicas.

Diagnóstico diferencial. Hemangiomas, doença de Ollier, síndrome do nevo azul, e síndrome de Klippel-Trénaunay-Weber.

Teste laboratorial. Os exames histopatológicos e radiográficos confirmam o diagnóstico.

Tratamento. Excisão cirúrgica dos encondromas e hemangiomas deve ser realizada no caso das lesões serem sintomáticas.

Esclerose Tuberosa

A esclerose tuberosa ou síndrome de Bourneville-Pringle é transmitida como caráter autossômico dominante. Caracteriza-se por epilepsia, retardo mental, calcificações paraventriculares, pequenos gliomas múltiplos, manifestações mucocutâneas, desordens esqueléticas e, mais raramente, tumores oftálmicos. A doença afeta igualmente ambos os sexos e tem início por volta dos 20 anos de idade.

Lesões características ocorrem na face, principalmente no sulco nasolabial e nas bochechas. As lesões caracterizam-se por numerosos nódulos pequenos de coloração vermelha a rosada, que na realidade são angiofibromas, apesar do termo que prevalece ser de "adenoma sebáceo" (**Fig. 72**). Outras alterações cutâneas são máculas brancas (em forma de folhas), manchas ou pontos café-com-leite e múltiplos fibromas periungueais (**Fig. 73**). A mucosa bucal pode estar envolvida em cerca de 10% dos casos. A gengiva e outras partes da mucosa bucal apresentam nódulos confluentes (angiofibromas) de poucos milímetros a menos de 1 cm de diâmetro, de coloração esbranquiçada ou normal (**Fig. 74**). O esmalte pode apresentar fissuras. Foram relatados casos de palato ogival, fenda labial e palatina, macroglossia e hemangiomas.

Diagnóstico diferencial. Fibromas múltiplos, múltiplos condilomas acuminados, hiperplasia epitelial focal e neurofibromatose.

Teste laboratorial. Exame histopatológico das lesões cutâneas e mucosas e radiografia do crânio auxiliam no diagnóstico. A epilepsia deve ser avaliada com eletroencefalograma.

Tratamento. Não há tratamento específico, algumas vezes faz-se necessário o uso de drogas anticonvulsivantes.

Doenças Genéticas 41

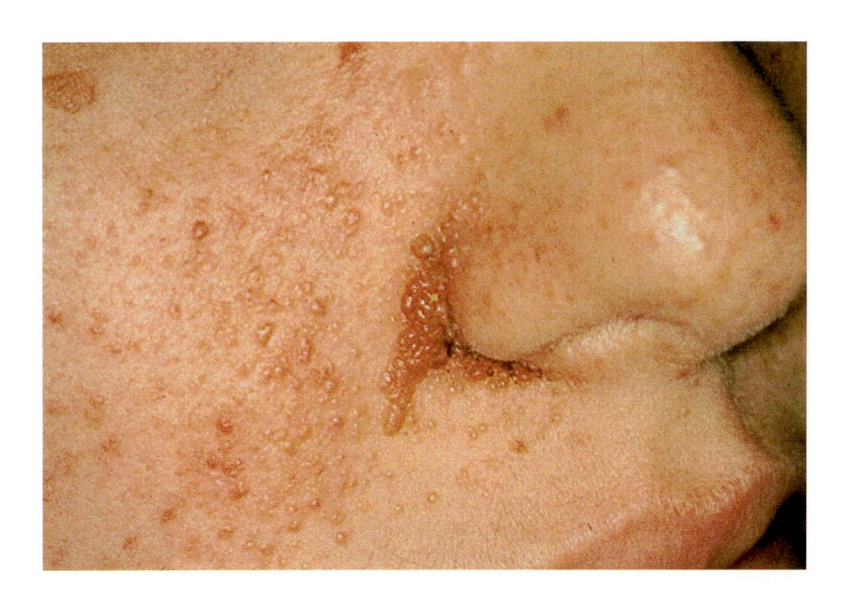

Figura 72 Esclerose tuberosa, numerosos angiofibromas faciais (adenoma sebáceo).

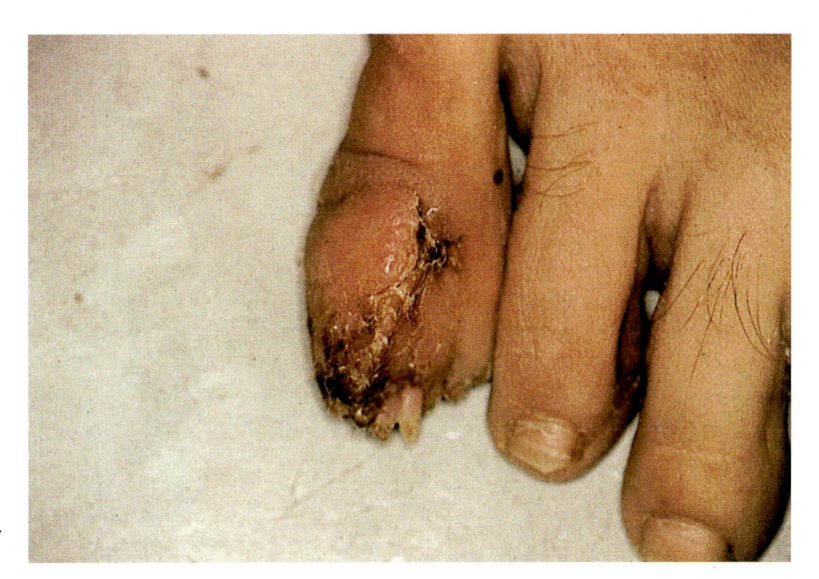

Figura 73 Esclerose tuberosa, fibromas periungueais.

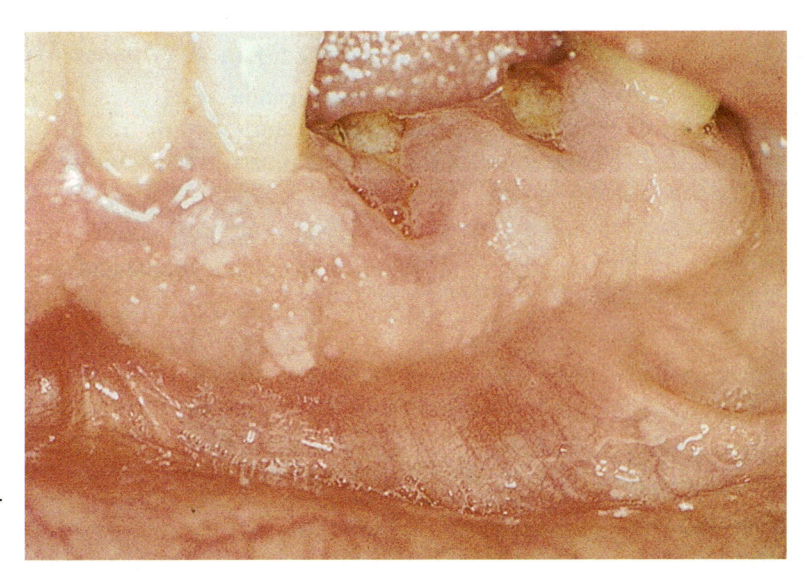

Figura 74 Esclerose tuberosa, nódulos brancos confluentes na gengiva e na mucosa alveolar.

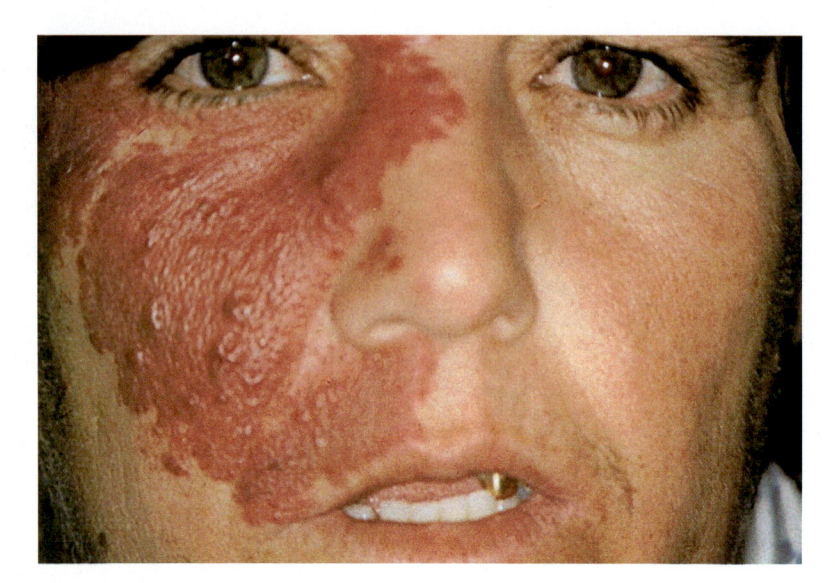

Figura 75 Síndrome de Sturge-Weber, hemangioma facial.

Síndrome de Sturge-Weber

A síndrome de Sturge-Weber é uma displasia congênita esporádica que afeta ambos os sexos. Caracteriza-se pela presença de hemangiomas na face, na mucosa bucal e nas leptomeninges, calcificação cerebral, desordens oculares, epilepsia e discreto retardo mental.

O achado mais freqüente é a presença de hemangioma facial que é observado ao nascimento. É unilateral, de coloração vermelho vivo ou púrpura e confinada à área suprida pelo nervo trigêmeo (**Fig. 75**). Os hemangiomas da mucosa bucal, quando presentes, são unilaterais, raramente cruzam a linha média e podem envolver a gengiva do rebordo alveolar superior, mucosa bucal, lábios e língua (**Fig. 76**). Essas lesões têm coloração vermelho vivo ou arroxeadas e são usualmente planas, porém também podem apresentar superfície irregular elevada, resultando em aumento de volume do tecido. Os dentes permanentes ipsilaterais podem erupcionar precocemente ou ser ectópicos, apesar de ocorrer atraso na erupção dentária. Deve-se tomar cuidado durante extrações dentárias, pois pode haver hemorragia severa. Quando os sinais e sintomas estão presentes, o diagnóstico de síndrome de Sturge-Weber é evidente.

Diagnóstico diferencial. Grandes hemangiomas disseminados e síndrome de Klippel-Trénaunay-Weber.

Teste laboratorial. Angiografia, eletroencefalograma, radiografias de crânio e tomografia computadorizada.

Tratamento. A terapia é de suporte e depende dos sintomas.

Síndrome de Klippel-Trénaunay-Weber

A síndrome de Klippel-Trénaunay-Weber ou angio-osteoipertrofia é uma desordem displásica vascular rara. Caracteriza-se pela presença de múltiplos hemangiomas faciais (**Fig. 77**), massas vasculares que envolvem tecido mole e osso e são acompanhadas por aumento de volume assimétrico das extremidades, lesões vasculares cutâneas, alterações oculares (pigmentação da esclera, catarata, glaucoma e heterocromia da íris) (**Fig. 78**), hemangiomas em órgãos internos e hemangiomas bucais. Clinicamente os hemangiomas de boca localizam-se principalmente no palato duro, no palato mole e na gengiva, que pode estar aumentada de volume (**Fig. 79**). A erupção dentária prematura e o crescimento ósseo aumentado podem resultar em maloclusão. O diagnóstico baseia-se na clínica.

Diagnóstico diferencial. Síndrome de Sturge-Weber, síndrome de Maffucci e hemangiomas extensos isolados.

Tratamento de suporte.

Doenças Genéticas 43

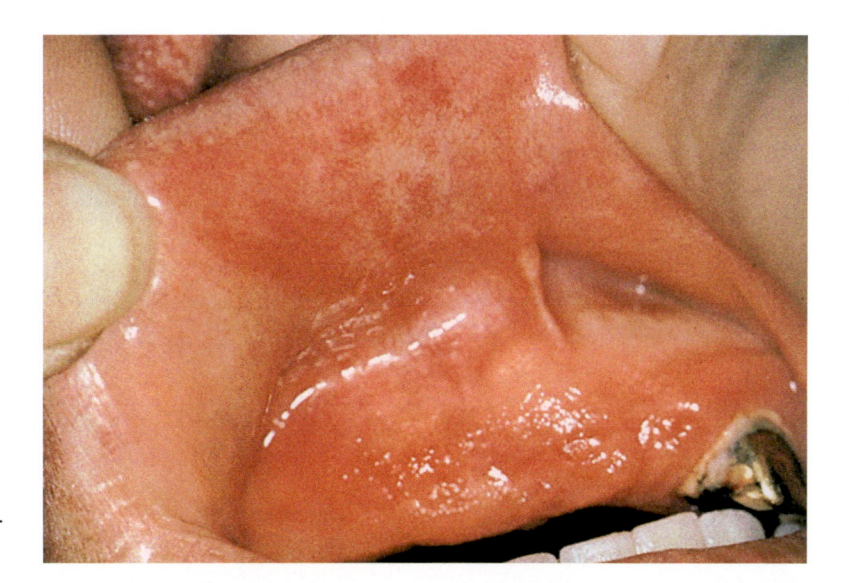

Figura 76 Síndrome de Sturge-Weber, hemangiomas de boca.

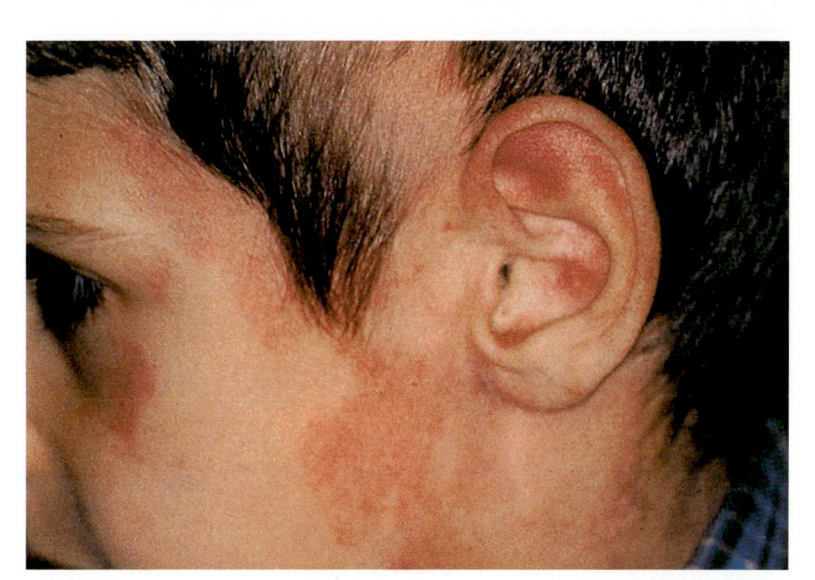

Figura 77 Síndrome de Klippel-Trénaunay-Weber, hemangiomas de face.

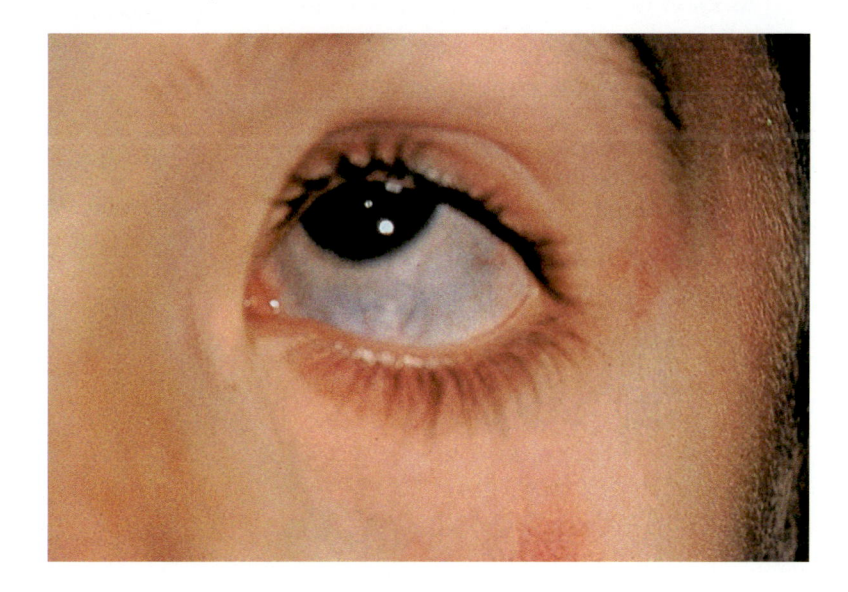

Figura 78 Klippel-Trénaunay-Weber, pigmentação ocular.

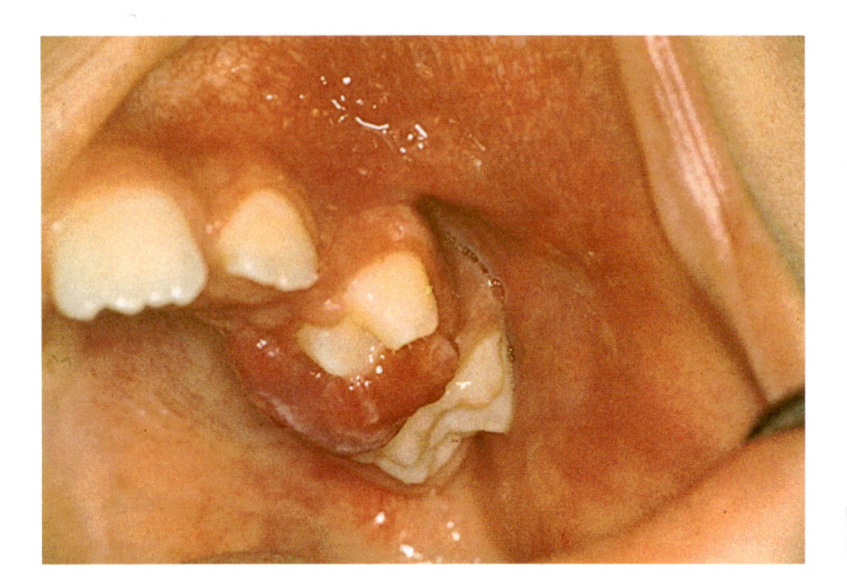

Figura 79 Klippel-Trénaunay-Weber, hemangiomas de boca.

Doença de Cowden

A doença de Cowden é uma desordem autossômica dominante caracterizada pela presença de múltiplos hamartomas e tumores malignos de mama, tireóide e outros órgãos. As manifestações cutâneas são presença de grande número de pápulas e nódulos hamartomatosos, principalmente nas pálpebras ou ao redor das mesmas, sulco nasolabial, asa do nariz, boca, porção lateral do pescoço e no dorso das mãos e do antebraço. Podem ser observadas ceratoses puntiformes nas palmas das mãos e nas plantas dos pés. Já foram relatados casos de carcinomas espinocelulares na pele do nariz e de carcinoma basocelular na pele da face e da região perianal.

As lesões de boca consistem de pequenas pápulas ou nódulos esbranquiçados que podem estar isolados ou coalescer em padrão pedregoso, geralmente na gengiva, língua, palato e lábios (**Fig. 80**).

Diagnóstico diferencial. Esclerose tuberosa, neuromas mucosos múltiplos, síndrome da neoplasia endócrina tipo III e acantose nigricans maligna.

Teste laboratorial. O exame histopatológico auxilia no estabelecimento do diagnóstico.

Tratamento. Não existe tratamento.

Displasia Cleidocraniana

A displasia cleidocraniana é transmitida como caráter autossômico dominante. Caracteriza-se por hipoplasia ou ausência uni ou bilateral completa das clavículas (como resultado o paciente tem capacidade de aproximar os ombros) (**Fig. 81**), anormalidades cranianas (atraso no fechamento ou fontanelas abertas, suturas abertas, crânio aumentado de tamanho, nariz achatado e alargado), exofalmia, surdez e lesões de boca. As manifestações bucais consistem de palato ogival, atraso ou ausência de erupção dos dentes decíduos e permanentes (**Fig. 82**). Os dentes podem apresentar malformações. Observa-se comumente doença periodontal.

Diagnóstico diferencial. Displasia ectodérmica hipoidrótica, hipoplasia dérmica focal, disostose craniofacial, síndrome de Apert.

Teste laboratorial. Exame radiográfico auxilia no diagnóstico.

Tratamento. Não existe tratamento. O tratamento dentário é essencial.

Doenças Genéticas 45

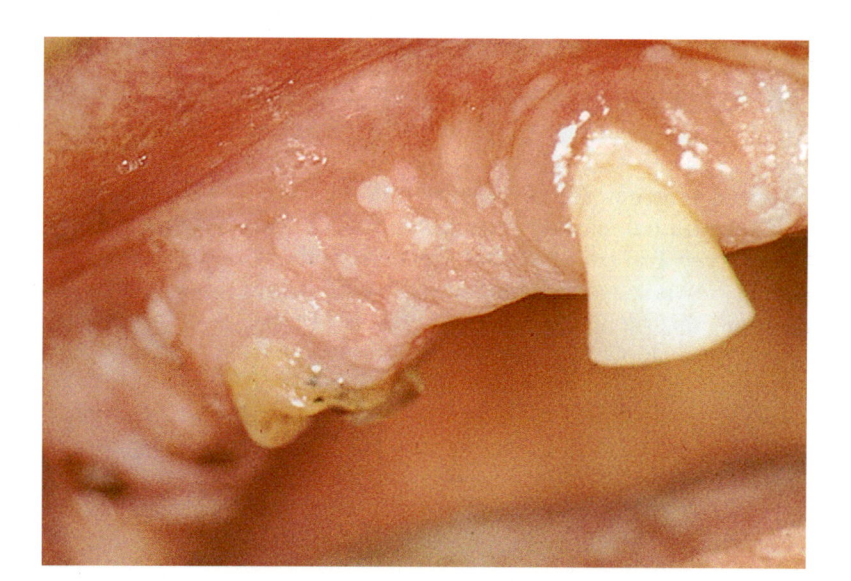

Figura 80 Doença de Cowden, grande número de nódulos esbranquiçados na mucosa alveolar.

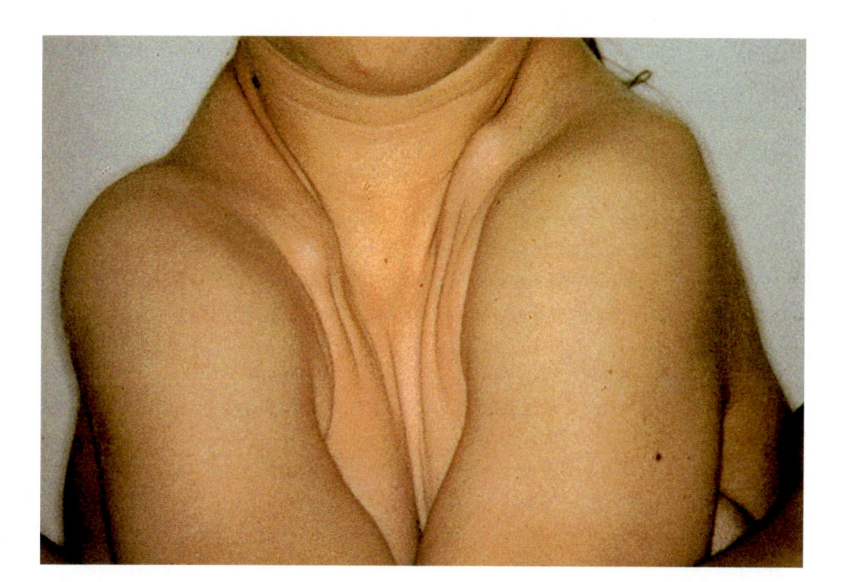

Figura 81 Displasia cleidocraniana, hipermobilidade dos ombros.

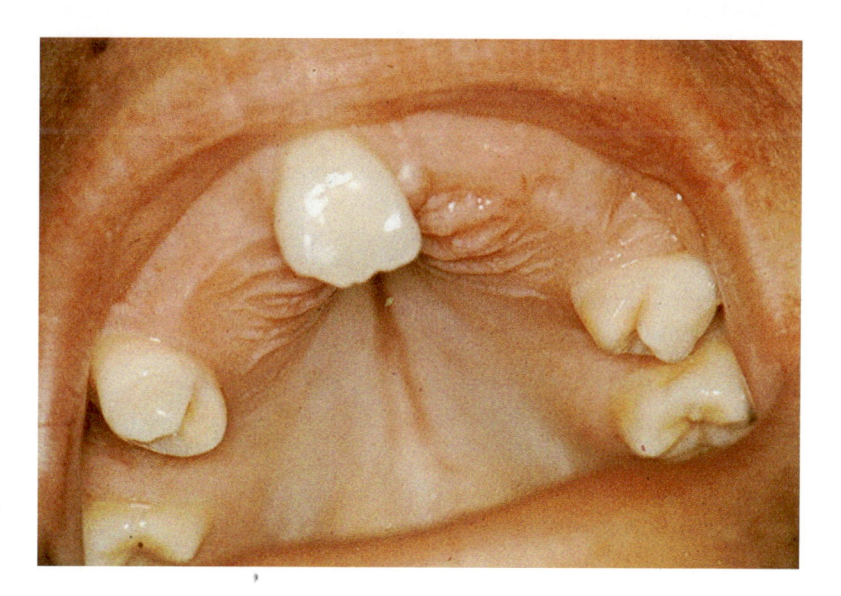

Figura 82 Displasia cleidocraniana, palato ogival e ausência de erupção de alguns dentes permanentes.

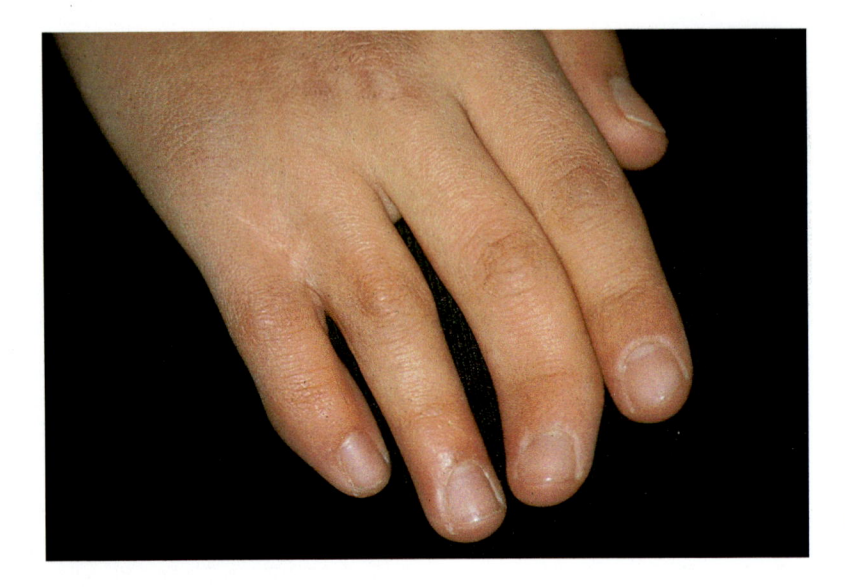

Figura 83 Síndrome orodigitofacial, clinodactilia.

Síndrome Orodigitofacial

A síndrome orodigitofacial do tipo I é uma desordem rara herdada como traço dominante ligado ao X, sendo fatal para o sexo masculino. A síndrome orodigitofacial do tipo II é transmitida como caráter autossômico recessivo.

As manifestações clínicas mais importantes da síndrome tipo I são malformações digitais (braquidactilia, sindactilia, clinodactilia) e outras desordens esqueléticas (**Fig. 83**), lesões cutâneas (lesão de aspecto miliar, xeroderma, alopécia, cabelo esparso, anomalias dermatoglíficas), retardo mental, hipertelorismo e lesões bucais que podem ser numerosas e variáveis. As manifestações bucais mais comuns são a presença de múltiplos freios hiperplásicos cruzando o fundo de sulco vestibular superior e inferior (**Fig. 84**). Observa-se também hipertrofia e encurtamento do freio lingual e labial superior e inferior.

A língua pode ser multilobulada ou bífida e com freqüência apresenta hamartomas múltiplos. É comum a presença de fissura labial e palatina. Os incisivos laterais inferiores estão muitas vezes ausentes, sendo comuns dentes supranumerários e caninos superiores mal-posicionados.

Diagnóstico diferencial. Síndrome orodigitofacial tipo II (síndrome de Mohr), displasia condroectodérmica e síndrome oculodentodigital.

Tratamento. Não existe tratamento, porém os problemas dentários necessitam de atendimento.

Hipoplasia Dérmica Focal

A hipoplasia dérmica focal ou síndrome de Goltz é uma desordem rara que afeta quase que exclusivamente mulheres. O modo de herança ainda não está definido, provavelmente está relacionado a um único gene. A síndrome caracteriza-se por pigmentação cutânea linear irregular, atrofia e telangiectasia presentes ao nascimento, depósitos localizados na gordura subcutânea que se apresentam como nódulos flácidos amarelo-avermelhados (**Fig. 85**), sindactilia, principalmente entre o terceiro e o quarto dedo, polidactilia, unhas distróficas, cabelo esparso, malformações esqueléticas, ocasionalmente retardo mental e envolvimento das membranas mucosas.

As manifestações observadas na mucosa bucal são papilomas múltiplos na língua (**Fig. 86**), mucosa jugal, palato, gengiva e lábios. Lesões papilomatosas semelhantes podem ocorrer na vulva e nas regiões perianal e peribucal. Oligodontia, dentes pequenos, displasia de esmalte e maloclusão não são achados raros. O diagnóstico é feito com base nos critérios clínicos.

Diagnóstico diferencial. Papilomas e condilomas acuminados múltiplos, hiperplasia epitelial focal e incontinência pigmentária.

Teste laboratorial. O exame histopatológico é essencial para a confirmação dos papilomas bucais e dos depósitos de gordura dos nódulos de pele.

Tratamento de suporte. Excisão cirúrgica dos papilomas bucais.

Doenças Genéticas 47

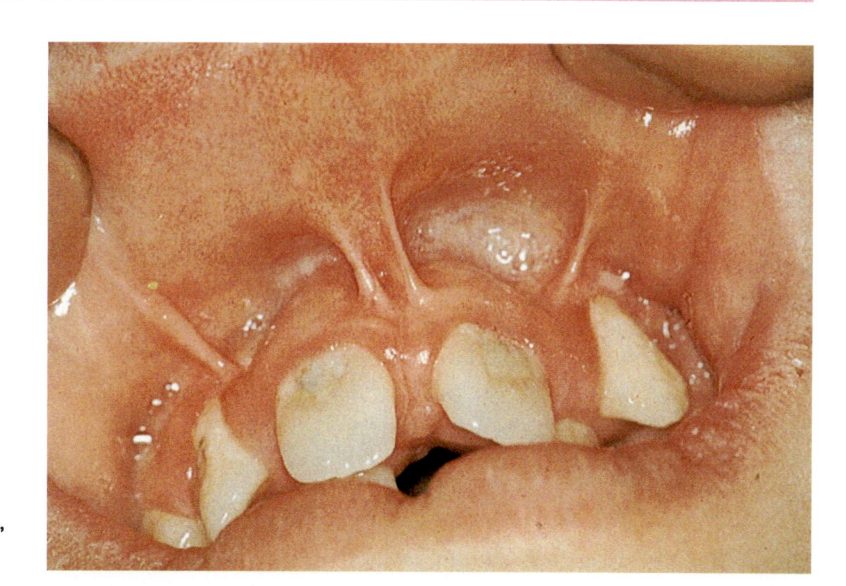

Figura 84 Síndrome orodigitofacial, freios hiperplásicos múltiplos.

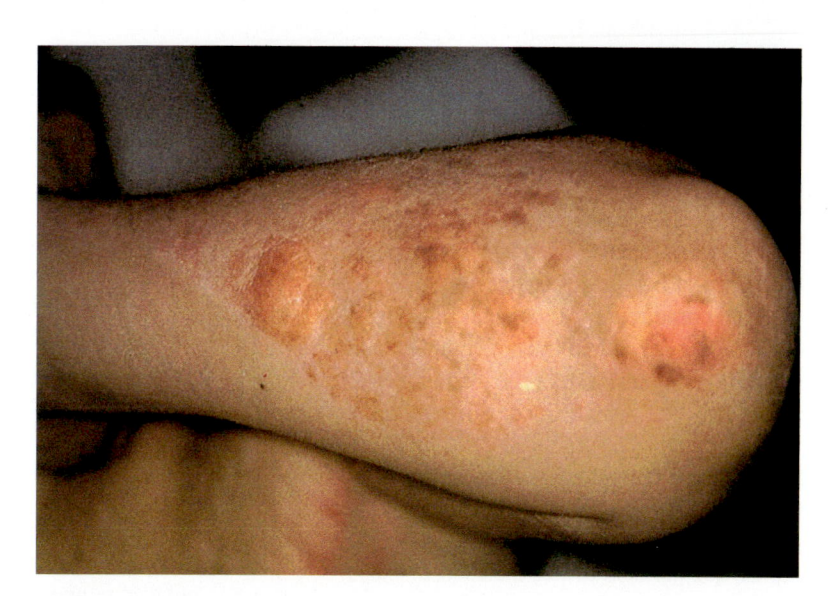

Figura 85 Hipoplasia dérmica focal, múltiplos nódulos cutâneos.

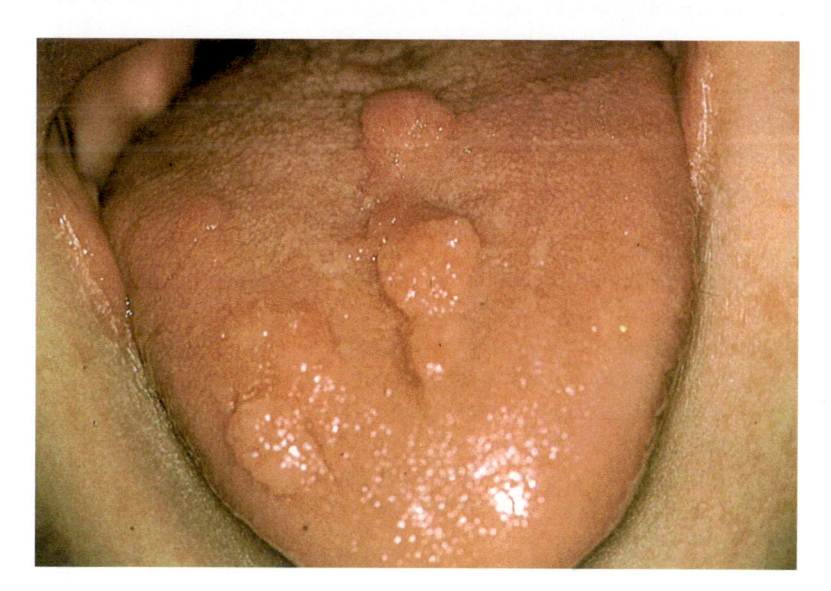

Figura 86 Hipoplasia dérmica focal, papilomas múltiplos na língua.

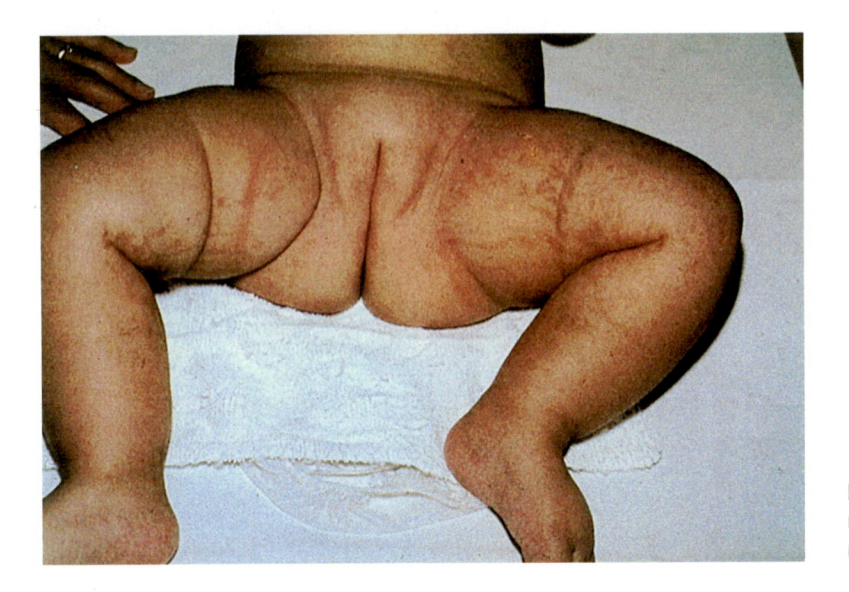

Figura 87 Incontinência pigmentária, hiperpigmentação de coloração marrom na pele.

Incontinência Pigmentária

A incontinência pigmentária é uma doença herdada como caráter dominante ligado ao X, sendo fatal para o sexo masculino. As lesões aparecem ao nascimento ou durante os primeiros meses de vida como erupções vesículo-bolhosas em padrão linear geralmente espalhadas no tronco e na região ao redor das mamas ou nas extremidades, lesões cutâneas verrucosas irregulares com padrão linear, pigmentações cutâneas características que podem ser as únicas anomalias presentes (**Fig. 87**). Outras desordens (alopecia, unhas distróficas, defeitos oculares, esqueléticos e anomalias neurológicas) e anomalias dentárias, que incluem dentes inclusos, displasia de esmalte, dentes pontiagudos ou conóides, retardo na erupção dentária e oligodontia, podem ocorrer (**Fig. 88**).

Diagnóstico diferencial. Epidermólise bolhosa, sífilis congênita, displasia ectodérmica hipoidrótica e hipoplasia dérmica focal.

Teste laboratorial. Exame histopatológico auxilia no estabelecimento do diagnóstico.

Tratamento. Não existe tratamento.

Síndrome de Ehlers-Danlos

A síndrome de Ehlers-Danlos é um grupo de doenças herdadas como caráter autossômico dominante, autossômico recessivo ou recessivo ligado ao X. Com base em critérios genéticos, clínicos e bioquímicos, já são reconhecidos pelo menos 11 tipos da síndrome. Apesar de não se saber qual o defeito básico, demonstrou-se em alguns dos subgrupos anomalias na biossíntese do colágeno.

As características clínicas mais importantes da síndrome são hiperextensibilidade das articulações, fragilidade cutânea, pele friável e pseudotumores, fragilidade dos vasos sanguíneos e retardo na cicatrização, anomalias oculares e manifestações bucais (**Fig. 89**).

A mucosa bucal é excessivamente frágil e sujeita a pequenos traumas. Sangramento gengival e periodontite são comuns, podendo ocorrer pequeno atraso na reparação de feridas. Apesar de haver hipermobilidade da articulação temporomandibular, não há aumento da mobilidade dentária. Aproximadamente 50% dos pacientes têm capacidade de tocar o nariz com a ponta da língua, comparando-se com 10% da população normal (**Fig. 90**). Anomalias dentárias como defeitos no esmalte, dentina e cemento, bem como tendência aumentada a cálculos pulpares múltiplos, têm sido relatadas.

Diagnóstico diferencial. Cútis flácida, síndrome de Marfan ou síndrome da hipermobilidade marfanóide e osteogênese imperfeita.

Teste laboratorial. Exame histopatológico e de sangue são sugestivos mas não diagnósticos.

Tratamento. Não há tratamento definitivo para a síndrome. No manejo dos pacientes, devem ser incluídas medidas de suporte em relação à fragilidade cutânea, trauma, etc.

Doenças Genéticas 49

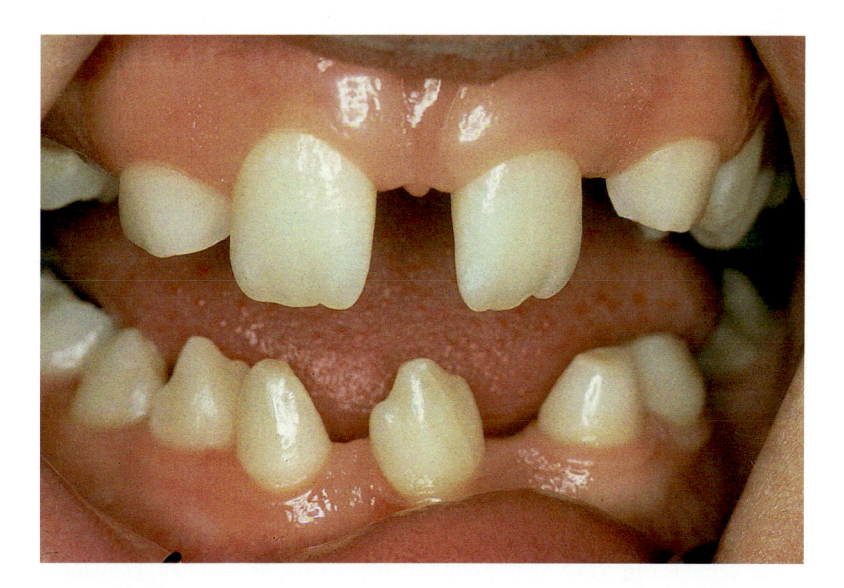

Figura 88 Incontinência pigmentária, oligodontia e dentes conóides.

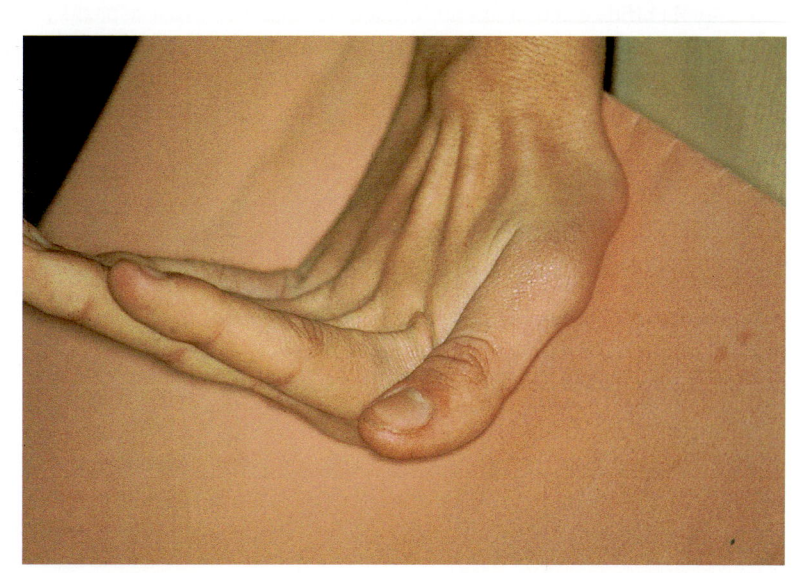

Figura 89 Síndrome de Ehlers-Danlos, hiperextensibilidade das articulações.

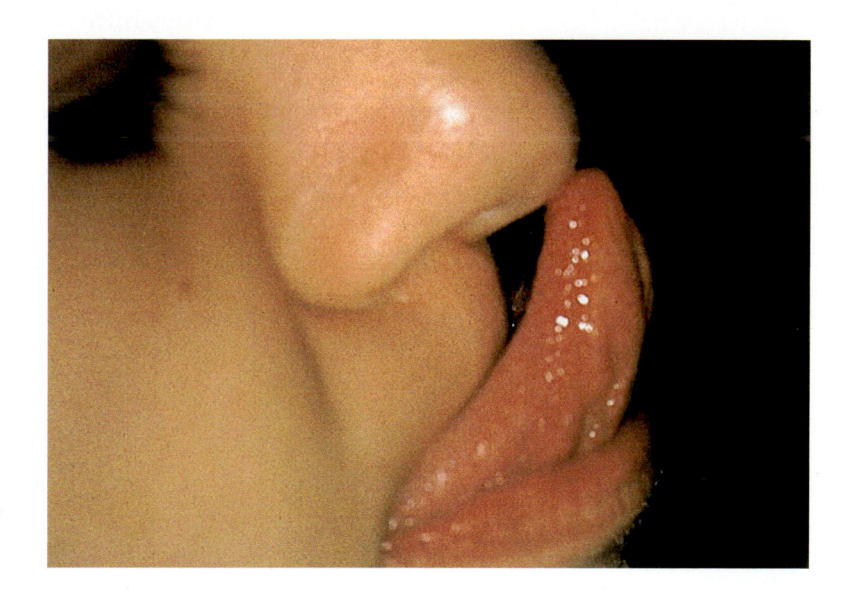

Figura 90 Síndrome de Ehlers-Danlos, capacidade de tocar a ponta do nariz com a ponta da língua.

Síndrome de Marfan

A síndrome de Marfan é herdada como caráter autossômico dominante com alto grau de penetrância e expressividade variável. Caracteriza-se por alterações no sistema musculoesquelético, ocular e cardiovascular. Os pacientes apresentam como característica estatura alta, dedos e unhas longos e finos (aracnodactilia), braços e pernas longos, deformidades do tórax, escoliose, hiperextensibilidade das articulações e, com menor freqüência, cifose. As alterações oculares são deslocamento inferior do cristalino (ectopia do cristalino), miopia, deslocamento da retina e glaucoma. Doenças cardiovasculares são comuns e incluem prolapso da válvula mitral, dilatação da aorta e aneurismas. As manifestações bucais mais comuns e características são palato ogival (**Fig. 91**) e menos comumente fissura palatina, úvula bífida e anomalias no formato dos dentes. Podem também ser observadas estrias cutâneas e hiperextensibilidade.

Diagnóstico diferencial. Síndrome de Ehlers-Danlos, homocistinúria, múltiplas neoplasias endócrinas tipo IIb, síndrome da hipermobilidade marfanóide e síndrome do prolapso da válvula mitral.

Teste laboratorial. Não há testes específicos.

Tratamento. Não há tratamento específico. O controle da pressão arterial é fundamental, já que esses pacientes apresentam tendência ao desenvolvimento de aneurismas.

Síndrome de Werner

A síndrome de Werner é uma desordem genética rara herdada como caráter autossômico recessivo. Os sinais e sintomas da doença aparecem geralmente durante a terceira e quarta décadas de vida.

O espectro clínico é variável, dependendo de quais órgãos se apresentam alterados no momento do diagnóstico. As lesões cutâneas estão sempre presentes e caracterizam-se por atrofia, principalmente em áreas com depleção de gordura, tecido conjuntivo e muscular, resultando em uma pele com aspecto liso, brilhante, ressecada e sem elasticidade, com aspecto que lembra o escleroderma. As principais regiões da pele envolvidas são a face e as extremidades (**Fig. 92**), que podem apresentar hiperpigmentação, hipopigmentação, telangectasias, hiperceratose e ulcerações. Os olhos têm aspecto protuberante devido à perda da gordura periorbital. Os lábios são finos e sem elasticidade, com linhas radiais na pele peribucal, podendo haver microstomia (**Fig. 93**). A mucosa bucal pode estar atrófica. As lesões cutâneas faciais associadas com a perda prematura e o clareamento do cabelo faz com que o paciente aparente ser mais velho do que realmente é (**Fig. 94**). As orelhas são geralmente inelásticas e rígidas. Baixa estatura, osteoporose, calcificação dos tecidos moles, catarata senil e outras anomalias oftalmológicas e endócrinas (diabete melito, hipogonadismo), aterosclerose e alterações neurológicas são comuns. Em cerca de 10% dos pacientes podem desenvolver-se neoplasias benignas e malignas como meningioma, adenomas de tireóide, adrenal, hipófise, carcinomas basocelulares e espinocelulares na pele, melanoma maligno, adenocarcinomas e sarcomas (**Fig. 95**). O diagnóstico é feito com base em critérios clínicos.

Diagnóstico diferencial. Síndrome de Rothmund-Thomson, progéria, escleroderma sistêmico e miotonia distrófica.

Teste laboratorial. Não existem testes laboratoriais diagnósticos.

Tratamento. Sintomático.

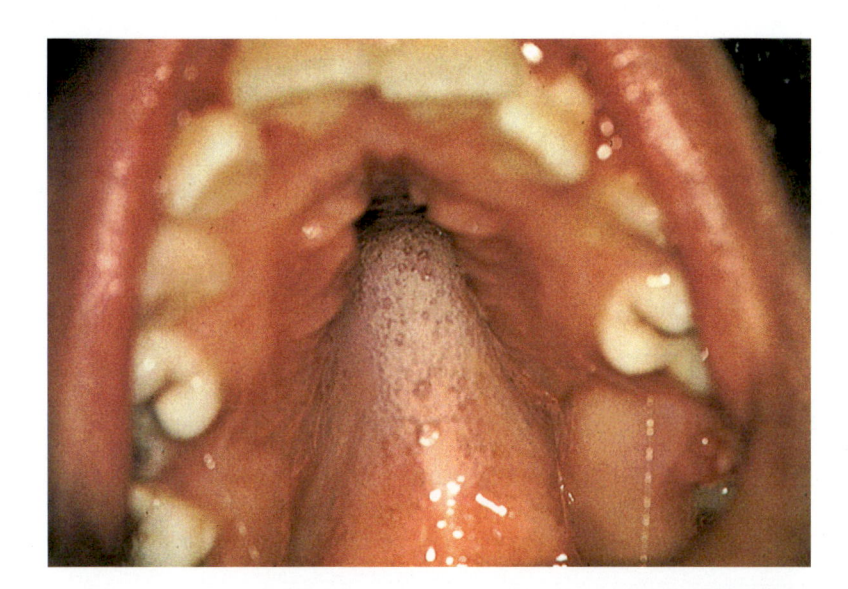

Figura 91 Síndrome de Marfan, palato ogival.

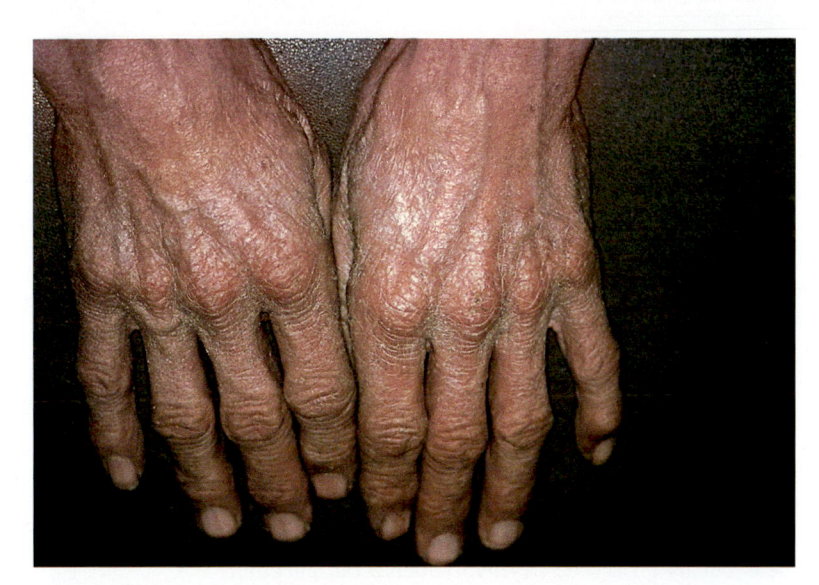

Figura 92 Síndrome de Werner, atrofia e pigmentação cutânea.

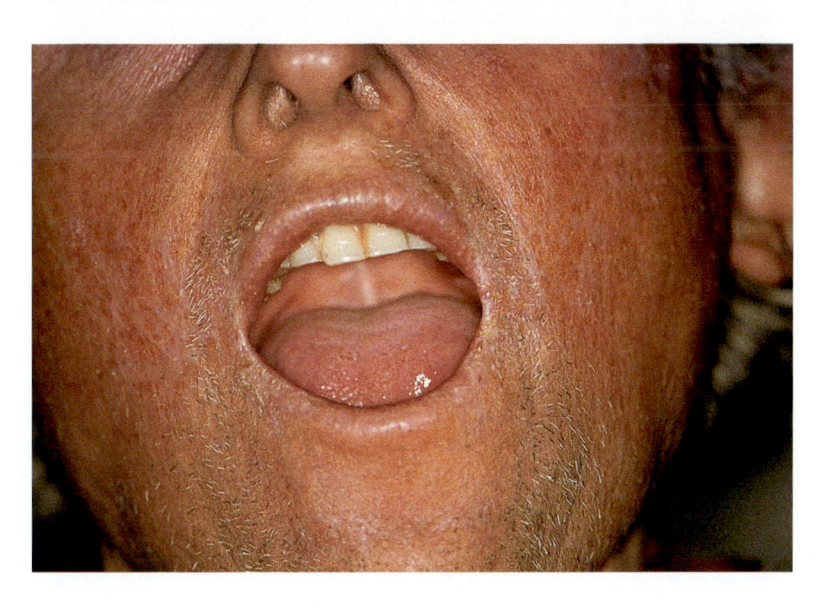

Figura 93 Síndrome de Werner, microstomia.

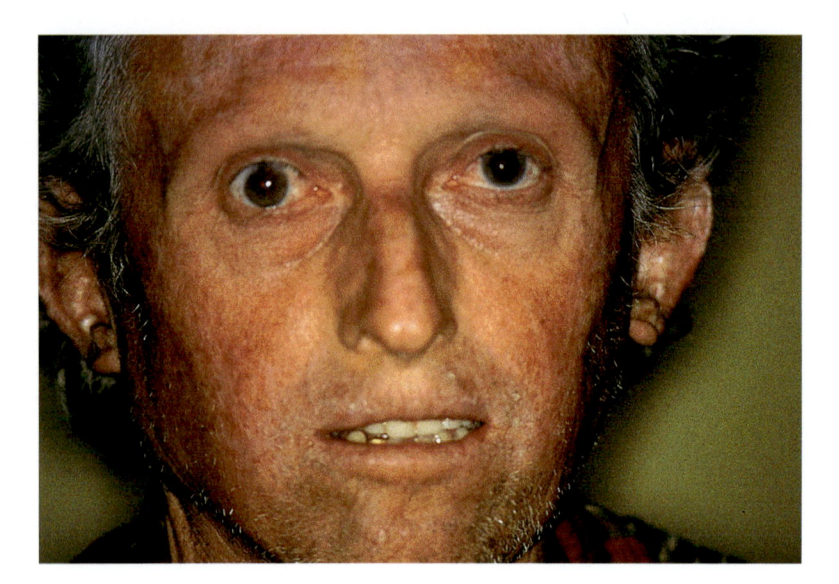

Figura 94 Síndrome de Werner, envelhecimento precoce.

Síndrome de Down

A síndrome de Down ou trissomia do gene 21 é uma alteração cromossômica comum, cuja taxa de prevalência é de aproximadamente um em cada 800 nascimentos. Existe associação entre o aumento da idade materna na concepção e o risco do feto apresentar síndrome de Down. As características clínicas mais comuns são retardo mental, epicanto, orelhas pequenas, face achatada com base do nariz alargada, polidactilia-dindactilia-clinodactilia, outras anomalias esqueléticas, pênis e escroto pequenos, criptorquidismo, anomalias dermatoglíficas, hipotonia, doença cardíaca congênita, desordens bucais e risco de desenvolvimento de leucemia aumentado. As lesões de boca mais freqüentes são macroglossia, língua fissurada e geográfica, palato ogival, fenda palatina, hipoplasia dentária e periodontite grave (**Figs. 96, 97**).

Diagnóstico diferencial. Trissomia do 13, 15, 17, 18 e hipotireoidismo.

Teste laboratorial. Análise cromossômica. O diagnóstico pré-natal tem-se tornado amplamente disponível.

Tratamento. Não existe tratamento definitivo.

Doenças Genéticas 53

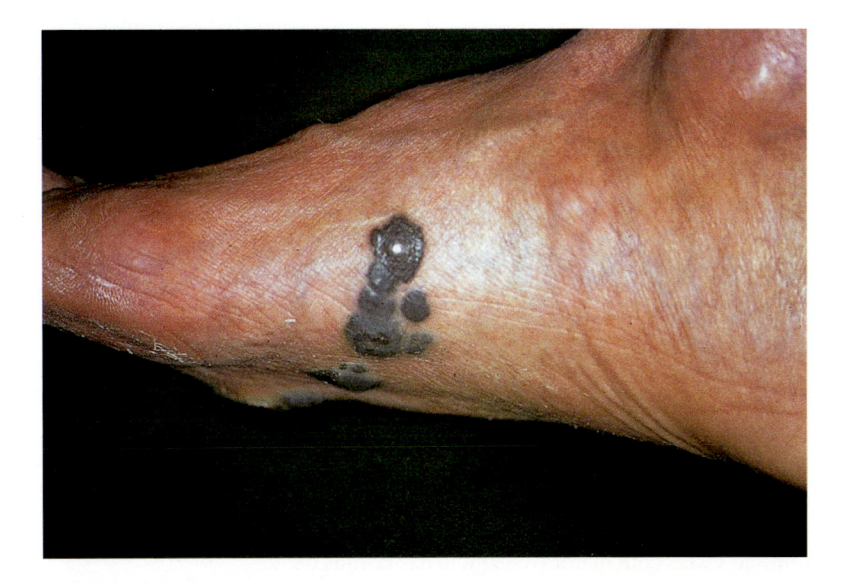

Figura 95 Síndrome de Werner, melanoma cutâneo.

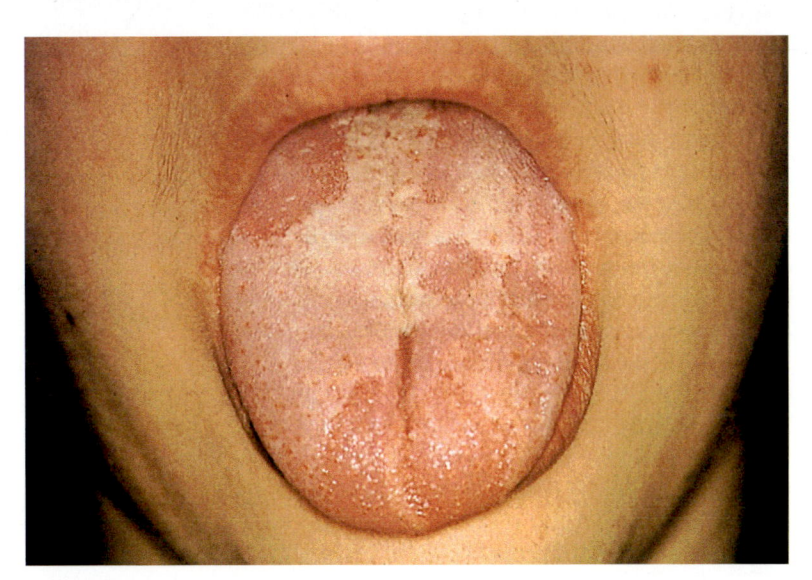

Figura 96 Síndrome de Down, macroglossia e língua geográfica.

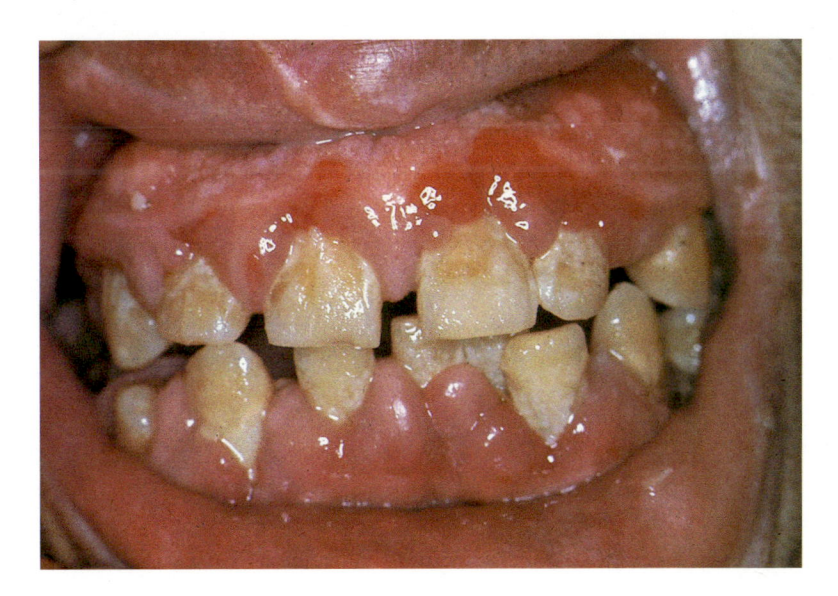

Figura 97 Síndrome de Down, periodontite.

4. Lesões Mecânicas

Úlcera Traumática

Úlceras traumáticas são lesões de boca comuns, de causas variadas, podendo resultar da presença de um dente afiado ou fraturado, restaurações ásperas, uso incorreto de instrumental odontológico, alimentos duros, corpos estranhos pontiagudos, mordedura acidental da mucosa e irritação por prótese. As úlceras traumáticas podem ocorrer em qualquer localização na boca, porém são vistas com maior freqüência nas bordas da língua (**Figs. 98, 99**), mucosa jugal, lábios (**Fig. 100**), fundo de sulco labial e vestibular (**Fig. 101**).

O tamanho da úlcera pode variar de poucos milímetros a vários centímetros de diâmetro e depende da intensidade, duração e tipo de trauma, assim como da presença de infecção sobreposta.

A apresentação clínica é variável, mas em geral aparece como lesão única, dolorosa, com superfície lisa de coloração vermelha ou branco-amarelada com fina borda eritematosa. São usualmente macias à palpação e curam espontaneamente ou após a remoção da causa, sem deixar cicatriz, em um período de 6 a 10 dias.

Entretanto se a causa for mantida e intensa, a superfície da úlcera pode se tornar irregular com áreas vegetantes, a borda apresentar-se elevada e a base endurecida. Nestes casos, a úlcera traumática pode se assemelhar clinicamente a um carcinoma.

Os sintomas variam de discretos a severos, dependendo da profundidade e da localização das úlceras na boca. O diagnóstico é feito com base na história e nas características clínicas. Quando for estabelecida uma relação entre a úlcera e o agente causal, faz-se necessária a remoção da causa, com acompanhamento do paciente por um período de 7 a 10 dias para verificação da cicatrização completa. Se a úlcera persistir, recomenda-se a reavaliação do diagnóstico clínico e a realização de biópsia para descartar uma neoplasia maligna.

Diagnóstico diferencial. Carcinoma espinocelular e outras neoplasias malignas, sífilis, tuberculose, afta, úlcera eosinofílica e outras.

Teste laboratorial. O exame histopatológico geralmente auxilia no estabelecimento do diagnóstico.

Tratamento. Remoção dos fatores traumáticos.

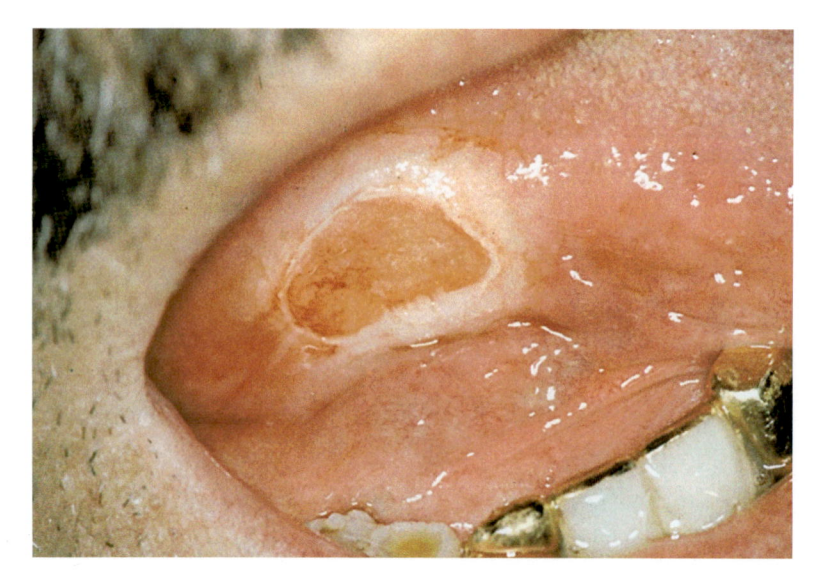

Figura 98 Úlcera traumática na língua.

Lesões Mecânicas 55

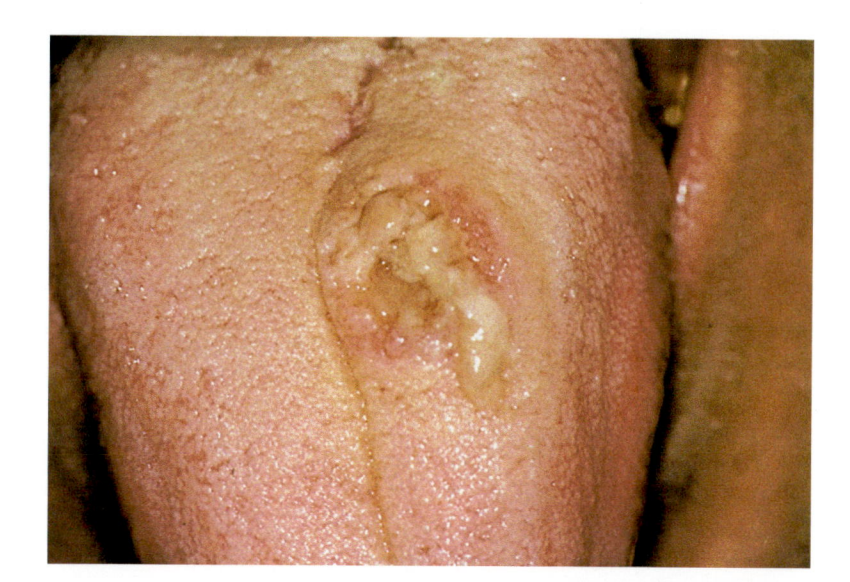

Figura 99 Úlcera traumática na língua.

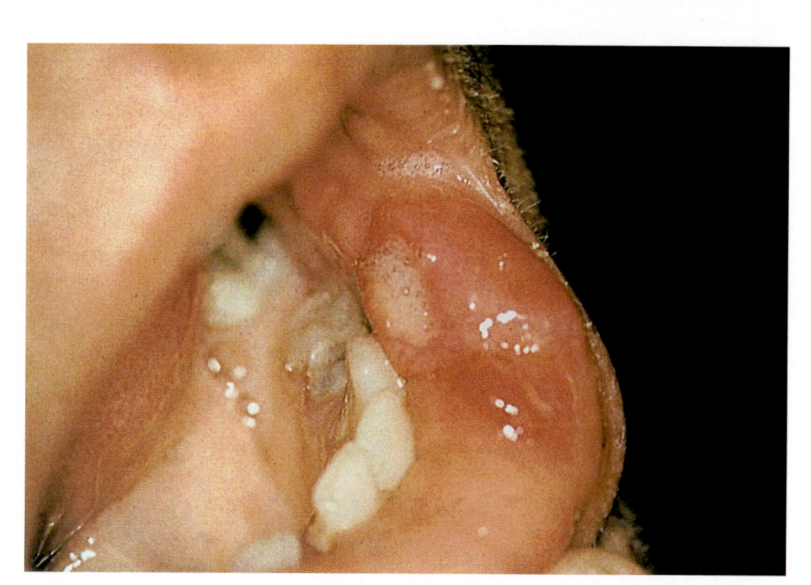

Figura 100 Úlcera traumática no lábio inferior.

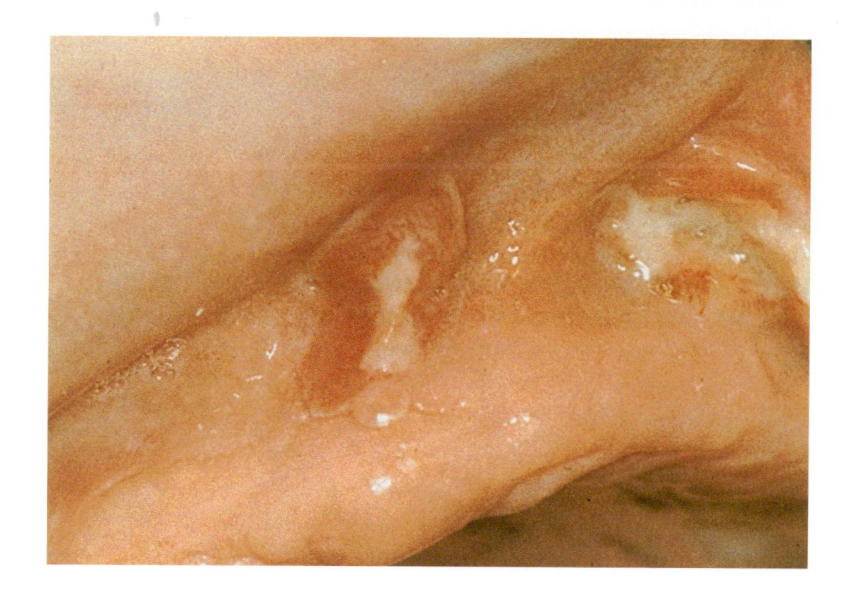

Figura 101 Úlcera traumática no fundo de sulco vestibular causada por dentadura.

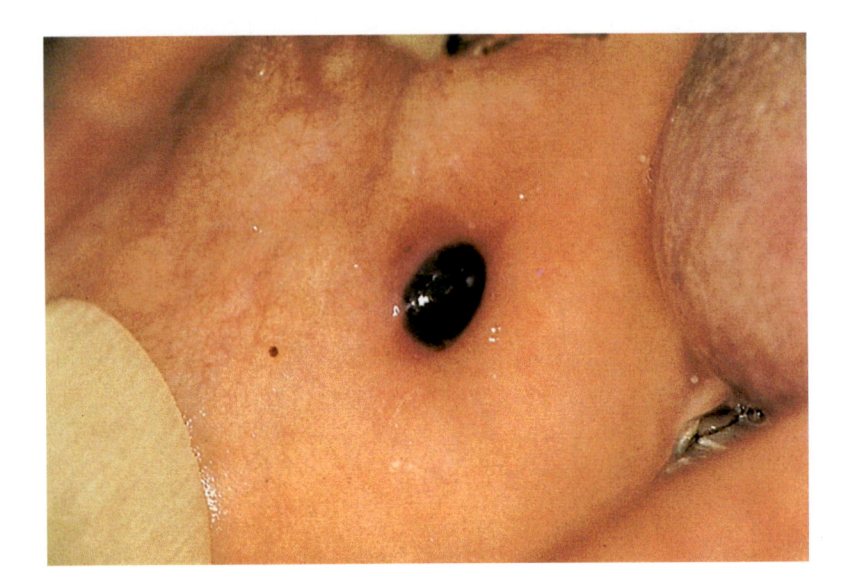

Figura 102 Bolha hemorrágica traumática na mucosa bucal.

Bolha Traumática

É uma lesão traumática aguda na mucosa bucal geralmente resultante de mordiscamento ou do uso de aparelhos protéticos, podendo resultar em hemorragia subepitelial abrupta que algumas vezes faz com que haja descolamento do epitélio na junção dermoepitelial, resultando na formação de uma bolha hemorrágica. A mucosa bucal é a localização preferencial, mas em alguns casos raros pode ocorrer em outras áreas da boca (**Fig. 102**). A lesão é assintomática e geralmente desaparece em 2 a 3 dias sem tratamento.

Diagnóstico diferencial. Pênfigo, penfigóide cicatricial, penfigóide bolhoso, epidermólise bolhosa adquirida e angina bolhosa hemorrágica.

Hematoma Traumático

O hematoma traumático da mucosa bucal decorre da aplicação de forças mecânicas leves ou intensas, resultando em hemorragia nos tecidos bucais. Clinicamente aparece como lesão irregular com tonalidade vermelho-escura (**Fig. 103**). Os locais mais comuns de formação de hematoma são a língua e os lábios, e as causas mais comuns são mordidas na mucosa jugal ou o uso incorreto de instrumental odontológico.

Diagnóstico diferencial. Hematomas resultantes do uso de anticoagulantes, trombocitopenia, trombastenia e outras alterações da coagulação.

Tratamento. As lesões curam espontaneamente em 4 a 6 dias.

Lesão por Mordiscamento

A lesão por mordiscamento da mucosa bucal é comum em pessoas ansiosas. Esses pacientes mordiscam a mucosa jugal, língua ou os lábios conscientemente e rompem as camadas epiteliais superficiais. Clinicamente as lesões caracterizam-se pela presença de área irregular difusa de pequenos sulcos, de superfície esbranquiçada com descamação do epitélio afetado (**Figs. 104, 105**). Em raras vezes, há erosões e petéquias.

Diagnóstico diferencial. Leucoedema, grânulos de Fordyce, candidíase, leucoplasia, nevo branco esponjoso e líquen plano.

Tratamento. Inclui o uso de sedativos moderados e orientação do paciente quanto aos resultados deletérios do hábito na mucosa bucal.

Lesões Mecânicas 57

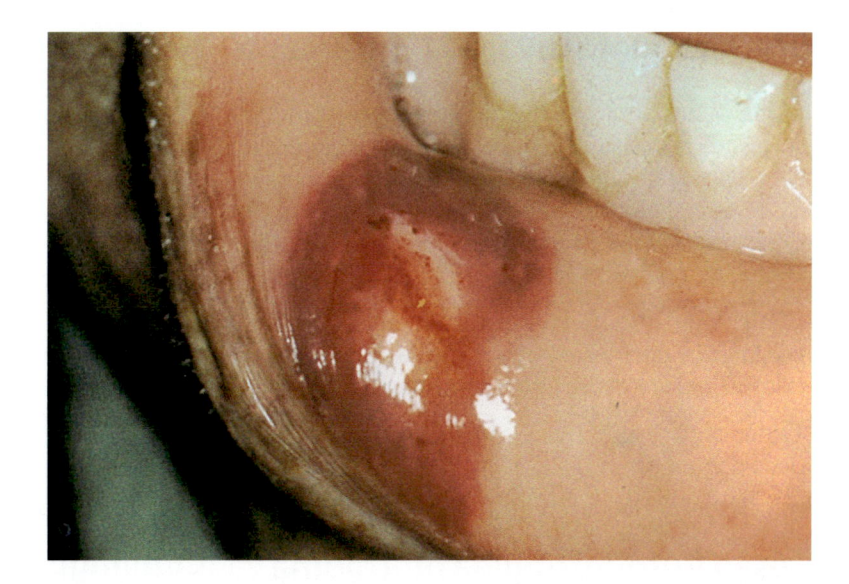

Figura 103 Hematoma traumático no lábio inferior.

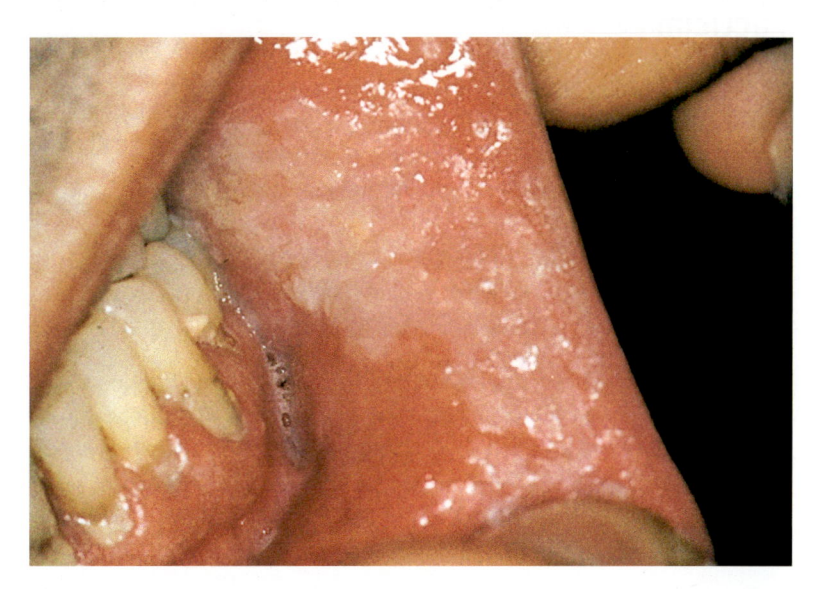

Figura 104 Lesão por mordiscamento da mucosa jugal.

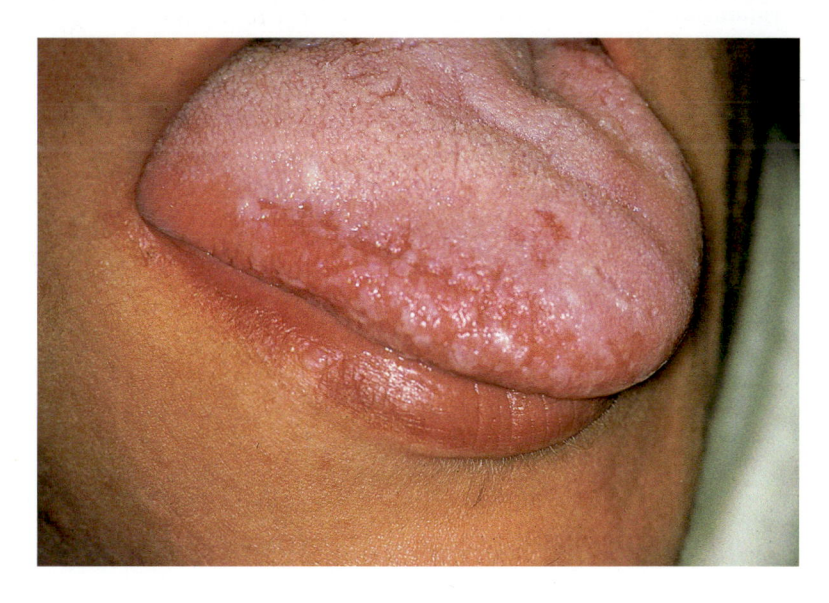

Figura 105 Lesão por mordiscamento da língua.

Trauma por Escovação Dentária

O trauma por escovação resulta da escovação dentária agressiva, realizada com escova de dentes de cerdas duras. O aspecto clínico é de erosão superficial pequena, de formato oval, arredondado ou de formato alongado, localizada na gengiva e na mucosa alveolar (**Fig. 106**). Esse tipo de lesão causa desconforto discreto e cicatriza rapidamente.

Diagnóstico diferencial. Herpes simples, ulceração aftosa recorrente e outras lesões traumáticas.

Tratamento. A lesão cura espontaneamente em um período de 3 a 4 dias.

Lesão Auto-infringida ou Trauma Facticial

Pacientes com deficiência mental ou com problemas emocionais severos podem deliberadamente provocar lesões bucais auto-infringidas. O trauma é geralmente infringido por mordedura, pelas unhas ou pelo uso de objetos pontiagudos.

As lesões cicatrizam lentamente devido à perpetuação do trauma pelo paciente. As localizações mais freqüentes são língua, lábio inferior e gengiva (**Fig. 107**).

O diagnóstico baseia-se na história e na suspeita clínica, apesar dos pacientes negarem que sejam os responsáveis pela lesão traumática observada.

Diagnóstico diferencial. Úlcera traumática, úlcera maligna, tuberculose, sífilis e ulceração aftosa recorrente.

Tratamento. Medidas locais e, se for apropriado, terapia psiquiátrica.

Felação

Independentemente das doenças venéreas, durante a felação podem ocorrer lesões bucais resultantes de pressão negativa ou de irritação mecânica. As lesões ocorrem na junção entre o palato duro e mole e consistem de petéquias, eritemas e equimoses (**Fig. 108**). Elas desaparecem espontaneamente no período de uma semana.

Diagnóstico diferencial. Lesão traumática, queimadura por calor, mononucleose infecciosa, púrpura trombocitopênica, leucemia e anemia aplástica.

Úlcera no Freio Lingual após Cunilíngua

A prática de sexo orogenital pode resultar em erosões ou úlceras traumáticas bucais. A presença de úlcera no freio lingual após a cunilíngua pode ser observada principalmente em homens. A lesão se desenvolve pelo contato do freio lingual distendido com as bordas incisais ásperas dos dentes incisivos inferiores durante o movimento da língua na cunilíngua. As lesões se caracterizam clinicamente por pequenas erosões ou úlceras inespecíficas, recobertas por um exsudato esbranquiçado e circundadas por um halo avermelhado (**Fig. 109**).

Diagnóstico diferencial. Outras erosões ou úlceras traumáticas, sífilis primária e secundária, afta menor e herpes secundário.

Lesões Mecânicas 59

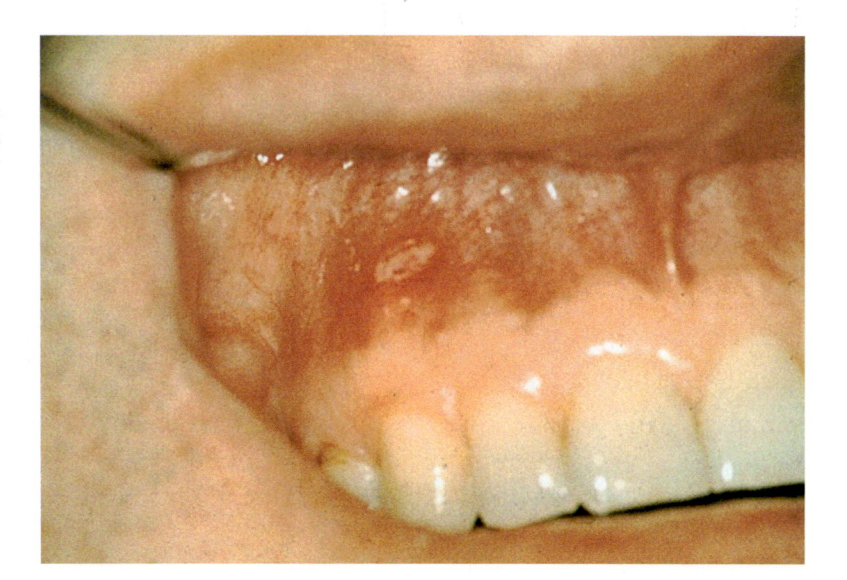

Figura 106 Erosão causada por escovação dentária.

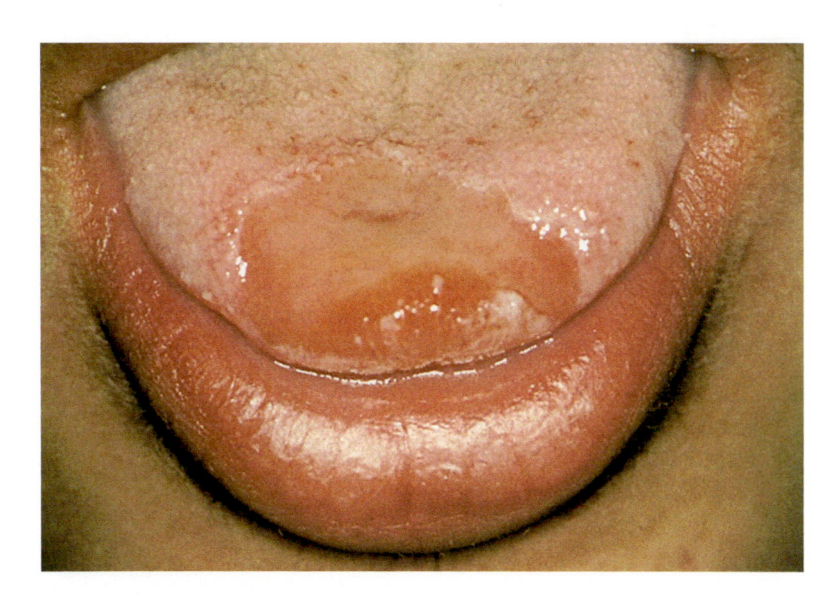

Figura 107 Úlcera factícia na língua.

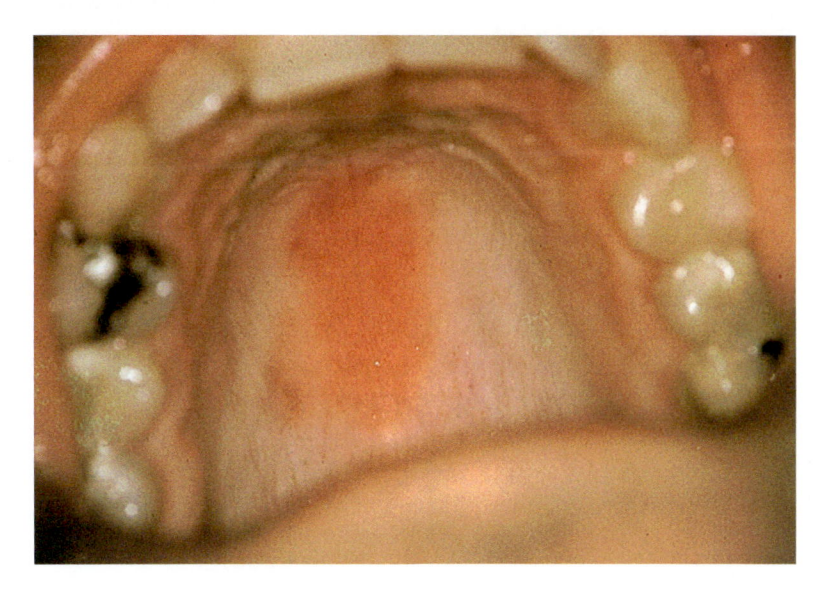

Figura 108 Eritema no palato causado por felação.

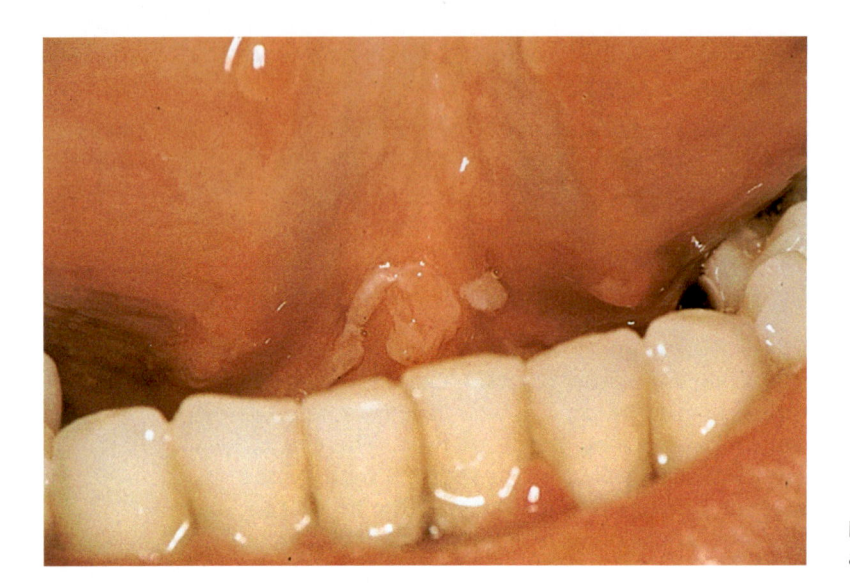

Figura 109 Úlcera no freio lingual após cunilíngua.

Estomatite por Rolo de Algodão

Os rolos de algodão são utilizados na prática odontológica para manter secas as superfícies dentárias. Se a superfície da mucosa ficar excessivamente seca, o algodão se adere a ela e, se for removido abruptamente, pode resultar erosão. Clinicamente observam-se erosões dolorosas recobertas por uma pseudomembrana esbranquiçada, as quais cicatrizam no período de 4 a 6 dias (**Fig. 110**).

Diagnóstico diferencial. Outras lesões traumáticas ou quimicamente induzidas e ulceração aftosa recorrente.

Tratamento. Não é necessário.

Estomatite Protética

Estomatite protética ou boca dolorida pelo uso de dentadura é observada com freqüência em pacientes que usam próteses por longo período de tempo. As lesões são em geral confinadas à maxila, e em apenas alguns casos acometem a mucosa inferior. Clinicamente a mucosa que se encontra sob a dentadura apresenta-se edemaciada, avermelhada, podendo apresentar ou não pontos esbranquiçados que representam o acúmulo de hifas de *Candida albicans* ou restos de alimentos (**Fig. 111**). A superfície da mucosa pode se apresentar lisa ou com aspecto granular.

A maioria dos pacientes é assintomática, mas alguns relatam sensação de queimação, irritação ou dor. As lesões são benignas e podem ser localizadas ou generalizadas. Os fatores etiológicos mais importantes da estomatite protética são irritação resultante do uso de próteses, acúmulo de restos alimentares sob a superfície da prótese e infecção pela *C. albicans*.

Diagnóstico diferencial. Estomatite alérgica de contato causada pelo acrílico.

Tratamento. Melhorar a adaptação da prótese, manter higiene bucal satisfatória e, se houver infecção por *C. albicans*, fazer uso tópico de nistatina ou clotrimazol.

Epulis Fissurata

Epulis fissurata ou hiperplasia fibrosa causada por prótese é uma reação tecidual comum resultante do uso de dentaduras mal-adaptadas, freqüente em pessoas que usam próteses por longo período de tempo. A irritação crônica pode ser resultado da presença de uma borda afiada ou da sobrextensão do flanco da prótese. As lesões caracterizam-se pela presença de pregas mucosas alongadas de aspecto papilar, que podem ser únicas ou múltiplas, localizadas no fundo de sulco vestibular e bucal (**Fig. 112**).

Essas pregas hiperplásicas são móveis, firmes à palpação e o seu crescimento contínuo pode dificultar a manutenção da retenção da dentadura. Com freqüência, observa-se uma úlcera dolorosa na base da prega.

Diagnóstico diferencial. Fibromas múltiplos, neurofibromatose e carcinoma espinocelular.

Tratamento. Excisão cirúrgica das pregas hiperplásicas e confecção de nova dentadura.

Lesões Mecânicas 61

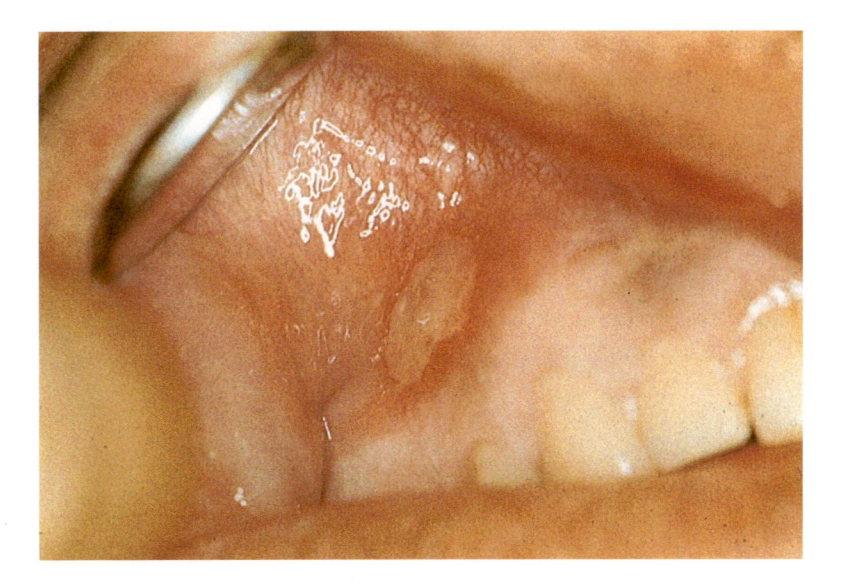

Figura 110 Erosão causada por rolo de algodão.

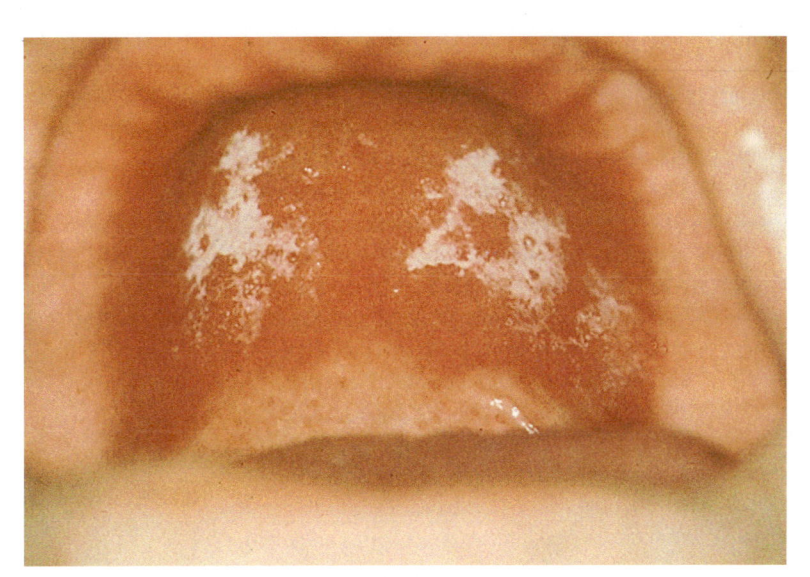

Figura 111 Estomatite por dentadura.

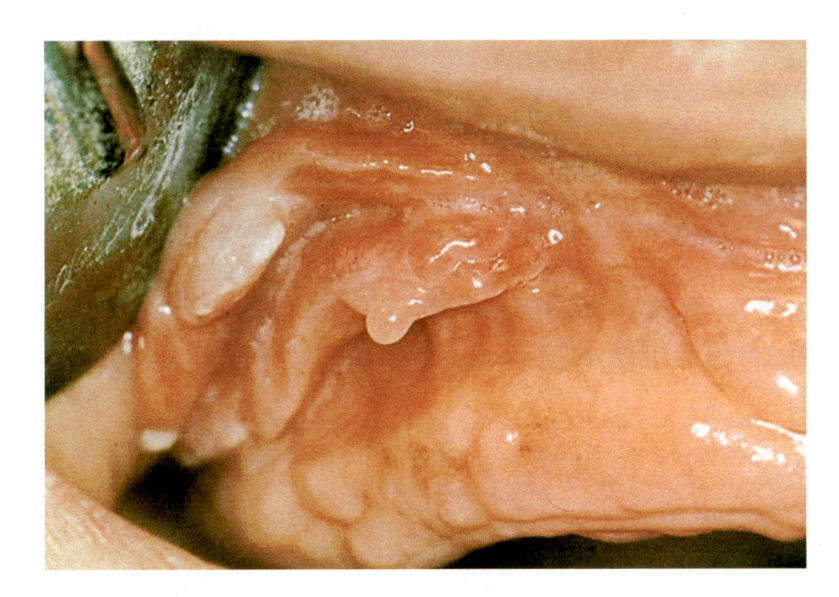

Figura 112 *Epulis fissurata*.

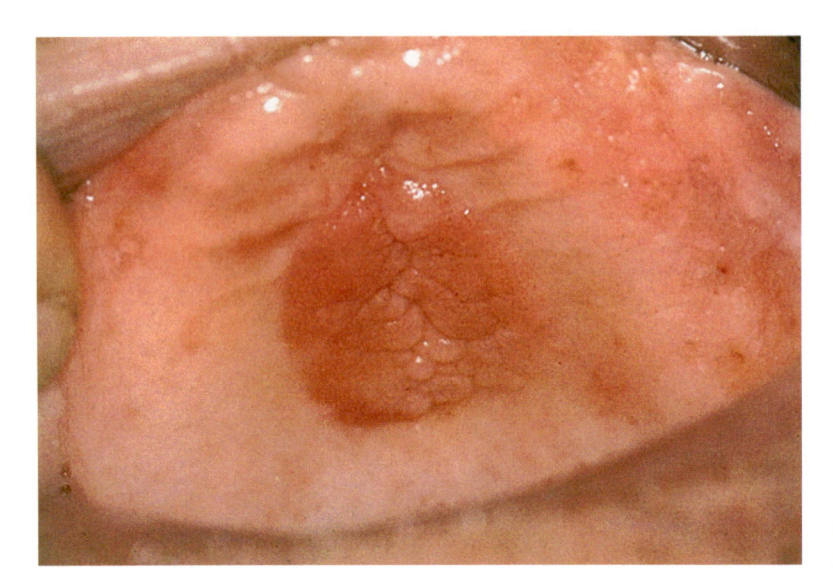

Figura 113 Hiperplasia papilomatosa do palato.

Hiperplasia Papilomatosa do Palato

A hiperplasia papilomatosa do palato é uma variante da estomatite causada por dentadura que ocorre em pacientes que usam dentadura mal-adaptada por muitos anos.

Entretanto, em pacientes desdentados com palato ogival podem ocorrer lesões semelhantes como resultado da irritação mecânica causada por alimentos no palato. A lesão caracteriza-se clinicamente pela presença de pequenas elevações edemaciadas, múltiplas, medindo entre 1 e 2 ou mais milímetros de diâmetro, que podem coalescer, de coloração avermelhada (**Fig. 113**). As lesões coalescem ocupam parte ou todo o palato duro, ficando com aspecto que lembra uma couve-flor. Essas lesões são geralmente assintomáticas e podem ser descobertas acidentalmente pelo paciente, que fica então ansioso com a presença das mesmas, temendo uma lesão maligna ou câncer. São lesões benignas e não são motivo de preocupação.

Diagnóstico diferencial. Acantose nigricans, candidíase, múltiplos condilomas acuminados, disceratose folicular e tuberculose.

Tratamento. Consiste em tranqüilizar o paciente quanto à natureza da lesão. Essas lesões devem ser removidas antes da confecção de nova prótese.

Hiperplasia por Câmera de Sucção

Nos pacientes que usam dentaduras, pode aparecer uma lesão hiperplásica no palato duro com formato de coração ou arredondado. A mucosa pode se apresentar levemente elevada, com uma superfície lisa ou papilar e de coloração avermelhada (**Fig. 114**). A lesão ocorre se existir uma câmera de sucção na base da dentadura. A hiperplasia mucosa ocorre em resposta à pressão negativa que se desenvolve no local.

Tratamento. Não é necessário tratamento.

Atrofia do Rebordo Alveolar Superior

A atrofia do rebordo alveolar superior pode ser resultante de trauma oclusal excessivo em conseqüência do uso de prótese mal-adaptada. Ocorre com maior freqüência em mulheres e na região anterior. A região alveolar apresenta-se flácida e avermelhada (**Fig. 115**). Pode haver presença de hiperplasia gengival concomitantemente.

Necrose do Palato Causada por Injeção

A necrose do palato duro pode ocorrer após uma injeção anestésica local. A injeção rápida resulta em isquemia, que pode ser seguida por necrose da área anestesiada. O palato duro é particularmente sensível a esse tipo de lesão resultante de pressão localizada, devido à aderência da mucosa ao osso e à ausência de tecido conjuntivo frouxo.

As manifestações principais são úlceras arredondadas, de alguns milímetros de diâmetro, que cicatrizam espontaneamente no período de duas semanas (**Fig. 116**).

Diagnóstico diferencial. Sialometaplasia necrotizante e lesões de origem traumática.

Tratamento. Geralmente nenhuma terapia é necessária. Recomenda-se o uso de soluções para bochechos com substâncias que liberem oxigênio.

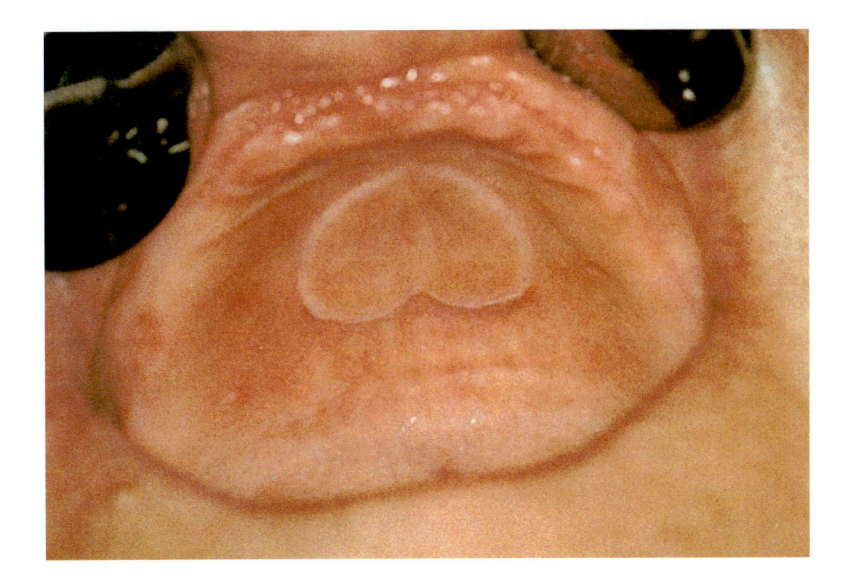

Figura 114 Hiperplasia no palato causada por câmera de sucção.

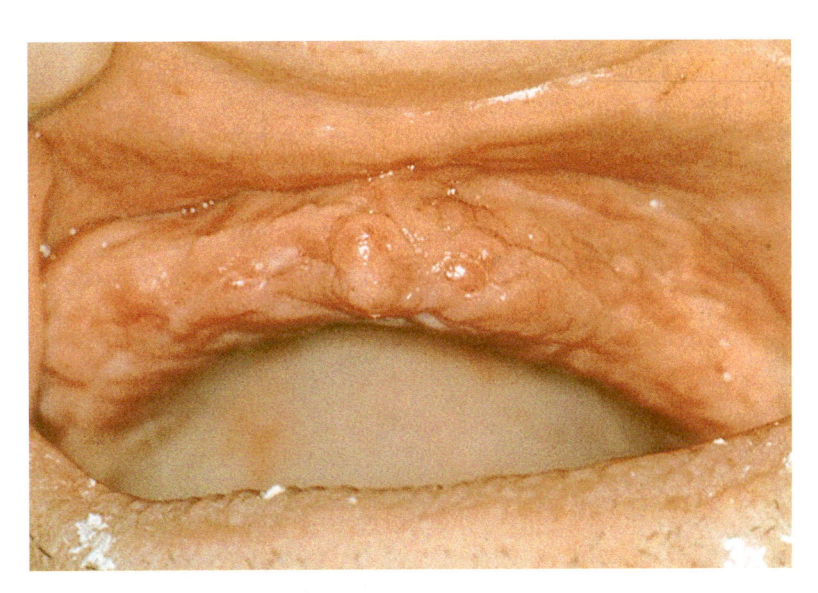

Figura 115 Atrofia do rebordo alveolar superior.

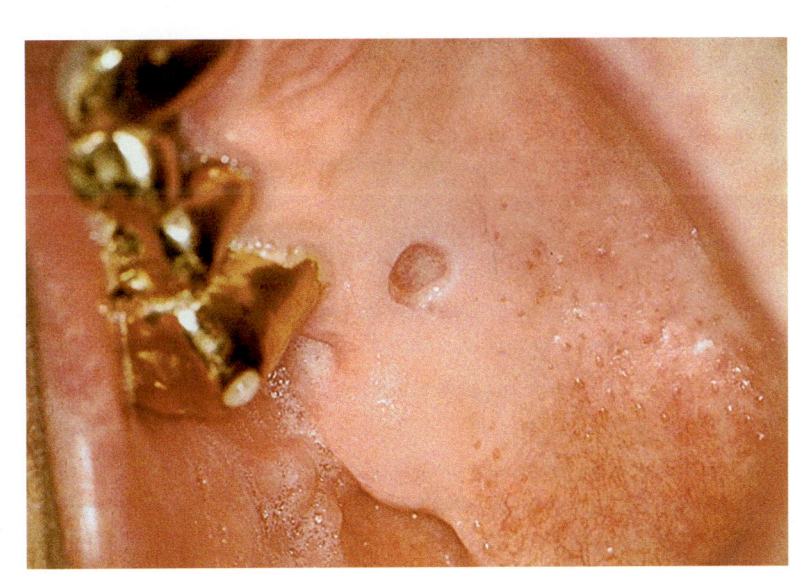

Figura 116 Necrose do palato causada por injeção.

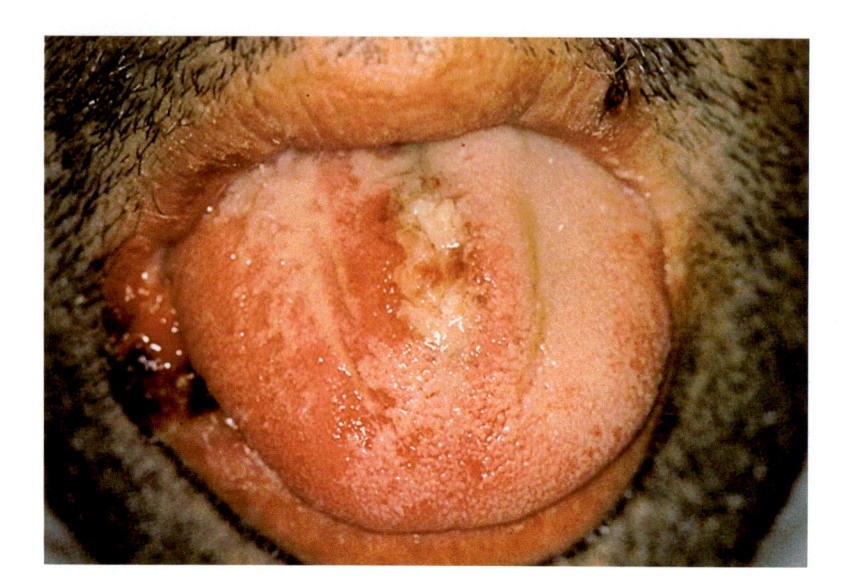

Figura 117 Úlcera eosinofílica na língua e no lábio inferior.

Úlcera Eosinofílica

Úlcera eosinofílica da mucosa bucal ou granuloma eosinofílico dos tecidos moles da boca é considerada uma lesão benigna autolimitante que não tem relação nem com o granuloma de face nem com o granuloma eosinofílico da histiocitose X. A etiologia da úlcera eosinofílica permanece obscura, apesar de ter sido sugerido um fundo traumático. Foi proposto recentemente que a patogênese da úlcera eosinofílica seria mediada por células T. Em uma revisão de 25 casos, a doença foi mais freqüentemente observada em homens do que em mulheres (5,25:1), com média de idade de 39 anos. A língua foi envolvida em 75% dos casos, e os lábios, mucosa jugal, palato e gengiva com menor freqüência. As lesões aparecem clinicamente como úlceras únicas ou múltiplas, dolorosas, de superfície irregular, com bordas elevadas e endurecidas, recobertas por membrana branco-amarelada (**Figs. 117, 118**).

O aparecimento repentino e a dor preocupam o paciente.

Diagnóstico diferencial. Carcinoma espinocelular, afta maior, sífilis, tuberculose, úlcera traumática, sialometaplasia necrotizante, granulomatose de Wegener, granuloma letal da linha média, linfoma e leucemia.

Teste laboratorial. O exame histopatológico é importante para o estabelecimento do diagnóstico.

Tratamento. Corticoterapia em baixas doses é útil. Ocasionalmente ocorre cicatrização espontânea após a biópsia.

Angina Bolhosa Hemorrágica

A angina bolhosa hemorrágica é uma desordem bucal rara, benigna, em que há aparecimento de bolhas subepiteliais com sangue. Sua etiologia permanece obscura, apesar de múltiplos fatores estarem envolvidos. A inalação de esteróides para o tratamento de desordens respiratórias parece ter papel importante na sua patogênese. Entretanto, a maioria dos casos relatados tem sido associada com a ocorrência de trauma leve na área afetada antes do desenvolvimento da lesão.

Clinicamente, a lesão característica consiste em uma bolha hemorrágica, que pode ser única ou múltipla, que se rompe espontaneamente após algumas horas ou 1 a 2 dias, deixando uma úlcera indolor que cura após 3 a 5 dias sem deixar cicatriz (**Figs. 119, 120**). A localização mais comum é o palato mole, apesar de terem sido relatados casos na mucosa jugal, borda lateral da língua e gengiva. A doença é observada principalmente em mulheres de meia-idade e idosas. O diagnóstico baseia-se na história e nas características clínicas.

Diagnóstico diferencial. Epidermólise bolhosa adquirida, penfigóide cicatricial, penfigóide bolhoso, doença da IgA linear, pênfigo, discrasias sangüíneas, terapia anticoagulante e amiloidose.

Teste laboratorial. Exame histopatológico e testes de imunofluorescência para descartar doenças vesículo-bolhosas.

Tratamento. Não é necessário. A bolha regride espontaneamente.

Lesões Mecânicas 65

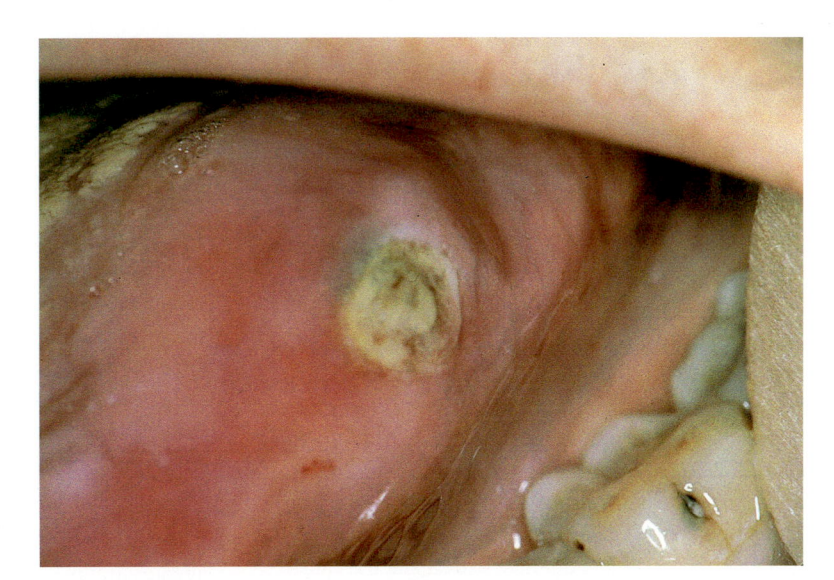

Figura 118 Úlcera eosinofílica na língua.

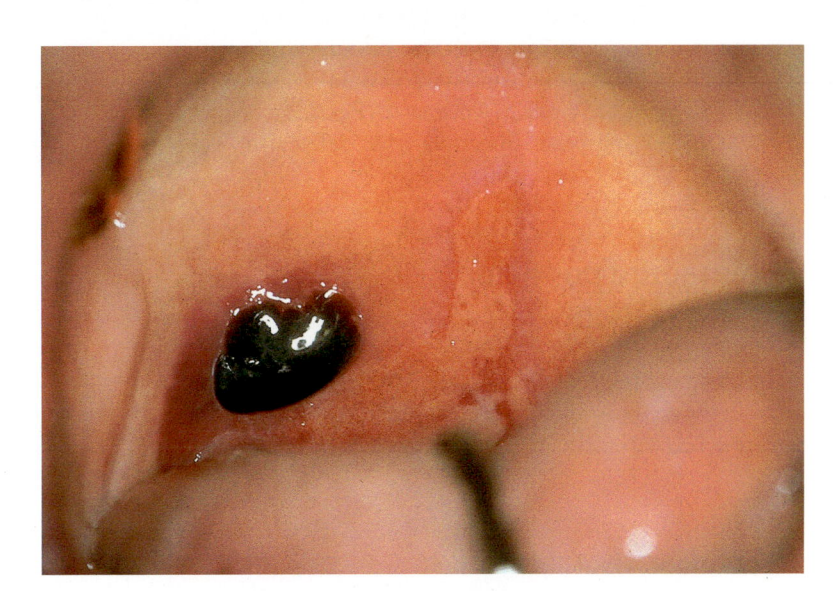

Figura 119 Angina bolhosa hemorrágica, bolha hemorrágica e úlcera no palato mole.

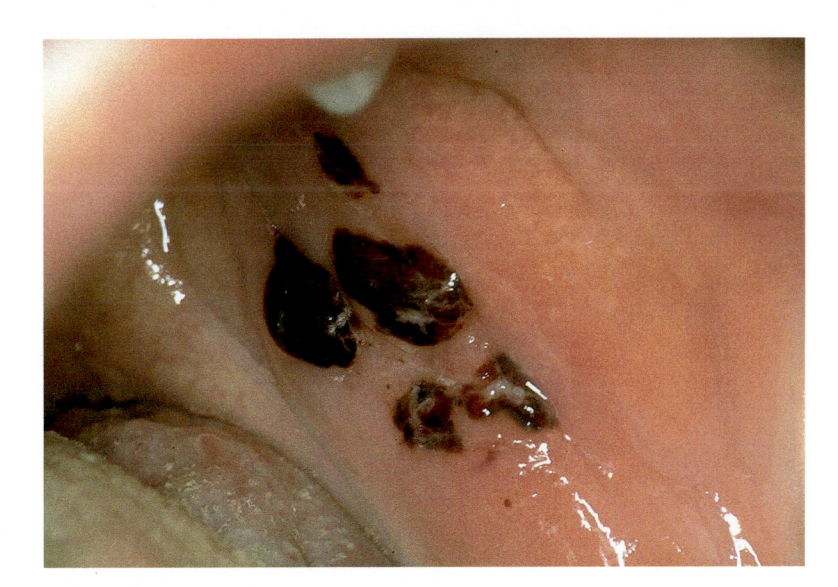

Figura 120 Angina bolhosa hemorrágica, múltiplas bolhas hemorrágicas na mucosa jugal.

5. Lesões Bucais por Agentes Químicos

Queimadura por Fenol

O uso inadequado de agentes químicos na prática odontológica pode causar lesões bucais. Alguns desses agentes podem ser introduzidos na boca pelos próprios pacientes. A gravidade da lesão depende do tipo de produto químico utilizado, sua concentração e tempo de contato do agente nocivo com os tecidos. O fenol é utilizado em odontologia como anti-séptico ou como substância cáustica local. É um agente químico extremamente cáustico e sua aplicação descuidada pode causar necrose tecidual. Clinicamente observa-se uma superfície esbranquiçada que posteriormente descama, dando origem a uma erosão ou úlcera dolorosa que cicatriza lentamente (**Fig. 121**).

A história e o aspecto clínico da lesão definem o diagnóstico.

Queimadura por Ácido Tricloroacético

As queimaduras por ácido tricloroacético eram freqüentes no passado, pois essa substância era utilizada para cauterização da gengiva. O ácido tricloroacético é um agente extremamente cáustico, e seu uso inadequado pode resultar em queimadura química severa. Clinicamente se observa uma superfície branca resultante da necrose tecidual (**Figs. 122, 123**), e abaixo dessa área de necrose há inflamação e erosão ou ulceração. A lesão em geral cicatriza espontaneamente após 1 ou 2 semanas. O diagnóstico baseia-se na história e nas características clínicas da lesão.

Diagnóstico diferencial. Queimadura química por outros agentes, trauma, lesões brancas necróticas e candidíase.

Queimadura por Eugenol

O eugenol é utilizado em odontologia como anti-séptico e anestésico tópico pulpar. O potencial nocivo dessa droga é limitado, porém ocasionalmente pode causar queimadura na mucosa. A queimadura por eugenol pode ser vista como lesão de superfície branco-amarronzada recobrindo uma erosão (**Fig. 124**). A lesão cicatriza espontaneamente no período de uma semana.

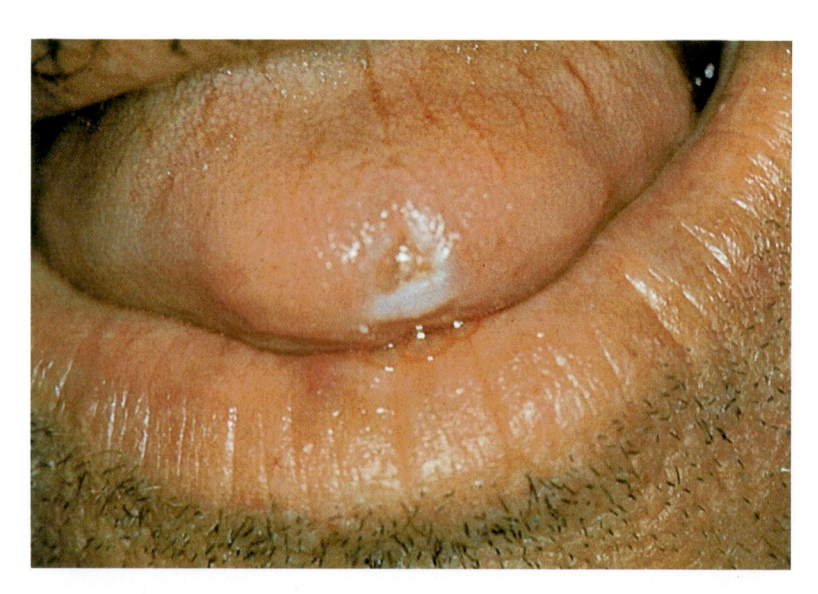

Figura 121 Queimadura por fenol.

Lesões Bucais por Agentes Químicos 67

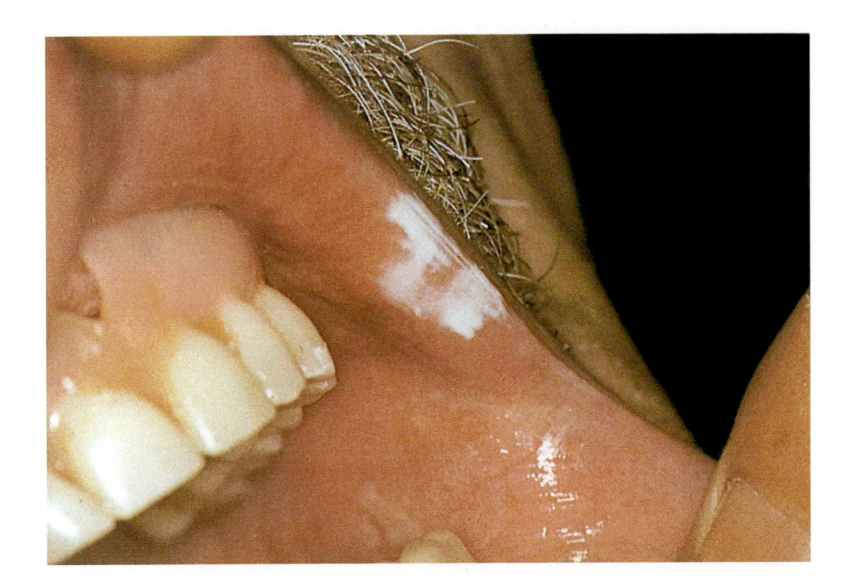

Figura 122 Queimadura por ácido tricloroacético.

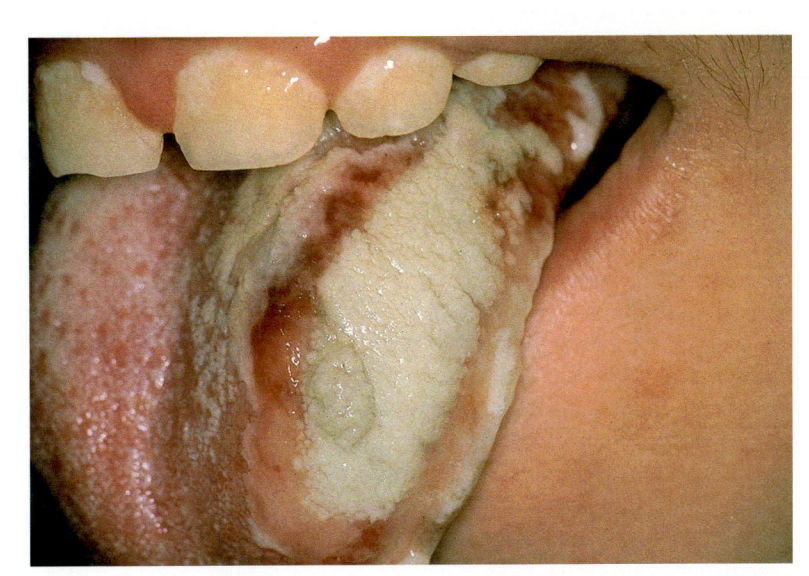

Figura 123 Queimadura por ácido tricloroacético.

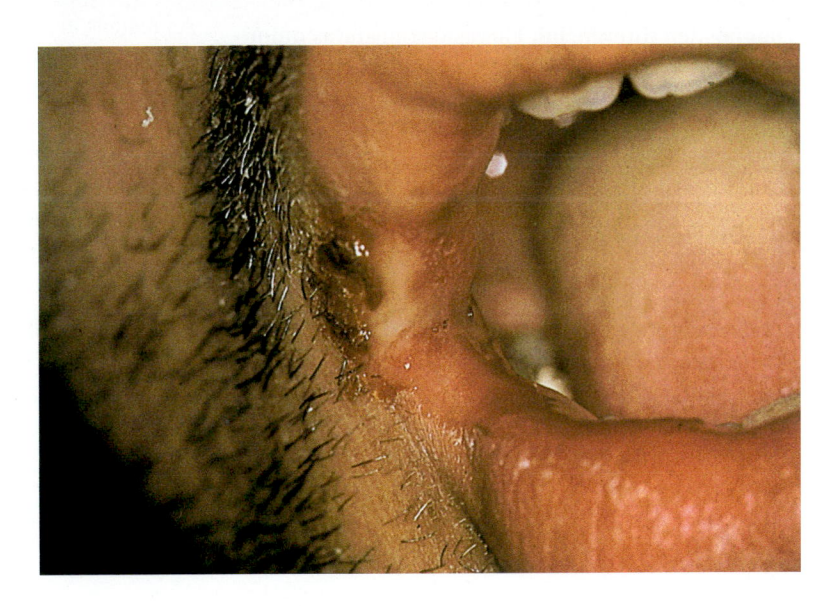

Figura 124 Queimadura por eugenol.

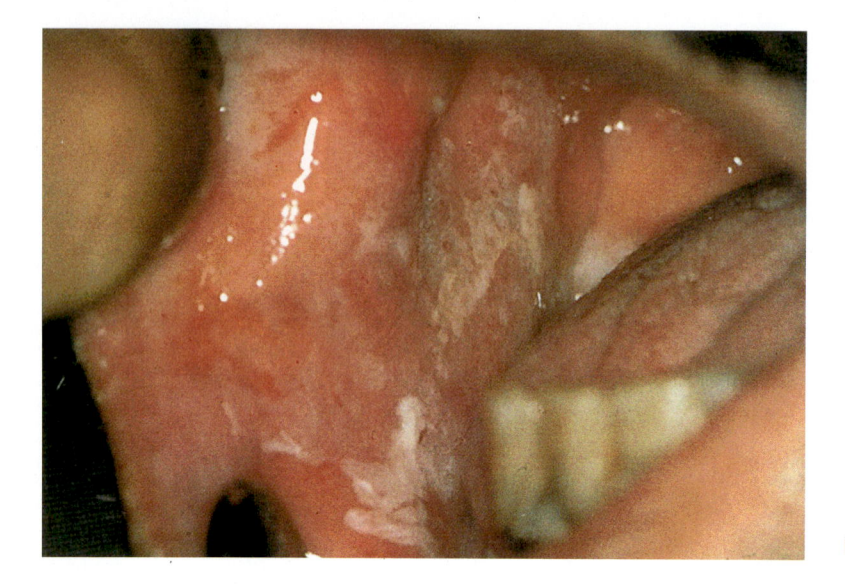

Figura 125 Queimadura por aspirina.

Queimadura por Aspirina

Os pacientes costumam utilizar aspirina para o alívio da dor de origem dentária. Alguns pacientes aplicam repetidamente comprimidos de aspirina diretamente no dente com sintomatologia dolorosa e nos tecidos adjacentes. Nesses casos, a droga dissolve localmente causando necrose dos tecidos. A mucosa fica esbranquiçada e preguegada (**Fig. 125**). Posteriormente o epitélio necrosado descama, expondo uma erosão dolorosa, que cicatriza no período de uma semana. A mucosa não-ceratinizada é mais sensível do que a mucosa ceratinizada. O diagnóstico baseia-se na história e nas características clínicas da lesão.

Diagnóstico diferencial. Outras queimaduras químicas, queimadura térmica, lesões traumáticas, candidíase, estomatite de contato com canela e lesão crônica por mordedura.

Queimadura por Iodo

A aplicação repetida de soluções concentradas de álcool iodado pode resultar em queimadura moderada. A mucosa afetada apresenta-se esbranquiçada ou avermelhada e com superfície áspera (**Fig. 126**). A lesão cicatriza espontaneamente no período de 2 a 4 dias.

Queimadura por Álcool

Em algumas ocasiões, os pacientes utilizam como anestésico local para alívio da dor de origem dentária álcool concentrado na forma de álcool absoluto ou na forma de vodca com alto conteúdo de álcool. Porém, aplicações repetidas podem resultar em queimadura moderada. A mucosa afetada apresenta-se esbranquiçada, preguegada e sensível à dor (**Fig. 127**). A lesão cicatriza em 2 a 4 dias.

Queimadura por Resina Acrílica

As resinas acrílicas autopolimerizáveis são utilizadas em odontologia para a confecção de próteses provisórias e podem causar queimaduras locais resultantes tanto do calor liberado durante a polimerização quanto do excesso de monômero. A mucosa apresenta-se avermelhada em toda a extensão da prótese e pode ou não apresentar erosão superficial (**Fig. 128**).

O diagnóstico baseia-se na história e nas características clínicas da lesão.

Diagnóstico diferencial. Outras queimaduras químicas, estomatite medicamentosa, eritema multiforme e reação alérgica.

Lesões Bucais por Agentes Químicos 69

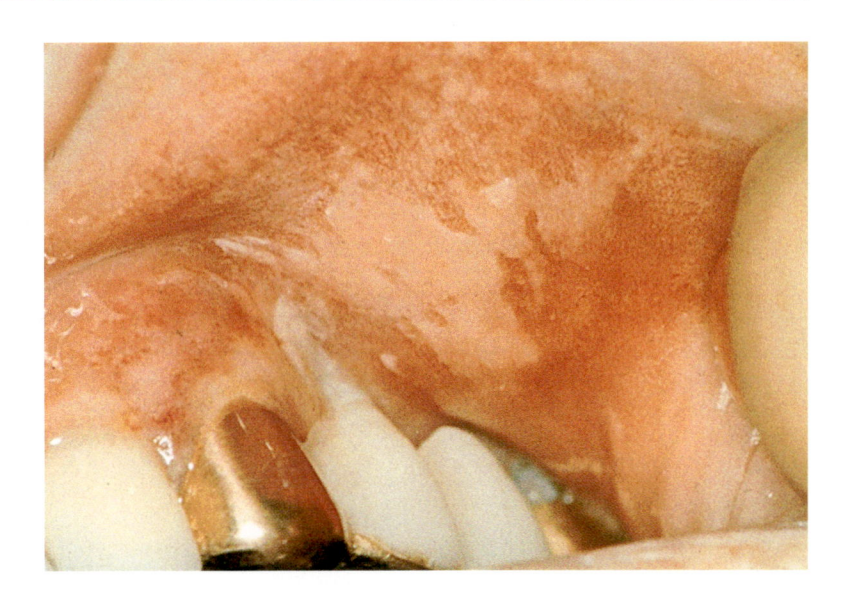

Figura 126 Queimadura por iodo.

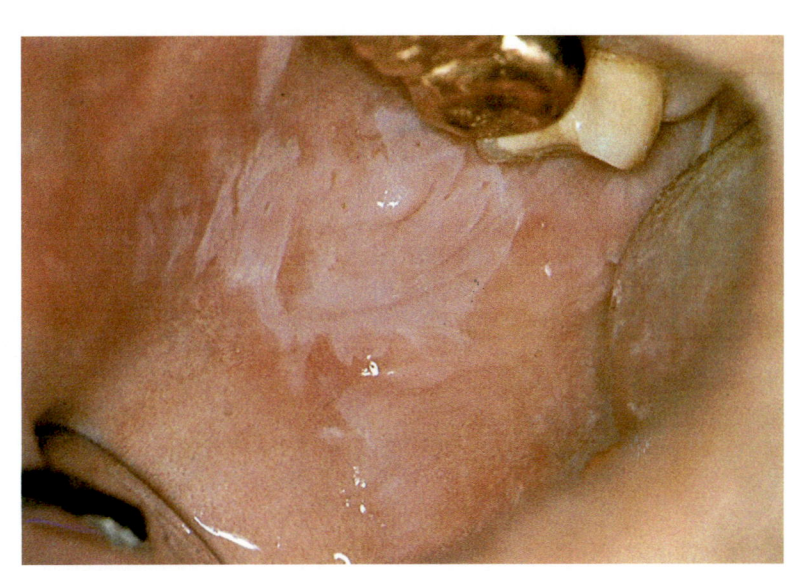

Figura 127 Queimadura por álcool.

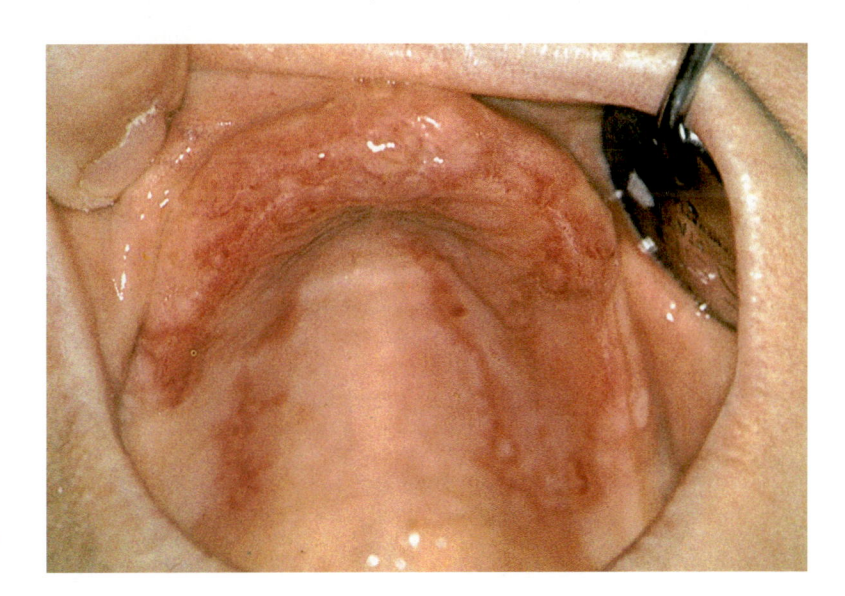

Figura 128 Queimadura por resina acrílica.

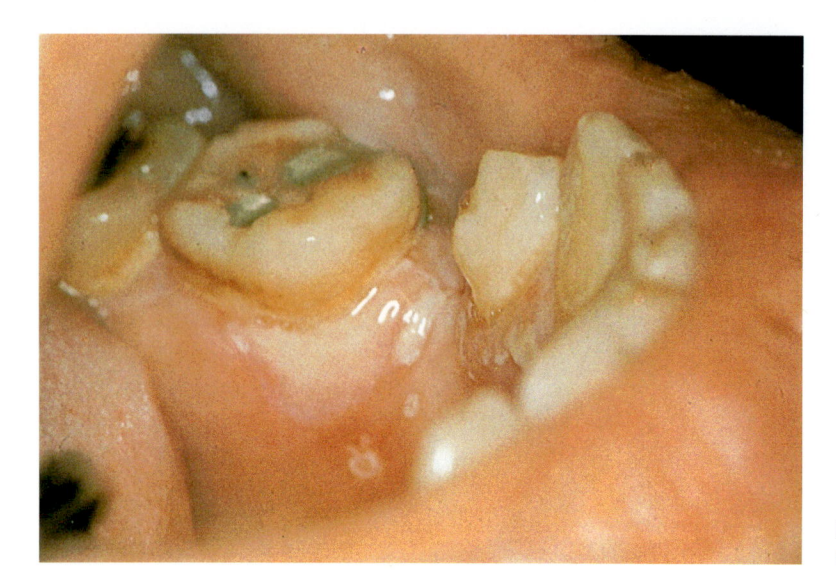

Figura 129 Queimadura por perborato de sódio.

Queimadura por Perborato de Sódio

O perborato de sódio tem sido utilizado como enxaguante bucal anti-séptico e hemostático. Porém seu uso continuado pode resultar em queimadura na mucosa bucal que se manifesta clinicamente como área eritematosa edemaciada ou, mais raramente, como erosão superficial recoberta por membrana esbranquiçada, que cicatriza espontaneamente (**Fig. 129**).

Queimadura por Peróxido de Hidrogênio

O peróxido de hidrogênio tem sido amplamente empregado como medicação caseira de enxágüe bucal para prevenção de doença periodontal e recentemente tornou-se o agente clareador mais utilizado. Pode ser utilizado no consultório odontológico, sendo aplicado pelo cirurgião-dentista em concentração de 15 a 30% ou aplicado em casa na concentração de 10 a 15%. Seu contato descuidado com a mucosa bucal causa dano superficial no epitélio. A mucosa afetada apresenta-se clinicamente eritematosa, com erosão superficial recoberta por uma membrana fibrinopurulenta necrótica (**Fig. 130**). As lesões cicatrizam em 2 a 6 dias, dependendo da sua gravidade.

Queimadura por Nitrato de Prata

O nitrato de prata era utilizado por dentistas e otolaringologistas no passado como produto de assepsia de uma cavidade ou para cauterização de várias lesões bucais. No local onde é aplicado, surge queimadura dolorosa, em erosão, com superfície esbranquiçada ou marrom (**Fig. 131**). O nitrato de prata não é mais utilizado na clínica moderna.

Queimadura por Hipoclorito de Sódio

O hipoclorito de sódio é utilizado em endodontia para irrigação mecânica dos canais radiculares e como anti-séptico de ação moderada. Quando em contato com a mucosa bucal, o hipoclorito de sódio pode causar queimadura (**Fig. 132**). A mucosa afetada apresenta-se eritematosa e dolorida, com erosões superficiais recobertas por uma pseudomembrana branco-amarelada. A lesão cicatriza espontaneamente no período de 4 a 6 dias. O uso de isolamento absoluto protege as mucosas contra lesões iatrogênicas.

Lesões Bucais por Agentes Químicos 71

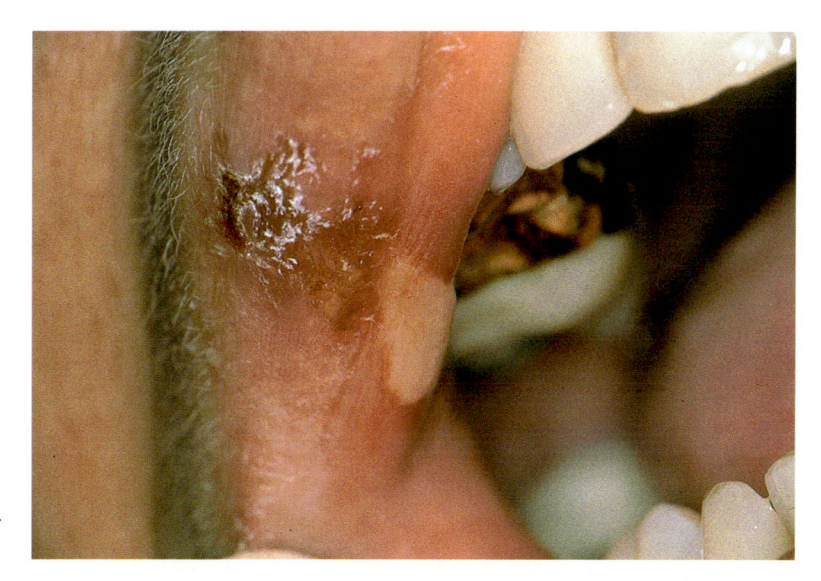

Figura 130 Queimadura por peróxido de hidrogênio.

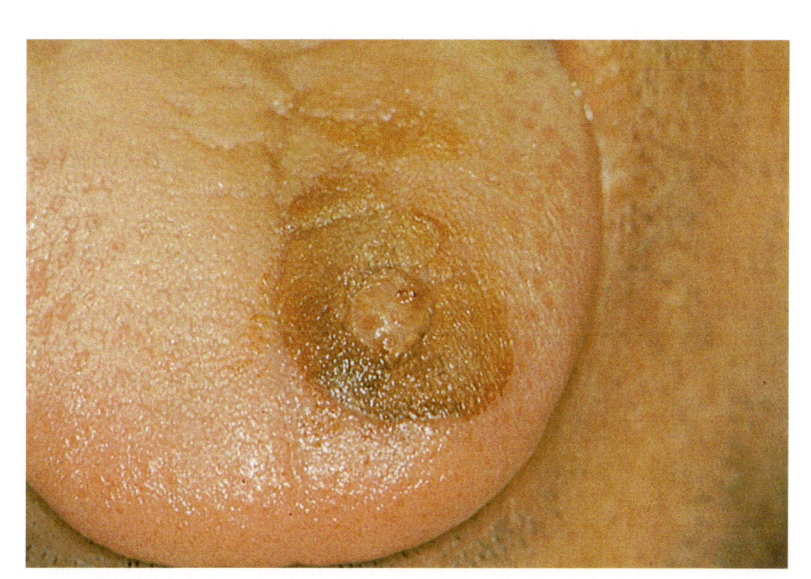

Figura 131 Queimadura por nitrato de prata.

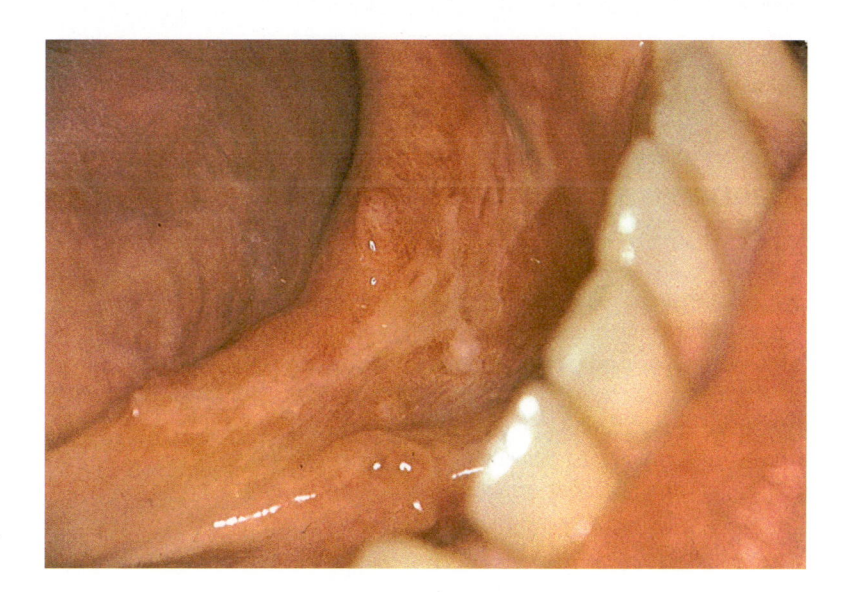

Figura 132 Queimadura por hipoclorito de sódio.

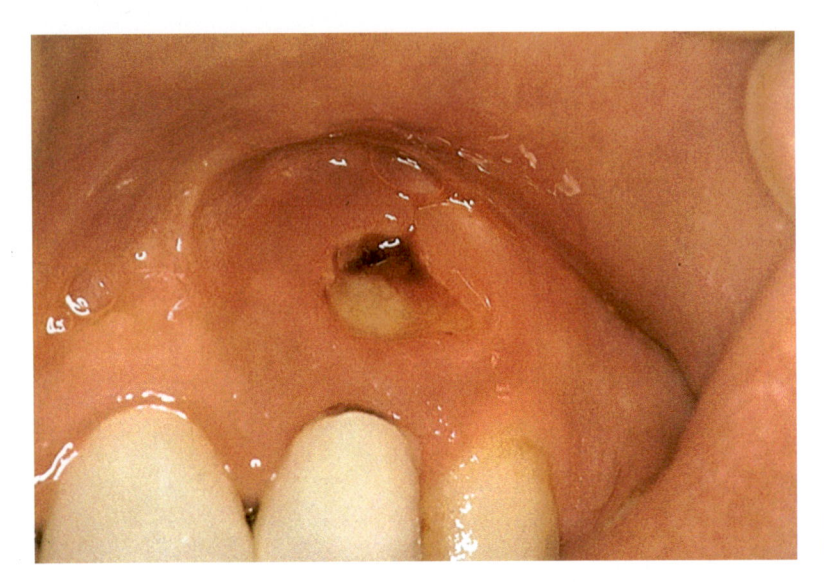

Figura 133 Queimadura por paraformaldeído.

Queimadura por Paraformaldeído

O paraformaldeído era utilizado no passado para mortificação da polpa dentária. É um agente químico extremamente cáustico que pode causar necrose tecidual severa quando em contato com a mucosa bucal (**Fig. 133**). As lesões cicatrizam em 1 ou 2 semanas. O paraformaldeído não é mais utilizado na endodontia moderna.

Queimadura por Compostos Clorídricos

O contato acidental de compostos com cloro e a mucosa bucal resulta em queimadura e necrose da mucosa. Clinicamente, observa-se a presença de erosão ou ulceração dolorosa da mucosa bucal recoberta por membrana necrótica de coloração esbranquiçada (**Fig. 134**). Recuperação completa ocorre no período de 1 a 2 semanas.

Queimadura por Agentes Químicos Agrícolas

Uma grande variedade de agentes químicos é usada na agricultura. O contato acidental de compostos agrícolas com a mucosa bucal pode resultar em queimaduras químicas. A gravidade e a extensão da queimadura depende da natureza do agente, da duração do contato com os tecidos bucais e da concentração e quantidade do composto. As queimaduras resultantes dos compostos agrícolas apresentam uma variedade de aspectos clínicos, desde lesões avermelhadas até erosões extensas e dolorosas recobertas por uma pseudomembrana necrótica esbranquiçada (**Fig. 135**).

Leucoplasia Bucal Associada à Sanguinária

A leucoplasia bucal associada à sanguinária é uma forma de leucoplasia descrita recentemente atribuída ao uso a longo prazo de enxaguantes bucais ou dentifrícios que contenham a erva alcalóide sanguinária na sua composição. Os enxaguantes bucais ou dentifrícios com sanguinária reduzem o número de microrganismos presentes na placa dentária responsáveis pelo desenvolvimento de gengivite e periodontite.

As lesões caracterizam-se clinicamente por placas brancas homogêneas que não podem ser destacadas da mucosa bucal (leucoplasia). A maioria das lesões localiza-se na região anterior do fundo de sulco vestibular superior e na gengiva inserida, que é a região onde a substância fica acumulada durante o bochecho (**Figs. 136, 137**). Histologicamente, observa-se hiperortoceratose e, ocasionalmente, discreta displasia epitelial na leucoplasia associada à sanguinária. Até o momento, em nenhum caso foi relatada a progressão para carcinoma espinocelular. O diagnóstico baseia-se na história e nas características clínicas da lesão, porém deve sempre ser realizada biópsia.

Diagnóstico diferencial. Leucoplasia idiopática, líquen plano, candidíase, ceratose por uso de tabaco em pó (*snuff*) e estomatite por contato com canela.

Teste laboratorial. Biópsia e exame histopatológico.

Tratamento. Suspensão do uso de preparações que contenham sanguinária na sua composição. Excisão cirúrgica da lesão.

Lesões Bucais por Agentes Químicos 73

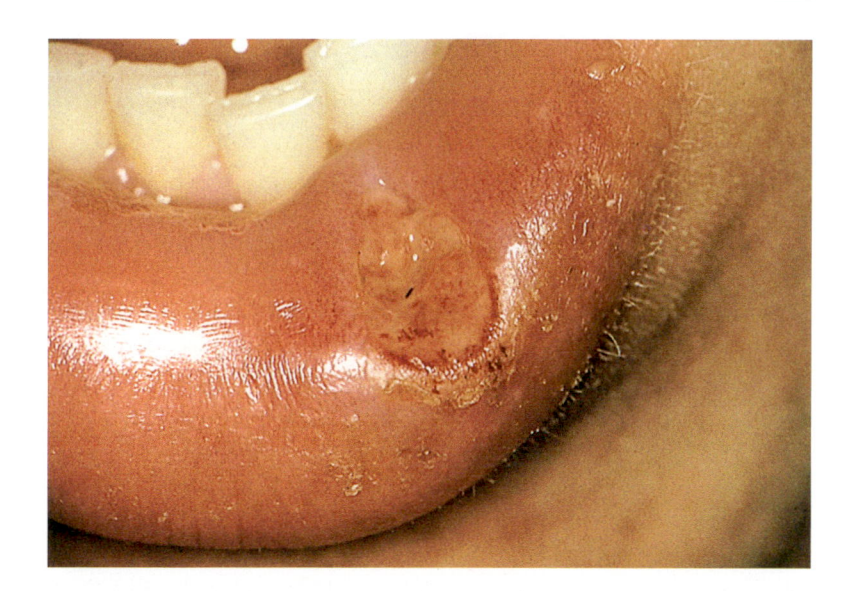

Figura 134 Queimadura por composto clorídrico.

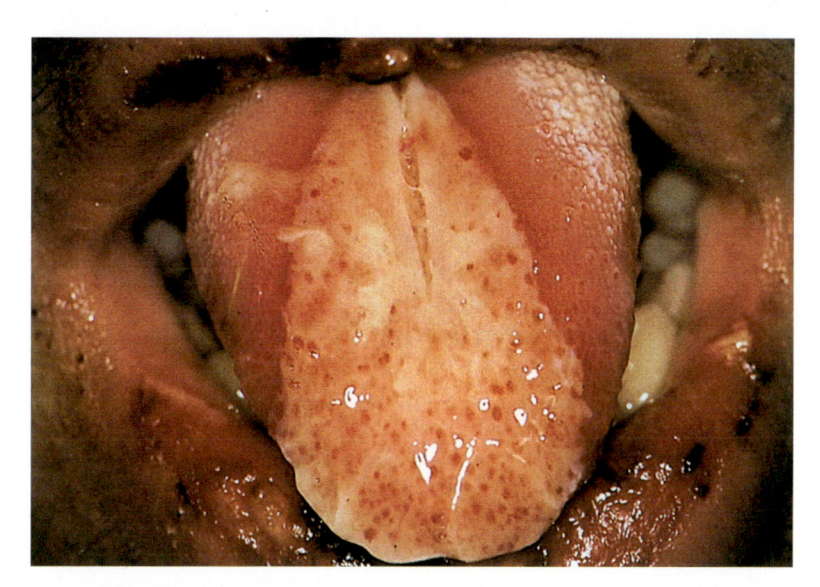

Figura 135 Erosão grave e extensa na língua e nos lábios resultante do contato acidental com composto agrícola.

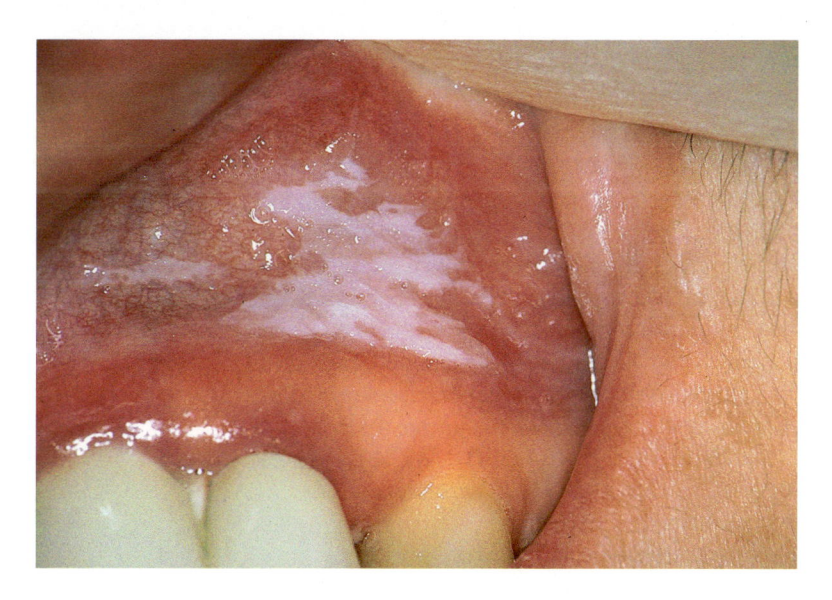

Figura 136 Leucoplasia bucal associada à sanguinária.

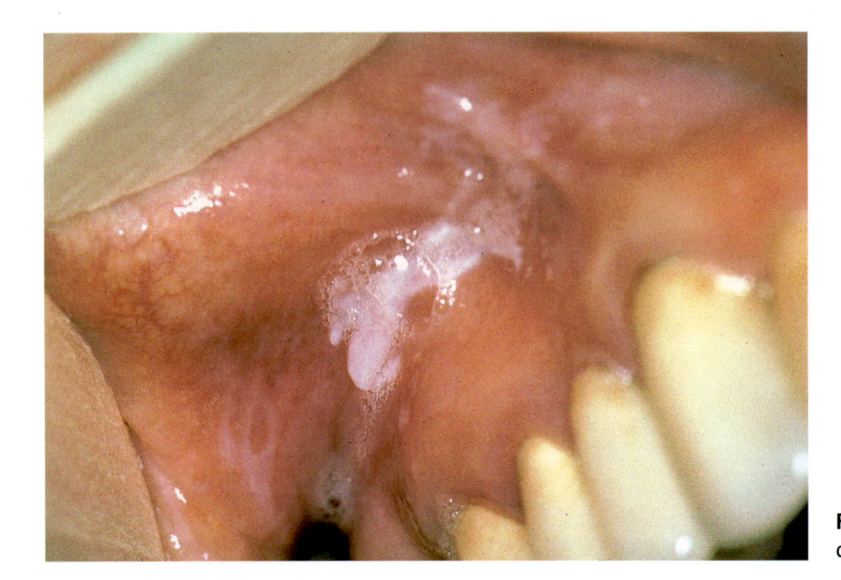

Figura 137 Leucoplasia bucal associada à sanguinária.

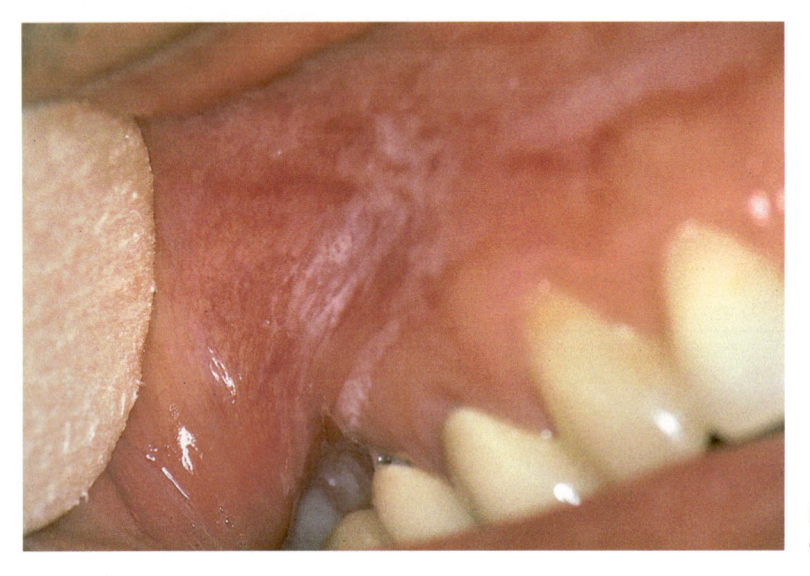

Figura 138 Leucoplasia bucal associada à sanguinária.

Peeling epitelial

O *peeling* epitelial é uma descamação superficial da mucosa bucal (epiteliólise) causada pelo efeito irritante direto de vários dentifrícios que contêm grande quantidade de pirofosfatos ou de laurilsulfato de sódio. Além disso, o mesmo fenômeno pode estar associado ao uso de enxaguantes bucais, como listerine e clorexidina. Clinicamente, observam-se lesões brancas superficiais, assintomáticas, que podem ser facilmente destacadas da mucosa bucal (**Figs. 139, 140, 141**). As lesões em geral desaparecem com a suspensão desses dentifrícios ou dos enxaguantes bucais. O diagnóstico baseia-se na história e nas características clínicas da lesão.

Diagnóstico diferencial. Lesão por mordiscamento crônico, leucoedema e candidíase.

Tratamento. Não é necessário tratamento.

Lesões Bucais por Agentes Químicos 75

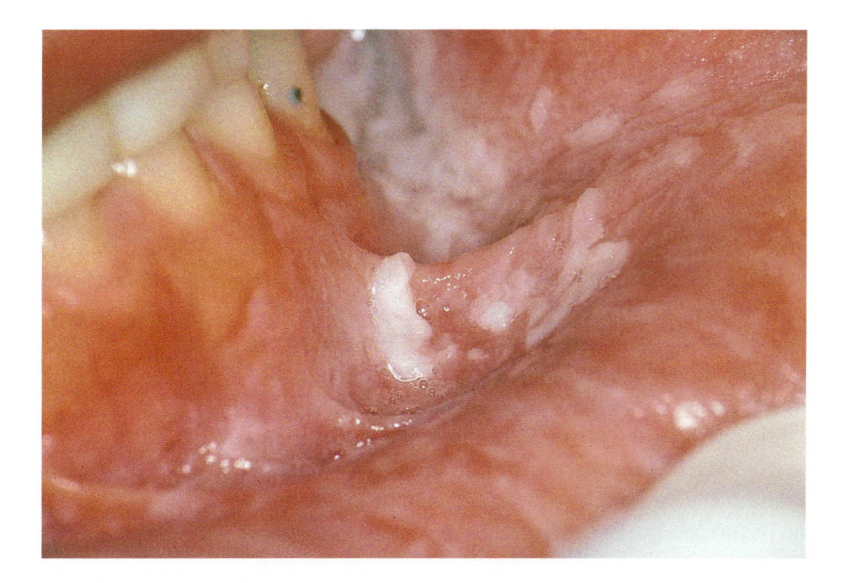

Figura 139 *Peeling* da mucosa.

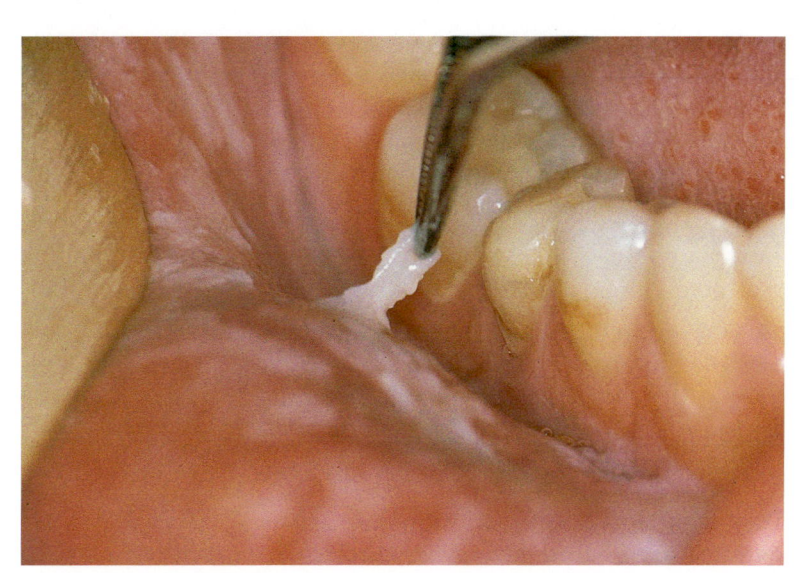

Figura 140 *Peeling* da mucosa.

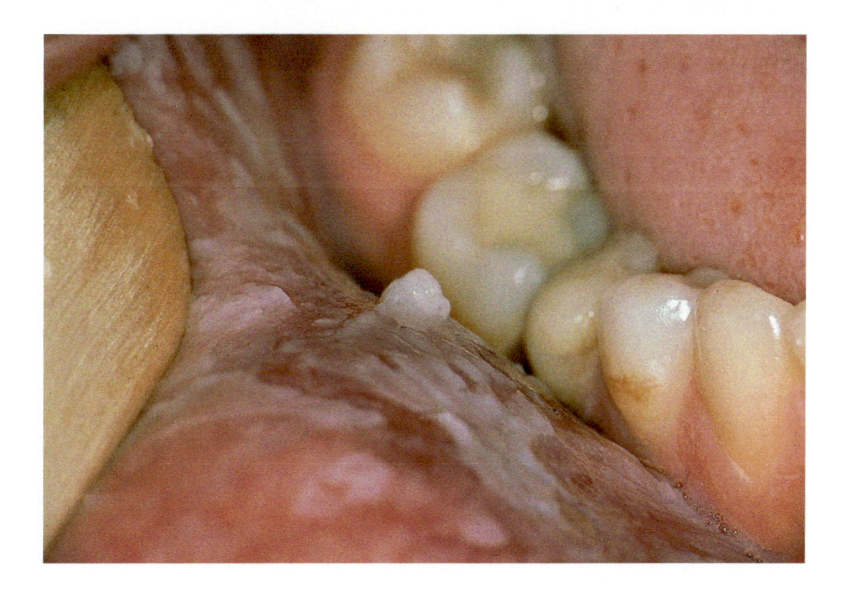

Figura 141 *Peeling* da mucosa.

6. Lesões Bucais Causadas por Cigarro, Calor e Eletricidade

Estomatite Nicotínica

A estomatite nicotínica ou palato de fumante ocorre com maior freqüência em pacientes fumantes pesados de cachimbo e mais raramente em fumantes de cigarro ou de charuto. A ação local de agentes térmicos e químicos é responsável por essa condição. A estomatite nicotínica caracteriza-se clinicamente por um eritema no palato que posteriormente assume um aspecto branco-acinzentado e multinodular, resultante da ceratinização do epitélio.

Um achado característico é a presença de múltiplos pontos vermelhos, de 1 a 5 mm de diâmetro, que representam os orifícios dilatados e inflamados dos ductos das glândulas salivares menores. Nos fumantes pesados, observam-se fissuras, sulcos e elevações no palato, formando uma superfície pregueada irregular (**Figs. 142, 143**).

Apesar da estomatite nicotínica não ser uma lesão cancerizável e apresentar prognóstico favorável, ela não deve ser confundida com lesões provocadas pelo hábito de fumar invertido, que apresenta conseqüências graves e risco aumentado de transformação maligna.

Diagnóstico diferencial. Leucoplasia, queimadura química e térmica.

Teste laboratorial. O exame histopatológico pode apresentar padrão característico.

Tratamento. Suspensão do hábito de fumar. Geralmente num período de 2 a 4 semanas após a suspensão do fumo o palato retorna ao normal.

Erosões no Palato Causadas pelo Fumo

Em fumantes pesados, que consomem mais de 60 cigarros por dia, podem aparecer erosões dolorosas no palato, além da estomatite nicotínica (**Fig. 144**). As erosões são causadas pelo período prolongado de altas temperaturas em contato com a cavidade bucal. Pode ocorrer também espessamento do epitélio e aparecimento de lesões brancas.

Diagnóstico diferencial. Erosões traumáticas, queimaduras químicas, eritroplasia e, raramente, outras erosões específicas.

Tratamento. Suspensão do hábito de fumar e biópsia para descartar a presença de displasia epitelial ou de um carcinoma.

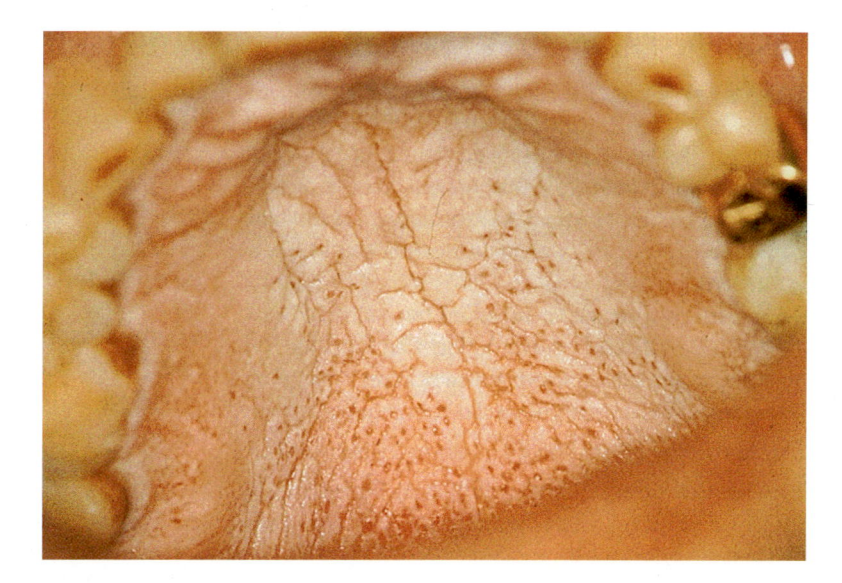

Lesões Bucais Causadas por Cigarro, Calor e Eletricidade   77

Figura 142   Estomatite nicotínica.

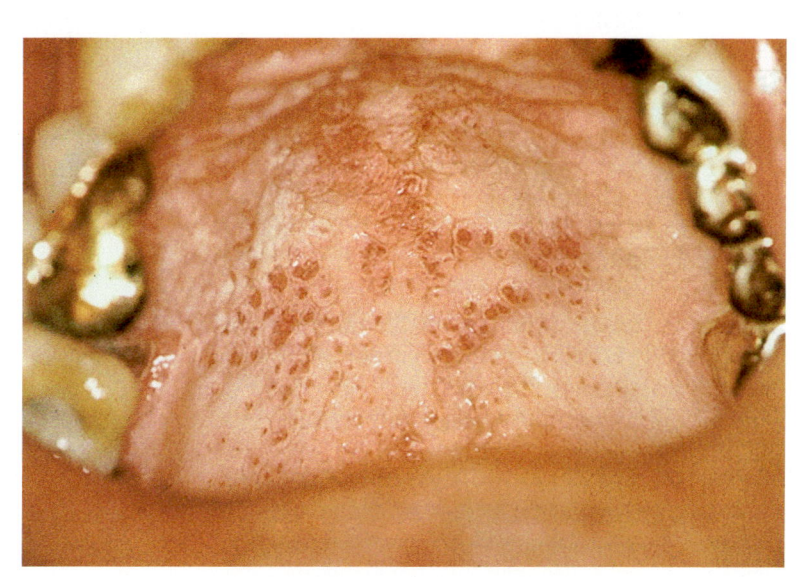

Figura 143   Estomatite nicotínica.

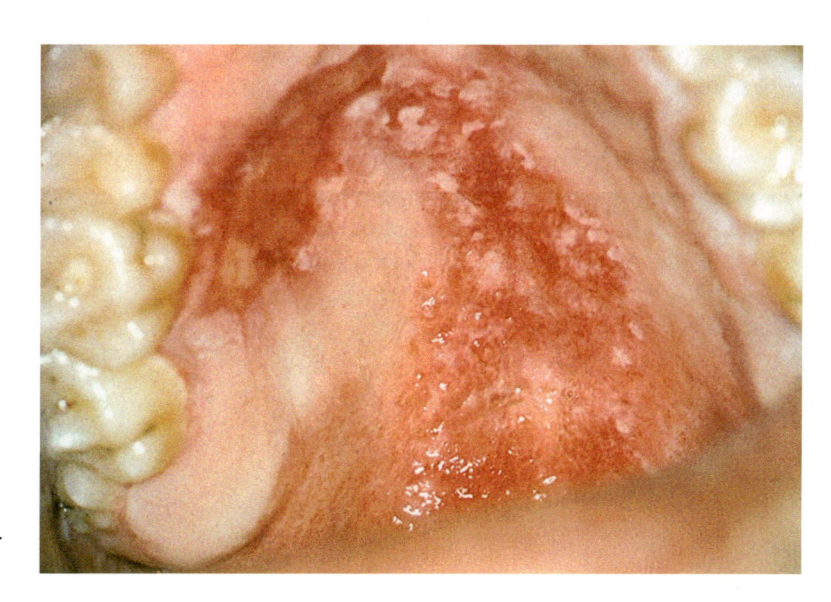

Figura 144   Erosões no palato causadas pelo hábito de fumar.

Lesão no Lábio do Fumante de Cigarro

A lesão no lábio dos fumantes de cigarro pode ser observada com freqüência em fumantes de cigarro sem filtro que mantêm o cigarro entre os lábios por um longo período de tempo – até que sobre um "toco". As lesões aparecem na mucosa dos lábios superior e inferior e são achados comuns em pacientes psiquiátricos.

As lesões de lábio correspondem ao local onde o cigarro é mantido e caracterizam-se por áreas planas ou levemente elevadas de coloração esbranquiçada com estrias avermelhadas (**Fig. 145**).

Diagnóstico diferencial. Leucoplasia, líquen plano, fricção mecânica, queimadura química, lesão por mordiscamento crônico e candidíase.

Tratamento. Suspensão do hábito de fumar ou redução do número de cigarros.

Melanose do Fumante

A melanose do fumante é uma pigmentação focal benigna da mucosa bucal que envolve a gengiva inserida inferior, principalmente na superfície vestibular dos dentes anteriores. É resultante da deposição de melanina na camada de células basais e na lâmina própria. A melanose do fumante é mais comum em mulheres acima dos 30 anos e está relacionada ao consumo de tabaco e não ao uso de drogas, doenças sistêmicas ou fatores genéticos. Cerca de 25 a 31% das pessoas que consomem tabaco apresentam a melanose do fumante.
O aspecto clínico das lesões são múltiplas máculas pigmentadas, de coloração marrom, com menos de 1 cm de diâmetro, localizadas principalmente na gengiva inserida por vestibular na região anterior e na papila interdentária da mandíbula (**Fig. 146**). A pigmentação da mucosa jugal e do palato tem sido associada com o consumo de cachimbo.

Diagnóstico diferencial. Melanose racial, pigmentação por hábito vicioso, tatuagem por amálgama, melanose resultante do uso de medicações, nevo pigmentado, lentigo, efélide, melanoma maligno, doença de Addison, síndrome de Peutz-Jeghers, síndrome de Albright e doença de von Recklinghausen.

Tratamento. Não é necessário tratamento.

Queimadura Térmica

As queimaduras térmicas da mucosa bucal são raras. Entretanto, alimentos muito quentes (como pizza, queijo derretido), líquidos ou objetos metálicos quentes podem produzir queimaduras térmicas discretas ou severas. Os locais afetados com maior freqüência são palato, lábios, assoalho da boca e língua. Clinicamente, a mucosa bucal apresenta-se dolorosa, avermelhada, podendo descamar deixando uma erosão que pode ser pequena ou extensa (**Fig. 147**), ou também podem aparecer vesículas. As lesões cicatrizam em aproximadamente uma semana. A história é extremamente importante para que se possa chegar ao diagnóstico correto. O paciente geralmente lembra do incidente que causou a queimadura.

Diagnóstico diferencial. Queimaduras químicas, úlcera traumática, ulceração aftosa recorrente, herpes simples, estomatite medicamentosa e felação.

Tratamento. Recomenda-se tratamento de suporte. A maioria das queimaduras térmicas desaparece em alguns dias, sem tratamento.

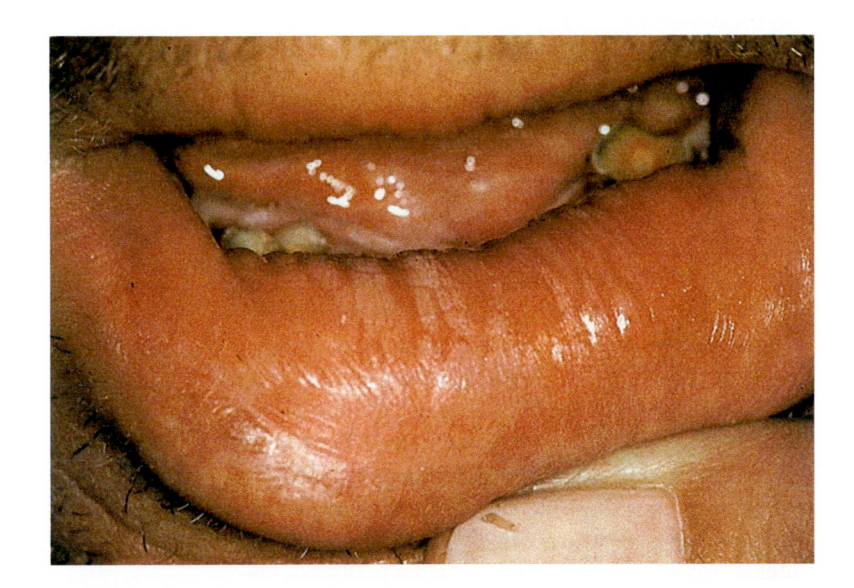

Lesões Bucais Causadas por Cigarro, Calor e Eletricidade 79

Figura 145 Lesão no lábio de fumante de cigarro.

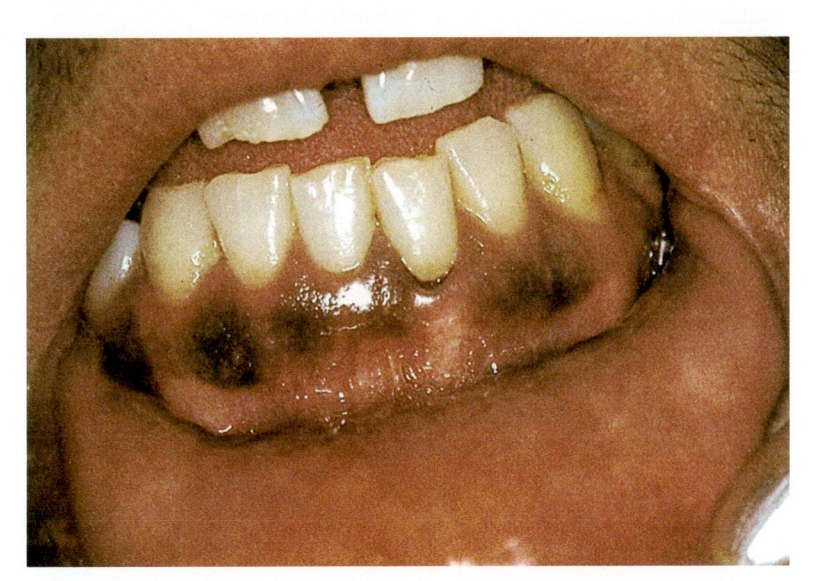

Figura 146 Melanose do fumante na gengiva.

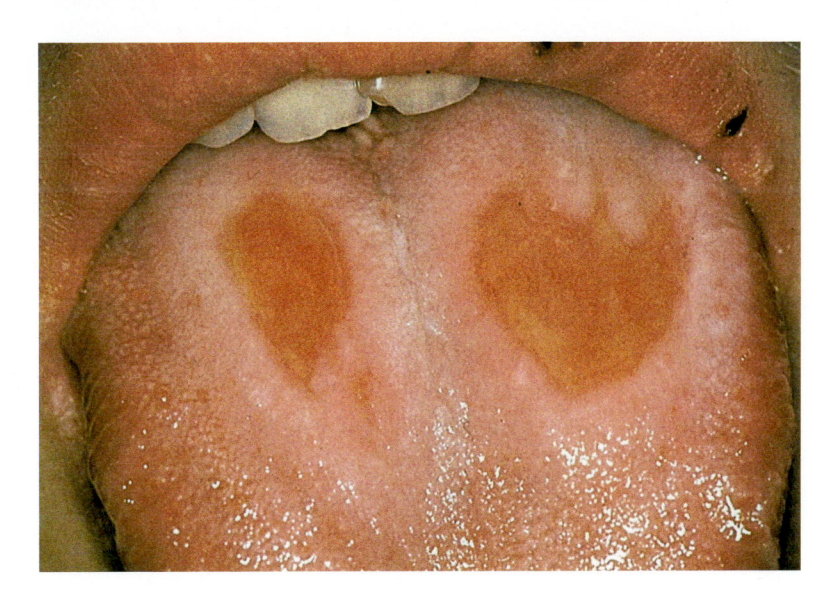

Figura 147 Erosões no dorso da língua causadas por alimentos muito aquecidos.

Queimaduras Elétricas

As queimaduras elétricas são as queimaduras mais comuns observadas na cavidade bucal de crianças com menos de 6 anos de idade, e podem produzir deformidade significativa. As causas mais freqüentes de queimaduras elétricas em crianças são o uso inadequado de aparelhos elétricos defeituosos ou mordedura de fios elétricos. Com menor freqüência, a queimadura elétrica também pode ser um sinal de abuso infantil.

Clinicamente, as queimaduras elétricas na mucosa bucal apresentam-se como área edemaciada, de coloração amarelada, dolorida e sem sangramento. Progressivamente, a superfície afetada adquire coloração escura, necrótica e acaba descamando, deixando uma úlcera profunda que pode sangrar (**Figs. 148, 149**). As regiões afetadas são lábios, comissuras e região peribucal. Os dentes adjacentes podem perder a vitalidade. As complicações mais comuns são fibrose cicatricial e microstomia.

Diagnóstico diferencial. Lesões traumáticas, queimadura térmica grave e noma.

Tratamento. É de suporte. A reconstrução cirúrgica pode ser necessária nos casos severos. No caso de suspeita de abuso infantil, deve-se encaminhar ao serviço social.

Lesões Bucais Causadas por Cigarro, Calor e Eletricidade 81

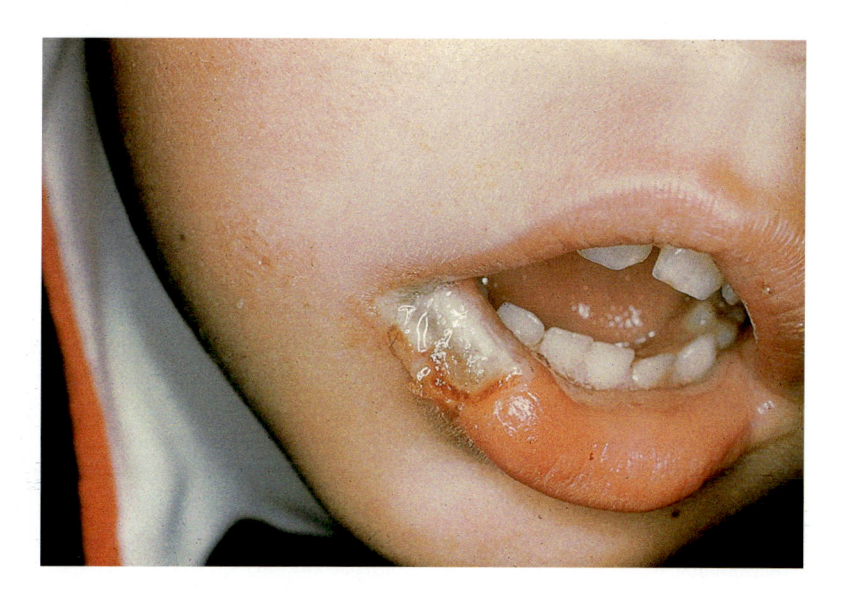

Figura 148 Queimadura elétrica do lábio inferior.

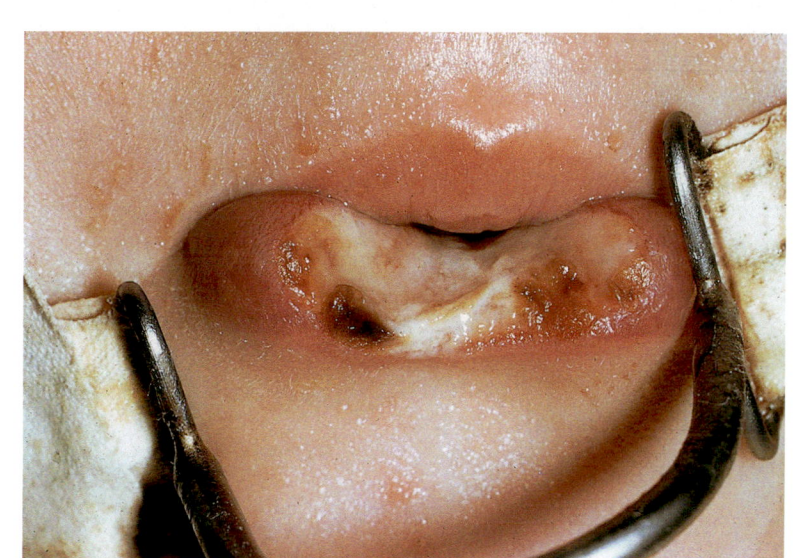

Figura 149 Queimadura elétrica do lábio inferior.

7. Lesões Bucais Causadas por Drogas

Estomatite Induzida por Ouro

Os compostos com ouro são utilizados seletivamente em pacientes com doenças reumatóides. O ouro é estocado nos tecidos e excretado lentamente pelos rins. Cerca de 8 a 10 meses após a suspensão da droga, podem ser detectadas quantidades mensuráveis de ouro na urina. A toxicidade do ouro pode se manifestar por febre, cefaléia, proteinúria, eczantemas cutâneos, lesões bucais, trombocitopenia, agranulocitose ou anemia aplástica. A mucosa bucal apresenta-se avermelhada, com erosões dolorosas recobertas por uma membrana amarelada (**Fig. 150**). Há sensação de queimação intensa e aumento da salivação. O diagnóstico baseia-se na história e nas características clínicas da lesão.

Diagnóstico diferencial. Estomatite medicamentosa, eritema multiforme, pênfigo vulgar, penfigóide cicatricial, penfigóide bolhoso e líquen plano erosivo.

Tratamento. Suspensão da terapia com ouro. Pode-se utilizar anti-histamínicos e baixas doses de esteróides.

Estomatite Induzida por Antibiótico

O uso sistêmico prolongado de antibióticos de grande espectro, por exemplo tetraciclina, pode resultar em uma forma de estomatite. A mucosa bucal apresenta-se clinicamente com eritema difuso inespecífico. A língua fica extremamente eritematosa e dolorosa e há desaparecimento das papilas filiformes (**Fig. 151**). Como resultado da alteração da flora microbiana bucal, pode-se observar língua pilosa e candidíase.

Diagnóstico diferencial. Estomatite medicamentosa, eritema multiforme, pelagra e arriboflavinose.

Tratamento. Interrupção ou alteração do antibiótico utilizado e prescrição de complexo de vitaminas B. Se houver candidíase, indica-se o uso de nistatina.

Estomatite Medicamentosa

A administração sistêmica de medicações pode resultar em uma reação de hipersensibilidade na mucosa bucal chamada de estomatite medicamentosa ou estomatite farmacêutica.

Um grande número de drogas pode causar estomatite medicamentosa, incluindo antipiréticos, antiinflamatórios não-esteróides, sulfonamidas, antibióticos e barbitúricos. Clinicamente, essa condição caracteriza-se pela presença de eritema difuso da mucosa, presença de placas purpúricas, vesículas ou bolhas, erosões dolorosas, úlceras, etc. (**Fig. 152**). Qualquer região da boca pode estar envolvida. As lesões se desenvolvem durante ou logo após a administração da droga e eventualmente recorrem.

Diagnóstico diferencial. Eritema multiforme, pênfigo, penfigóide bolhoso, penfigóide cicatricial, líquen plano erosivo ou bolhoso, etc.

Tratamento. Suspensão da droga. Uso de anti-histamínicos ou esteróides em baixas doses.

Lesões Bucais Causadas por Drogas 83

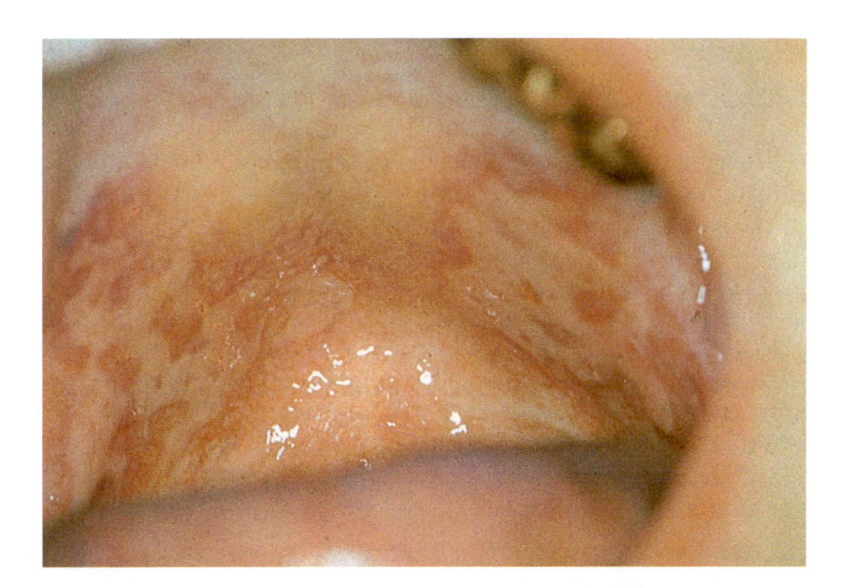

Figura 150 Estomatite induzida por ouro, erosões no palato.

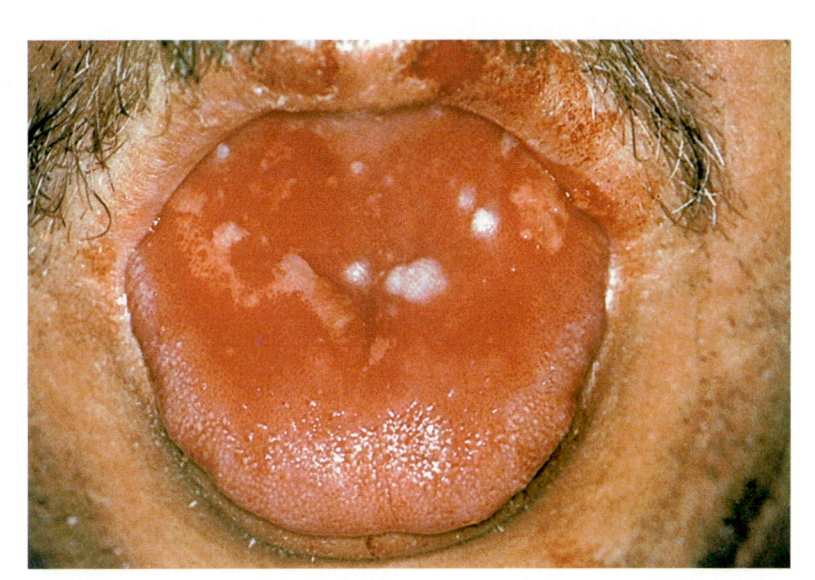

Figura 151 Estomatite induzida por antibiótico, eritema difuso e desaparecimento das papilas filiformes da língua.

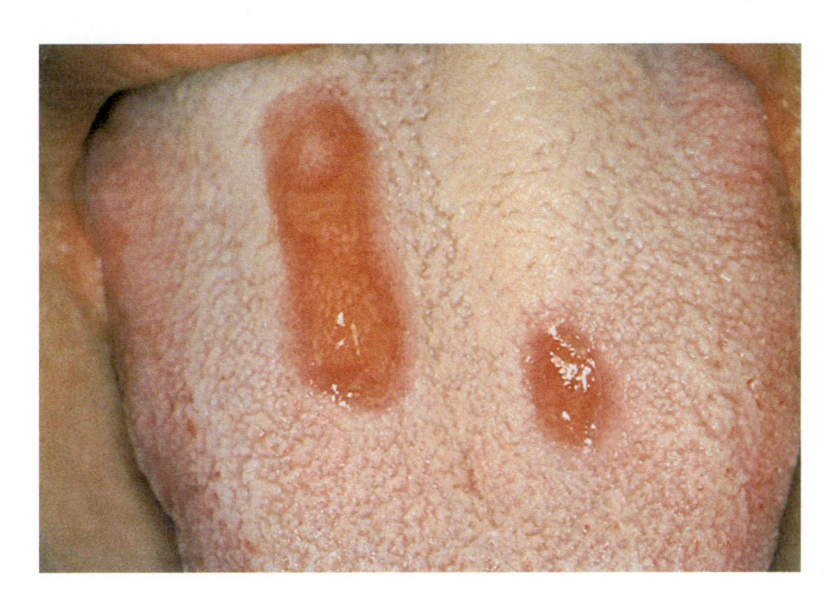

Figura 152 Estomatite medicamentosa, erosões no dorso da língua.

Ulceração Causada por Metotrexato

O metotrexato é um antimetabólito do ácido fólico que é utilizado no tratamento de leucemias, tumores malignos sólidos, psoríase, etc. Os efeitos colaterais ocorrem pela inibição da formação de ácidos nucléicos tanto nas células malignas quanto nas normais. Os efeitos colaterais mais comuns são alopecia, desordens hepáticas e gastrintestinais, etc. As lesões de mucosa bucal são freqüentes e caracterizam-se pela presença de erosões ou úlceras avermelhadas e dolorosas (**Figs. 153, 154**). Envolvem em geral a língua, os lábios e a mucosa jugal, apesar de poderem ocorrer em qualquer local na cavidade bucal.

As lesões aparecem em 2 a 3 semanas após o início do tratamento e indicam a necessidade de diminuição da dose ou da suspensão da droga utilizada.

Diagnóstico diferencial. Úlcera traumática, queimadura térmica ou química e estomatite medicamentosa.

Tratamento. Reposição de ácido fólico ou, se possível, substituição da droga. Uso tópico de enxagüantes bucais com fator estimulador de colônias de granulócitos (G-CSF) ou com fator estimulador de colônias de macrófagos e granulócitos (GM-CSF).

Ulceração Causada por Azatioprina

A azatioprina é um antimetabólito amplamente utilizado como droga imunossupressora. Os efeitos colaterais mais comuns resultantes do seu uso são alopecia, desordens gastrintestinais e toxicidade para a medula óssea. Em casos raros, após o uso prolongado e a administração de altas doses, observa-se desenvolvimento de erosões ou úlceras de limites definidos na mucosa bucal (**Fig. 155**).

Tratamento. Redução da dosagem utilizada e administração do complexo de vitaminas B.

Ulceração Causada por Indometacina

A indometacina é um antiinflamatório não-esteróide com ação analgésica e antipirética. É utilizada no tratamento da artrite reumatóide e de outras desordens musculoesqueléticas. Seus efeitos adversos mais freqüentes são desordens gastrintestinais, cefaléia, vertigem, reações alérgicas mucocutâneas e, com menor freqüência, trombocitopenia, agranulocitose e anemia aplástica.

As lesões bucais caracterizam-se por ulcerações irregulares, geralmente recobertas por uma pseudomembrana (**Fig. 156**). A língua, o palato e a mucosa jugal são as regiões mais comumente afetadas. Em casos raros, a indometacina pode ser responsável pelo desenvolvimento de pênfigo e penfigóide cicatricial bucal. O diagnóstico baseia-se na história e na apresentação clínica da lesão. Podem ser necessários testes laboratoriais para descartar a ocorrência de doenças crônicas bolhosas.

Diagnóstico diferencial. Ulcerações resultantes do uso de outras medicações, pênfigo, penfigóide cicatricial e bolhoso, eritema multiforme, lúpus eritematoso e líquen plano.

Teste laboratorial. Exame histopatológico.

Tratamento. Suspensão da droga e administração sistêmica de baixas doses de esteróides por curto período de tempo.

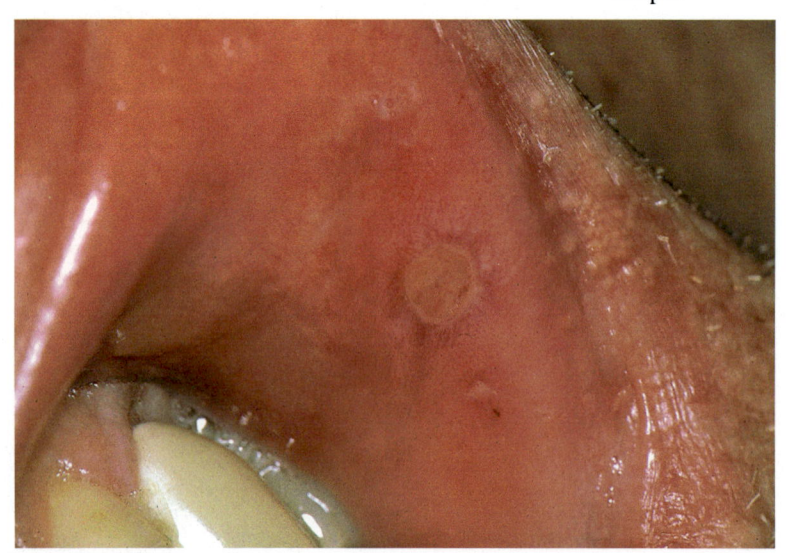

Figura 153 Úlcera na mucosa oral causada por metotrexato.

Lesões Bucais Causadas por Drogas 85

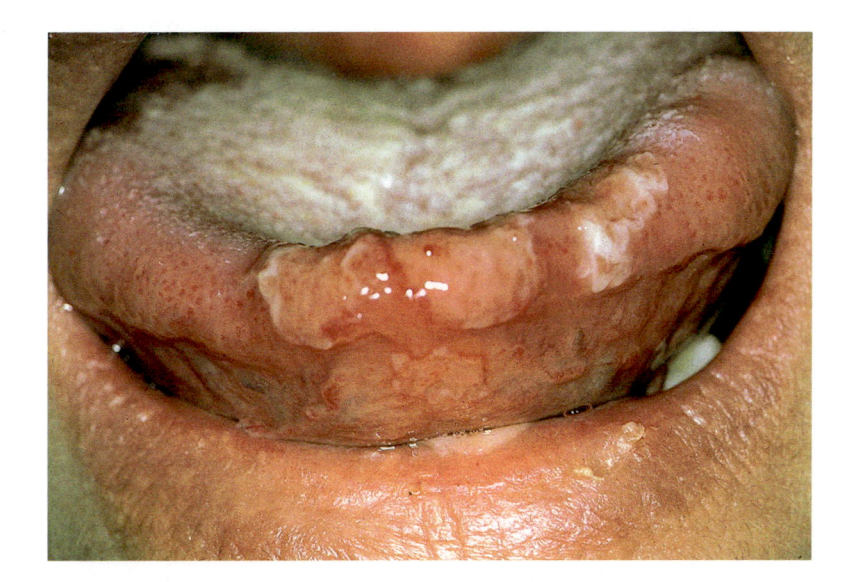

Figura 154 Úlcera na língua causada por metotrexato.

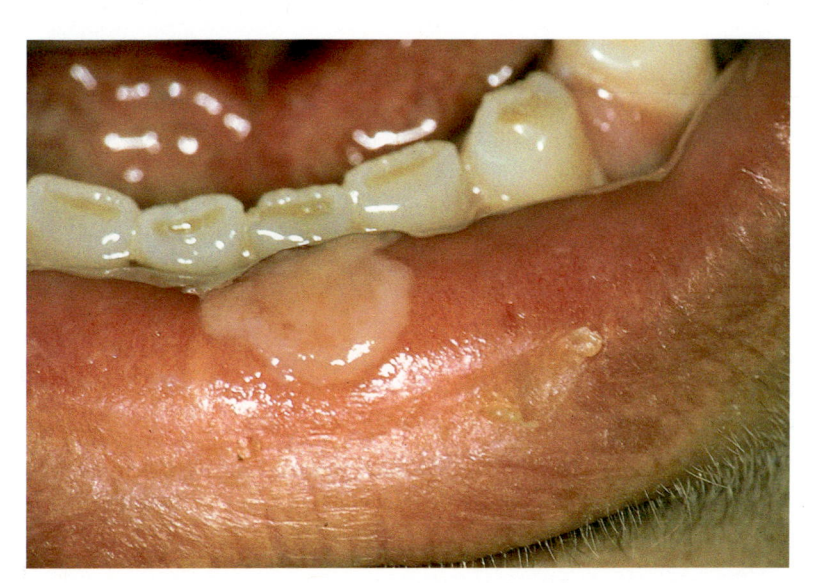

Figura 155 Úlcera no lábio inferior causada por azatioprina.

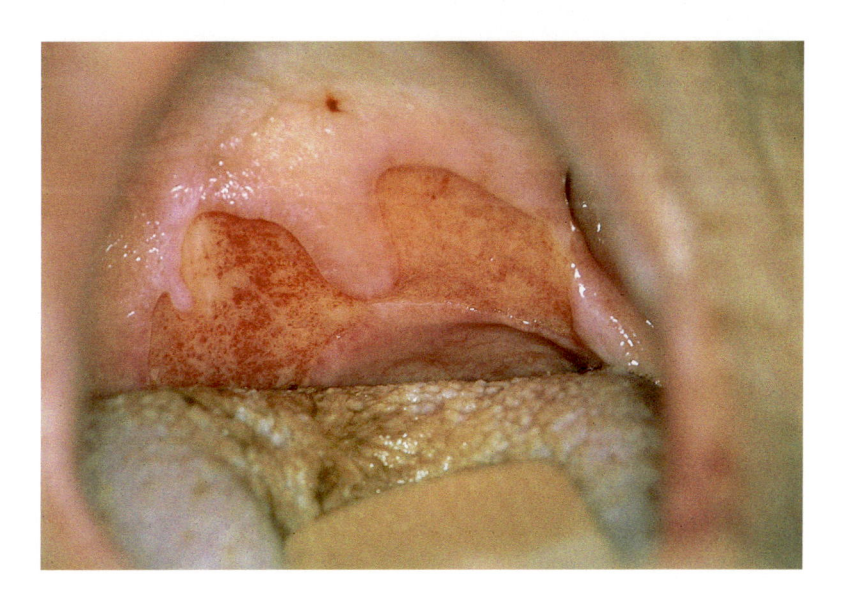

Figura 156 Ulceração causada por indometacina.

Ulceração Causada por Nicorandil

Nicorandil (Ikorel®*) é um novo ativador dos canais de potássio utilizado no tratamento de angina do peito. Entre os outros efeitos colaterais resultantes do seu uso está a capacidade de induzir o aparecimento de ulcerações bucais.

Clinicamente, as lesões caracterizam-se pela presença de múltiplas ulcerações inespecíficas, crônicas, dolorosas, localizadas usualmente na língua, na mucosa labial e jugal e na gengiva (**Fig. 157**). A gravidade e a duração das úlceras são dose-dependentes.

Diagnóstico diferencial. Afta maior, estomatite medicamentosa, pênfigo, penfigóide cicatricial e líquen plano erosivo.

Tratamento. Suspensão da droga, administração de baixas doses de corticosteróides.

Ulceração Causada por Alendronato

O alendronato (Fosamax® Merck Sharp & Dohme) é uma droga pertencente à família dos difosfonatos que tem sido amplamente utilizada no tratamento da osteoporose e de outras doenças ósseas. O efeito colateral mais comum resultante do uso da droga é esofagite, no entanto também podem ocorrer lesões bucais.

Clinicamente, as lesões bucais caracterizam-se por úlceras inespecíficas persistentes, de margens irregulares circundadas por um halo eritematoso (**Fig. 158**). As regiões afetadas com maior freqüência são língua, palato e lábios.

Diagnóstico diferencial. Estomatite medicamentosa, líquen plano erosivo, penfigóide cicatricial, pênfigo e ulcerações resultantes de outras medicações.

Tratamento. As lesões desaparecem após a suspensão da droga. Pode-se utilizar corticosteróides em baixas doses.

Ulceração Causada por Hidroxiuréia

A hidroxiuréia é um agente citotóxico que inibe a síntese de DNA. A droga é utilizada no tratamento da leucemia mielóide crônica, micose fungóide, melanoma, carcinoma de ovário e, com menos freqüência, em outras neoplasias malignas. Os efeitos colaterais envolvendo a pele e a boca são relativamente freqüentes (25 a 35%); entretanto, os efeitos adversos mais freqüentes e importantes são supressão da medula óssea, desordens renais, neurológicas e do trato digestivo.

As lesões bucais caracterizam-se por erosões irregulares, dolorosas, de coloração avermelhada (**Fig. 159**). Essas lesões localizam-se geralmente na língua, lábios e mucosa jugal. As lesões cutâneas resultantes do uso de hidroxiuréia incluem vasculite alérgica, eczantemas maculopapulares, alopecia e xeroderma (**Fig. 160**). O diagnóstico baseia-se na história e nas características da lesão. Em certas ocasiões, os testes laboratoriais auxiliam a descartar as doenças bolhosas crônicas.

Diagnóstico diferencial. Estomatite medicamentosa, eritema multiforme, pênfigo, penfigóide cicatricial e bolhoso, líquen plano erosivo e lúpus eritematoso.

Tratamento. Suspensão da droga, complexo de vitaminas B e esteróides sistêmicos em baixas doses por curto período de tempo.

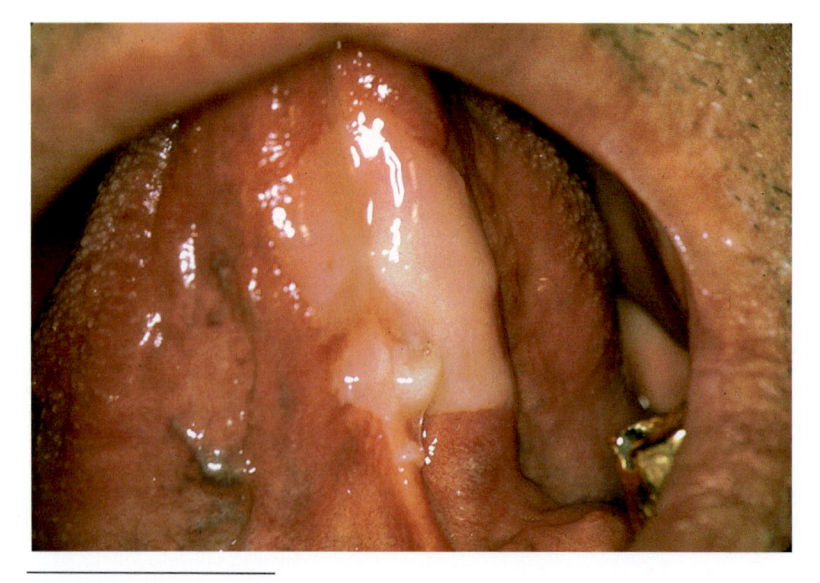

Figura 157 Ulcerações causadas por nicorandil.

---

* N. de R.T.: Fármaco disponível no mercado brasileiro com outra nomenclatura: Dancor, Nikoril.

Lesões Bucais Causadas por Drogas 87

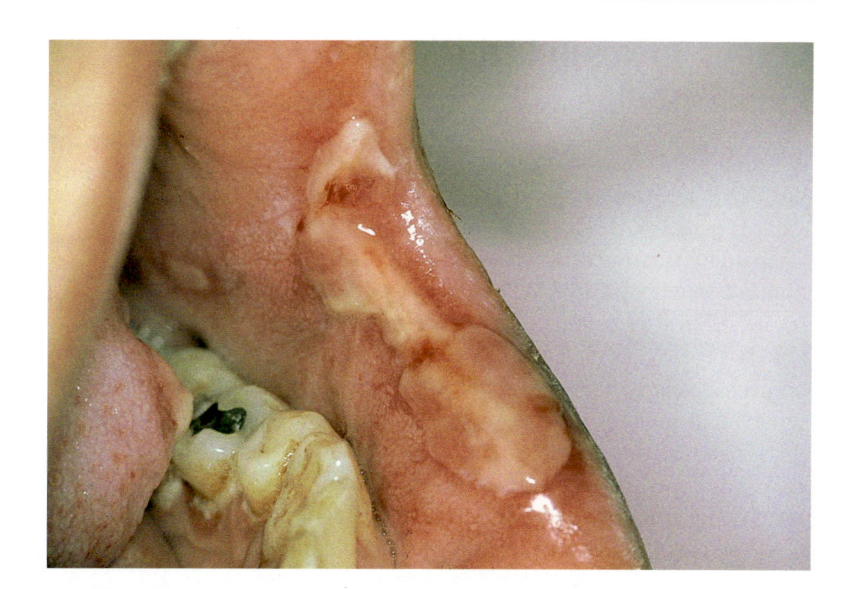

Figura 158 Ulcerações resultantes do uso de aledronato.

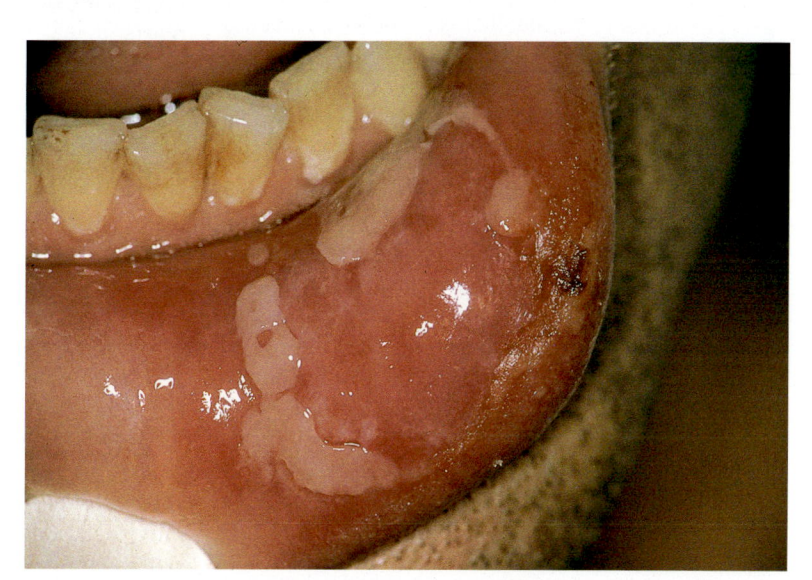

Figura 159 Erosões resultantes do uso de hidroxiuréia.

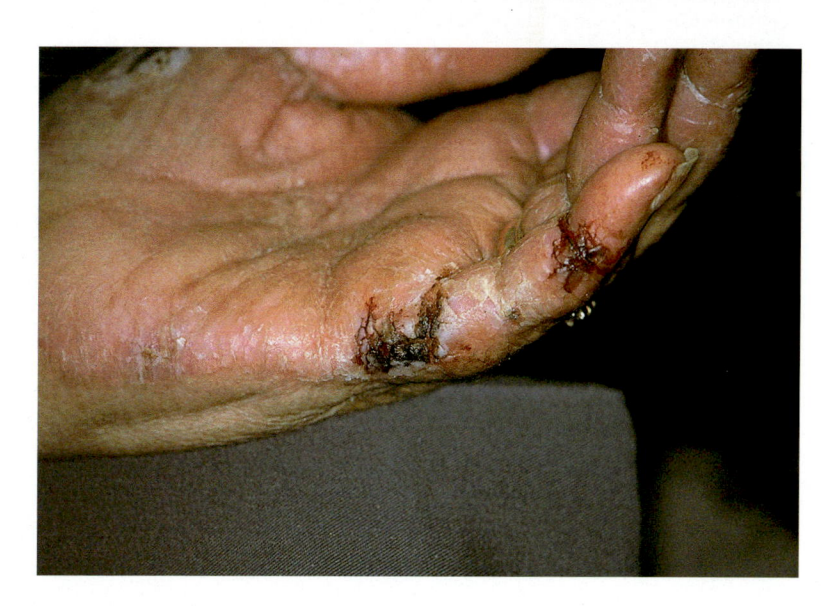

Figura 160 Vasculite e erosões cutâneas resultantes do uso de hidroxiuréia.

Lesões Bucais Induzidas por Penicilamina

A penicilamina-D, que é um quelante de metais pesados usado no tratamento da degeneração hepatolenticular (doença de Wilson) e de outras doenças (artrite reumatóide, cirrose biliar primária, escleroderma, cistinúria e intoxicação por metal pesado), pode estar associada com efeitos colaterais mucocutâneos e não-cutâneos. Os efeitos colaterais não-cutâneos incluem desordens hematológicas, pulmonares, gastrintestinais, renais, auto-imunes e alérgicas. As manifestações cutâneas mais comuns são desordens auto-imunes (grupo do pênfigo, penfigóide cicatricial, lúpus eritematoso), reação de sensibilidade aguda, interferência com colágeno e elastina, etc. A manifestação bucal mais comum é o pênfigo induzido pela penicilamina, que caracteriza-se por lesões vesiculobolhosas e erosões na mucosa bucal, com características clínicas, histopatológicas e imunológicas idênticas às observadas no pênfigo clássico. O envolvimento da mucosa bucal com freqüência pode ser o primeiro sinal da doença e a única manifestação em casos raros (**Fig. 161**). O pênfigo induzido pela penicilamina geralmente aparece 6 a 12 meses após o início do uso da droga e podem involuir algumas semanas após sua suspensão. Outras complicações bucais do uso da droga são lesões de penfigóide cicatricial, estomatite aftosa e perda do paladar. As lesões de pênfigo e penfigóide cicatricial são vistas freqüentemente em pacientes tratados com penicilamina.

Diagnóstico diferencial. Pênfigo vulgar, penfigóide cicatricial, penfigóide bolhoso, doença da IgA linear, penfigóide da gestante, eritema multiforme e estomatite medicamentosa.

Tratamento. Suspensão da penicilamina e uso de esteróides sistêmicos.

Hiperplasia Gengival Induzida por Fenitoína

A fenitoína é um agente antiepilético amplamente utilizado em pacientes que apresentam convulsões generalizadas.

A hiperplasia fibrosa gengival é um efeito colateral comum, que ocorre em cerca de 30 a 60% dos pacientes que usam a droga. Apesar do mecanismo exato de desenvolvimento da hiperplasia gengival não estar claro, o aparecimento e o grau de hiperplasia dependem da dose diária, da duração do tratamento, do grau de higiene bucal e de outros fatores locais e sistêmicos. A hiperplaisa em geral se inicia na papila interdental e gradualmente envolve a gengiva marginal e inserida. Com a progressão gradual, a gengiva pode recobrir totalmente as coroas dentárias.

Clinicamente, a gengiva tem consistência firme, lobulada, levemente avermelhada, indolor e com pouca ou nenhuma tendência a sangramento (**Fig. 162**). O aumento de volume gengival é generalizado, e é mais rara a ocorrência de hiperplasia em pacientes desdentados.

Diagnóstico diferencial. Hiperplasia induzida por ciclosporina ou nifedipina, fibromatose gengival idiopática, hipertrofia gengival devido à respiração bucal ou leucemia.

Tratamento. Higiene bucal cuidadosa, excisão cirúrgica. A suspensão do uso ou a substituição da droga por outro antiepilético pode resultar em regressão da hiperplasia.

Hiperplasia Gengival Induzida por Ciclosporina

A ciclosporina é uma droga imunossupressora potente utilizada na prevenção da rejeição de transplantes de órgãos e no tratamento do lúpus eritematoso e de várias outras doenças auto-imunes. Vários efeitos colaterais da ciclosporina, como hipertensão, hepatotoxicidade, nefrotoxicidade, hirsustimo, tremor discreto e predisposição ao câncer, têm sido relatados. A hiperplasia gengival é um efeito colateral comum que ocorre em cerca de 30 a 70% dos pacientes em tratamento com ciclosporina. A hiperplasia gengival induzida pela ciclosporina está relacionada com o tempo de tratamento, a concentração sérica da droga e a presença de placa dental. É mais comum em crianças e em adolescentes do que em adultos, e o grau de hiperplasia pode variar de médio ou moderado a grave. Clinicamente, a gengiva apresenta-se aumentada de volume, lobulada, firme e com pouca inflamação (**Fig. 163**).

Diagnóstico diferencial. Aumento de volume gengival fibroso resultante do uso de fenitoína e nifedipina, fibromatose gengival, gengivite, periodontite e leucemia.

Tratamento. Gengivectomia. As lesões são geralmente reversíveis após a suspensão da droga.

Lesões Bucais Causadas por Drogas 89

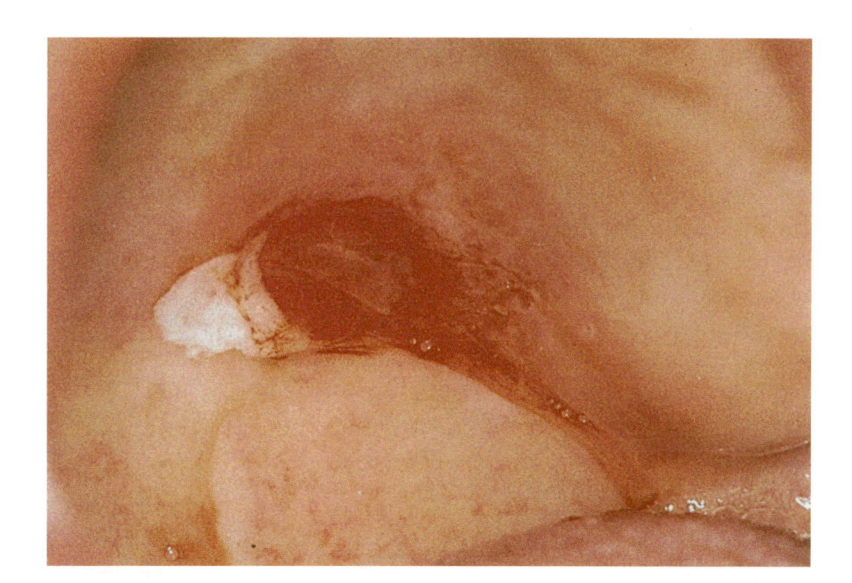

Figura 161 Pênfigo bucal induzido por penicilamina, erosões no palato.

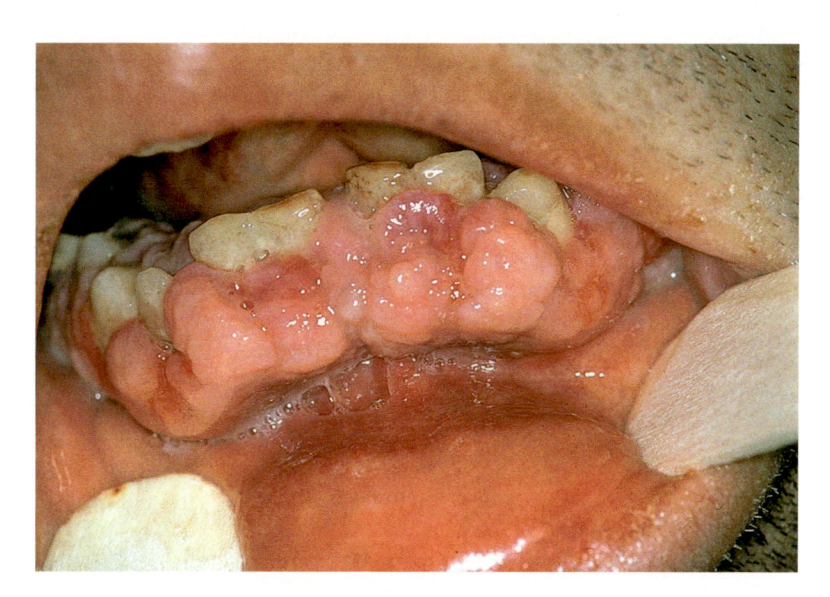

Figura 162 Hiperplasia gengival fibrosa causada por fenitoína.

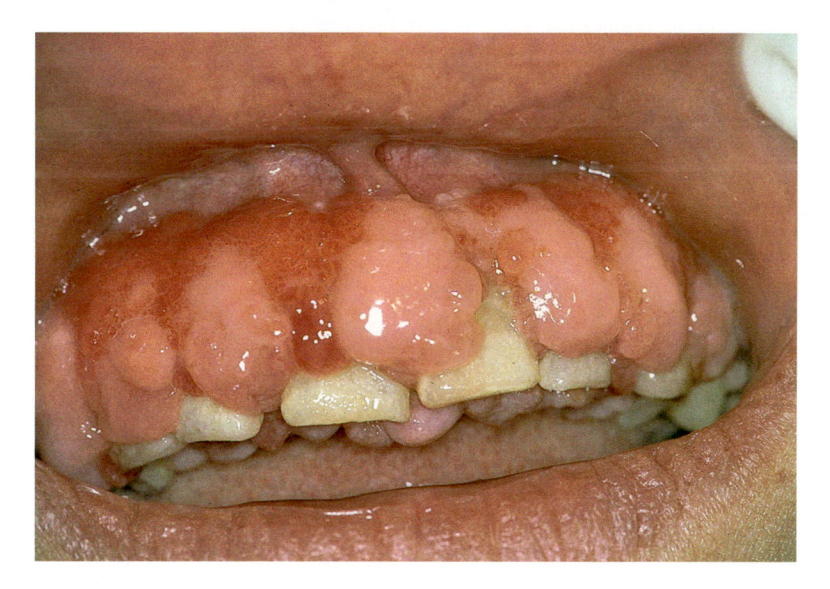

Figura 163 Hiperplasia gengival fibrosa causada por ciclosporina.

Hiperplasia Gengival Induzida por Nifedipina

A nifedipina é um agente bloqueador dos canais de cálcio amplamente utilizado em pacientes com insuficiência coronariana e desordens hipertensivas. A droga pode causar hiperplasia gengival. O mecanismo exato desta complicação é desconhecido, apesar de alterações locais no metabolismo do cálcio parecerem importantes. Recentemente, outros antagonistas dos íons cálcio, como nitrendipina, felodipina, verapamil e exodipina, também parecem causar hiperplasia gengival.

A dose da droga utilizada e a duração do tratamento, associadas à presença de placa dental e de outros fatores locais, parecem importantes no desenvolvimento do aumento de volume gengival. A incidência da hiperplasia gengival não é bem conhecida. Recentemente tem sido observada a presença de hiperplasia gengival em 51% dos pacientes renais transplantados tratados com nifedipina, quando comparados com 8% dos pacientes não tratados com nifedipina.

A gengiva apresenta-se clinicamente aumentada de volume, aspecto lobulado, firme, indolor, com pouca ou nenhuma inflamação e geralmente recobre parcialmente os dentes (**Figs. 164, 165**). O crescimento exagerado é melhor evidenciado na região da papila interdental e menos comum na gengiva livre ou aderida. O aumento de volume gengival pode ser localizado ou generalizado e é mais proeminente na face vestibular da região anterior.

Diagnóstico diferencial. Hiperplasia gengival induzida por fenitoína ou ciclosporina, hiperplasia gengival resultante de outras drogas bloqueadoras de cálcio, fibromatose gengival hereditária, hiperplasia gengival por respiração bucal, escorbuto e hiperplasia gengival resultante de doenças sistêmicas como leucemia, granulomatose de Wegener, doença de Crohn, amiloidose e sarcoidose, acantose nigricans, síndrome de Zimmermann-Laband e síndrome de Hurler.

Tratamento. Higiene bucal adequada. Em geral é necessária gengivectomia, apesar do aumento de volume poder reduzir após a suspensão da droga.

Angioedema

O angioedema, também conhecido como edema angioneurótico, é uma reação alérgica comum que pode ser tanto adquirida como hereditária. A forma adquirida é a mais comum e, apesar de na maioria dos casos não haver nenhuma causa identificável, muitos fatores têm sido implicados na sua patogênese, como, por exemplo, alimentos e alergenos farmacêuticos, infecções, estresse emocional, imunodeficiência, malignidades, etc. O angioedema hereditário é raro e pode ser de dois tipos. O *tipo I* ocorre em cerca de 80 a 85% dos casos e caracteriza-se por deficiência quantitativa do inibidor da C1-esterase; o *tipo II* se caracteriza pela deficiência funcional do inibidor devido à presença de um produto não-funcional do gene mutante.

Os dois tipos de angioedema exibem edema cutâneo das membranas mucosas e dos tecidos subcutâneos. A doença tem aparecimento repentino e dura entre 24 a 72 horas. Tanto a pele quanto as membranas mucosas apresentam-se completamente normais após o episódio agudo. O angioedema tende a ocorrer em áreas de tecido frouxo, como a região periocular, lábios, língua, genitais, mãos, pés ou qualquer outra área (**Fig. 166**). As lesões raramente são simétricas. As lesões de boca caracterizam-se por aumento de volume repentino, indolor e de aspecto liso, o qual envolve principalmente os lábios, a língua e o palato mole (**Fig. 167**). O envolvimento do sistema gastrintestinal nos casos graves pode resultar em abdômen cirúrgico agudo com dor abdominal e vômito, enquanto que o envolvimento do sistema respiratório pode levar à edema da laringe, bloqueando as vias aéreas superiores, e ocasionalmente à morte.

Diagnóstico diferencial. Enfisema cirúrgico, síndrome de Melkersson-Rosenthal, queilite granulomatosa, queilite glandular, doenças auto-imunes, hiper/hipotireoidismo, picadas de insetos e celulite.

Tratamento. Anti-histamínicos, esteróides sistêmicos e, em casos graves, adrenalina subcutânea. No angioedema hereditário, pode ser usado inibidor C1 e preventivamente danazol e stanozolol.

Lesões Bucais Causadas por Drogas 91

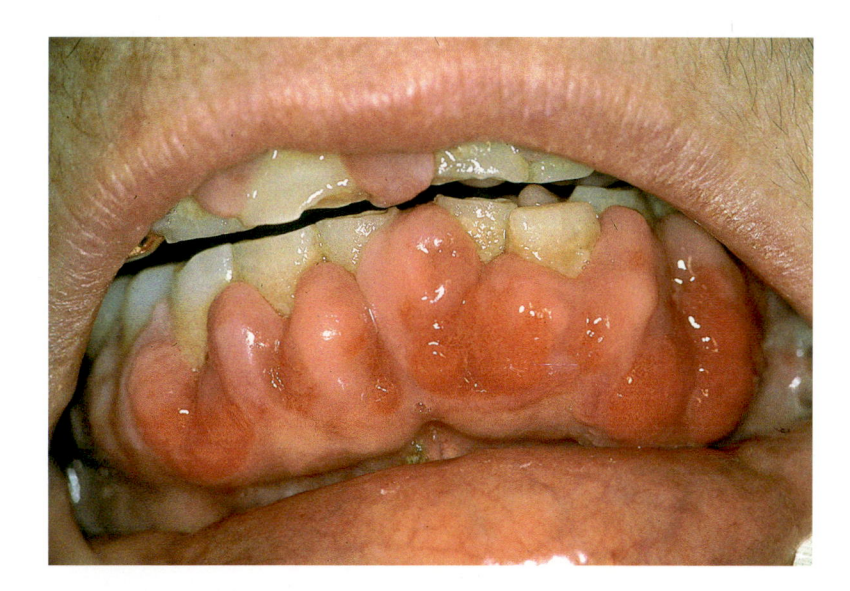

Figura 164 Hiperplasia gengival causada pela nifedipina.

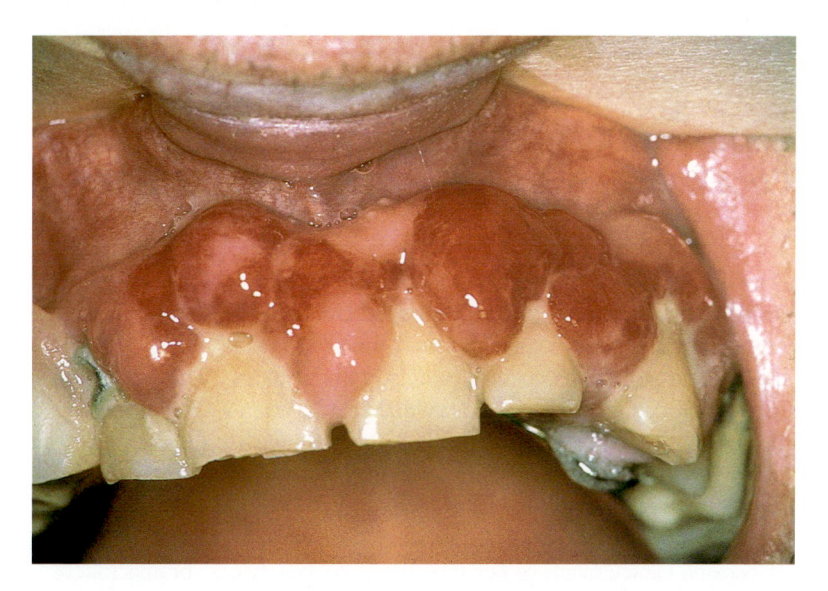

Figura 165 Hiperplasia gengival causada pela felodipina.

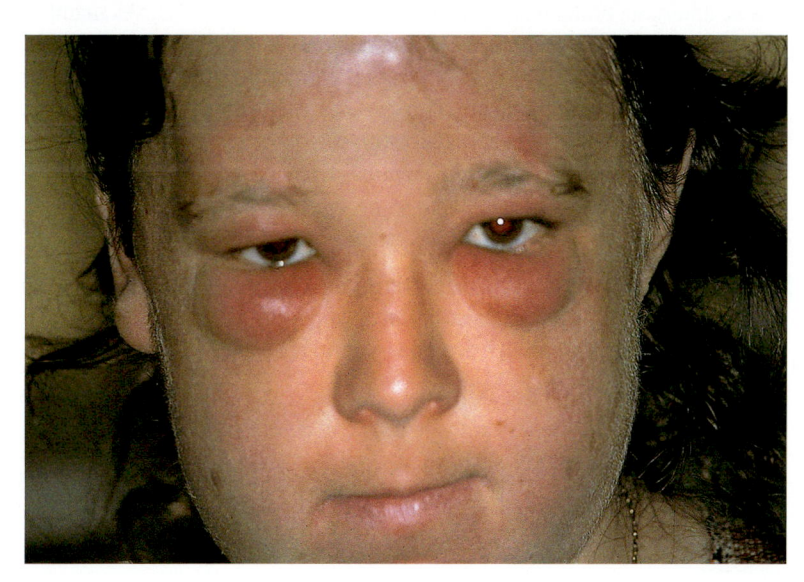

Figura 166 Angioedema, edema periocular.

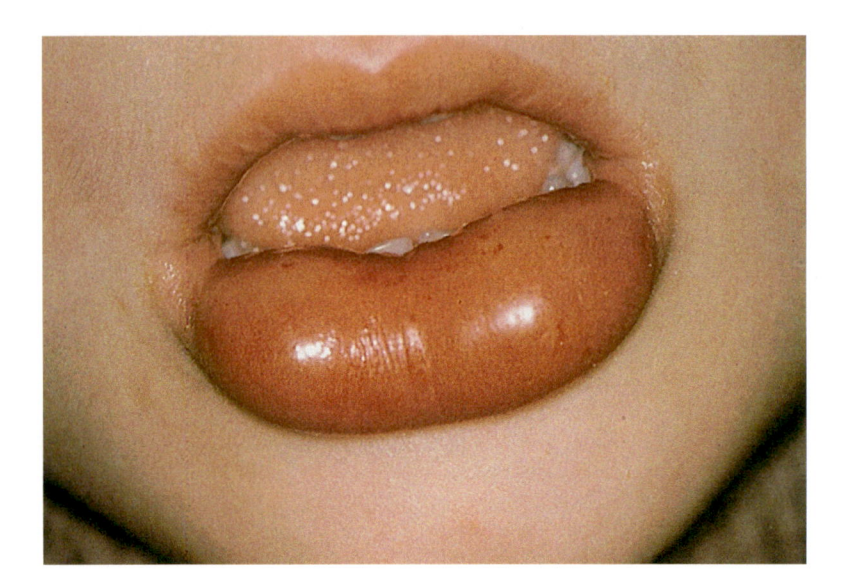

Figura 167 Angioedema, edema do lábio inferior.

Perfuração do Palato Causada por Cocaína

A cocaína é uma das drogas ilícitas mais consumidas. É misturada com uma variedade de substâncias, incluindo açúcar, anestésico local e quinina. Outra droga ilegal amplamente utilizada é o *crack*, uma forma extremamente potente de cocaína pura. Alguns viciados colocam a cocaína na boca e na cavidade nasal, levando a complicações severas como resultado de vasoconstrição intensa, estase da atividade mucociliar, infecção e necrose isquêmica.

Clinicamente, as complicações bucais do uso tópico da cocaína caracterizam-se por inflamação da gengiva, que se apresenta brilhante e lisa, e descamação do epitélio. As complicações mais severas são presença de necrose e ulcerações que acabam resultando em perfuração do palato e do septo nasal (**Fig. 168**). Pode haver redução da mobilidade do palato mole e inflamação da parede faríngea posterior. O diagnóstico baseia-se principalmente na história, nas características clínicas e na exclusão de outras doenças que apresentam lesões semelhantes.

Diagnóstico diferencial. Sífilis terciária, granuloma maligno, granulomatose de Wegener, linfoma não-Hodgkin, carcinoma da cavidade nasal e dos seios paranasais e micoses sistêmicas.

Teste laboratorial. Necessário apenas para descartar outras doenças.

Tratamento. Suspensão do uso de cocaína. Quando houver perfuração do palato, faz-se reconstrução plástica e protética.

Lesões Bucais Causadas por Anticoagulantes

Os anticoagulantes heparina e cumarina são comumente utilizados no tratamento de embolia pulmonar e trombose venosa aguda. Eles também são utilizados para prevenção de embolia arterial cerebral causada por doenças cardíacas, incluindo insuficiência cardíaca severa, reposição de válvulas cardíacas e fibrilação atrial. Esses agentes retardam a deposição de fibrina em um trombo já formado e previnem a formação de novos trombos. A terapia anticoagulante oral resulta comumente em lesões hemorrágicas na pele, nas membranas mucosas e nos órgãos internos.

As manifestações bucais podem ocorrer tanto como sangramento gengival quanto como equimoses extensas ou hematomas em todas as partes da mucosa bucal (**Figs. 169, 170**). As lesões são assintomáticas e de coloração vermelho-escura. O diagnóstico baseia-se na história, nas características clínicas e nos testes laboratoriais.

Diagnóstico diferencial. Trombocitopenia, trombastenia, outras desordens de coagulação, leucemia, anemia aplástica, disfunção plaquetária induzida por drogas e hematoma traumático.

Teste laboratorial. Os testes laboratoriais mais importantes são tempo de sangramento e contagem de plaquetas.

Tratamento. O tratamento deve ser feito por especialista.

Lesões Bucais Causadas por Drogas **93**

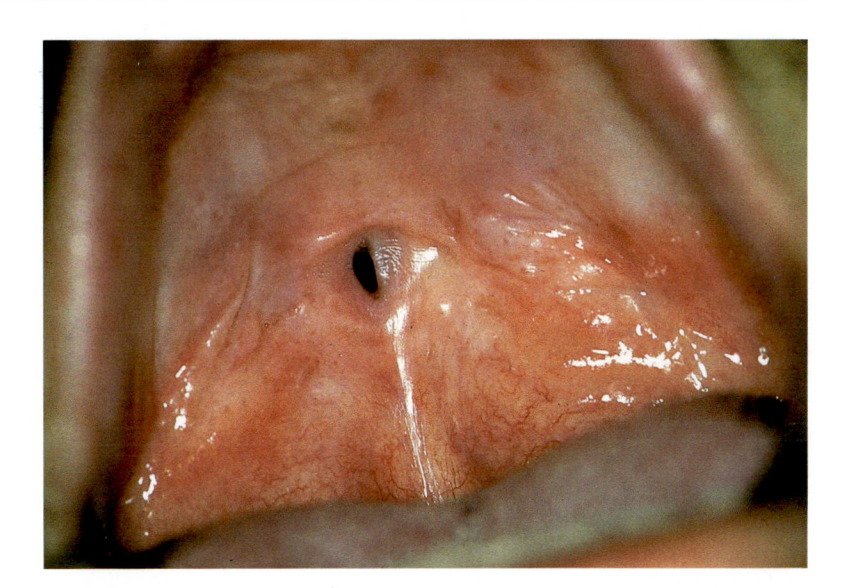

Figura 168 Perfuração do palato causada por cocaína.

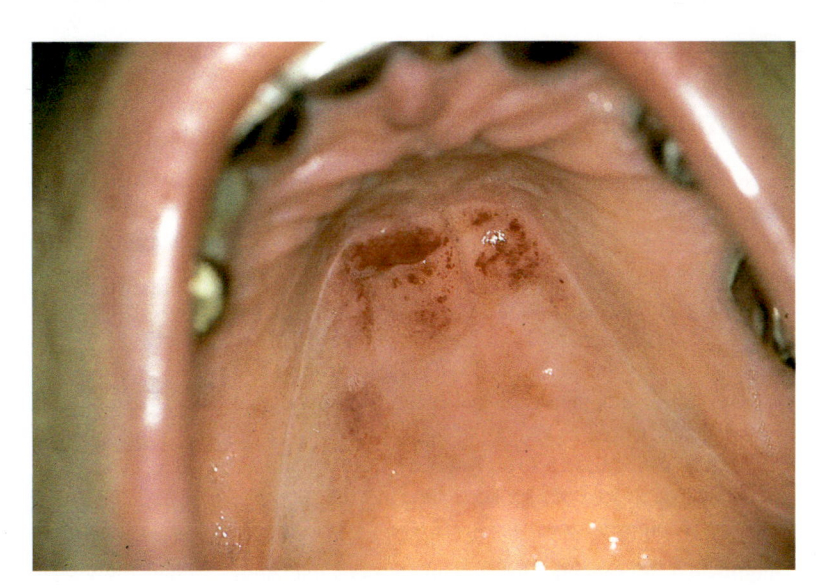

Figura 169 Equimoses no palato causadas por anticoagulantes.

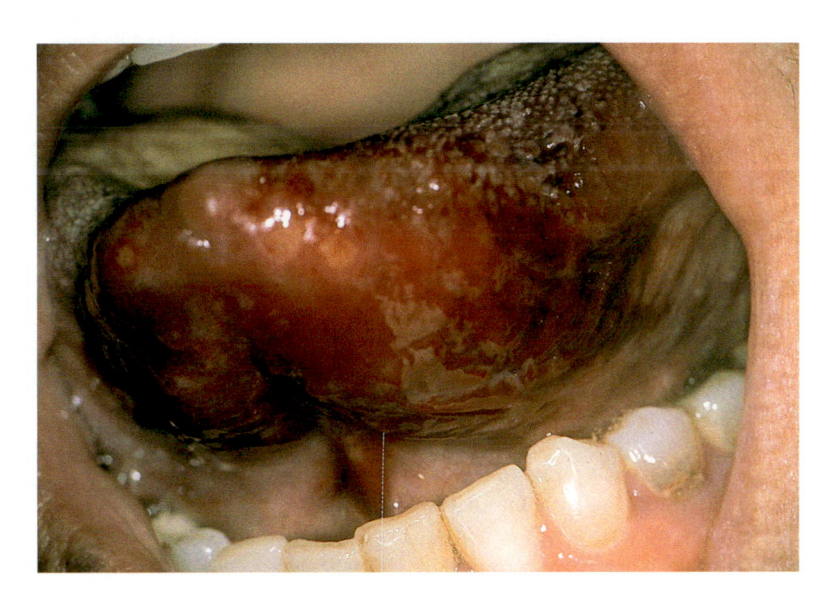

Figura 170 Hematoma na língua causado por anticoagulantes.

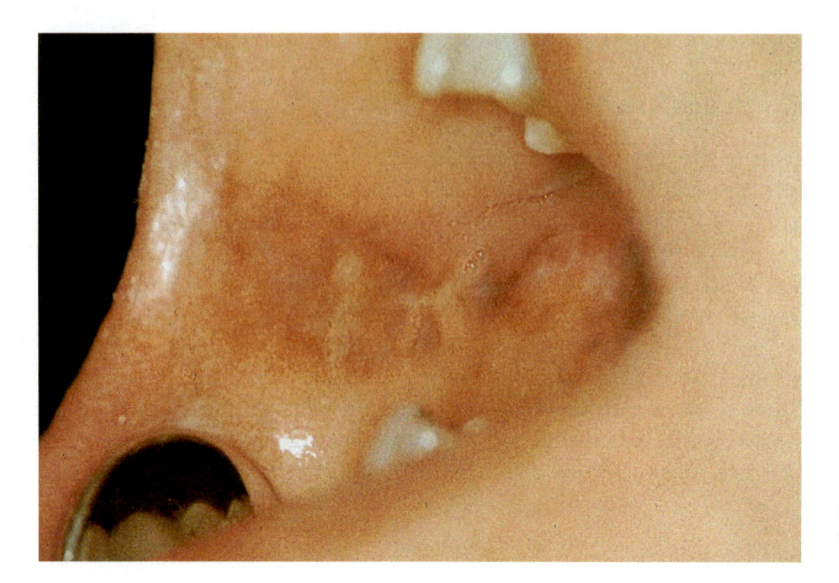

Figura 171 Pigmentação na mucosa oral causada por cloroquina.

Pigmentação Causada por Antimaláricos

Cloroquina e outros antimaláricos são utilizados no tratamento da malária e ocasionalmente em pacientes com artrite reumatóide, lúpus eritematoso e outras doenças do colágeno. O seu uso prolongado pode resultar no aparecimento de pigmentações castanhas ou negras, irregulares, difusas, localizadas no palato mole, mucosa jugal ou outras áreas da cavidade bucal (**Fig. 171**). Essas pigmentações geralmente desaparecem com a interrupção ou com a diminuição da dose da droga.

O diagnóstico baseia-se na história e nas características clínicas da lesão. Pode ser necessária biópsia para descartar outras pigmentações.

Diagnóstico diferencial. Outras pigmentações induzidas por drogas, síndrome de Peutz-Jeghers, síndrome de Albright, doença de Addison.

Tratamento. Não é necessário tratamento.

Pigmentação Causada por Azidotimidina

A azidotimidina (zidovudina, AZT) é a droga mais importante utilizada no manejo de pacientes infectados pelo HIV. Vários efeitos colaterais têm sido relatados com o uso dessa droga, entre eles náusea e depressão da medula óssea. Recentemente foi descrita a presença de pigmentações nas unhas e na pele, assim como na mucosa bucal, que aparecem logo após o início do tratamento. O aspecto clínico das pigmentações bucais são de máculas irregulares de coloração castanha ou castanho-escura, afetando principalmente a língua, a mucosa jugal e o palato (**Fig. 172**). Os médicos devem lembrar que o uso de cetoconazol durante terapia antimicótica para pacientes infectados pelo HIV pode produzir pigmentações bucais.

Diagnóstico diferencial. Outras pigmentações induzidas por drogas, doença de Addison, síndrome de Peutz-Jeghers, síndrome de Albright.

Tratamento. Não é necessário tratamento.

Queilite Causada por Retinóides

Nas últimas duas décadas, os retinóides sintéticos (ácido retinóico-13-cis e análogos aromáticos do ácido retinóico, etretinato) têm sido introduzidos como novas substâncias na terapia moderna das doenças cutâneas. São drogas extremamente efetivas nas várias alterações da ceratinização. Além disso, eles possuem efeitos antiinflamatórios e imunomoduladores. Os retinóides sintéticos têm sido utilizados recentemente para o tratamento da psoríase, acne vulgar, ictiose, líquen plano, parapsoríase em placa, micose fungóide, doença de Darier e outras genodermatoses queratóticas.

Durante a administração dos retinóides, podem aparecer vários efeitos colaterais, sendo os mais comuns o ressecamento e o aparecimento de fissuras nos lábios e a secura da mucosa bucal (**Figs. 173, 174**). Podem também ocorrer perda de cabelo, presença de escaras palmoplantares, diminuição da espessura da pele, prurido, epistaxe, paroníquia e vômito. Não se observou nenhuma complicação grave após a administração de retinóides em doses terapêuticas. Entretanto, a gravidez deve ser evitada durante o tratamento e um ano após o término do mesmo, devido aos efeitos teratogênicos e embriotóxicos dessas drogas.

Tratamento. A queilite e a xerostomia desaparecem com a suspensão das drogas.

Lesões Bucais Causadas por Drogas 95

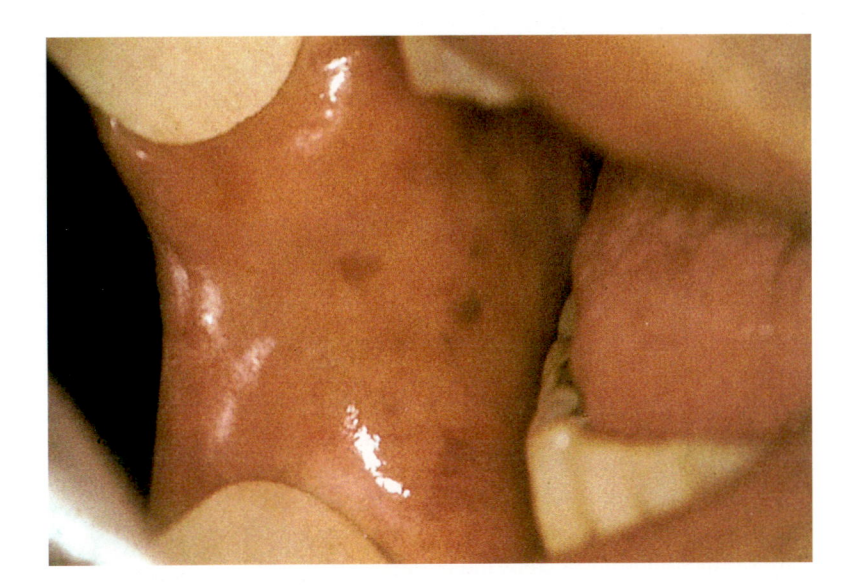

Figura 172 Pontos melanóticos na mucosa jugal causados pela azidotimidina.

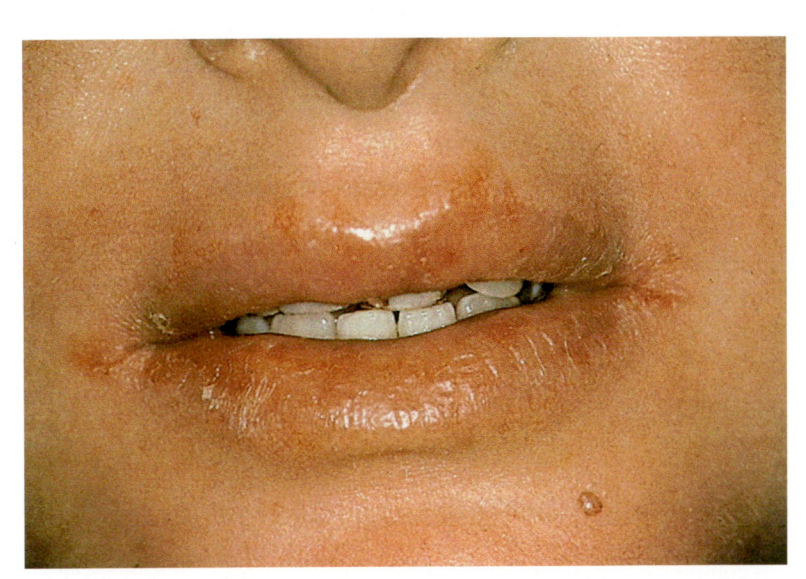

Figura 173 Queilite causada pela administração sistêmica do retinóide aromático etretinate.

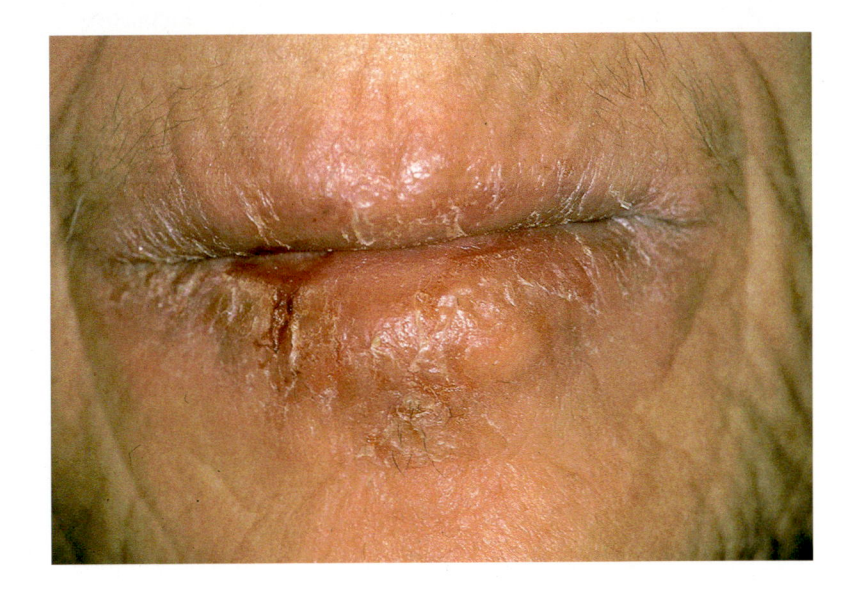

Figura 174 Queilite causada por retinóides.

8. Metal e Outros Depósitos

Tatuagem por Amálgama

A deposição de amálgama pode desenvolver-se tanto como resultado do contato contínuo entre uma restauração de amálgama e a gengiva quanto pela inclusão de fragmentos de amálgama nos tecidos bucais durante a restauração dentária ou o procedimento cirúrgico. Além disso, durante uma extração dentária, restaurações de amálgama podem fraturar e os fragmentos podem ser incluídos nos tecidos moles adjacentes. A tatuagem por amálgama aparece clinicamente como área plana bem-delimitada de coloração preto-azulada ou acastanhada, de tamanho variado (**Fig. 175**). A deposição de amálgama ocorre usualmente na gengiva, na mucosa alveolar e na mucosa jugal.

Diagnóstico diferencial. Nevo pigmentado, melanoma maligno, pigmentação normal e hematoma.

Teste laboratorial. Para diferenciação da tatuagem por amálgama de outras lesões da mucosa bucal de coloração escura são necessários exame histopatológico e radiografias.

Tratamento. Não necessita de tratamento.

Deposição de Bismuto

Os compostos de bismuto eram antigamente utilizados no tratamento da sífilis, porém recentemente eles foram substituídos pelos antibióticos. Atualmente, as pigmentações bucais causadas por bismuto são raramente observadas, a não ser em pacientes que foram tratados para sífilis na era prévia ao uso de antibióticos ou naqueles com má higiene bucal. A deposição de bismuto aparece clinicamente como uma linha azulada característica ao longo da gengiva marginal, ou como pontos negros na papila gengival (**Fig. 176**). O bismuto deposita-se com menor freqüência em outras áreas da mucosa bucal, principalmente na periferia de úlceras ou em áreas de inflamação. São comuns relatos de sensação de queimação e aumento da salivação.

Diagnóstico diferencial. Pigmentação normal, deposição de prata, deposição de chumbo, tatuagem por amálgama e doença de Addison.

Tratamento. Não é necessário tratamento.

Depósitos de Chumbo

O chumbo pode ser depositado na mucosa bucal após a ingestão sistemática do metal, porém é um fenômeno raro. Os depósitos de chumbo ocorrem em pessoas que trabalham na indústria processadora de metal e nas fábricas de baterias.

Clinicamente, observa-se uma linha azulada ou negra ao longo da gengiva marginal (**Fig. 177**), a qual é chamada de "linha de chumbo". A linha de chumbo é um precipitado de sulfeto de chumbo resultante da reação entre sulfeto de hidrogênio bacteriano e chumbo. Com menor freqüência, podem ser observadas ulcerações e pontos negro-azulados na língua e na mucosa jugal. Também podem ocorrer aumento da salivação, gosto metálico, doença periodontal agressiva e aumento da mobilidade da língua. O diagnóstico baseia-se na história e no exame físico. A exposição crônica ao chumbo causa disfunção do sistema nervoso central, medula óssea, rins e ossos. São relatos comuns fadiga, cefaléia, fraqueza, irritabilidade, dor abdominal e dor musculoesquelética.

Diagnóstico diferencial. Deposição de bismuto, amálgama e deposição de outros metais pesados.

Teste laboratorial. Exame histopatológico e histoquímico. Mensuração dos níveis de chumbo no sangue.

Tratamento. Suspensão da exposição ao chumbo e administração de agentes quelantes, como dimercaprol (BAL), cálcio-EDTA e penicilamina-D.

Metal e Outros Depósitos 97

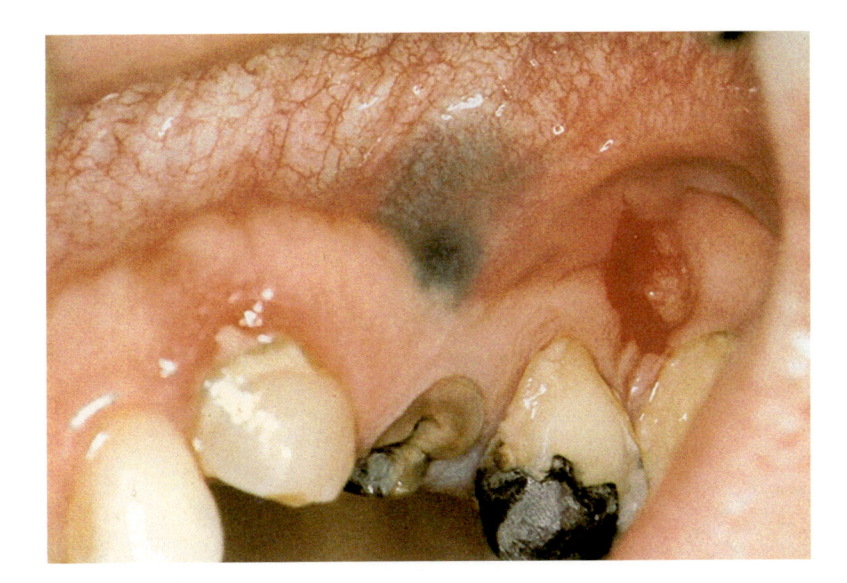

Figura 175 Tatuagem por amálgama.

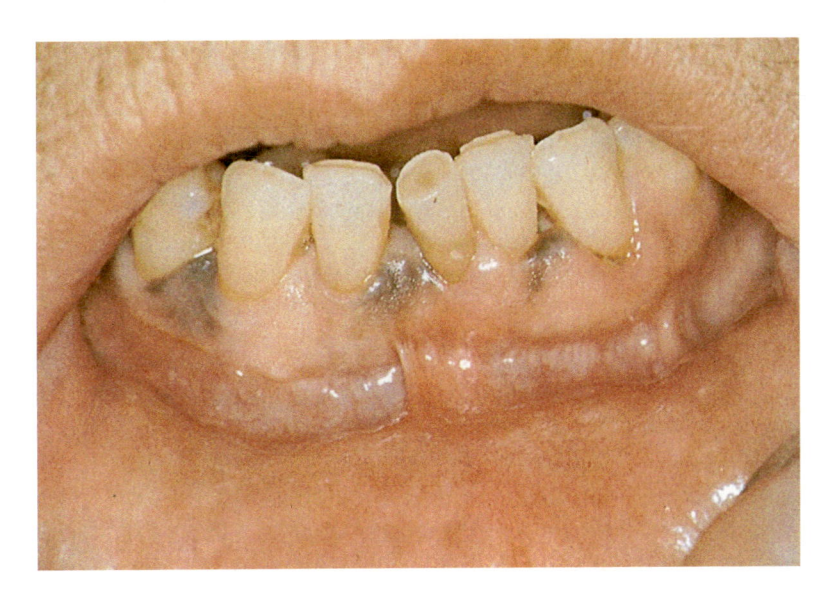

Figura 176 Deposição de bismuto na papila gengival.

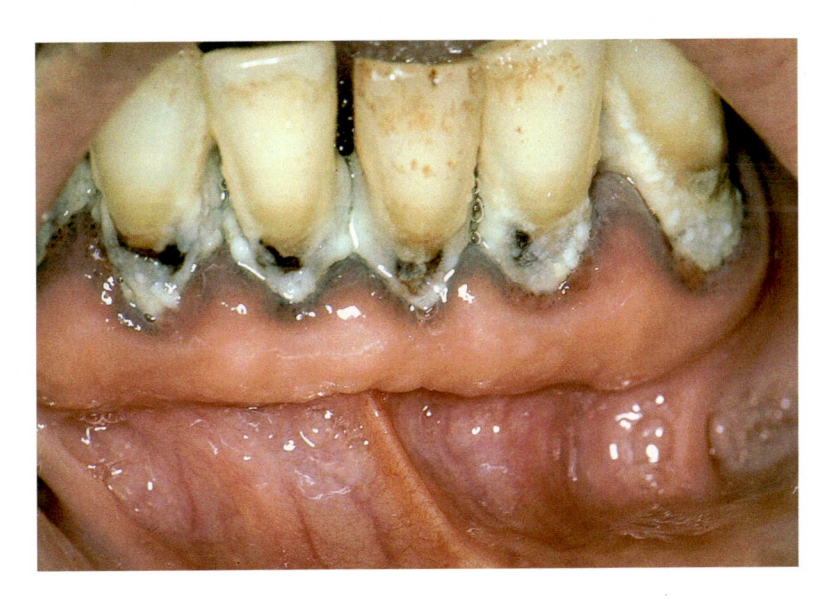

Figura 177 Deposição de chumbo, "linha de chumbo".

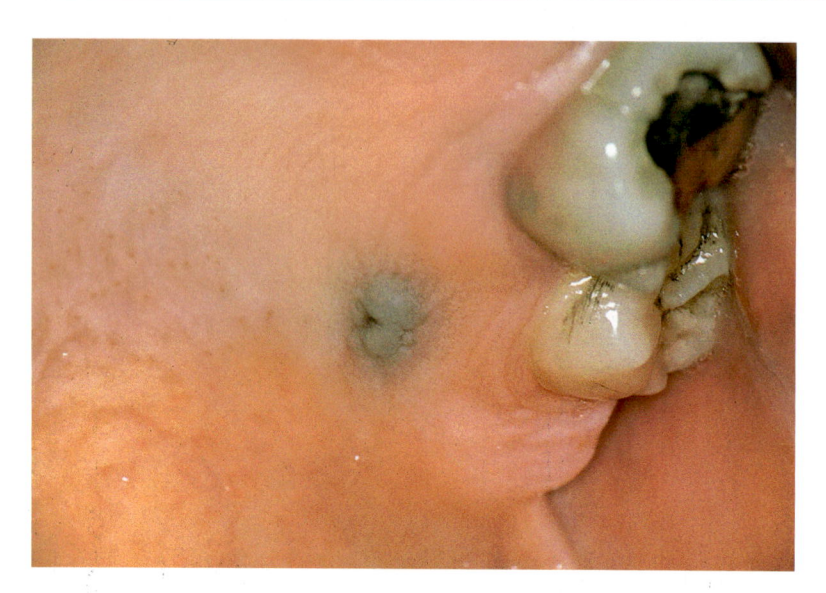

Figura 178 Deposição de prata no palato.

Depósitos de Prata e de Grafite

Os depósitos de prata e de grafite na boca são raros. Depósitos de prata pura são resultantes da migração de cones de prata utilizados na obturação de canais radiculares, havendo liberação de íons metálicos nos tecidos moles, principalmente no palato duro. Os depósitos de grafite resultam geralmente da implantação traumática de pontas de lápis na cavidade bucal de crianças.

Clinicamente, observa-se uma mácula de coloração preto-acastanhada ou azul, ou ainda castanho-acinzentada no palato duro, gengiva, mucosa alveolar e mucosa jugal (**Figs. 178, 179**).

Diagnóstico diferencial. Depósitos de amálgama, melanoma maligno, nevo melanótico.

Teste laboratorial. Exame histopatológico.

Tratamento. Não é necessário.

Flebólitos

Os flebólitos são trombos calcificados que ocorrem nos vasos sangüíneos. Esse fenômeno é característico de hemangiomas cavernosos. Aceita-se que os trombos são produzidos por uma diminuição do fluxo sangüíneo periférico que posteriormente se organizam e mineralizam. Esse trombo calcificado constitui a porção central do flebólito. Clinicamente, observa-se aumento de volume dos tecidos moles, de consistência dura, assintomático e geralmente associado a hemangiomas, apesar de em alguns casos não haver sinais de hemangiomas (**Fig. 180**).

Diagnóstico diferencial. Cálculo de glândula salivar, calcificação de linfonodos e tumores de tecidos moles.

Teste laboratorial. O exame histopatológico confirma o diagnóstico. Radiografias, angiografias e tomografia computadorizada podem auxiliar no diagnóstico.

Tratamento. Excisão cirúrgica.

Matéria Alba da Gengiva Inserida

A matéria alba resulta do acúmulo de bactérias, células epiteliais necrosadas e restos alimentares, sendo freqüentemente observada na margem dentogengival de pessoas com má higiene bucal. Entretanto, pacientes incapazes de escovar os dentes por serem portadores de doenças bucais dolorosas podem apresentar matéria alba como uma placa branca na superfície vestibular da gengiva e na mucosa alveolar (**Fig. 181**). A placa branca tem consistência mole e pode ser facilmente removida após leve pressão, deixando uma superfície eritematosa.

Diagnóstico diferencial. Leucoplasia e candidíase.

Tratamento. Higiene bucal adequada.

Metal e Outros Depósitos 99

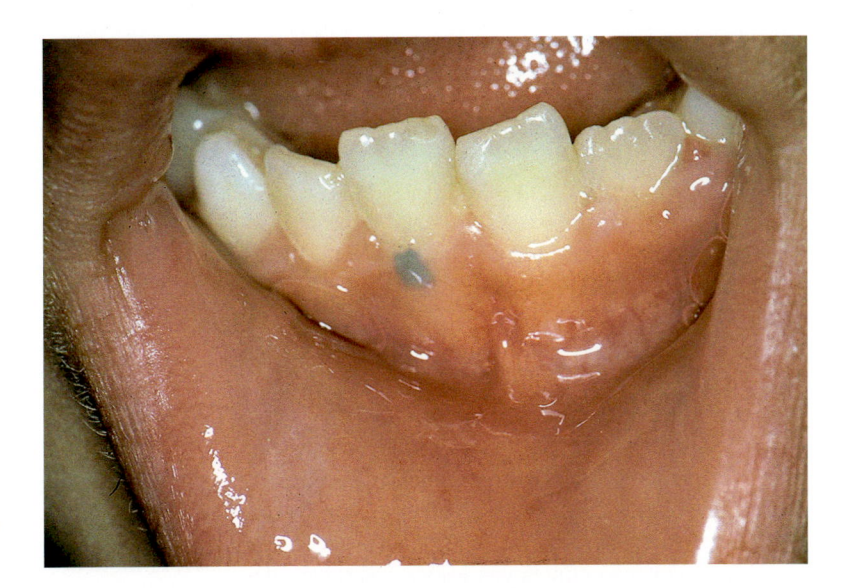

Figura 179 Deposição de grafite na gengiva.

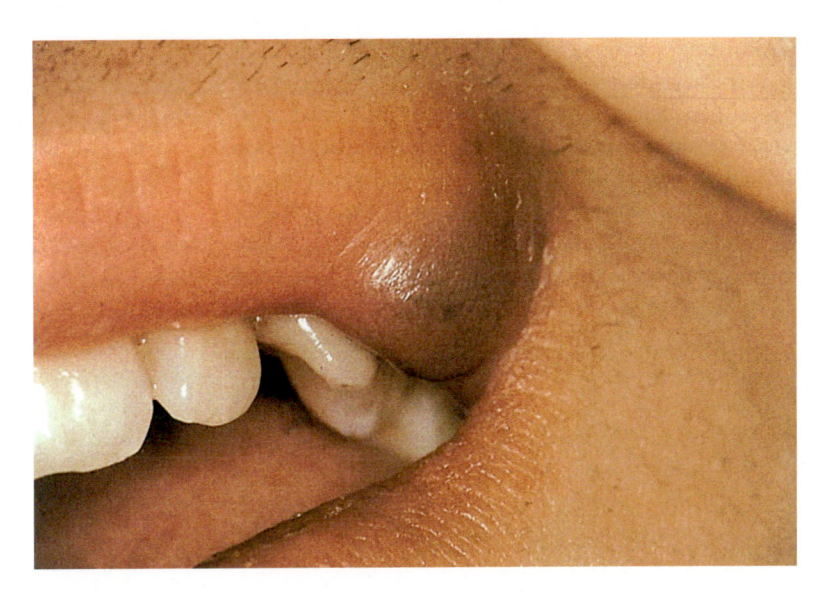

Figura 180 Hemangioma e flebólito no lábio superior.

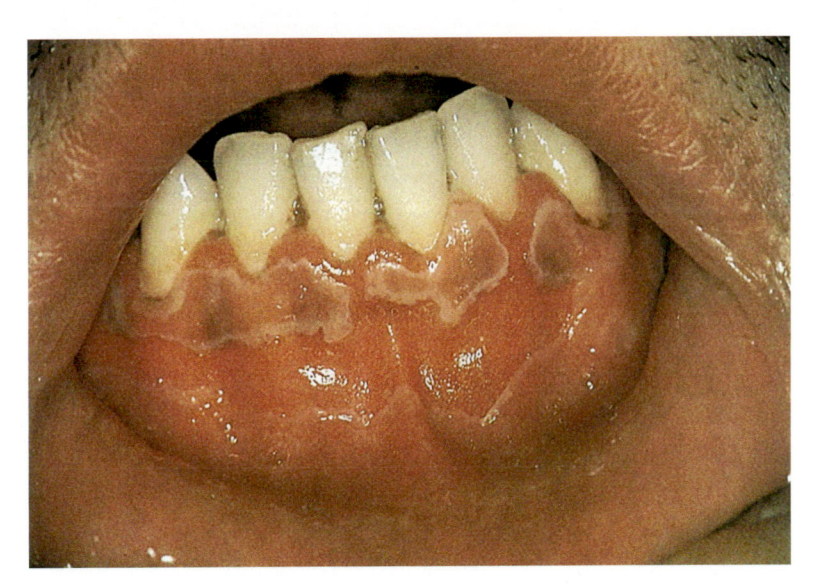

Figura 181 Placas brancas na gengiva inserida e na mucosa alveolar causadas pelo acúmulo de matéria alba.

9. Material Estranho

Corpos Estranhos

A implantação de corpos estranhos nos tecidos moles bucais não é um acontecimento raro. Pode resultar de um trauma durante a mastigação de alimentos duros ou de procedimentos cirúrgicos. Os tipos de corpos estranhos implantados com maior freqüência são ossos de peixe e de animais, fragmentos de vidro, materiais sintéticos, partículas de areia, botões, etc.

A apresentação clínica das lesões é variável, dependendo do tipo de material estranho implantado, do seu tamanho, da maneira como foi implantado na boca e da quantidade presente nos tecidos. Geralmente observam-se úlceras com intensa reação inflamatória ou crescimentos de consistência dura apresentando ou não inflamação associada (**Fig. 182**). Dependendo da cor do corpo estranho, pode haver alteração da coloração dos tecidos que o circundam. O diagnóstico é difícil no caso da presença de anéis metálicos e corpos estranhos firmemente impactados, com, por exemplo, botões na boca de crianças (**Figs. 183, 184**). A deposição de sal que ocorre no caso de repetidas injeções intralesionais de triancinolona acetonida pode resultar na formação de nódulos endurecidos (**Fig. 185**). O diagnóstico baseia-se na história e na apresentação clínica.

Diagnóstico diferencial. Lesões traumáticas, depósitos metálicos, tumores benignos e malignos.

Teste laboratorial. O exame histopatológico é necessário em alguns casos para descartar outras lesões específicas.

Tratamento. Excisão cirúrgica ou apenas remoção do corpo estranho.

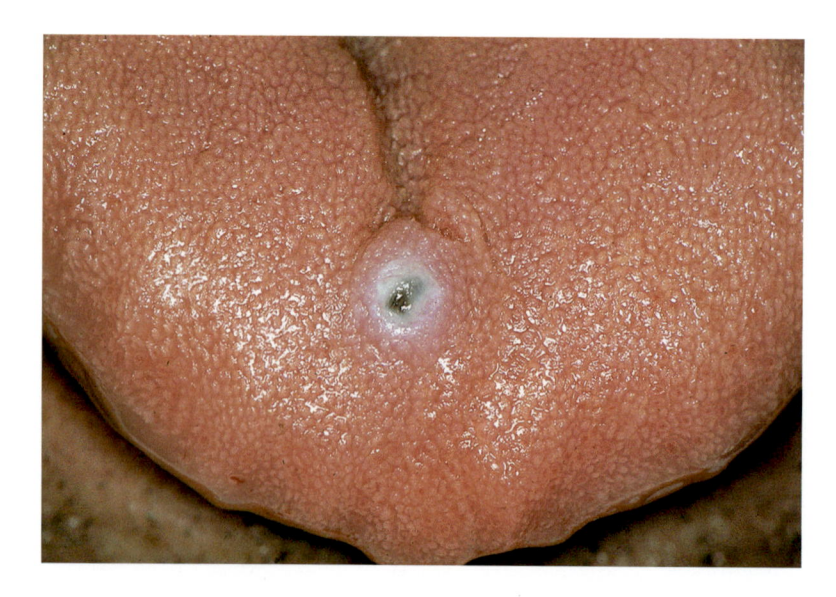

Figura 182 Lesão branco-escurecida na língua causada por inoculação de grão de areia.

Material Estranho 101

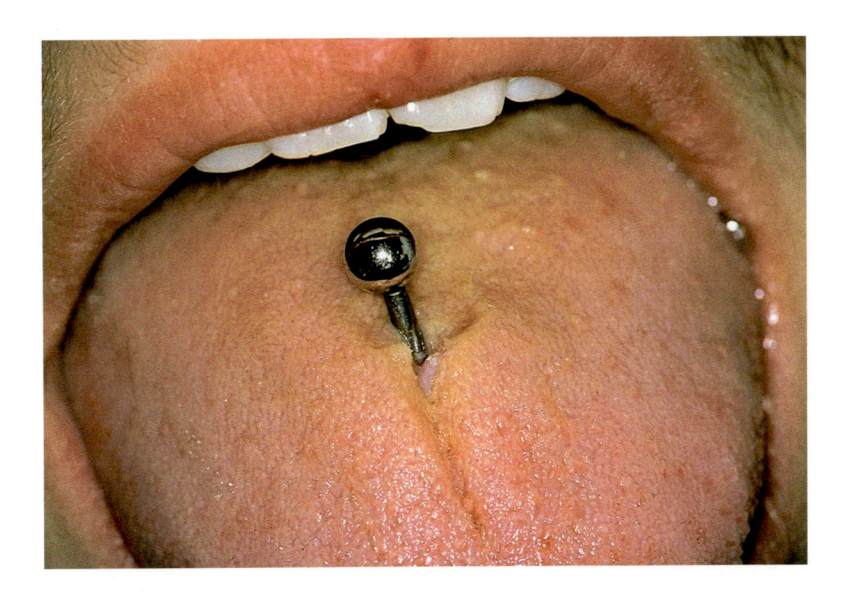

Figura 183 *Piercing* na língua.

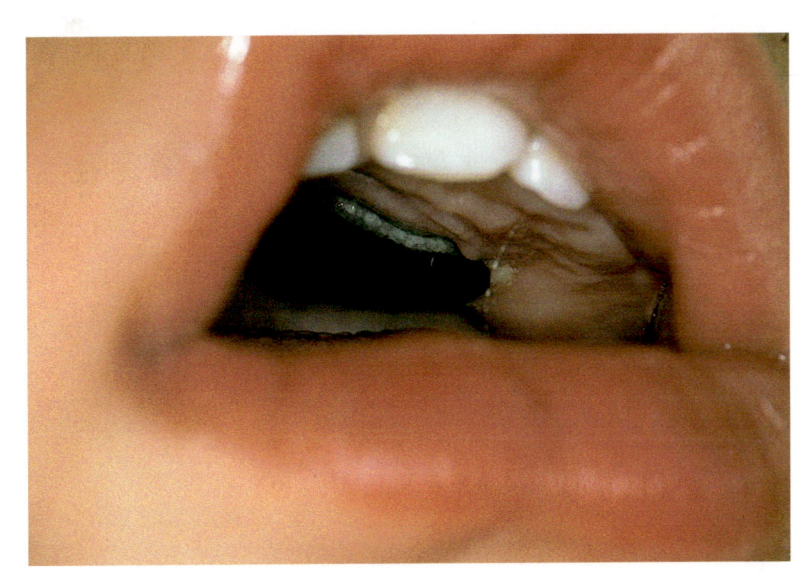

Figura 184 Botão preto no palato.

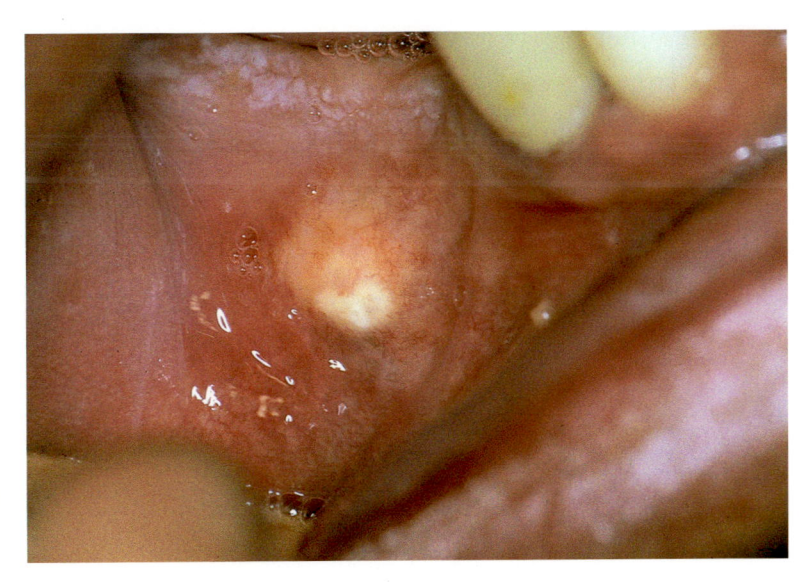

Figura 185 Nódulo na mucosa jugal causado por repetidas injeções intralesionais de triancinolona acetonida.

Enxertos de Pele e de Mucosa

Os enxertos de pele e de mucosa são freqüentemente utilizados na cavidade bucal para recobrimento de defeitos resultantes de cirurgias extensas para tratamento de tumores benignos e malignos ou de cirurgia plástica restauradora para outras condições patológicas.

Clinicamente, observa-se uma placa branca ou branco-acinzentada, cujo tamanho depende do tamanho do enxerto e cujas bordas podem ser lisas ou irregulares (**Figs. 186, 187**). Ocasionalmente devido à produção aumentada de melanina pelos melanócitos do enxerto, apresenta-se com coloração negra (**Fig. 188**). Em alguns casos, podem ser observados folículos pilosos ou pêlos no enxerto (**Fig. 189**). Os locais onde os enxertos de pele e de mucosas são colocados com maior freqüência são língua, mucosa jugal, gengiva e mucosa alveolar. O diagnóstico baseia-se exclusivamente na história e nas características clínicas.

Diagnóstico diferencial. Leucoplasia, cicatriz traumática e melanoma.

Tratamento. Não é necessário.

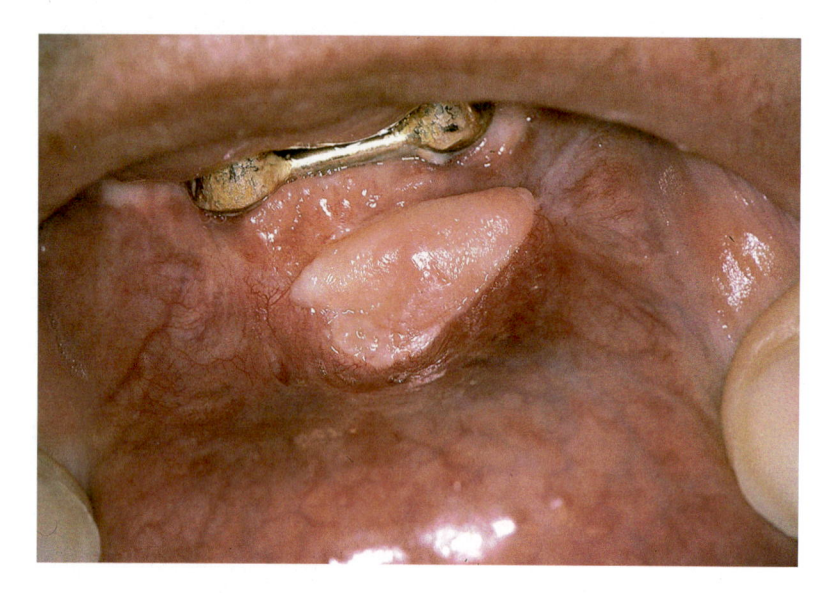

Figura 186 Enxerto de mucosa.

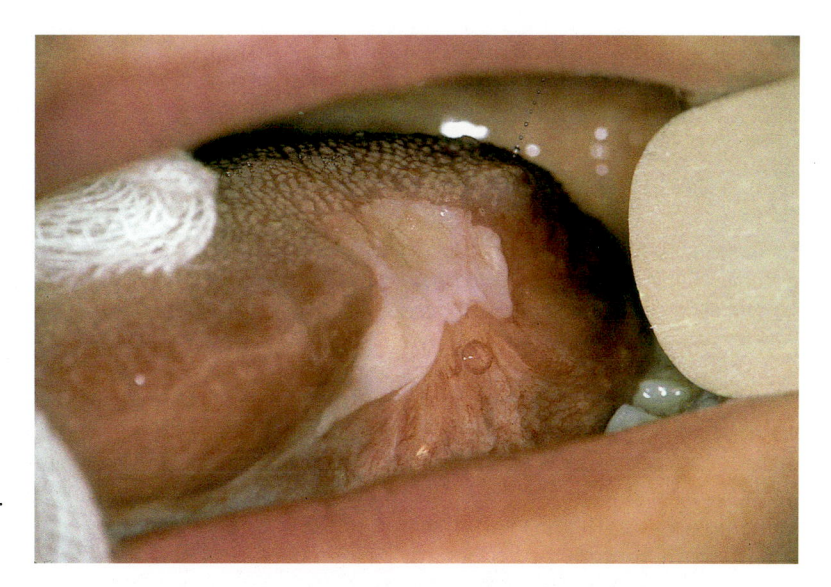

Figura 187 Enxerto de pele visto como placa branca na borda lateral da língua.

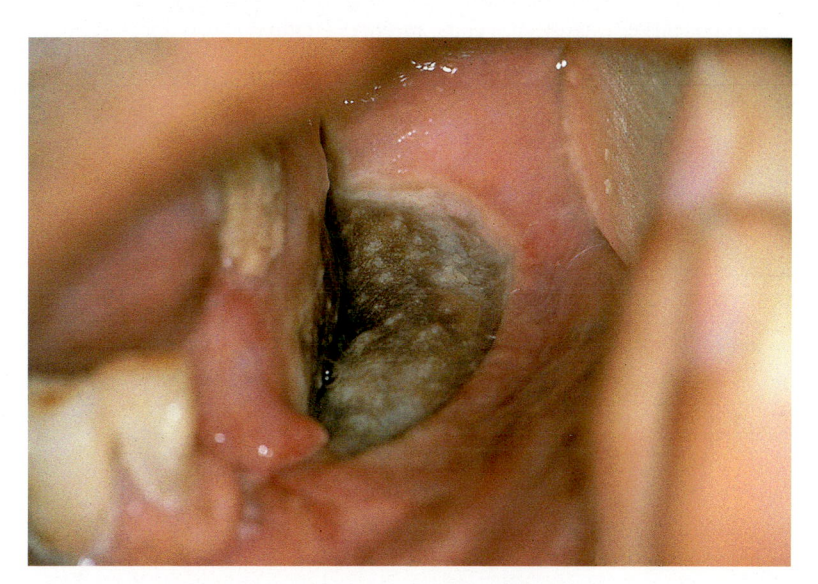

Figura 188 Enxerto de pele de coloração escura.

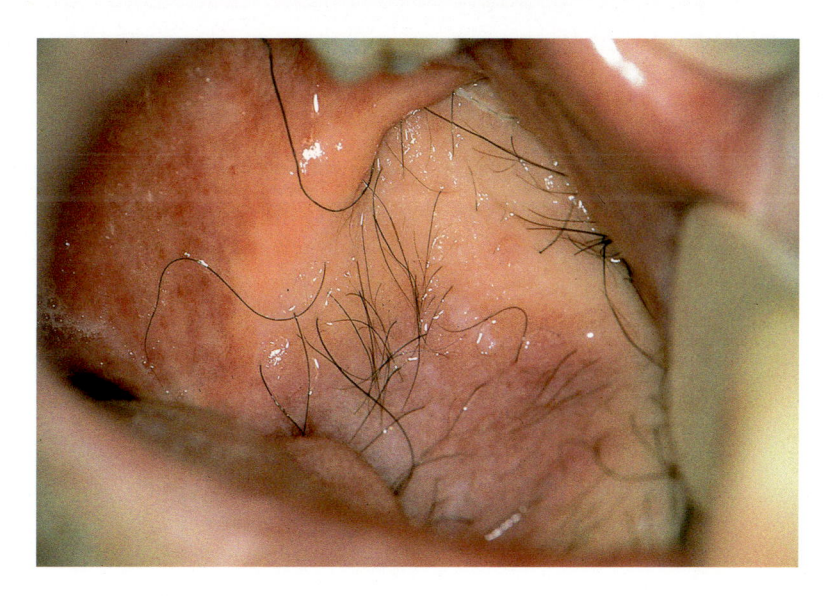

Figura 189 Enxerto de pele com pêlos.

10. Lesões Induzidas por Radiação

A radioterapia desempenha papel importante no tratamento do câncer de boca e de outras neoplasias malignas da cabeça e do pescoço. A forma de radiação mais utilizada é a radiação ionizante, aplicada por uma fonte externa ou por implantes radioativos (ouro, irídio). Além de seus efeitos terapêuticos, a radiação ionizante pode também afetar tecidos normais que apresentam alto *turnover*, como, por exemplo, a mucosa bucal, o revestimento do trato gastrintestinal e a medula óssea. Os efeitos colaterais após a irradiação na mucosa bucal dependem principalmente da dose e da duração do tratamento e afetam cerca de 80% dos pacientes. As reações mucosas induzidas pela irradiação (mucosites) podem ser classificadas como precoces e tardias.

As reações precoces aparecem no final da primeira semana de tratamento e consistem de eritema e edema da mucosa bucal. Durante a segunda semana, podem aparecer eritema, erosões e úlceras que são recobertas por um exsudato branco-amarelado (**Figs. 190-195**). Todas as regiões da boca podem ser afetadas, apesar das superfícies não-ceratinizadas serem afetadas com maior gravidade. As queixas dos pacientes incluem mal-estar, xerostomia, perda do paladar, sensação de queimação, dor durante a mastigação, fala e deglutição. As lesões persistem durante todo o tratamento e várias semanas após o término do mesmo. No caso das glândulas salivares serem irradiadas, um dos achados mais precoces e comuns é a xerostomia.

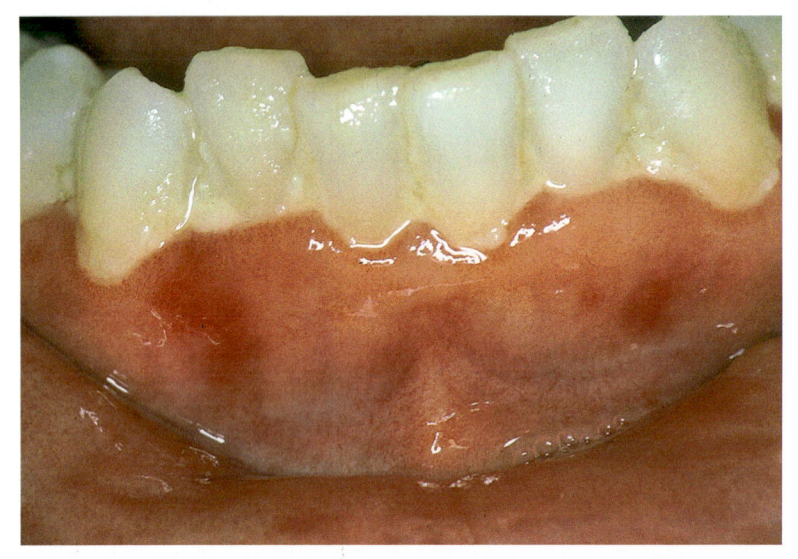

Figura 190 Eritema na gengiva causado por radiação ionizante.

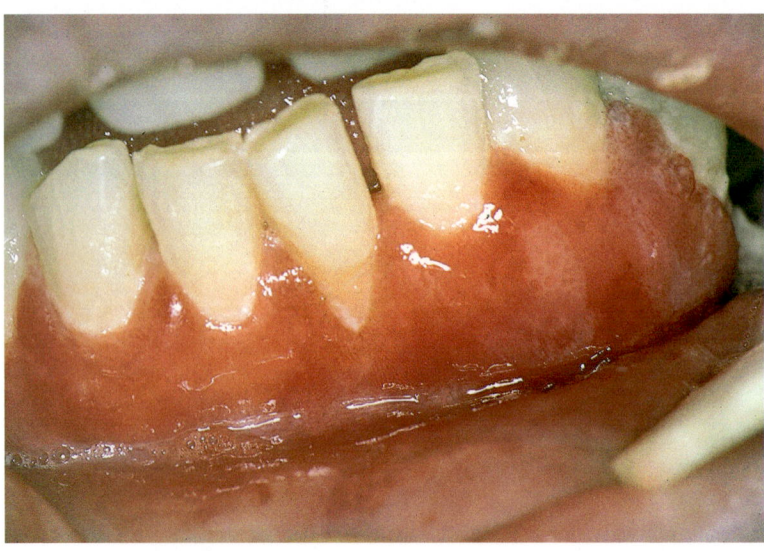

Figura 191 Eritema na gengiva e na mucosa alveolar causado por radiação ionizante.

Lesões Induzidas por Radiação 105

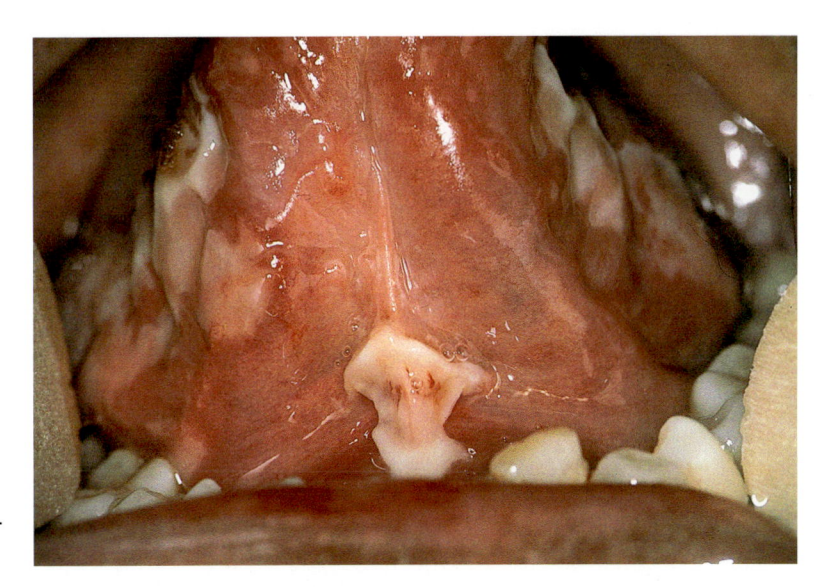

Figura 192 Múltiplas erosões na língua causadas por radiação ionizante.

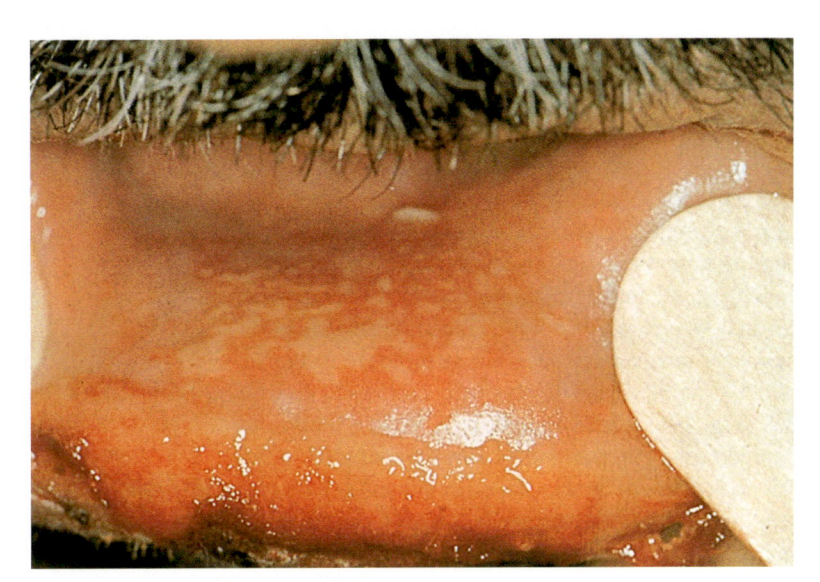

Figura 193 Eritema e erosões no lábio inferior causadas por radiação ionizante.

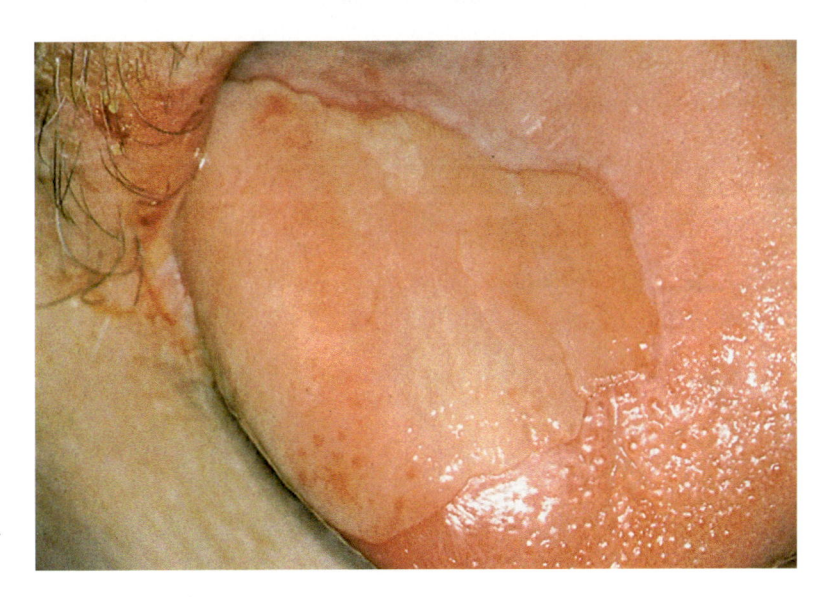

Figura 194 Múltiplas erosões na língua causadas por radiação ionizante.

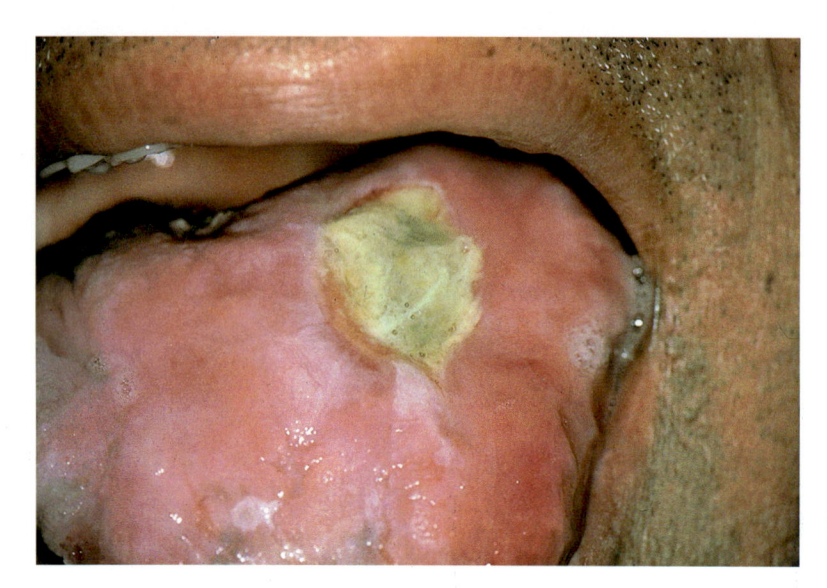

Figura 195 Úlceras na língua causadas por ouro radioativo.

A remissão espontânea das lesões bucais ocorre gradualmente após o término da radioterapia. Entretanto, a presença de infecção secundária atrasa a recuperação. As complicações relativamente comuns que podem ser observadas são infecções bacterianas e virais e candidíase. As manifestações tardias são geralmente irreversíveis e resultam em uma mucosa atrófica extremamente sensível. Na ausência da proteção da saliva, os dentes rapidamente desenvolvem cárie e são destruídos (**Fig. 196**). Outra complicação grave é a osteorradionecrose, e ela ocorre nos casos em que são utilizadas altas doses de irradiação, especialmente se não forem tomadas medidas adequadas para a redução da dose de radiação aplicada aos ossos. Manifesta-se clinicamente como osteomielite dolorosa, com necrose óssea e formação de seqüestro e, em alguns casos, com formação de fístulas extrabucais (**Fig. 197**). A mandíbula é afetada mais freqüentemente do que a maxila.

O risco dessa complicação é aumentado principalmente se após a irradiação forem extraídos dentes presentes na região irradiada. Pode ocorrer também linfoedema (**Fig. 198**).

O diagnóstico das lesões de boca causadas por radiação depende da história médica e das características clínicas da lesão.

Diagnóstico diferencial. Mucosite causada por quimioterapia, doença do enxerto *versus* hospedeiro, eritema multiforme, estomatite herpética, líquen plano, pênfigo, penfigóide cicatricial e bolhoso e leucemia.

Tratamento. Medidas preventivas, suspensão da radioterapia, analgésicos tópicos, esteróides tópicos, antiinflamatórios não-esteróides, complexo de vitaminas B, no caso de infecções mucosas ou ósseas, uso de antibióticos e antifúngicos.

Lesões Induzidas por Radiação

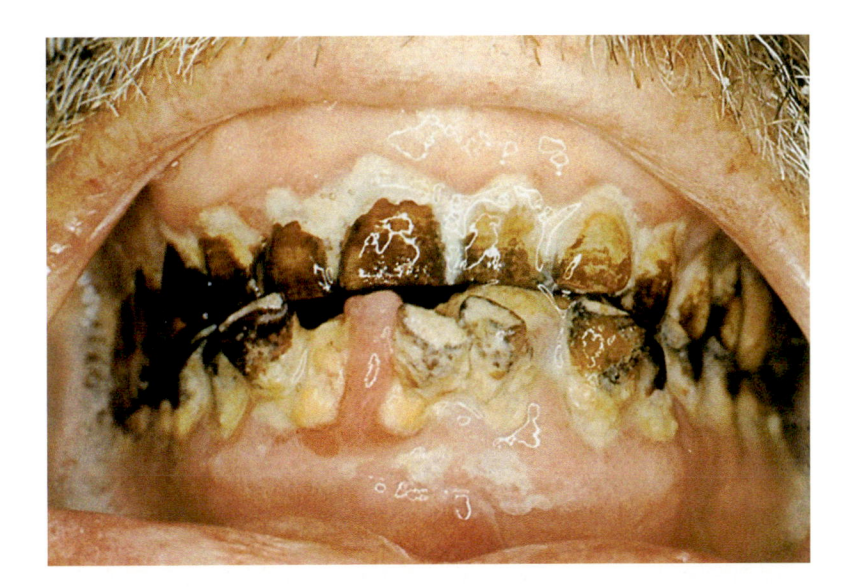

Figura 196 Lesão dentária e gengival causada por radiação ionizante.

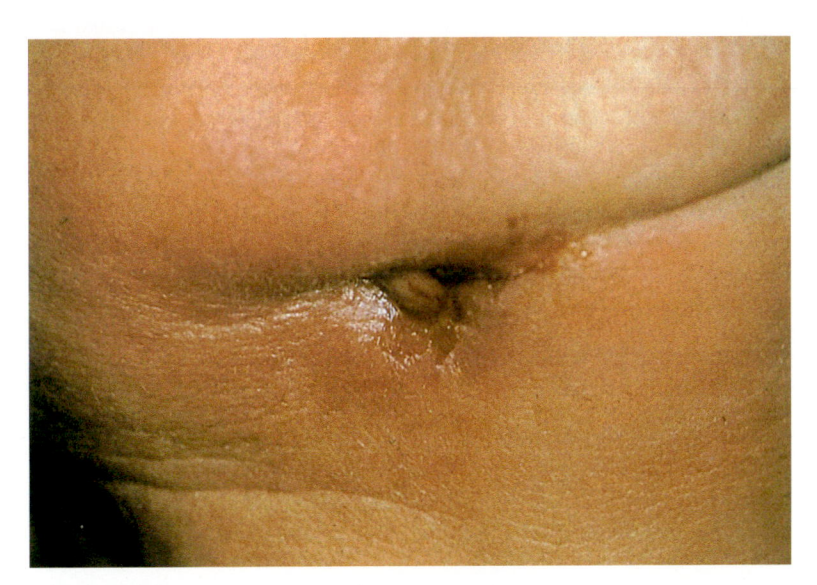

Figura 197 Fístula extrabucal após radiação.

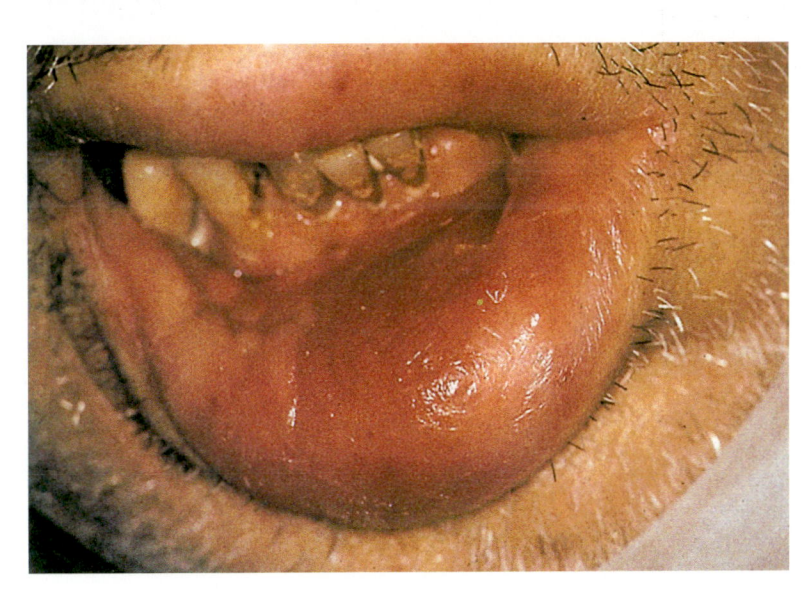

Figura 198 Linfoedema do lábio inferior após radiação.

11. Alergia a Produtos Químicos Aplicados Localmente

Estomatite Alérgica Causada por Resina Acrílica

A verdadeira alergia da mucosa bucal ao material da base da prótese é muito rara. Entretanto, acredita-se que o monômero do acrílico residual (metil-metacrilato) seja responsável por reações alérgicas na mucosa bucal de pacientes suscetíveis. Há possibilidade de que traços de outras substâncias alergênicas absorvidas na base da dentadura possam ser a causa das reações alérgicas.

A estomatite alérgica por acrílico caracteriza-se pela presença de eritema difuso, edema e ocasionalmente pela presença de pequenas vesículas e erosões nas áreas de contato com as próteses (**Figs. 199, 200**). O paciente queixa-se de sensação de queimação na boca, e essa reação pode se estender a áreas da mucosa que não estão em contato direto com as dentaduras. A remoção das dentaduras em geral ocasiona a resolução completa da lesão. O teste cutâneo é geralmente positivo.

Diagnóstico diferencial. Estomatite por dentadura e reações a outros alergênicos.

Tratamento. Anti-histamínicos orais e confecção de novas próteses com monômero completamente polimerizado.

Estomatite Alérgica Causada por Eugenol

O eugenol tem várias aplicações na odontologia, sendo utilizado como anti-séptico, material restaurador e curativo periodontal. Porém o eugenol pode causar reações alérgicas generalizadas após o contato direto com a mucosa bucal em pacientes sensibilizados.

Nas reações localizadas há eritema, edema e erosões recobertas por uma pseudomembrana esbranquiçada (**Figs. 201, 202**). O paciente queixa-se de sensação de queimação e dor intensa. O teste cutâneo em geral é positivo. O diagnóstico baseia-se na história e nas características clínicas da lesão.

Diagnóstico diferencial. Alergia à resina acrílica e outras substâncias e estomatite plasmocitária.

Tratamento. Remoção do eugenol e uso de anti-histamínicos.

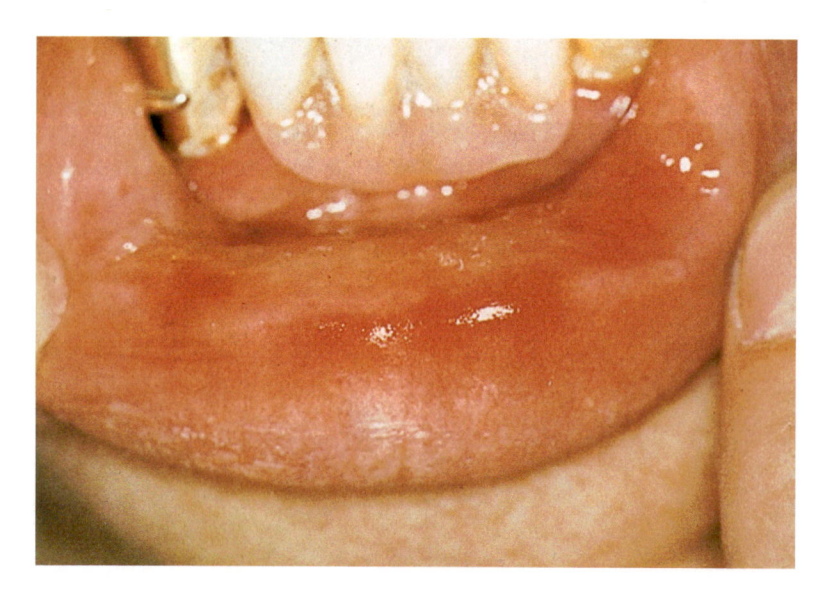

Figura 199 Estomatite alérgica causada por resina acrílica.

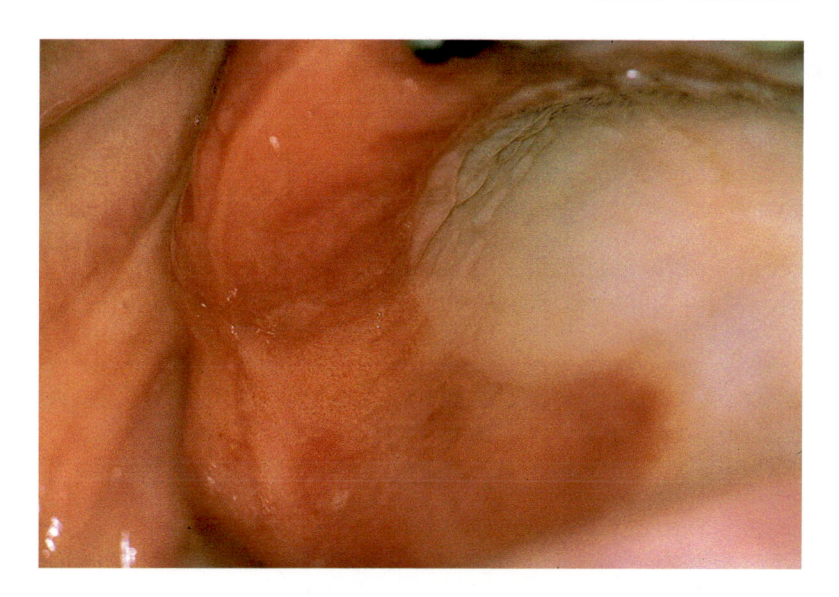

Alergia a Produtos Químicos Aplicados Localmente 109

Figura 200 Estomatite alérgica causada por resina acrílica.

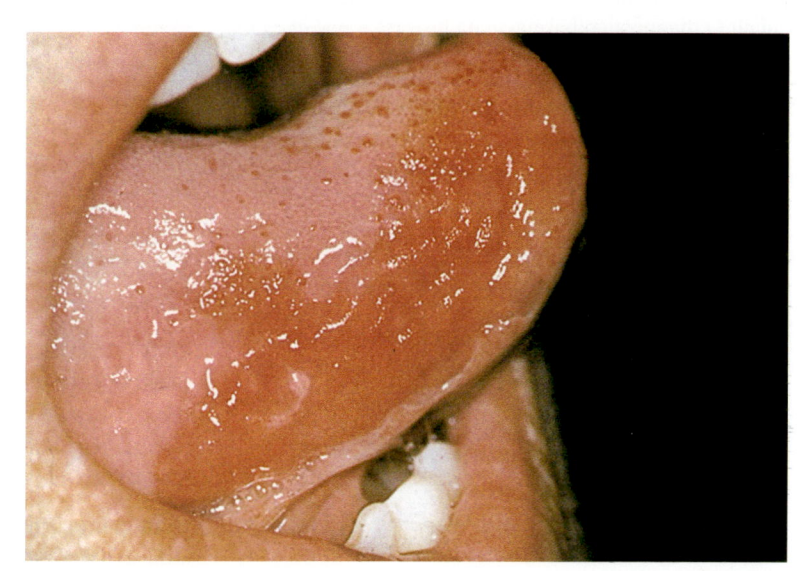

Figura 201 Estomatite alérgica causada por eugenol.

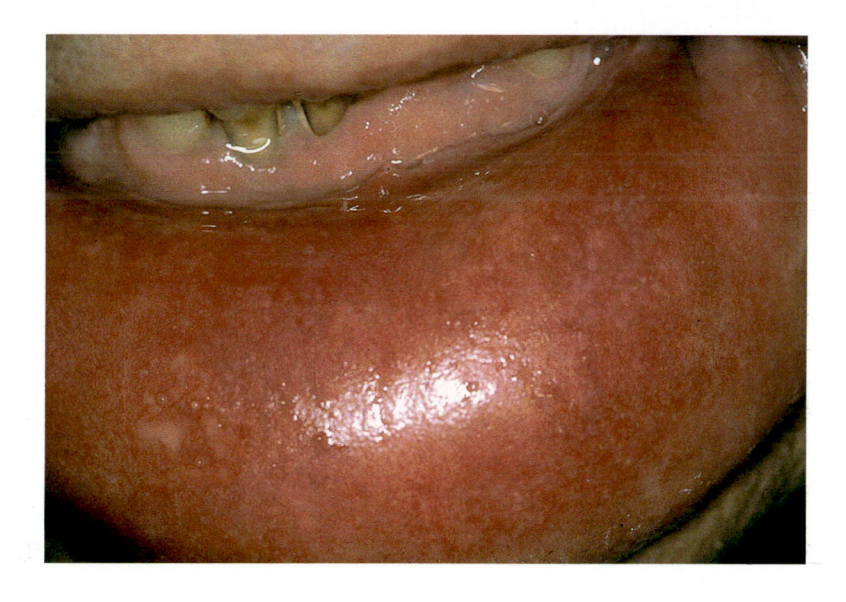

Figura 202 Queilite alérgica causada por eugenol.

Estomatite por Contato com Canela

A canela é utilizada como tempero na culinária e no preparo de doces, balas, goma de mascar, pasta de dentes, fio dental, soluções bucais, etc. O contato contínuo da canela com a mucosa bucal, principalmente sob a forma de doce, goma de mascar, bala, pasta de dente, etc., pode causar vários tipos de reações obscuras até o momento.

Clinicamente as lesões bucais apresentam-se como eritema da mucosa bucal geralmente associado à descamação e à erosão, também é comum a presença de placas brancas hiperceratóticas. Essas lesões são observadas usualmente nas bordas da língua, na mucosa jugal e na gengiva (**Figs. 203, 204, 205**). Os sintomas comuns são sensação de queimação e dor, algumas vezes podem também ser observadas queilite exfoliativa e dermatite peribucal. O diagnóstico baseia-se na história e nas características clínicas da lesão.

Diagnóstico diferencial. Líquen plano, estomatite plasmocitária, lesão por mordiscamento crônico da língua, leucoplasia, leucoplasia pilosa, estomatite por contato com amálgama e *peeling* epitelial.

Teste laboratorial. Exame histopatológico para descartar outras doenças que apresentem lesões semelhantes.

Tratamento. Suspensão do uso de substâncias que contenham canela. Nos casos em que persistem as erosões, faz-se administração de baixas doses de esteróides por curto período de tempo.

Estomatite por Contato com Amálgama Dentário

O contato contínuo de restaurações de amálgama com a mucosa bucal pode resultar em reações de hipersensibilidade ou em reações tóxicas crônicas. O agente causador dessas reações é usualmente o mercúrio, apesar de traços de outros metais presentes no amálgama, como zinco, estanho, cobre e prata, poderem ser responsáveis pelas alterações.

Clinicamente observa-se eritema, presença de estrias hiperceratóticas irregulares e presença ou ausência de erosões (**Fig. 206**). Quando alguns alimentos entram em contato com a área envolvida, há sensação de queimação. A lesão é característica e se desenvolve no local exato de contato da mucosa bucal com o amálgama dentário. As lesões são mais freqüentes na porção posterior da mucosa jugal e na superfície ventral das bordas da língua. Outra característica é a cicatrização completa das lesões quando as restaurações de amálgama que deram origem às mesmas são removidas. A lesão tem aspecto clínico e histológico semelhante ao líquen plano. O diagnóstico baseia-se em critérios clínicos.

Diagnóstico diferencial. Líquen plano, lesões liquenóides induzidas por drogas, lúpus eritematoso discóide e estomatite por contato com canela.

Teste laboratorial. O exame histopatológico só está indicado nos casos em que o diagnóstico diferencial está dificultado. O teste cutâneo em geral é positivo se a lesão for causada por hipersensibilidade, sendo negativo se for causada por toxicidade direta.

Tratamento. Polimento de restaurações antigas ou substituição das mesmas por resina composta ou porcelana.

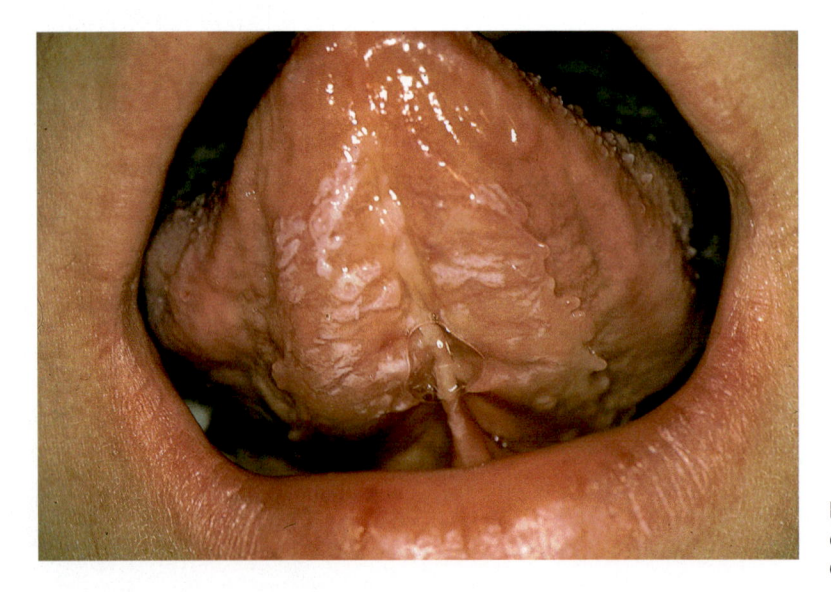

Figura 203 Estomatite por contato com canela, lesão branca na superfície ventral da língua.

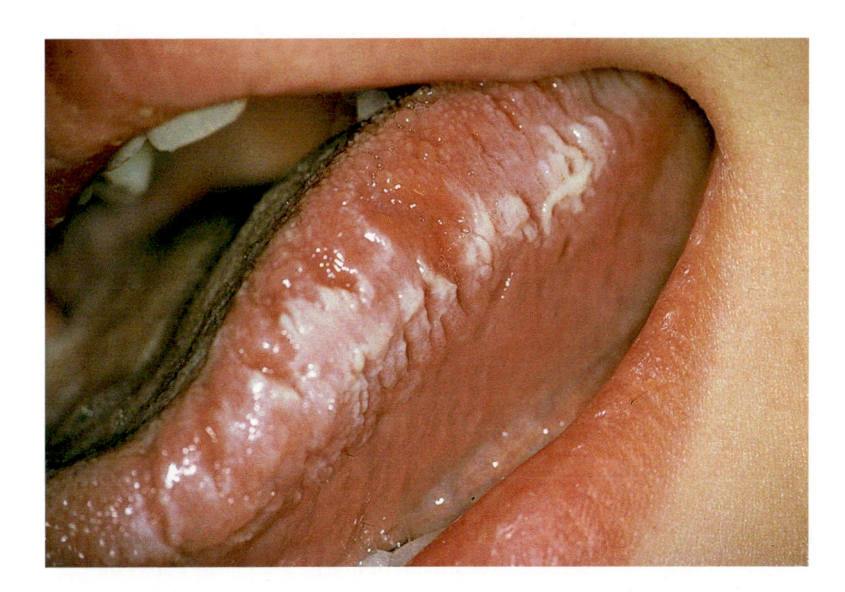

Alergia a Produtos Químicos Aplicados Localmente **111**

Figura 204 Estomatite por contato com canela, lesões brancas na borda lateral da língua.

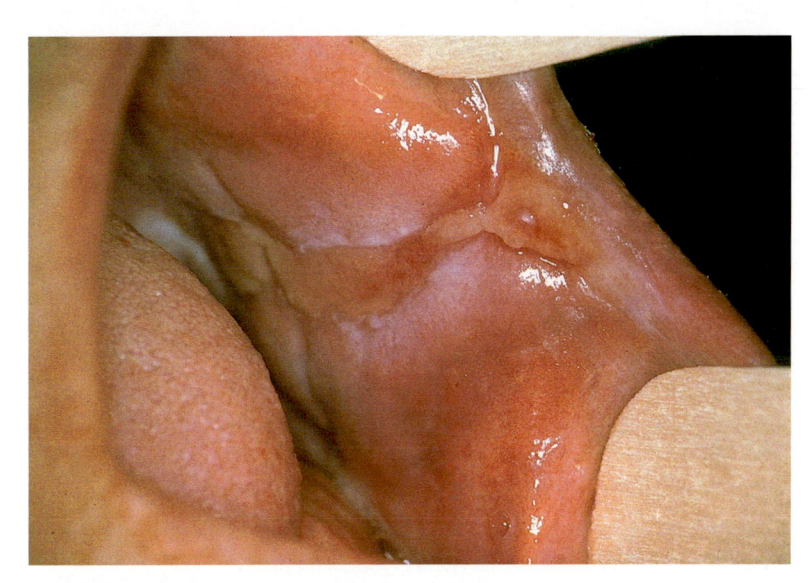

Figura 205 Estomatite por contato com canela, erosões e lesões brancas na mucosa jugal.

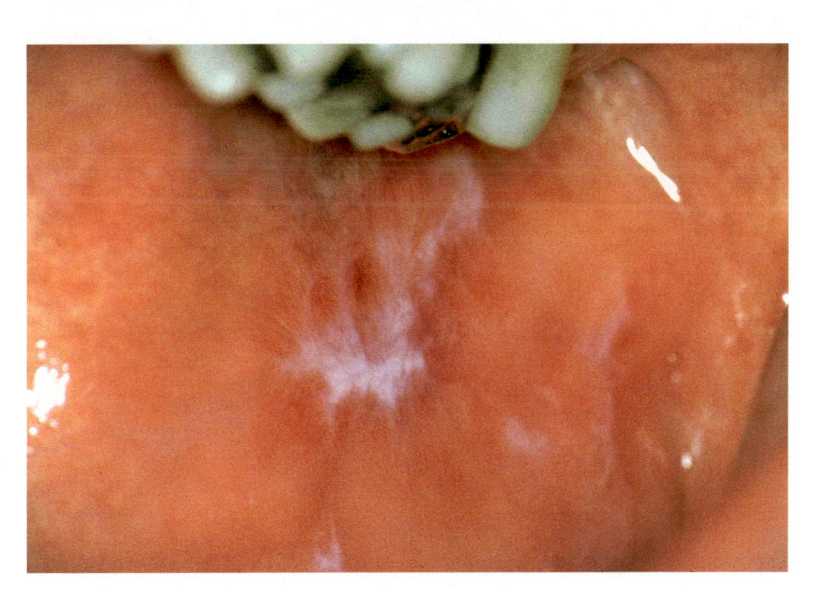

Figura 206 Estomatite por contato com amálgama, lesões esbranquiçadas na mucosa jugal.

12. Doenças Periodontais

Gengivite Induzida por Placa

A gengivite induzida por placa é uma doença inflamatória causada por bactérias localizadas na margem gengival (placa dentária). Estudos epidemiológicos demonstraram que a gengivite induzida por placa ocorre em qualquer idade, sendo a forma mais comum de doença periodontal. Os fatores que contribuem para a formação de placa são higiene bucal deficiente, restaurações defeituosas, mau posicionamento dentário, cálculo, impactação alimentar, etc.

A gengivite induzida por placa tem início na margem gengival e pode se estender a todas as outras áreas da gengiva. As alterações iniciais podem não ser tão óbvias clinicamente, porém com a progressão da inflamação gengival os sinais e sintomas clínicos ficam mais evidentes. Os achados clínicos comuns incluem eritema, edema, sangramento após sondagem, sensibilidade à dor e hiperplasia gengival (**Figs. 207, 208**). Há perda da aderência e perda óssea. A gengivite induzida por placa é com freqüência crônica, mas ocasionalmente ocorrem formas agudas ou subagudas. Apesar da composição da flora bacteriana associada à gengivite induzida por placa ser diferente da flora bacteriana associada à gengiva normal, não há flora bacteriana específica. O diagnóstico é feito a partir de critérios clínicos.

Diagnóstico diferencial. Gengivite associada à puberdade, gengivite associada ao ciclo menstrual, gengivite associada à gravidez, gengivite associada ao uso de contraceptivos, doença gengival associada a medicações, doença gengival associada a doenças sistêmicas.

Tratamento. Raspagem, controle de placa e higiene bucal satisfatória.

Periodontite Crônica

A periodontite crônica é uma doença infecciosa resultante da inflamação dos tecidos de suporte dos dentes, perda de aderência e perda do osso alveolar. A periodontite crônica é a forma mais freqüente de periodontite que tem início e é mantida pela placa bacteriana, mas os mecanismos de defesa do hospedeiro desempenham papel importante na sua patogênese. Além disso, as cepas de bactérias anaeróbias encontradas mais comumente são as gram-negativas.

A periodontite crônica pode ter início em qualquer idade, porém é mais comumente detectada em adultos, podendo ser localizada ou generalizada. As características clínicas mais importantes da periodontite crônica são inflamação gengival, formação de bolsa periodontal, perda de aderência e perda do osso alveolar (**Fig. 209**). Além disso, também pode ocorrer retração ou aumento de volume gengival, sangramento gengival após aplicação de pressão, aumento da mobilidade e exfoliação dentária. A prevalência e a gravidade da doença aumenta com a idade, e sua progressão varia de lenta a moderada. O diagnóstico baseia-se principalmente em critérios clínicos.

Diagnóstico diferencial. Gengivite induzida por placa, periodontite agressiva e periodontite modificada por fatores sistêmicos.

Teste laboratorial. Exames radiográficos, microbiológicos e histopatológicos podem auxiliar no diagnóstico.

Tratamento. Controle de placa, raspagem e alisamento radicular, cirurgia.

Doenças Periodontais 113

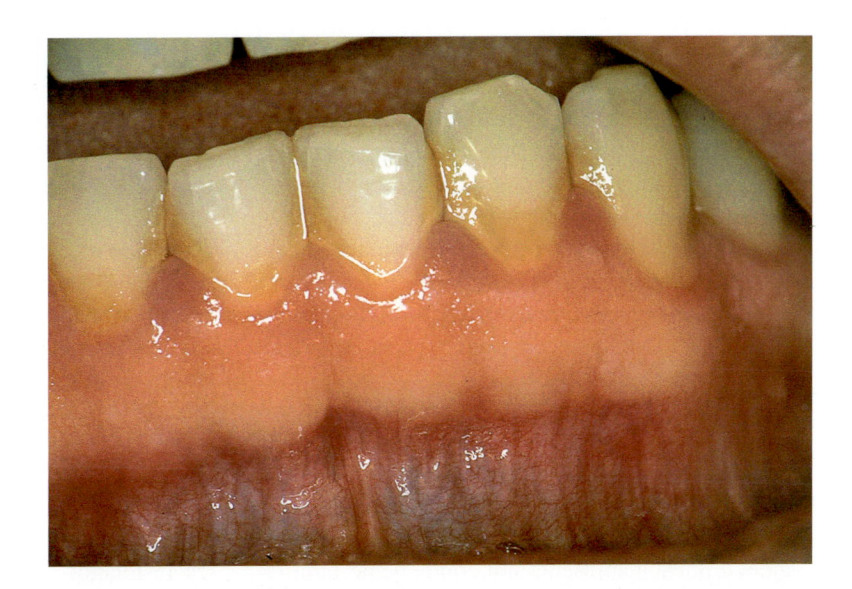

Figura 207 Gengivite induzida por placa, início.

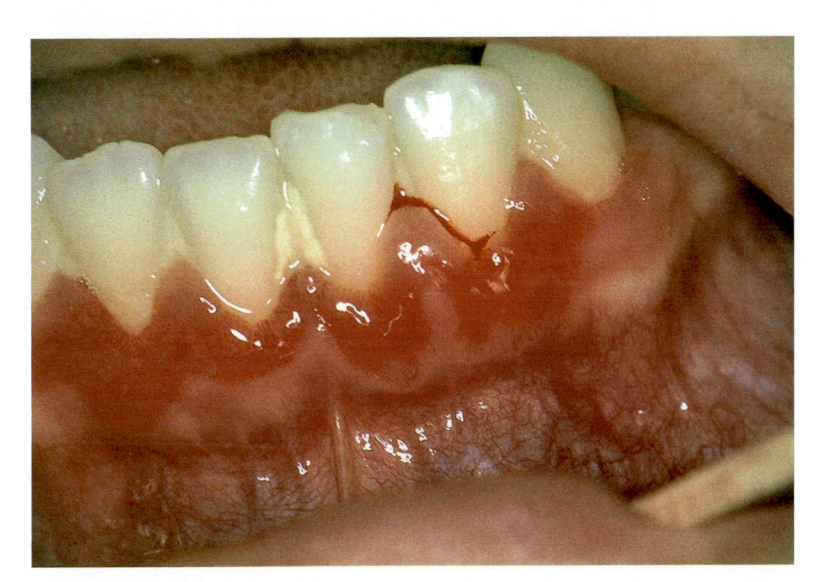

Figura 208 Gengivite severa induzida por placa.

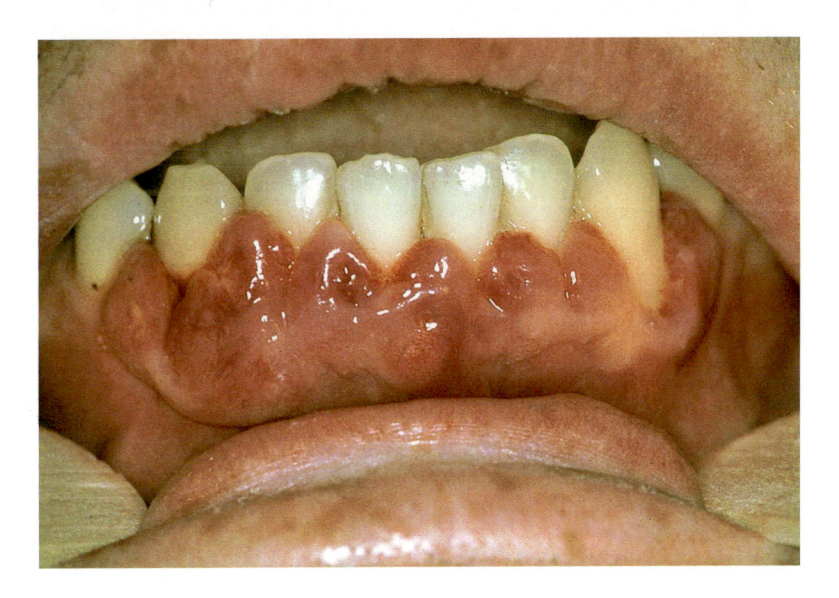

Figura 209 Periodontite crônica.

Periodontite Agressiva

A periodontite agressiva é um tipo distinto de periodontite, com características clínicas e laboratoriais particulares. Os indivíduos afetados não apresentam evidência de doença sistêmica. Apesar da sua causa exata ser desconhecida, dados recentes têm demonstrado que as bactérias *Actinobacillus actinomycetemcomitans* e *Porphyromonas gingivalis,* associadas a anomalias das células fagocitárias, parecem exercer papel importante na patogênese dessa doença.

A periodontite agressiva afeta geralmente pessoas com menos de 30 anos de idade. As características clínicas encontradas são inflamação gengival, formação de bolsa periodontal, perda da aderência rápida e destruição óssea (**Fig. 210**). Do ponto de vista epidemiológico, a doença apresenta um componente familiar. Com base nas características clínicas, radiográficas, microbiológicas e imunológicas, a periodontite agressiva pode ser classificada em duas formas: localizada e generalizada. A forma localizada caracteriza-se por ter início na puberdade; envolvimento localizado dos primeiros molares/incisivos, com perda da aderência de pelo menos dois dentes permanentes, sendo que um deles é um primeiro molar, e não envolve mais do que dois dentes que não sejam os primeiros molares e incisivos; e resposta sorológica mediada por anticorpos frente aos agentes infectantes. A forma generalizada caracteriza-se por início em idade mais avançada, a natureza da destruição da aderência e do osso alveolar segue um curso episódico, sendo que a perda da aderência generalizada afeta pelo menos três dentes permanentes que não os primeiros molares e os incisivos. Apresenta resposta sorológica por anticorpos baixa aos agentes infectantes. O diagnóstico baseia-se na história, nas características clínicas e nos testes laboratoriais.

Diagnóstico diferencial. Periodontite modificada por fatores sistêmicos como acatalasia, hipofosfatasia, neutropenia cíclica, agranulocitose, leucemias, infecção por HIV, histiocitose de células de Lagerhans, doença de armazenamento do glicogênio tipo 1b, doença crônica granulomatosa, síndrome de Ehlers-Danlos e síndrome de Chédiak-Higashi.

Teste laboratorial. Exames radiográficos, microbiológicos e sorológicos.

Tratamento. Controle de placa, raspagem e alisamento radicular, antibióticos.

Abcesso Periodontal

O abcesso periodontal é formado pelo acúmulo localizado de pus em uma bolsa periodontal preexistente. Quando a profundidade da bolsa periodontal ultrapassa 5 a 8 mm, os tecidos gengivais edemaciados localizados ao redor da coroa dentária podem se aproximar da coroa, causando obstrução completa da abertura da bolsa periodontal e formando um abcesso periodontal. Clinicamente, caracteriza-se por aumento de volume gengival, doloroso, depressível, de coloração avermelhada (**Figs. 211, 212**). Realizando pressão, há saída de pus pela região cervical do dente. O dente envolvido apresenta-se sensível à percussão e em alguns casos apresenta mobilidade. Quando há acúmulo de grande quantidade de pus, ele se difunde aos tecidos adjacentes, resultando em celulite. O paciente pode apresentar febre, mal-estar e linfadenopatia.

Diagnóstico diferencial. Abcesso dentário, cisto gengival do adulto, cisto da papila palatina, cisto nasolabial e actinomicose.

Teste laboratorial. O exame radiográfico auxilia no diagnóstico.

Tratamento. Antibióticos durante a fase aguda e tratamento periodontal.

Doenças Periodontais 115

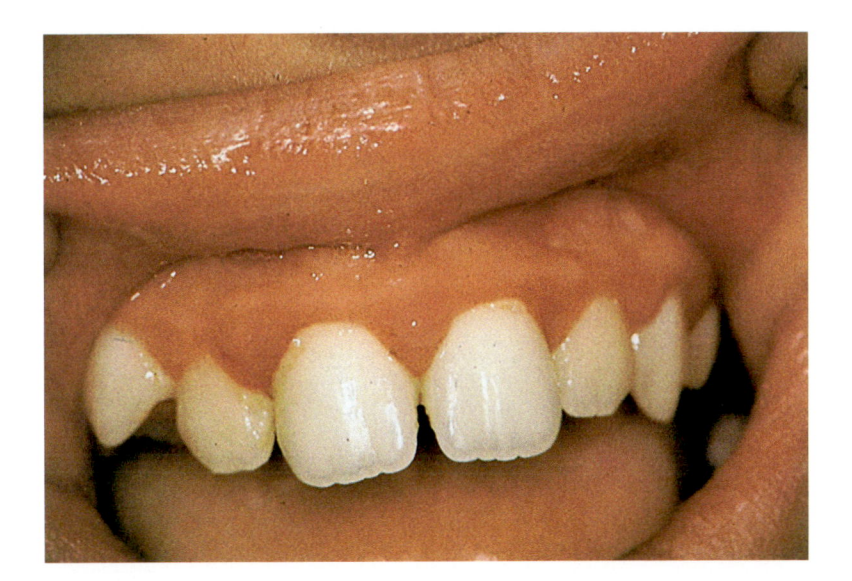

Figura 210 Periodontite agressiva generalizada.

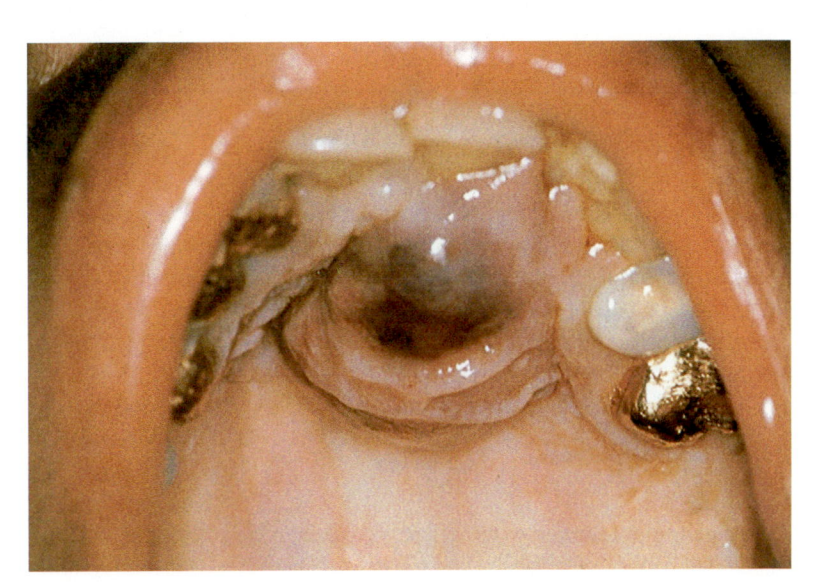

Figura 211 Abcesso periodontal.

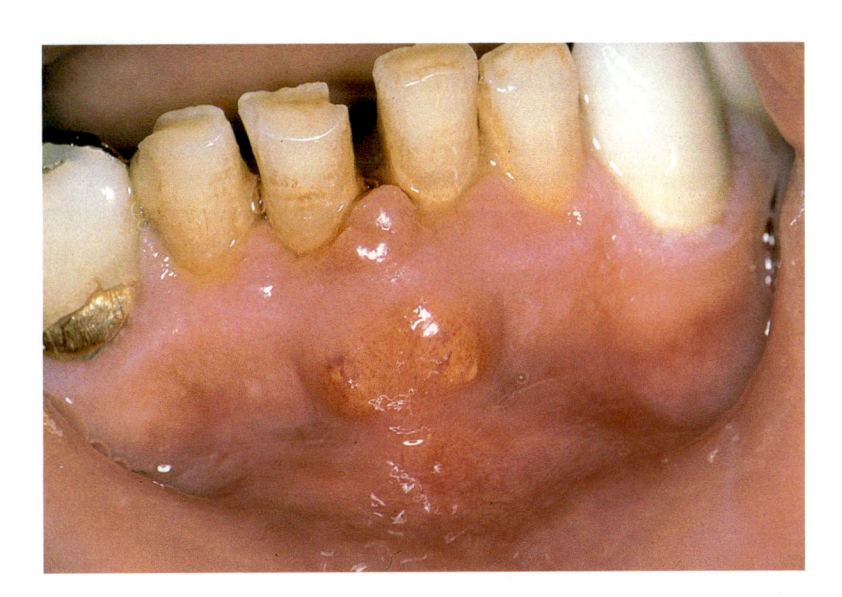

Figura 212 Abcesso periodontal.

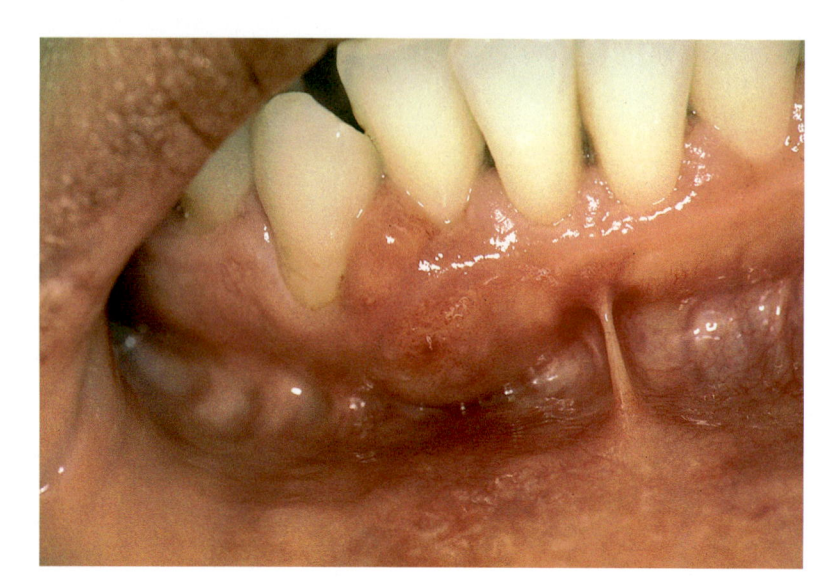

Figura 213 Abcesso e fístula periodontais.

Fístula Periodontal

Quando o pus de um abcesso periodontal é drenado e atravessa os tecidos gengivais, é formada uma fístula periodontal. Há formação de tecido de granulação no orifício da fístula, que se apresenta clinicamente com coloração avermelhada (**Figs. 213, 214**). Quando o orifício é pressionado, há liberação de pus. Os dentes adjacentes apresentam vitalidade pulpar.

Diagnóstico diferencial. Abcesso periapical e fístula, osteomielite, actinomicose e tuberculose.

Tratamento. Procedimentos cirúrgicos, raspagem e alisamento radicular.

Gengivite e Respiração Bucal

O hábito de respiração bucal favorece o desenvolvimento de gengivite com algumas características próprias. Esta forma de gengivite acomete a face vestibular da região anterior da maxila de pessoas jovens. A gengiva clinicamente apresenta-se aumentada de volume, avermelhada, com superfície ressecada e brilhante, e recobre parcialmente a coroa dos dentes (**Fig. 215**). O diagnóstico baseia-se na história e nas características clínicas.

Diagnóstico diferencial. Hiperplasia gengival causada por fenitoína, ciclosporina e bloqueadores dos canais de cálcio.

Tratamento. Gengivectomia, controle de placa e respiração correta.

Gengivite Plasmocitária

A gengivite plasmocitária é um tipo de gengivite diferenciada caracterizada histopatologicamente pela presença de um denso infiltrado de plasmócitos no tecido conjuntivo gengival. A doença apresenta semelhanças clínicas e histopatológicas com a balanite plasmocitária ou balanite de Zoon. Sua etiologia exata continua desconhecida, apesar de vários fatores, por exemplo, infecções crônicas, desordens hormonais, alergia, *Candida albicans* e hipersensibilidade a diversos componentes da goma de mascar, serem relacionados. A gengivite plasmocitária é mais comum em mulheres, com idade variando entre 20 e 50 anos, e geralmente persiste por vários meses ou anos. Clinicamente, tanto a gengiva marginal quanto a gengiva inserida apresentam-se edemaciadas, com superfície levemente pontilhada, de coloração vermelho-viva (**Fig. 216**). A gengivite pode ser localizada ou generalizada e é freqüentemente acompanhada por sensação de prurido e queimação. Lesões semelhantes foram descritas na língua e nos lábios.

Diagnóstico diferencial. Gengivite descamativa, gengivite induzida por placa, estomatite geográfica, lesões gengivais precoces de leucemia, eritroplasia de Queyrat, candidíase e psoríase.

Teste laboratorial. O diagnóstico é confirmado pelo exame histopatológico.

Tratamento. Não existe tratamento específico. Podem ser usados, em alguns casos, anti-histamínicos e nistatina.

Doenças Periodontais   117

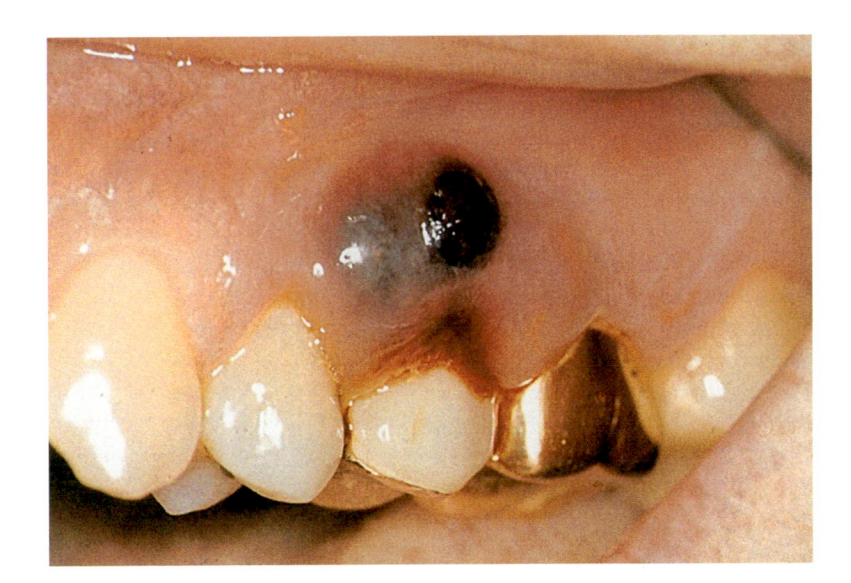

Figura 214   Fístula periodontal.

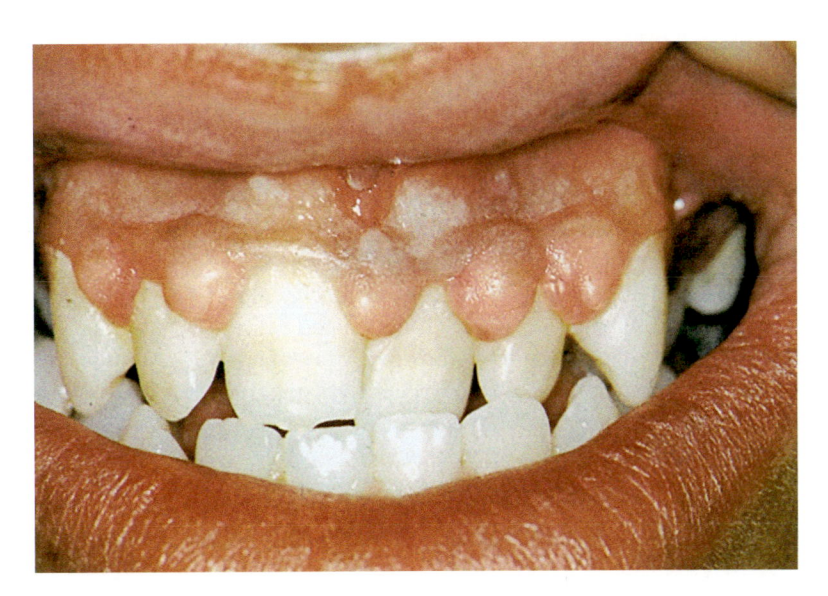

Figura 215   Gengivite causada por respiração bucal.

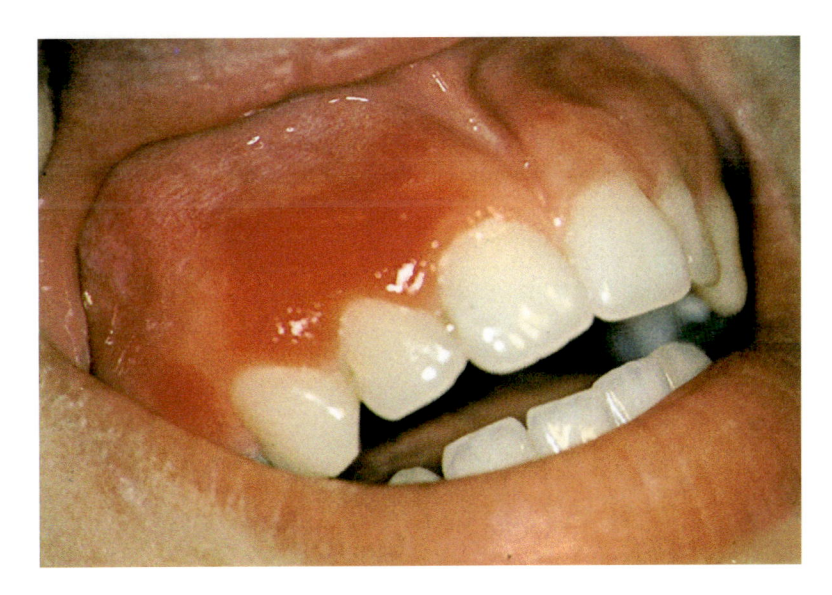

Figura 216   Gengivite plasmocitária.

Gengivite Descamativa

A gengivite descamativa não representa uma entidade específica, mas é o termo utilizado para descrever manifestações gengivais inespecíficas de várias doenças. Achados recentes sugerem que a grande parte dos casos de gengivite descamativa representa manifestações de dermatoses bolhosas crônicas, por exemplo, penfigóide cicatricial, pênfigo vulgar, penfigóide bolhoso e líquen plano. Em estudo recente envolvendo 453 pacientes com esse distúrbio, a gengivite descamativa foi observada em 63,6% dos pacientes com penfigóide cicatricial, em 25% dos pacientes com líquen plano, em 18,4% dos pacientes com pênfigo vulgar e em 3,2% dos pacientes com penfigóide bolhoso. A gengivite descamativa caracteriza-se clinicamente por eritema e edema na gengiva marginal e inserida, predominantemente por vestibular (**Figs. 217-220**). Um sinal característico é a descamação ou elevação do epitélio com subseqüente formação de bolha hemorrágica após a raspagem da gengiva com espátula de madeira. As lesões gengivais podem ser localizadas ou difusas. A gengivite descamativa talvez seja a única manifestação bucal presente ou, então, talvez esteja associada a outras manifestações das dermatoses bolhosas crônicas. Na presença de gengivite descamativa, a identificação da doença responsável pelo seu aparecimento baseia-se nos seguintes critérios: exame clínico detalhado de todas as lesões intra e extrabucais, exame histopatológico de fragmento de biópsia gengival, exame de imunofluorescência indireta com anticorpos epiteliais presentes no soro e acompanhamento clínico do paciente.

Diagnóstico diferencial. Gengivite ulcerativa necrotizante, gengivite plasmocitária, trauma gengival mecânico crônico e psoríase bucal.

Tratamento. A terapia da gengivite descamativa depende da identificação e do tratamento da doença de base.

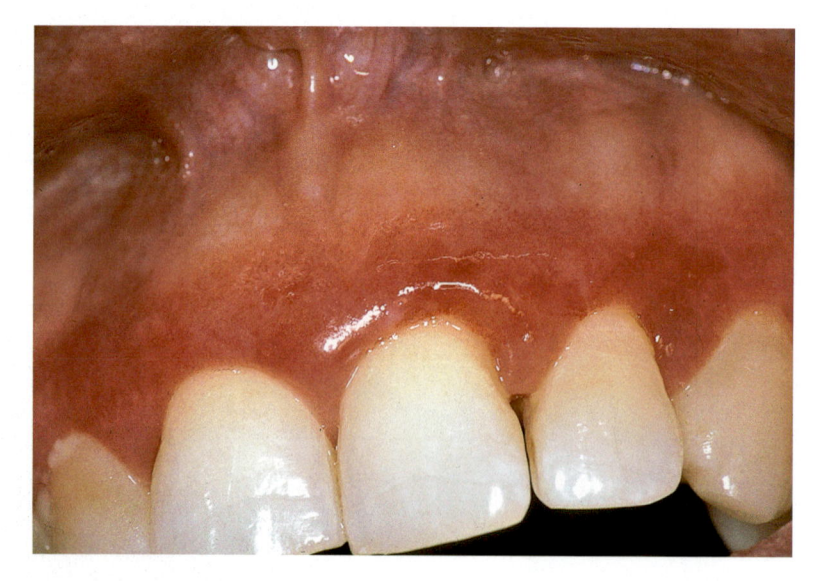

Figura 217 Gengivite descamativa como manifestação de líquen plano.

Doenças Periodontais 119

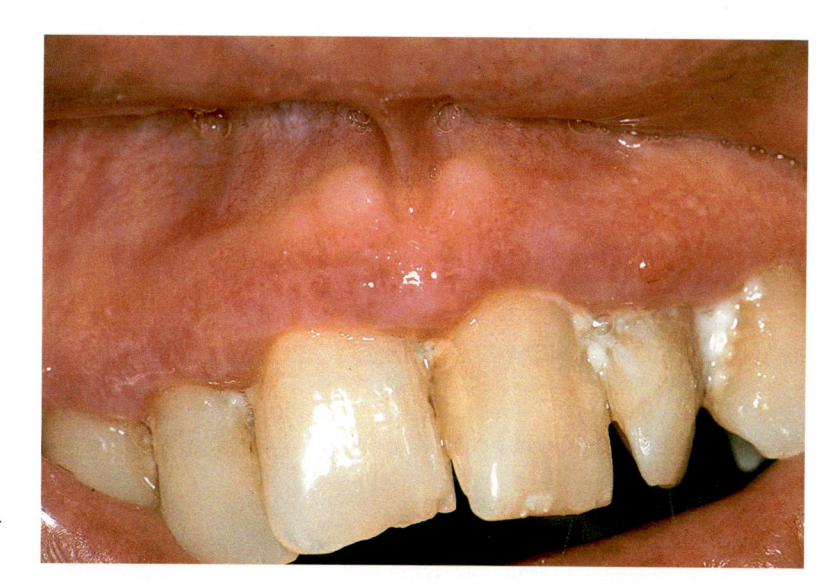

Figura 218 Gengivite descamativa como manifestação de penfigóide bolhoso.

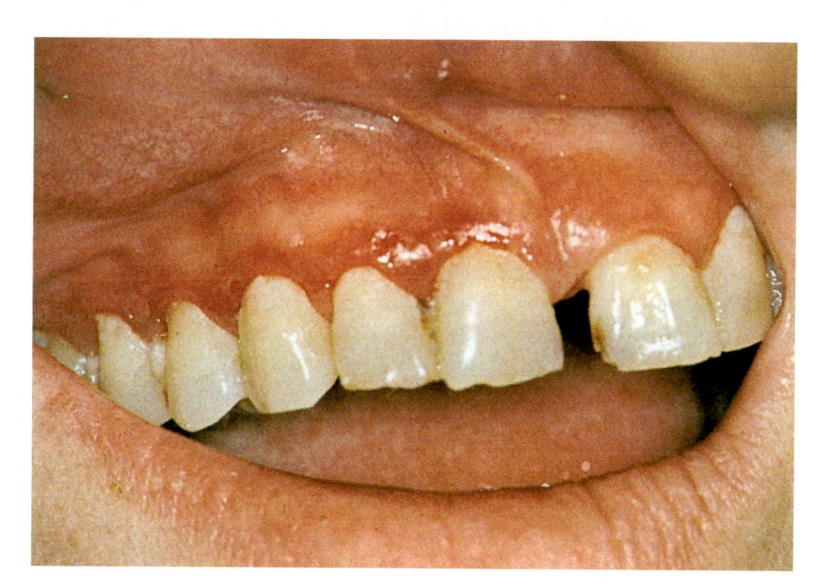

Figura 219 Gengivite descamativa como manifestação de penfigóide cicatricial.

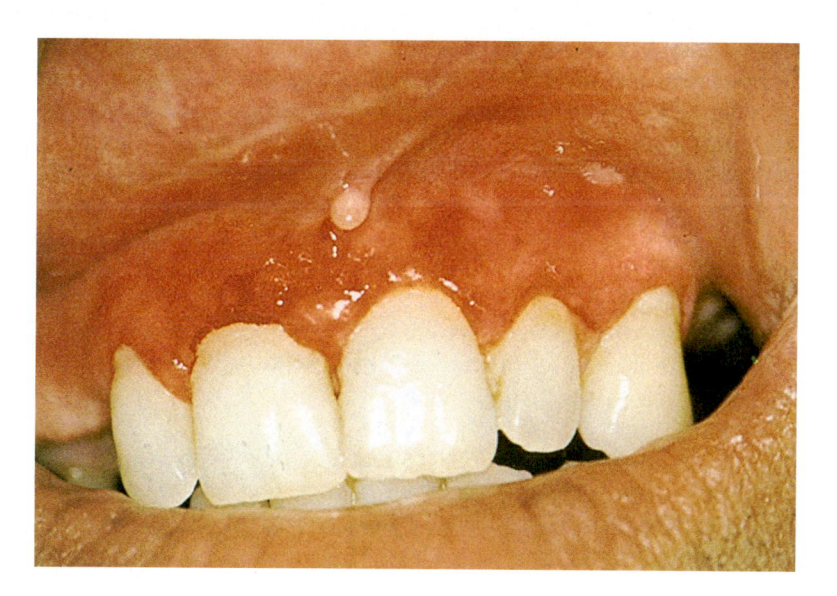

Figura 220 Gengivite descamativa como manifestação de pênfigo vulgar.

13. Doenças da Língua

Glossite Romboidal Mediana

A glossite romboidal mediana é uma anomalia de desenvolvimento da língua que se acredita ser devido à persistência do tubérculo ímpar até a idade adulta. A desordem aparece na superfície dorsal da língua como uma área despapilada. Entretanto, recentemente têm sido sugerido que a infecção pela C*andida albicans* pode influenciar na patogenia da glossite romboidal mediana. Clinicamente, a lesão tem forma romboidal ou oval e fica localizada ao longo da linha média do dorso da língua imediatamente anterior às papilas circunvaladas. São reconhecidas duas variantes clínicas: placa vermelha lisa, bem circunscrita, que é desprovida de papilas normais, levemente inferior ao nível da mucosa bucal circunjacente (**Fig. 221**); e uma massa elevada multinodular firme e avermelhada de superfície lisa e sem papilas (**Fig. 222**).

A glossite romboidal mediana usualmente é assintomática, embora ocasionalmente a infecção secundária pela *C. albicans* possa ocorrer com inflamação discreta, causando sintomas subjetivos (sensação de queimação, discreto desconforto).

Diagnóstico diferencial. Glossite sifilítica intersticial, candidíase eritematosa, língua geográfica, cisto do ducto tireoglosso, linfangioma, hemangioma e outras neoplasias.

Teste laboratorial. O exame histopatológico está indicado ocasionalmente para excluir neoplasia.

Tratamento. Geralmente não é necessário. Nos casos de infecção pela *C. albicans,* é útil o uso tópico de nistatina ou clotrimazol.

Língua Geográfica

A língua geográfica ou glossite migratória benigna é uma desordem de causa e patogenia desconhecidas, embora um padrão intrínseco tenha sido sugerido. A prevalência varia de 1 a 2%. Aparece em qualquer idade e é levemente mais comum em mulheres. A língua geográfica freqüentemente coexiste com a língua fissurada. Clinicamente a condição é caracterizada por placas eritematosas múltiplas, irregulares, usualmente indolores, circundadas por bordas finas elevadas e esbranquiçadas (**Figs. 223, 224**). As lesões variam de muitos milímetros a muitos centímetros de tamanho e ocorrem devido à descamação das papilas filiformes, enquanto que as papilas fungiformes permanecem intactas e proeminentes. Essas lesões persistem por curto período de tempo em uma área, então cicatrizam completamente, reaparecendo em outra área da língua.

A língua geográfica é uma condição benigna que persiste por semanas, meses e eventualmente anos, e é em geral restrita à superfície dorsal da língua. Ocasionalmente, as lesões aparecem na superfície ventral e nas bordas da língua. Entretanto, lesões similares também têm sido descritas em outras áreas da mucosa bucal (como lábios, mucosa jugal, palato e gengiva) como estomatite geográfica ou estomatite migratória (**Fig. 225**). Há possibilidade que psoríase e estomatite geográfica sejam lesões relacionadas.

Diagnóstico diferencial. Lesões bucais da psoríase e síndrome de Reiter, glossite plasmocitária, placas mucosas da sífilis secundária, líquen plano, leucoplasia, candidíase e reações alérgicas.

Tratamento. Não é necessário. Entretanto, os pacientes devem ser reavaliados.

Doenças da Língua   121

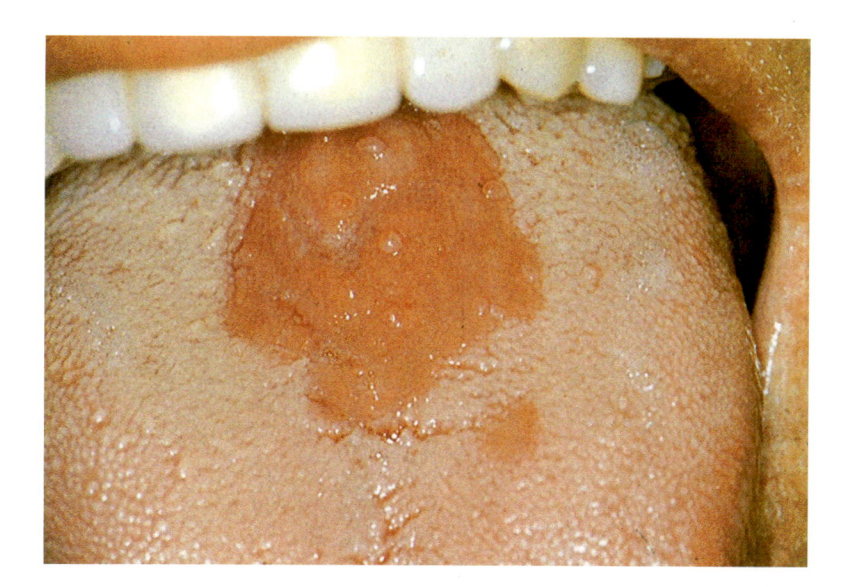

Figura 221   Glossite romboidal mediana.

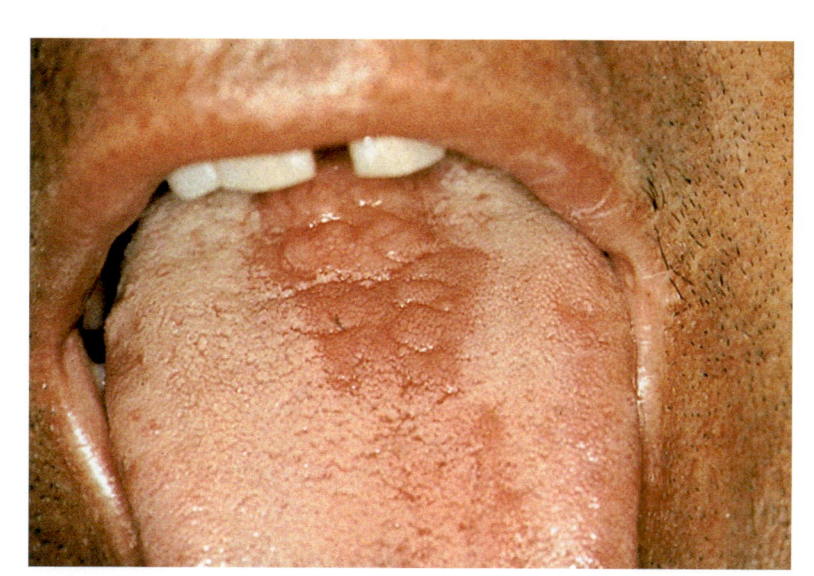

Figura 222   Glossite romboidal mediana.

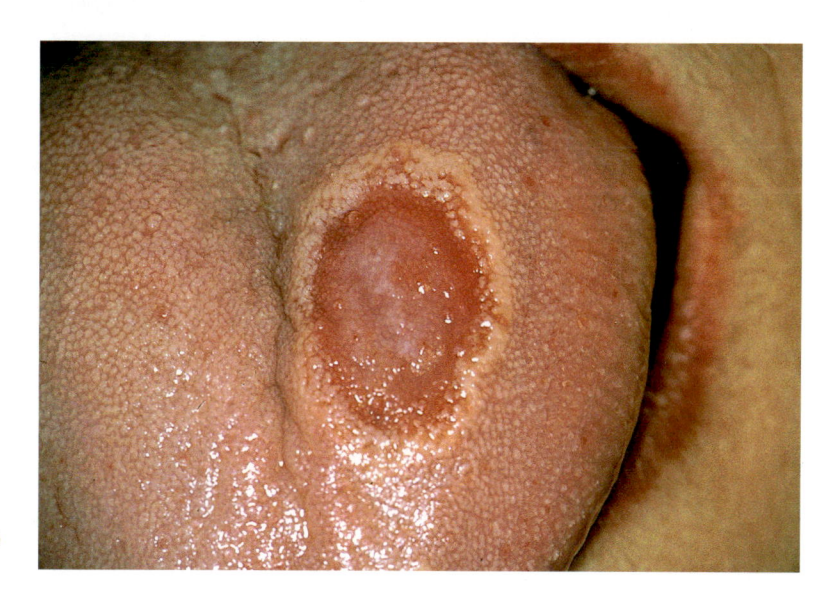

Figura 223   Língua geográfica, lesão localizada.

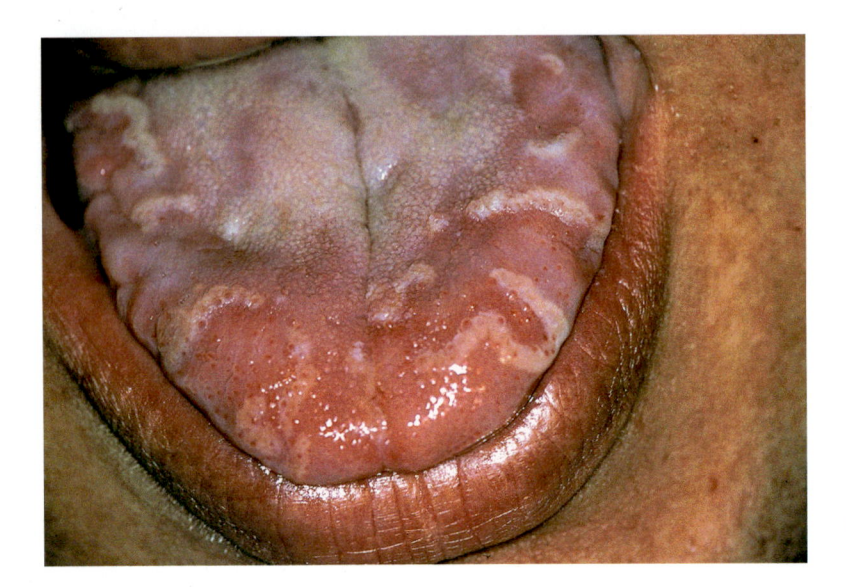

Figura 224 Língua geográfica, lesões generalizadas.

Língua Fissurada

A língua fissurada ou escrotal é uma malformação de desenvolvimento comum de causa e patogenia desconhecidas. Entretanto, evidências recentes apóiam o conceito de que a língua fissurada e a língua geográfica são desordens hereditárias com um modo comum poligênico de transmissão. Clinicamente, a língua fissurada se caracteriza por múltiplas fissuras ou sulcos na superfície dorsal da língua resultando numa aparência de escroto (**Fig. 226**). As fissuras variam em tamanho, profundidade e número e usualmente têm distribuição simétrica. A condição é assintomática, embora restos de comida, microrganismos e fungos possam ficar retidos nas fissuras mais profundas, podendo causar irritação local discreta. A prevalência varia de 0,5 a 5%.

A língua fissurada pode coexistir com a língua geográfica, sendo um dos critérios clínicos de diagnóstico da síndrome de Melkersson-Rosenthal. É também um fator da síndrome de Down.

Diagnóstico diferencial. A aparência da língua na síndrome de Sjögren e glossite sifilítica intersticial.

Tratamento. Não é necessário.

Língua Pilosa

A língua pilosa é uma desordem relativamente comum que é devida à hipertrofia e ao alongamento das papilas filiformes. A causa é obscura, embora uma série de fatores predisponentes tenham sido implicados, como antibióticos orais, agentes oxidantes, metronidazol, excesso de fumo, radiação, estresse emocional, higiene bucal deficiente e *C. albicans*. Clinicamente, a condição é caracterizada por hipertrofia e alongamento das papilas filiformes do dorso da língua, que adquirem aparência de cabelo. A cor das papilas filiformes pode ser branco-amarelada, marrom ou preta quando bactérias cromógenas colonizam as papilas alongadas. (**Figs. 227, 228**).

A desordem é usualmente assintomática, embora o comprimento excessivo das papilas possa causar sensação desagradável na boca, resultando em desconforto e náuseas. Embora a desordem tenha natureza benigna, pode causar sofrimento significativo para o paciente por questões estéticas.

Diagnóstico diferencial. Acantose, língua saburrosa e candidíase.

Tratamento. Em casos moderados, a escovação do dorso da língua pode promover descamação e redução do comprimento das papilas. Nistatina pode ser de ajuda em casos selecionados, quando for verificado o crescimento de *C. albicans*. Em casos de extremo alongamento, pode ser de ajuda o uso tópico de agentes ceratolíticos (como ácido salicílico alcoólico, podofilina alcoólica e ácido tricloroacético).

Doenças da Língua 123

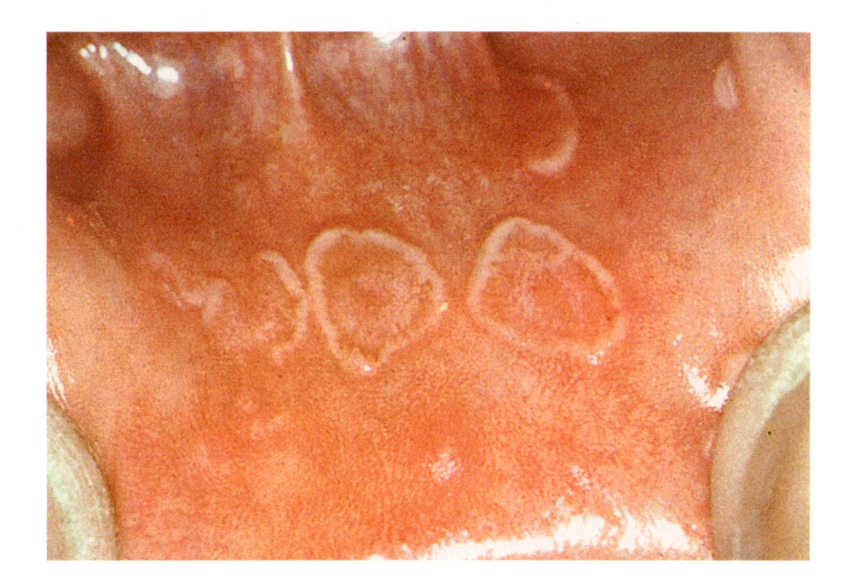

Figura 225 Estomatite geográfica, lesões na mucosa do lábio superior.

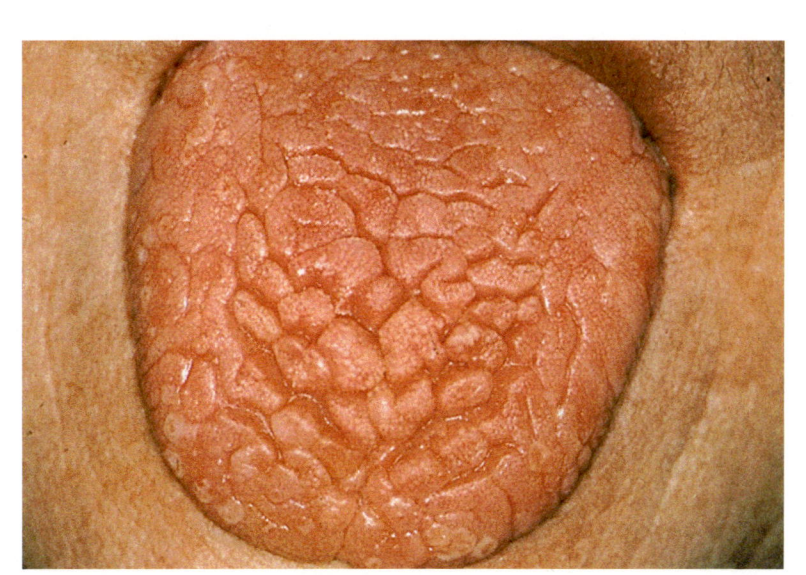

Figura 226 Língua fissurada.

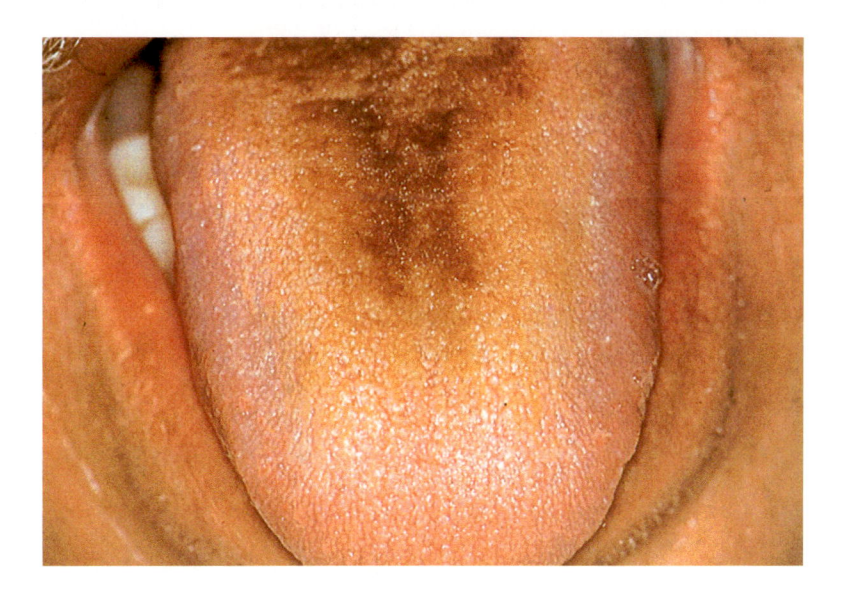

Figura 227 Língua pilosa.

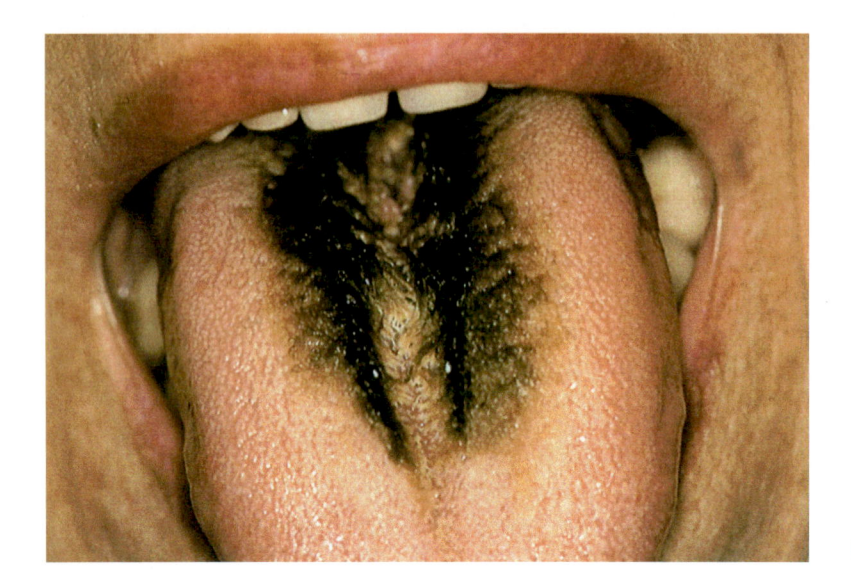

Figura 228 Língua negra pilosa.

Língua Saburrosa

A língua saburrosa é uma desordem relativamente incomum em indivíduos sadios. É comum em doenças febris, particularmente naquelas com lesões bucais dolorosas, (p. ex., febre escarlate, gengivoestomatite herpética, herpes zoster, eritema multiforme, pênfigo vulgar, etc.). Também podem ser fatores predisponentes a desidratação e uma dieta branda. A causa não é bem entendida. Os aspectos mais importantes da lesão são o alongamento das papilas filiformes não maiores que 3 a 4 mm e o acúmulo de restos alimentares e bactérias em casos de higiene bucal deficiente. Clinicamente, apresenta-se como uma fina camada branca ou branco-amarelada na superfície dorsal da língua (**Figs. 229, 230**).

Caracteristicamente a língua saburrosa aparece e desaparece em pouco tempo.

Diagnóstico diferencial. Língua pilosa, candidíase pseudomembranosa e leucoplasia pilosa.

Tratamento. Tratamento da doença existente e boa higiene bucal.

Glossite Plasmocitária

A glossite plasmocitária é uma desordem rara caracterizada por eritema localizado ou difuso da língua que mostra, no exame histopatológico, infiltração de plasmócitos. (**Fig. 231**).

A causa da doença é desconhecida, embora vários fatores predisponentes tenham sido implicados, como reações alérgicas, desordens endócrinas e *C. albicans*.

A glossite plasmocitária pode persistir por período prolongado e estar acompanhada de sensação de queimação.

Lesões similares aparecem na gengiva, nos lábios e em outras áreas da mucosa bucal.

Diagnóstico diferencial. Língua geográfica, reações alérgicas, estomatite de contato por canela e candidíase.

Teste laboratorial. O exame histopatológico é essencial no estabelecimento do diagnóstico.

Tratamento. É sintomático. Anti-histamínicos e nistatina são úteis.

Doenças da Língua 125

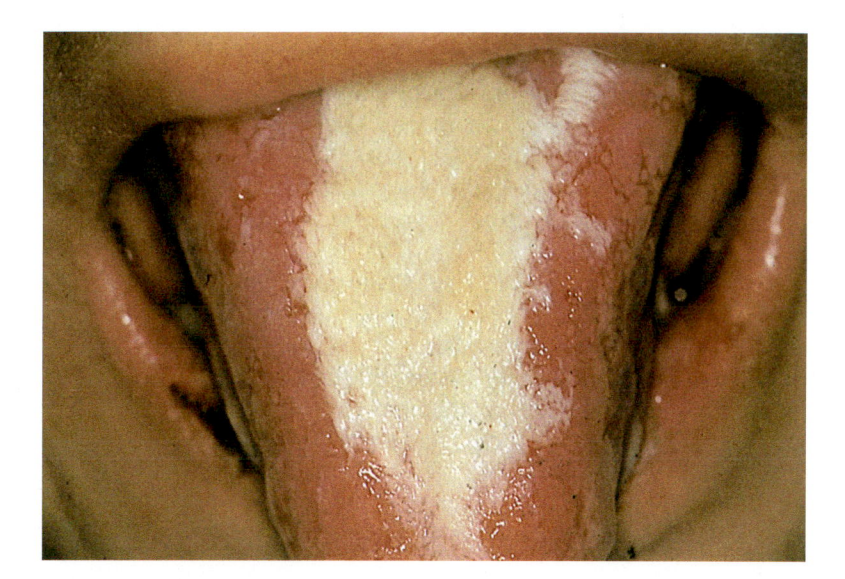

Figura 229 Língua saburrosa.

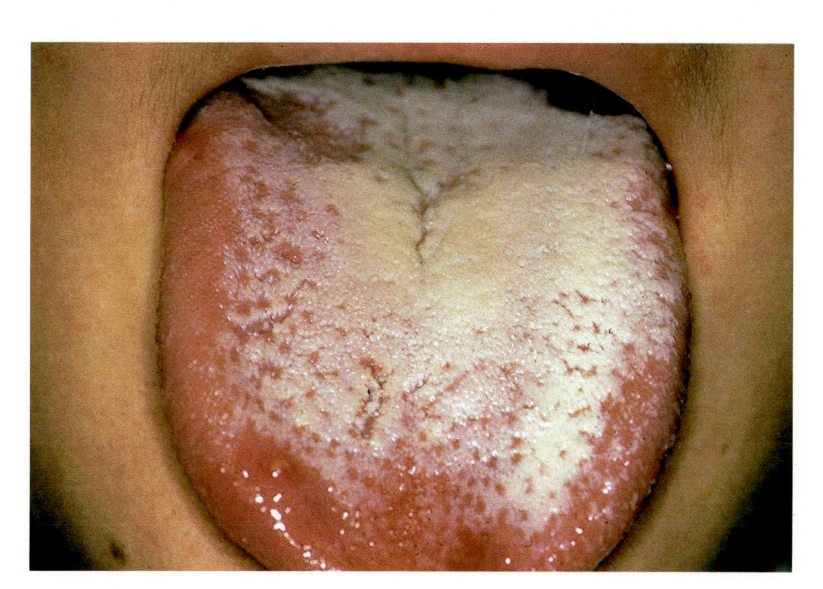

Figura 230 Língua saburrosa.

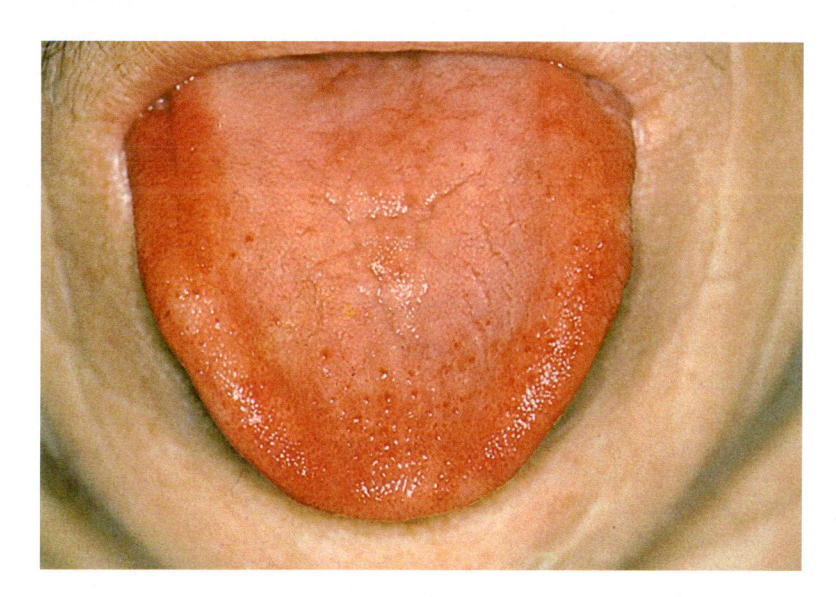

Figura 231 Glossite plasmocitária.

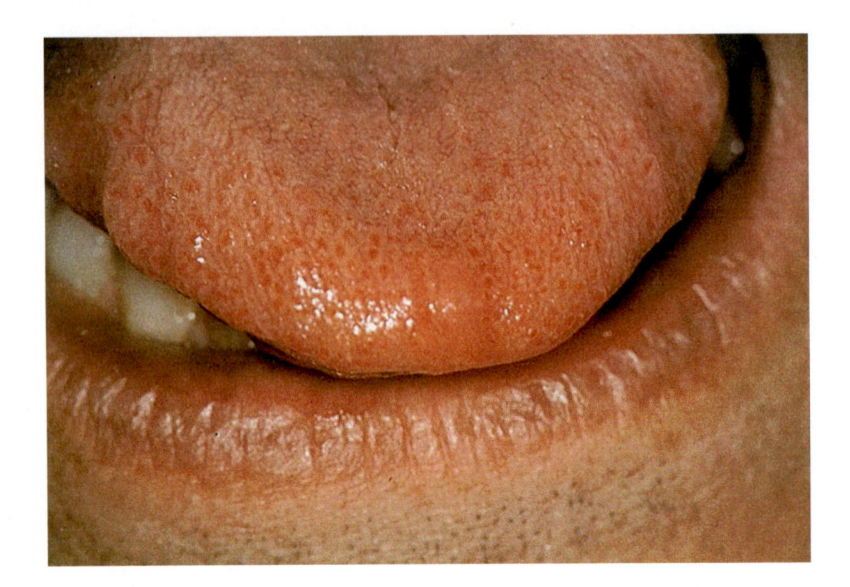

Figura 232 Glossodinia, leve eritema e discreto alongamento das papilas fungiformes na ponta da língua.

Glossodinia

A glossodinia ou glossopirose não é doença específica mas entidade sintomática de sensação de queimação da língua. Durante as últimas décadas, ela tornou-se condição muito comum, particularmente em mulheres acima dos 50 anos. Na maioria dos casos, a glossodinia representa a manifestação de problemas psicológicos sem alterações clínicas visíveis. Outras causas comuns são candidíase, anemia por deficiência de ferro, anemia perniciosa, língua geográfica, líquen plano, xerostomia, diabete melito, hipertensão, reação alérgica, etc. Na glossodinia de origem psicológica, a língua usualmente é normal, embora possa ocasionalmente ocorrer leve eritema e discreto alongamento das papilas fungiformes na ponta da língua (**Fig. 232**). A queixa do paciente é sensação de queimação ou prurido usualmente na ponta e nas bordas laterais da língua. Sintomas similares podem aparecer em qualquer região da mucosa bucal. Como regra a condição está associada à cancerofobia, mostra remissões e exarcebações e pode persistir por anos.

Tratamento. Não há tratamento específico, embora várias drogas antidepressivas tenham sido usadas com sucesso. Em casos severos, o paciente deve ser encaminhado a um psiquiatra.

Língua Crenada

A língua crenada consiste em impressões rasas nas bordas laterais da língua devido aos dentes vizinhos (**Fig. 233**). A mucosa usualmente é de aparência normal, mas pode, ocasionalmente, ser vermelha se houver intensa fricção ou pressão contra os dentes.

É encontrada com freqüência em pessoas que têm o hábito de pressionar a língua fortemente contra os dentes ou quando existe mau posicionamento dentário.

As doenças que podem causar macroglossia e subseqüente língua crenada são mixedema, acromegalia, amiloidose e proteinose lipóide.

Hipertrofia das Papilas Foliáceas

As papilas foliáceas localizam-se nas bordas laterais posteriores da língua e podem ser de tamanho rudimentar ou aparecer como grandes nódulos protuberantes.

Eles tornam-se inflamados e aumentados de volume em resposta a uma irritação crônica ou infecção (**Fig. 234**).

O paciente pode queixar-se de sensação de queimação e freqüentemente ficar alarmado com o crescimento das papilas temendo o câncer.

Tratamento. É indicado tranqüilizar o paciente.

Hipertrofia das Papilas Circunvaladas

As papilas circunvaladas localizam-se no terço posterior do dorso da língua. São em número de 8 a 12 e dispõem-se em forma de V. A hipertrofia das papilas circunvaladas resulta em nódulos elevados, bem circunscritos e vermelhos (**Figs. 235, 236**), que podem ser descobertos pelo paciente e causar medo de câncer.

Tratamento. Nenhum tratamento é indicado, a não ser tranqüilizar o paciente.

Doenças da Língua 127

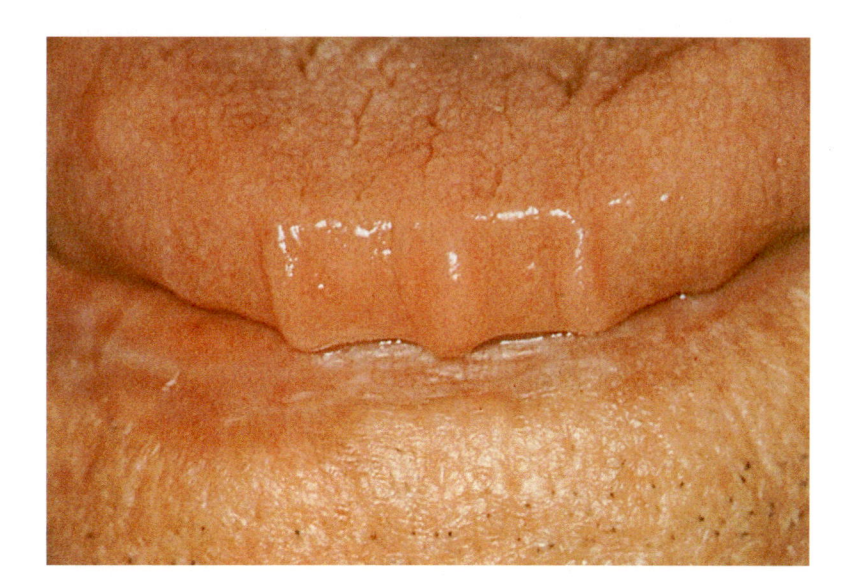

Figura 233 Língua crenada.

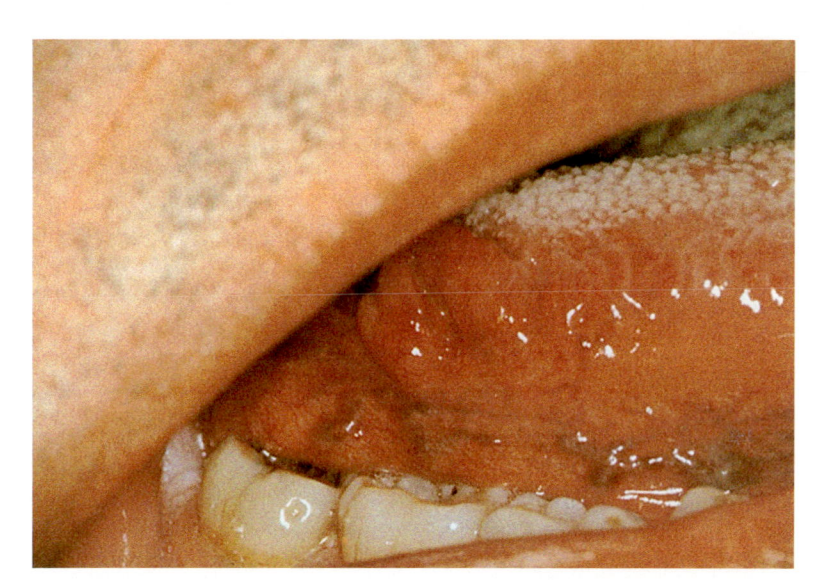

Figura 234 Hipertrofia das papilas foliáceas.

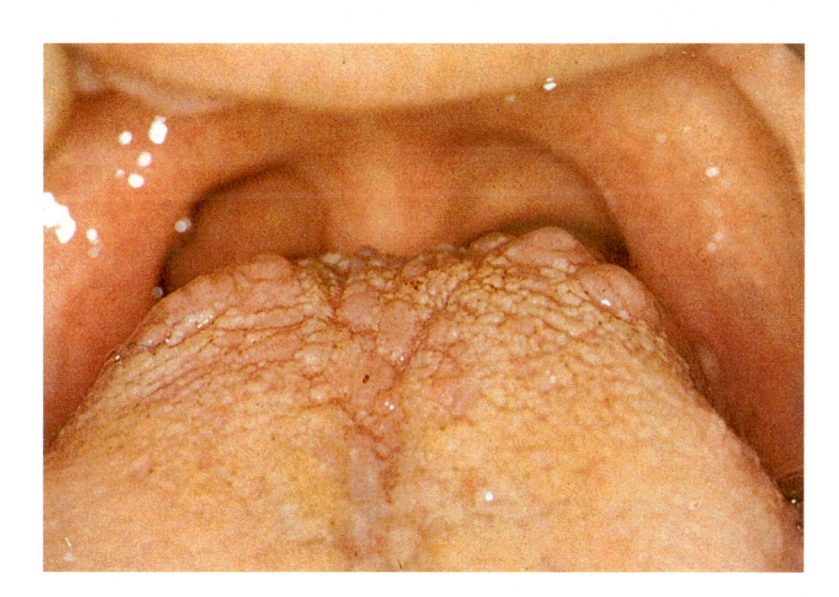

Figura 235 Hipertrofia das papilas circunvaladas.

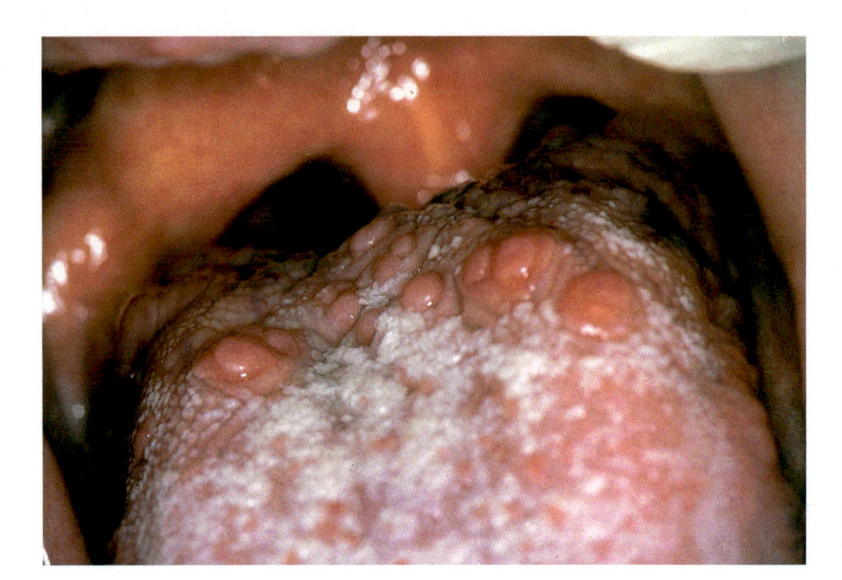

Figura 236 Hipertrofia das papilas circunvaladas.

Hipertrofia das Papilas Fungiformes

As papilas fungiformes aparecem como nódulos redondos, pequenos, múltiplos e vermelhos ao longo da porção anterior do dorso da língua.

Algumas vezes as papilas fungiformes tornam-se inflamadas e aumentadas, causando a sensação de queimação ou dor discreta, principalmente na ponta da língua. Pode predispor à inflamação e ao aumento das papilas fungiformes o fumo excessivo, o consumo de álcool, as comidas quentes, a fricção mecânica, as superfícies dentárias irregulares, os temperos, etc. (**Fig. 237**). É indicada a eliminação desses fatores.

Varizes Sublinguais

As varicosidades linguais das veias sublinguais são comuns em pessoas com mais de 60 anos. Clinicamente, aparecem como veias sublinguais tortuosas com amplas áreas tipo nódulos na superfície ventral e borda lateral da língua (**Figs. 238, 239**). As varizes sublinguais são benignas e em geral o paciente as descobre acidentalmente.

Tratamento. Nenhuma terapia é indicada, exceto tranqüilizar o paciente.

Doenças da Língua 129

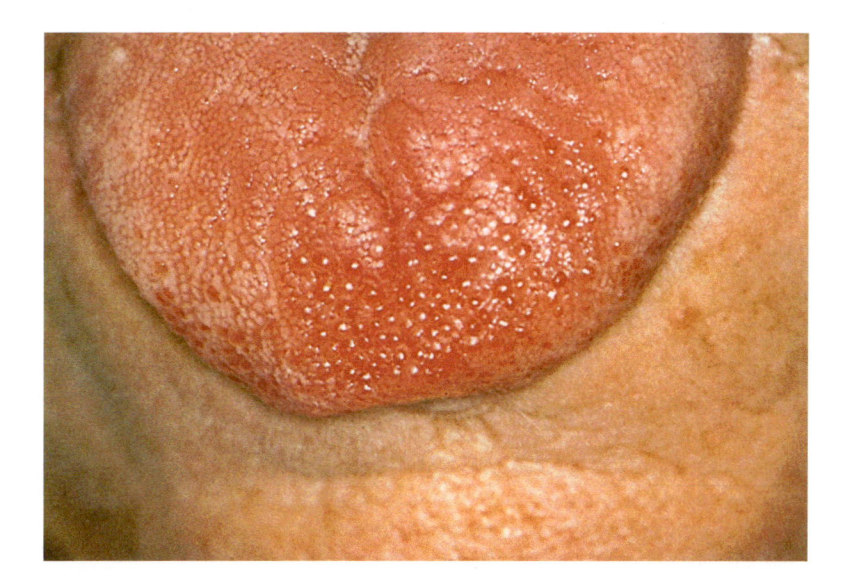

Figura 237 Hipertrofia das papilas fungiformes.

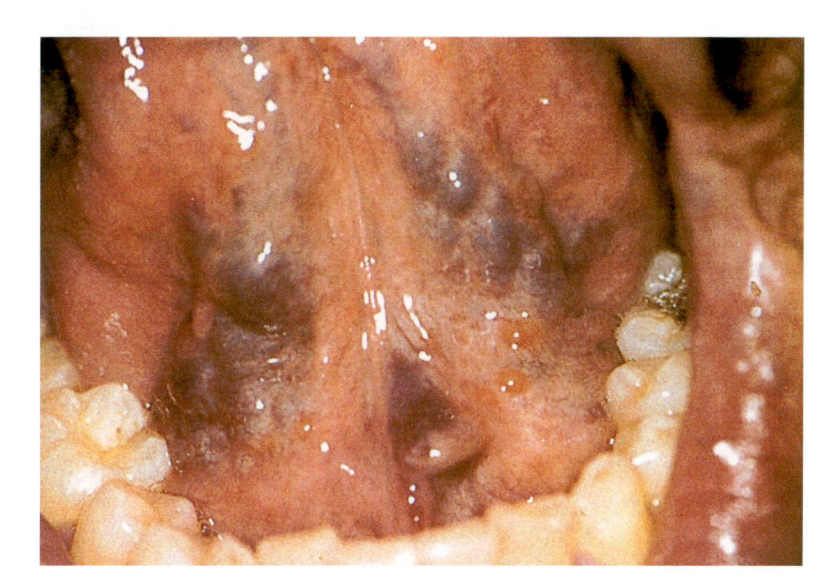

Figura 238 Varizes sublinguais.

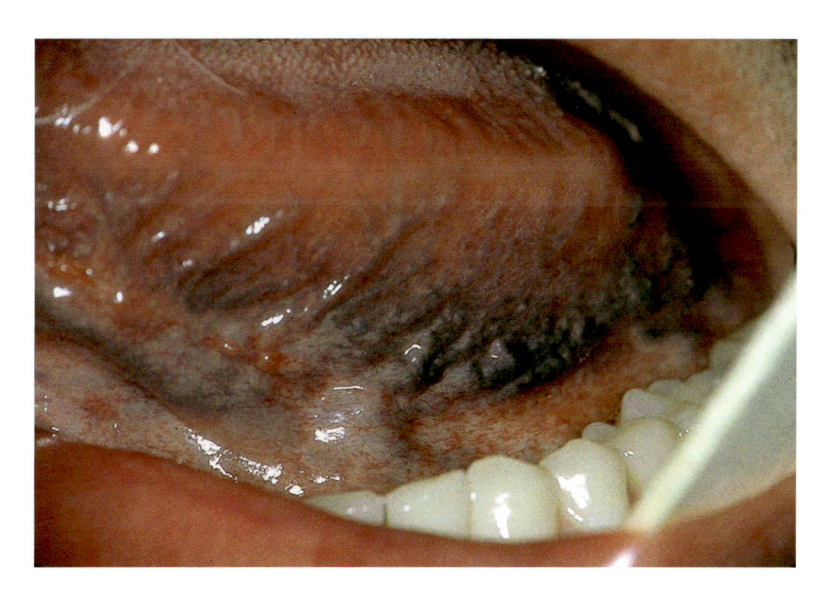

Figura 239 Varizes sublinguais.

14. Doenças dos Lábios

Fissura Média do Lábio

A fissura média do lábio é uma lesão relativamente rara, que acomete tanto o lábio superior como o inferior, sendo mais comum em homens do que em mulheres. A causa da lesão não está esclarecida, entretanto a irritação mecânica, maceração, fumo, frio, tempo ventoso ou seco, exposição solar e batom têm sido relacionados como fatores predisponentes. Outros fatores que predispõem ao aparecimento das fissuras labiais são, ainda, as alterações nutricionais, os estados de imunossupressão e a infecção pelo HIV, a doença de Crohn e a síndrome de Down. Mais recentemente foi sugerida a predisposição hereditária. Clinicamente a fissura labial se manifesta como fissura vertical persistente na linha média do lábio, usualmente infectada de forma secundária por bactérias ou pela *Candida albicans* (**Fig. 240**). O sangramento espontâneo, o desconforto e a dor podem ser achados comuns.

Tratamento. Corticóides tópicos com ou sem antibióticos e nistatina podem ser úteis. Nos casos persistentes e graves, são recomendadas a excisão cirúrgica e a reconstituição cosmética.

Queilite Angular

A queilite angular ou *perlèche* é uma alteração dos lábios causada por vários fatores, como a deficiência de riboflavina, anemia por deficiência de ferro, síndrome de Plummer-Vinson e traumas mecânicos. Entretanto, muitos casos são decorrentes da perda da dimensão vertical de oclusão que ocorre em pacientes desdentados ou portadores de próteses totais. Nesses casos, forma-se um sulco no ângulo da boca que se mantém constantemente úmido pela saliva, produzindo maceração e fissuras. Tem sido demonstrado que microrganismos tais como *Candida albicans*, estreptococos, estafilococos e outros podem se superpor ou causar a queilite angular. Clinicamente, a condição se caracteriza pela maceração, fissura, eritema com presença de erosão além da formação de crostas nas comissuras (**Figs. 241, 242**).

Caracteristicamente, a lesão não se estende além da borda mucocutânea. A sensação de queimação ou secura pode ser relatada. Os casos de queilite angular não-tratados podem apresentar períodos de remissão e exacerbação e persistir por muito tempo.

Tratamento. Consiste na correção da dimensão vertical de oclusão, uso de vitaminas, corticóides tópicos e cremes com antibióticos.

Queilite Actínica

A queilite actínica ocorre como processo agudo ou crônico. A queilite actínica crônica é observada em pessoas idosas como resultado de exposição solar prolongada (p. ex., trabalhadores rurais e marinheiros) envolvendo o lábio inferior.

Durante os estágios iniciais, observa-se comumente edema moderado e eritema discreto do lábio inferior, que é seguido de secura e descamação discreta. Progressivamente o epitélio se torna fino e atrófico, apresentando áreas branco-acinzentadas entremeadas com zonas vermelhas (**Fig. 243**). Finalmente, o lábio se torna muito seco e descamante. Algumas vezes aparecem nódulos e erosões. Há aumentado risco de desenvolvimento de leucoplasias e carcinoma espinocelular.

Diagnóstico diferencial. Lúpus eritematoso, líquen plano, queilite por contato, leucoplasia e carcinoma espinocelular.

Teste laboratorial. O exame histopatológico é essencial para excluir o câncer.

Tratamento. Consiste na proteção de exposição prolongada ao sol e aplicação de 5-fluoruracil. Nos casos severos, é necessária a excisão cirúrgica das áreas da mucosa labial envolvida.

Doenças dos Lábios 131

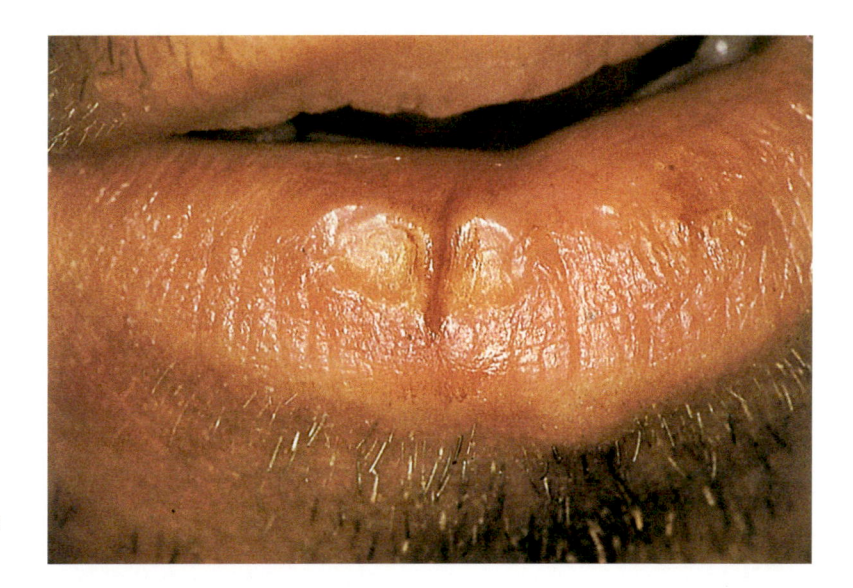

Figura 240 Fissura vertical média e profunda do lábio inferior.

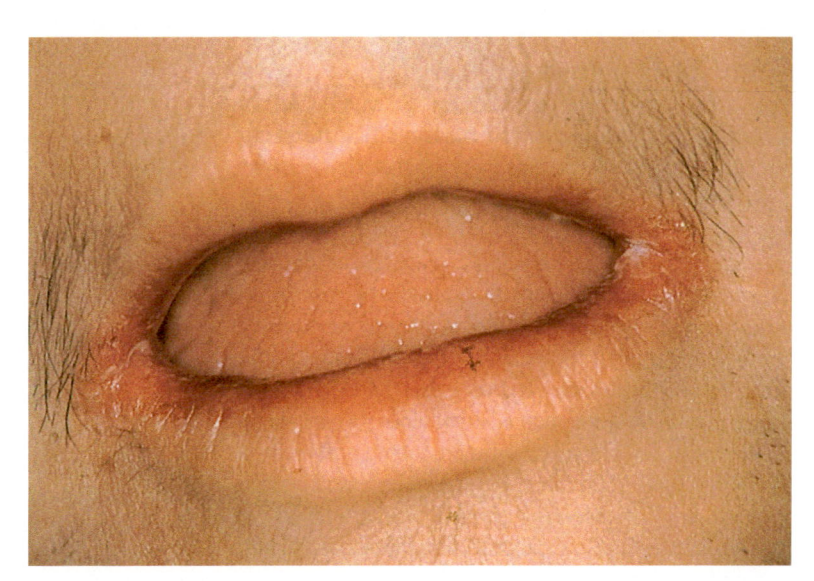

Figura 241 Queilite angular.

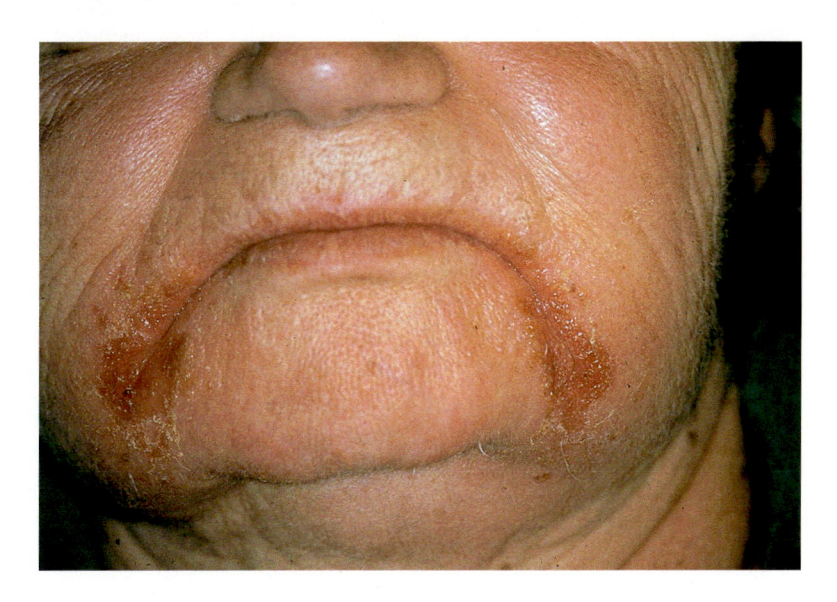

Figura 242 Queilite angular severa.

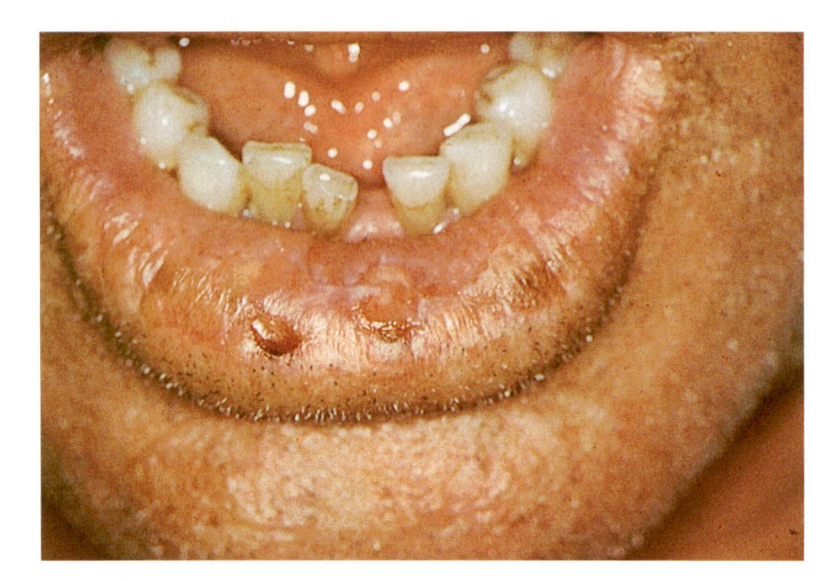

Figura 243 Queilite actínica.

Queilite Descamativa

A queilite descamativa é uma desordem inflamatória crônica do vermelhão dos lábios que se caracteriza pela persistente descamação e formação de crostas. É mais comumente observada em mulheres jovens com estresse emocional e pode coexistir com atopia. A causa é desconhecida, embora as lesões possam ser agravadas pelo clima frio ou muito quente. Clinicamente, a queilite descamativa consiste em esfoliação severa do vermelhão dos lábios, deixando uma superfície sensível e eritematosa. Esse padrão é repetitivo, resultando na diminuição da espessura e na formação de escaras e crostas em um ou ambos os lábios (**Fig. 244**). A queilite descamativa pode persistir por meses ou anos com severidade variável, apresentando remissões e exarcebações, causando um problema cosmético significativo ao paciente.

Diagnóstico diferencial. Queilite de contato, queilite plasmocitária e queilite actínica.

Tratamento. Podem ser usados agentes hidratantes tópicos (como manteiga de cacau) e esteróides tópicos.

Queilite de Contato

A queilite de contato é uma desordem inflamatória dos lábios atribuída à alergia a vários agentes químicos. As causas mais comuns que têm sido relacionadas são batons, pomada labial, dentifrícios, colutórios bucais, comidas, etc. Clinicamente a queilite de contato é caracterizada por eritema e edema moderados, seguidos de irritação e descamação (**Fig. 245**). Usualmente é restrita ao vermelhão dos lábios. Uma história cuidadosa é essencial para a determinação da provável causa. Além disso, um teste de contato é necessário para confirmar a substância causadora.

Diagnóstico diferencial. Queilite descamativa e queilite plasmocitária.

Tratamento. Consiste na eliminação de todo o contato com a substância e no uso de esteróides tópicos.

Queilite Glandular

A queilite glandular é uma desordem inflamatória crônica incomum envolvendo essencialmente o lábio inferior. A causa é desconhecida, embora seja observado um padrão hereditário em alguns casos. Também têm sido implicados o estresse emocional e a exposição crônica ao sol. Clinicamente consiste no aumento do lábio causador por hiperplasia das glândulas salivares menores e infiltrado inflamatório crônico (**Fig. 246**). Caracteristicamente, os orifícios dos ductos secretores estão dilatados e aparecem como numerosas aberturas semelhantes à cabeça de alfinete, as quais podem excretar, pela pressão, fluido mucoso ou muco supurado. Também ocorrem erosões, abcessos e formação de crosta.

Três formas de queilite glandular são reconhecidas: a forma simples, que é a mais comum; a forma supurada superficial; e a forma supurada profunda. As duas últimas formas são o resultado da infecção microbiana, e os sinais e sintomas clínicos são mais graves.

Diagnóstico diferencial. Queilite granulomatosa, sarcoidose, doença de Crohn, linfangioma e tuberculose.

Teste laboratorial. O exame histopatológico é essencial no estabelecimento do diagnóstico.

Tratamento. Esteróides tópicos são de valor limitado. Em casos avançados, a cirurgia plástica é indicada.

Doenças dos Lábios 133

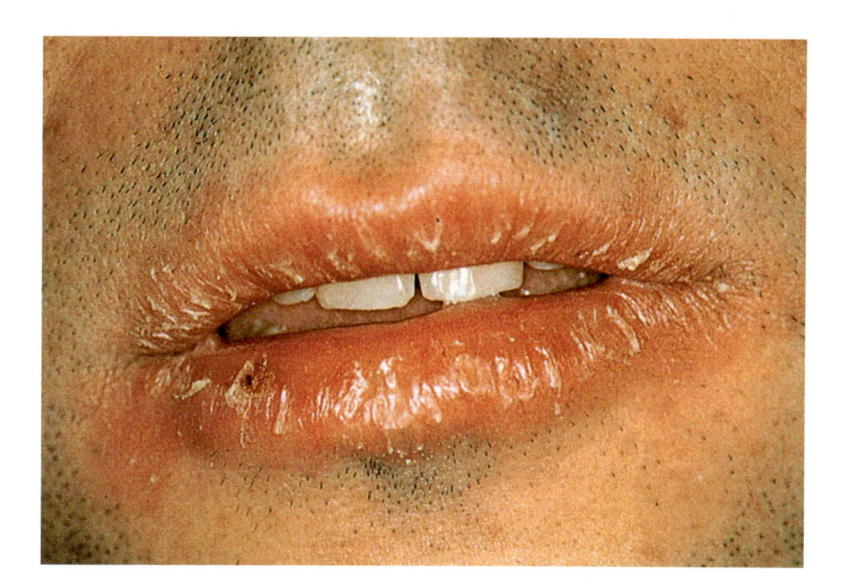

Figura 244 Queilite esfoliativa.

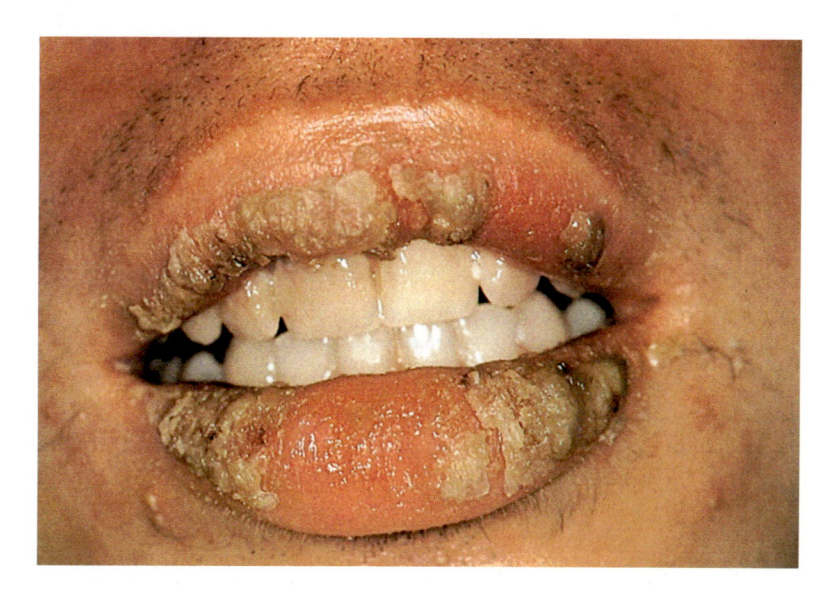

Figura 245 Queilite de contato.

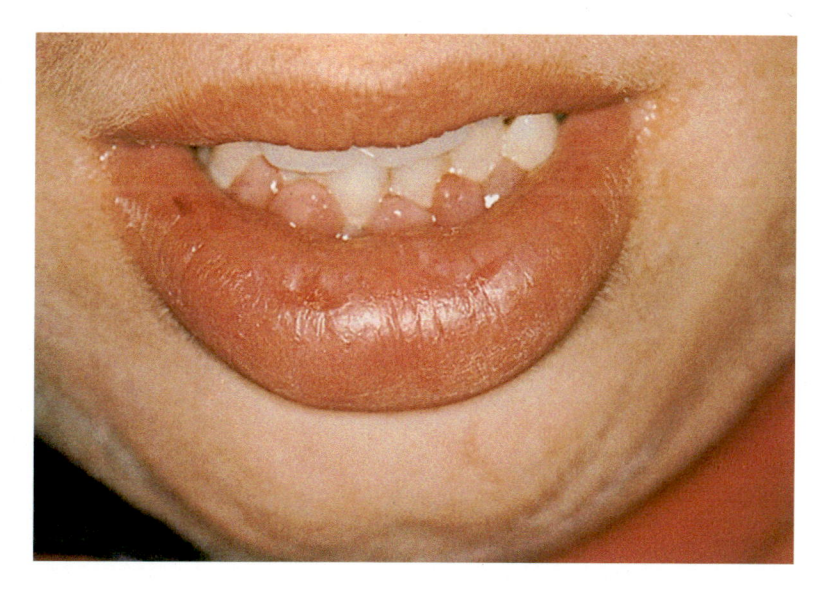

Figura 246 Queilite glandular.

Queilite Granulomatosa

A queilite granulomatosa ou queilite de Miescher é uma desordem crônica incomum de causa desconhecida. Pode ocorrer tanto na forma isolada com fazer parte de uma série de outras doenças, como síndrome de Melkersson-Rosenthal, sarcoidose e doença de Crohn. Entretanto, acredita-se que os casos isolados sejam uma forma monossintomática da síndrome de Melkersson-Rosenthal. Clinicamente, a queilite granulomatosa é caracterizada pelo aumento de volume difuso e indolor, freqüentemente no lábio inferior e raramente no lábio superior ou em ambos (**Figs. 247, 248**). A pele e a mucosa bucal circunjacente podem ser normais ou eritematosas. Ocasionalmente, podem aparecer vesículas, erosões e descamação. A doença tem aparecimento súbito e curso crônico com remissões e exarcebações, deixando, finalmente, um permanente aumento de volume dos lábios.

Diagnóstico diferencial. Queilite glandular, síndrome de Melkersson-Rosenthal, sarcoidose, doença de Crohn, linfedema, linfangioma, erisipela, edema angioneurótico e doença de Kawasaki.

Teste laboratorial. O exame histopatológico é essencial no estabelecimento do diagnóstico.

Tratamento. Pomadas tópicas de esteróides, injeção intralesional de acetonida triamcinolone ou esteróides sistêmicos podem ser úteis em alguns casos. Metronidazol também pode ser útil. Entretanto, em casos avançados, é indicada a cirurgia plástica.

Queilite Plasmocitária

A queilite plasmocitária é uma desordem inflamatória incomum dos lábios caracterizada por densa infiltração de plasmócitos maduros.

A causa permanece desconhecida, e a lesão ocorre em pacientes com mais de 60 anos. Clinicamente, é caracterizada pelo aumento de volume difuso do vermelhão do lábio inferior de coloração avermelhada (**Fig. 249**). Lesões similares têm sido descritas na gengiva e na língua. Esse grupo de lesões é idêntico à balinite plasmociária (doença de Zoon).

Diagnóstico diferencial. Queilite de contato, reações alérgicas, estomatite de contato pela canela, queilite actínica, eritroplasia, candidíase, líquen plano e lúpus eritematoso.

Teste laboratorial. O exame histopatológico é útil no estabelecimento do diagnóstico.

Tratamento. É sintomático. Esteróides tópicos podem ser úteis.

Doenças dos Lábios 135

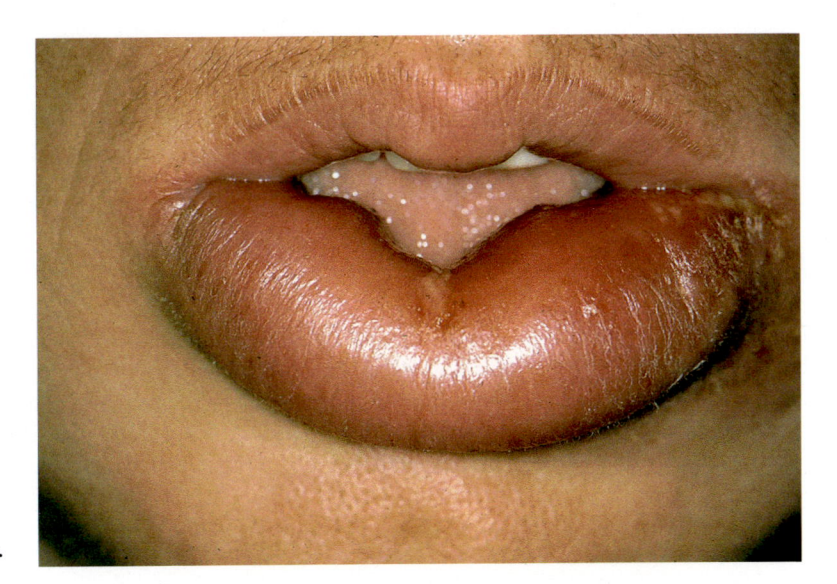

Figura 247 Queilite granulomatosa.

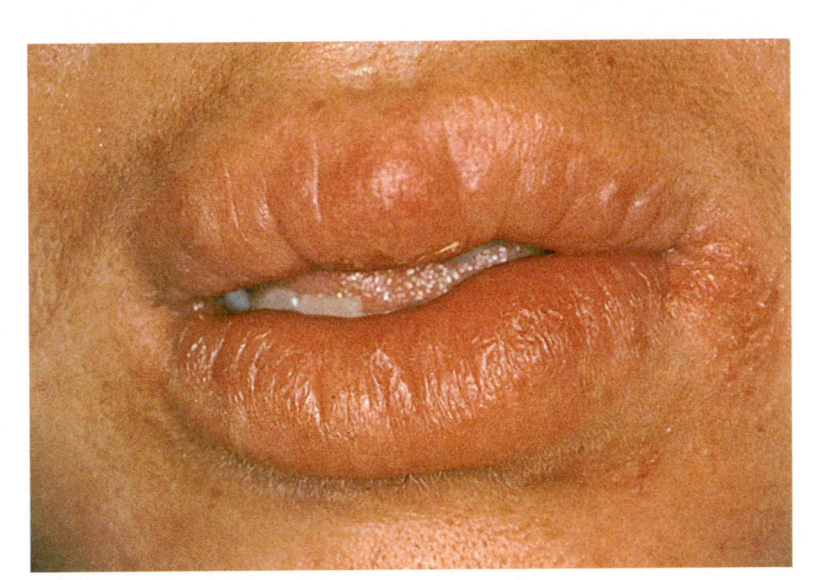

Figura 248 Queilite granulomatosa.

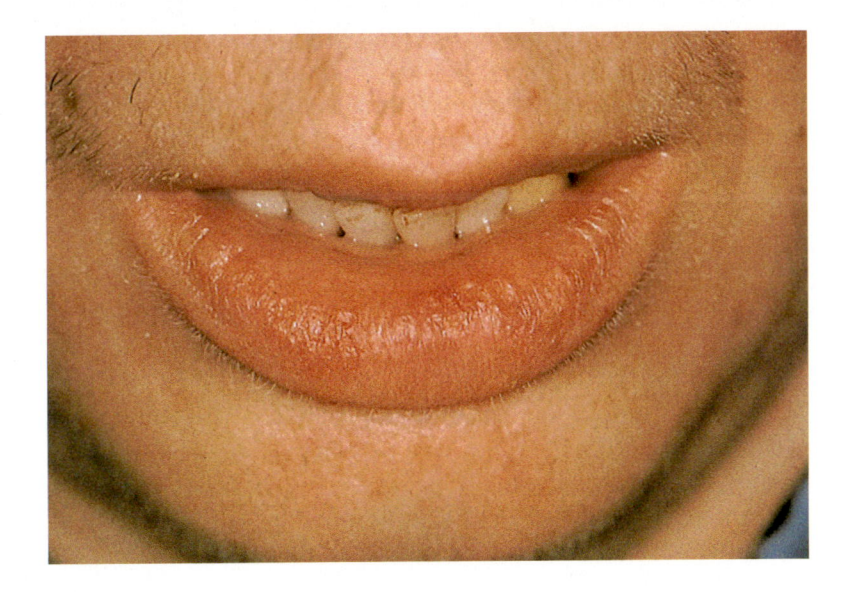

Figura 249 Queilite plasmocitária.

15. Cistos dos Tecidos Moles

Mucocele

Mucoceles, ou cistos mucosos, originam-se de glândulas salivares menores ou de seus ductos e são os mais comuns dos cistos de tecido mole da boca. Dois tipos são descritos: mucoceles de extravasamento, que são os mais comuns (mais de 90%) e sua patogenia está relacionada à ruptura do ducto por trauma ou mordiscamento; mucoceles de retenção, que são raros e sua patogenia está relacionada à obstrução parcial do ducto, provavelmente devido à infecção, cálculo ou sialolito.

Os mucoceles de extravasamento mostram um pico de incidência durante a segunda e terceira décadas de vida, enquanto os mucoceles de retenção são mais comuns em pacientes mais velhos. Entretanto, não há predileção por sexo e pode ocorrer em qualquer idade. Mais freqüentemente, os mucoceles ocorrem no lábio inferior, lateralmente, na região correspondente aos caninos, sendo menos comum na mucosa jugal, assoalho bucal, palato, língua e, raramente, no lábio superior.

Clinicamente os mucoceles são massas indolores, esféricas, únicas e flutuantes que variam de tamanho de alguns milímetros a vários centímetros de diâmetro (**Figs. 250, 251, 252**). Os cistos superficiais são translúcidos e azulados, enquanto lesões profundas têm a cor da mucosa normal. Algumas vezes eles esvaziam parcialmente e depois retornam devido à nova acumulação de fluido.

Diagnóstico diferencial. Hemangioma, linfangioma, lipoma, cistoadenoma papilar linfomatoso, carcinoma mucoepidermóide, síndrome de Sjögren e hiperplasia angiolinfóide com eosinofilia.

Teste laboratorial. O exame histopatológico é o mais útil para estabelecer o diagnóstico.

Tratamento. Consiste na excisão cirúrgica ou criocirurgia.

Rânula

A rânula é uma variante de mucocele localizada exclusivamente no assoalho da boca. Ocorre nos ductos da glândula submandibular, da glândula sublingual ou das glândulas salivares acessórias do assoalho bucal e sua patogenia é similar à dos mucoceles. Clinicamente, apresenta-se como uma massa lisa, flutuante, indolor no assoalho bucal, lateralmente ao freio lingual (**Fig. 253**). A coloração varia de normal a azulado translúcido.

O tamanho médio varia de 1 a 2 cm, mas podem formar-se lesões maiores causando alterações na fala e na deglutição.

Diagnóstico diferencial. Cisto dermóide, cisto linfoepitelial, abcesso no assoalho bucal, hemangioma, linfangioma, etc.

Teste laboratorial. O exame histopatológico estabelece o diagnóstico.

Tratamento. Consiste na remoção cirúrgica.

Cistos dos Tecidos Moles 137

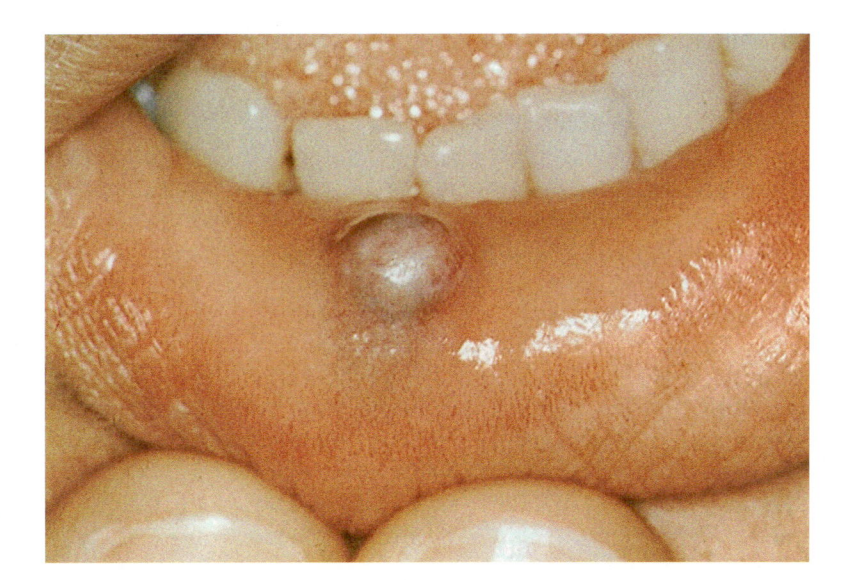

Figura 250 Mucocele do lábio inferior.

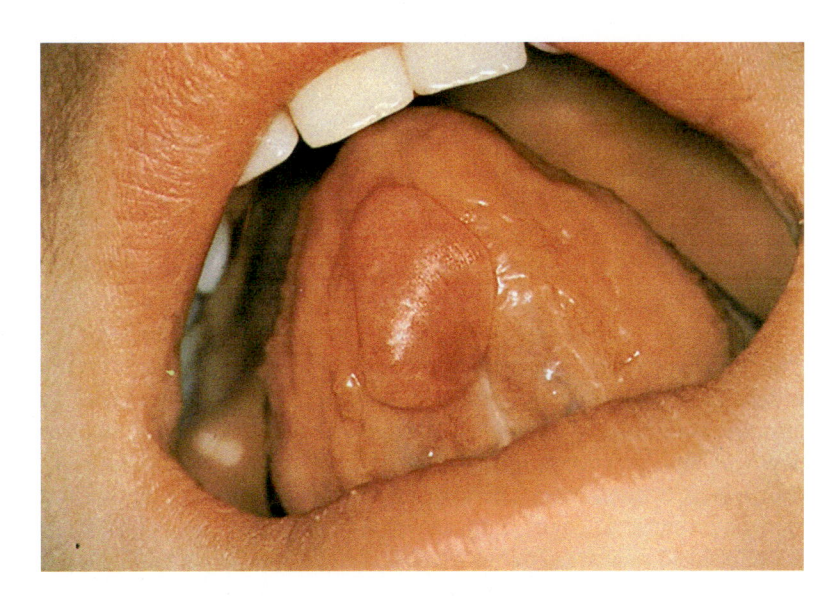

Figura 251 Mucocele da língua.

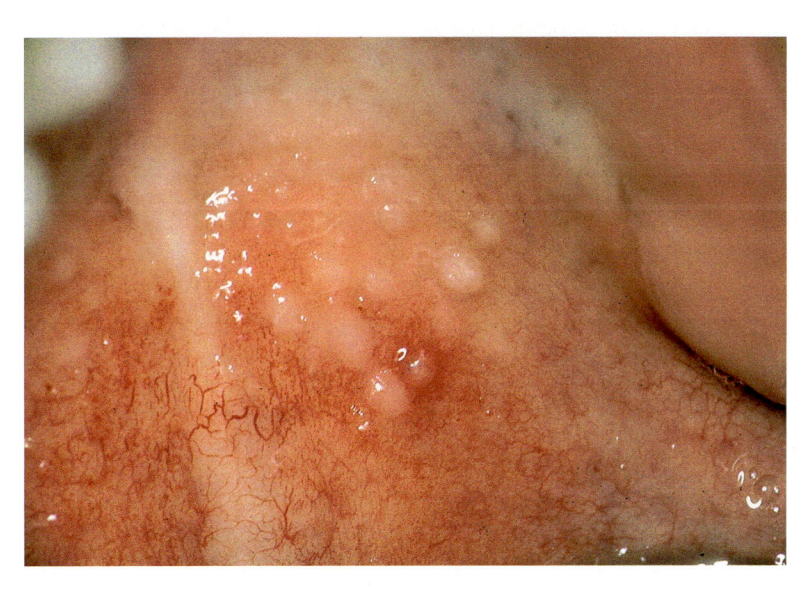

Figura 252 Mucoceles superficiais do palato.

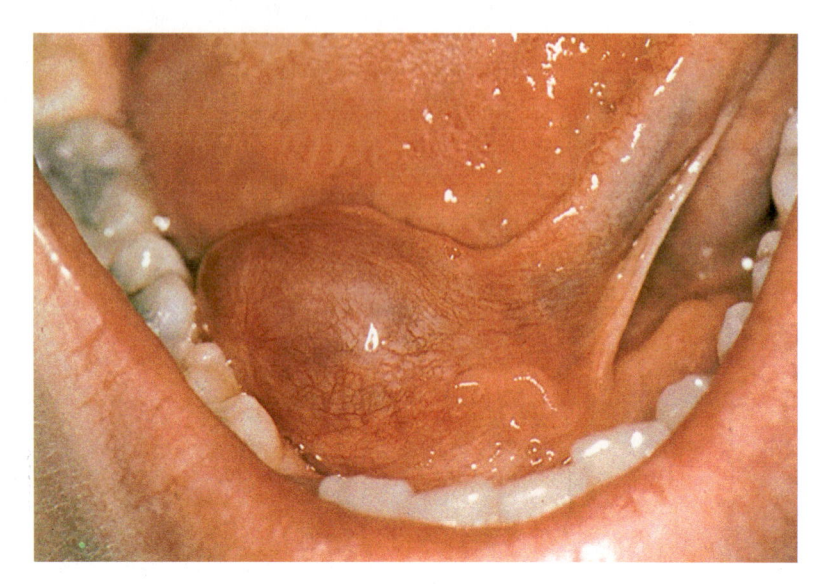

Figura 253 Rânula.

Cisto Linfoepitelial

O cisto linfoepitelial da mucosa bucal é uma lesão de desenvolvimento incomum, provavelmente devido à degeneração cística de epitélio glandular aprisionado em tecidos linfóides da boca durante a embriogênese. Em geral aparece entre os 20 e 50 anos e é um pouco mais freqüente em homens do que em mulheres (proporção de 3:2). O cisto linfoepitelial intrabucal é histologicamente similar ao cisto da fenda branquial que se desenvolve no pescoço (**Fig. 254**). O cisto intrabucal ocorre mais freqüentemente no assoalho da boca e na superfície ventral da língua, entretanto casos esporádicos têm sido descritos em outras localizações. Clinicamente é um nodulo móvel, indolor, bem-delimitado, firme e elevado de cor amarelada ou avermelhada (**Fig. 255**). O tamanho varia de poucos milímetros a 2 cm de diâmetro.

Diagnóstico diferencial. Linfonodo, cisto dermóide, mucocele, lipoma e outros tumores benignos.

Teste laboratorial. O exame histopatológico é essencial para estabelecer o diagnóstico.

Tratamento. Remoção cirúrgica.

Cisto Dermóide

O cisto dermóide é uma lesão de desenvolvimento incomum que ocorre a partir dos remanescentes epiteliais da embriogênese. O cisto dermóide da boca é em geral localizado na linha média do assoalho bucal. O cisto aparece no adulto jovem e ambos os sexos são igualmente afetados. O tamanho é pequeno, mas o cisto se expande progressiva e lentamente, podendo atingir vários centímetros de diâmetro. Clinicamente, é um aumento de volume indolor, de cor normal ou levemente avermelhada e de consistência mole à palpação (**Fig. 256**). Quando o cisto localiza-se acima do músculo genioideo, desloca a língua para cima, produzindo dificuldade de fala, mastigação e deglutição. Se localizado entre os músculos genioideo e miloioideo, ele protruirá a região submentoniana. Raramente, os cistos epidermóide e dermóide desenvolvem-se nos lábios (**Fig. 257**).

Diagnóstico diferencial. Gânglio linfático, cisto dermóide, rânula, higroma cístico e abcesso do assoalho bucal.

Teste laboratorial. O exame histopatológico é essencial para o diagnóstico final.

Tratamento. Remoção cirúrgica.

Cistos dos Tecidos Moles **139**

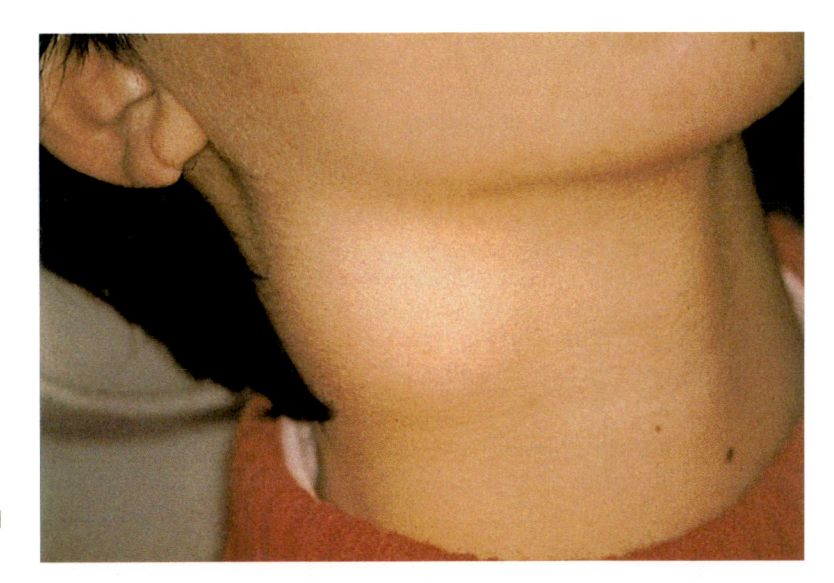

Figura 254 Cisto da fenda branquial na porção lateral do pescoço.

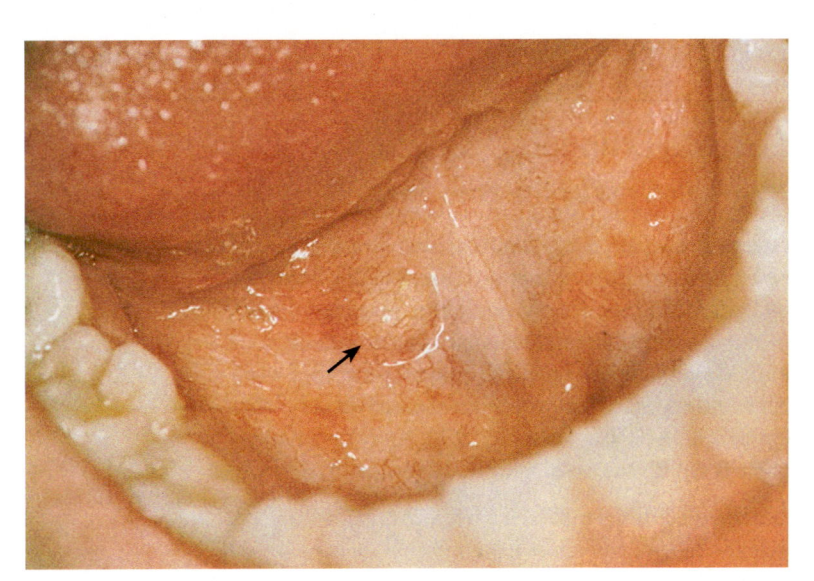

Figura 255 Cisto linfoepitelial no assoalho bucal.

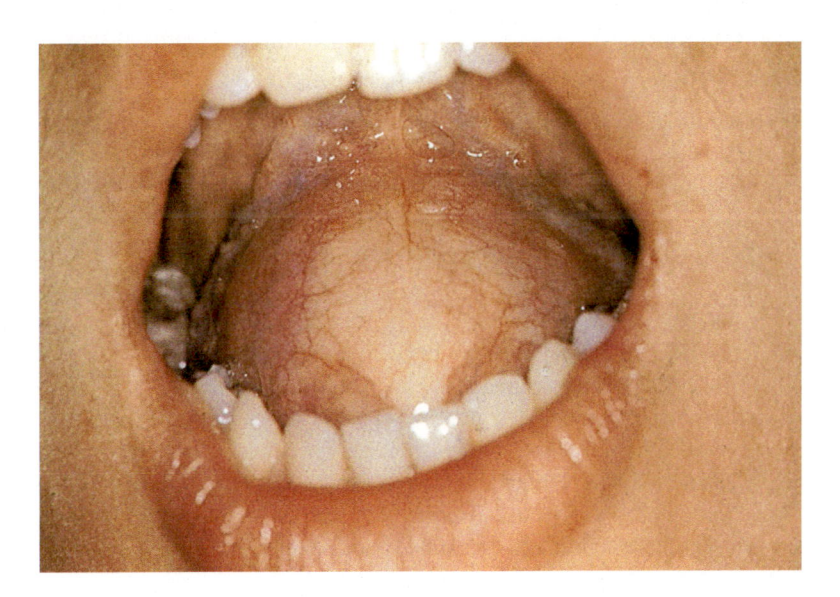

Figura 256 Cisto dermóide.

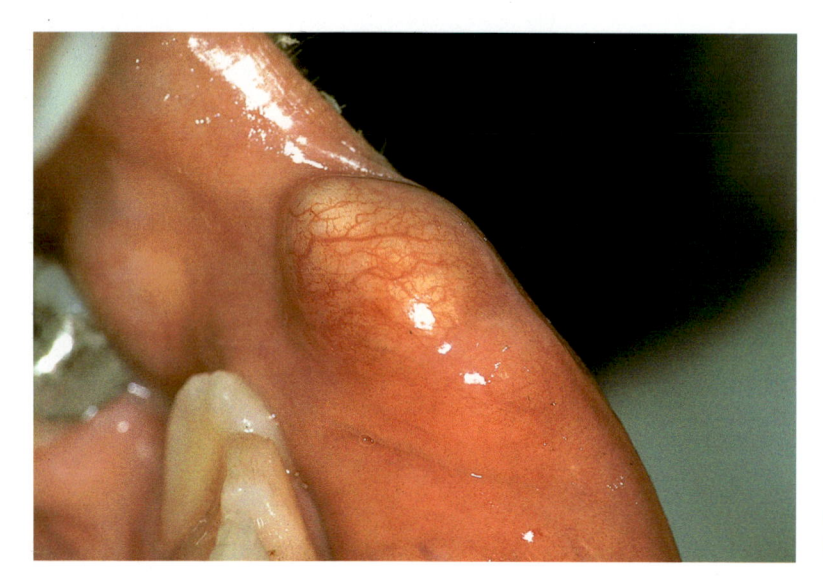

Figura 257 Cisto epidermóide do lábio inferior.

Cisto de Erupção

O cisto de erupção é uma variedade do cisto dentígero, estando associado a um dente decíduo ou permanente. Localiza-se em geral na região de erupção dos caninos e molares. Clinicamente, o cisto de erupção apresenta aumento de volume mole, flutuante e bem-delimitado contornando o alvéolo na região do dente em erupção. A sua cor é azul ou vermelho-escura quando a cavidade cística é preenchida por sangue (**Fig. 258**). As características clínicas são típicas e o diagnóstico é óbvio.

Diagnóstico diferencial. Hemangioma, hematoma, tatuagem de amálgama, nevo pigmentado da boca e melanoma maligno.

Teste laboratorial. O exame histopatológico confirma o diagnóstico.

Tratamento. Usualmente não é necessário. Entretanto, o tecido mole em torno da coroa pode ser excisado.

Cisto Gengival do Recém-nascido

Os cistos gengivais do recém-nascido, pérolas de Epstein ou nódulos de Bohn são lesões pequenas no rebordo alveolar de recém-nascidos, desenvolvendo-se a partir de remanescentes da lâmina dentária. Clinicamente apresentam-se como nódulos múltiplos ou solitários, assintomáticos, esbranquiçados, variando de 1 a 3 mm de diâmetro na mucosa alveolar (**Fig. 259**). Esses cistos contêm ceratina e regridem espontaneamente em alguns meses.

Diagnóstico diferencial. Linfangioma e tumor de células granulosas do recém-nascido.

Teste laboratorial. O exame histopatológico confirma o diagnóstico.

Tratamento. Não é necessário.

Cisto Gengival do Adulto

O cisto gengival é raro em pacientes adultos e pode localizar-se em gengiva livre ou inserida. Origina-se de restos epiteliais (como os da lâmina dentária) na gengiva. É mais freqüente em pacientes com mais de 40 anos e localiza-se na região vestibular da mandíbula entre incisivos e pré-molares. Clinicamente é um nódulo pequeno e bem circunscrito na gengiva, coberto por mucosa normal, variando de poucos milímetros a 1 cm de diâmetro (**Fig. 260**).

Diagnóstico diferencial. Mucocele, abcesso periodontal, fibroma ossificante periférico, fibroma traumático e neurofibroma.

Teste laboratorial. O exame histopatológico é essencial para o estabelecimento do diagnóstico.

Tratamento. Excisão cirúrgica.

Cistos dos Tecidos Moles **141**

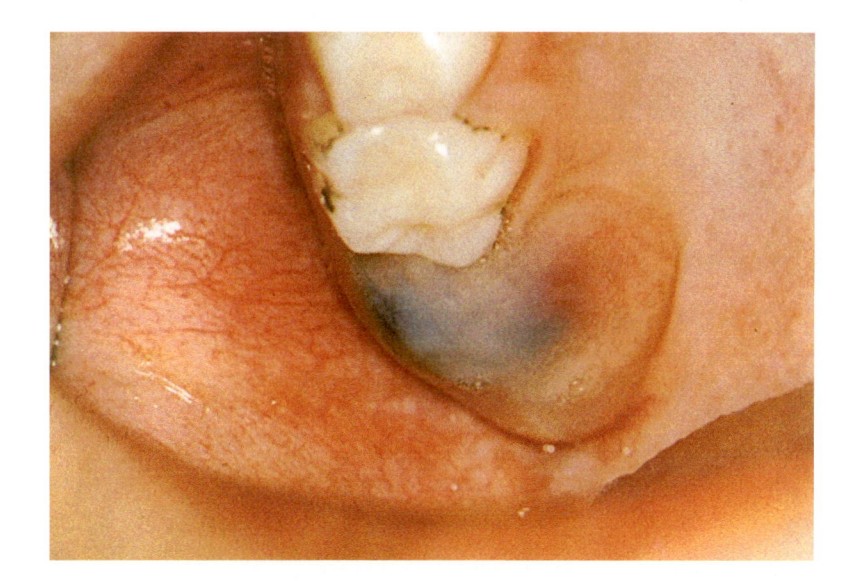

Figura 258 Cisto de erupção.

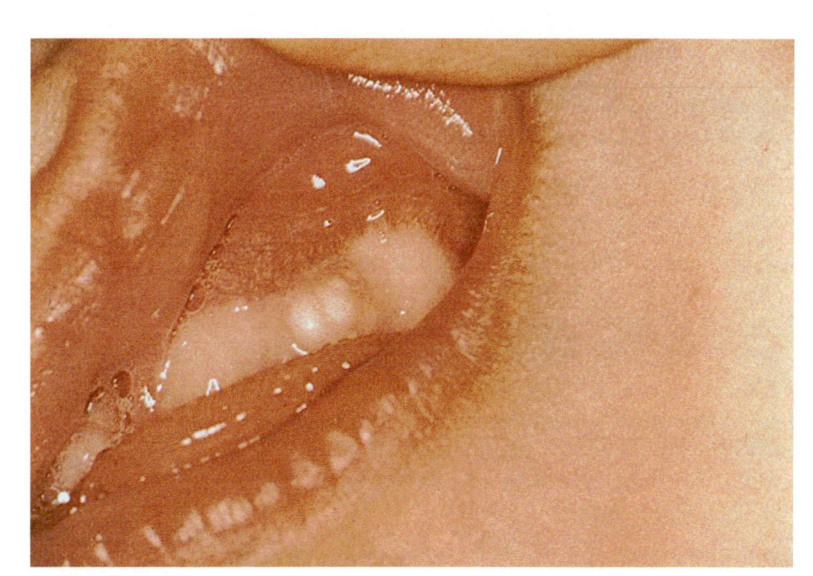

Figura 259 Cisto gengival do recém-nascido.

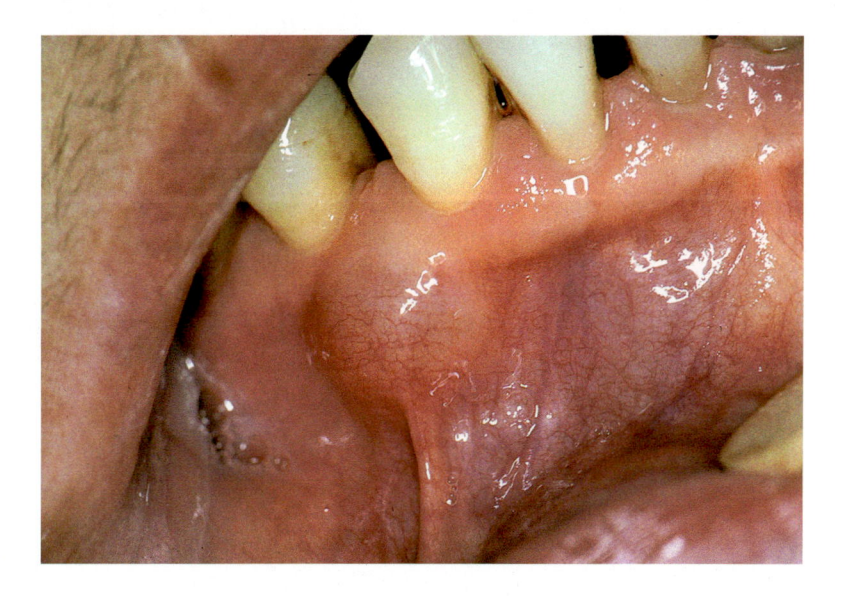

Figura 260 Cisto gengival do adulto.

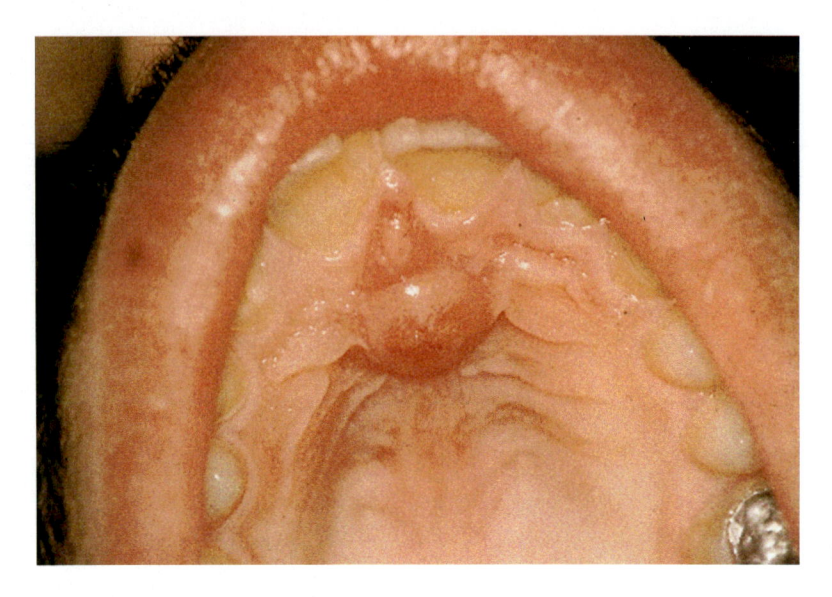

Figura 261 Cisto da papila palatina.

Cisto da Papila Palatina

O cisto da papila palatina é uma variante do cisto nasopalatino que se desenvolve a partir de remanescentes epiteliais do forame incisivo. Manifesta-se como aumento de volume mole da papila palatina, recoberto por mucosa normal (**Fig. 261**). Freqüentemente ele é infectado, tornando-se inflamado e dolorido. O exame radiográfico não mostra alterações.

Diagnóstico diferencial. Abcesso dentário e periodontal, trauma da papila palatina, fibroma e outros tumores benignos do tecido conjuntivo da boca.

Teste laboratorial. O exame histopatológico é necessário para estabelecer o diagnóstico.

Tratamento. Remoção cirúrgica.

Cisto Nasolabial

O cisto nasolabial é um cisto raro de tecido mole de patogênese obscura. Recentemente tem sido sugerido que se desenvolve a partir da porção inferior e anterior do ducto nasolacrimal. É mais freqüente em mulheres entre 40 e 50 anos. Clinicamente o cisto nasolabial apresenta-se como aumento de volume de tecido mole no sulco nasolabial, exatamente na região do canino ou no assoalho nasal (**Fig. 262**). As queixas do paciente podem ser obstrução nasal e sensação de pressão na região.

Diagnóstico diferencial. Abcesso dentário, abcesso de tecido mole, neoplasia de glândula salivar menor e neoplasia mesenquimal.

Teste laboratorial. O exame histopatológico é necessário para estabelecer o diagnóstico.

Tratamento. Excisão cirúrgica.

Cisto do Ducto Tireoglosso

O cisto do ducto tireoglosso é uma lesão rara que pode se desenvolver em qualquer região do ducto tireoglosso, do forame cego da língua até a glândula tireóide. É mais freqüente em mulheres jovens e apresenta-se como aumento de volume cístico na linha média, firme, circunscrito, medindo de alguns milímetros a muitos centímetros de diâmetro. Quando localizado na boca, é encontrado no dorso da mesma próximo ao forame cego (**Fig. 263**). Em raras ocasiões, pode ser encontrado no assoalho bucal. Cresce de forma lenta e, se o crescimento for significativo, pode causar disfagia. Pode haver formação de fístula exteriorizando na pele ou na superfície da mucosa (**Fig. 264**).

Diagnóstico diferencial. Tumores malignos e benignos e glossite romboidal mediana.

Teste laboratorial. Radioisótopo e cintilografia são úteis. O exame histopatológico algumas vezes é necessário para estabelecer o diagnóstico.

Tratamento. Consiste em observação, controle do paciente, hormônios da tireóide, supressão de isótopos e excisão cirúrgica.

Cistos dos Tecidos Moles 143

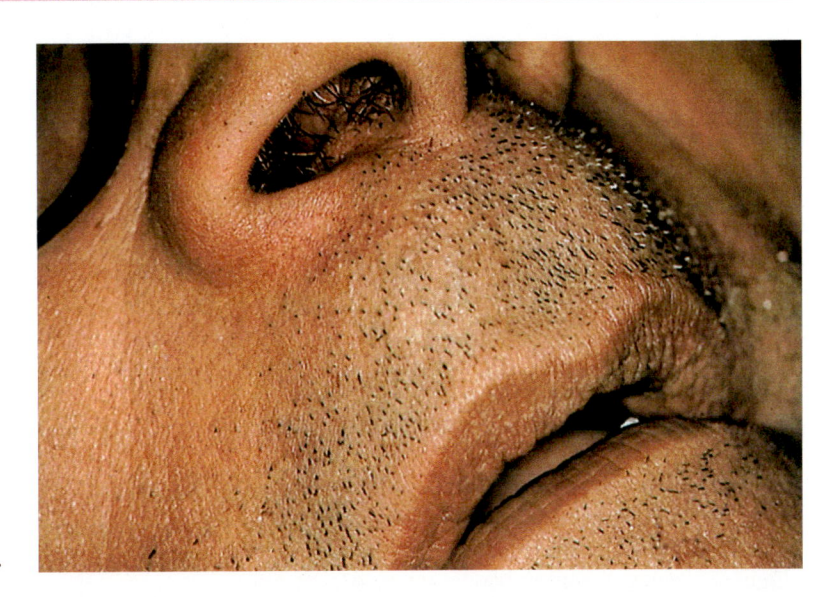

Figura 262 Cisto nasolabial, aumento de volume do sulco nasolabial.

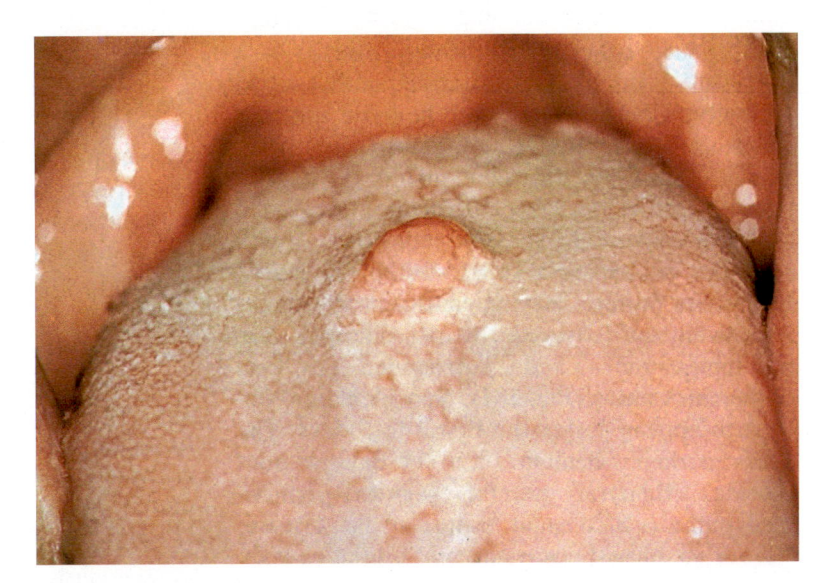

Figura 263 Cisto do ducto tireoglosso no dorso da língua.

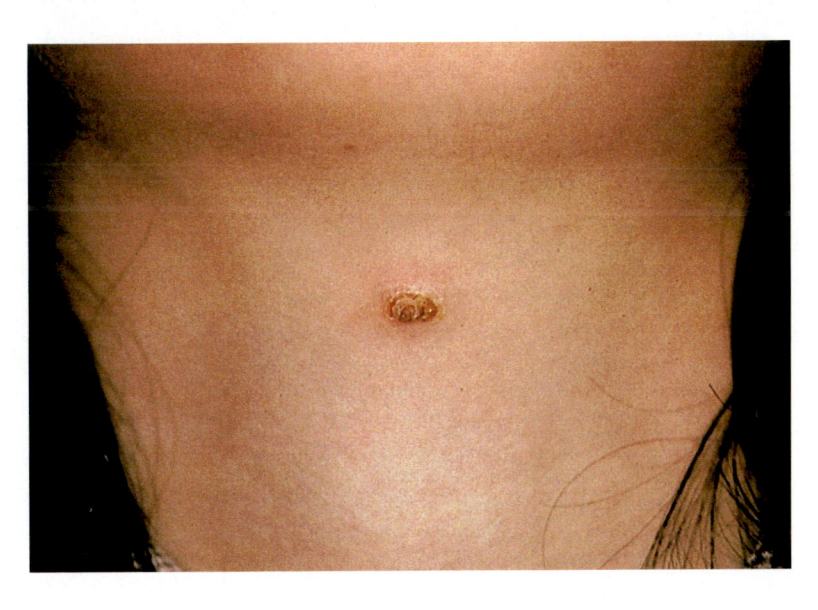

Figura 264 Cisto do ducto tireoglosso e fístula na linha média do pescoço.

16. Infecções Virais

Gengivoestomatite Herpética Primária

A gengivoestomatite herpética primária é uma das infecções virais agudas mais comuns da mucosa bucal. Afeta preferentemente crianças e adultos jovens. A causa da doença é o vírus do herpes simples tipo 1 (HSV-1). O primeiro contato com o HSV-1 pode produzir tanto doença aguda primária como infecção subclínica e assintomática; ambas levam ao desenvolvimento de imunidade. Clinicamente, a gengivoestomatite herpética caracteriza-se por temperatura alta, mal-estar, irritabilidade, dor de cabeça e dor na boca, seguidos pela fase eruptiva após 1 a 3 dias. A mucosa bucal apresenta-se vermelha e edemaciada com numerosas vesículas coalescentes. Em torno de 24 horas após, as vesículas rompem, deixando úlceras pequenas, arredondadas, rasas e dolorosas, cobertas por uma pseudomembrana cinza-amarelada circundada por halo eritematoso (**Fig. 265**). Novas vesículas continuam a aparecer durante os primeiros 3 a 5 dias. As úlceras curam gradualmente em 10 a 14 dias sem deixar cicatriz. Linfadenopatia regional, bilateral e dolorida é o aspecto constante da doença. A maioria das lesões está presente na gengiva, resultando em gengivite aguda, a qual pode estar livre de vesículas (**Fig. 266**). Qualquer outra área da mucosa bucal também pode ser afetada, isto é, mucosa jugal, língua, lábio e palato. As lesões bucais são usualmente disseminadas, mas lesões solitárias também são possíveis. O diagnóstico é feito com base em características clínicas e raramente é necessário exame laboratorial para confirmá-lo.

Diagnóstico diferencial. Úlceras herpetiformes, úlcera aftosa, doença das mãos, pés e boca, herpangina, estomatite estreptocócica, gengivite ulcerativa necrosante aguda, eritema multiforme e pênfigo vulgar.

Teste laboratorial. O exame citológico é definitivo para detecção da infecção viral intranuclear. Estudo histopatológico, anticorpos monoclonais, isolamento e cultura do vírus (hibridização de ácido nucléico) confirmam o diagnóstico em casos difíceis. Um nível elevado de titulação de anticorpos no soro também é sugestivo de doença.

Tratamento. Nos casos severos, o uso sistêmico de aciclovir ou valaciclovir é indicado, mas na maioria dos casos o tratamento é sintomático.

Estomatite Herpética Secundária

A reativação do HSV-1 em pessoas pré-infectadas pode causar a recorrência intrabucal do herpes simples.

A infecção recorrente do herpes difere da primária pelo fato de as vesículas se agruparem próximas umas das outras, serem de pequeno tamanho e os sintomas característicos estarem ausentes. Dentre fatores predisponentes que podem reativar o vírus incluem-se estresse emocional, doenças febris, trauma da agulha após injeção intrabucal e exodontia. Além disso, recentemente há relatos de que as lesões do herpes recorrente são manifestações relativamente comuns em pacientes infectados pelo HIV.

Os aspectos clínicos consistem em um pequeno número de vesículas discretas que se dispõem em grumos no palato duro e na gengiva inserida. As vesículas rompem-se em poucas horas, deixando úlceras pequenas de 1 a 3 mm que curam espontaneamente em 6 a 10 dias sem ficar cicatriz (**Fig. 267**). Devido ao desenvolvimento de imunidade durante a infecção primária, as características e as queixas subjetivas são discretas e as manifestações sistêmicas estão ausentes. O diagnóstico é feito exclusivamente apoiado em critérios clínicos.

Diagnóstico diferencial. Úlceras herpetiformes, úlceras aftosas, herpes zoster, estomatite estreptocócica, estomatite gonocócica e sífilis primária e secundária.

Tratamento. É sintomático.

Infecções Virais 145

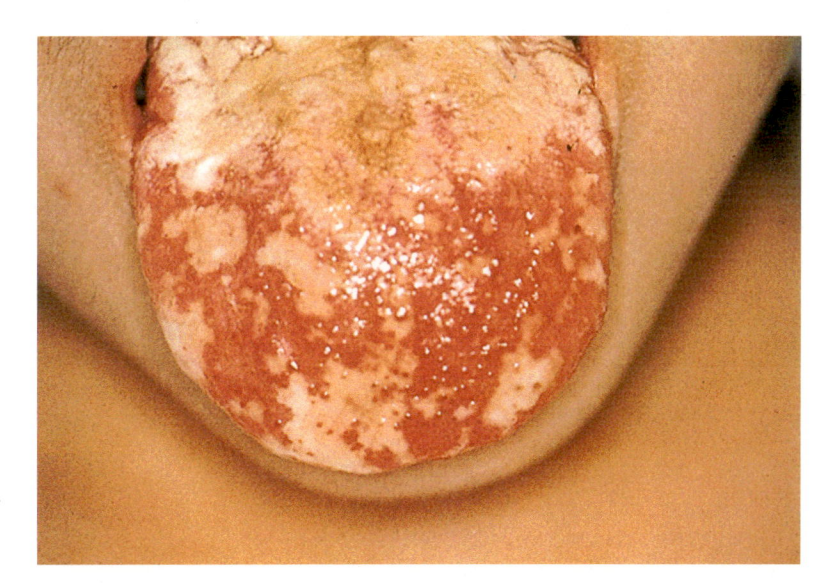

Figura 265 Gengivoestomatite herpética primária, múltiplas úlceras na língua.

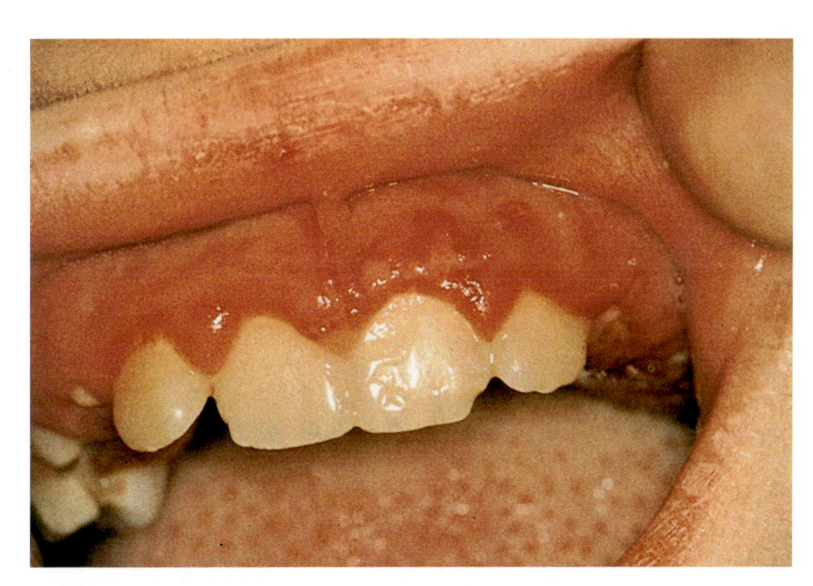

Figura 266 Gengivoestomatite herpética primária, eritema e múltiplas úlceras na gengiva.

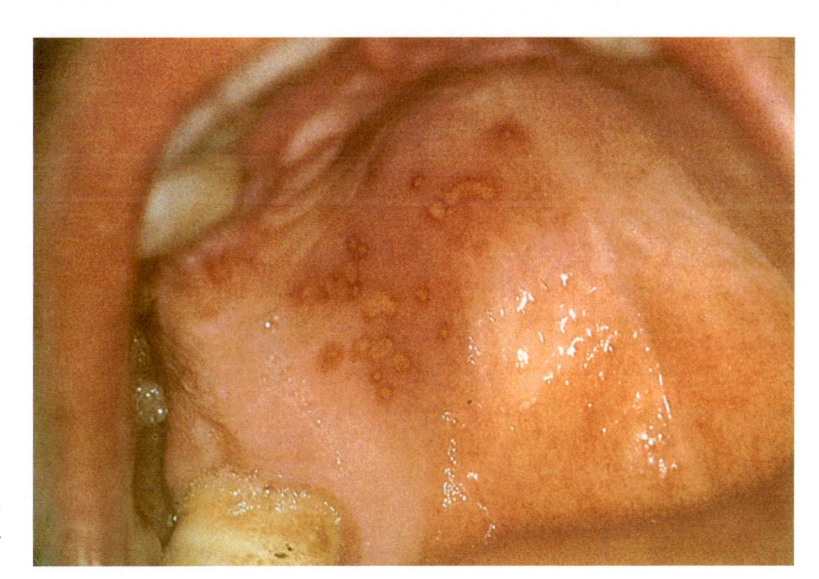

Figura 267 Estomatite herpética secundária, úlceras pequenas e arredondadas no palato.

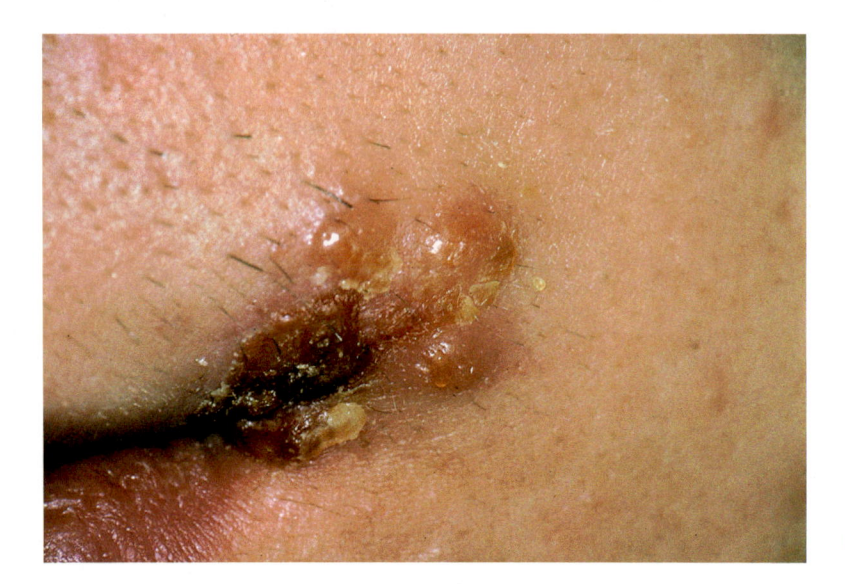

Figura 268 Herpes labial.

Herpes Labial

O herpes labial é a reativação do HSV-1 a partir do gânglio nervoso onde está localizado, sendo a manifestação mais comum da infecção do herpes recorrente. Afeta mais mulheres do que homens, na proporção de 2:1, e localiza-se no lábio superior ou inferior com a mesma freqüência. Sintomas prodrômicos, como queimação, dor moderada e prurido, precedem à erupção em algumas horas. Clinicamente, caracteriza-se por edema, vermelhidão na borda do vermelhão do lábio e na pele peribucal adjacente, seguido de grumos de pequenas vesículas.

As vesículas logo se rompem deixando úlceras pequenas que são recobertas por crosta e curam espontaneamente em 5 a 8 dias (**Figs. 268, 269**).

Freqüentemente as recorrências podem estar associadas a febre, estresse emocional, menstruação, exposição à luz, tempo frio, trauma mecânico, etc.

O diagnóstico é feito apoiado nos aspectos clínicos.

Diagnóstico diferencial. Lesões traumáticas, sífilis primária e secundária e impetigo.

Tratamento. É sintomático e reforçado com aplicação tópica de aciclovir.

Herpes Zoster

O herpes zoster é uma doença viral aguda e localizada, causada pela reativação do vírus varicela zoster latente. Afeta pessoas mais velhas – em geral com idade superior a 50 anos – e é raro em crianças. Um aumento na incidência de herpes zoster ocorre em pacientes com doença de Hodgkin, leucemias e outros cânceres, infecção pelo HIV, após uso de corticóides e outras drogas imunossupressoras e durante radioterapia. As regiões de pele torácica, cervical, trigeminal e lombossacra são as mais freqüentemente afetadas. Sua primeira manifestação é dor discreta que envolve a pele da região. Sintomas sistêmicos como febre, mal-estar e dor de cabeça também podem ocorrer. Após 2 a 4 dias, a fase eruptiva acontece, caracterizada por um grupo de máculas e pápulas num fundo eritematoso que rapidamente se transforma em vesículas e em 2 a 3 dias evoluem para pústulas. Em 5 a 10 dias forma-se crosta nas pústulas e persiste por 10 a 20 dias. Novas lesões continuam a aparecer por muitos dias. Os gânglios linfáticos regionais geralmente estão sensíveis e aumentados de volume. A localização unilateral das lesões é a característica clínica mais importante do herpes zoster. Manifestações bucais podem ocorrer quando o segundo e terceiro ramos do nervo trigêmeo estiverem envolvidos. Freqüentemente o envolvimento intrabucal é associado às lesões unilaterais da face (**Fig. 270**). As lesões bucais são em geral idênticas às cutâneas. A sensação de prurido e dor que pode simular uma pulpite precede às lesões bucais. Começa com grumos unilaterais de vesículas que rompem-se em 2 a 3 dias, deixando úlceras circundadas por ampla zona eritematosa (**Figs. 271, 272**). As úlceras

Infecções Virais 147

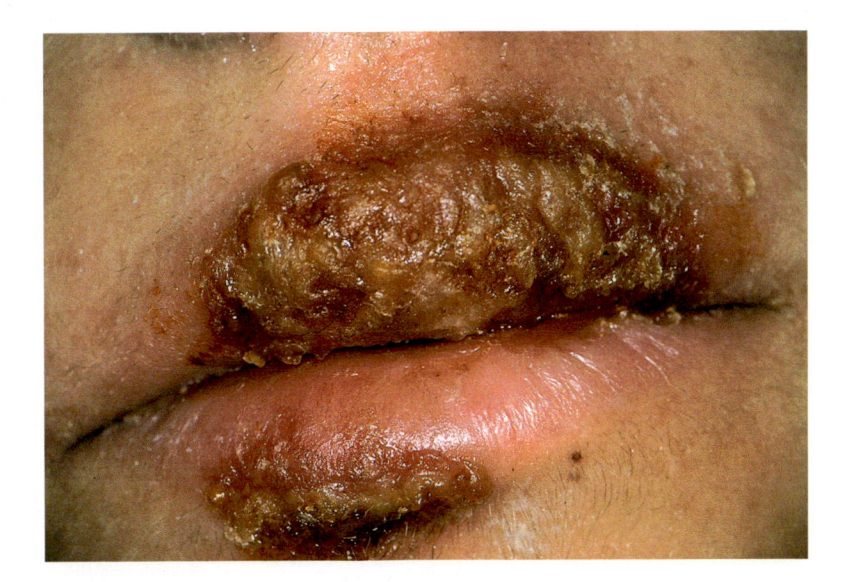

Figura 269 Herpes labial.

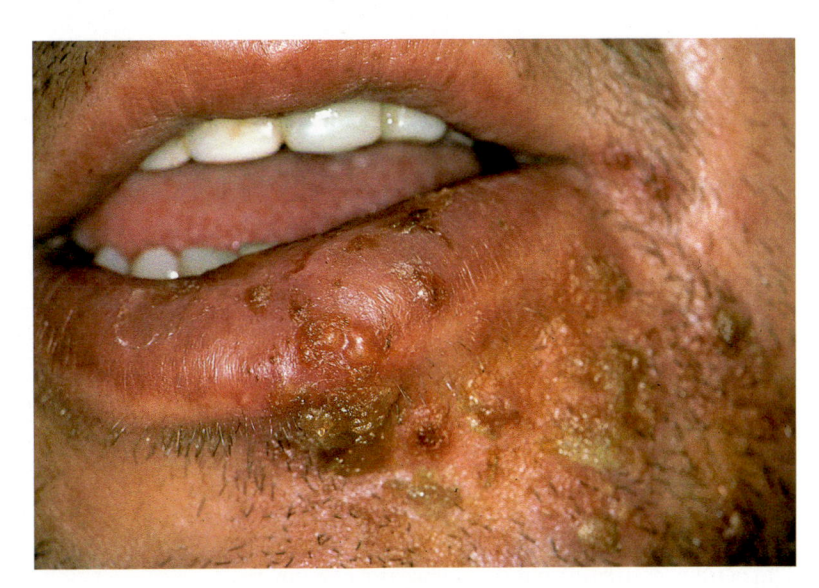

Figura 270 Herpes zoster, lesões na pele.

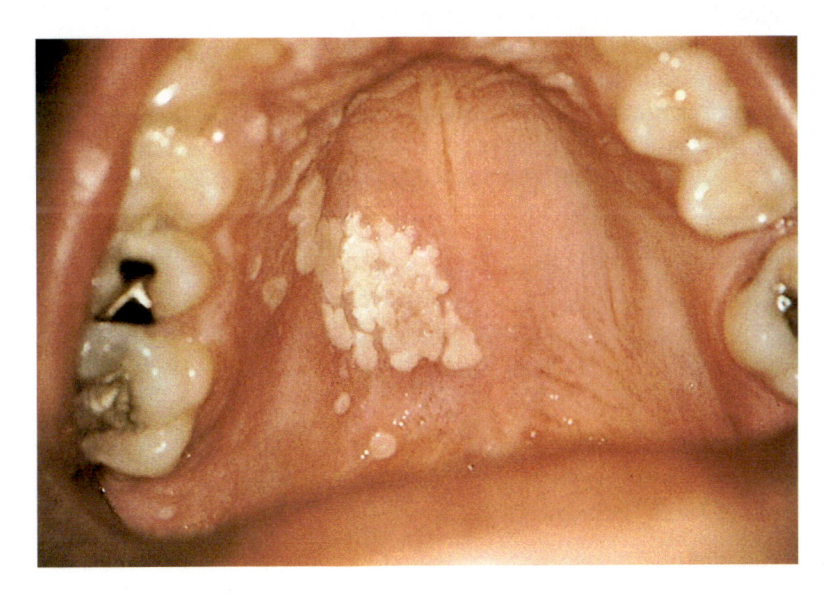

Figura 271 Herpes zoster, grumos de vesículas no palato.

curam sem deixar cicatriz em 2 a 3 semanas. A neuralgia trigeminal pós-herpética é a complicação mais comum do herpes zoster bucal.

Raramente pode ocorrer osteomielite, necrose dos maxilares ou perda de dentes em pacientes imunocomprometidos.

O diagnóstico de herpes zoster é com base em critérios clínicos.

Diagnóstico diferencial. Estomatite herpética secundária, varicela e eritema multiforme.

Teste laboratorial. O exame citológico confirma células epiteliais modificadas pelo vírus. O diagnóstico definitivo da infecção pelo herpes zoster se dá por meio do isolamento do vírus em cultura de células inoculadas com fluido das vesículas, sangue ou tecido infectado ou, ainda, pela identificação direta de antígenos virais.

Tratamento. É sintomático. Analgésicos e sedativos podem ajudar no controle da dor. Baixas doses de corticóides (como 15 a 20 mg de prednisolona por dia) por um curto período de tempo nos estágios iniciais da doença podem reduzir a possibilidade de neuralgia pós-herpética. Corticóides são contra-indicados em pacientes imunossuprimidos. Aciclovir e outros agentes antivirais como valaciclovir e formciclovir podem ser úteis em casos graves.

Varicela

A varicela é uma doença aguda, exantematosa e muito contagiosa típica da infância, causada pela infecção primária do vírus varicela zoster. A doença mostra aumento na prevalência durante o inverno e a primavera. Um período de 10 a 20 dias de incubação é comum, seguido de dor de cabeça, febre baixa, erupção cutânea maculopapular que logo se transforma em aspecto vesicular, pustular ou de crosta. Novos elementos aparecem em ondas sucessivas durante 2 a 4 dias e a presença de lesões em diferentes estágios é uma característica típica. O tronco, a face e o couro cabeludo são as regiões mais comumente envolvidas.

Na mucosa bucal, aparecem algumas pequenas vesículas que logo se rompem, deixando erosões de superfície esbranquiçada e halo vermelho (**Fig. 273**). As lesões bucais são comuns e têm predileção pelo palato e pelos lábios. As vesículas também podem aparecer em outras membranas mucosas.

O diagnóstico é apoiado nos aspectos clínicos.

Diagnóstico diferencial. Lesões herpéticas, úlcera aftosa e estomatite estreptocócica.

Tratamento. É sintomático.

Herpangina

A herpangina é uma infecção aguda específica causada pelo vírus Coxsackie do grupo A, tipos 1-6, 8, 10 e 22 e ocasionalmente outros tipos. Tem pico de incidência no verão e outono e afeta crianças e adultos jovens. Clinicamente a doença se apresenta com febre súbita (variando de 38° a 40°C), dor de garganta, dor de cabeça, disfagia e mal-estar seguido após 24 a 48 horas de eritema difuso e erupção vesicular na região posterior da mucosa bucal e na orofaringe.

As vesículas são numerosas, pequenas e logo se rompem, deixando úlceras rasas e doloridas que curam em 7 a 10 dias (**Fig. 274**). As lesões envolvem caracteristicamente o palato mole, a úvula, as amígdalas, os pilares anteriores, a parede posterior da faringe e, raramente, a mucosa jugal e a língua.

A ausência de lesões nos lábios, gengiva e assoalho bucal é característica. O diagnóstico é feito com base exclusivamente em critérios clínicos.

Diagnóstico diferencial. Gengivoestomatite herpética primária, úlceras aftosas, úlceras herpetiformes, faringite linfonodular aguda, faringite estreptocócica e gonocócica e eritema multiforme.

Teste laboratorial. Isolamento do vírus e sorologia, apesar de usualmente isso não ser necessário.

Tratamento. É sintomático.

Infecções Virais 149

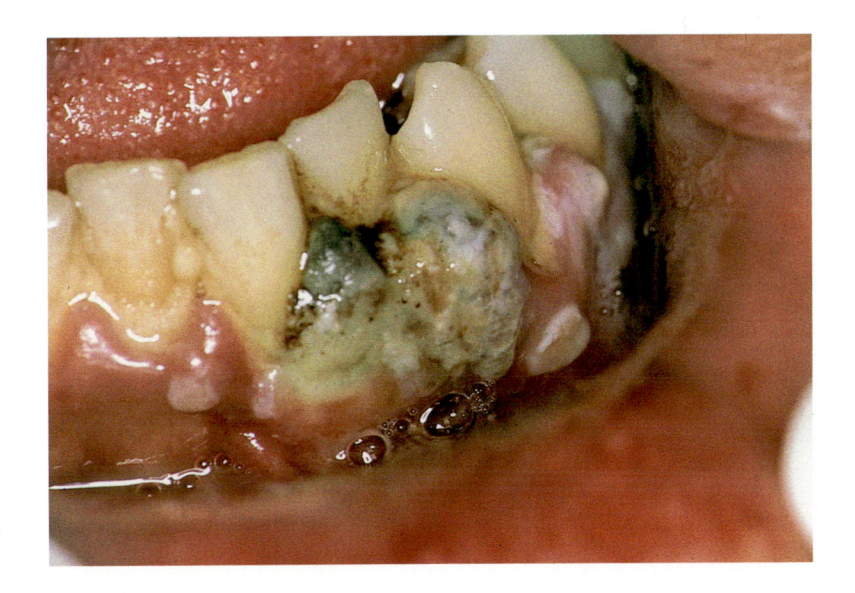

Figura 272 Herpes zoster, lesões na gengiva e no lábio.

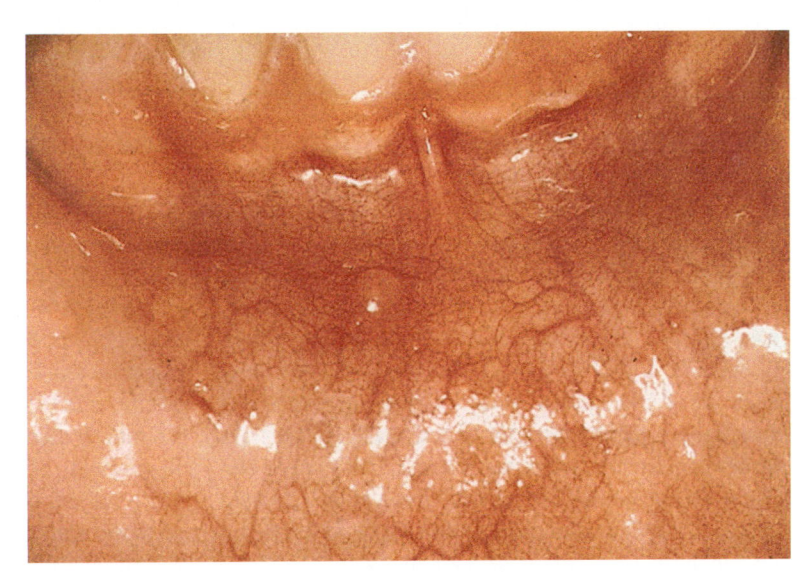

Figura 273 Varicela, pequenas vesículas na mucosa do lábio inferior.

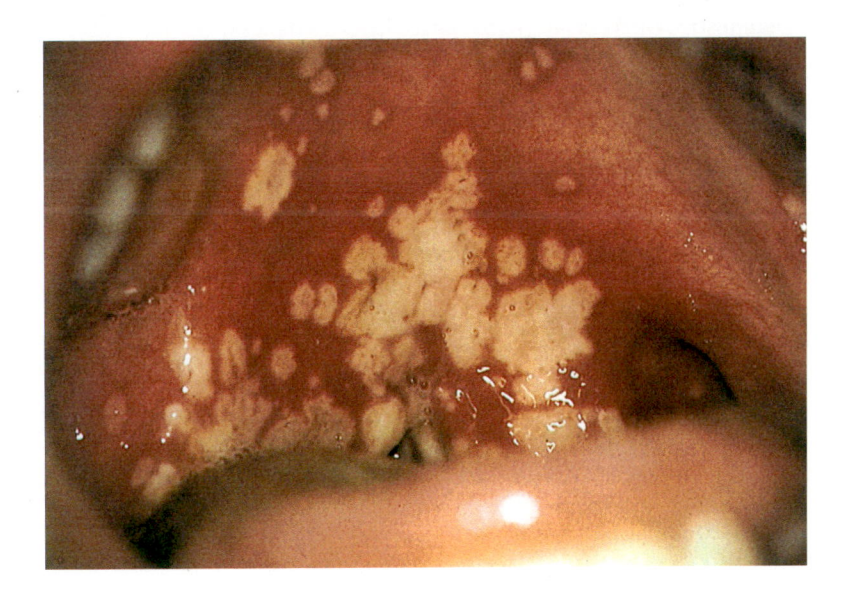

Figura 274 Herpangina, numerosas úlceras rasas no palato mole.

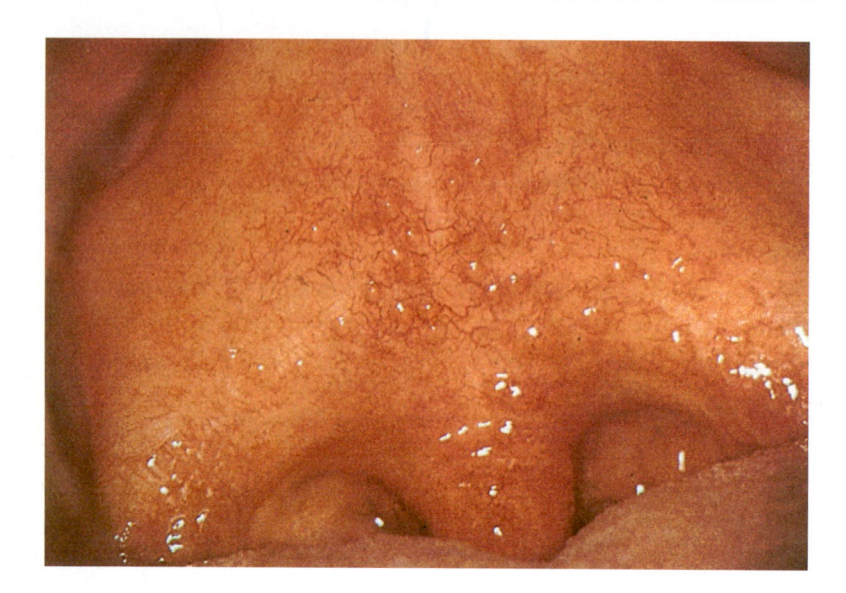

Figura 275 Faringite linfonodular aguda, múltiplas pápulas discretas no palato mole e na úvula.

Faringite Linfonodular Aguda

A faringite linfonodular aguda é uma doença febril aguda causada pelo vírus Coxsackie A10.

A doença costuma afetar crianças e adultos jovens. Clinicamente, apresenta-se com febre (variando de 38° a 41°C), leve dor de cabeça, anorexia e dor de garganta, seguida, após 2 a 3 dias, da típica erupção não-vesicular da úvula, palato mole, pilares anteriores das amígdalas e região posterior da faringe (**Fig. 275**). As lesões consistem em pápulas discretas, múltiplas e elevadas de cor branco-amarelada circundadas por halo eritematoso. O tamanho das lesões varia de 3 a 6 mm de diâmetro, e elas duram de 4 a 8 dias.

Diagnóstico diferencial. Herpangina e herpes simples.

Teste laboratorial. Isolamento do vírus e exame sorológico.

Tratamento. É sintomático e a doença é autolimitante.

Doença das Mãos, Pés e Boca

A doença das mãos, pés e boca está usualmente associada com o vírus Coxsackie A16, ocasionalmente com o A5, A10 e pouco freqüentemente com outros tipos. Em geral acomete crianças e adultos jovens. A doença pode ocorrer de forma epidêmica ou isolada. Clinicamente se manifesta como poucas (5 a 10) vesículas pequenas que logo se rompem deixando úlceras rasas (2 a 6 mm de diâmetro) com dor leve, circundadas por halo vermelho (**Fig. 276**). As localizações preferenciais são a língua, mucosa jugal e palato. As lesões de pele são inconstantes, e vesículas pequenas circundadas por estreito halo vermelho estão presentes. As superfícies lateral e dorsal dos dedos e dos pés são as áreas mais freqüentemente envolvidas. (**Figs. 277, 278**). Entretanto, é possível a ocorrência de lesões nas palmas das mãos, sola dos pés e nádegas. Podem estar presentes febre baixa de curta duração e mal-estar. A doença dura entre 5 e 8 dias.

O diagnóstico é com base em critérios clínicos.

Diagnóstico diferencial. Úlceras aftosas, úlceras herpetiformes, estomatite herpética primária e secundária e herpangina.

Teste laboratorial. Isolamento e incubação do vírus em camundongos recém-nascidos podem ser necessários para confirmar o diagnóstico em casos atípicos.

Tratamento. É de suporte.

Infecções Virais 151

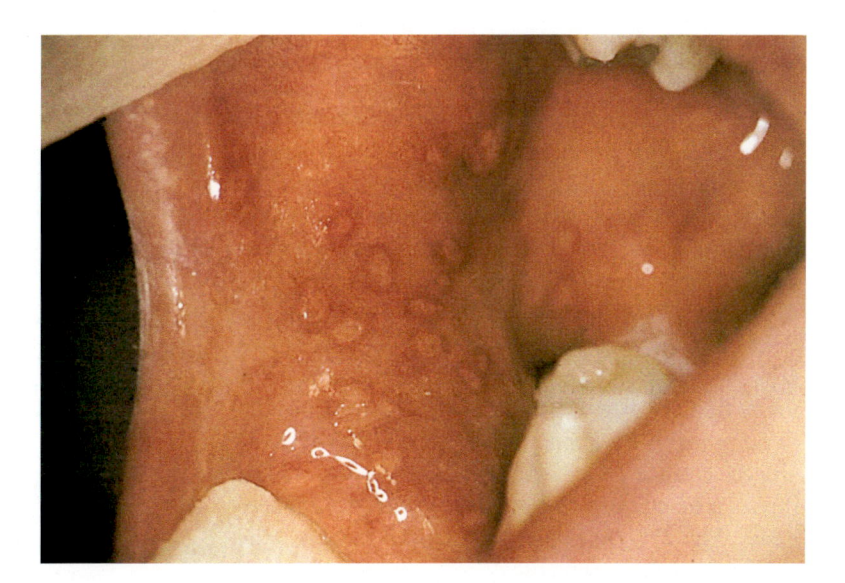

Figura 276 Doença das mãos, pés e boca, úlceras rasas na mucosa jugal.

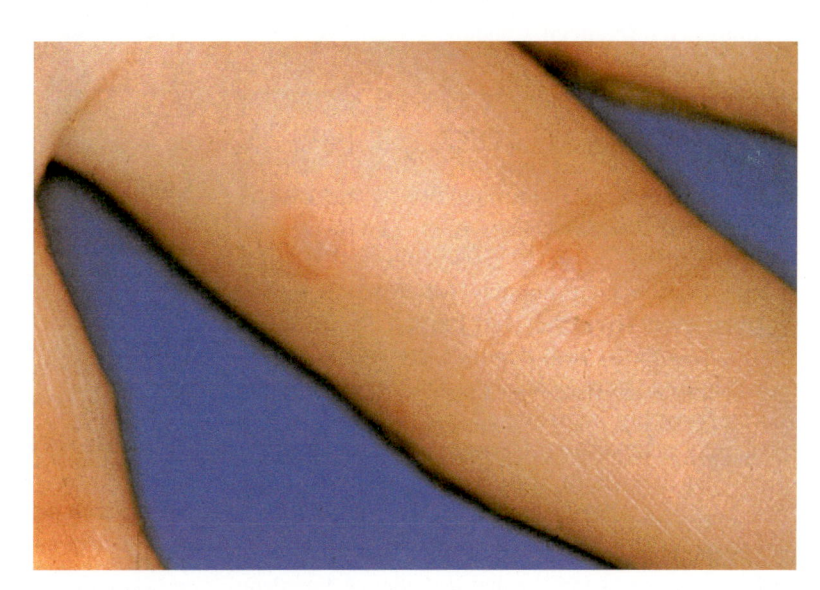

Figura 277 Doença das mãos, pés e boca, duas pequenas vesículas nos dedos.

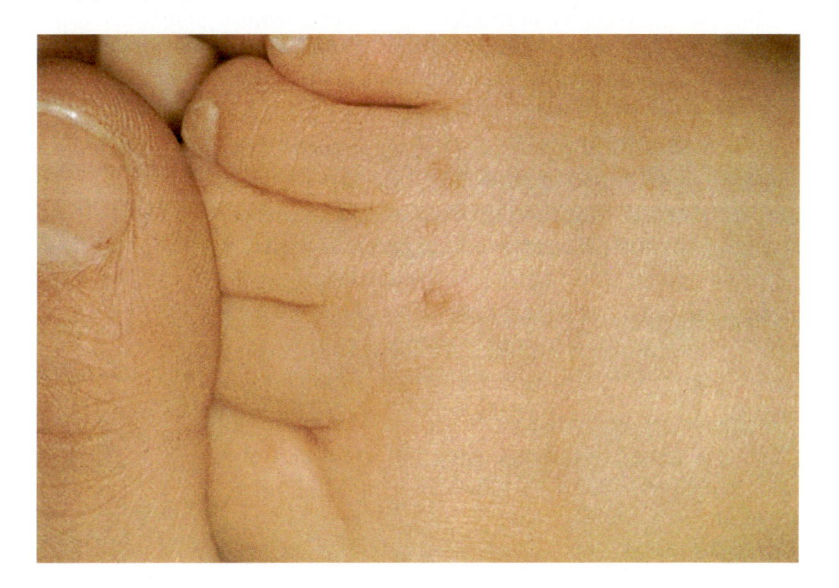

Figura 278 Doença das mãos, pés e boca, pequenas vesículas nos pés.

Rubéola

A rubéola é uma infecção aguda contagiosa da infância, causada por paramixovírus específico. Após um período de incubação de 8 a 12 dias, o paciente apresenta febre, mal-estar, calafrios, tosse e conjuntivite. Após 3 a 4 dias, aparece uma típica erupção cutânea maculopapular atrás das orelhas e na testa. Em 24 horas, espalha-se pelo resto da face, pescoço, tronco e extremidades. As erupções cutâneas involuem entre 6 a 10 dias. Típicos pontos branco-azulados com auréola vermelha brilhante (pontos de Koplik) podem aparecer na mucosa jugal na altura do primeiro e segundo molares, 1 a 2 dias antes da erupção cutânea. Podem ser observados também eritema difuso, petéquias e raramente pequenas erosões arredondadas (**Fig. 279**). As complicações são encefalite, otite média, pneumonia e enterite.

Diagnóstico diferencial. Candidíase aguda, ulceras aftosas menores, lesões herpéticas, mononucleose infecciosa e varicela.

Exame laboratorial. Testes sorológicos são úteis no diagnóstico de casos atípicos.

Tratamento. É sintomático.

Mononucleose Infecciosa

A mononucleose infecciosa é uma doença aguda e autolimitante causada pelo vírus Epstein-Barr. O vírus é freqüentemente transmitido pela saliva. A mononucleose infecciosa é mais comum em crianças e adultos jovens. O período de incubação é em torno de 30 a 50 dias, seguido de febre baixa que persiste por 1 a 3 semanas, mal-estar, discreta dor de cabeça e fadiga. A linfadenopatia generalizada também começa cedo e é uma manifestação comum. Podem ocorrer também esplenomegalia, hepatomegalia e, raramente, envolvimento do sistema nervoso central. A erupção maculopapular está presente em 5 a 15% dos casos, em geral no tronco e nos braços. As manifestações bucais são freqüentes e precoces, e os aspectos mais constantes são petéquias no palato, edema da úvula, exsudato nas amígdalas, eritema difuso da mucosa bucal, gengivite e raramente úlceras (**Fig. 280**). Dor de cabeça, amigdalite e faringite podem ocorrer em associação com lesões bucais. O diagnóstico é feito com base nos aspectos clínicos.

Diagnóstico diferencial. Lesões por felação, orofaringite estreptocócica, difteria, leucemia e sífilis secundária.

Teste laboratorial. O diagnóstico é confirmado pelos testes de anticorpo heterófilo e outros testes de anticorpos específicos.

Tratamento. É sintomático.

Caxumba

A caxumba ou parotidite epidêmica é uma infecção viral aguda que afeta mais comumente crianças entre 5 e 15 anos de idade e raras vezes acomete indivíduos mais velhos. As glândulas parótidas e com menos freqüência as submandibulares e as sublinguais são as predominantemente afetadas. O contágio acontece por meio de gotículas respiratórias.

Clinicamente desenvolve-se, após um período de incubação de 14 a 21 dias, febre variável, calafrios, dor de cabeça e mal-estar, acompanhados de dor na região das parótidas. Os sinais presentes são aumento de volume edemaciado, sensível e avermelhado de uma ou ambas glândulas parótidas que persiste em torno de 7 dias (**Fig. 281**). O orifício do ducto de Stensen pode estar aumentado de volume e vermelho. As complicações mais comuns são orquite, meningoencefalite e pancreatite.

Diagnóstico diferencial. Parotidite supurada aguda, cálculo de glândula salivar, celulites da região jugal, edema angioneurótico, síndrome de Sjögren, síndrome de Mikulicz, síndrome de Heerfordt, neoplasia de glândula salivar e linfadenopatia.

Teste laboratorial. O diagnóstico pode ser confirmado pelo exame sorológico e isolamento do vírus na saliva. Podem estar presentes aumento do nível sérico de amilase e discreta linfocitose.

Tratamento. É sintomático. Repouso na cama durante o período febril e analgésicos.

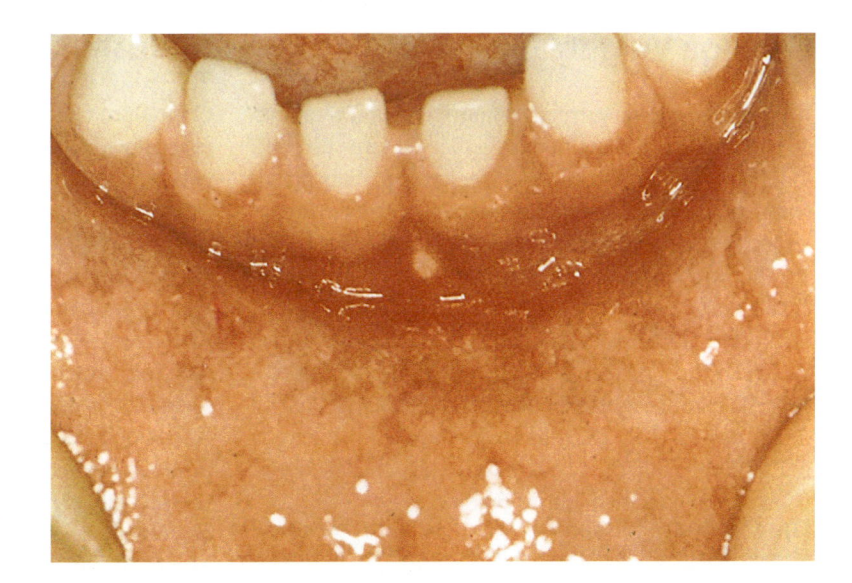

Figura 279 Rubéola, pequena erosão no fundo de sulco vestibular.

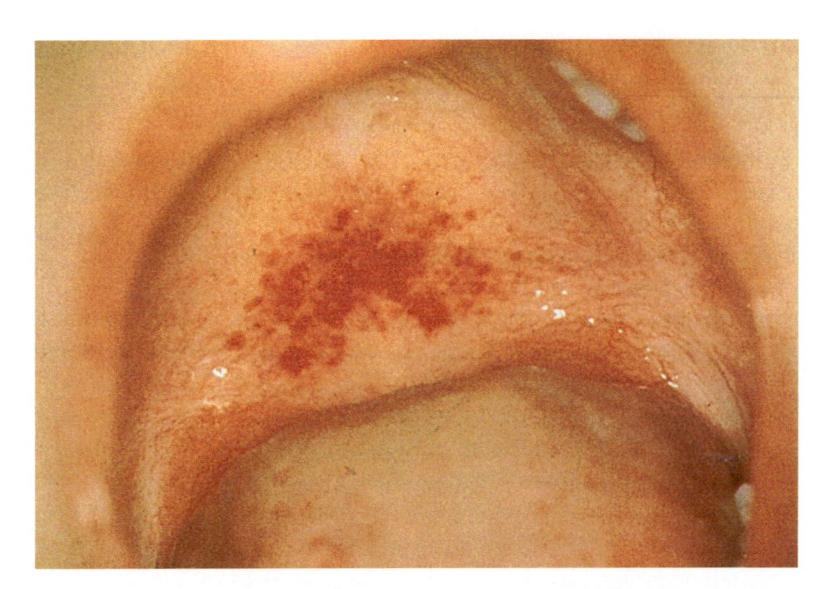

Figura 280 Mononucleose infecciosa, petéquias no palato.

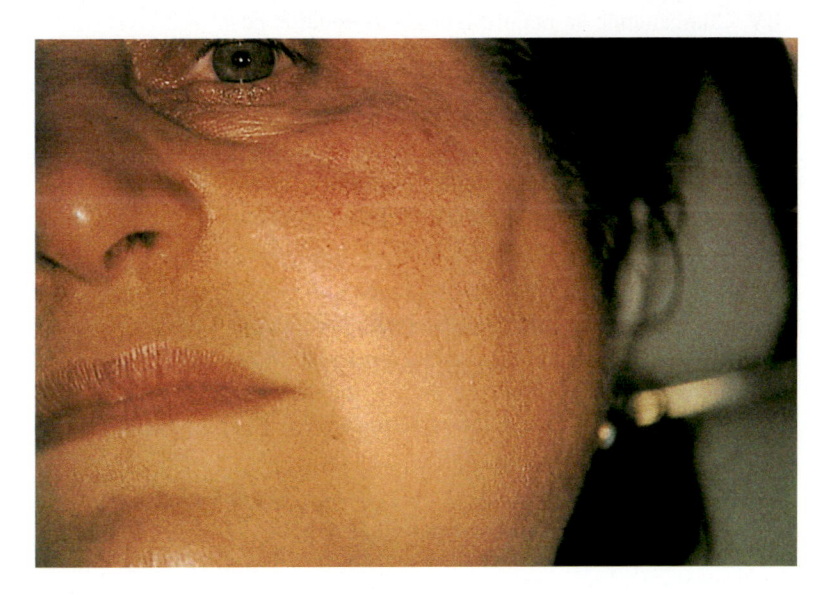

Figura 281 Caxumba, aumento de volume da parótida esquerda.

Verruga Vulgar

A verruga vulgar ou verruga comum é uma lesão comum de pele causada por um tipo específico de vírus do papiloma humano (HPV-2 e 4). As localizações mais prevalentes são o dorso dos dedos e das mãos. Por meio dessas lesões, o vírus pode ser inoculado na mucosa bucal.

A verruga vulgar é relativamente incomum na mucosa bucal e é similar à manifestação cutânea tanto clínica como histopatologicamente. Clinicamente é uma lesão exofítica, pequena, séssil, com limites definidos e superfície com aspecto de couve-flor esbranquiçada ou de cor normal (**Fig. 282**). As lesões bucais são únicas ou múltiplas e localizadas com mais freqüência nos lábios, palato e raramente em outras regiões.

Diagnóstico diferencial. Papiloma, condiloma acuminado, carcinoma verrucoso precoce, xantoma verruciforme e sialadenoma papilífero.

Teste laboratorial. O exame histopatológico confirma o diagnóstico.

Tratamento. Excisão cirúrgica.

Condiloma Acuminado

O condiloma acuminado ou verruga genital é uma lesão benigna comum induzida por vírus que ocorre principalmente na área anogenital. A doença é sexualmente transmitida e é causada pelo vírus do papiloma humano.

O condiloma acuminado da mucosa bucal é raramente encontrado e pode ser causado por auto-inoculação de um condiloma acuminado genital ou durante o contato orogenital. O incremento da incidência de lesões tem sido descrito em pacientes infectados pelo HIV. Clinicamente se manifestam como nódulos pequenos, únicos ou múltiplos, sésseis ou pediculados que podem proliferar e coalescer formando proliferações com aspecto de couve-flor (**Fig. 283**). As lesões são de coloração normal ou esbranquiçada e mostram tendência à recorrência. As localizações mais comumente afetadas são língua, mucosa do lábio, gengiva, mucosa jugal, particularmente próximo à comissura e no palato.

Diagnóstico diferencial. Verruga vulgar, papiloma, carcinoma verrucoso, xantoma verruciforme, hiperplasia epitelial focal, sialadenoma papilífero, molusco contagioso, síndrome da hipoplasia dérmica focal.

Teste laboratorial. O exame histopatológico é necessário para confirmar o diagnóstico. As técnicas de hibridização de DNA podem ser úteis.

Tratamento. Excisão cirúrgica ou com eletrocautério.

Molusco Contagioso

O molusco contagioso é uma lesão benigna usualmente localizada na pele e causada por um poxvírus. As lesões podem desenvolver-se em qualquer idade, mas a maioria dos casos é relatada em crianças. Homens são mais afetados que mulheres. O incremento na incidência do molusco contagioso tem sido observado em pacientes infectados pelo HIV. Clinicamente as lesões caracterizam-se por pequenas pápulas elevadas e agrupadas, freqüentemente com depressão central. Pequenas quantidades de fluido esbranquiçado pode fluir dessas lesões quando pressionadas. Qualquer região da pele pode ser envolvida, mas as mais freqüentemente afetadas são cabeça, pálpebras, tronco e genitália. O molusco contagioso é extremamente raro na mucosa bucal. O aspecto clínico das lesões na boca é similar ao das lesões na pele e caracterizam-se por pápulas múltiplas arredondadas com depressões centrais (**Fig. 284**). As localizações preferenciais nos casos descritos são as mucosas jugal e labial e no palato.

Diagnóstico diferencial. Linfangioma, hemangioma, granuloma piogênico e condiloma acuminado.

Teste laboratorial. O exame histopatológico estabelece o diagnóstico definitivo.

Tratamento. Excisão cirúrgica ou crioterapia são os métodos preferenciais de tratamento das lesões bucais.

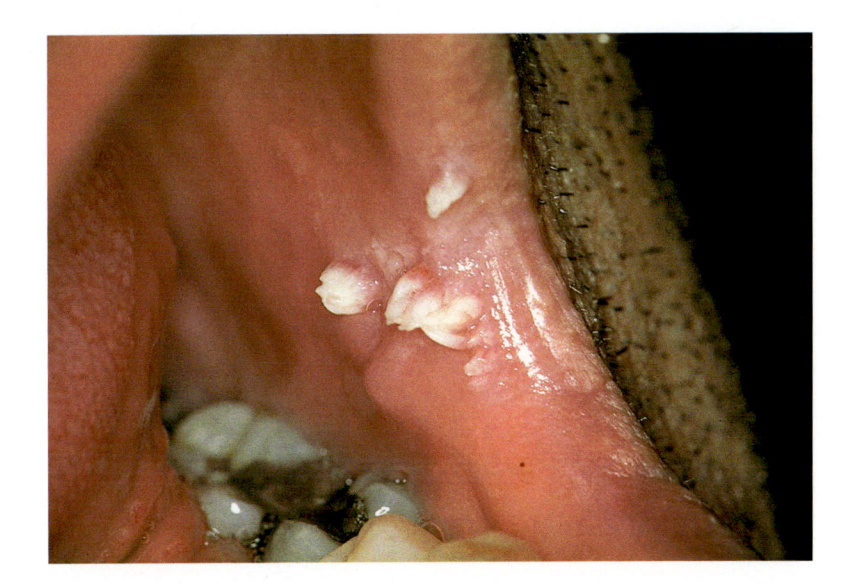

Figura 282 Verruga vulgar, múltiplas lesões da mucosa jugal.

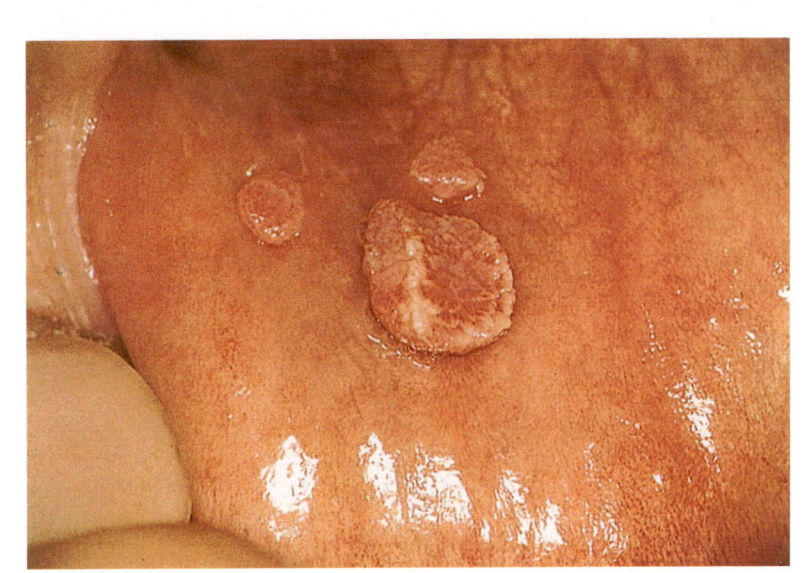

Figura 283 Múltiplos condilomas acuminados da mucosa do lábio inferior.

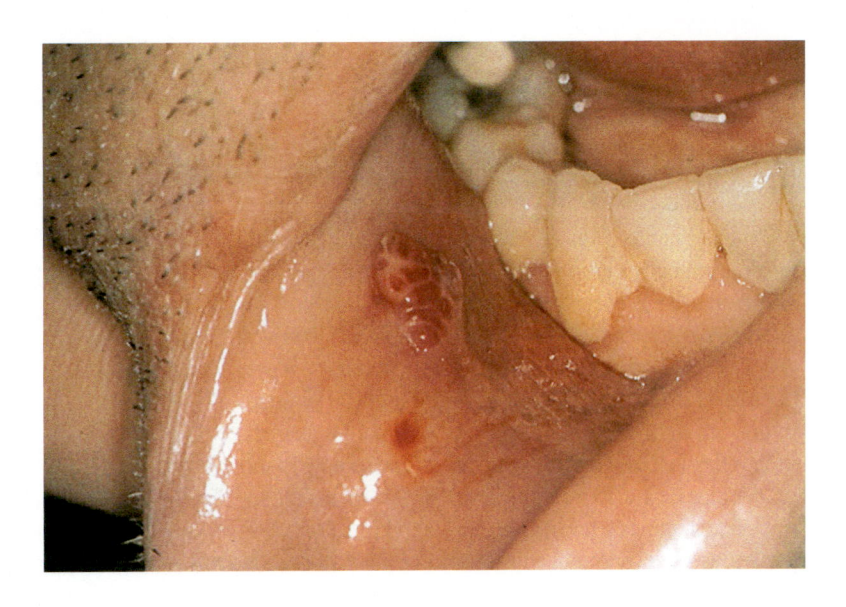

Figura 284 Molusco contagioso da mucosa jugal.

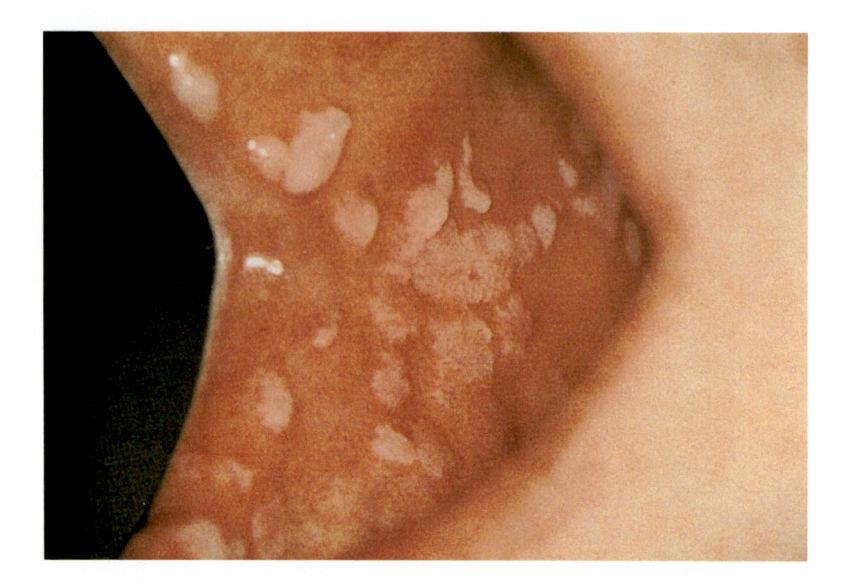

Figura 285 Hiperplasia epitelial focal, lesões múltiplas da mucosa jugal.

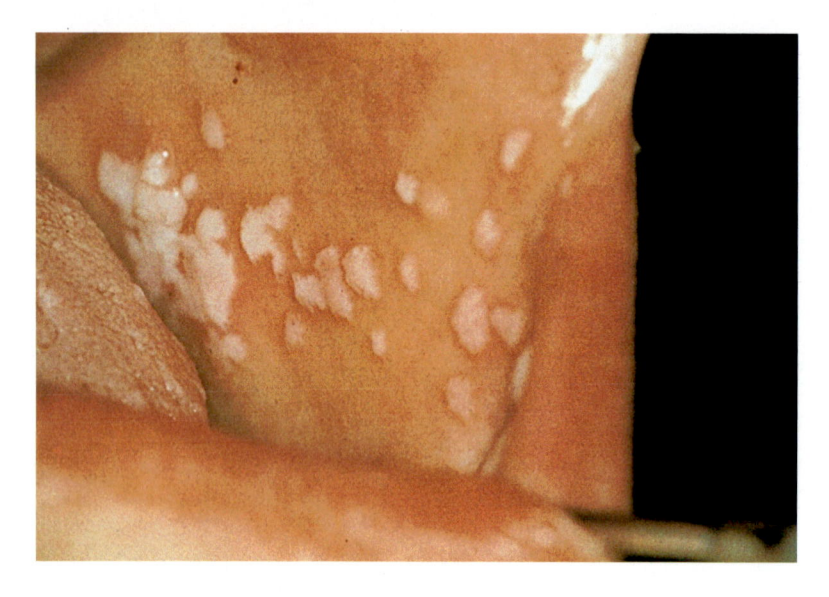

Figura 286 Hiperplasia epitelial focal, lesões múltiplas da mucosa jugal.

Hiperplasia Epitelial Focal

A hiperplasia epitelial focal é uma lesão hiperplásica benigna da mucosa bucal. Ela acomete esquimós, índios norte-americanos e sul-africanos, mas também tem sido descrita em outros grupos raciais. Casos esporádicos também têm sido encontrados em europeus e asiáticos. Os agentes etiológicos são os vírus do papiloma humano (HPV-13 e 32). Entretanto, a ocorrência familiar e a predileção da doença por determinados grupos etários sugere que um fator genético pode contribuir para o aparecimento das lesões. Clinicamente, constitui-se de pápulas ou nódulos de 1 a 10 mm de diâmetro, múltiplos, indolores, sésseis, moles e levemente elevados (**Figs. 285, 286**). As lesões são esbranquiçadas ou de cor normal e de superfície lisa. Ao distender a mucosa, as lesões tendem a desaparecer. A doença é mais comum em crianças, e as lesões têm localização preferencial no lábio inferior, mucosa jugal, língua e, com menos freqüência, lábio superior, gengiva e palato.

Diagnóstico diferencial. Condilomas acuminados e verruga vulgar múltiplos, papilomas e fibromas múltiplos, doença de Cowden e síndrome da hipoplasia dérmica focal.

Teste laboratorial. O exame histopatológico é essencial para o diagnóstico.

Tratamento. É inespecífico e deve ser conservador, uma vez que as lesões podem desaparecer em alguns meses ou tornarem-se inativas.

17. Infecção pelo HIV e AIDS

A síndrome da imunodeficiência adquirida (AIDS) foi descrita pela primeira vez em 1981 em um homem jovem homossexual. A infecção pelo HIV é uma doença causada pelo HIV (vírus da imunodeficiência humana). A transmissão se dá principalmente por meio do contato sexual, pelo sangue ou seus derivados. Foi sugerido pela Organização Mundial da Saúde e pelo Centro de Controle de Doenças (CDC) que a AIDS (a expressão mais grave da infecção pelo HIV) por definição deve preencher completamente os seguintes critérios: presença de uma ou mais doenças oportunistas (viral, bacteriana, fúngica ou protozoária, infecções helmínticas, neoplasias, tais como sarcoma de Kaposi, linfoma limitado ao cérebro, linfoma não-Hodgkin e outras) diagnosticadas por métodos confiáveis que pelo menos indiquem imunodeficiência celular subjacente, ausência de qualquer outra causa de redução da resistência que tenha sido descrita associada a pelo menos uma das infecções oportunistas citadas. Entretanto, apesar desses critérios, o diagnóstico de AIDS deve ser excluído em pacientes com: teste negativo na pesquisa de anticorpos séricos ao HIV, cultura negativa de HIV, número normal ou elevado de linfócitos T auxiliares e proporção normal ou aumentada de linfócitos T auxiliar *versus* T supressor.

O espectro de manifestação da infecção pelo HIV é extremamente amplo. De um lado pessoas com a plenitude de manifestações da AIDS e de outro lado pessoas clinicamente sadias que carregam antígenos do HIV ou anticorpos. Entre estes extremos há pacientes que exibem variadas manifestações clínicas e laboratoriais da infecção pelo HIV que são chamados de pacientes com complexo relacionado à AIDS (ARC) e à síndrome da linfadenopatia crônica (LAS). Em 1986, o CDC sugeriu um sistema de classificação para a infecção pelo HIV em quatro grupos: infecção aguda (grupo I), infecção assintomática (grupo II), linfadenopatia persistente e generalizada (grupo III) e outras doenças (grupo IV), este último inclui cinco subgrupos. Em 1993, o CDC sugeriu um sistema revisado de classificação da infecção pelo HIV para adolescentes e adultos. Os pacientes são classificados com base nas condições clínicas associadas à infecção pelo HIV e contagem de linfócitos T $CD4^+$. O principal grupo de alto risco para a infecção pelo HIV compreende na sua maioria homens homossexuais ou bissexuais (50 a 60%), mas também viciados em drogas, hemofílicos que tenham recebido sangue não-testado, heterossexuais com contatos individuais de alto risco e transfundidos. Desde que a doença foi reconhecida, na década de 1980, progressos memoráveis têm sido feitos para a melhoria da qualidade e duração da vida das pessoas com a infecção pelo HIV.

As manifestações bucais são o principal resultado da imunodeficiência celular induzida pela infecção pelo HIV e podem ser divididas em cinco grandes grupos: infecções, neoplasias, distúrbios neurológicos, lesões induzidas por drogas e lesões de causa desconhecida.

As lesões bucais podem representar manifestações precoces ou tardias da doença. Forte correlação tem sido demonstrada entre carga viral e lesões bucais relacionadas ao HIV. Desde 1990, o manejo da doença pelo HIV tem obtido grandes mudanças com a introdução da terapia anti-retroviral altamente ativa (HAART). Essa terapia busca a diminuição da carga viral e também eleva a resposta imune ao vírus pelo incremento na produção de linfócitos T $CD4^+$. As recentes observações clínicas mostram redução da prevalência de lesões bucais na era da terapia HAART quando comparado com o período anterior.

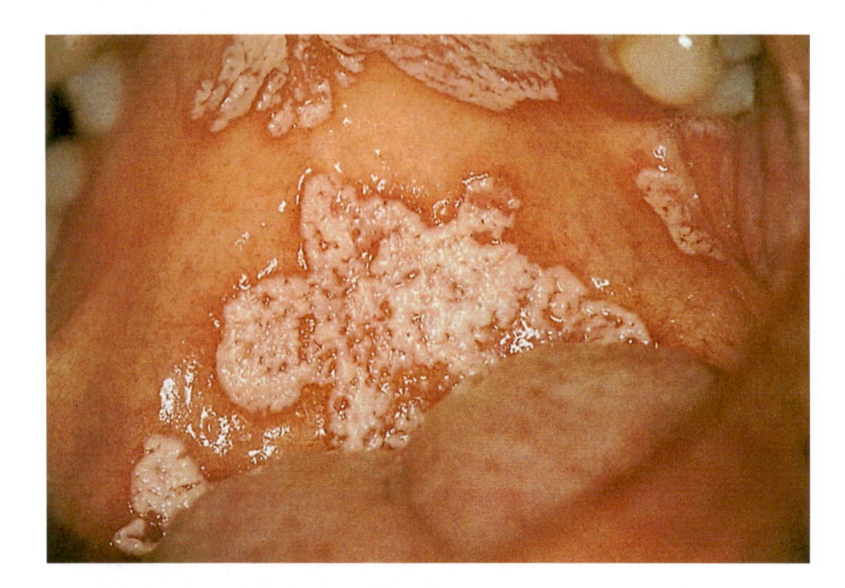

Figura 287 Infecção pelo HIV, candidíase pseudomembranosa do palato.

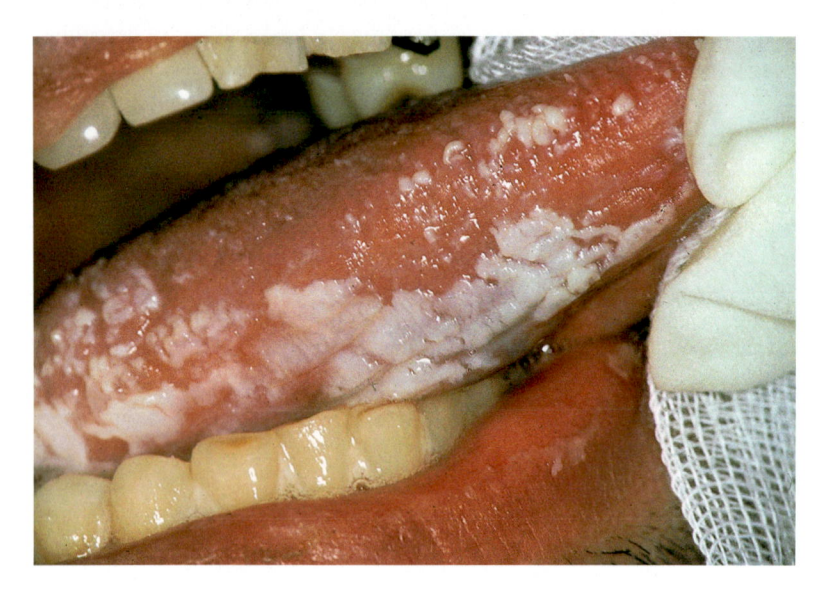

Figura 288 Infecção pelo HIV, candidíase pseudomembranosa na língua.

Infecções

As doenças bucais infecciosas podem ser fúngicas, virais ou bacterianas. Das infecções fúngicas, a candidíase é a característica mais precoce e comum, acometendo entre 10 e 30% dos pacientes infectados pelo HIV. As candidíases pseudomembranosa e eritematosa são as variantes mais encontradas. A variante pseudomembranosa tem como característica clínica pontos ou placas brancas ou amarelas que são removidas por raspagem e localizadas em qualquer lugar na boca (**Figs. 287, 288**). A variante eritematosa caracteriza-se por áreas vermelhas sem pontos nem placas removíveis que, em geral, se localizam no dorso da língua (**Fig. 289**) e palato (**Fig. 290**). Ambos os tipos manifestam-se em proporção semelhante. Além disso, a queilite angular (**Fig. 291**) é freqüentemente associada à *Candida albicans* e pode ser vista em pacientes infectados pelo HIV. Os diferentes tipos de candidíase podem coexistir no mesmo paciente.

Outras infecções fúngicas, tais como histoplasmose, criptococose, mucormicose, geotricose e aspergilose com manifestações bucais, podem ser raramente observadas.

Infecção pelo HIV e AIDS 159

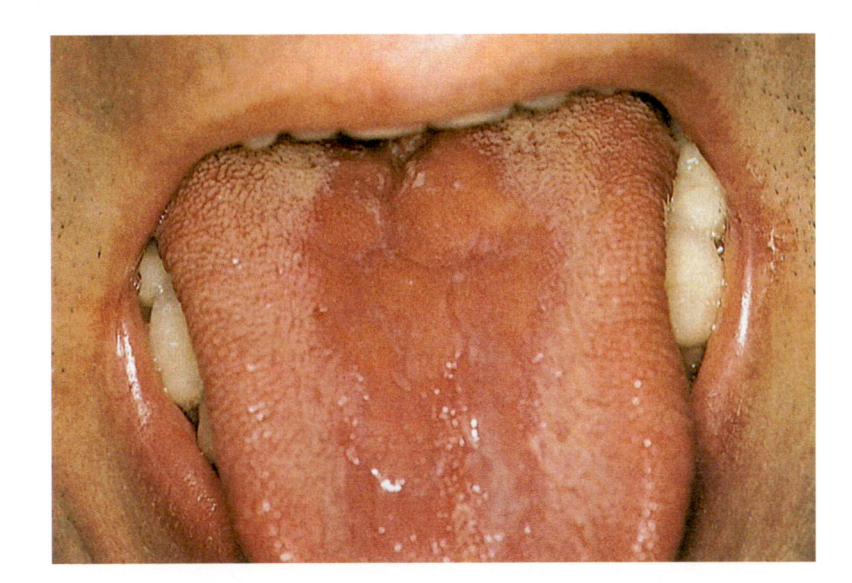

Figura 289 Infecção pelo HIV, candidíase eritematosa no dorso da língua.

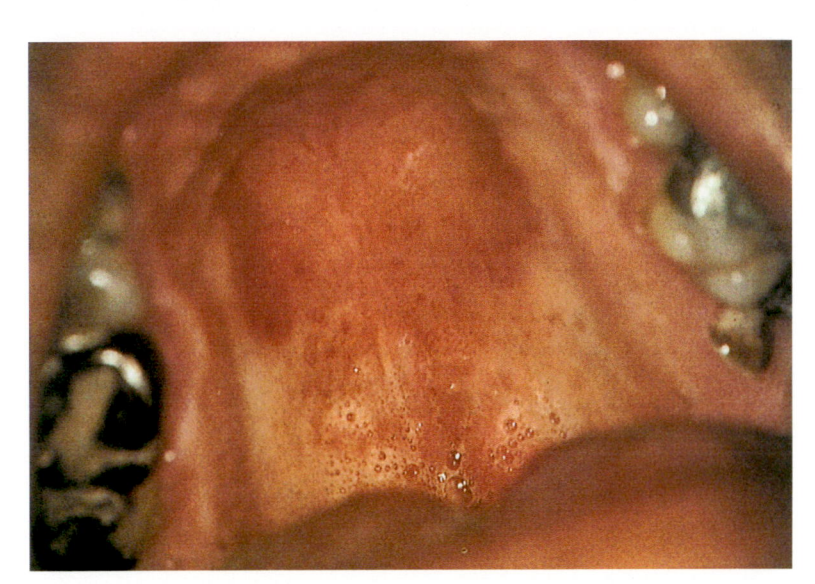

Figura 290 Infecção pelo HIV, candidíase eritematosa no palato.

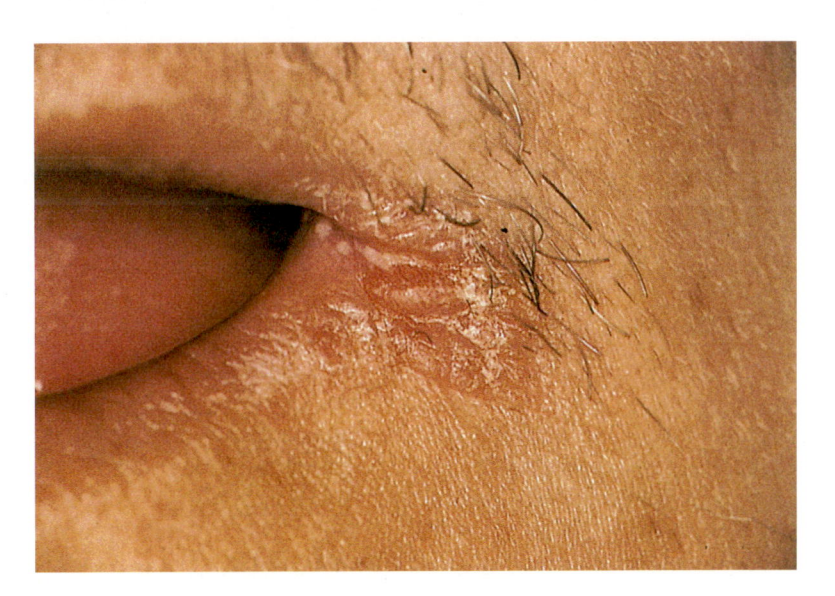

Figura 291 Infecção pelo HIV, queilite angular.

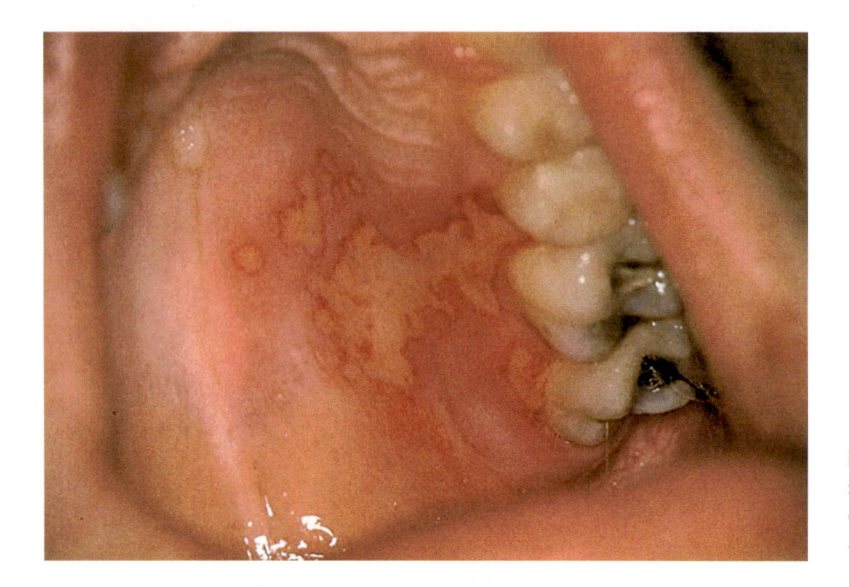

Figura 292 Infecção pelo HIV, lesões de herpes recorrente no palato de homossexual masculino de 18 anos.

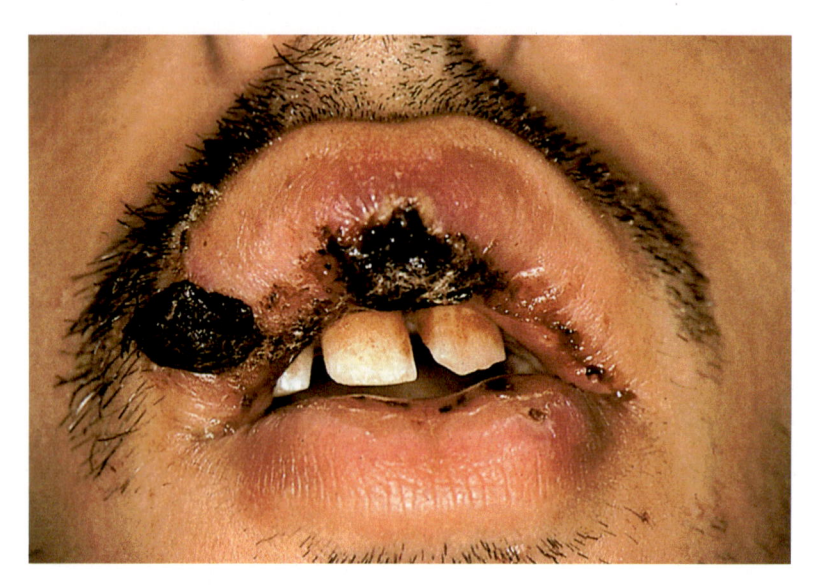

Figura 293 Infecção pelo HIV, herpes labial em hemofílico de 22 anos.

O herpes simples intrabucal e labial é uma infecção viral relativamente freqüente (**Figs. 292, 293**). A taxa de prevalência é em torno de 3 a 5%. O herpes zoster bucal é ocorrência rara em pacientes infectados pelo HIV. As lesões bucais associadas ao vírus do papiloma humano (HPV), tais como condiloma acuminado (**Fig. 294**), verruga vulgar e hiperplasia epitelial focal, também podem ocorrer. Casos esporádicos de ulcerações bucais devido ao citomegalovírus têm sido descritos recentemente. Molusco contagioso peribucal também pode ocorrer (**Fig. 295**). A leucoplasia pilosa é uma lesão característica comum da mucosa bucal que tem sido descrita entre todos os grupos de alto risco para infecção pelo HIV. A leucoplasia pilosa pode ser o sinal clínico precoce e indicador confiável da infecção pelo HIV e é preditivo do desenvolvimento subseqüente da AIDS. Raramente têm sido descritos casos de leucoplasia pilosa em pacientes imunossuprimidos após transplante de órgãos. A prevalência de leucoplasia pilosa em pacientes infectados pelo HIV varia entre 8 e 10% ou mais.

Apesar da etiologia e da patogenia da lesão permanecer pouco clara, o vírus Epstein-Barr parece desempenhar papel importante.

Caracteristicamente, a superfície da lesão é corrugada, com orientação vertical, mas lesões lisas e planas também podem ser vistas (**Fig. 296**).

Infecção pelo HIV e AIDS 161

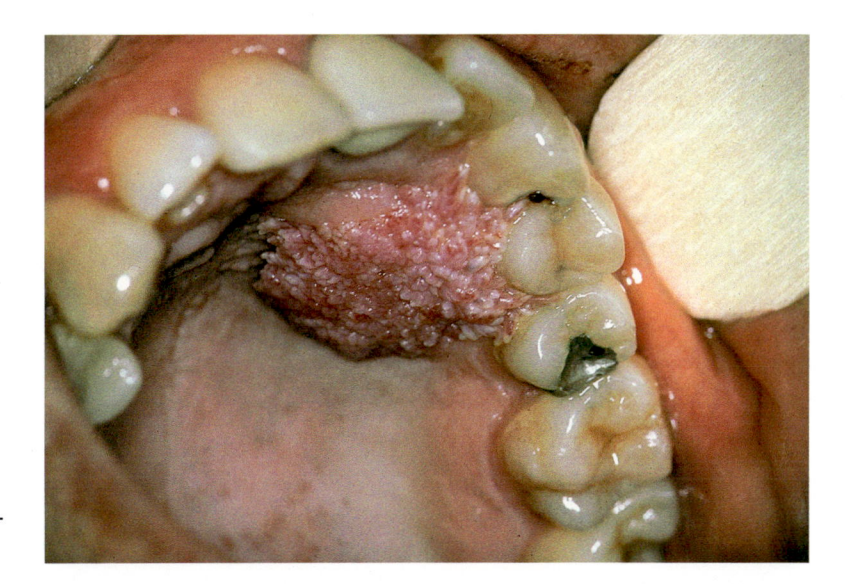

Figura 294 Infecção pelo HIV, múltiplos condilomas acuminados na mucosa bucal.

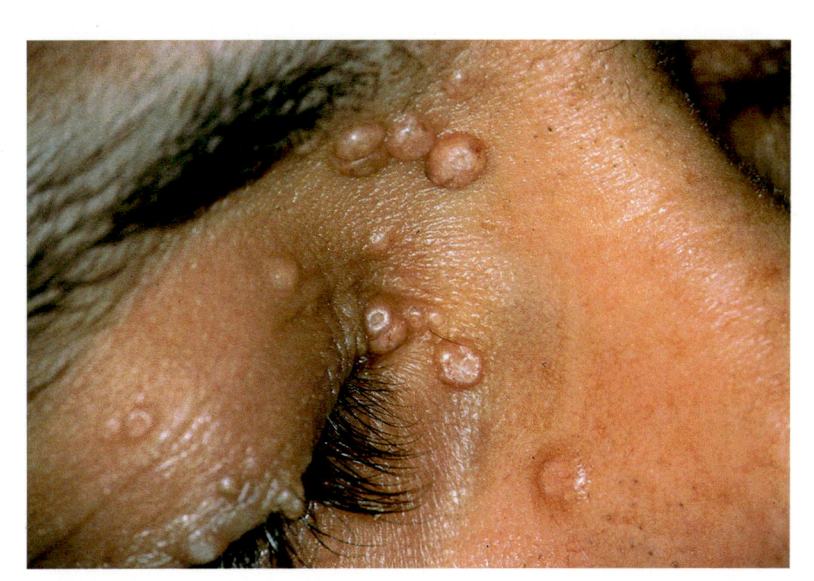

Figura 295 Infecção pelo HIV, múltiplas lesões de pele de molusco contagioso.

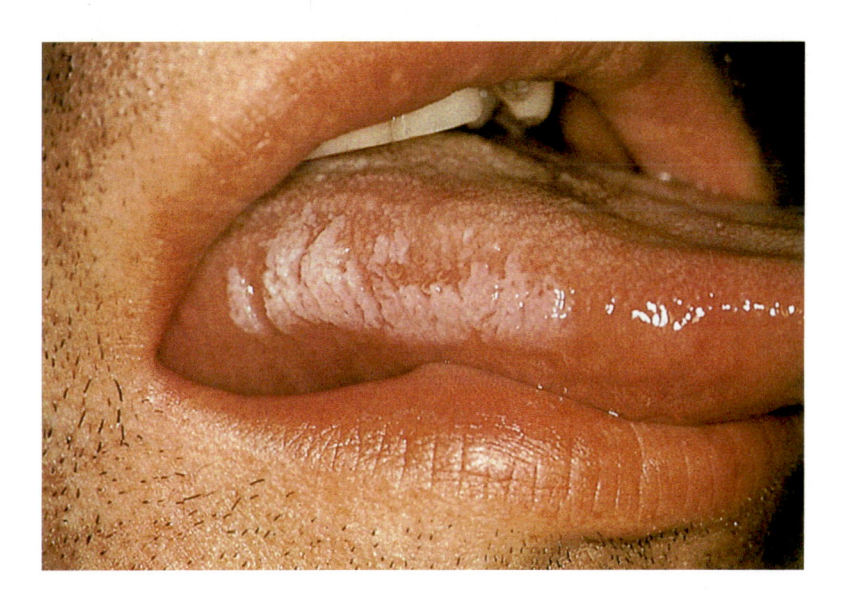

Figura 296 Infecção pelo HIV, leucoplasia pilosa típica na borda da língua em homossexual masculino de 31 anos.

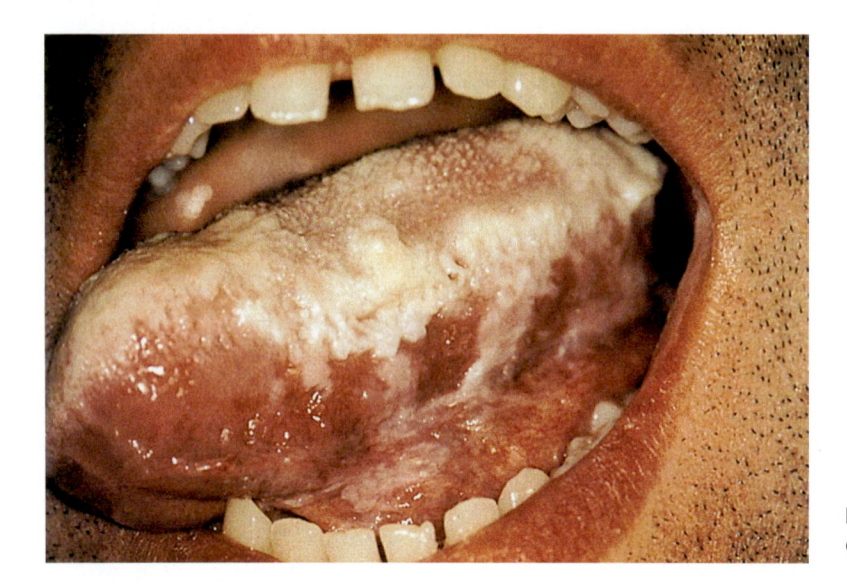

Figura 297 Infecção pelo HIV, leucoplasia pilosa na língua.

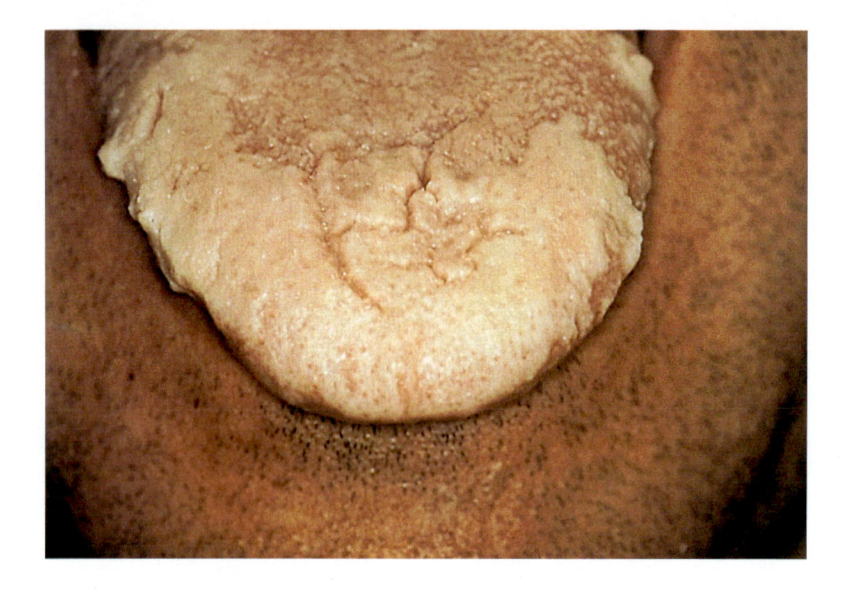

Figura 298 Infecção pelo HIV, marcada leucoplasia pilosa envolvendo o dorso da língua em bissexual masculino de 28 anos.

As lesões podem envolver as superfícies ventral e dorsal da língua (**Figs. 297, 298**). Muito raramente as lesões ocorrem em outras localizações na cavidade oral. Seu tamanho pode variar de poucos milímetros a muitos centímetros e não pode ser usado como fator preditivo do estágio de infecção pelo HIV.

Dentre as infecções bacterianas, a doença periodontal é relativamente comum em indivíduos infectados pelo HIV. A doença periodontal relacionada ao HIV é classificada em três categorias: eritema gengival linear, gengivite ulcerativa necrosante aguda e periodontite ulceronecrosante.

Clinicamente, o eritema gengival linear caracteriza-se por uma faixa vermelha e quente ao longo da margem gengival (**Fig. 299**). A lesão não responde às medidas de controle de placa nem raspagem e alisamento radiculares. Sangramento gengival pode ocorrer de maneira espontânea ou por meio da sondagem.

Clinicamente, a periodontite ulcerativa necrosante tem como característica ulceração e necrose dos tecidos moles e rápida destruição da inserção periodontal (**Figs. 300, 301**). Sangramento espontâneo e dor intensa e profunda são comuns. Esta condição não responde ao tratamento periodontal convencional. A periodontite associada à infecção pelo HIV é localizada, entretanto em alguns casos pode ser generalizada.

Infecção pelo HIV e AIDS 163

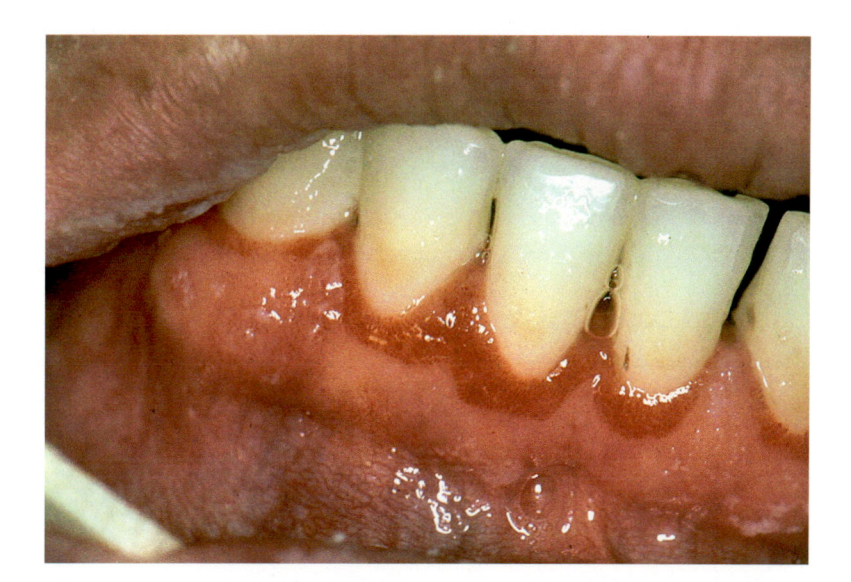

Figura 299 Eritema gengival linear, faixa vermelha e quente ao longo da margem gengival.

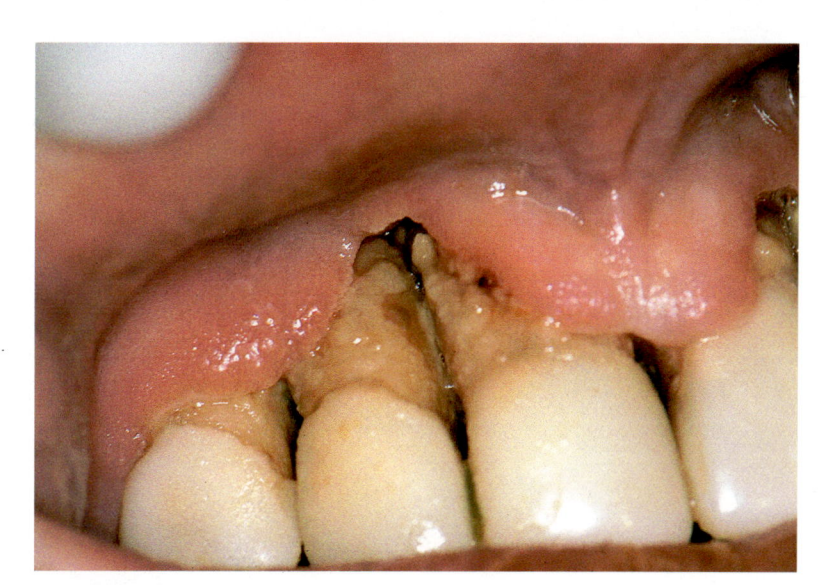

Figura 300 Periodontite ulcerativa necrosante.

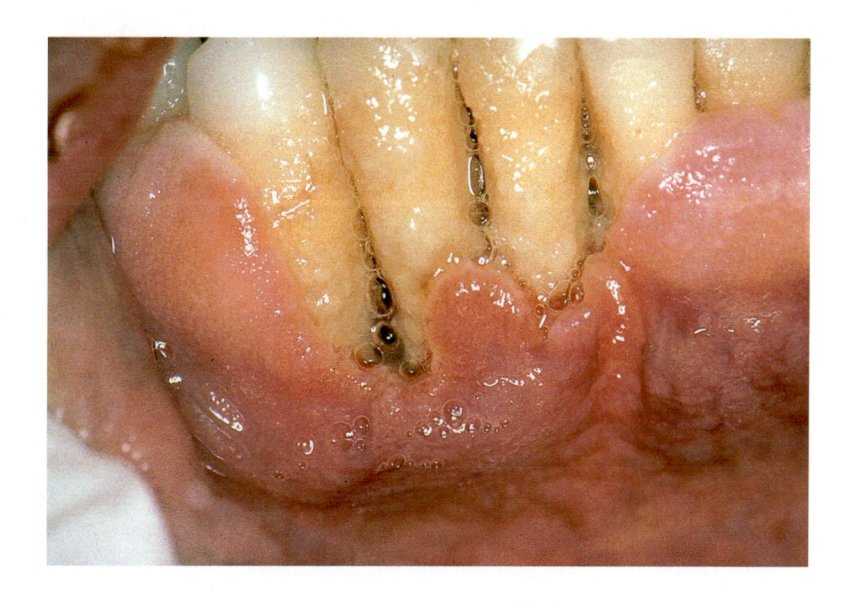

Figura 301 Periodontite ulcerativa necrosante.

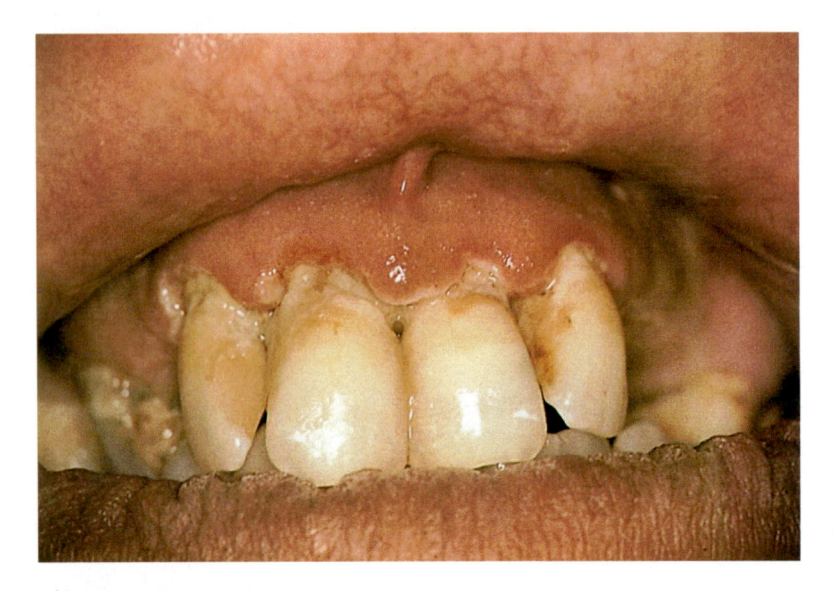

Figura 302 Gengivite necrosante severa em homossexual masculino de 32 anos soropositivo para HIV.

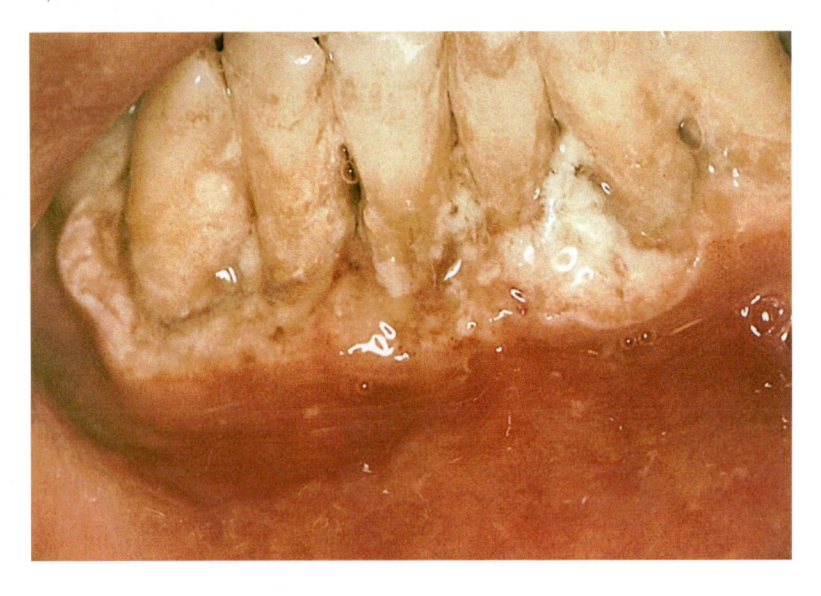

Figura 303 Estomatite necrosante em homem de 30 anos com AIDS. Notar a extensa necrose de tecido mole, além da gengiva.

Clinicamente, a gengivite ulcerativa necrosante de pacientes infectados pelo HIV mostra aspectos similares à gengivite ulcerativa necrosante dos não-infectados pelo HIV (**Fig. 302**).

A gengivite ulcerativa necrosante é um evento precoce e comum em pacientes infectados pelo HIV com taxa de prevalência de 1 a 3%. A possibilidade de infecção pelo HIV deve ser considerada, principalmente se comportamento de alto risco estiver associado à gengivite.

A gengivite pode evoluir para estomatite necrosante. Esta última é caracterizada por úlcera necrótica aguda, localizada e dolorida da mucosa bucal. O osso subjacente está exposto ou invadido. A lesão pode extender-se aos tecidos vizinhos (**Fig. 303**).

Além disso, infecções bucais por *Mycobacterium avium intracellular*, *Mycobacterium tuberculosis*, *Escherichia coli*, *Actynomices israelii*, *Pseudomonas aeruginosa* e *Klebsiella pneumoniae* têm sido descritas raramente (**Fig. 304**). Recentemente angiomatose por bacilos tem também sido descrita na mucosa bucal.

Neoplasias

A epidemia de sarcoma de Kaposi associada à AIDS é a neoplasia mais comum ocorrendo aproximadamente em 5 a 10% dos pacientes com AIDS. Há algumas evidências relacionando o sarcoma de Kaposi como uma doença sexualmente transmitida e fortemente associada à infecção pelo vírus do herpes humano 8 (HHV-8). O modo de transmissão do vírus do herpes humano 8 não está claro, embora a atividade homossexual masculina pareça ser importante. Em geral, apresenta-se na pele (tronco, palmas das mãos, solas dos pés, face e pescoço) (**Fig. 305**). Em torno de 20 a 40% dos pacientes com AIDS apresentando sarcoma de Kaposi têm lesões bucais, sendo o palato a localização mais freqüentemente envolvida, seguido da gengiva. O envolvimento de múltiplas localizações pode ocorrer. Algumas vezes a mucosa bucal é a única localização do sarcoma de Kaposi. Clinicamente, as lesões na fase inicial apresentam-se como máculas, pápulas, manchas vermelhas ou pigmentadas (**Fig. 306**).

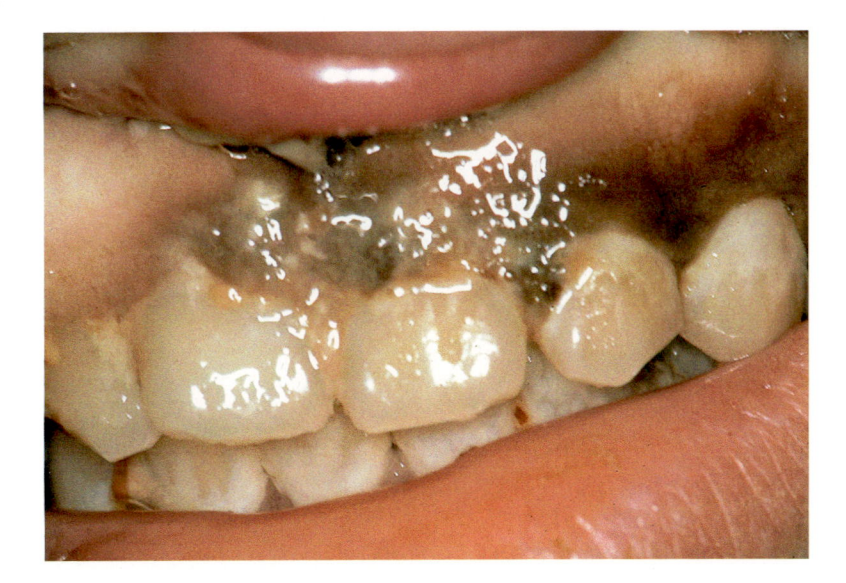

Figura 304 Infecção pela *Pseudomona aeruginosa*, lesão grave e necrosada da gengiva.

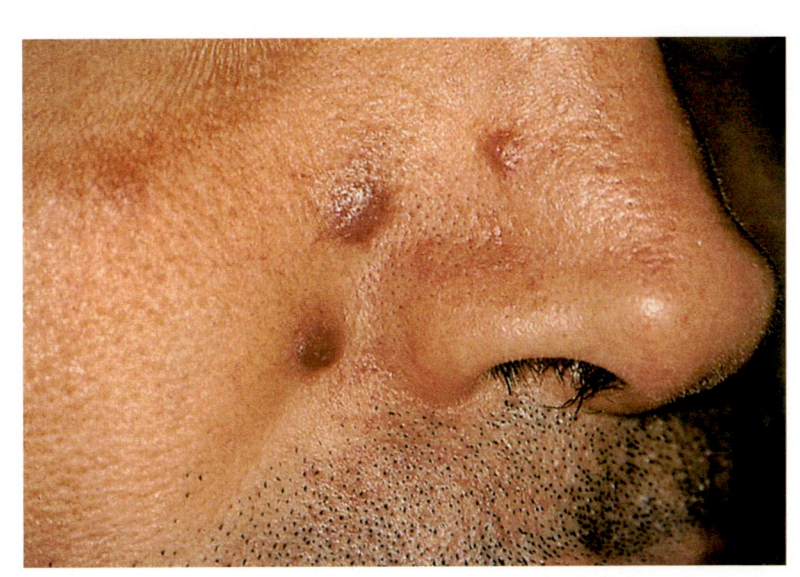

Figura 305 Sarcoma de Kaposi, lesões precoces na face de homem de 42 anos com AIDS.

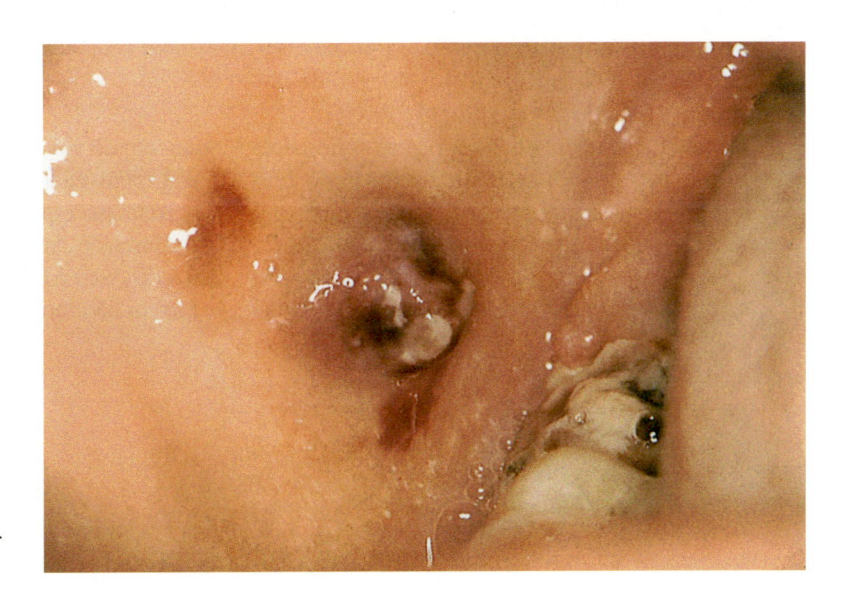

Figura 306 Sarcoma de Kaposi, lesões precoces na mucosa jugal de homem de 33 anos com AIDS.

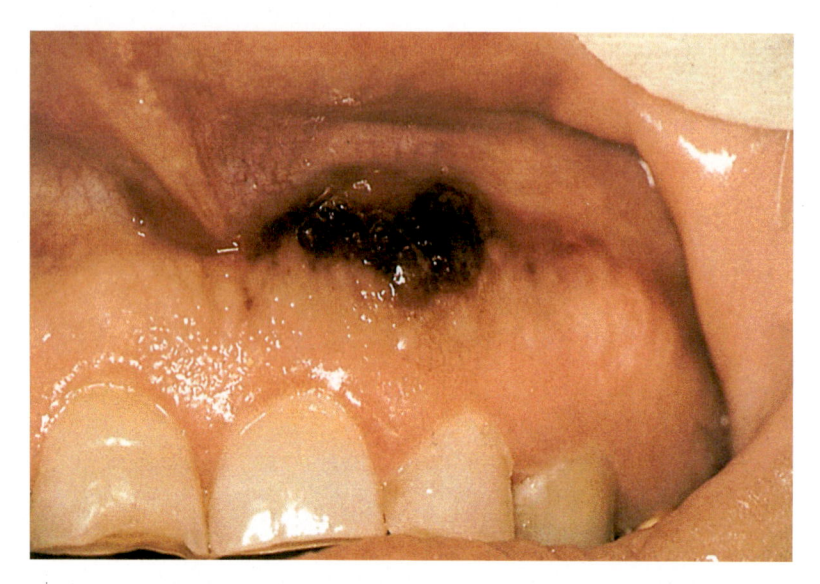

Figura 307 Sarcoma de Kaposi na mucosa alveolar superior.

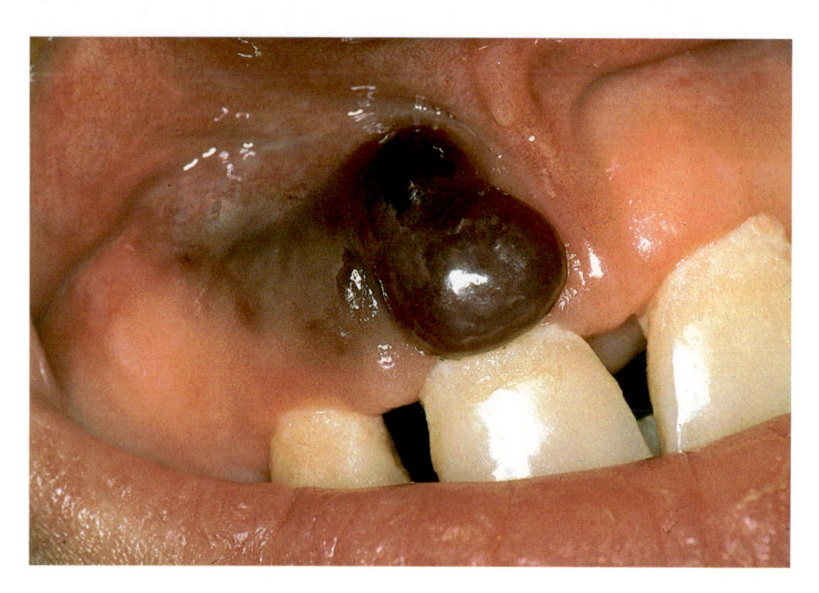

Figura 308 Sarcoma de Kaposi na gengiva superior.

Tardiamente, tumores solitários ou múltiplos, ulcerados ou não, podem ser o aspecto clínico mais proeminente (**Figs. 307, 308**). Linfoma não-Hodgkin é a segunda neoplasia maligna mais comum nas infecções pelo HIV. A maioria são linfomas de células B. O linfoma não-Hodgkin intrabucal apresenta-se clinicamente como aumento de volume inflamatório, ulcerado ou não, em geral envolvendo a gengiva e o palato (**Figs. 309, 310**). O carcinoma espinocelular e a doença de Hodgkin com manifestações bucais (**Fig. 311**) são ocasionalmente associados com AIDS; entretanto, a taxa de prevalência e os riscos não foram estabelecidos.

Infecção pelo HIV e AIDS   167

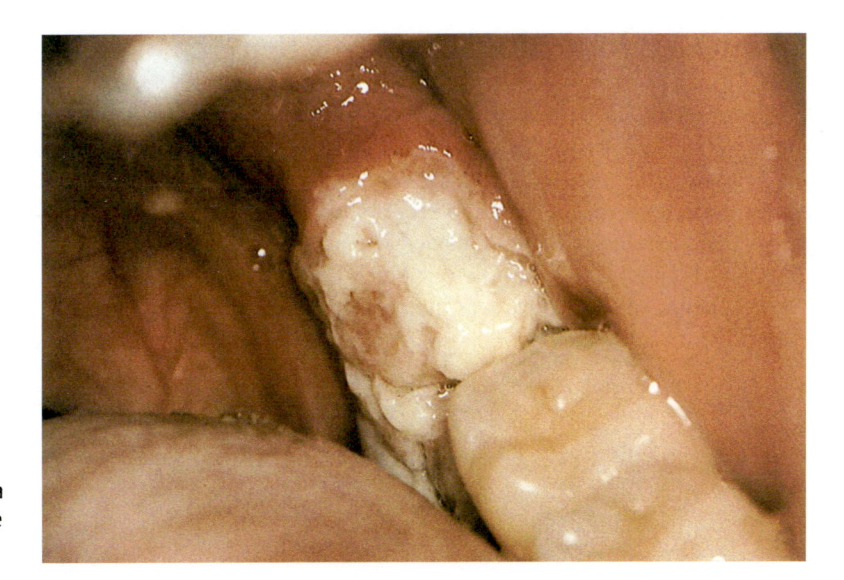

Figura 309   Linfoma não-Hodgkin na região retromolar em homossexual de 36 anos com AIDS.

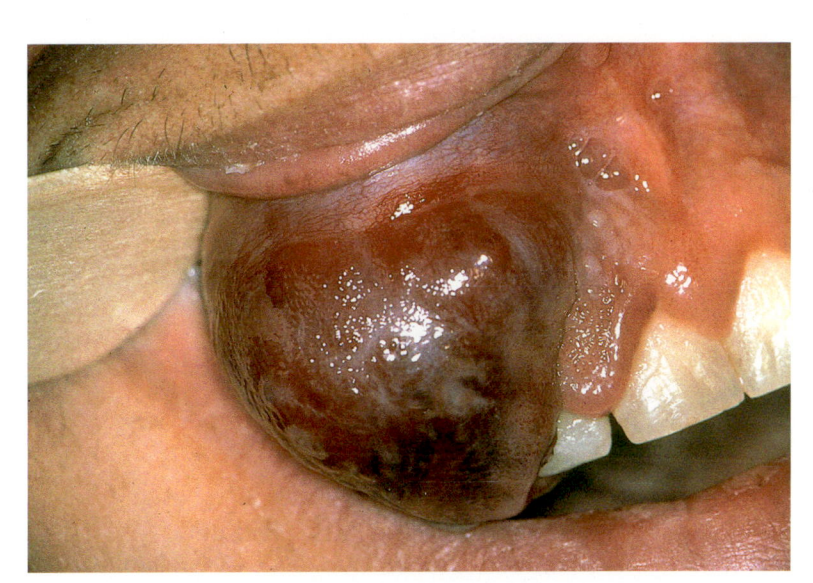

Figura 310   Linfoma de Burkitt na gengiva.

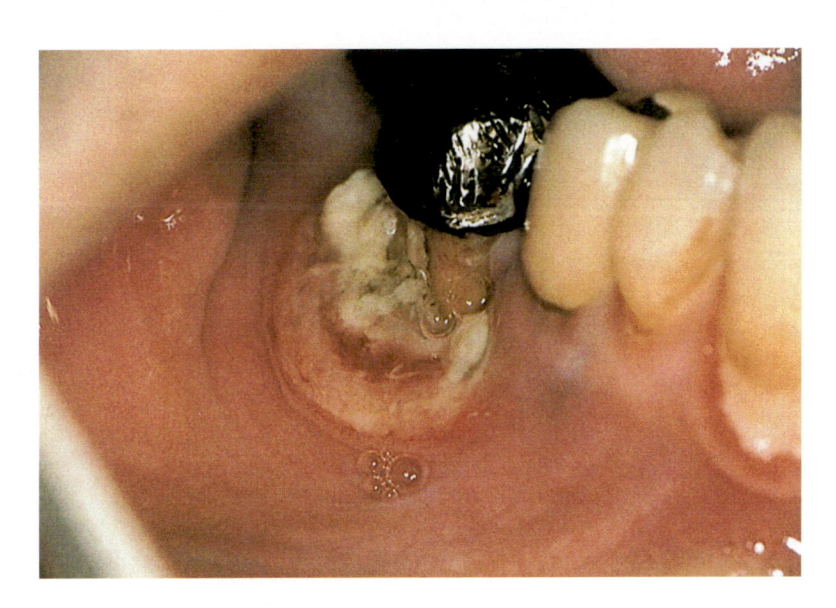

Figura 311   Doença de Hodgkin, apresentando-se como aumento de volume gengival, ulcerado e inflamatório em homossexual masculino de 42 anos com AIDS.

Distúrbios Neurológicos

Os distúrbios neurológicos são comuns no curso da infecção pelo HIV e são classificados em três grupos: infecções oportunistas do sistema nervoso central, tumores e doenças relacionadas ao HIV. Paralisia do nervo facial e neuropatia do trigêmeo são as desordens neurológicas mais freqüentes envolvendo os nervos cranianos em pacientes com infecção pelo HIV (**Fig. 312**).

Lesões Induzidas por Drogas

Os efeitos adversos na boca dos agentes anti-retrovirais em particular da terapia HAART são múltiplos e relativamente comuns. As alterações mais comuns da terapia com inibidores nucleosídeos da transcriptase reversa e com análogos não-nucleosídeos são eritema multiforme, ulcerações, xerostomia e hiperpigmentação (**Figs. 313-317**). Possíveis efeitos adversos bucofaciais dos inibidores da protease são queilite, xerostomia, ulcerações, parestesia peribucal, distúrbios do paladar, lipomatose da parótida, lipodistrofia facial e eritema multiforme (**Figs. 318-321**).

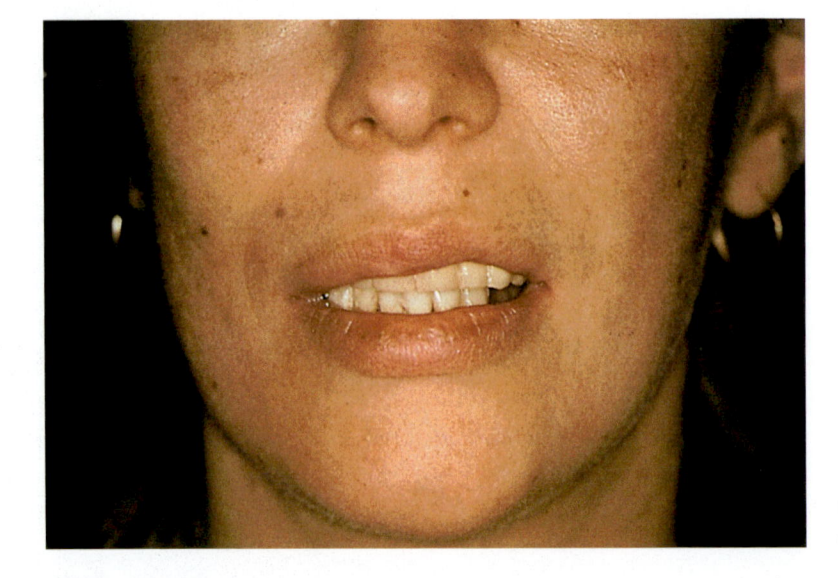

Figura 312 Paralisia do nervo facial em mulher de 30 anos com AIDS.

Infecção pelo HIV e AIDS

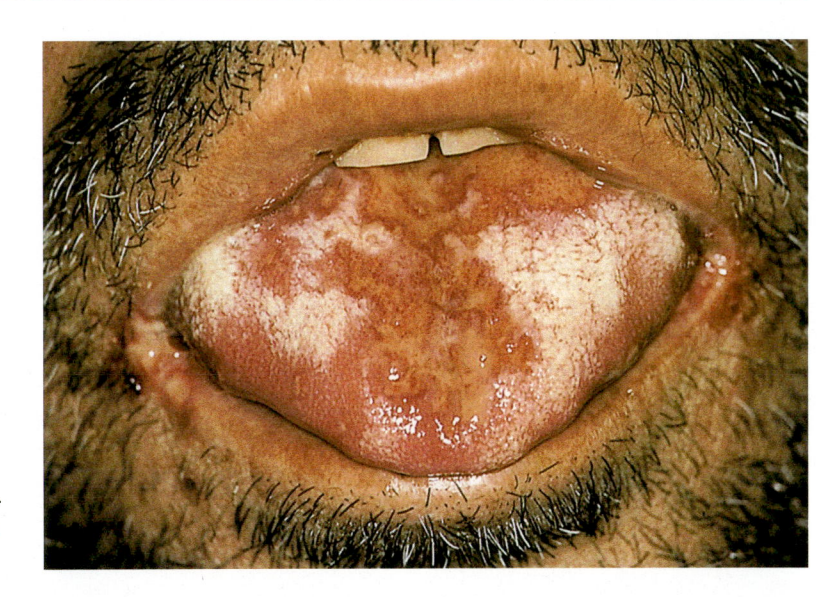

Figura 313 Infecção pelo HIV, eritema multiforme causado por reação a drogas.

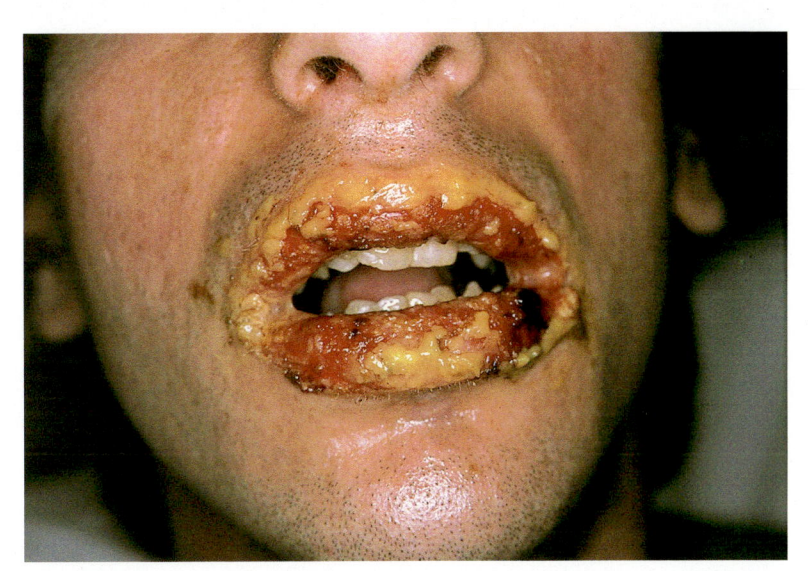

Figura 314 Infecção pelo HIV, eritema multiforme maior, devido à reação a drogas.

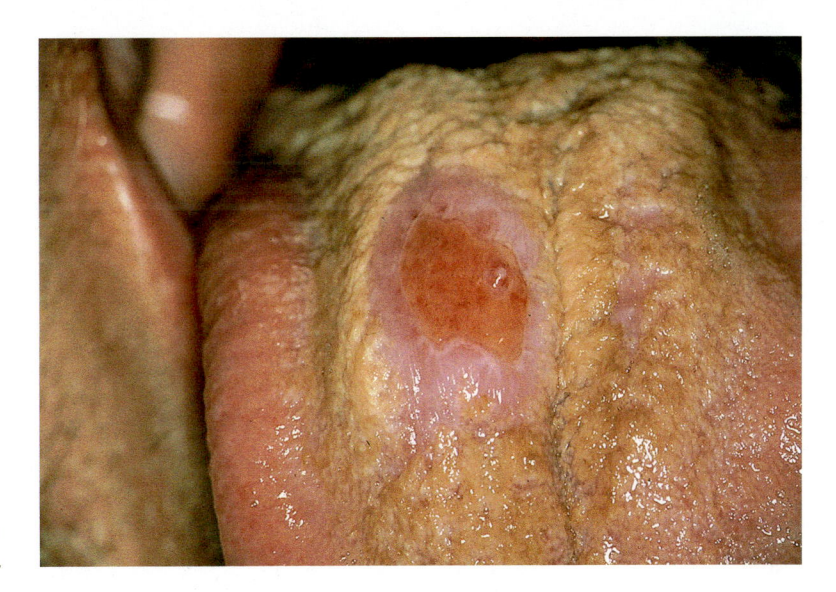

Figura 315 Infecção pelo HIV, úlcera na língua causada por reação a drogas.

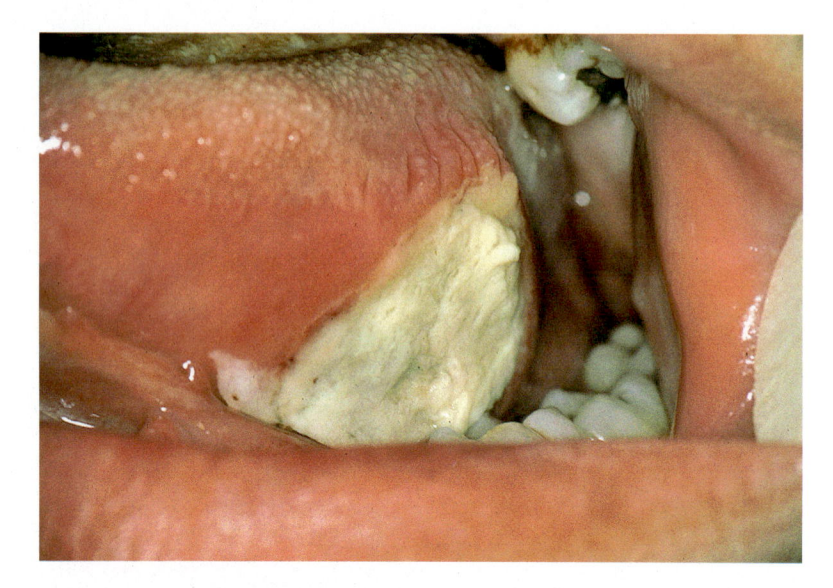

Figura 316 Infecção pelo HIV, úlcera na borda da língua devido à reação a drogas.

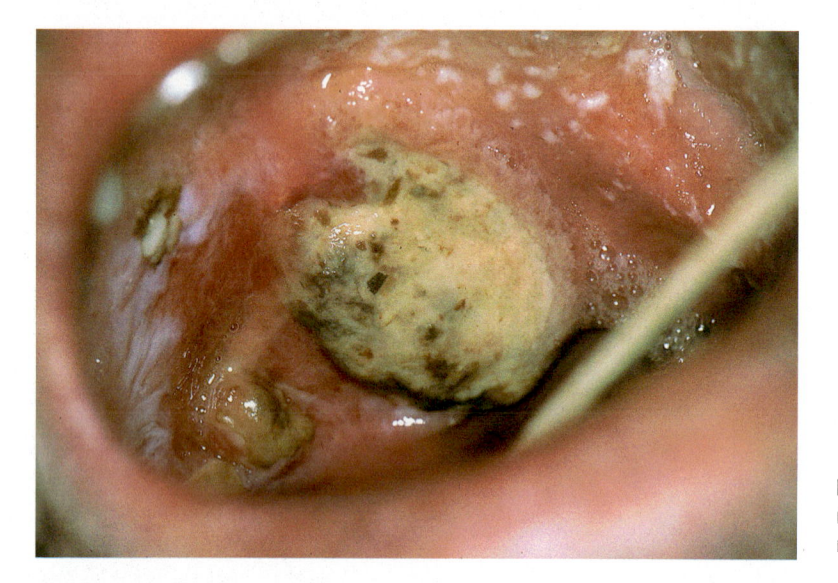

Figura 317 Infecção pelo HIV, úlcera necrótica no palato mole devido à reação a drogas.

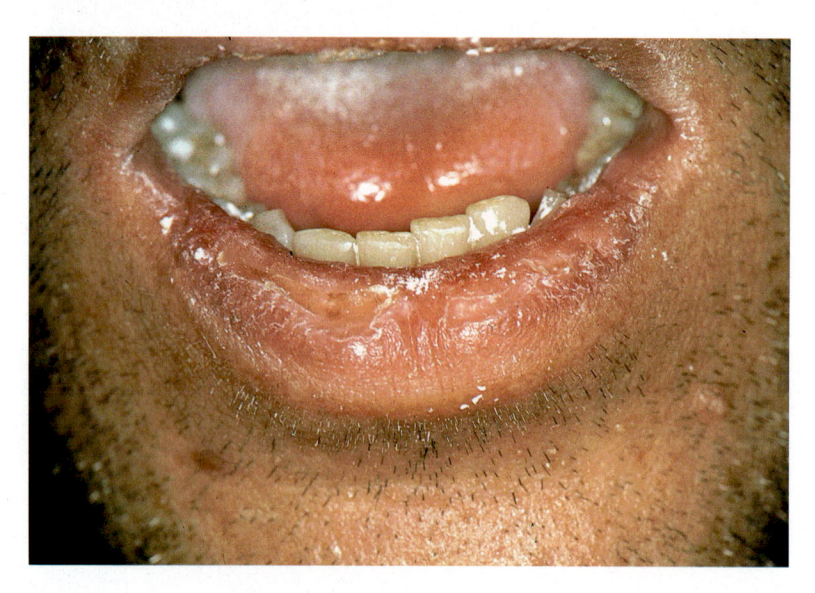

Figura 318 Infecção pelo HIV, queilite causada por reação a drogas.

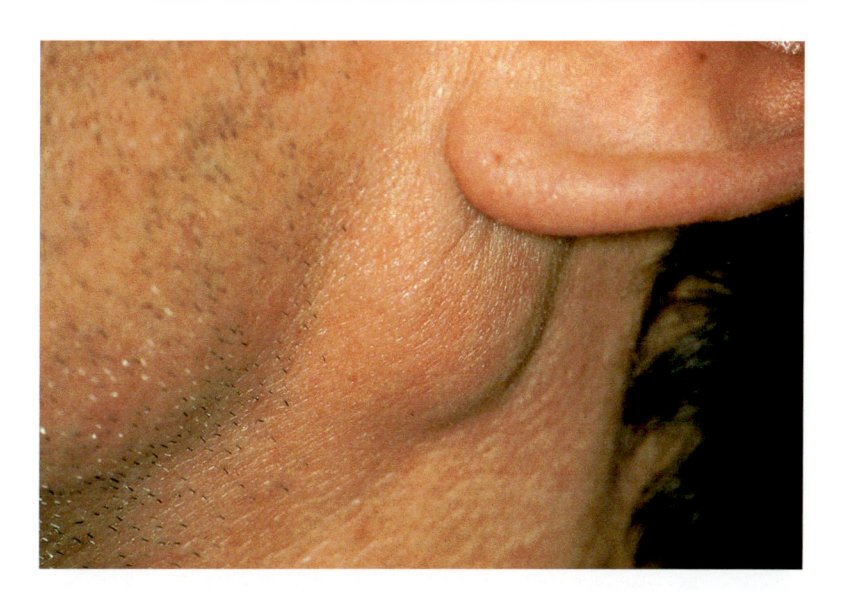

Figura 319 Infecção pelo HIV, lipomatose da parótida causada por reação a drogas.

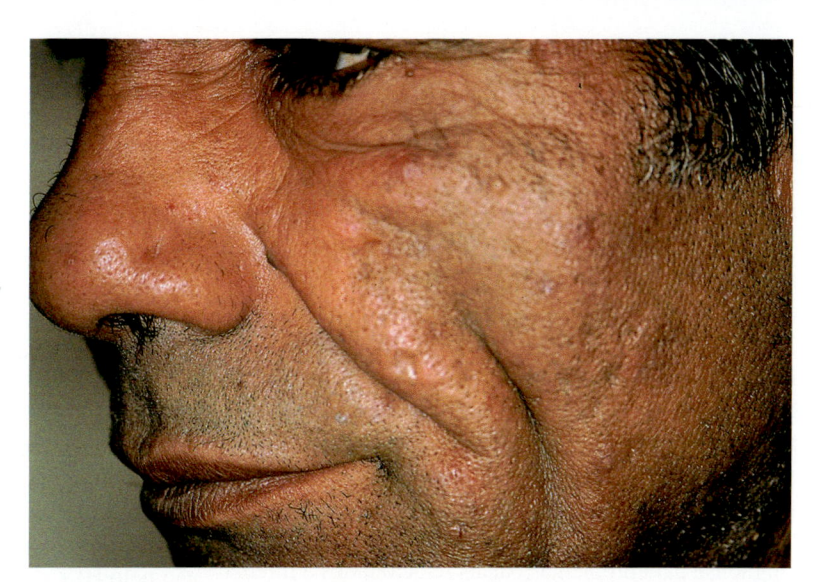

Figura 320 Infecção pelo HIV, lipodistrofia facial causada por reação a drogas.

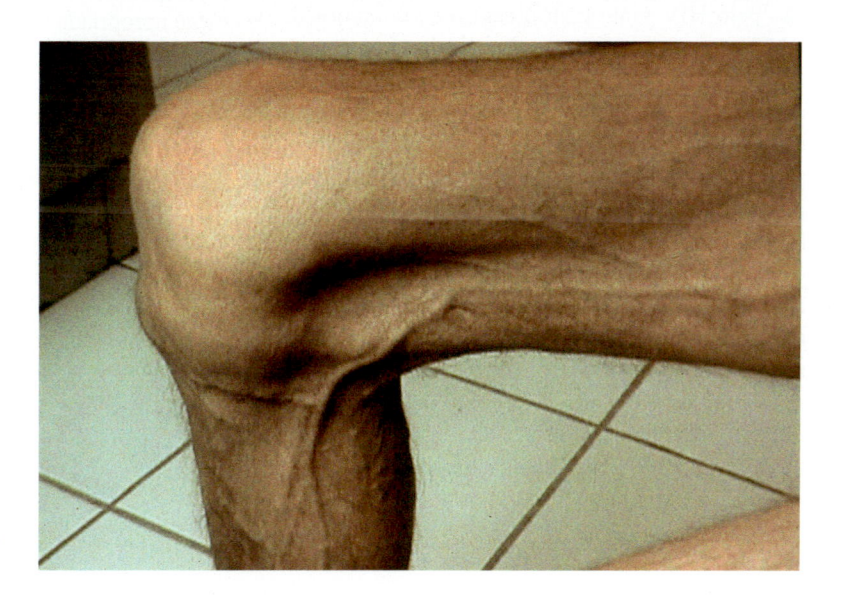

Figura 321 Infecção pelo HIV, lipodistrofia da pele causada por reação a drogas.

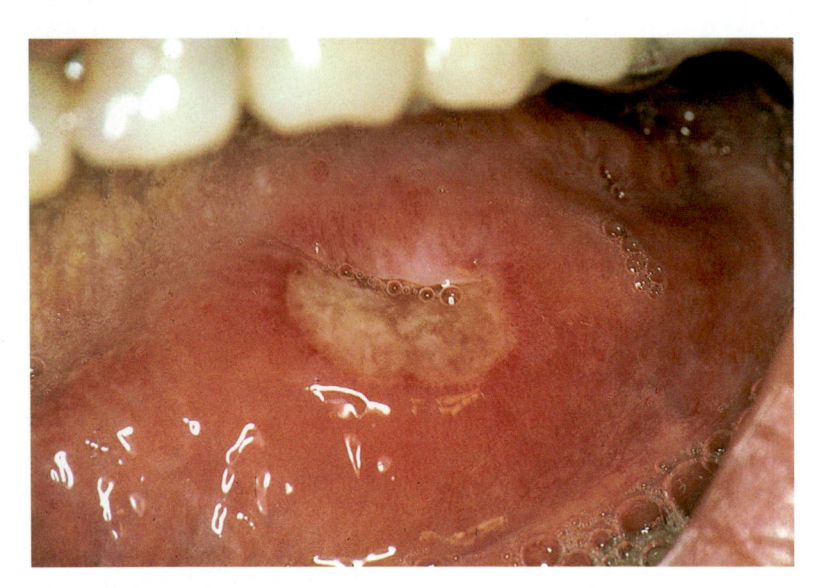

Figura 322 Infecção pelo HIV, úlcera aftosa na língua.

Lesões de Causa Desconhecida

Um grande número de lesões ou doenças estão incluídos neste grupo. As mais comuns são: úlceras aftosas recorrente (menores, maiores e do tipo herpetiforme) (**Figs. 322, 323**), úlceras sem outra especificação (**Fig. 324**), púrpura trombocitopênica (**Fig. 325**), doença de glândula salivar (aumento de volume uni ou bilateral de glândulas salivares maiores; boca seca), hiperpigmentação melanótica, síndrome de Reiter, língua pilosa, queilite descamativa, manchas despapiladas na língua e algumas outras.

Em 1990 e 1992, o grupo de trabalho EC-Clearinghouse para problemas bucais relacionados à infecção pelo HIV junto com o centro de colaboração da OMS para as manifestações bucais do vírus da imunodeficiência propuseram a classificação das lesões bucais da infecção pelo HIV em três grupos principais: lesões fortemente relacionadas à infecção pelo HIV, lesões pouco freqüentemente associadas à infecção pelo HIV e lesões possivelmente associadas à infecção pelo HIV.

As lesões fortemente relacionadas a infecção pelo HIV são candidíase, leucoplasia pilosa, doença periodontal, sarcoma de Kaposi e linfoma não-Hodgkin. Entretanto, na era da terapia HAART, as lesões bucais mais comuns associadas à infecção pelo HIV são candidíase, leucoplasia pilosa, xerostomia, úlceras sem outras especificações e lesões induzidas por drogas.

Teste laboratorial. O mais amplamente utilizado é o ELISA, e os exames western blot, PCR e imunofluorescência.

Tratamento. Desde meados da década de 1990, o manejo da infecção pelo HIV tem sido com base na terapia anti-retroviral altamente ativa (HAART) que compreende a combinação de análogos de nucleosídeos ou a combinação destes agentes com inibidores da protease.

São utilizados também antibióticos para as infecções secundárias, quimioterapia e interferon para neoplasias. O tratamento das lesões bucais é etiológico ou sintomático, local e/ou sistêmico. O manejo da infecção pelo HIV requer trabalho de equipe e a colaboração apropriada com médicos e outros trabalhadores da saúde.

Infecção pelo HIV e AIDS 173

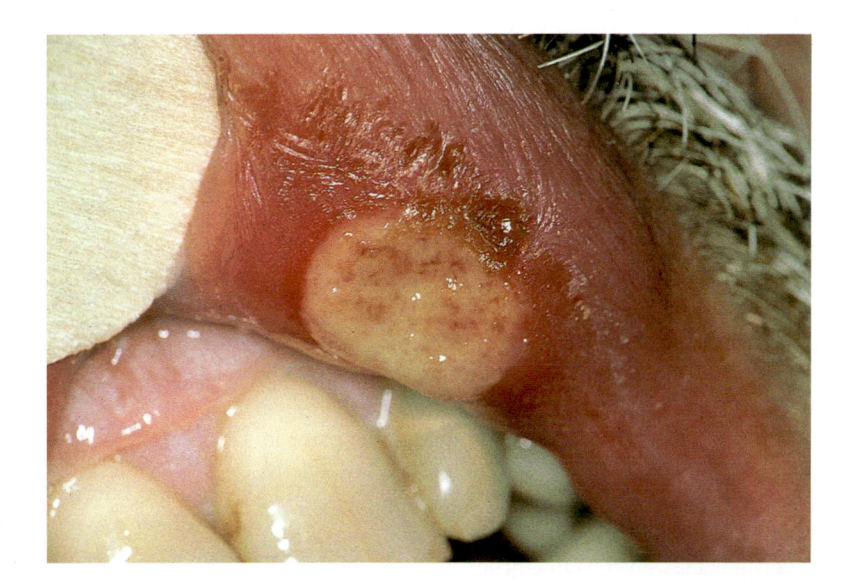

Figura 323 Infecção pelo HIV, úlcera aftosa do lábio.

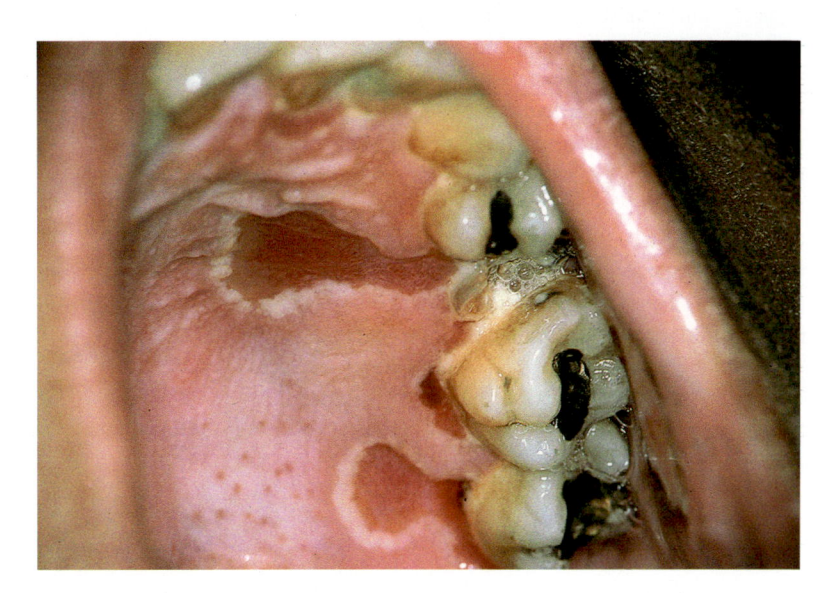

Figura 324 Infecção pelo HIV, úlcera inespecífica no palato.

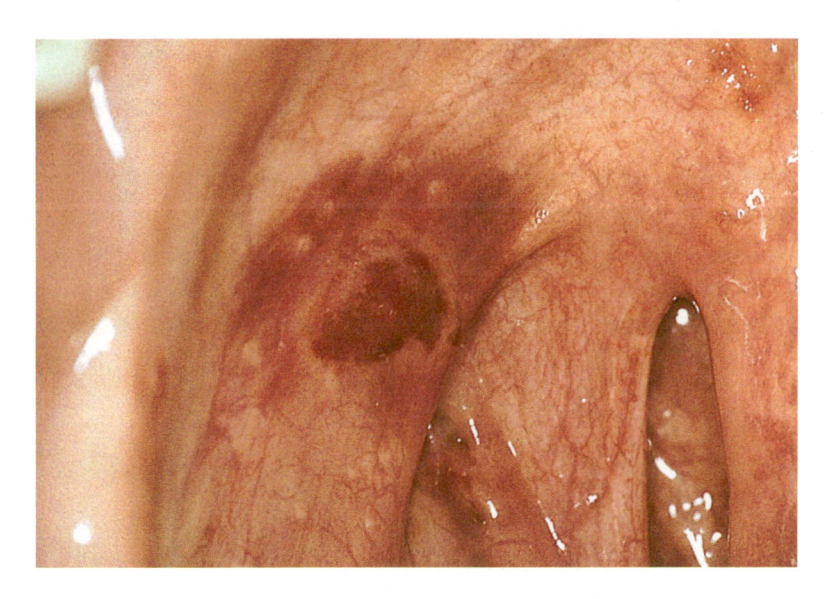

Figura 325 Infecção pelo HIV, equimose no palato mole como manifestação de púrpura trombocitopênica em homossexual masculino de 30 anos.

18. Infecções Bacterianas

Gengivite Ulcerativa Necrosante

A gengivite ulcerativa necrosante aguda afeta principalmente pessoas jovens. Apesar do desconhecimento dos agentes causais específicos, o bacilo fusiforme, *Borrelia vicentii*, e outros microrganismos anaeróbios parecem ter papel importante. Além disso, fatores do hospedeiro, como estresse emocional, uso de tabaco, higiene bucal deficiente e trauma local, têm sido implicados como predisponentes. Interessantemente, a gengivite ulcerativa necrosante tem sido observada em pacientes infectados pelo HIV. A evolução da doença pode ser repentina e insidiosa. Suas características clínicas são ulceração e necrose da papila interdental e das margens livres da gengiva cobertas por membrana amarelo-acinzentada (**Figs. 326-328**). A gengiva é quente e vermelha, aumentada de volume e extremamente dolorosa. O aspecto clínico característico é a necrose das margens gengivais e das papilas interdentais, além da formação de crateras. Hemorragia espontânea, salivação intensa e halitose são comuns. A doença é usualmente acompanhada por linfadenopatia regional, febre e mal-estar. As lesões são localizadas ou generalizadas. O diagnóstico é estabelecido apenas com base nos dados clínicos.

Diagnóstico diferencial. Periodontite ulcerativa necrosante, gengivoestomatite herpética primária, gengivoestomatite estreptocócica, escorbuto, leucemia e agranulocitose.

Teste laboratorial. Exames citopatológico e histopatológico, às vezes, são úteis.

Tratamento. Na fase aguda, o uso de metronidazole ou antibióticos ativos contra bactérias anaeróbias são benéficos. Enxágüe bucal com compostos que liberam oxigênio também podem ser utilizados. O manejo da gengivite subjacente deve se seguir à fase aguda.

Estomatite Ulcerativa Necrosante

A gengivite ulcerativa necrosante pode, em algumas ocasiões, estender-se para a parte inferior da gengiva e envolver outras áreas da mucosa bucal, em geral da mucosa jugal posterior ao terceiro molar. Raramente envolve a língua, os lábios e o palato. A estomatite ulcerativa necrosante pode ser manifestação da infecção pelo HIV, mas raramente aparece em pacientes não-infectados por este vírus. Clinicamente, a mucosa bucal é vermelha, ulcerada, com limites irregulares, podendo estar coberta por camada branco-acinzentada (**Fig. 329**). Nesses casos, as queixas subjetivas e objetivas do fenômeno geral podem ser mais intensas.

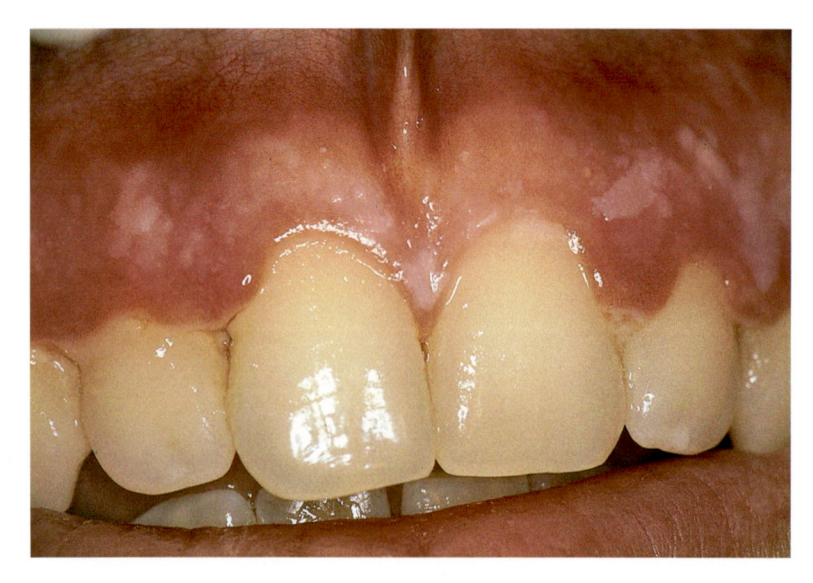

Figura 326 Gengivite ulcerativa necrosante precoce.

Infecções Bacterianas 175

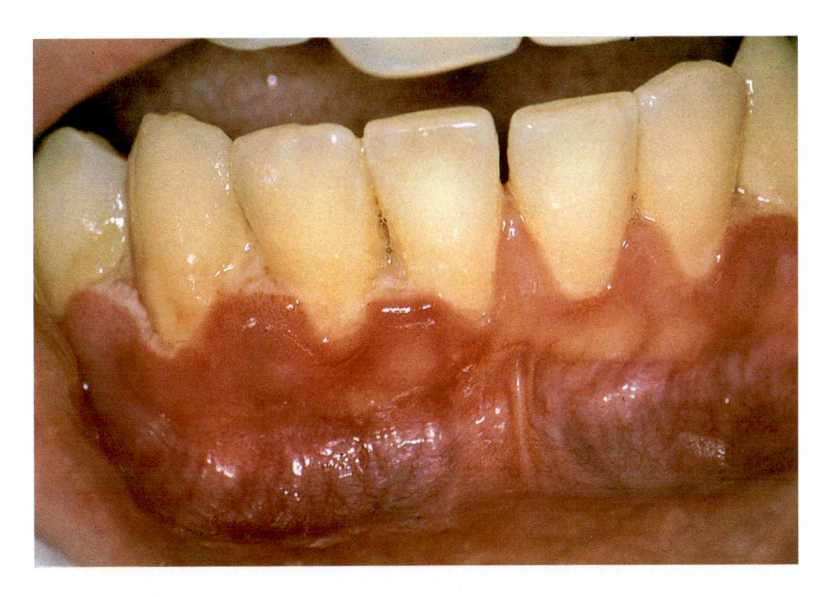

Figura 327 Gengivite ulcerativa necrosante precoce.

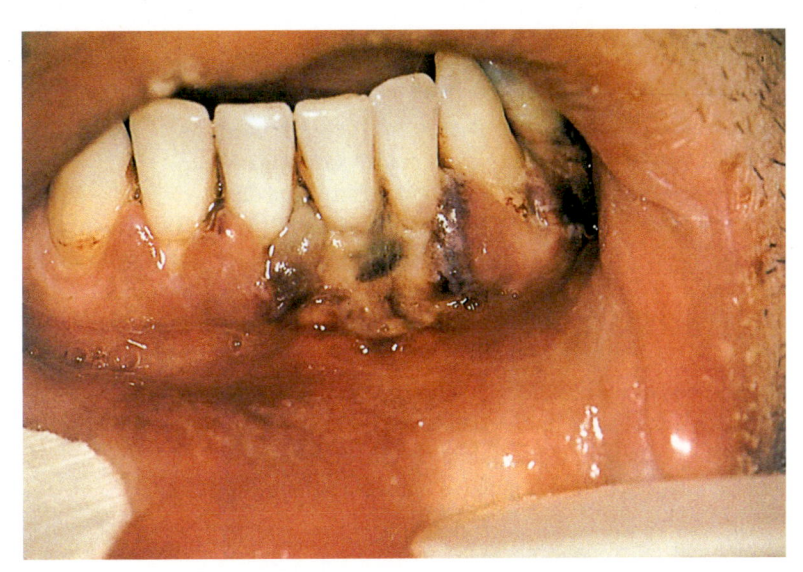

Figura 328 Gengivite ulcerativa necrosante severa.

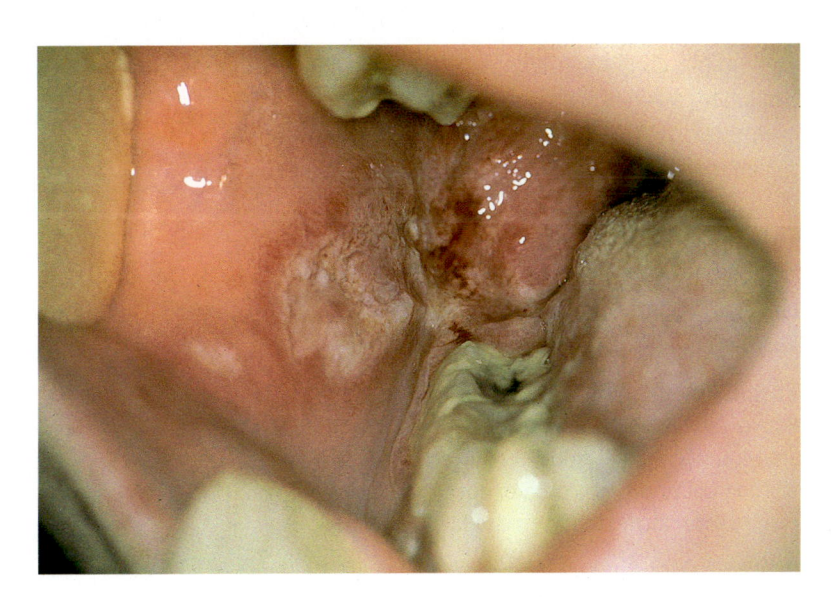

Figura 329 Úlcera irregular da mucosa jugal em estomatite ulcerativa necrosante.

Cancro Bucal

O cancro bucal ou noma é uma doença rara mas muito destrutiva que geralmente envolve os tecidos bucais. É comum afetar crianças e raramente adultos na África, Ásia e América do Sul. É bastante rara na Europa e América do Norte. A espiroqueta de Vincent está sempre presente nas lesões. Entre os fatores predisponentes estão higiene bucal deficiente, má-nutrição grave, doenças parasitárias, diabete melito, leucemia e deficiência imune. Clinicamente, o cancro bucal costuma começar como gengivite ulcerativa necrosante que rapidamente expande para os tecidos vizinhos. A necrose gangrenosa envolve as bochechas, os lábios e o osso subjacente, produzindo lesões faciais catastróficas (**Figs. 330, 331**). As úlceras gangrenosas são cobertas por fibrina e bridas branco-amarronzadas. Estão sempre presentes salivação, halitose e febre.

Diagnóstico diferencial. Granuloma letal mediano, tumores malignos, leucemia e agranulocitose.

Tratamento. A doença é freqüentemente fatal sem tratamento. Antibioticoterapia e dieta nutritiva o mais rápido possível são importantes. A remoção cirúrgica dos tecidos destruídos também é indicada.

Pericoronarite

A pericoronarite é uma reação inflamatória que se desenvolve nos tecidos que circundam o terceiro molar inferior impactado ou parcialmente erupcionado. Os tecidos envolvidos são a gengiva e a mucosa que cobrem a coroa do dente. A lesão desenvolve-se após trauma mecânico contínuo sobre a mucosa e gengiva adjacente e pela higiene bucal pobre que permite o crescimento bacteriano na região.

Clinicamente há aumento de volume avermelhado na gengiva e mucosa que cobrem e circundam o dente semi-incluso (**Fig. 332**). Freqüentemente ocorre ulceração e formação de abcesso. A pericoronarite é acompanhada de dor intensa, halitose, febre baixa, linfadenopatia regional e mal-estar. A doença é diagnosticada apenas por meio do aspecto clínico e da sintomatologia.

Diagnóstico diferencial. Gengivite ulcerativa necrosante e gengivite herpética.

Tratamento. Anti-sepsia local e analgésicos são indicados na fase aguda. Na presença de febre, recomenda-se antibioticoterapia. Remoção cirúrgica do retalho gengival que cobre o dente ou a extração do terceiro molar podem ser realizadas após passada a fase aguda.

Alvéolo Seco

O alvéolo seco ou osteíte alveolar é uma complicação pós-operatória relativamente rara. Ocorre após exodontia de dentes posteriores da mandíbula, em especial nos terceiros molares impactados. A lesão é causada por formação de coágulo deficiente. A incapacidade de formar o coágulo resulta em fibrinólise e liberação local de cininas e outras enzimas que regulam a sensação dolorosa. Danos teciduais locais e preexistência de infecção bacteriana são os fatores que levam à formação do coágulo deficiente. Clinicamente, observa-se o osso do alvéolo coberto por coágulo remanescente pequeno, sujo e cinza (**Fig. 333**). A introdução de sonda mostra o osso alveolar exposto que é extremamente sensível. Os sintomas mais característicos são a dor intensa e o mau hálito. Ocasionalmente ocorre aumento de volume e linfadenopatia regional. Os sintomas começam 2 a 4 dias após a exodontia e duram por 2 a 4 semanas se não houver tratamento. O diagnóstico é feito com base na história e nos aspectos clínicos.

Diagnóstico diferencial. Introdução de corpos estranhos, osteossarcoma e outras lesões malignas.

Tratamento. A dor cessa frente à administração de baixas doses de esteróides (p. ex., 10 a 15 mg de prednisolona) durante 3 a 4 dias. É útil também o tamponamento com gase iodoformada contendo eugenol. Soluções anti-sépticas e antibiótico locais também podem ajudar. A administração sistêmica de antibióticos é controversa.

Infecções Bacterianas 177

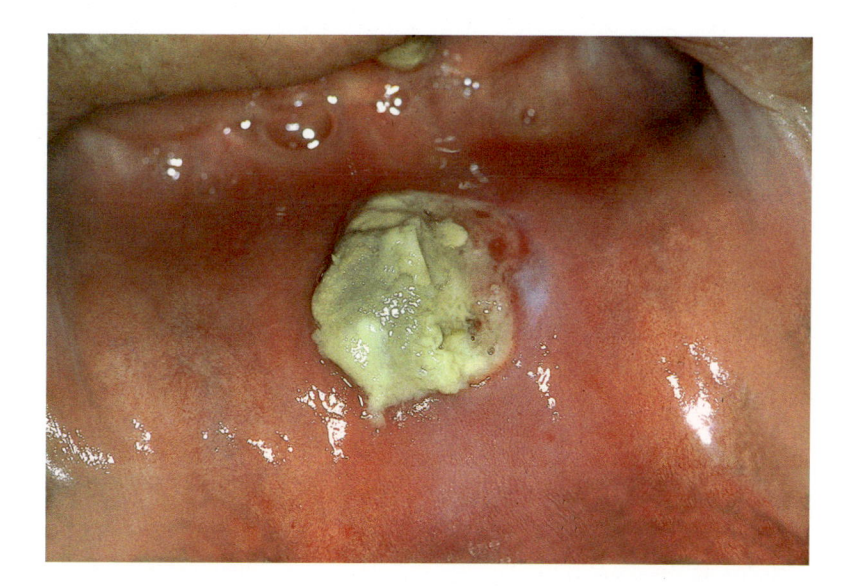

Figura 330 Cancro bucal (noma), úlcera necrótica precoce no lábio inferior.

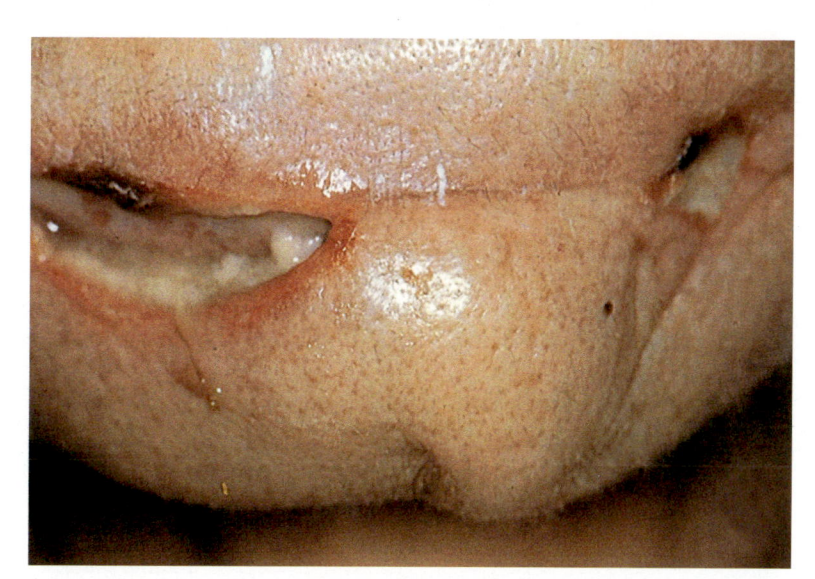

Figura 331 Cancro bucal (noma), necrose destrutiva dos tecidos da boca e da face.

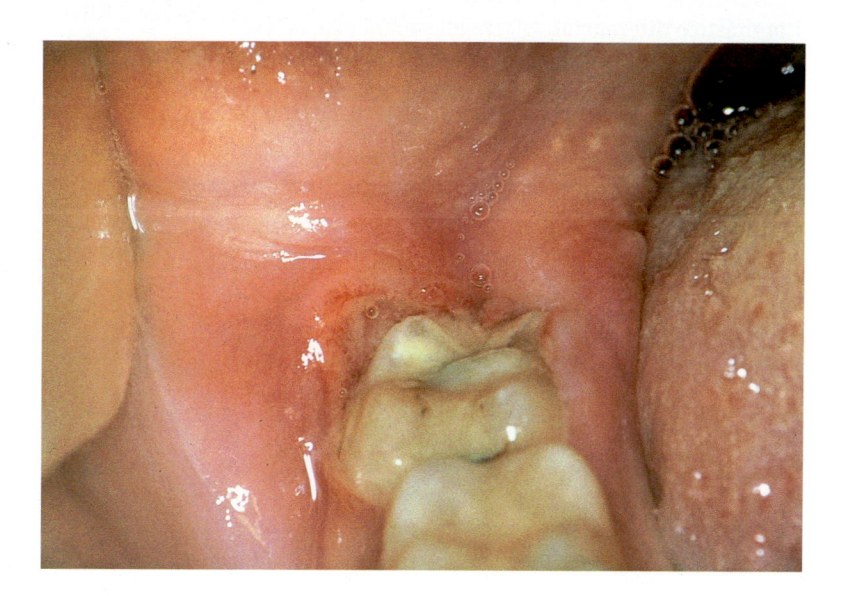

Figura 332 Pericoronarite.

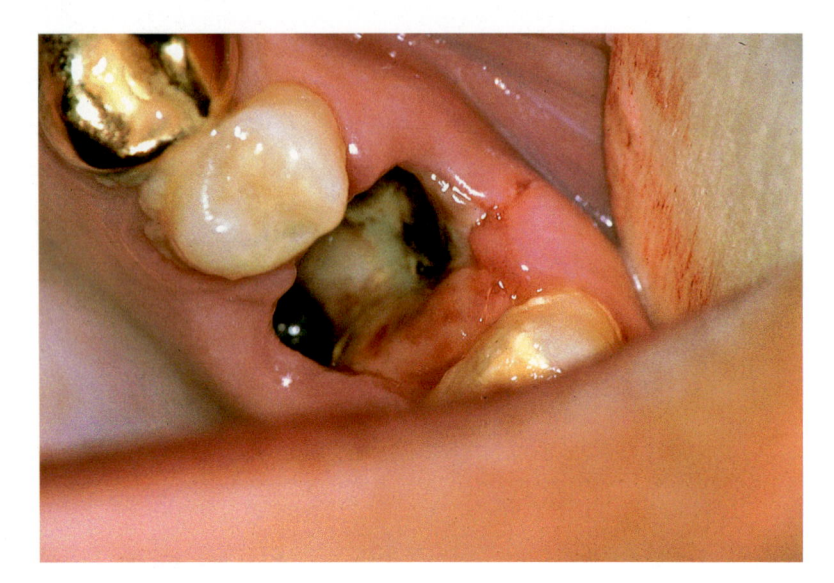

Figura 333 Alvéolo seco.

Infecção Estafilocócica

A infecção estafilocócica é rara na mucosa bucal e é causada por cepas de *Staphylococcus aureus* e *Staphylococcus epidermidis*. Inclui-se entre os fatores predisponentes o trauma, a higiene bucal deficiente e as doenças sistêmicas, como diabete melito, tuberculose, deficiências imunológicas, AIDS, etc.

Clinicamente caracteriza-se por lesão ulcerada arredondada ou ovalada de bordas elevadas, recoberta por exudato esbranquiçado ou branco-amarronzado (**Figs. 334, 335**). Inflamação intensa circunscreve a úlcera. Podem estar presentes linfadenopatia regional e febre.

Diagnóstico diferencial. Úlcera aftosa, trauma, tuberculose, úlcera sifilítica, granulomatose de Wegener, neutropenia cíclica, síndrome mielodisplásica.

Teste laboratorial. Citopatologia e cultura.

Tratamento. Antibioticoterapia sistêmica.

Gengivoestomatite Estreptocócica

A gengivoestomatite estreptocócica é uma doença discutível causada pelo *Streptococcus β-hemolítico*. É uma entidade rara e cujo papel etiológico do estreptococos é controverso, pois não está claro se o papel dos estreptococos é primário ou se representa uma infecção secundária em lesão preexistente. A doença localiza-se usualmente na gengiva, sendo rara em outra área da boca (**Fig. 336**). Freqüentemente as lesões bucais ocorrem após amigdalites ou infecção do trato respiratório e manifestam-se por edema e vermelhidão da gengiva, áreas de erosão arredondadas ou lineares cobertas por membrana branco-amarelada. As papilas interdentais permanecem intactas. A lesão é localizada e raramente envolve todos os tecidos gengivais. Também estão presentes febre baixa e linfadenopatia submandibular.

Diagnóstico diferencial. Gengivoestomatite herpética e gengivite ulcerativa necrosante.

Teste laboratorial. Isolamento do estreptococos e coloração de Gram podem confirmar o diagnóstico.

Tratamento. Consiste na administração de antibióticos via oral, como penicilina, ampicilina e eritromicina.

Infecções Bacterianas 179

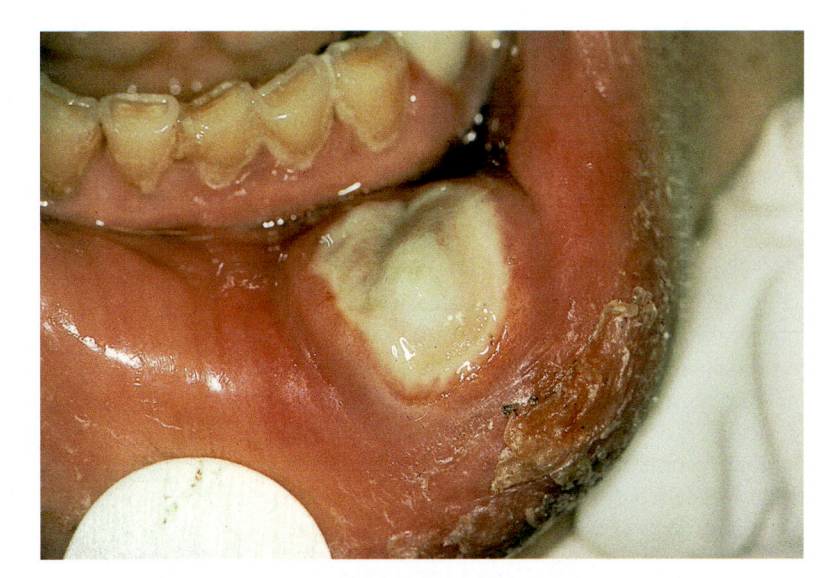

Figura 334 Infecção estafilocócica, úlcera do lábio inferior.

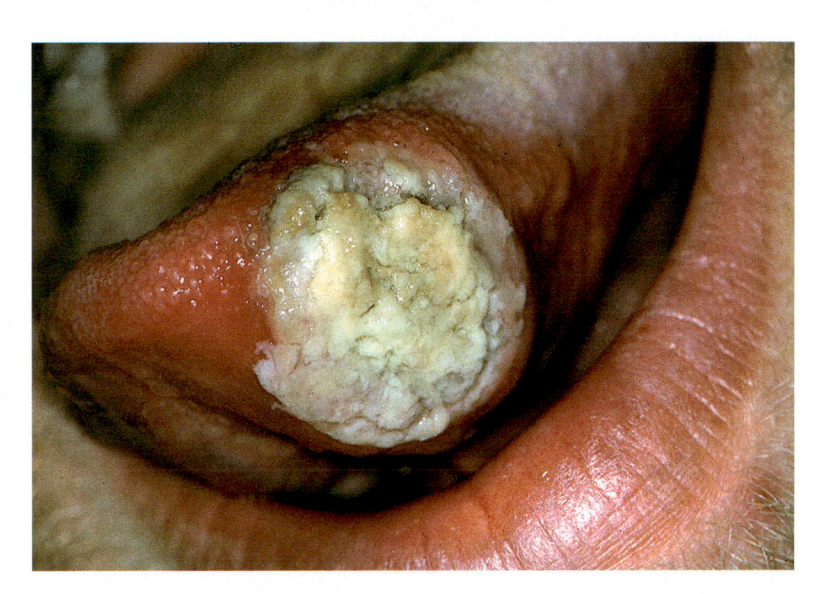

Figura 335 Infecção estafilocócica, úlcera necrótica da língua.

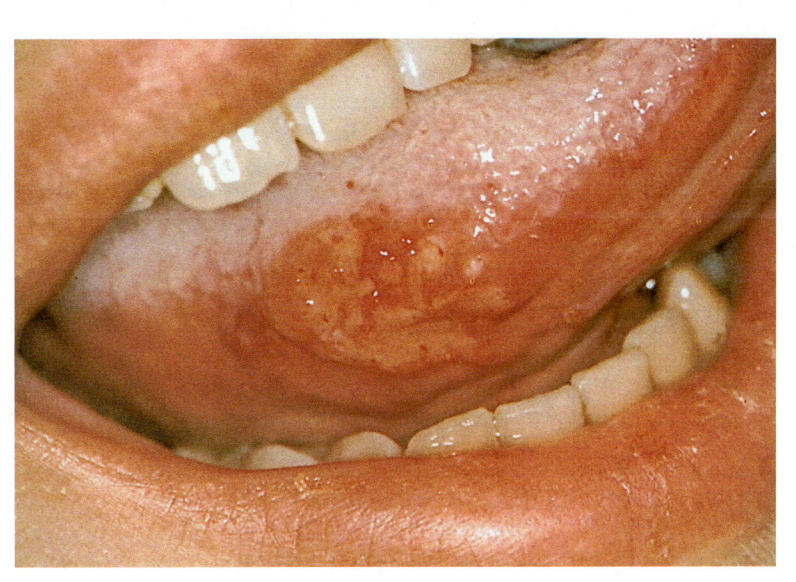

Figura 336 Gengivoestomatite estreptocócica, úlceras localizadas na língua.

Erisipela

A erisipela é uma infecção bacteriana aguda da pele causada quase sempre pelo grupo estreptococos A. As localizações preferenciais são as extremidades inferiores e a face. A mucosa bucal não é envolvida. Entretanto, em casos de erisipela facial, o edema e eritema podem estender-se para o vermelhão e a mucosa do lábio (**Fig. 337**). Clinicamente, a erisipela caracteriza-se por placas elevadas, delgadas, de coloração vermelho-clara e brilhante, edematosas, quentes, bem-delimitadas da pele sadia circunjacente, podendo apresentar pequenas vesículas. A doença pode causar edema permanente nos lábios e recorrência. As lesões de pele podem ser acompanhadas de febre, calafrios, dor de cabeça e mal-estar. O diagnóstico é feito pelas características clínicas.

Diagnóstico diferencial. Herpes zoster, edema angioneurótico e dermatite de contato.

Tratamento. São indicados antibióticos via oral, especialmente penicilina e eritromicina.

Febre Escarlate

A febre escarlate ou escarlatina é uma infecção aguda causada por um grupo de estreptococos A que produz toxina eritrogênica. Geralmente é uma doença da infância. Após o período de incubação de 2 a 4 dias, ocorrem faringite, febre, calafrios, dor de cabeça, mal-estar, vômitos, náusea e linfadenopatia. As erupções cutâneas aparecem em 1 a 2 dias depois do começo da faringite, caracterizando-se por eritema difuso e puntiforme, conferindo aparência de lixa áspera à pele. Inicia-se no tronco superior e rapidamente se espalha em 2 a 3 dias. Pouco freqüentemente a face é envolvida com algumas pápulas e palidez peribucal característica. A mucosa bucal está edemaciada e vermelha e a língua pode estar recoberta por uma pseudomembrana branca fina (**Fig. 338**). Mais tarde, segue-se a hipertrofia das papilas fungiformes, conferindo à língua a aparência de morango. O diagnóstico costuma ser feito com base nos aspectos clínicos.

Diagnóstico diferencial. Mononucleose infecciosa, reações a drogas, erupções escarlatiformes e doença de Kawasaki.

Teste laboratorial. A confirmação do diagnóstico se dá pelo isolamento do estreptococo grupo A.

Tratamento. Está indicada penicilina ou eritromicina, mas é melhor deixar a terapia para o pediatra.

Abcessos dos Tecidos Moles Bucais

Os abcessos dos tecidos moles bucais de origem não-dental são incomuns. Em geral, os responsáveis pela infecção são microrganismos como *Staphilococcus aureus, Streptococcus β-hemolítico* e, raramente, outros microrganismos.

A origem da infecção é difícil de estabelecer. A baixa na resistência local ou sistêmica é fator predisponente importante. Clinicamente, os abcessos dos tecidos moles bucais apresentam-se agudos ou subagudos, com aumento de volume mal-delimitado e dolorido, e quase sempre localizados na língua ou mucosa jugal (**Fig. 339**).

Diagnóstico diferencial. Actinomicose, tuberculose e tumores benignos e malignos.

Teste laboratorial. Cultura de bactérias e exame histopatológico.

Tratamento. Estão indicados antibióticos, incisão cirúrgica e drenagem.

Infecções Bacterianas 181

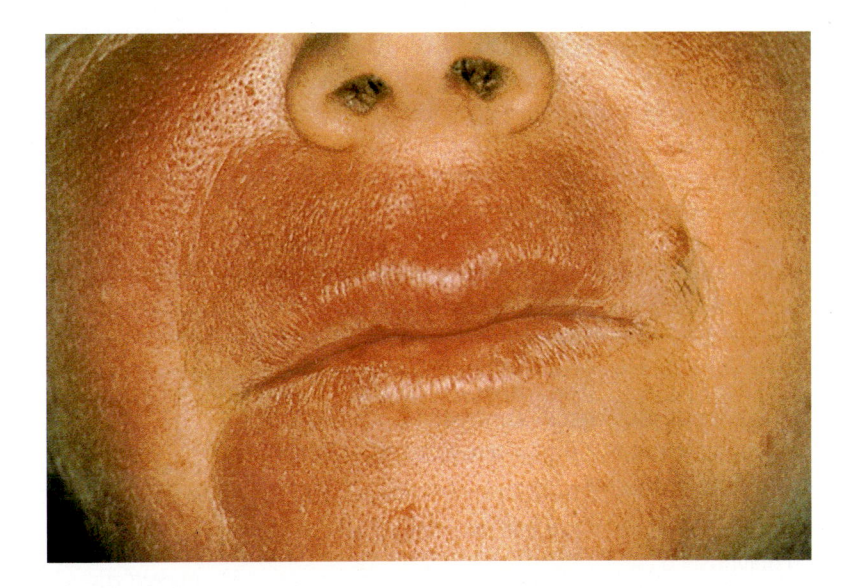

Figura 337 Erisipela.

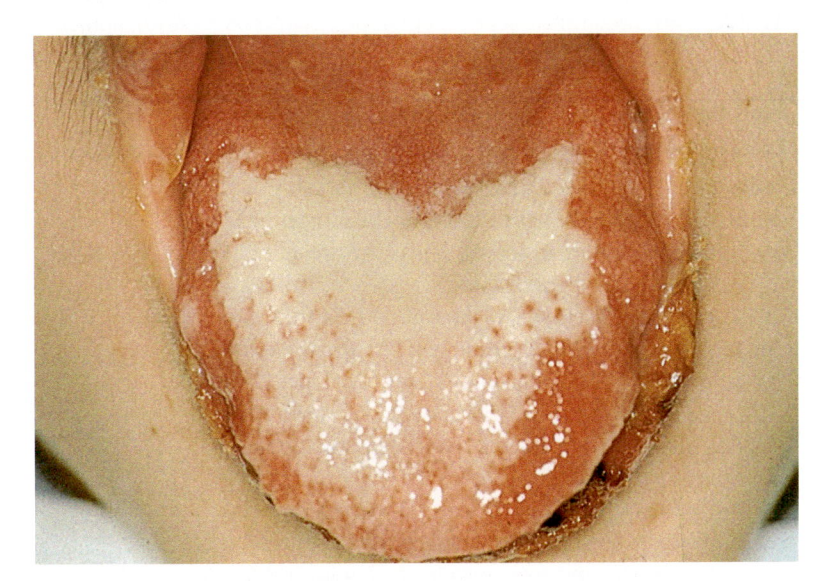

Figura 338 Febre escarlate, língua vermelha e edemaciada coberta parcialmente por pseudomembrana fina e branca.

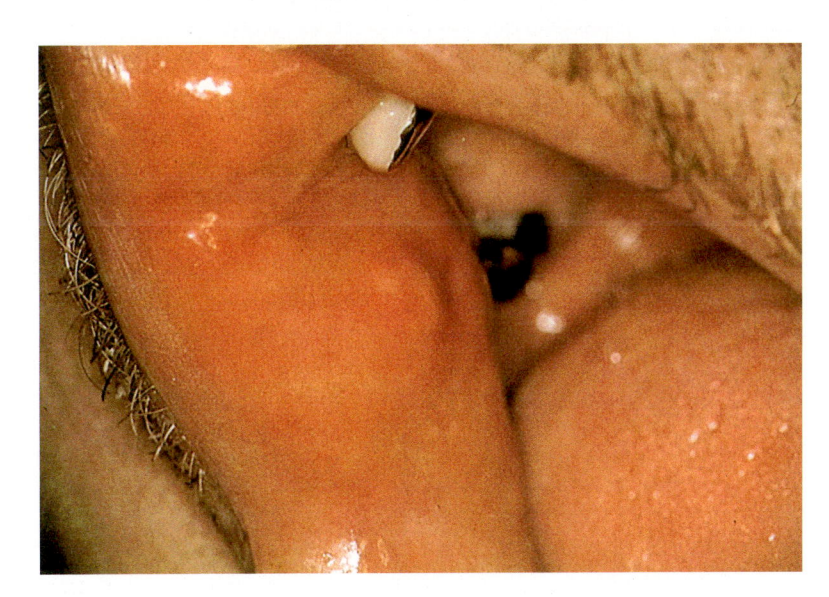

Figura 339 Abcesso agudo na mucosa jugal.

Abcesso Peritonsilar

O abcesso peritonsilar é uma complicação de infecção tonsilar recorrente principalmente devido ao *Streptococcus pyogenes* e bactérias anaeróbias da boca e raras vezes a outros microrganismos gram-positivo ou negativo. Clinicamente, aparece como aumento de volume mole e amplo da tonsila e áreas adjacentes, tornando-se avermelhada e com drenagem purulenta nos estágios tardios (**Fig. 340**). Estão sempre presentes dor, febre, disfagia e aumento de volume dos linfonodos cervicais.

Diagnóstico diferencial. Tuberculose, actinomicose, micoses sistêmicas, sífilis, úlcera eosinofílica, linfomas e doença de Hodgkin.

Teste laboratorial. O exame microbiológico confirma o diagnóstico.

Tratamento. Penicilina e cefalosporina são eficazes. A aspiração com agulha também ajuda.

Parotidite Supurada Aguda

A infecção supurada aguda das glândulas parótidas costuma ser unilateral e, acomete, mais freqüentemente, pacientes com 60 anos ou mais, podendo, entretanto, ocorrer na infância. Os responsáveis pela infecção em geral são *Staphilococcus aureus, Streptococcus viridans* e outras bactérias da microflora bucal que atingem a glândula via hematogênica ou pela invasão através dos ductos. Clinicamente a doença caracteriza-se pelo aumento de volume endurecido e sensível da glândula parótida. A papila de Stensen apresenta-se inflamada e pode ocorrer a drenagem de pus na abertura do ducto, principalmente após pressão na glândula parótida (**Fig. 341**). É possível que estejam presentes febre baixa e fraqueza.

Diagnóstico diferencial. Parotidite obstrutiva, caxumba, infecções crônicas específicas, síndrome de Sjögren, síndrome de Heerfordt, leucemia, linfomas e neoplasias das glândulas parótidas.

Teste laboratorial. Cultura bacteriana.

Tratamento. Consiste na administração do antibiótico apropriado.

Sialadenite Submandibular Aguda

A infecção supurada aguda da glândula submandibular é relativamente rara quando comparada à infecção análoga da glândula parótida. Usualmente os responsáveis são *Staphylococcus aureus, Staphylococcus pyogenes, Streptococcus viridans* e outras bactérias da microflora bucal. Os microrganismos podem atingir a glândula submandibular tanto através do ducto da glândula como pela corrente sangüínea. Clinicamente, apresenta-se como aumento de volume unilateral endurecido e sensível abaixo do ângulo e corpo da mandíbula (**Fig. 342**). A pele que recobre o aumento de volume pode estar distendida e vermelha. No exame intrabucal, a inflamação no orifício do ducto é um achado comum.

Diagnóstico diferencial. Caxumba, sialadenite pós-operatória, síndromes de Mikulicz, Sjögren e Heerfordt, aumento de volume dos linfonodos submandibulares, doença de Hodgkin e linfomas não-Hodgkin.

Teste laboratorial. Não há algum que ajude.

Tratamento. Antibióticos.

Infecções Bacterianas 183

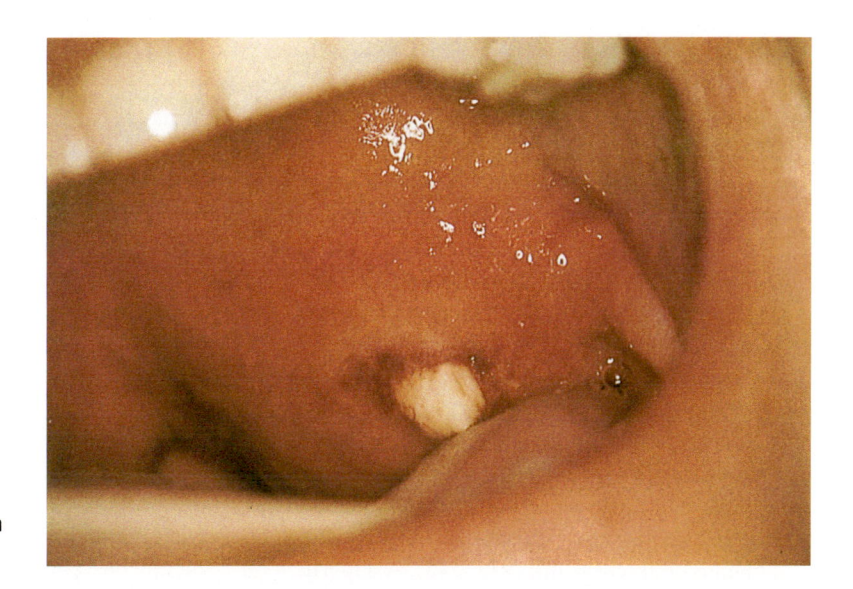

Figura 340 Abcesso peritonsilar, aumento de volume e vermelhidão da área tonsilar.

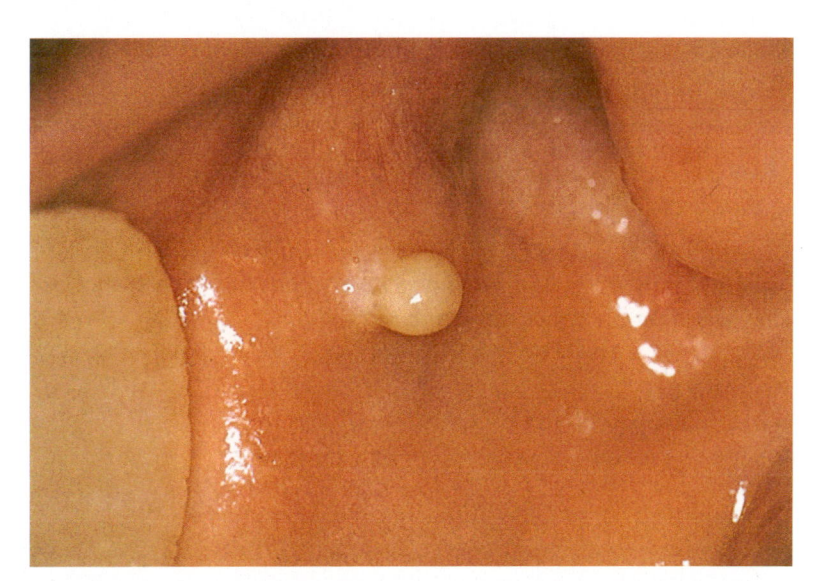

Figura 341 Parotidite supurada aguda, drenagem purulenta através da abertura do ducto da parótida.

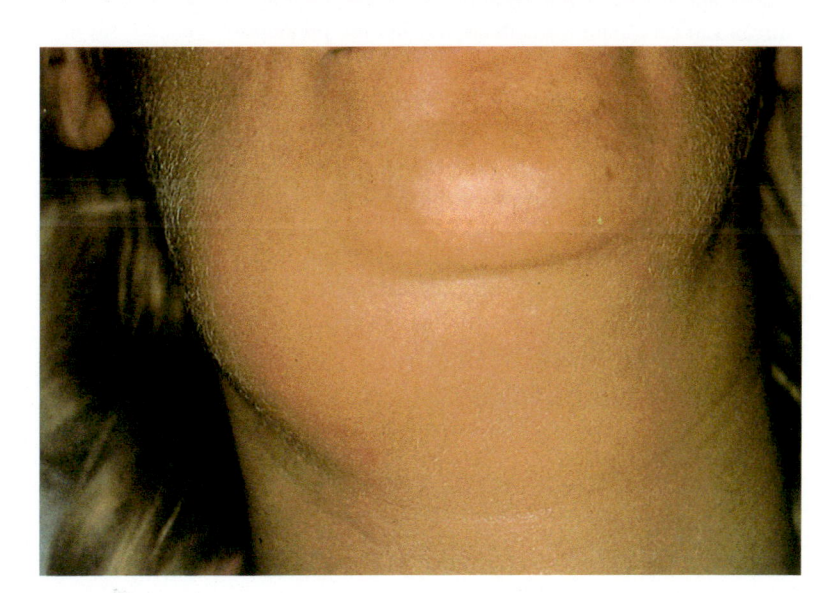

Figura 342 Sialadenite submandibular aguda, aumento de volume abaixo do ângulo e corpo da mandíbula.

Celulite Bucal

A celulite é uma inflamação cutânea comum caracterizada pelo envolvimento difuso dos tecidos moles devido à infecção. Um exsudato fino e aquoso espalha-se pelos planos de clivagem cutâneos através dos espaços intersticiais. Os organismos predominantes na infecção são *Staphilococcus aureus*, *Streptococos β-hemolítico* e, menos freqüentemente, microrganismos anaeróbios e gram-negativos.

Celulites causadas por *Haemophilus influenzae* tipo B ocorrem comumente nos tecidos bucais de crianças. A celulite facial pode ser o resultado de infecção dental. Clinicamente, a celulite bucal tem evolução variável e apresenta-se como aumento de volume firme, difuso, mal-definido e eritematoso associado com dor e aumento de temperatura (**Fig. 343**). A superfície da pele mostra profunda alteração de coloração púrpura. É comum febre moderada e até alta.

Diagnóstico diferencial. Erisipela, parotidite aguda, edema angioneurótico, picadas de inseto e trauma.

Teste laboratorial. Hemocultura, aspiração por agulha e, raramente, biópsia.

Tratamento. É necessário tratamento com antibióticos. Se a antibioticoterapia não obtiver sucesso, está indicada incisão cirúrgica e drenagem.

Infecções pela *Klebsiella*

A *Klebsiella pneumoniae* é um bacilo gram-negativo encontrado na flora bucal e gastrintestinal normais. As infecções envolvem mais freqüentemente o trato urinário e respiratório, enquanto outras localizações anatômicas são raramente infectadas. Os fatores predisponentes para a infecção são diabete melito, imunossupressão e tratamento com antibióticos aos quais a *Klebsiella* é resistente.

A infecção da cavidade bucal pela *Klebsiella* é um fenômeno muito raro e ocorre em pacientes em tratamento quimioterápico de câncer e naqueles com diabete melito ou infecção pelo HIV. Clinicamente as lesões bucais aparecem como úlceras anormalmente profundas com centro necrótico coberto por fina pseudomembrana branco-amarronzada (**Fig. 344**).

Diagnóstico diferencial. Úlcera eosinofílica, estomatite ulcerativa, sífilis, tuberculose e micoses sistêmicas.

Teste laboratorial. O estabelecimento do diagnóstico se dá pelo isolamento microbiano do organismo.

Tratamento. Cefalosporina de segunda e terceira gerações e aminoglicosídeos são efetivos.

Infecção por *Pseudomonas*

Várias cepas de *Pseudomonas* têm sido identificadas, sendo a mais comum a *P. aeruginosa*. A *Pseudomonas aeruginosa* é um patógeno oportunista que infecta indivíduos com defeitos imunológicos e, raramente, causa doença em indivíduos sadios. As desordens predisponentes para a infecção pela *Pseudomonas* são a fibrose cística, a doença do armazenamento de glicogênio tipo Ib, neutropenias congênitas e de outros tipos, leucemia, bebês prematuros e pacientes mais velhos, principalmente após antibioticoterapia em ambiente hospitalar. Em geral estão envolvidos a pele e o tecido celular subcutâneo, os seios paranasais, os olhos, os ouvidos, os pulmões e o trato urinário. É raro a infecção ocorrer na boca, no lábio e na região peribucal. Clinicamente, apresenta-se como úlcera inflamatória necrótica, com tendência a expandir-se aos tecidos adjacentes. A formação de cicatriz pode ser vista após a cura (**Fig. 345**).

Diagnóstico diferencial. Tuberculose e outras infecções.

Teste laboratorial. O isolamento do microrganismo confirma o diagnóstico.

Tratamento. Uso tópico de polimixina e colistina. O especialista deve prescrever a antibioticoterapia sistêmica específica.

Infecções Bacterianas 185

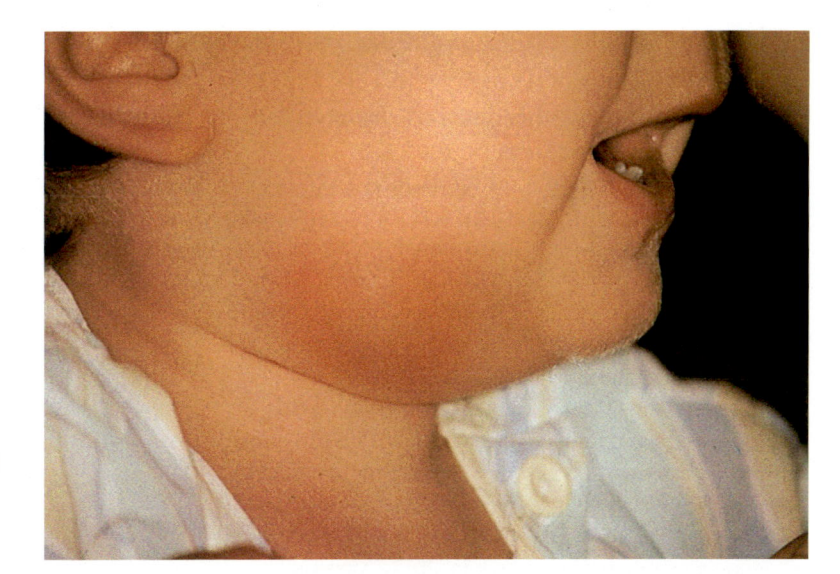

Figura 343 Celulite bucal, aumento de volume eritematoso e mal-definido na pele da face de uma menina com 2 anos.

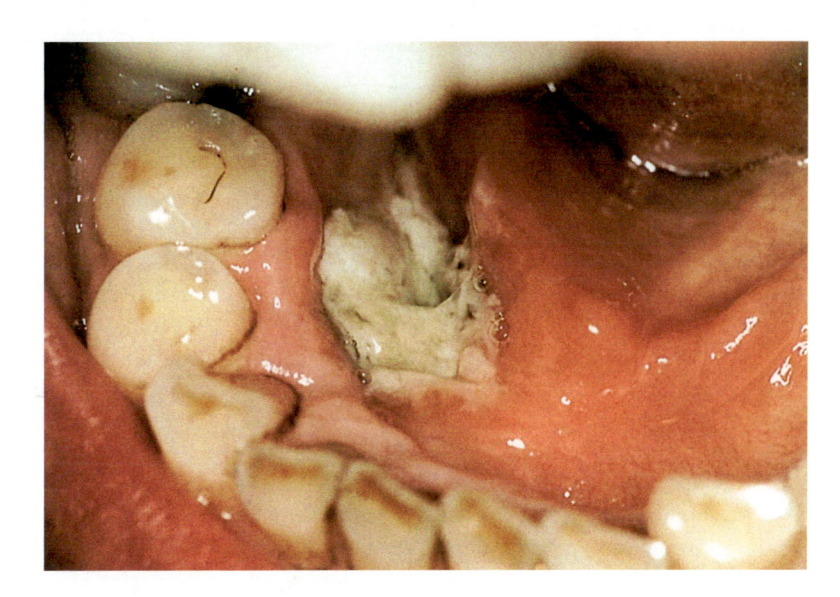

Figura 344 Infecção pela *Klebsiella*, úlcera profunda coberta por fina pseudomembrana branco-amarronzada.

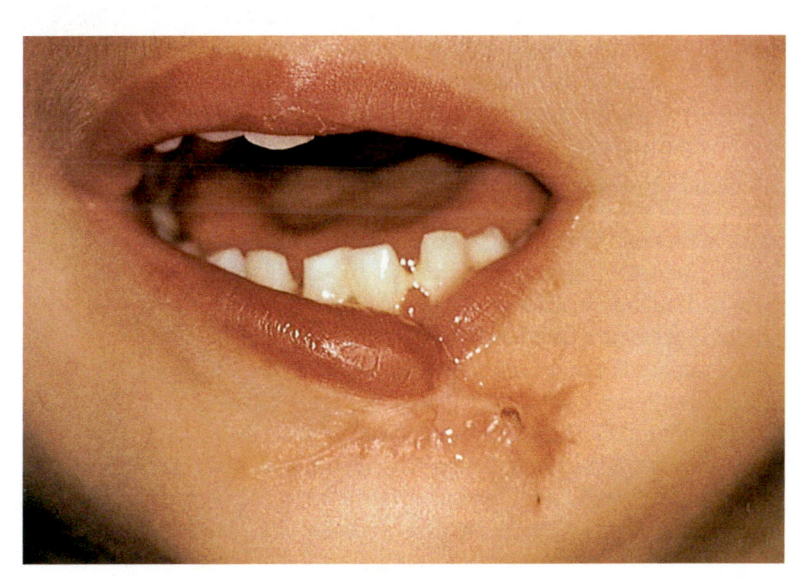

Figura 345 Infecção por *Pseudomonas*, cicatriz no lábio inferior e na pele peribucal após a cura de úlcera grande em menino de 3 anos com leucemia.

Sífilis

A sífilis é uma doença sexualmente transmissível causada pelo *Treponema pallidum*.

A sífilis adquirida é transmitida mais freqüentemente pelo ato sexual, mas raras vezes a transmissão não-sexual pode ocorrer. A transmissão pela placenta da mãe infectada para o feto causa a sífilis congênita.

A classificação moderna da sífilis é feita com base em critérios epidemiológicos, clínicos e terapêuticos, como segue: sífilis precoce, que inclui os estágios primário e secundário e reincide clinicamente devido a tratamentos incompletos, durando menos de um ano; sífilis latente, que é subclassificada em estágio precoce (dura menos de dois anos) e estágio tardio (dura dois anos ou mais); e sífilis tardia, que inclui a sífilis terciária com as manifestações de goma sifilítica no sistema nervoso central e sistema cardiovascular, durando cinco ou mais anos.

Sífilis Primária

A lesão da sífilis primária adquirida é o cancro. Localiza-se na genitália, mas em torno de 10% dos casos o cancro ocorre em localização extragenitália (ânus, reto, dedos, mamilos, etc.), e especialmente na cavidade bucal. O contato bucogenital direto (felação ou cunilíngua) é o modo usual de transmissão do cancro bucal, mas o beijo também pode transmitir se um dos parceiros tem lesões bucais.

Após o período de incubação de 10 a 90 dias (média de 21 dias), o cancro aparece no local da inoculação.

Nos homens, a maioria dos cancros tende a aparecer no lábio superior; já nas mulheres, no lábio inferior. A seguir, a localização mais freqüente é a língua, seguida do palato e das tonsilas. Clinicamente, o cancro começa como uma pápula inflamatória que logo erosiona. O cancro clássico aparece como úlcera indolor, plana, de bordas elevadas e base endurecida. Geralmente é circundada por uma fina borda vermelha e coberta com exsudato seroso acinzentado repleto de *T. pallidum* (**Figs. 346, 347**). O cancro usualmente é solitário, entretanto lesões múltiplas podem aparecer de forma simultânea ou em rápida sucessão. Varia de tamanho de alguns milímetros até 3 cm de diâmetro. Um achado constante é o enfartamento ganglionar regional que é unilateral e menos freqüentemente bilateral. O enfartamento dos gânglios em geral é discreto, móvel, duro e indolor. O cancro involui de forma espontânea em 3 a 8 semanas sem tratamento. O diagnóstico da sífilis primária é feito com base na história, no aspecto clínico e nos exames bacteriológicos e sorológicos.

Diagnóstico diferencial. Úlcera traumática, úlcera aftosa, doença de Behçet, cancróide, lesões tuberculosas, herpes simples, mononucleose infecciosa e carcinoma espinocelular.

Teste laboratorial. Pesquisa em campo escuro para o *T. pallidum*. Os testes sorológicos devem sempre ser realizados, mas deve-se ter em mente que durante a fase primária os testes podem ser negativos.

Sífilis Secundária

Os sinais e sintomas da sífilis secundária começam 6 a 8 semanas após o aparecimento do cancro, que ainda pode estar presente no início deste estágio. Os aspectos clínicos da sífilis secundária são classificados em dois grandes grupos: sinais e sintomas essenciais e manifestações mucocutâneas generalizadas. O padrão de manifestações pode preceder ou acompanhar as lesões cutâneas e inclui mal-estar, febre baixa, dor de garganta, lacrimejamento, perda de apetite, perda de peso, mialgias e poliartralgias, que são achados clássicos e constantes, seguidos de esplenomegalia. (O enfartamento dos gânglios é indolor, discreto, móvel e firme à palpação.) Nas manifestações mucocutâneas generalizadas incluem-se prurido, envolvimento das unhas, lesões foliculares, máculas, pápulas, pústulas, nódulos e outras. As lesões das mucosas são freqüentes e aparecem sozinhas ou em associação com lesões de pele. As lesões mucocutâneas duram 2 a 10 semanas e desaparecem sem deixar cicatrizes.

Máculas Sifilíticas

As máculas sifilíticas (roseolas) são a primeira manifestação da sífilis secundária: permanecem por alguns dias e em geral passam despercebidas. Na mucosa bucal, as máculas sifilíticas são mais freqüentemente encontradas no palato mole (**Fig. 348**). Clinicamente, aparecem como múltiplos pontos vermelhos e ovais.

Infecções Bacterianas 187

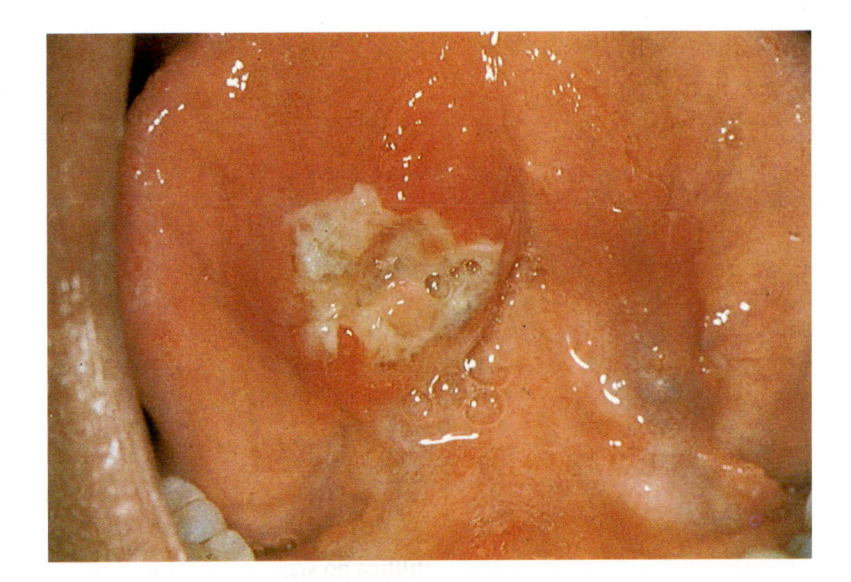

Figura 346 Cancro solitário na superfície ventral da língua.

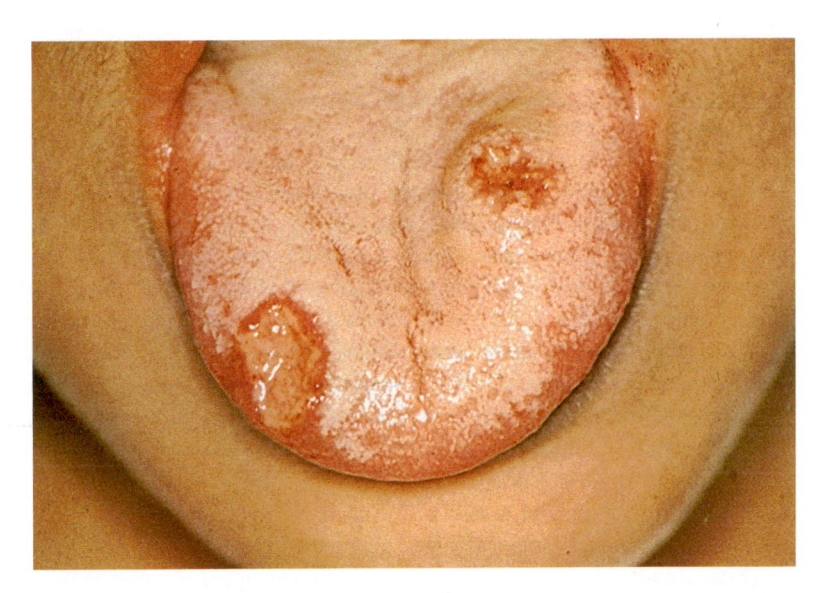

Figura 347 Dois cancros na língua.

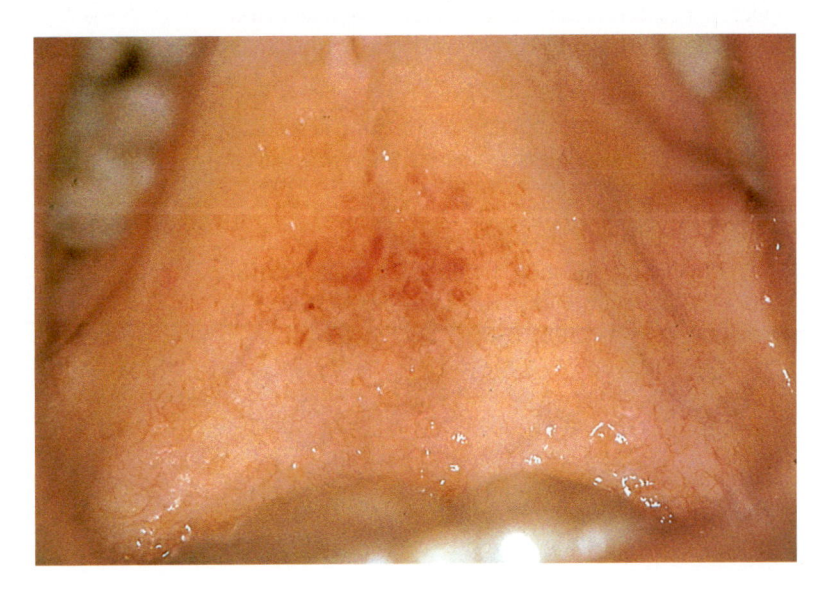

Figura 348 Máculas sifilíticas no palato mole.

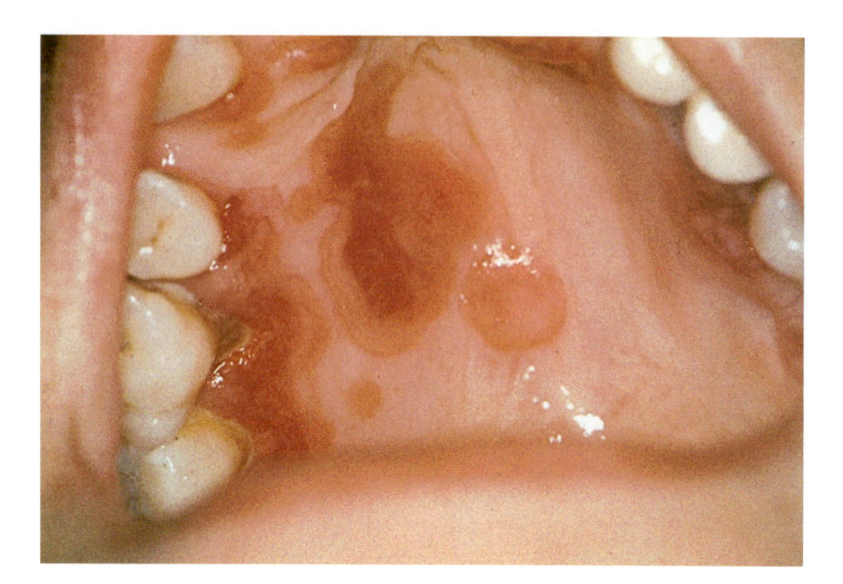

Figura 349 Placas mucosas no palato e na gengiva.

Placas Mucosas

As placas mucosas são, de longe, as manifestações mais freqüentes da sífilis secundária. São pápulas ovais ou arredondadas, planas, pouco elevadas, indolores, com erosões ou úlceras superficiais cobertas por membrana branco-acinzentada. Estão repletas de espiroquetas e são extremamente contagiosas. As lesões podem ser circundadas por halo vermelho e variam de 3 a 10 mm de diâmetro. As placas mucosas tendem a arranjar-se simetricamente: elas são múltiplas e raramente ocorrem como lesões solitárias. Ocorrem com mais freqüência na língua, palato, tonsilas, superfície mucosa dos lábios, comissuras, mucosa jugal, gengiva e laringe (**Figs. 349-351**). Algumas vezes as placas mucosas podem ser as únicas manifestações da sífilis secundária por um longo período.

Diagnóstico diferencial. Candidíase, líquen plano, leucoplasia, úlcera aftosa, gengivoestomatite herpética, eritema multiforme, trauma e mononucleose infecciosa.

Teste laboratorial. Pesquisa em campo escuro e imunofluorescência para detecção do *T. pallidum* são úteis no processo diagnóstico. Além disso, os testes sorológicos (VDRL, RPR, FTA-ABS, TPI, TPHA) são positivos.

Pápulas Sifilíticas

As pápulas sifilíticas são as lesões mais características da sífilis secundária, ocorrendo na pele (**Fig. 352**) e raramente na mucosa bucal. As lesões bucais em geral coalescem, formando nódulos arredondados pouco elevados, firmes e indolores de cor branco-acinzentada (**Fig. 353**). As lesões tendem a ulcerar e localizam-se usualmente nas comissuras e na mucosa jugal, sendo rara em outras localizações. As pápulas sifilíticas e as placas mucosas estão sempre associadas à linfadenopatia regional bilateral.

Infecções Bacterianas 189

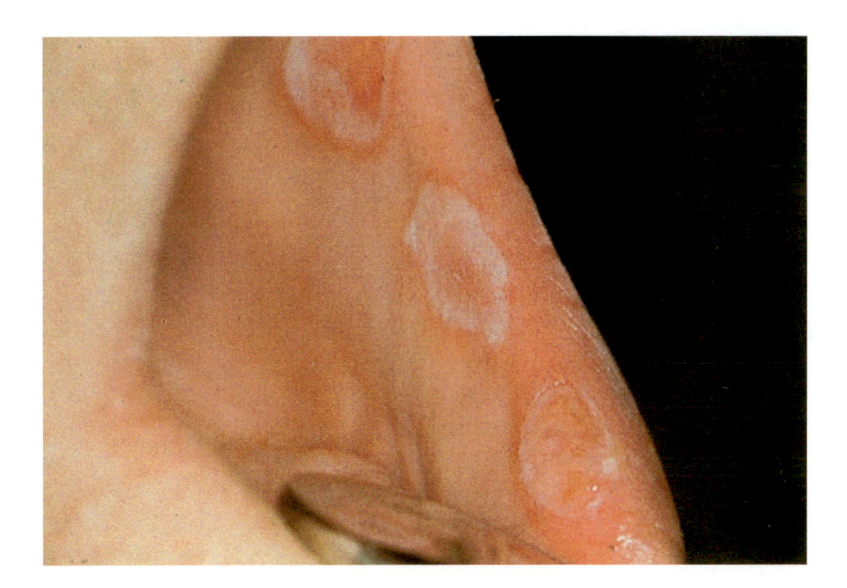

Figura 350 Placas mucosas da mucosa jugal e do lábio.

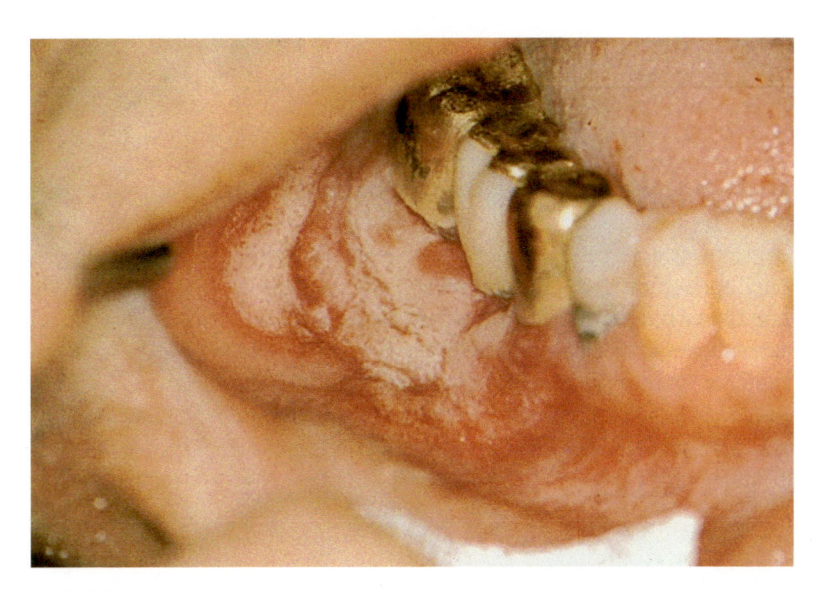

Figura 351 Placas mucosas na gengiva e mucosa alveolar.

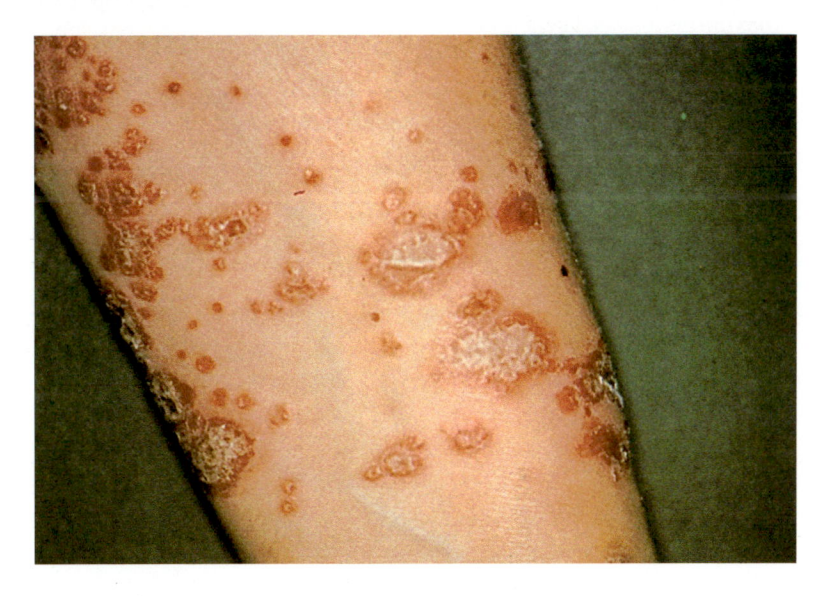

Figura 352 Pápulas sifilíticas na pele.

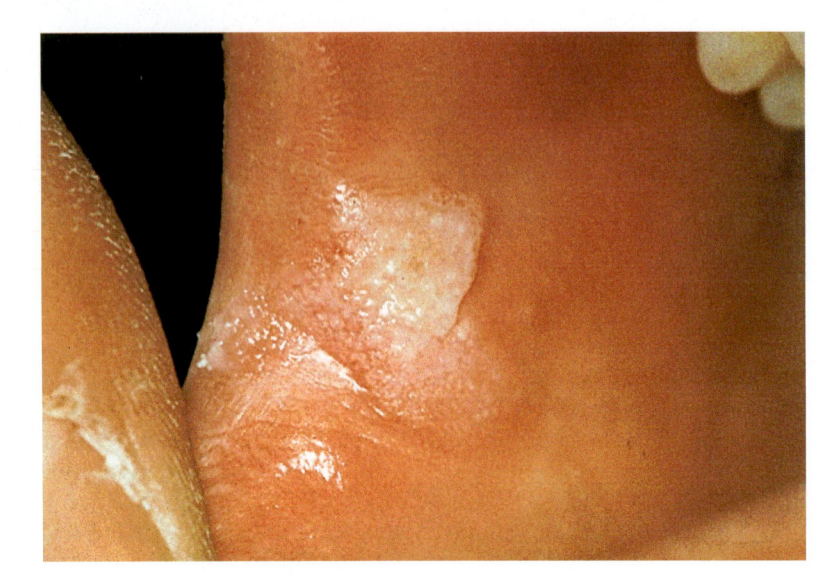

Figura 353 Pápulas sifilíticas na mucosa jugal.

Condiloma Plano

Nas áreas úmidas da pele, as pápulas sifilíticas erodem e tendem a coalescer e hipertrofiar, formando lesões elevadas vegetantes ou papilomatosas denominadas condiloma plano. As localizações mais freqüentes do condiloma plano são as áreas perigenital-perianal, axilas, submamárias e do umbigo. O condiloma plano raramente aparece na boca, ocorrendo nos cantos da boca e no palato (**Fig. 354**). São lesões múltiplas, indolores, levemente elevadas com superfície irregular e contagiosa.

Sífilis Tardia

Após um período de latência de 4 a 7 anos ou mais, manifestações clínicas graves da sífilis tardia podem desenvolver-se. As principais manifestações da sífilis tardia são lesões mucocutâneas, lesões cardiovasculares e neurosífilis. A sífilis tardia agora é muito rara nos países ocidentais. Nas lesões bucais da sífilis tardia incluem-se goma, glossite atrófica e glossite intersticial.

Goma

A goma sifilítica é uma lesão granulomatosa que se origina como massa subcutânea que se estende tanto para o epitélio como para os tecidos profundos. A goma aparece inicialmente como tumor elástico e indolor com a tendência de necrosar formando uma massa fibrosa. A úlcera destrutiva se forma e finalmente cura, deixando cicatriz. O tamanho varia de 1 a 10 cm. As localizações preferenciais são pernas, couro cabeludo, face e peito (**Fig. 355**). As gomas localizam-se com freqüência no palato, onde podem destruir e perfurar (**Fig. 356**). Elas também podem atingir o palato mole e outras regiões bucais.

Diagnóstico diferencial. Carcinoma ou outros tumores malignos, lepra, granuloma letal mediano e linfoma.

Infecções Bacterianas 191

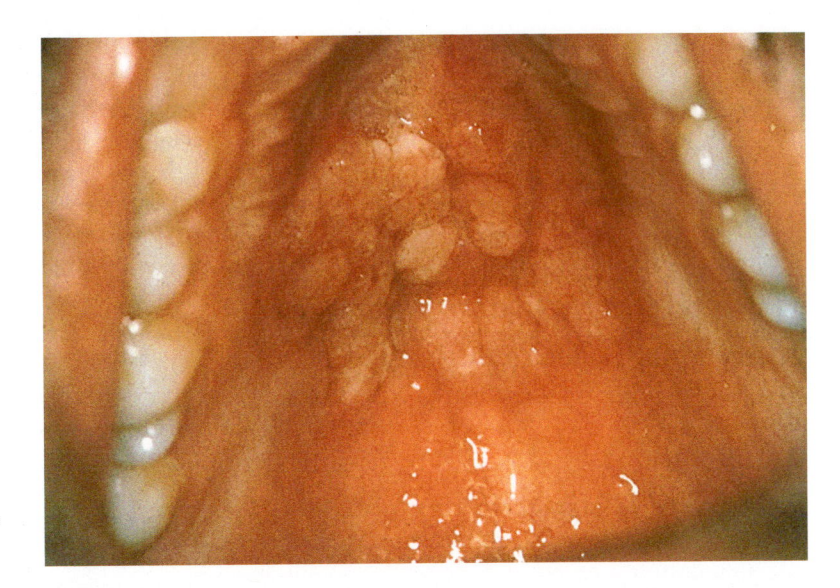

Figura 354 Condiloma plano no palato.

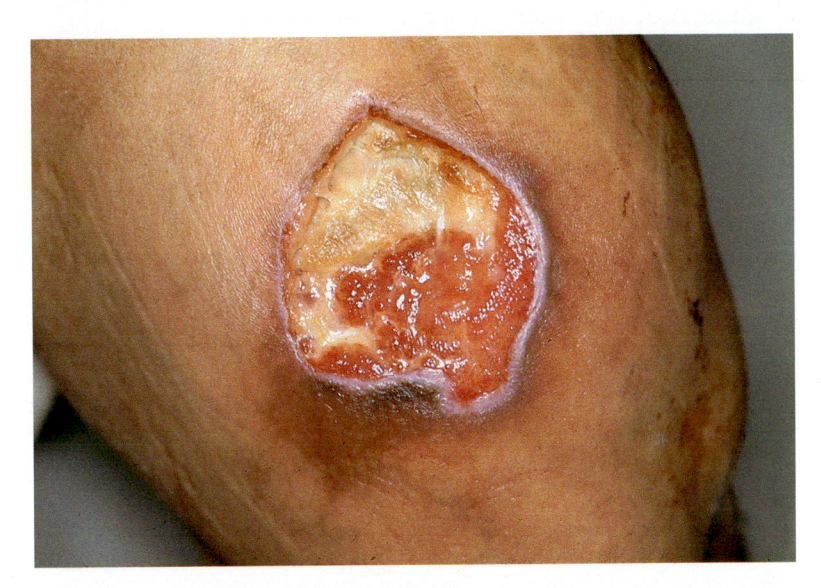

Figura 355 Goma típica da pele.

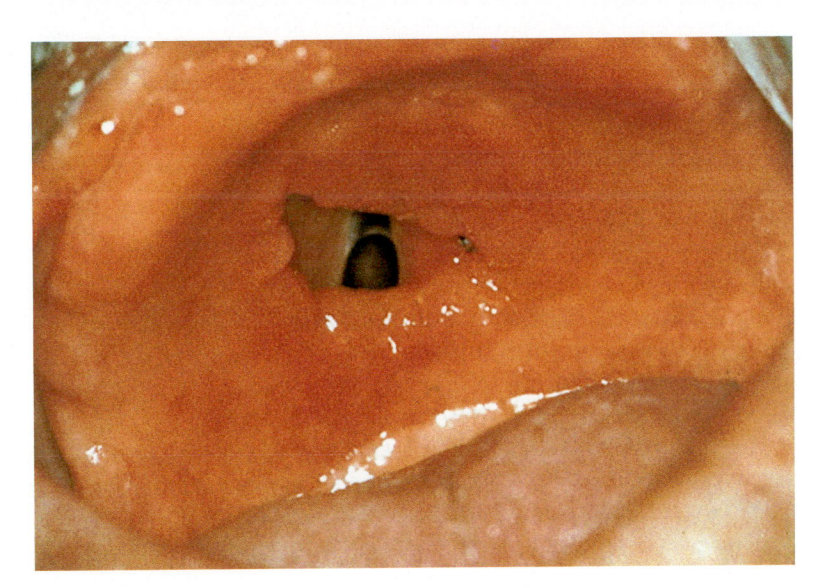

Figura 356 Goma, perfuração do palato duro.

Glossite Atrófica

A língua é envolvida com freqüência na sífilis tardia. Clinicamente há a atrofia das papilas filiformes e fungiformes, e a língua torna-se lisa e atrófica. O processo que ocorre é devido à vascularização deficiente e endoarterite.

A glossite sifilítica atrófica pode levar ao desenvolvimento de leucoplasia e carcinoma espinocelular (**Fig. 357**).

Diagnóstico diferencial. Líquen plano atrófico e síndrome de Plummer-Vinson.

Glossite Intersticial

A sífilis tardia da língua ocorre como goma solitária ou, mais comumente, como infiltração gomosa difusa que cura de forma espontânea, deixando glossite intersticial. Isso é o resultado da contração da musculatura da língua após a cura da goma. A língua apresenta-se lobulada e lisa, com fissuras profundas e irregulares (**Fig. 358**).

Podem desenvolver-se leucoplasia e carcinoma espinocelular.

Tratamento. A penicilina é o tratamento para todos os estágios da sífilis. A dose e a posologia são estabelecidas internacionalmente e dependem do estágio da doença. Se houver alergia à penicilina, pode ser administrada eritromicina ou cefalosporina.

Sífilis Congênita

A sífilis congênita (pré-natal) é transmitida pela mãe ao feto no útero. É classificada como precoce se a doença manifesta-se antes dos 2 anos de idade e tardia quando se torna visível após esta idade. As evidências da doença são as alterações de desenvolvimento sem infecção ativa.

As evidências vísiveis mais comuns são palato ogival, mandíbula pequena, comissuras sulcadas/rasgadas, nariz em cela, bossa frontal, dentes de Hutchinson e molares displásicos.

Dentes permanentes displásicos, ceratite intersticial e deficiência mental ou surdez do oitavo nervo craniano constituem a clássica tríade de Hutchinson e são os achados mais comuns na sífilis congênita. Clinicamente, os incisivos centrais superiores estão afastados e são menores do que os incisivos laterais. São cônicos ou em forma de barril, e a borda incisal é menor que o terço cervical (**Fig. 359**). A borda incisal pode ser sulcada e é resultado do esmalte defeituoso. Alterações similares podem acometer os incisivos laterais (apesar de fazê-lo em menor grau), e os dentes apresentam afastamento irregular. O primeiro molar permanente pode ser displásico (molar de Moon, molar de Fournier, molar em amora). Em geral, os primeiros molares inferiores são os mais atingidos. Os dentes afetados são estreitos na superfície oclusal e têm cúspides supranumerárias.

Cancróide

O cancróide é uma doença sexualmente transmissível aguda causada pelo bacilo gram-negativo *Haemophilus ducreyi*. A doença é rara na Europa e nos Estados Unidos e ocorre com mais freqüência em países subdesenvolvidos, especialmente em comunidades com higiene deficiente. A doença é sexualmente transmitida. As regiões mais atingidas são a genital e a perianal. As lesões bucais são muito raras e ocorrem após o contato bucogenital. A doença começa após um perído de 2 a 5 dias de incubação como pápulas ou máculas pequenas e vermelhas que logo se tornam pústulas e, finalmente, ulceram. As lesões cancróides não são patognomônicas As úlceras são ovais ou arredondadas com 1 mm a 2 cm de diâmetro, tendo bordas discretamente elevadas e base mole (**Fig. 360**). São recobertas por exsudato branco-acinzentado e circundadas por halo eritematoso. São doloridas e em geral acompanhadas de linfadenopatia uni ou bilateral.

Diagnóstico diferencial. Úlceras aftosas, úlceras traumáticas, sífilis primária ou secundária.

Teste laboratorial. Coloração para bactérias em esfregaços e cultura.

Tratamento. A eritromicina é a droga de escolha, além disso, são efetivas as combinações com sulfametoxazol, trimetoprima ou outros antibióticos.

Infecções Bacterianas 193

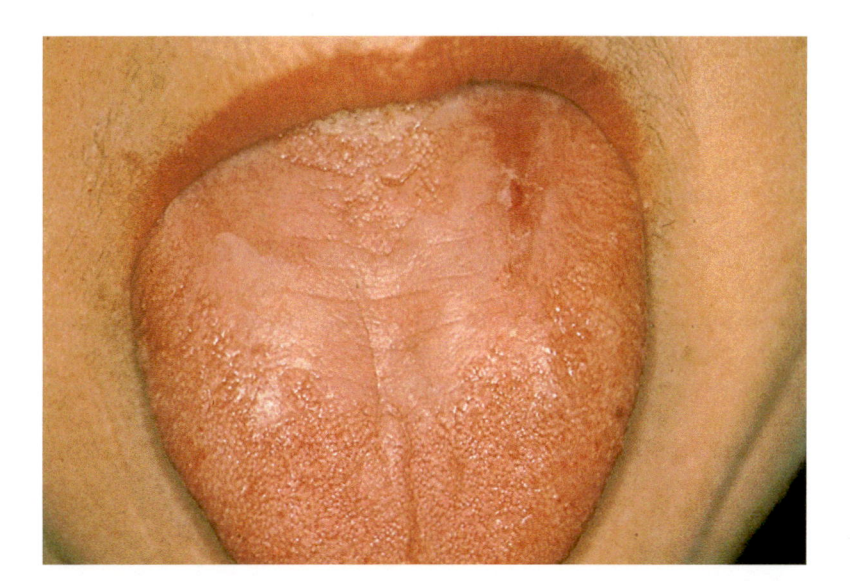

Figura 357 Glossite atrófica na sífilis tardia.

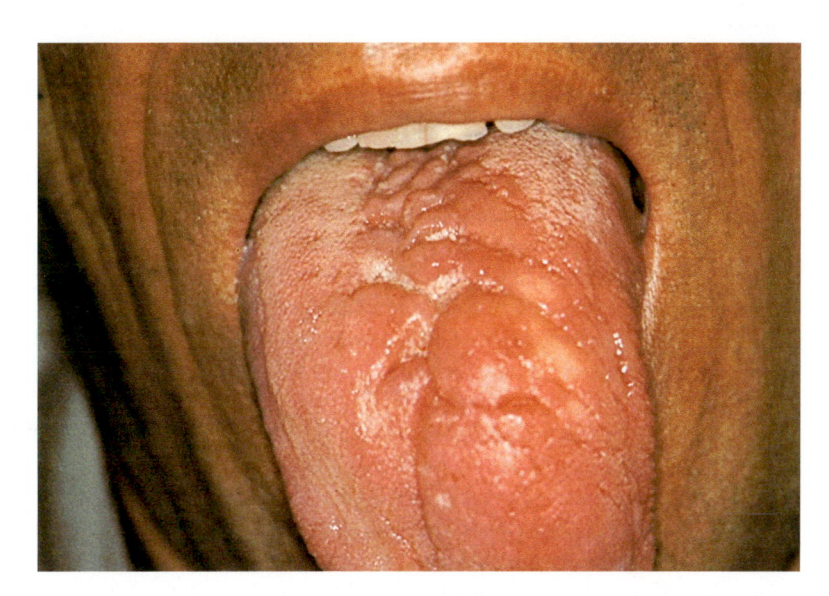

Figura 358 Glossite intersticial na sífilis tardia.

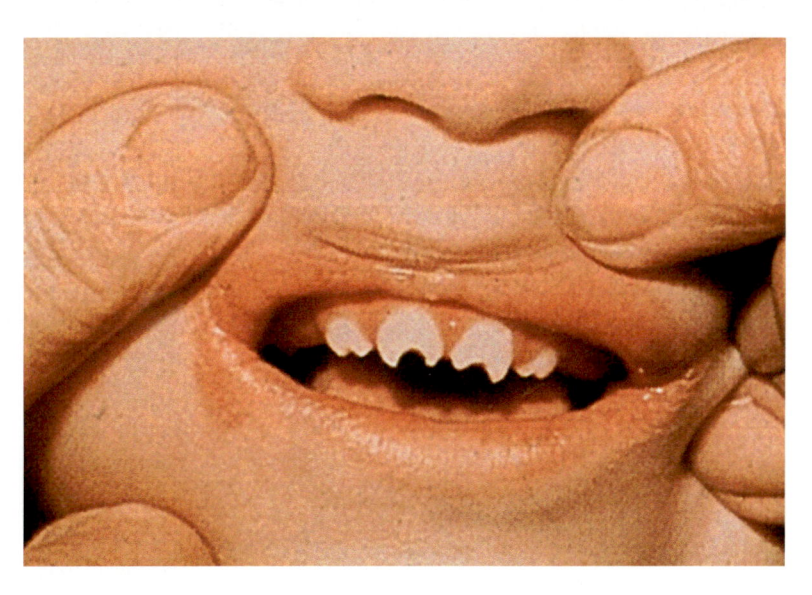

Figura 359 Sífilis congênita, dentes de Hutchinson.

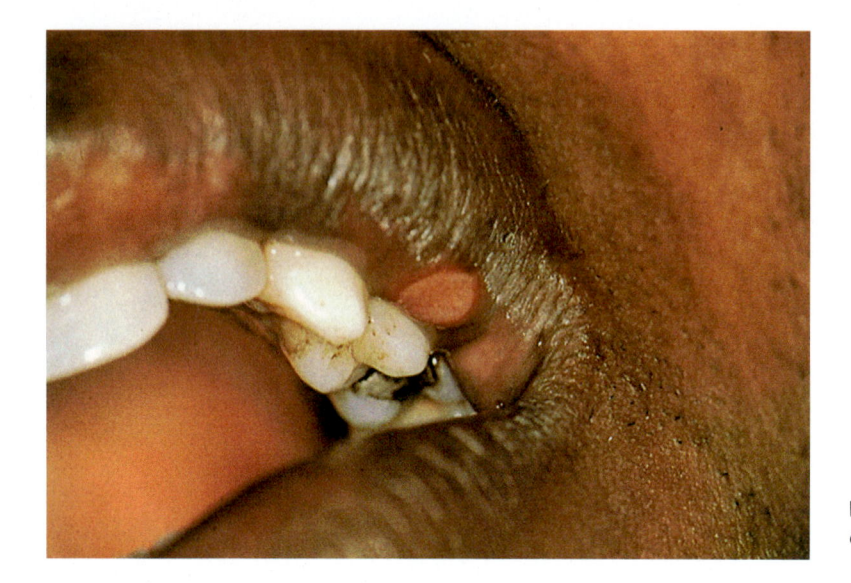

Figura 360 Cancróide, úlceras redondas no lábio superior.

Estomatite Gonocócica

A gonorréia é uma doença sexualmente transmissível (DST) comum causada pelo diplococo gram-negativo *Neisseria gonorrhoeae*. Ocorre em qualquer idade e afeta ambos os sexos. A gonorréia é uma DST que envolve os genitais, o canal anal, a faringe e, raramente, a boca. A estomatite gonocócica e a faringite são o resultado de felação, sendo mais comuns em prostitutas e homossexuais masculinos. A estomatite gonocócica é rara e não tem sinais clínicos específicos. A mucosa bucal apresenta-se avermelhada e inflamada e o paciente se queixa de prurido e ardência. É rara a ocorrência de erosões e úlceras cobertas por pseudomembrana esbranquiçada (**Fig. 361**).

A faringite gonocócica é mais freqüente e pode manifestar-se como dor de garganta ou como eritema difuso e edema com ou sem pústulas diminutas nos pilares tonsilares e na úvula. Surpreendentemente, a infecção gonocócica bucal pode ser assintomática.

Diagnóstico diferencial. Estomatite estreptocócica, infecção herpética e candidíase.

Teste laboratorial. Coloração de gram, cultura para identificação do organismo ou técnicas de imunofluorescência de anticorpos estabelecem o diagnóstico definitivo.

Tratamento. As lesões bucais são autolimitantes e a colonização desaparece em três meses. A doença pode ser erradicada por meio de diferentes protocolos de penicilina, tetraciclina, amoxacilina e ampicilina.

Tuberculose

A mucosa bucal é uma localização rara da infecção tuberculosa. A infecção bucal usualmente é secundária à lesão plmonar. A lesão secundária mais comum da mucosa bucal é a úlcera tuberculosa. Clinicamente, a úlcera é indolor e irregular, com borda fina e indefinida. A superfície da úlcera é vegetante e coberta por exsudato cinza-amarelado. O tecido circunjacente é levemente endurecido e com inflamação. O tamanho varia de 1 a 5 cm. A superfície dorsal da língua é o local mais afetado, seguido do palato, mucosa oral e lábios (**Figs. 362, 363**). Raramente a úlcera tuberculosa da boca é a única manifestação de tuberculose silenciosa. Também podem ocorrer osteomielite tuberculosa dos maxilares e granuloma tuberculoso periapical. Linfadenopatia regional usualmente acompanha as lesões bucais. A tuberculose dos linfonodos cervicais pode evoluir para escrófula, com o rompimento da pele que recobre o linfonodo infectado, levando à formação de múltiplas fístulas (**Fig. 364**).

Os clínicos devem lembrar que a tuberculose ocorre em proporção aumentada nos pacientes com infecção pelo HIV. Cerca da metade dos pacientes aidéticos com tuberculose apresentam formas extrapulmonares da doença.

Diagnóstico diferencial. Carcinoma espinocelular, sífilis, micose sistêmica, linfoma, úlcera aftosa maior, úlcera traumática, granulomatose de Wegener, granuloma letal mediano, actinomicose e úlcera eosinofílica.

Teste laboratorial. Exame histopatológico, cultura e teste cutâneo da tuberculina. As radiografias do peito revelam tuberculose pulmonar.

Tratamento. A terapia consiste no uso de drogas sistêmicas antituberculose, devendo ser deixado para o médico especialista tratá-la.

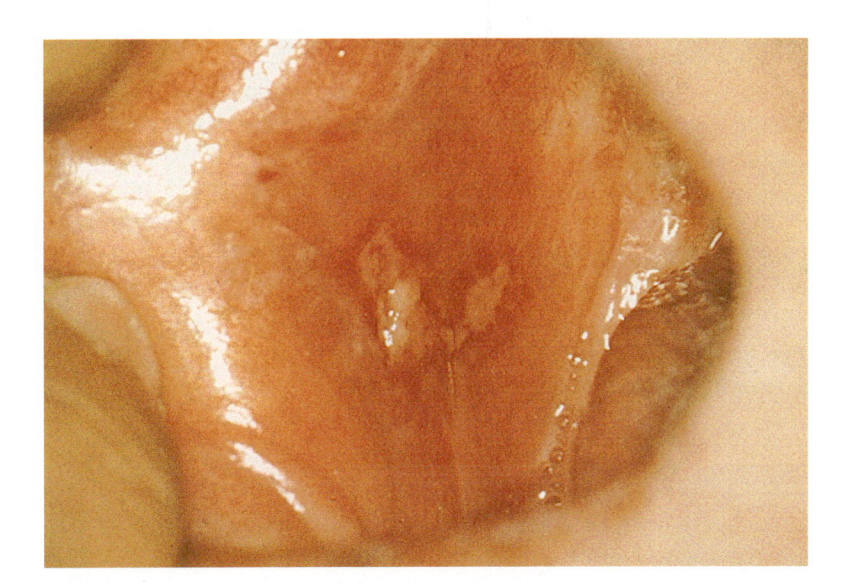

Figura 361 Estomatite gonocócica, eritema e erosões da mucosa oral.

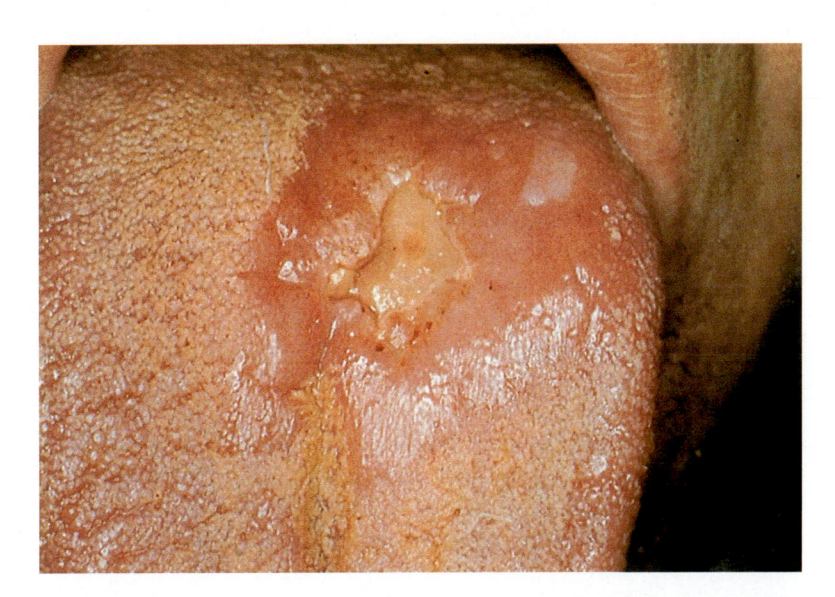

Figura 362 Tuberculose, úlcera típica na superfície dorsal da língua.

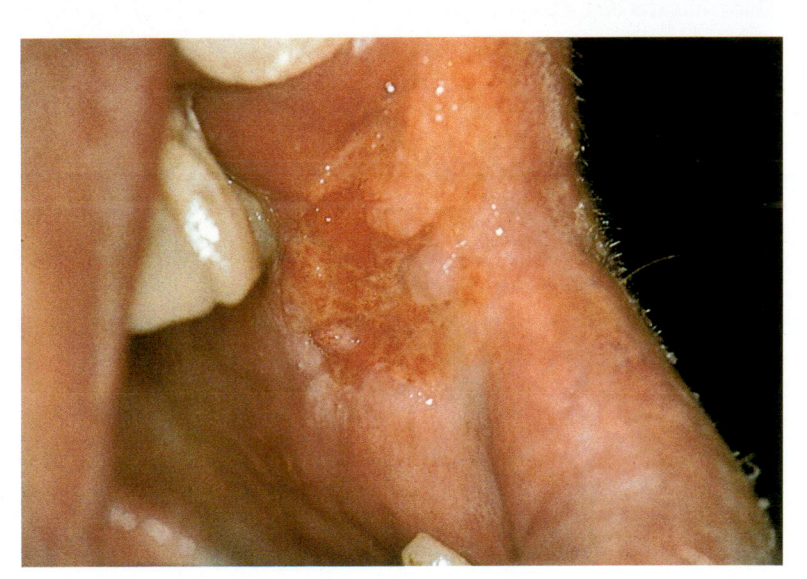

Figura 363 Tuberculose, extensa úlcera na mucosa oral.

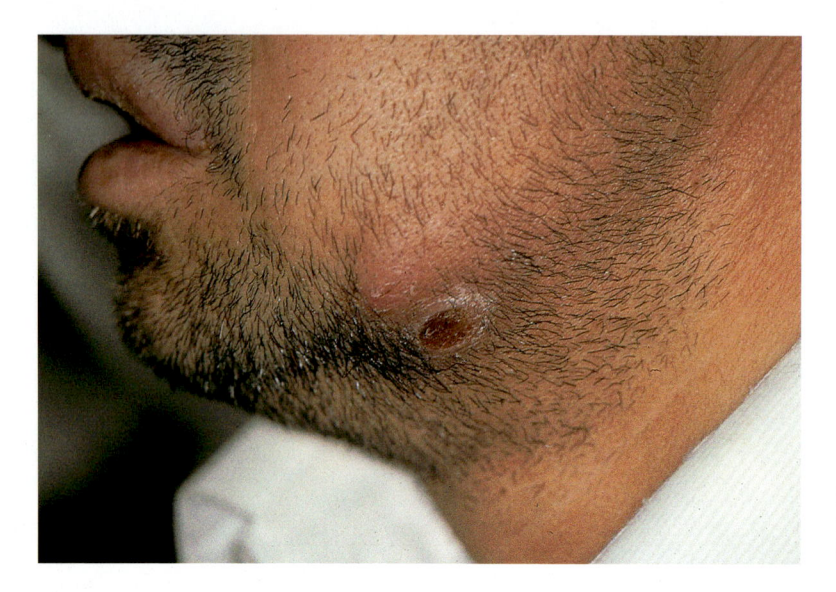

Figura 364 Tuberculose, envolvimento do linfonodo e formação de fístula.

Lúpus Vulgar

O lúpus vulgar é a forma mais comum de tuberculose secundária da pele. É, em geral, observado em pessoas com sensibilidade à tuberculina moderada ou alta. As lesões de pele aparecem mais freqüentemente na região de cabeça e pescoço, seguida das extremidades (**Fig. 365**). A mucosa bucal raramente é afetada pela extensão das lesões faciais ou pela difusão linfática ou hematopoiética. Clinicamente, as lesões bucais iniciam como coleção de pequenos nódulos vermelhos que rapidamente coalescem e tornam-se necróticos, formando lesões ulceradas extensas, irregulares, vegetantes e granulomatosas (**Fig. 366**). As localizações preferenciais são lábios, mucosa oral, gengiva e palato.

Diagnóstico diferencial. Carcinoma espinocelular, linfoma, micoses sistêmicas e outras doenças granulomatosas.

Teste laboratorial. O exame histopatológico é essencial para o estabelecimento do diagnóstico definitivo, além de radiografias.

Tratamento. Está indicada a terapia antituberculose.

Lepra

A lepra é uma doença crônica granulomatosa sistêmica e contagiosa causada pelo *Mycobacterium leprae*. Ela é transmitida de pessoa para pessoa com longo período de incubação que varia de 2 a 6 anos. Envolve principalmente os nervos periféricos, a pele, a mucosa do trato aéreo superior e outros tecidos, como ossos e vísceras. A lepra é classificada em tuberculóide, lepromatosa, *borderline* e indeterminada, com base em critérios clínicos, bacteriológicos, imunológicos e histopatológicos. As manifestações bucais ocorrem na lepra lepromatosa e em 20 a 60% dos casos. Clinicamente, as lesões bucais manifestam-se como nódulos múltiplos (lepromas) que progridem para ulceração e necrose. As úlceras cicatrizam devagar, formando escaras atróficas ou causando destruição tecidual. São encontradas no palato mole e duro, úvula, dorso da língua, lábios e gengiva (**Figs. 367, 368**). A destruição da porção anterior da maxila e perda de dentes também podem ocorrer.

Diagnóstico diferencial. Sífilis terciária, penfigóide cicatricial, granuloma letal mediano, linfomas, micoses sistêmicas, lesões traumáticas e neoplasias malignas.

Teste laboratorial. Exames bacteriológico e histopatológico e teste cutâneo da lepromina.

Tratamento. A dapsona é a base da terapia, mas outras medicações, como rifampicina e clofazimina, também são úteis.

Infecções Bacterianas 197

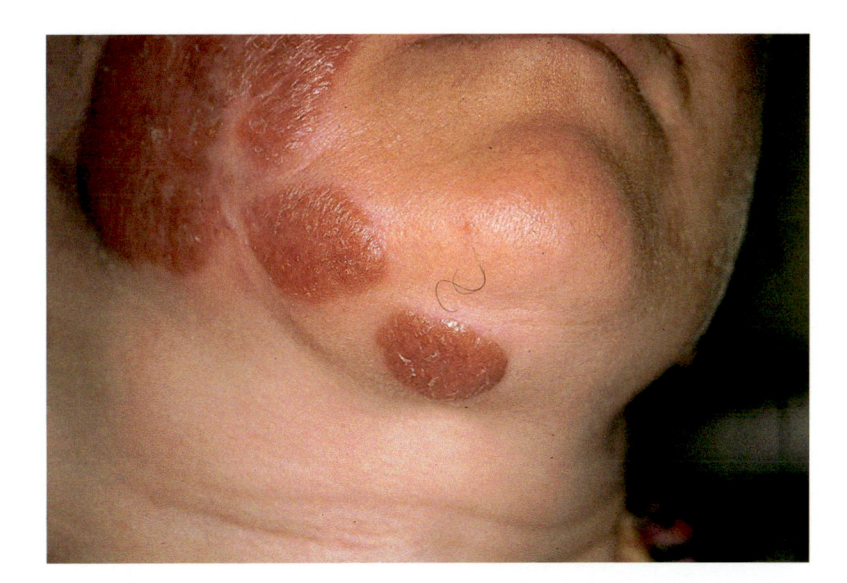

Figura 365 Lúpus vulgar da pele.

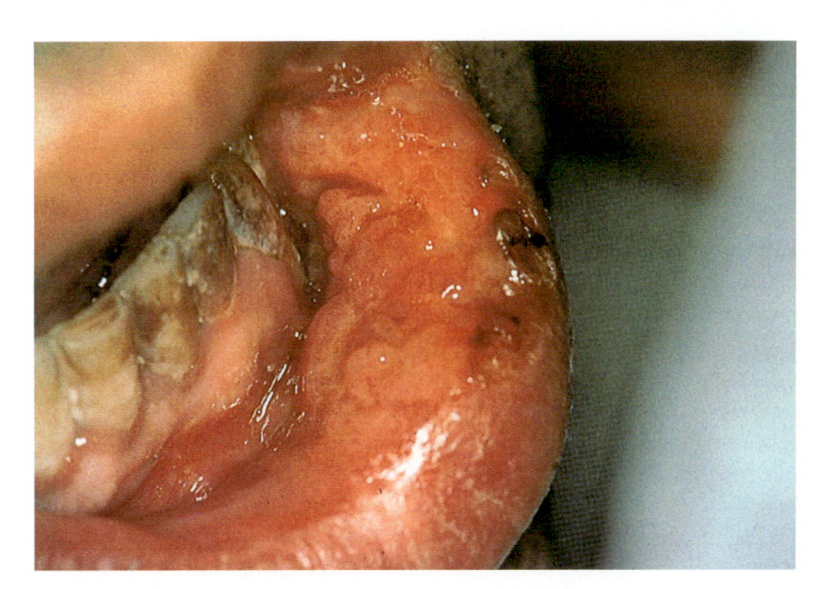

Figura 366 Lúpus vulgar da mucosa labial.

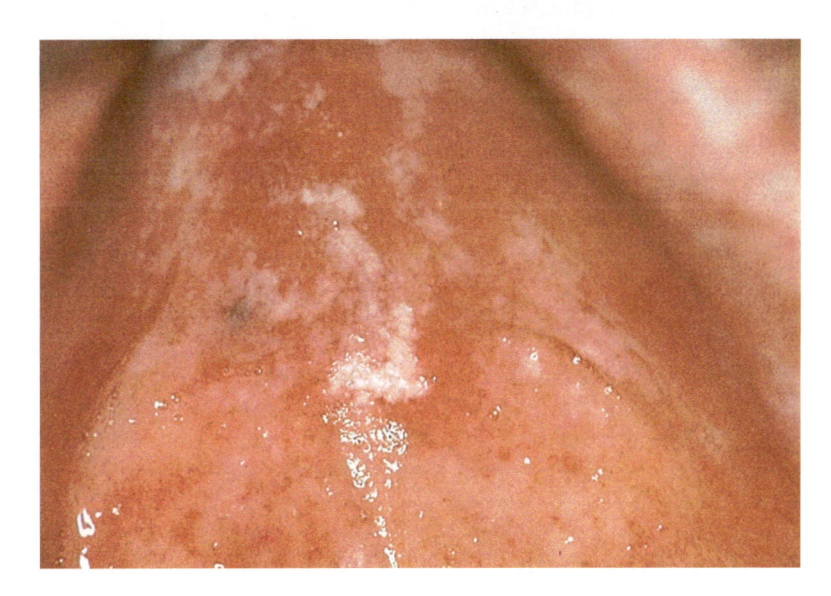

Figura 367 Lepra, atrofia e úlcera no palato.

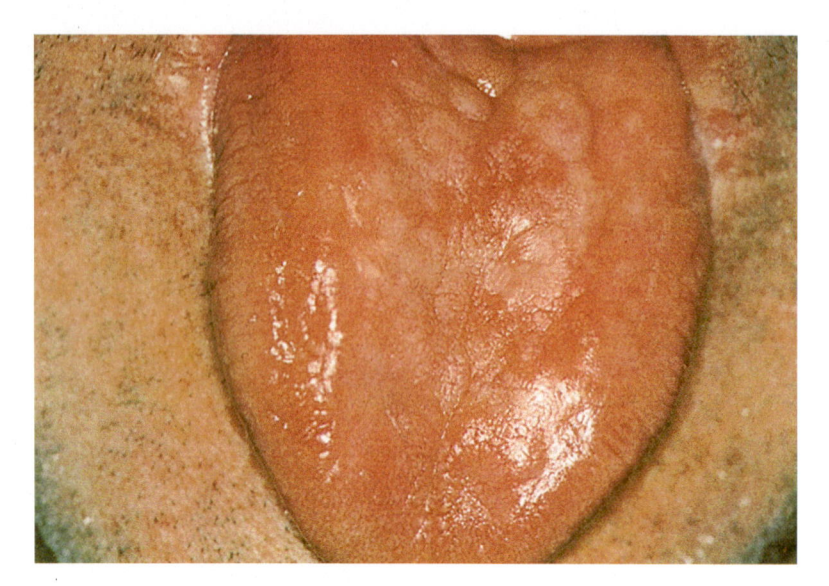

Figura 368 Lepra, escaras atróficas no dorso da língua.

Actinomicose

A actinomicose é uma doença infecciosa crônica granulomatosa causada pelo *Actinomyces israelii*, bactéria anaeróbia gram-positiva. Há três formas clínicas da doença: cérvico-facial, torácica e abdominal. A actinomicose cérvico-facial é a forma mais comum da doença, e as manifestações bucais fazem parte dela. Apesar de o *A. israelii* ser um habitante normal da boca, a infecção pela bactéria é relativamente rara. Assume-se que a actinomicose bucal ocorre devido a uma infecção endógena e que traumas na boca, como feridas, exodontias e fraturas, são necessários para iniciar a doença. Além disso, a necrose pulpar aberta pode ser o local de entrada da bactéria. Clinicamente, no local da inoculação há aumento de volume inflamatório que cresce de forma lenta, sendo indolor e caracteristicamente duro à palpação (**Fig. 369**). À medida que a lesão progride, formam-se múltiplos abscessos e trajetos fistulosos geralmente na pele da face e do pescoço (**Fig. 370**). Pode ser drenado dos trajetos fistulosos material purulento amarelo que são as colônias de *Actinomyces* (grânulos de enxofre). À medida que a doença torna-se crônica, a cura das lesões antigas resulta em formação de escaras, mas desenvolvem-se novos abscessos e fístulas. O envolvimento da mandíbula e maxila pode ser grave e costuma estar associado com trismo. Localizações mais raras da actinomicose são língua, lábios e mucosa oral.

Diagnóstico diferencial. Tuberculose, micoses sistêmicas, nocardiose, abcesso dentário e periodontal e outras infecções inespecíficas.

Teste laboratorial. Exame bacteriológico direto e cultura. O exame histopatológico também é útil.

Tratamento. A penicilina é a droga de escolha, mas eritromicina e tetraciclina podem ser usadas em pacientes sensíveis. Além disso, a cirurgia é necessária na maioria dos casos.

Infecções Bacterianas 199

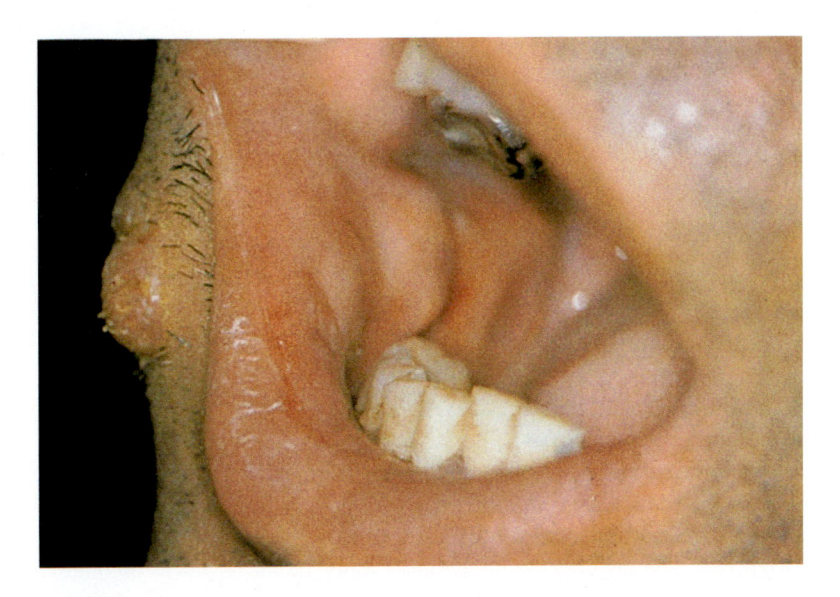

Figura 369 Actinomicose, nódulos e fístulas na mucosa jugal.

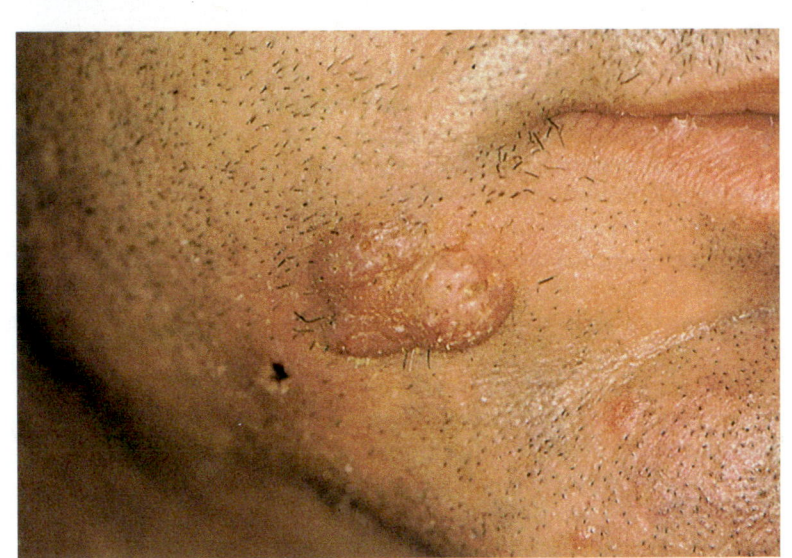

Figura 370 Actinomicose, múltiplos nódulos e fístulas na pele.

19. Infecções Fúngicas

Candidíase

A candidíase é a infecção fúngica mais freqüente e é causada pela *Candida albicans*, fungo que é parte da microflora oral em 20 a 50% das pessoas saudáveis. Entre os fatores predisponentes para o desenvolvimento da candidíase bucal estão os fatores locais (xerostomia, higiene bucal deficiente), diabete, anemia ferropriva, doenças crônicas, doenças malignas, antibióticos, corticosteróides e outras drogas imunossupressoras, radiação, hipoparatireoidismo, doença de Addison e imunodeficiência humoral e mediada por células. Recentemente o tipo sangüíneo do hospedeiro tem sido implicado como co-fator na patogênese da candidíase bucal. Além disso, a candidíase bucal é uma infecção oportunista precoce em pacientes de alto risco ou com infecção pelo HIV, ocorrendo em dois terços dos pacientes. Os recém-nascidos e as crianças são particularmente suscetíveis à doença. A candidíase bucal tem amplo espectro de manifestações clínicas. Recentemente tem sido sugerido que ela deve ser classificada como primária, que compreende infecções localizadas exclusivamente na boca e área peribucal; e secundária, que compreende lesões bucais como conseqüência de doenças mucocutâneas sistêmicas.

Candidíase Bucal Primária

A candidíase bucal primária inclui as seguintes variantes clínicas:

Candidíase Pseudomembranosa

A candidíase pseudomembranosa é a forma mais comum da doença, sendo em geral aguda, mas o tipo crônico também ocorre. Clinicamente caracteriza-se por placas ou pontos branco-cremosos ou branco-amarelados levemente elevados que podem ser facilmente removidos, deixando o fundo subjacente avermelhado ou com superfície normal. Essas lesões são localizadas ou generalizadas e aparecem em qualquer lugar da boca, porém mais freqüentemente na mucosa jugal, língua, palato mole e duro (**Figs. 371-374**). Nas queixas subjetivas, incluem-se xerostomia e discreta sensação de queimação. Esta forma de candidíase é comum na infecção pelo HIV.

Candidíase Eritematosa

A candidíase eritematosa (atrófica) também é classificada em aguda e crônica. É muito prevalente em indivíduos infectados pelo HIV, mas pode ser observada em pacientes medicados com antibióticos de amplo espectro, corticosteróides ou outros agentes imunossupresso-

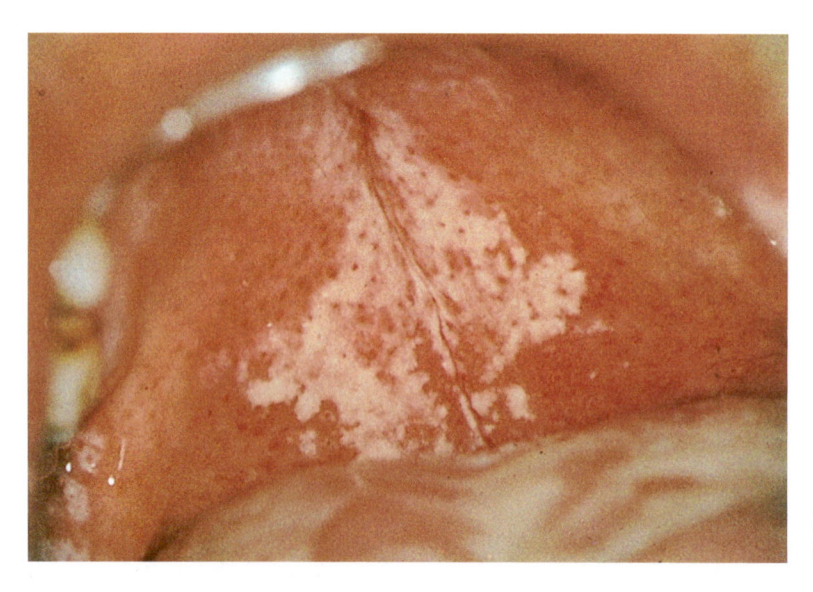

Figura 371 Candidíase pseudomembranosa aguda.

Infecções Fúngicas 201

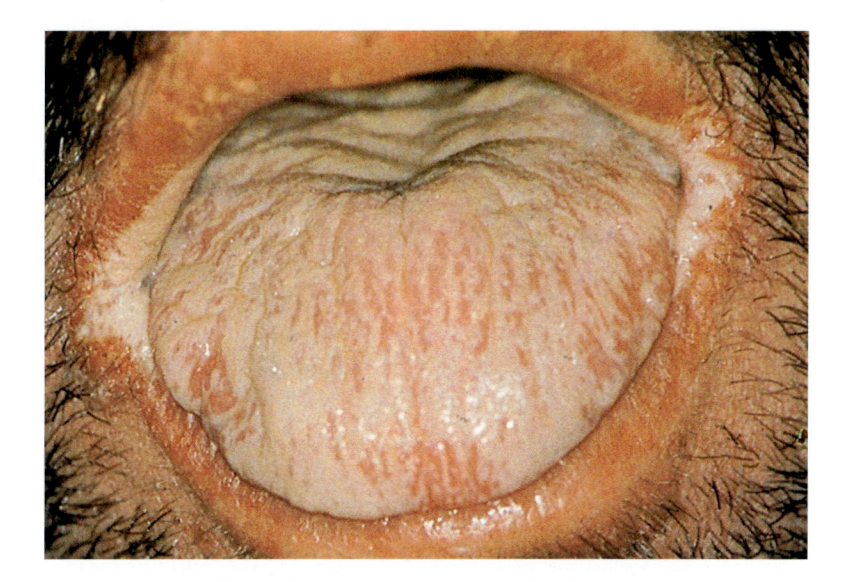

Figura 372 Candidíase pseudo-membranosa aguda.

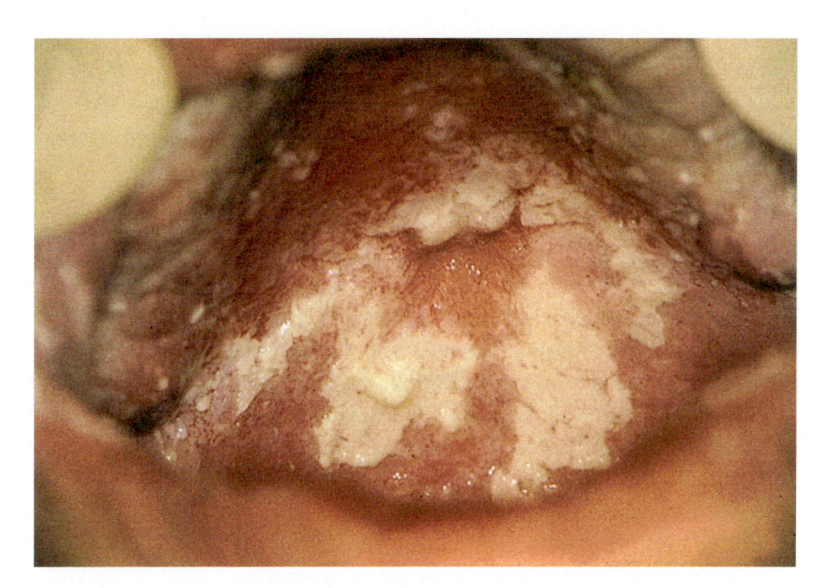

Figura 373 Candidíase pseudo-membranosa crônica no palato.

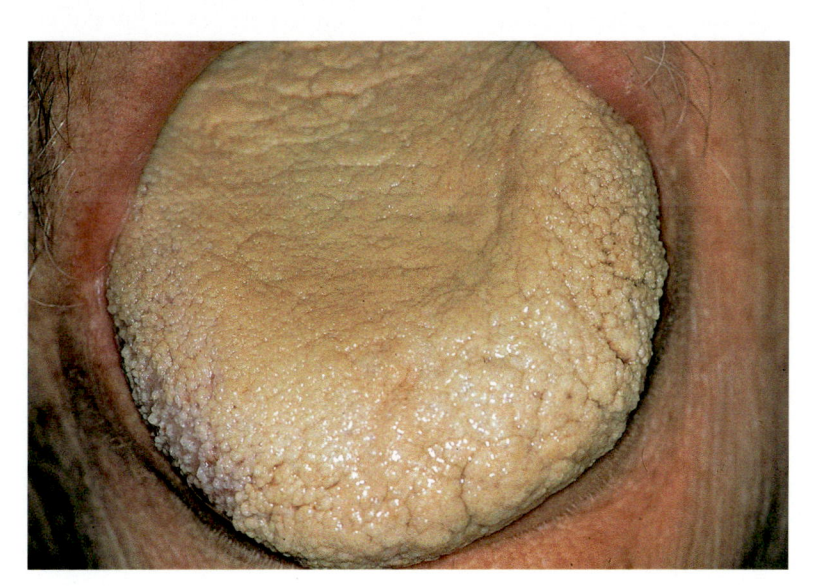

Figura 374 Candidíase pseudo-membranosa crônica na língua.

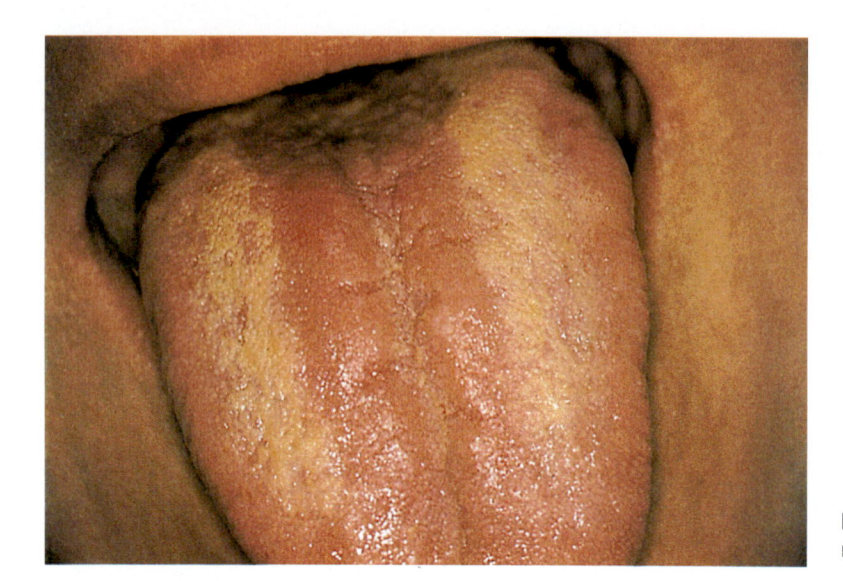

Figura 375 Candidíase eritematosa na superfície dorsal da língua.

res. Clinicamente, há placas eritematosas com predileção pela superfície dorsal da língua (**Fig. 375**) e palato (**Fig. 376**). A candidíase eritematosa causa queimação.

Candidíase nodular

A candidíase nodular (candidíase hiperplásica crônica ou candidíase leucoplásica) é uma forma crônica da doença que se caracteriza por infiltração profunda das hifas do fungo nos tecidos bucais. Clinicamente apresenta-se como placas brancas, firmes e elevadas e circundadas por eritema (**Fig. 377**). As lesões podem persistir por anos, não se destacam e em geral localizam-se na região retrocomissural, no dorso da língua, na mucosa oral e raramente em outras áreas. As lesões dessa forma de candidíase raras vezes têm sido observadas em pacientes com infecção pelo HIV. Tem sido sugerido que a forma nodular predispõe ao carcinoma espinocelular, sendo assim uma lesão cancerizável.

Hiperplasia Papilar do Palato

A hiperplasia papilar do palato é uma forma rara de candidíase crônica que afeta pessoas com palato em forma de ogiva que não usam dentadura. Clinicamente aparecem no palato nódulos múltiplos esféricos, pequenos e vermelhos (**Fig. 378**). Essas lesões não devem ser confundidas com estomatite protética, que se manifesta em pessoas que usam dentaduras.

Lesões Associadas à *Candida*

Estão incluídas nessa categoria três desordens: queilite angular, glossite romboidal mediana e estomatite por dentadura.

A queilite angular é uma doença de etiologia multifatorial que pode ser infecciosa ou não-infecciosa. A espécie *candida* desempenha importante papel co-fator causal. A queilite angular é associada com a estomatite por dentadura, comum nos usuários de prótese dentária. A queilite angular é também comumente encontrada em pacientes infectados pelo HIV, tanto isolada como em associação com a candidíase pseudomembranosa. Clinicamente, manifestam-se como crostas fissuradas, vermelhas, com ou sem erosão, e, algumas vezes, cobertas por placas e pontos branco-amarelados (**Fig. 379**).

A glossite romboidal mediana também está associada à infecção por *Candida albicans*. Clinicamente, apresenta-se como superfície nodular ou lisa, avermelhada, localizada na linha média do dorso da língua, anterior às papilas circunvaladas (**Fig. 380**).

A estomatite por dentadura costuma estar associada à infecção por *Candida* e no passado era referida como candidíase atrófica crônica. A estomatite por dentadura é comum em usuários de prótese superior. Clinicamente caracteriza-se por eritema difuso e edema discreto na mucosa subjacente à dentadura (**Fig. 381**).

Infecções Fúngicas 203

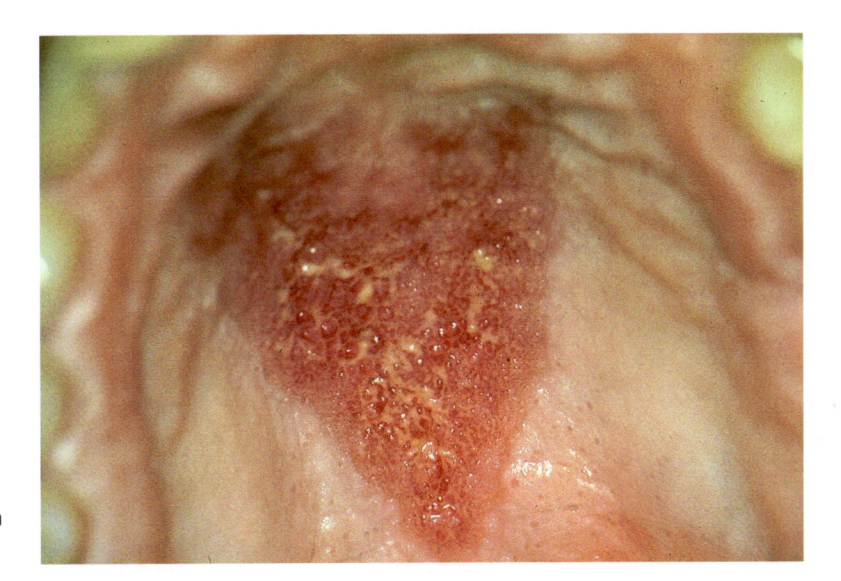

Figura 376 Candidíase eritematosa do palato.

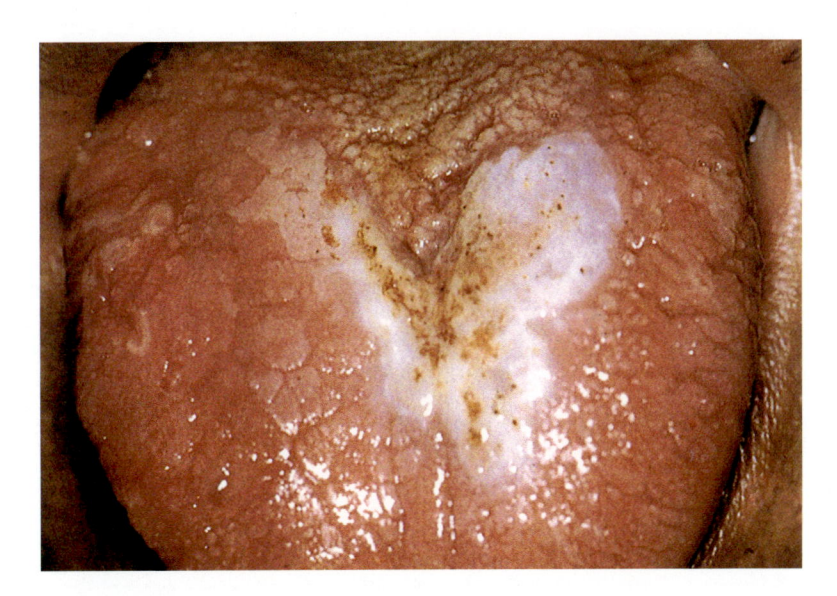

Figura 377 Candidíase nodular.

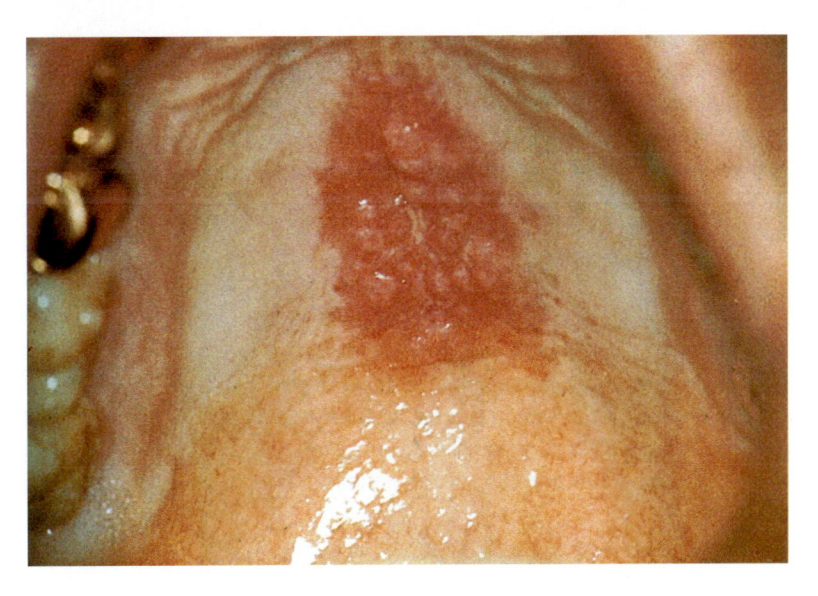

Figura 378 Hiperplasia papilar do palato.

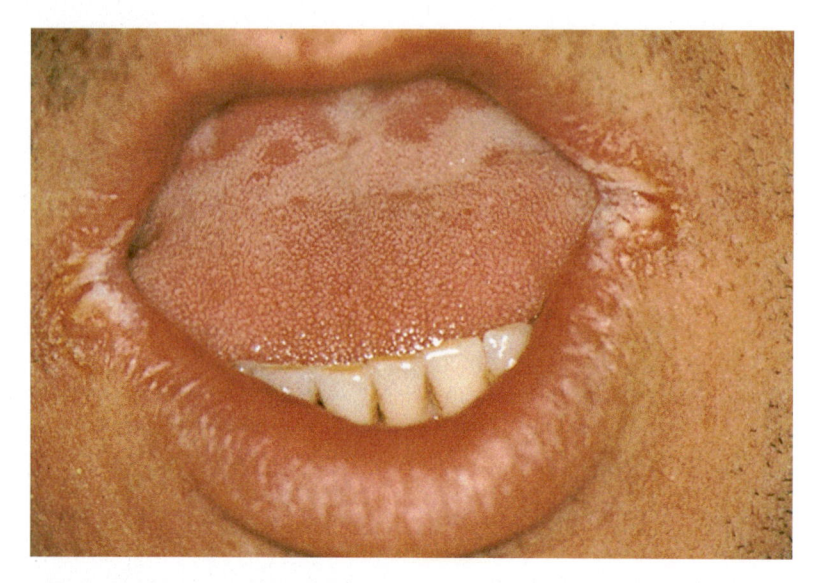

Figura 379 Queilite angular.

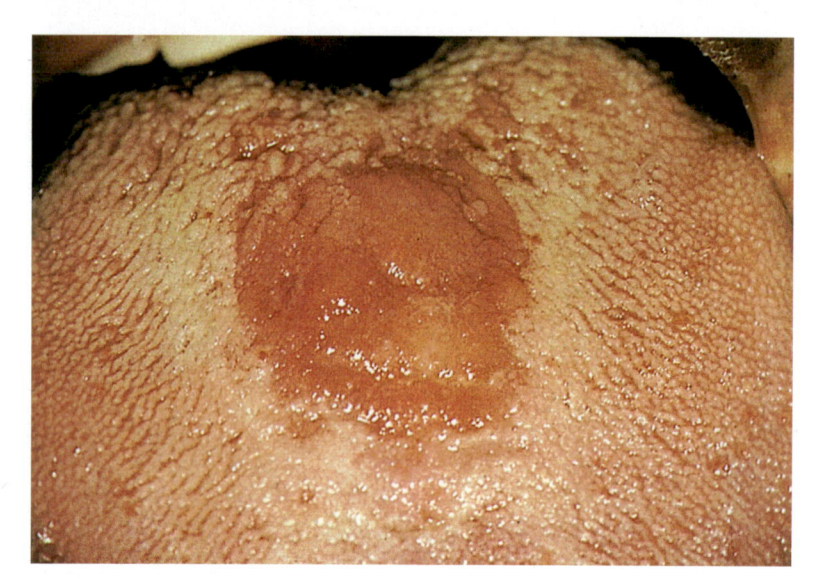

Figura 380 Glossite romboidal mediana associada à infecção por *Candida albicans*.

Candidíase Bucal Secundária

A candidíase bucal secundária inclui as duas seguintes variantes clínicas:

Candidíase Mucocutânea Crônica

Esta forma de candidíase é um grupo heterogêneo de síndromes clínicas caracterizadas por lesões crônicas da pele, unhas e mucosas. Em geral, aparecem na infância e com freqüência estão associadas a numerosas anormalidades imunológicas, predominantemente a imunidade mediada por células e raras vezes imunidade humoral. Clinicamente, as lesões bucais precoces são semelhantes àquelas observadas na candidíase pseudomembranosa, mas, quando tardias, assemelham-se às lesões da candidíase hiperplásica crônica (nodular). Caracteristicamente, as lesões são generalizadas com predileção pela mucosa oral, comissuras, língua, palato e lábios e podem estender-se para a orofaringe e o esôfago (**Fig. 382**). O envolvimento cutâneo e das unhas, de intensidade variável, está associado às lesões bucais (**Fig. 383**).

Infecções Fúngicas 205

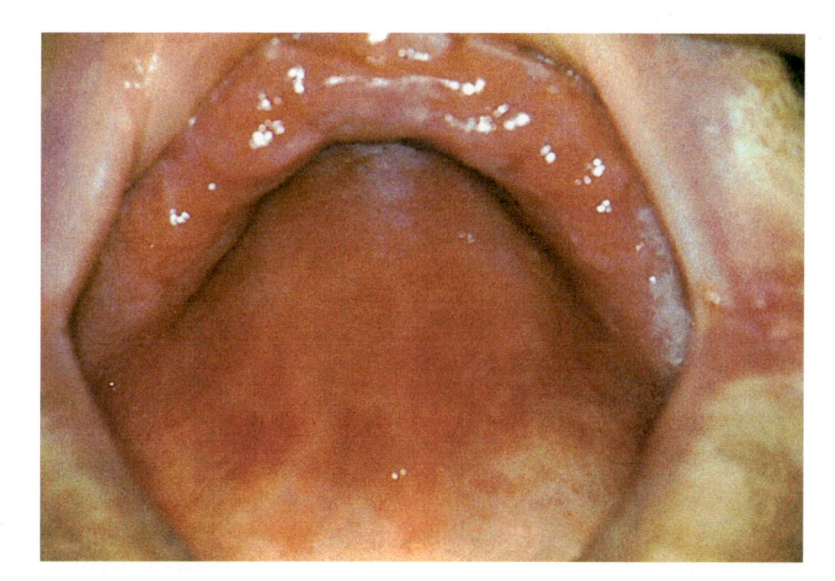

Figura 381 Estomatite por dentadura associada com infecção por *Candida albicans*.

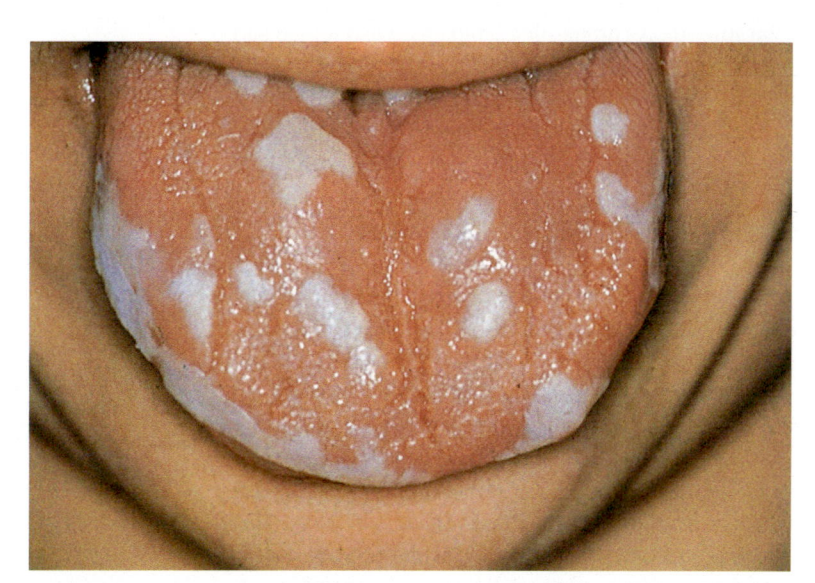

Figura 382 Candidíase mucocutânea crônica, lesões múltiplas na língua.

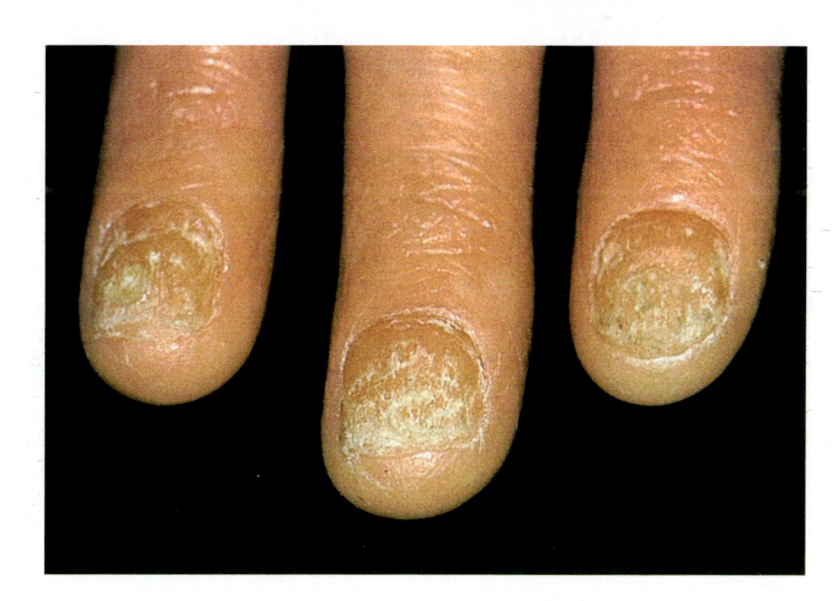

Figura 383 Candidíase mucocutânea crônica, lesões nas unhas.

Síndrome Cândida-endocrinopatia

Esta síndrome é a única forma de candidíase mucocutânea crônica que é acompanhada por endocrinopatias, como hipoparatireoidismo, hipoadrenalismo ou hipofunção pancreática ou ovariana. A candidíase bucal começa entre 4 e 6 anos de idade ou mais, enquanto a endocrinopatia pode demorar a aparecer. Clinicamente, as lesões na boca, pele e unhas são similares àquelas observadas na candidíase mucocutânea crônica (**Fig. 384**).

Diagnóstico diferencial. Queimadura química, estomatite de contato com canela, lesões traumáticas, nevo branco esponjoso, leucoplasia, líquen plano e placas mucosas da sífilis secundária.

Teste laboratorial. Exame microscópico direto do esfregaço. Exames histopatológico e de cultura também podem ser úteis.

Tratamento. As drogas de escolha para uso tópico são nistatina e miconazol. Nas formas generalizadas da doença, são utilizados sistemicamente cetoconazol, anfotericina B, fluconazol e itraconazol com sucesso.

Histoplasmose

A histoplasmose é uma doença fúngica sistêmica causada pelo *Histoplasma capsulatum*. A doença é endêmica nos Estados Unidos nos vales dos rios Mississipi e Ohio, onde 80% da população adulta mostra positividade ao teste de reação cutânea à histoplasmina. Entretanto, têm sido descritos casos também em outras áreas geográficas. Casos esporádicos de histoplasmose bucal também têm sido relatados em pacientes infectados pelo HIV. São reconhecidas três formas de histoplasmose: primária aguda, cavitária crônica e disseminada progressiva. A forma primária aguda é a mais comum e caracteriza-se por sintomas sistêmicos (febre baixa, mal-estar, calafrios, mialgias, etc.), sintomatologia pulmonar (tosse e dor no peito) e linfadenopatia. Esta forma é autolimitante e não está associada a lesões bucais. A forma cavitária crônica carateriza-se exclusivamente por sinais e sintomas pulmonares. A forma disseminada progressiva é muito rara. Clinicamente, caracteriza-se por sintomas sistêmicos e hepatoesplenomegalia, linfadenopatia, envolvimento de medula óssea, achados radiográficos nos pulmões, desordens gastrintestinais, insuficiência das adrenais e manifestações bucais e da faringe.

As lesões bucais ocorrem em 35 a 45% dos casos e têm como característica ulcerações endurecidas e dolorosas ou lesões verrucosas, nodulares ou granulomatosas (**Fig. 385**). As localizações preferenciais são palato, língua, mucosa jugal, gengiva e lábios. Comumente as lesões bucais aparecem como manifestações iniciais da doença.

Diagnóstico diferencial. Carcinoma espinocelular, linfoma, tuberculose, granulomatose de Wegener, granuloma maligno e outras infecções fúngicas sistêmicas.

Teste laboratorial. Ajudam no estabelecimento do diagnóstico o exame histopatológico de espécimes de biópsia, exame direto de esfregaço e cultura.

Tratamento. São efetivos no tratamento da histoplasmose o cetoconazol, itraconazol e anfotericina B.

Blastomicose Norte-americana

A blastomicose é uma doença fúngica crônica causada pelo *Blastomyces dermatitides* e ocorre na América do Norte e na África. A doença envolve pulmões e pele e raramente os ossos, o trato genital e outros órgãos. Em torno de 25% dos pacientes podem ocorrer lesões nas mucosas bucal e nasal. Clinicamente, as lesões bucais apresentam-se como úlcera com superfície levemente verrucosa e bordas finas ou como placas elevadas e vegetantes (**Fig. 386**).

Diagnóstico diferencial. Carcinoma espinocelular, tuberculose, sífilis terciária e outras infecções fúngicas sistêmicas.

Teste laboratorial. Ajudam no estabelecimento do diagnóstico o exame histopatológico, o exame direto do esfregaço e a cultura.

Tratamento. Drogas efetivas são cetoconazol, fluconazol, itraconazol e anfotericina B.

Infecções Fúngicas 207

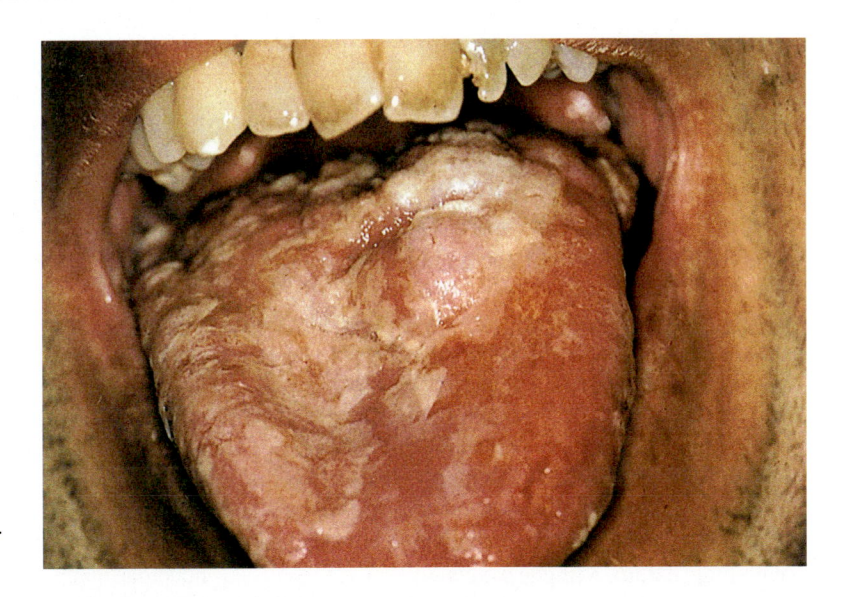

Figura 384 Síndrome cândida-endocrinopatia, candidíase grave na língua.

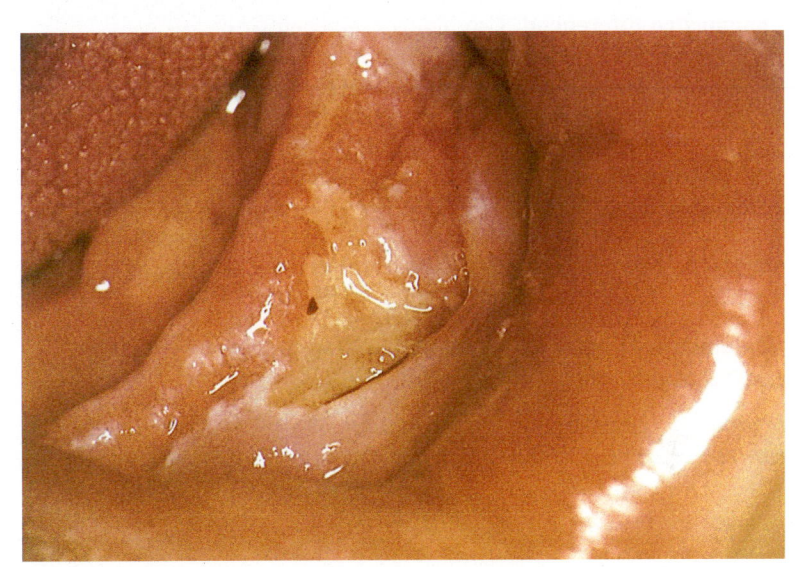

Figura 385 Histoplasmose, úlcera irregular na mucosa alveolar.

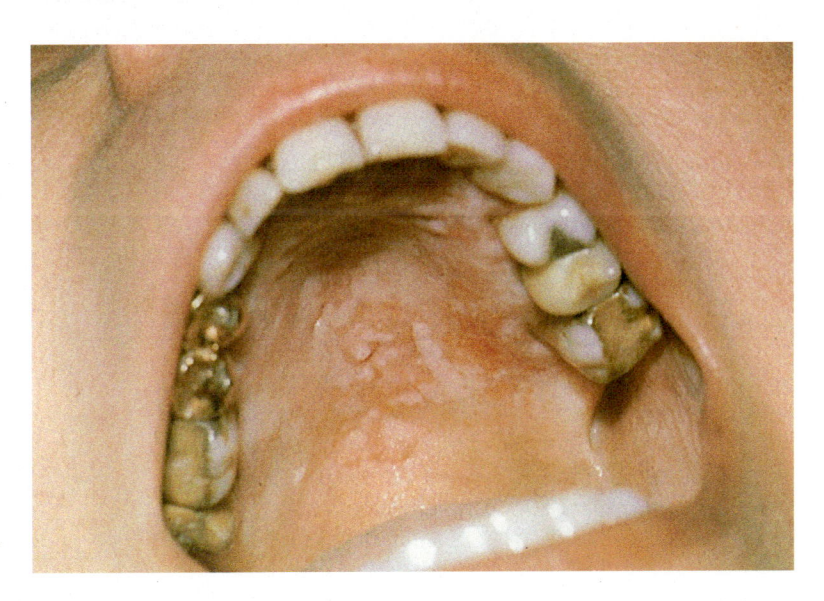

Figura 386 Blastomicose norte-americana, lesões elevadas e vegetantes no palato duro.

Paracoccidioidomicose

A paracoccidioidomicose (blastomicose sul-americana) é uma doença crônica granulomatosa causada pelo *Paracoccidioides brasiliensis*. A doença é particularmente restrita ao Brasil e outros países da América Central e do Sul. São reconhecidas três formas da doença: pulmonar, disseminada e mucocutânea. As características clínicas da paracoccidioidomicose são perda de peso, febre, disfagia, tosse, enfartamento ganglionar e lesões supuradas da pele e região genital, lesões ulceradas do nariz, laringe, orofaringe e boca. Clinicamente, as lesões bucais apresentam-se como úlceras irregulares com superfície granular (**Fig. 387**). Em casos severos, pode-se observar perfuração do palato associada com dor. São freqüentemente envolvidos o palato mole e duro, a língua e a gengiva.

Diagnóstico diferencial. Carcinoma espinocelular e de glândula salivar, tuberculose, sarcoidose, sífilis, granuloma maligno, granulomatose de Wegener, linfoma, sialometaplasia necrotizante e outras micoses sistêmicas.

Teste laboratorial. É imperativo para o diagnóstico definitivo o exame histopatológico. Podem ajudar esfregaço e cultura. Também são úteis os testes de imunodifusão e fixação do complemento.

Tratamento. Drogas efetivas são anfotericina B, cetoconazol e itraconazol.

Mucormicose

A mucormicose (zigomicose, fitomicose) é uma infecção fúngica oportunista rara, geralmente fatal que acomete indivíduos debilitados. As causas da doença são fungos da família *Mucoraceae*, principalmente *Rhizopus* e *Rhizomucor*, e raramente outras espécies. A condição predisponente mais comum é diabete melito com cetoacidose e controle deficiente. Outros fatores predisponentes para mucormicose são doenças hematológicas malignas, queimaduras, má nutrição, uremia, cirrose hepática, doença pelo HIV, transplante de órgãos, quimioterapia para câncer e terapia imunossupressora. O contágio se dá pelo meio ambiente e caracteristicamente erode artérias causando trombose, isquemia e, finalmente, necrose dos tecidos adjacentes. São reconhecidas quatro formas clínicas de mucormicose: rinocerebral, pulmonar, gastrintestinal e disseminada. A forma rinocerebral é a mais comum, visto que os sinais e sintomas da boca, crânio e estruturas faciais somam 40 a 70% de todos os casos relatados.

Clinicamente, a doença caracteriza-se por febre baixa, dor de cabeça, mal-estar, dor sinusal, sangramento nasal, aumento de volume e edema periorbicular e perinasal, ptose palpebral, parestesia dos músculos extra-oculares e letargia progressiva. A necrose tecidual dos seios nasais e paranasais pode resultar na perfuração do palato. As lesões bucais mais características são ulceração e necrose do palato. As úlceras são maldefinidas com escara preta necrótica, enquanto o osso é exposto (**Figs. 388, 389**). A mucosa em torno da úlcera costuma ser fina. Uma complicação comum é a invasão das órbitas e do crânio.

Diagnóstico diferencial. Granuloma maligno, granulomatose de Wegener, sífilis terciária, tuberculose, carcinoma espinocelular, adenocarcinoma de glândula salivar e outras micoses sistêmicas.

Teste laboratorial. Exame histopatológico e de esfregaço. A tomografia computadorizada axial pode ser útil para demonstrar a extensão da destruição óssea.

Tratamento. Estão indicados a anfotericina B intravenosa e o debridamento cirúrgico. Também é importante a correção das condições predisponentes.

Infecções Fúngicas 209

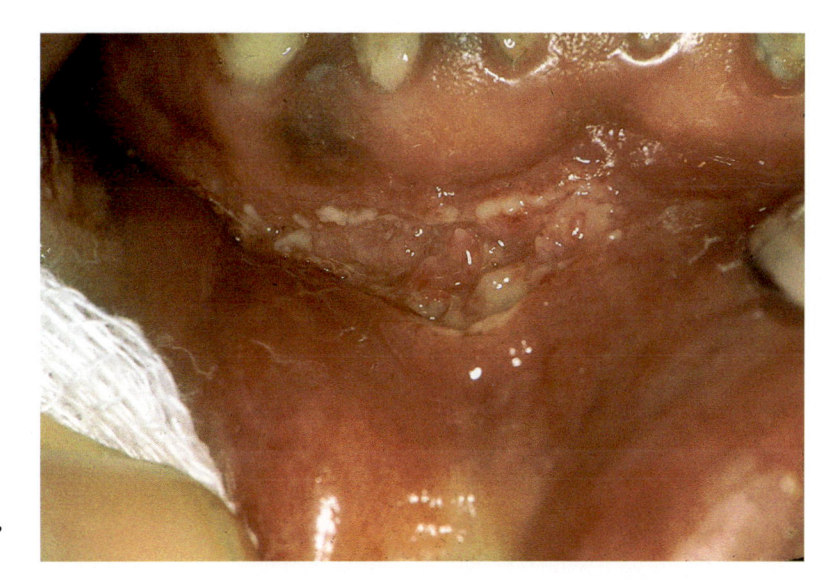

Figura 387 Paracoccidioidomicose, úlcera irregular no lábio inferior.

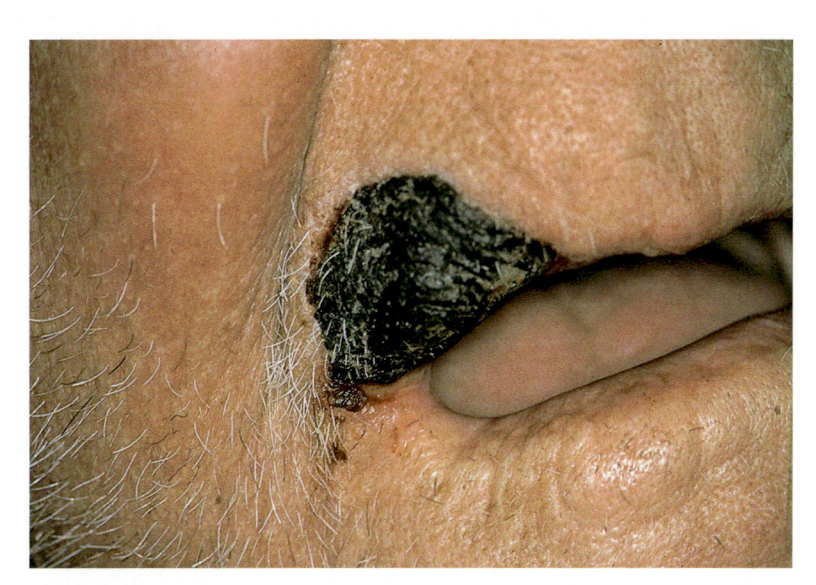

Figura 388 Mucormicose, lesão necrótica preta no lábio superior.

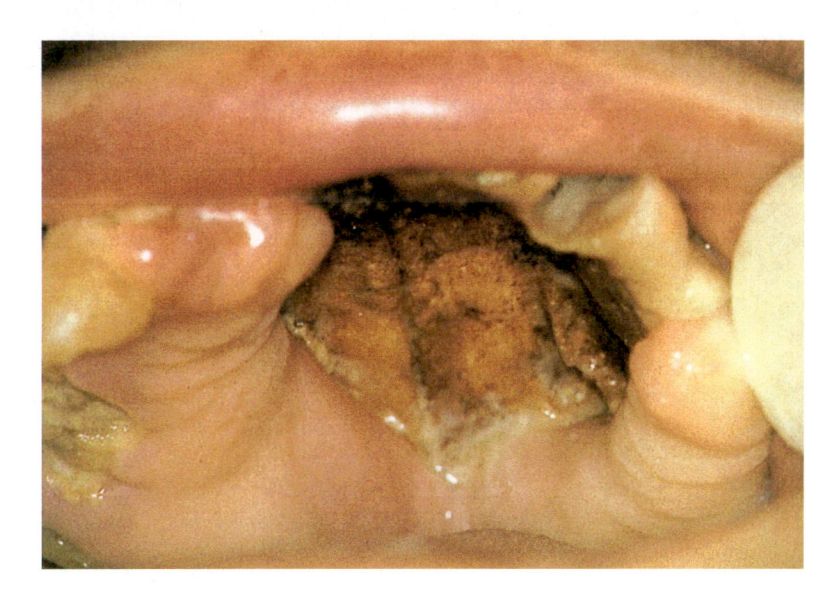

Figura 389 Mucormicose, ulceração no palato com necrose e destruição do osso.

Aspergilose

A aspergilose é uma infecção fúngica oportunista com amplo espectro de manifestações. As principais espécies patogênicas de *Aspergillus* são *Aspergillus flavus* e *Aspergillus fumigatus*. A doença é transmitida pela inalação de esporos oriundos do solo, água, restos orgânicos, vegetação deteriorada, ar-condicionado, materiais antiincêndio, maconha, etc. Dentre os fatores predisponentes mais freqüentes incluem-se neutropenia, transplante de órgãos, doenças hematológicas malignas, tumores sólidos, doença crônica granulomatosa, AIDS, altas doses de esteróides e outras drogas imunossupressoras. São reconhecidos cinco tipos de aspergilose: alérgica, aspergiloma (bolas fúngicas), invasiva, pulmonar crônica necrotizante e superficial. A forma mais encontrada é a aspergilose pulmonar invasiva, que se caracteriza por alta mortalidade.

As manifestações clínicas da aspergilose pulmonar invasiva são febre, dispnéia, tosse seca, dor retroesternal e pleurática e taquicardia. Na boca há ulcerações irregulares com superfície típica preto-amarelada formada pelos tecidos necrosados (**Fig. 390**). As lesões têm tendência a espalhar-se. As lesões bucais localizam-se mais freqüentemente no palato, língua e lábios e podem ser o primeiro indício clínico da presença da doença. Raramente a aspergilose começa na boca após uma extração dentária ou terapia endodôntica que pode disseminar-se pelos tecidos vizinhos. O diagnóstico clínico deve ser confirmado por exames laboratoriais.

Diagnóstico diferencial. Granuloma maligno, granulomatose de Wegener, agranulocitose, aplasia da medula óssea, neoplasias malignas, mucormicose, histoplasmose e outras micoses sistêmicas.

Teste laboratorial. Exame histopatológico e cultura de material de biópsia. É recomendada a tomografia computadorizada do peito para lesões pulmonares seguida de broncoscopia, biópsia e cultura do lavado brônquico.

Tratamento. Itraconazol e anfotericina B.

Criptococose

A criptococose é uma doença fúngica rara causada pelo *Cryptococcus neoformans*. Duas variedades de organismos têm sido identificadas: *C. neoformans* variedade *neoformans* e *C. neoformans* variedade *gattii*. Recentemente tem havido grande incremento na incidência de infecção criptocócica. As principais condições predisponentes são infecção pelo HIV, linfomas, leucemia linfocítica crônica, transplante de órgãos, lúpus eritematoso sistêmico, sarcoidose, diabete melito e tratamento imunossupressor. São reconhecidas duas formas de infecção pelo criptococos: a pulmonar, que é a mais comum, e a disseminada. A forma disseminada envolve o sistema nervoso central, seguido pelo osso, pele, trato geniturinário, nódulos linfáticos, fígado, baço, adrenais e, raras vezes, boca. A infecção criptocócica do SNC apresenta-se como menigoencefalite aguda ou crônica e caracteriza-se por dor de cabeça, febre, vômitos, sinais das meninges, anormalidades motoras, aumento da pressão intracraniana, paralisia dos nervos cranianos e sinais cerebelares. As lesões bucais, em geral, apresentam-se como ulcerações crônicas atípicas com superfície vegetante e delicada à palpação (**Fig. 391**). As localizações mais freqüentemente envolvidas são língua, palato, gengiva e alvéolo pós-extração. As lesões de pele apresentam-se como máculas ou nódulos múltiplos que podem ulcerar (**Fig. 392**).

Diagnóstico diferencial. Carcinoma espinocelular, outras micoses sistêmicas, tuberculose, úlcera traumática, úlcera eosinofílica, linfoma e neoplasias malignas de glândula salivar.

Teste laboratorial. Exame histopatológico e cultura. É útil a detecção do antígeno do criptococo no soro ou líquido cerebrospinal.

Tratamento. Anfotericina B, fluconazol e itraconazol sistêmico.

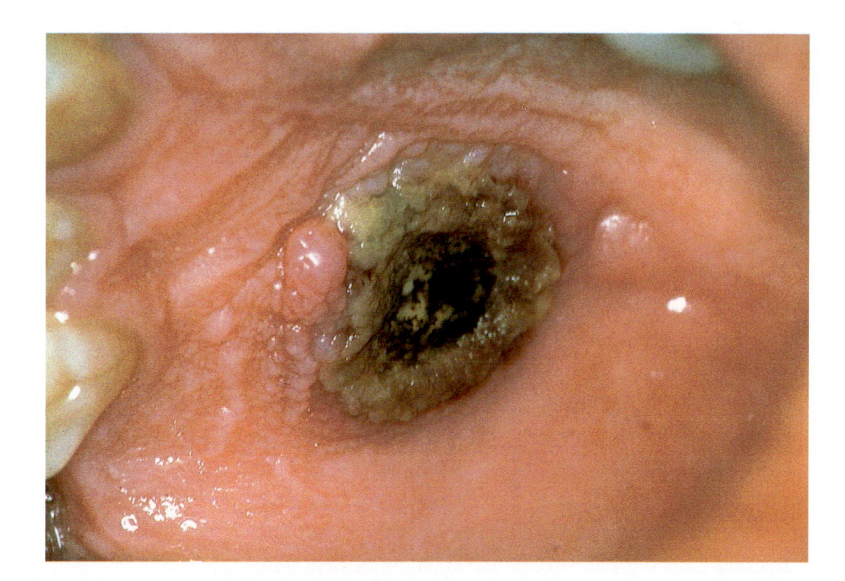

Figura 390 Aspergilose, úlcera necrótica preta no palato.

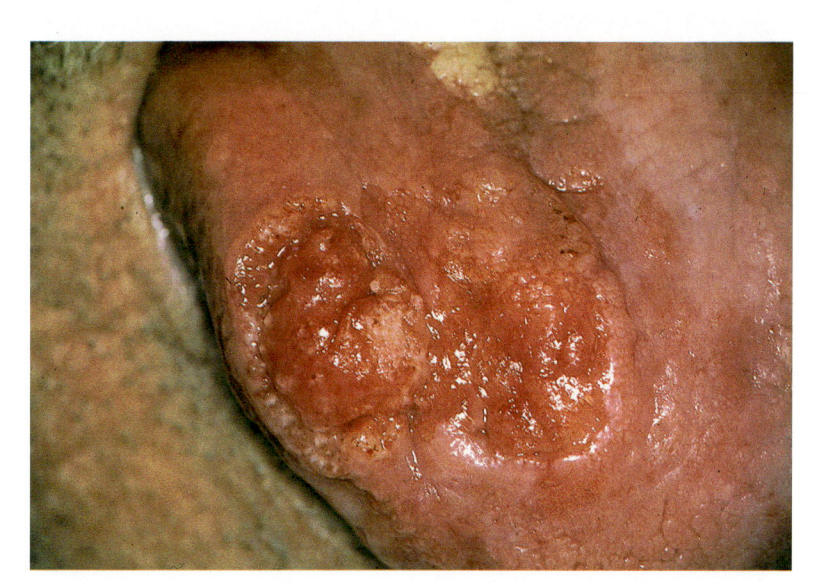

Figura 391 Criptococose, ulceração atípica na língua.

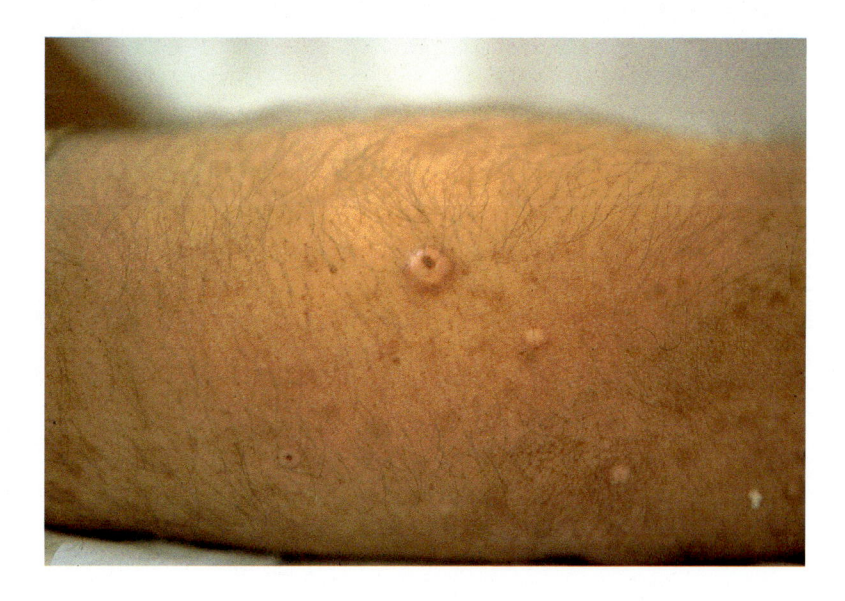

Figura 392 Criptococose, pápulas múltiplas na pele.

20. Infecções Protozoárias

Leishmaniose Cutânea

A leishmaniose é uma infecção por parasita causada por organismos do gênero *Leishmania*. Os membros do gênero *Phlebotomus* transferem o parasita de animais infectados para os humanos. Três entidades clínicas distintas têm sido descritas: Leishmaniose cutânea (ferida oriental) causada pela *Leishmania tropica*, leishmaniose mucocutânea (leishmaniose americana) causada pela *Leishmania brasiliensis* e leishmaniose sistêmica (kala-azar) causada pela *Leishmania donovani*.

A leishmaniose é endêmica nas zonas tropicais e subtropicais e na região do Mediterrâneo.

As lesões de pele podem ser simples ou múltiplas e usualmente ocorrem na face ou em outra parte exposta da pele (**Fig. 393**). Os lábios podem ser localizações da leishmaniose cutânea. Inicialmente, forma-se uma pápula pequena que cresce de forma lenta. Desenvolve-se então um nódulo indolor vermelho ou marrom-avermelhado com superfície lisa e brilhante que progride para a ulceração (**Figs. 394, 395**). Uma crosta marrom-acinzentada cobre a úlcera, e os tecidos adjacentes apresentam-se inflamados.

Diagnóstico diferencial. Carcinoma basocelular, carcinoma espinocelular, ceratoacantoma, cancro sifilítico e erisipela.

Teste laboratorial. Exame histopatológico, isolamento e identificação do organismo e teste cutâneo de leishmanina.

Tratamento. Administração de antiamoniato de metilglutamina (glucantima), antimaláricos esteróides de uso tópico e a excisão cirúrgica da lesão.

Infecções Protozoárias 213

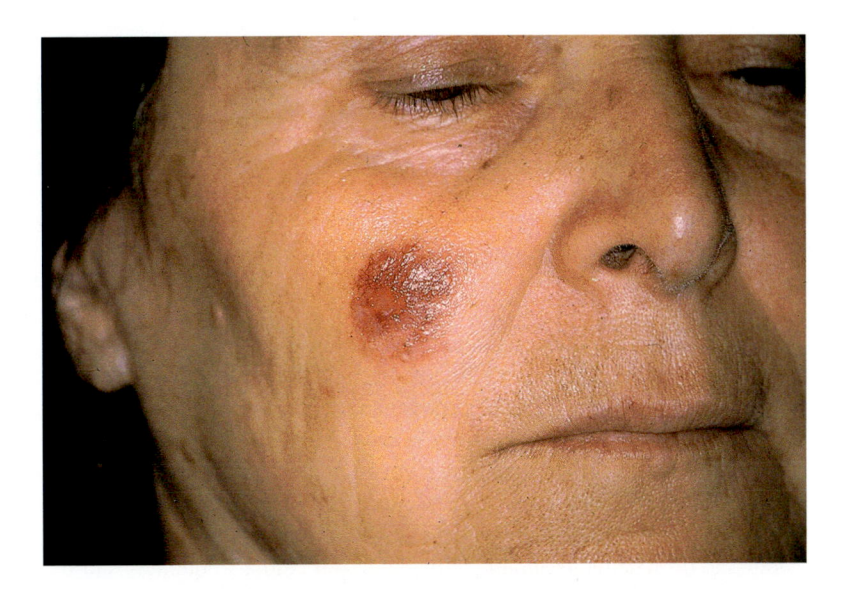

Figura 393 Leishmaniose cutânea, lesão típica de pele.

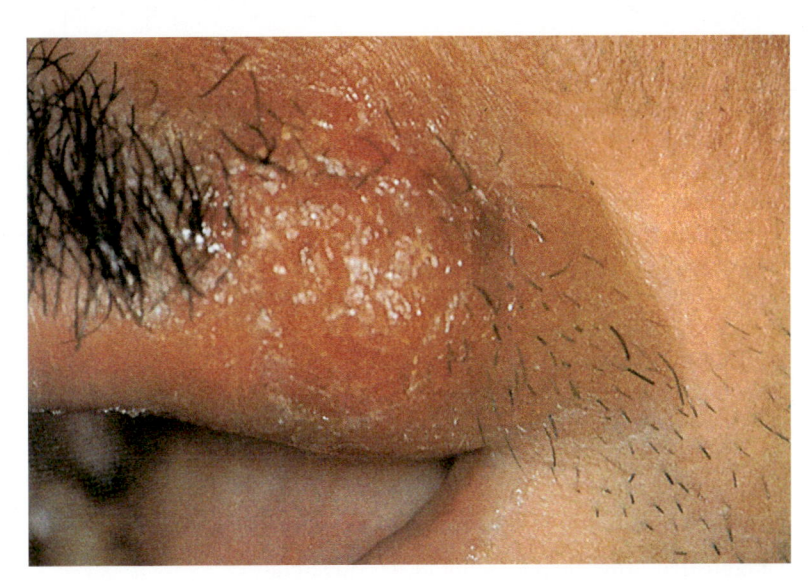

Figura 394 Leishmaniose cutânea do lábio superior.

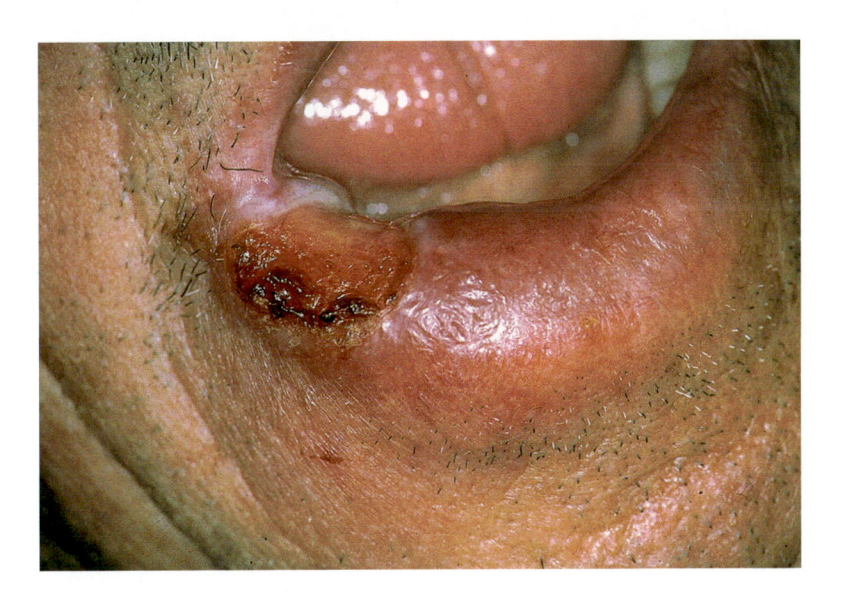

Figura 395 Leishmaniose cutânea, ulceração no lábio inferior.

21. Doenças Granulomatosas

Sarcoidose

A sarcoidose é uma doença granulomatosa sistêmica que afeta pulmões, nódulos linfáticos, baço, fígado e sistema nervoso central. Também podem ser afetados as glândulas salivares, os ossos e a mucosa bucal. A doença é vista mais freqüentemente em mulheres na faixa etária entre 20 e 50 anos. A causa exata da doença é desconhecida, entretanto há evidências de que a depressão do sistema imunológico mediado por célula e a superatividade das células B estão associadas com a sarcoidose.

As lesões típicas da pele na sarcoidose consistem de nódulos, pápulas e máculas roxo-amarronzados que podem apresentar escaras ou coalescer (**Fig. 396**). São também manifestações comuns na pele a frieira do lúpus, eritema nodoso, escaras e placas persistentes. As lesões de pele aparecem em 25 a 30% dos pacientes e podem ser a única manifestação. A mucosa bucal é raramente envolvida e as localizações mais comumente afetadas são lábios, língua e gengiva. As manifestações clínicas incluem nódulos vermelhos profundos pequenos ou grandes que podem, raramente, ulcerar, perda de dentes e disfunção têmporo-mandibular (**Fig. 397**). As glândulas salivares e os ossos maxilares também às vezes estão envolvidos. Todas as lesões são acompanhadas de linfadenopatia e esplenomegalia.

Diagnóstico diferencial. Amiloidose, tuberculose, doença de Crohn, carcinoma e outras lesões granulomatosas.

Teste laboratorial. Exame histopatológico, teste cutâneo de Kveim-Siltzbach, radiografia de pulmão, exame sorológico para enzima angiotensina-convertase e níveis de cálcio.

Tratamento. Podem ser úteis os esteróides, azatioprina, levamisole, ciclosporina e oxifenbutasona.

Síndrome de Heerfordt

A síndrome de Heerfordt ou febre uveoparotídea é uma forma de sarcoidose caracterizada pelo aumento de volume bilateral das glândulas parótidas, firme, indolor, uveíte, paralisia do nervo facial e febre baixa. Também podem ser afetadas as glândulas submandibulares, sublinguais e lacrimais (**Fig. 398**). Um sintoma subjetivo comum é a xerostomia. As lesões oculares mais freqüentes são uveíte, conjuntivite e ceratite. O quadro clínico completa-se com enfartamento ganglionar, eritema nodoso e nódulos cutâneos.

Diagnóstico diferencial. Síndromes de Mikulicz e de Sjögren.

Teste laboratorial. O exame histopatológico é útil no estabelecimento do diagnóstico. Podem colaborar no diagnóstico o teste cutâneo de Kveim-Siltzbach e a radiografia pulmonar.

Tratamento. Esteróides.

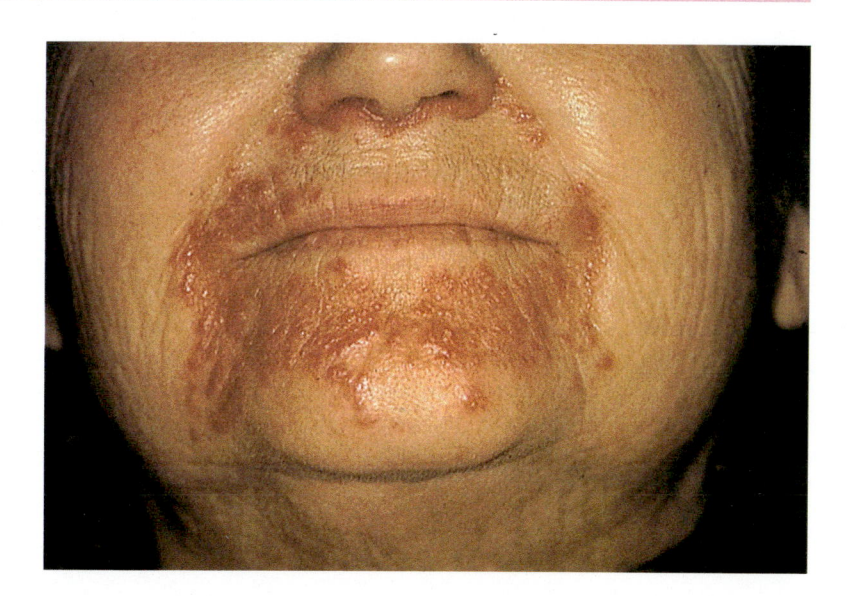

Figura 396 Sarcoidose, lesões múltiplas na região peribucal.

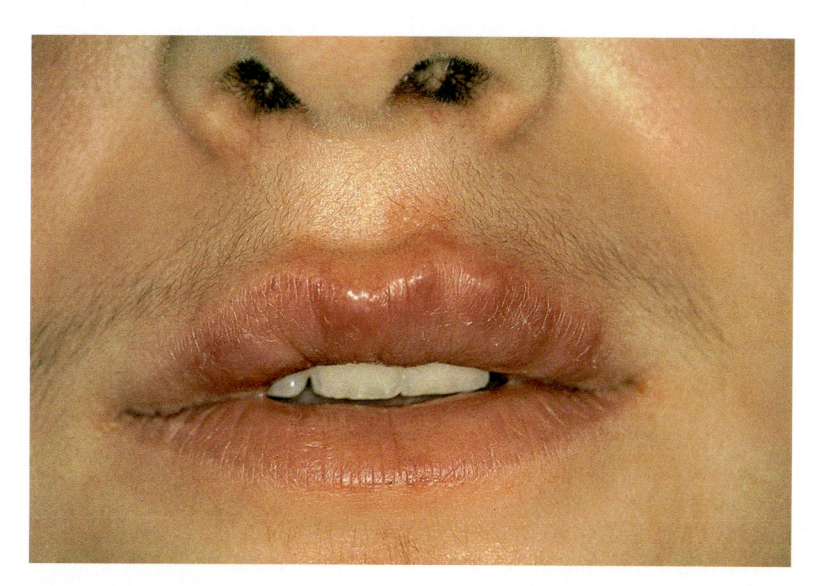

Figura 397 Sarcoidose, nódulos múltiplos e vermelhos no lábio superior.

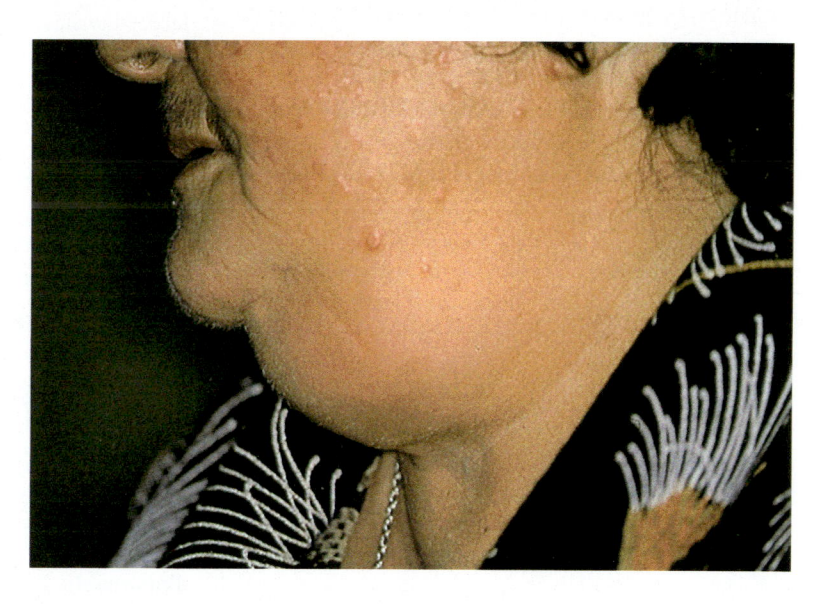

Figura 398 Síndrome de Heerfordt, aumento de volume das glândulas salivares maiores.

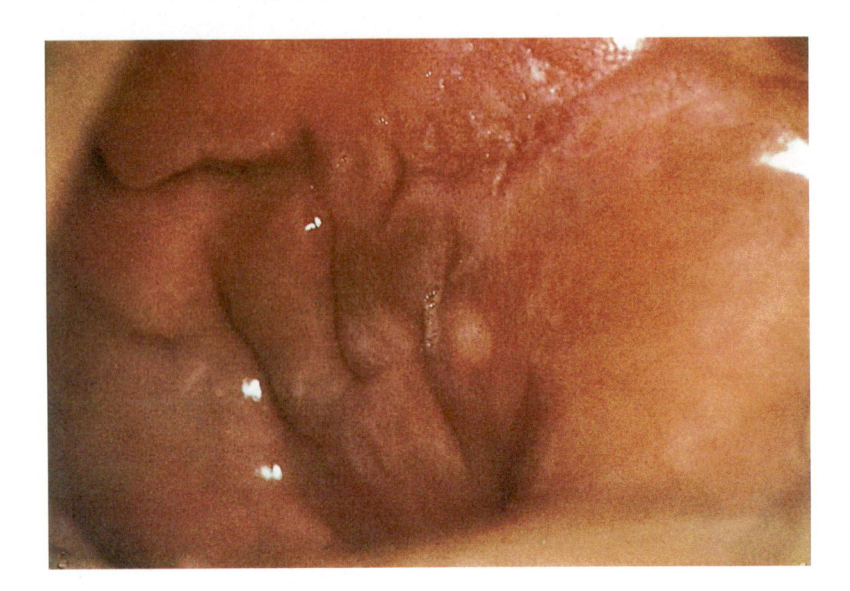

Figura 399 Doença de Crohn, aparência de "pedra remendada" na mucosa oral.

Doença de Crohn

A doença de Crohn ou enterite regional é uma doença inflamatória crônica que envolve o íleo e outras partes do trato gastrintestinal. A causa permanece obscura, entretanto, um mecanismo imunológico provavelmente participa na patogenia. A doença afeta em geral pessoas jovens entre 20 e 30 anos e clinicamente se apresenta com dores abdominais, diarréia, perda de peso, vômitos, febre baixa e sangramento retal. Dentre as manifestações extra-abdominais da doença incluem-se espondilite, artrite, uveíte e manifestações bucais. As lesões bucais têm sido encontradas em 10 a 20% dos pacientes com doença de Crohn e podem preceder ou seguir ao envolvimento intestinal. Clinicamente, as áreas afetadas com mais freqüência são a mucosa oral e o fundo de sulco onde as alterações aparecem como lesões granulomatosas edemaciadas, hipertróficas, com ou sem ulceração. Também ocorrem nódulos elevados e difusos que resultam em aparência de "pedra remendada" na mucosa oral ou lesões agrupadas na mucosa (**Fig. 399**). Também podem ser vistos aumento de volume granulomatoso dos lábios, queilite angular, eritema e descamação da pele peribucal, aumento de volume difuso, granular e eritematoso da gengiva e ulceração no palato (**Fig. 400**). Além disso, são associadas à doença de Crohn as lesões não-específicas tipo aftas e linfadenopatias persistentes. As lesões bucais em geral regridem quando os sintomas intestinais estão em remissão.

Diagnóstico diferencial. Granuloma piogênico, *epulis fissurata*, tuberculose, sarcoidose, queilite granulomatosa e síndrome de Melkersson-Rosenthal.

Teste laboratorial. Ajudam no estabelecimento do diagnóstico o exame histopatológico, os estudos radiográficos do intestino e a investigação sorológica (p. ex., taxa elevada de eritrossedimentação e redução dos níveis séricos de albumina, cálcio e ferro).

Tratamento. Costicosteróide tópico, corticosteróide sistêmico, sulfonamidas e agentes imunossupressores em casos mais graves.

Síndrome de Melkersson-Rosenthal

A síndrome de Melkersson-Rosenthal é rara e de causa desconhecida, afetando pessoas jovens de ambos os sexos. Caracteriza-se por aumento de volume recorrente na face, paralisia facial unilateral recorrente e língua fissurada (**Fig. 401**). Na forma completa da síndrome, todos os sintomas podem aparecer de forma simultânea. A queilite granulomatosa é considerada a forma representante da manifestação monossintomática da síndrome. O aumento de volume é usualmente restrito aos lábios e à face (**Fig. 402**). Entretanto, pode haver aumento de volume no palato, mucosa oral e lingual. O envolvimento gengival aparece como aumento de volume pequeno, irregular, vermelho-azulado e edematoso que pode ser localizado ou difuso (**Fig. 403**).

Diagnóstico diferencial. Paralisia idiopática do nervo facial, queilite glandular, edema angioneurótico, língua fissurada, doença de Crohn e sarcoidose.

Teste laboratorial. O diagnóstico é feito pelo exame histopatológico de biópsia.

Tratamento. É sintomático.

Doenças Granulomatosas 217

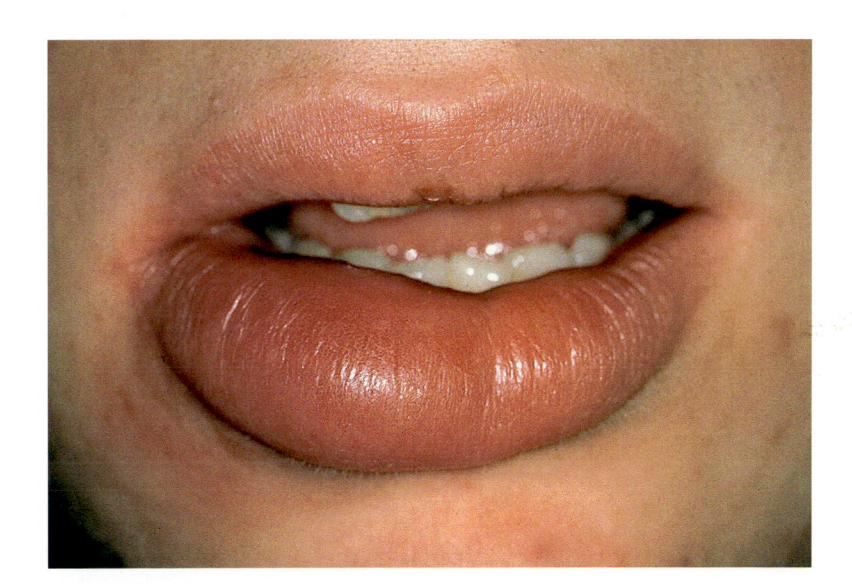

Figura 400 Doença de Crohn, aumento de volume do lábio.

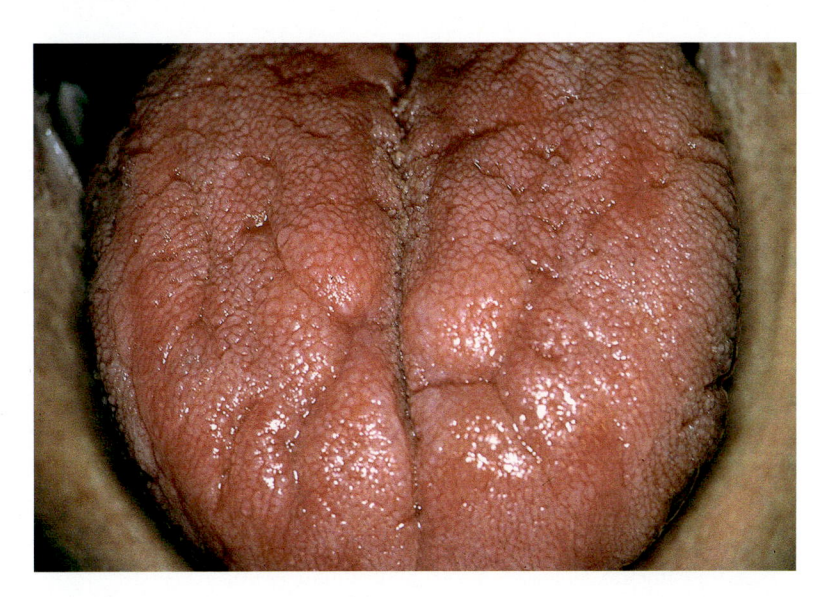

Figura 401 Síndrome de Melkersson-Rosenthal, língua fissurada.

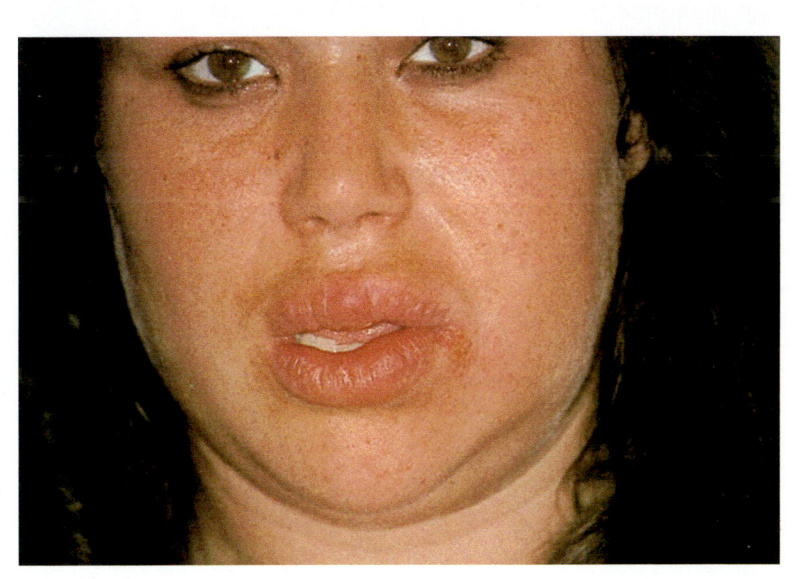

Figura 402 Síndrome de Melkersson-Rosenthal, aumento de volume da face e dos lábios.

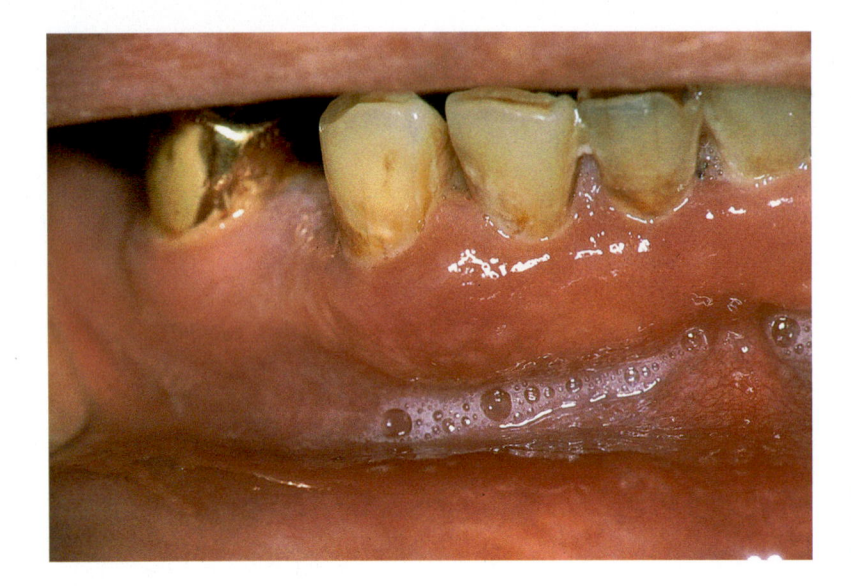

Figura 403 Síndrome de Melkersson-Rosenthal, aumento de volume gengival.

Granulomatose Bucofacial

Granulomatose bucofacial refere-se à presença de reação granulomatosa na região facial e bucal em pacientes sem nenhuma outra doença granulomatosa sistêmica. Entretanto, algumas vezes os pacientes podem desenvolver sarcoidose, doença de Crohn ou síndrome de Melkersson-Rosenthal algum tempo depois. A etiologia da granulomatose bucofacial é desconhecida, mas é possível que estejam envolvidos na patogenia da doença fatores adicionados a comida (canela, tartrazina), infecções locais bacterianas ou virais, reação de corpo estranho e resposta imune local a fatores desconhecidos.

Clinicamente, as lesões bucais apresentam-se como aumento de volume indolor localizado ou difuso persistente e usualmente eritematoso (**Figs. 404-406**). As localizações mais freqüentemente envolvidas são os lábios, a gengiva e a língua. O diagnóstico é feito por exclusão de outras doenças granulomatosas sistêmicas sabidamente associadas à formação de granulomas na região bucofacial.

Diagnóstico diferencial. Doença de Crohn, sarcoidose, síndrome de Melkersson-Rosenthal, doença crônica granulomatosa e doença por arranhadura de gato.

Teste laboratorial. Exame histopatológico e testes específicos para descartar outras doenças granulomatosas sistêmicas.

Tratamento. Eliminação da dieta, corticosteróide tópico ou sistêmico, metronidazol. Se as medidas anteriores falharem, é usada a excisão cirúrgica.

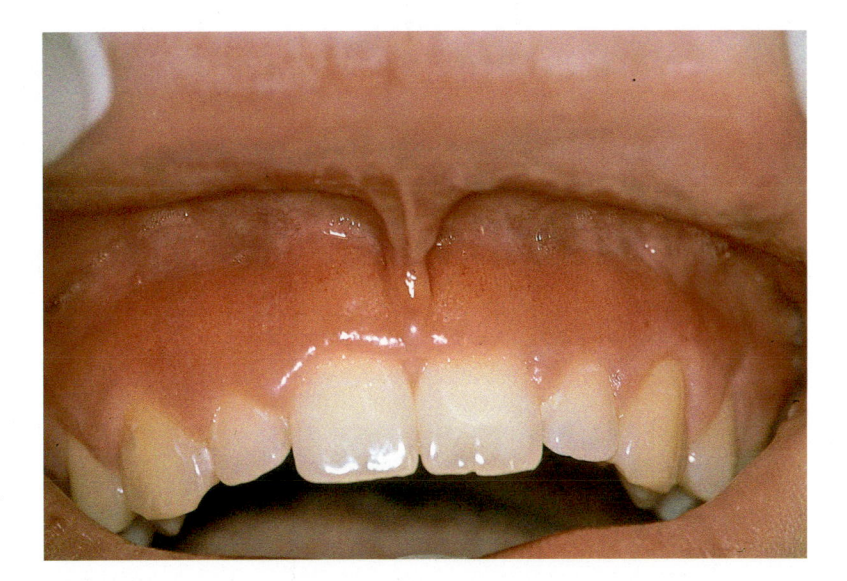

Figura 404 Granulomatose bucofacial, aumento de volume generalizado da gengiva.

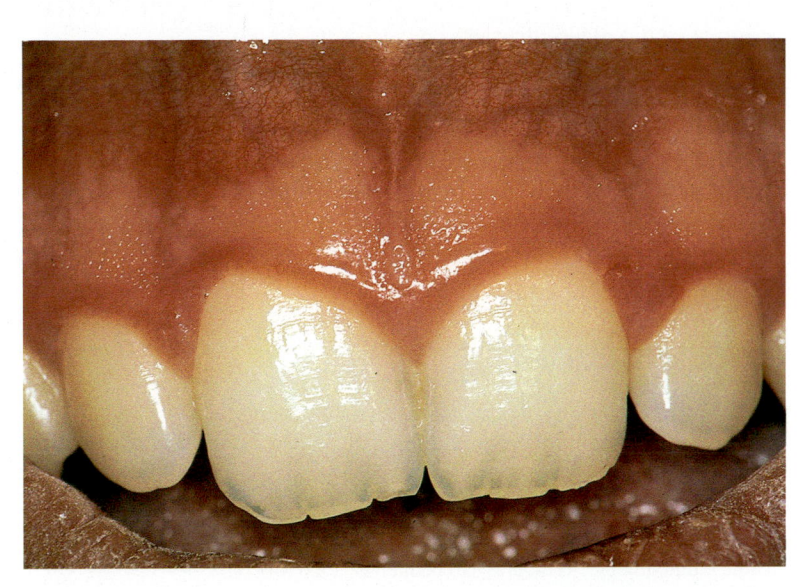

Figura 405 Granulomatose bucofacial, aumento de volume da gengiva.

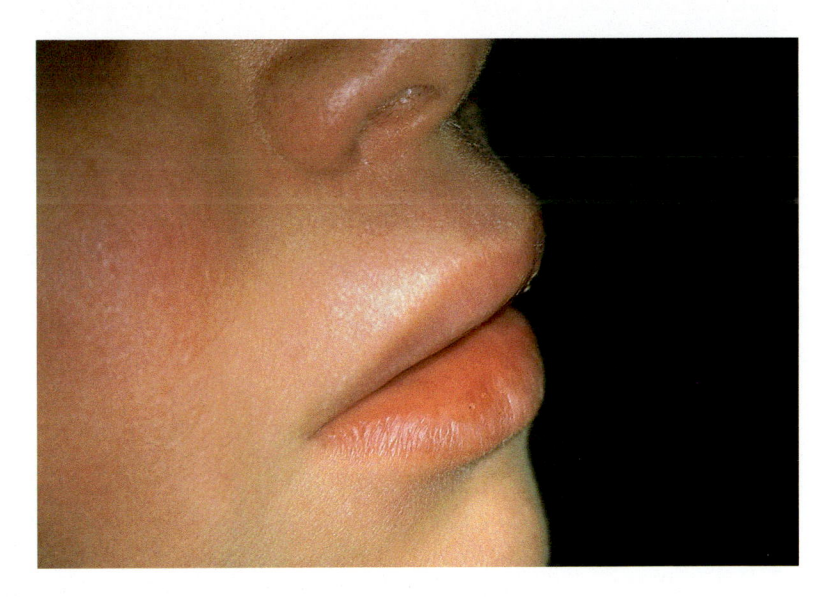

Figura 406 Granulomatose bucofacial, aumento de volume dos lábios devido à injeção de silicone.

22. Doenças com Provável Patogenia Imunológica

Úlcera Aftosa Recorrente

As úlceras aftosas recorrentes são as lesões mais comuns da mucosa bucal, afetando 10 a 30% da população. A causa exata permanece desconhecida, entretanto diversos fatores etiológicos têm sido sugeridos, como deficiência de ferro, vitamina B_{12}, ou acido fólico e infecções virais ou bacterianas, especialmente com a espécie de *Streptococcus* (*S. sanguis, S. mitis*).

Os fatores predisponentes considerados mais importantes são trauma, distúrbios endócrinos, estresse emocional e alergia. Nas mulheres, as lesões podem ocorrer de forma cíclica alguns dias antes da menstruação. Recentemente, evidências suportam o conceito de que as imunidades mediadas por células e a humoral frente a antígenos da mucosa bucal desempenham papel primário na patogênese da úlcera aftosa recorrente e da síndrome de Behçet. As úlceras aftosas recorrentes têm sido classificadas em quatro variedades com base em critérios clínicos: menor, maior, úlcera herpetiforme e aftas associadas à doença de Behçet.

Úlcera Aftosa Menor

A úlcera aftosa menor é a forma mais comum da doença. Ela ocorre, por algum motivo, mais em mulheres do que em homens durante a segunda e terceira décadas, mas pode aparecer em qualquer idade. A sensação prodrômica de queimação precede em 24 a 48h antes da úlcera ser identificada. Clinicamente, as úlceras são pequenas, 2 a 6 mm de diâmetro, ovais e muito doloridas, cobertas por membrana branco-amarelada que representa o tecido necrosado (**Fig. 407**). São bem-delimitadas e circundadas por um fino halo eritematoso. Não existe o estágio de vesícula.

As úlceras podem ser únicas ou múltiplas (2 a 6); em geral persistem por 5 a 8 dias e gradualmente curam sem deixar cicatrizes. Usualmente, há recorrência em intervalos de 1 a 5 meses. As localizações mais comuns de ocorrência são as mucosas bucais não-ceratinizadas (móveis, como mucosa oral, lábios, língua e fundo de sulco vestibular). As lesões são extremamente raras na gengiva e no palato.

Úlcera Aftosa Maior

Acredita-se que a úlcera aftosa maior seja a forma mais grave das úlceras aftosas. Antigamente pensava-se que elas representavam uma entidade distinta conhecida como periadenite mucosa necrótica recorrente ou doença de Sutton. Essas úlceras são usualmente em número de um a cinco com 1 a 2 cm de diâmetro cada uma, profundas e extremamente doloridas (**Figs. 408-410**). As localizações mais comuns são o lábio, a mucosa oral, a língua e o palato mole. Persistem por 3 a 6 semanas e deixam cicatrizes nos casos de úlceras mais profundas com recorrência em intervalos de 1 a 3 meses. O diagnóstico das úlceras aftosas menor e maior é exclusivamente com base em critérios clínicos. Além disso, os antígenos HLA-B12, A2, AW29 e DR7 são encontrados com freqüência levemente aumentada em pacientes com úlceras aftosas.

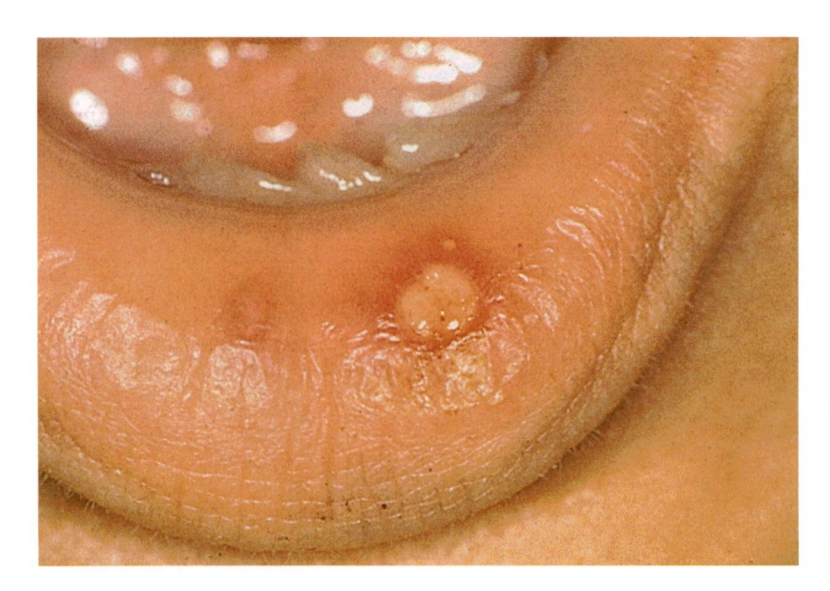

Figura 407 Úlcera aftosa menor.

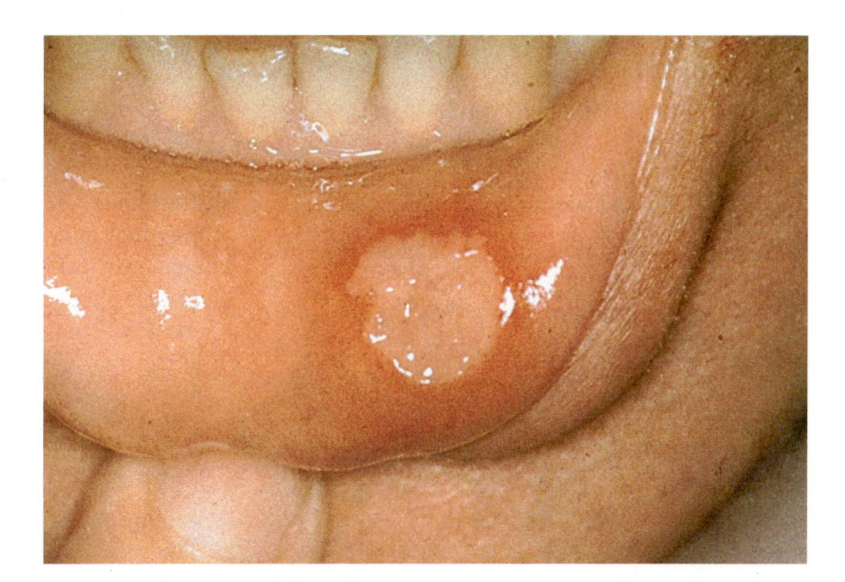

Doenças com Provável Patogenia Imunológica 221

Figura 408 Úlcera aftosa maior no lábio inferior.

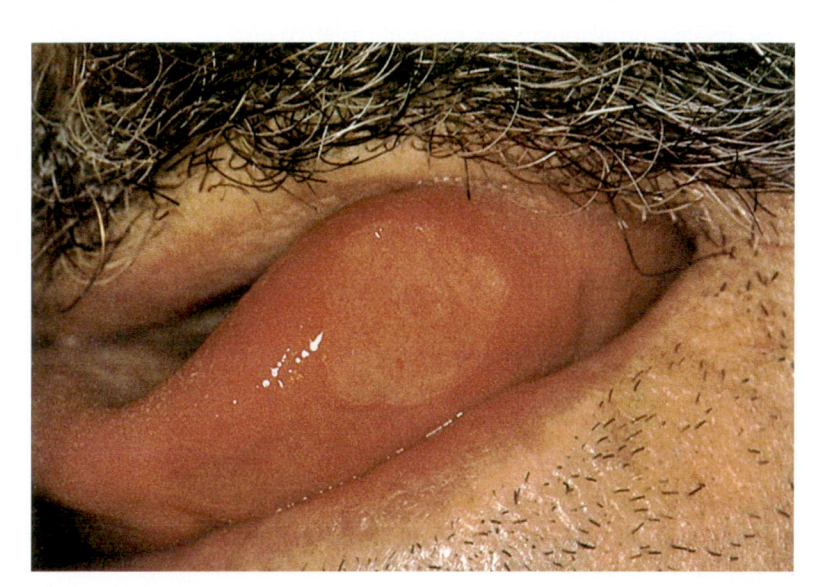

Figura 409 Úlcera aftosa maior na língua.

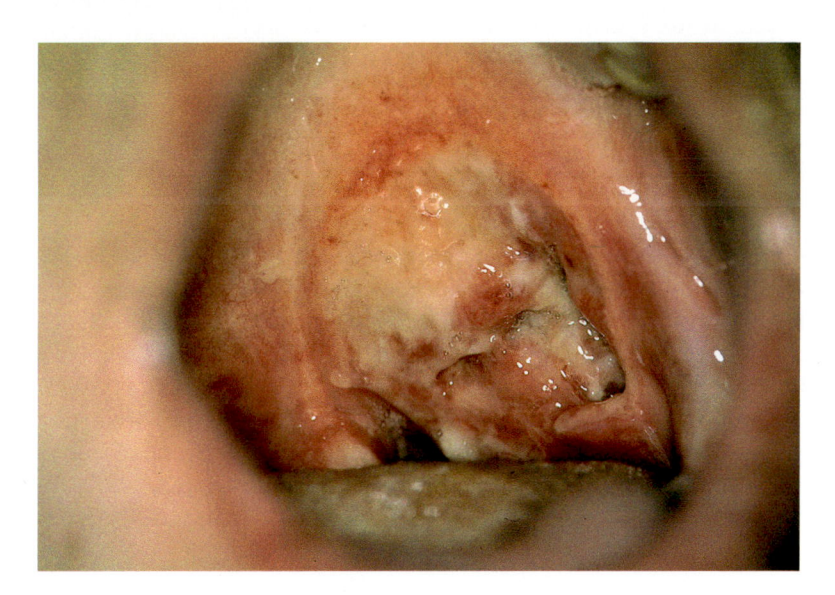

Figura 410 Úlcera aftosa maior no palato mole.

Diagnóstico diferencial. Doença de Behçet, herpes simples, doença das mãos, pés e boca, cancro sifilítico, placas mucosas da sífilis secundária, neutropenia cíclica, síndrome FAPA, eritema multiforme e, menos freqüentemente, estomatite venenata e medicamentosa e, raramente, úlceras malignas e linfóides.

Tratamento. A aplicação tópica de pomadas esteróides reduz o desconforto e diminui a duração das lesões. Têm sido utilizados anestésicos tópicos, antibióticos, colutórios bucais e cauterização química. Em casos graves, a injeção intralesional ou o uso sistêmico de esteróides em baixas doses (10 a 20 mg de prednisona) durante 5 a 10 dias reduz a dor com eficiência.

Úlceras Herpetiformes

A úlcera herpetiforme ou estomatite herpetiforme foi descrita pela primeira vez por Cook em 1960, o qual estabeleceu as semelhanças clínicas desta doença com lesões do herpes simples e as diferenças histológicas, microbiológicas e imunológicas correspondentes. A doença apresenta-se como múltiplas úlceras (10 a 100) pequenas e rasas com 1 a 2 mm de diâmetro com fino halo vermelho que gradualmente coalescem, formando lesões grandes e irregulares (**Fig. 411**). As lesões são muito doloridas e podem ocorrer em qualquer lugar da mucosa bucal, persistindo por 1 a 2 semanas, e a recorrência acontece em período superior a 1 a 3 anos.

A idade mais comum de ocorrência é entre 20 e 30 anos. Embora a exata natureza da doença seja desconhecida, considera-se apropriado incluí-la como uma variante das úlceras aftosas recorrentes.

Diagnóstico diferencial. Gengivoestomatite primária, herpangina e eritema multiforme.

Tratamento. É sintomático. Doses baixas de corticóides (10 a 20 mg de prednisona) durante 5 a 7 dias podem ser úteis em casos graves.

Síndrome FAPA

A FAPA é uma doença rara descrita em 1987 e tem como principais carcterísticas febre periódica, estomatite aftosa, faringite e adenite cervical. A etiologia permanece desconhecida, embora possam estar envolvidos na patogenia da doença uma anormalidade nas células T supressoras, neutrófilos ou histiócitos.

A doença afeta freqüentemente crianças menores de 8 anos e apresenta recorrência por mais de 6 a 10 anos. A febre é acompanhada de calafrios e mal-estar, começa abruptamente, com temperatura em torno de 39° a 40°C, reaparece em intervalos de 4 a 8 semanas, dura por aproximadamente 4 dias e resolve espontaneamente. As úlceras aftosas são comuns e aparecem nas variantes menor ou maior (**Fig. 412**). Estão sempre presentes faringite e amigdalite, como também adenopatia cervical bilateral. Sintomas menos comuns são dor de cabeça, dor abdominal e artralgia. O diagnóstico é feito com base na história e nas características clínicas, uma vez que nenhum achado laboratorial específico é conhecido.

Diagnóstico diferencial. Neutropenia cíclica, doença de Behçet, estomatite herpética e infecção pelo HIV.

Tratamento. Doses baixas de corticosteróides, cimetidina.

Doença de Behçet

A doença de Behçet é uma desordem inflamatória crônica multissistêmica de causa e prognóstico incertos. Entretanto, a maioria das evidêndias atuais fala a favor de uma natureza imunológica que é feita com base pela associação da doença com a ativação do complemento e formação de imunocomplexos. Além disso, a base imunogenética sugere o aumento na prevalência de HLA-Bw 51, B5, B27 e B12 nos pacientes. A doença é 5 a 10 vezes mais comum em homens com média de idade entre 20 a 30 anos. Recentemente, o Grupo Internacional de Estudos da Doença de Behçet propôs um novo conjunto principal de critérios de diagnóstico clínico. Estes critérios são: a) ulcerações bucais recorrentes; b) ulcerações genitais recorrentes; c) lesões oculares; d) lesões de pele; e e) teste positivo de pathergy. Entretanto, outros aspectos clínicos menores podem ser vistos, como artrite, artralgia, tromboflebite, trombose de veias profundas, epididimite, oclusão arterial ou aneurisma, envolvimento do sistema nervoso central, manifestações gastrintestinais e pulmonares e história familiar. Para o estabelecimento do diagnóstico definitivo da doença de Behçet, devem estar presentes ulcerações aftosas recorrentes e pelo menos dois dos outros quatro critérios clínicos maiores. A mucosa bucal está invariavelmente envolvida e, com freqüência, as lesões bucais precedem outras manifestações clínicas. As úlceras bucais estão presentes em 90 a 100% dos casos, variam em tamanho e número, em geral são recorrentes e desenvolvem-se em qualquer lugar da boca (**Figs. 413, 414**).

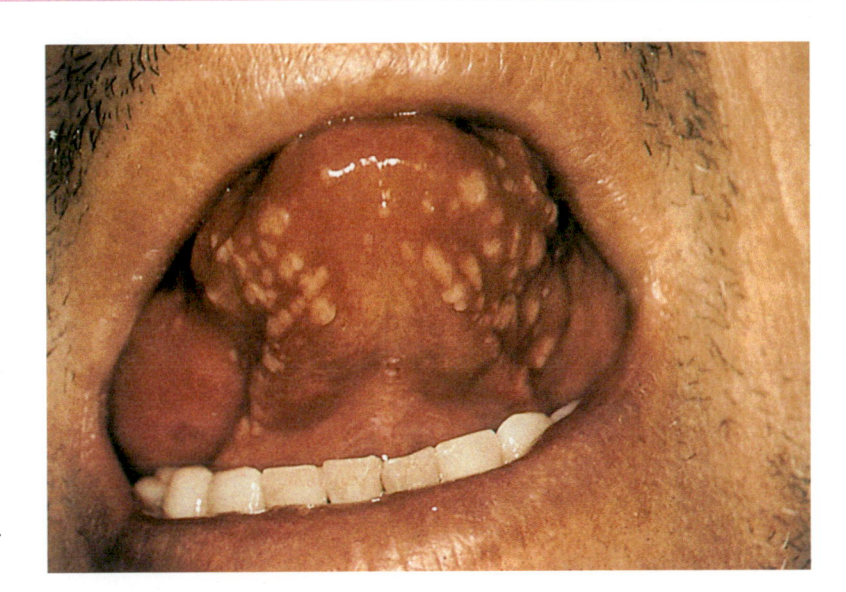

Doenças com Provável Patogenia Imunológica 223

Figura 411 Múltiplas úlceras herpetiformes na língua.

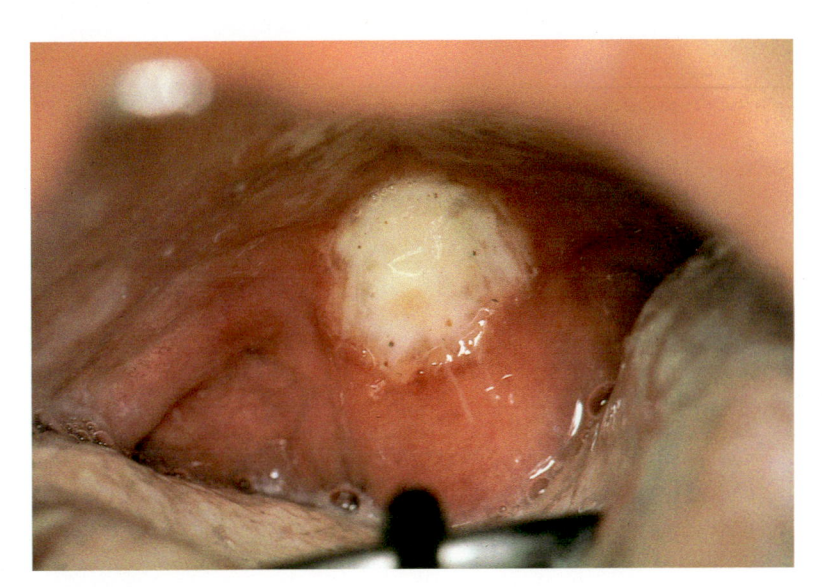

Figura 412 Síndrome FAPA, úlceras aftosas no palato mole.

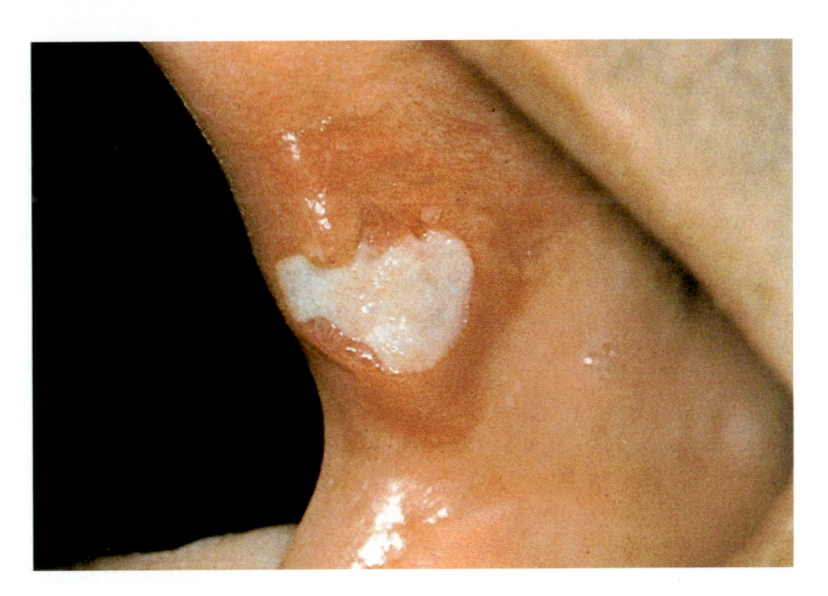

Figura 413 Doença de Behçet, úlcera aftosa maior na mucosa oral.

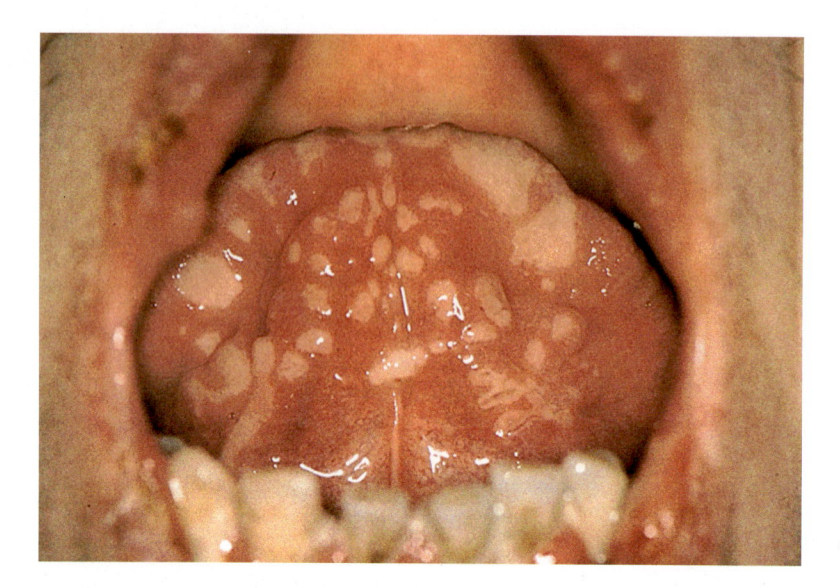

Figura 414 Doença de Behçet, múltiplas úlceras aftosas na língua.

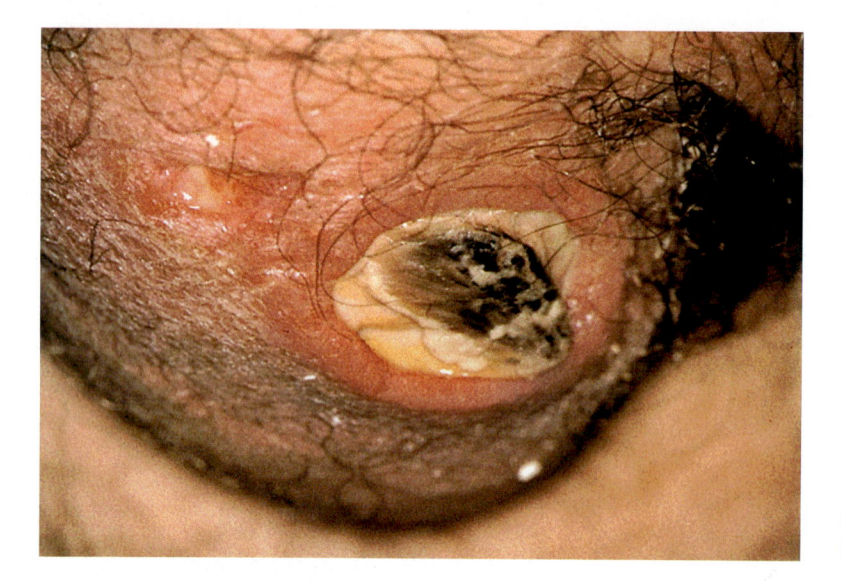

Figura 415 Doença de Behçet, duas úlceras no escroto.

As úlceras genitais ocorrem em 60 a 80% dos casos. Elas são arredondadas, bem-delimitadas e ocorrem principalmente no escroto, na glande ou no corpo do pênis, nos grandes lábios e, também, na parte interna das dobras entre a genitália e a coxa (**Figs. 415, 416**).

As lesões oculares desenvolvem-se em 30 a 90% dos casos e variam em gravidade de simples conjuntivite até irite recorrente com hipópio, uveíte e vasculite na retina, a qual pode, ocasionalmente, levar à cegueira (**Fig. 417**).

As lesões de pele estão presentes em 50 a 80% dos casos e consistem em pápulas, pústulas, eritema nodoso, úlceras e, raramente, lesões necróticas (**Fig. 418**).

O diagnóstico é feito exclusivamente com base na história e na avaliação clínica das lesões, uma vez que não existem exames laboratoriais patognomônicos.

Diagnóstico diferencial. Úlceras aftosas recorrentes, síndrome FAPA, síndrome de Reiter, eritema multiforme e síndrome de Steven-Johnson, pênfigo, penfigóide cicatricial e colite ulcerativa.

Teste laboratorial. Achados não-específicos de inflamação ocorrem na avaliação sorológica e hematológica de rotina. As alterações histopatológicas consistem em infiltrado celular mononuclear perivascular, aumento de volume ou necrose das células endoteliais, obliteração parcial do lúmen e, ocasionalmente, necrose fibrinosa dos vasos. Há incremento na associação de HLA-Bw51, B5, B12 e B27 em pacientes com síndrome de Behçet.

Tratamento. É sintomático em casos moderados. Em casos graves, são administrados esteróides sistêmicos, drogas imunossupressoras, talidomida, colchicina e dapsona.

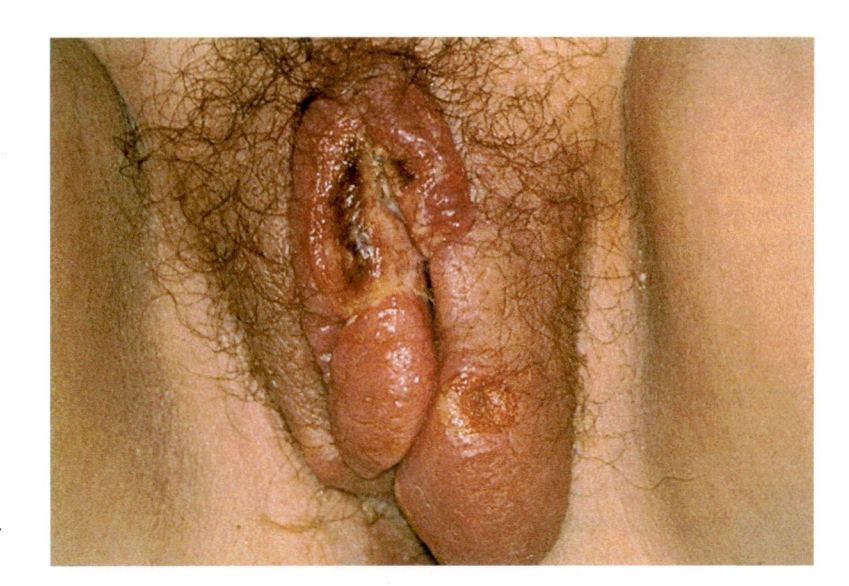

Doenças com Provável Patogenia Imunológica 225

Figura 416 Doença de Behçet, múltiplas úlceras nos grandes lábios.

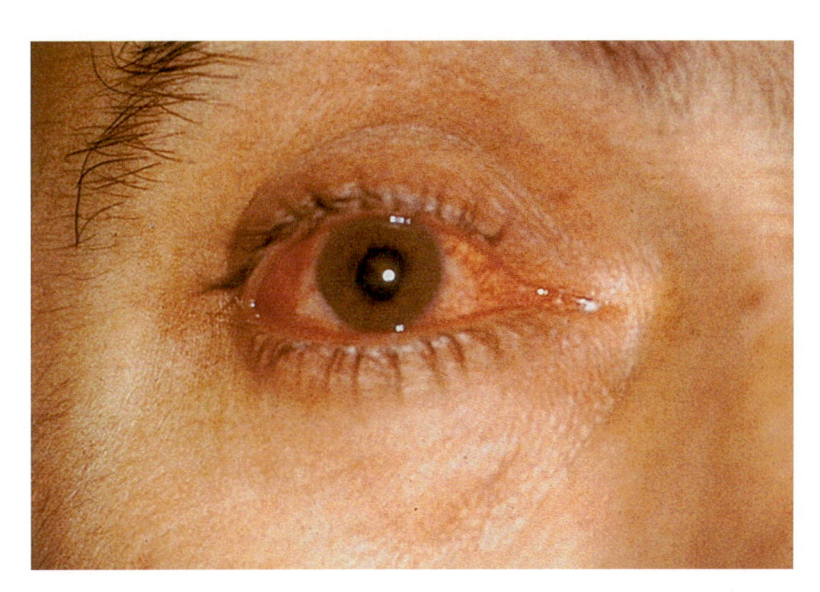

Figura 417 Doença de Behçet, conjuntivite e irite.

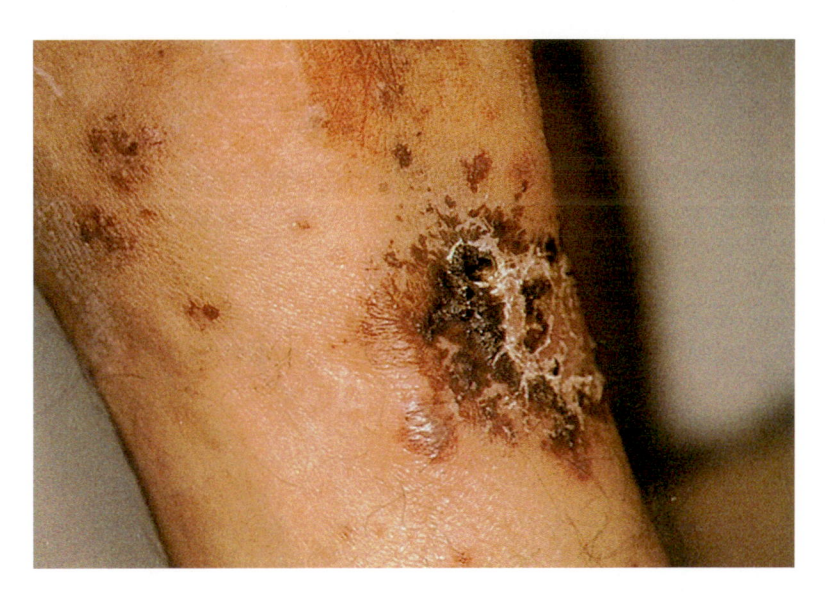

Figura 418 Doença de Behçet, pústulas e lesões necróticas na pele.

Síndrome de Reiter

A síndrome de Reiter tem causa desconhecida e afeta, de modo predominante, homens jovens entre 20 e 30 anos. A maioria dos pacientes com esta síndrome é positiva para HLA-B27. A síndrome pode se seguir a uma infecção entérica com espécies de *Salmonella* ou *Yersinia*, ou uretrite não-gonocócica com *Chlamydia* ou *Ureaplasma urealyticum*. Dentre as características clínicas incluem-se uretrite não-gonocócica, conjuntivite (**Fig. 419**), artrite e lesões mucocutâneas. As lesões bucais ocorrem em 20 a 40% dos pacientes. Manifestam-se como eritema difuso e erosões superficiais, discretas e dolorosas. São comuns placas vermelho-escuras, dolorosas e levemente elevadas, variando de alguns milímetros a muitos centímetros de diâmetro, ocasionalmente circundadas por linhas anelares esbranquiçadas localizando-se na mucosa oral, gengiva, palato e lábios (**Fig. 420**). Quando essas lesões localizam-se na língua, imitam a língua geográfica. Incluem-se nas lesões genitais as uretrites e balanites em anel. As lesões cutâneas caracterizam-se por máculas, vesículas ou pústulas (ceratoderma blenorrágico) envolvendo a sola dos pés, palma das mãos e outras áreas da pele. Crostas ceratóticas formam-se tardiamente no curso da doença. É possível a ocorrência de erupções cutâneas tipo psoríase, pápulas escarificadas, placas com pústulas no centro e alterações nas unhas (**Figs. 421, 422**). Conjuntivite e iridociclite aguda são vistas em 20 a 30% dos casos. Apesar das manifestações mucocutâneas aparecerem 4 a 6 semanas após o início da doença, elas são importantes para o diagnóstico. A artrite assimétrica das grandes articulações é a manifestação mais precoce e importante e pode ocasionalmente provocar deficiência. Raramente ocorrem desordens cardiovasculares, neurológicas e amiloidose. O diagnóstico é feito com base em critérios clínicos, pois não há exames laboratoriais específicos.

Diagnóstico diferencial. O diagnóstico diferencial das lesões bucais inclui eritema multiforme, síndrome de Stevens-Johnson, psoríase, doença de Behçet, língua geográfica e estomatites.

Teste laboratorial. Não há teste específico. Entretanto, exames histopatológico e radiográfico são úteis.

Tratamento. É inespecífico e sintomático. Drogas antiinflamatórias não-esteróides, salicilatos e tetraciclinas são úteis. Nos casos graves, pode-se administrar ciclosporina, azatioprina, metotrexane e esteróides sistêmicos.

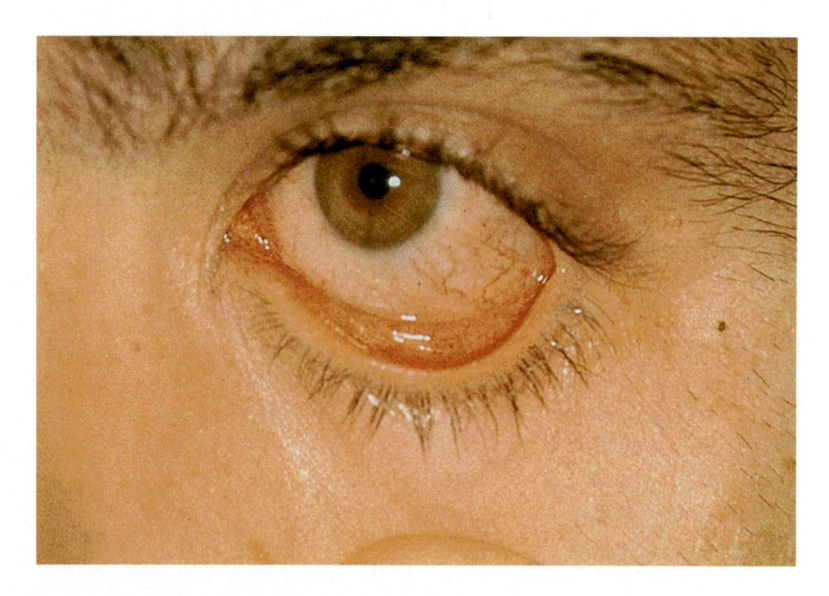

Figura 419 Síndrome de Reiter, conjuntivite.

Doenças com Provável Patogenia Imunológica 227

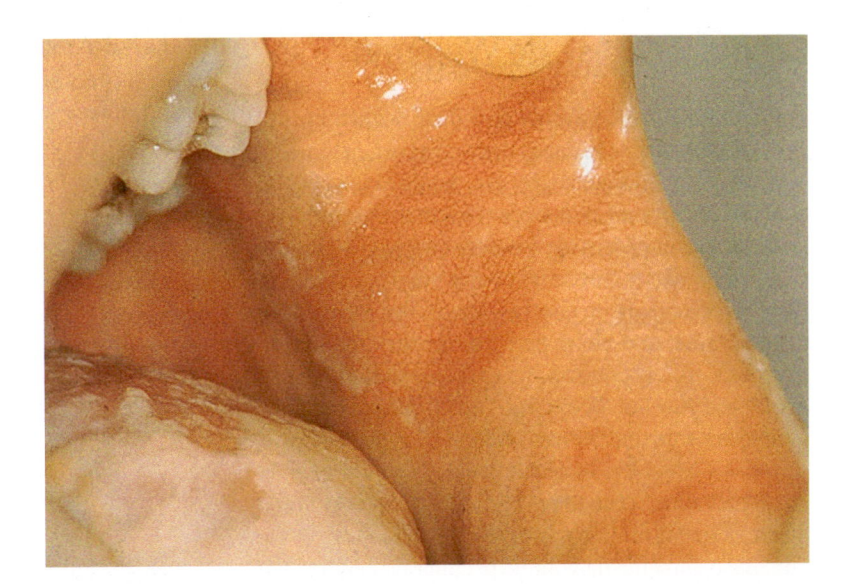

Figura 420 Síndrome de Reiter, áreas avermelhadas circundadas por linhas anelares esbranquiçadas na mucosa oral.

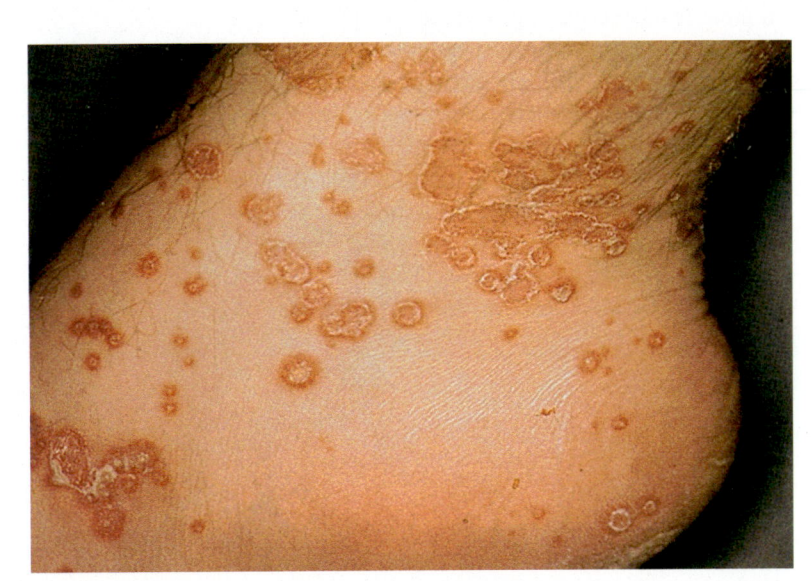

Figura 421 Síndrome de Reiter, lesões tipo psoríase na pele.

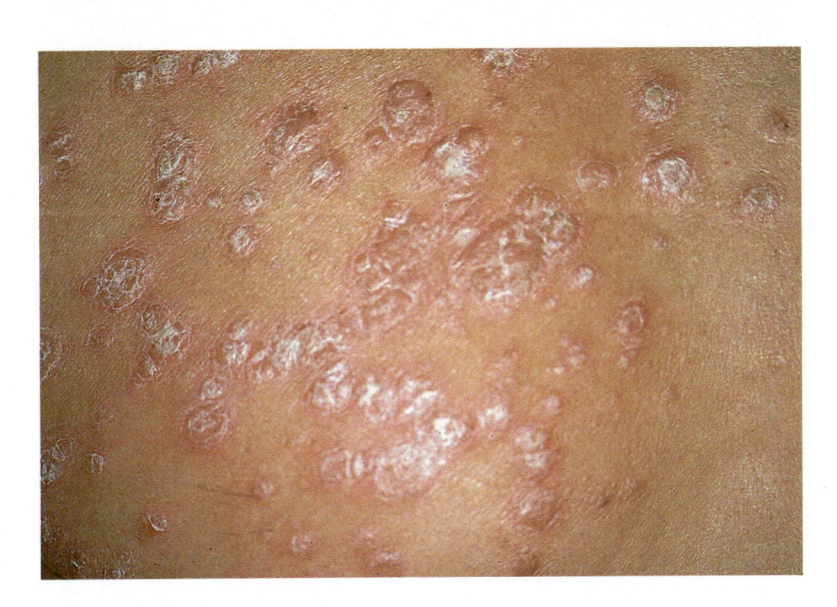

Figura 422 Síndrome de Reiter, pápulas múltiplas na pele.

Granulomatose de Wegener

A granulomatose de Wegener é uma doença crônica granulomatosa rara de causa desconhecida, embora um mecanismo imunológico provavelmente esteja envolvido na sua patogenia. A doença tem como característica lesões granulomatosas necrosantes do trato respiratório superior e inferior, vasculite necrosante focal generalizada envolvendo tanto artérias como veias e glomerulite necrosante, que evolui para glomerulonefrite granulomatosa. As lesões bucais na granulomatose de Wegener são razoavelmente comuns, embora sua verdadeira incidência seja desconhecida. As lesões bucais aparecem como úlceras solitárias ou múltiplas circundadas por uma zona inflamada (**Figs. 423-426**). São comumente afetados a língua, o palato e a mucosa oral. Raramente o aumento de volume peculiar da gengiva é sinal precoce da doença. A gengiva aumenta de volume com uma superfície vermelha papilomatosa e granulomatosa. As lesões cutâneas ocorrem em metade dos pacientes e têm como característica pápulas, petéquias, placas e úlceras. É possível, também, a ocorrência de manifestações oculares, cardíacas, neurológicas e das articulações. As manifestações mais comuns e severas da doença são o envolvimento pulmonar e renal. O prognóstico usualmente é desfavorável, entretanto, nos dias atuais, têm sido descritas formas localizadas da doença com melhor evolução.

Diagnóstico diferencial. Granuloma letal mediano, úlceras tuberculosas, carcinoma espinocelular, leucemias, linfomas e micoses sistêmicas.

Teste laboratorial. Exame histopatológico, radiografias de pulmão, exames hematológicos e de urina. A detecção no soro do paciente de anticorpos citoplasmáticos antineutrófilos (ANCA) tem sido um instrumento muito importante no diagnóstico da granulomatose de Wegener.

Tratamento. A terapia combinada de esteróides, ciclofosfamidas e azatioprina tem melhorado o prognóstico da doença.

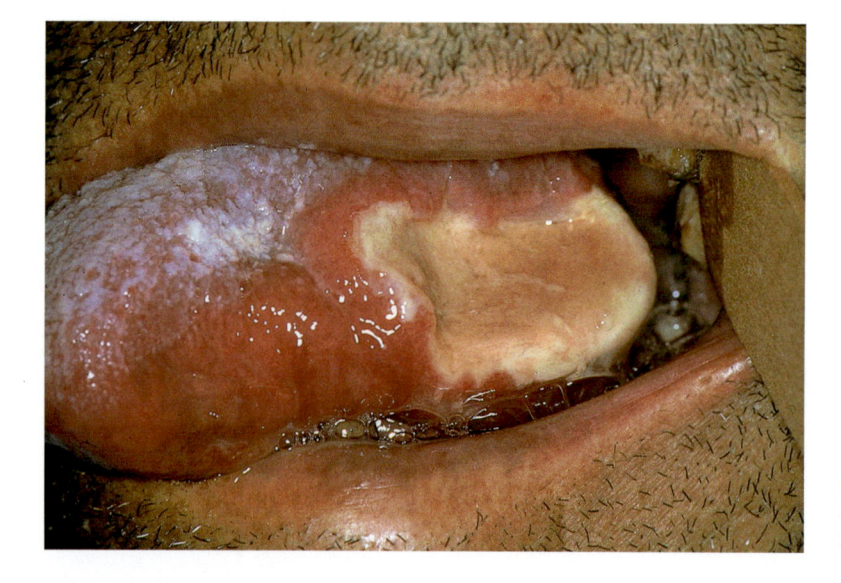

Figura 423 Granulomatose de Wegener, úlcera extensa circundada por zona eritematosa na língua.

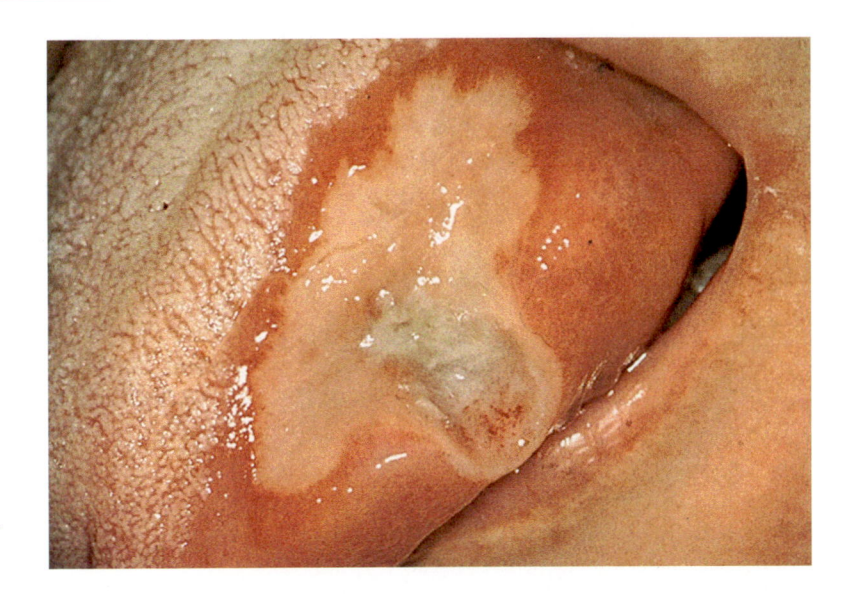

Doenças com Provável Patogenia Imunológica 229

Figura 424 Granulomatose de Wegener, úlcera na língua.

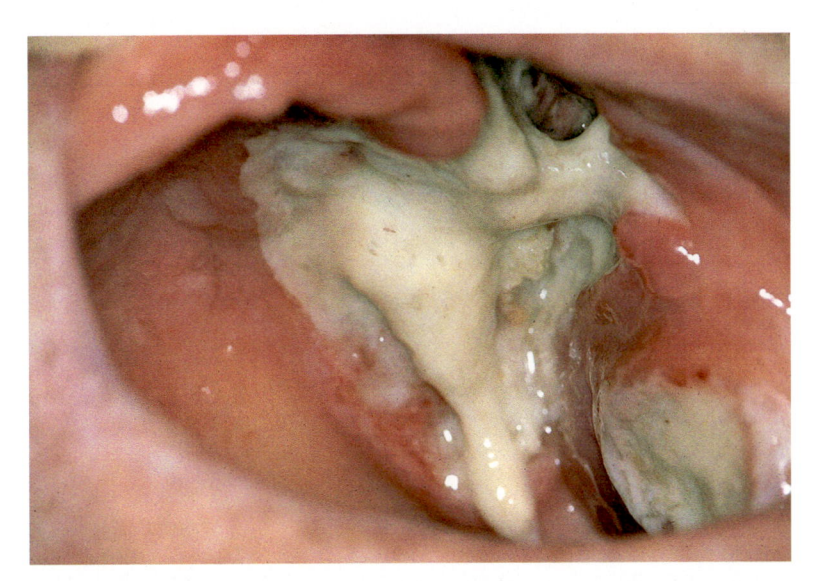

Figura 425 Granulomatose de Wegener, úlcera extensa no palato e na mucosa oral.

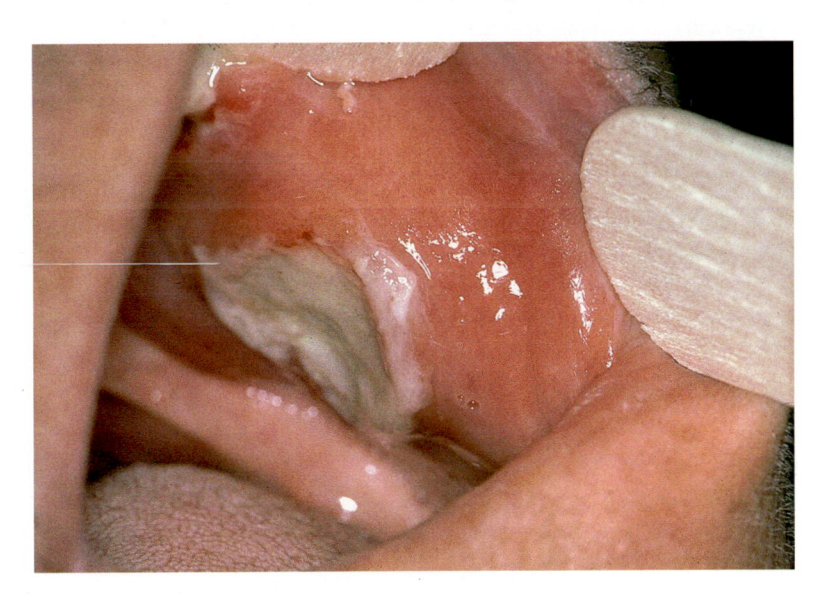

Figura 426 Granulomatose de Wegener, úlcera na mucosa jugal.

23. Doenças Auto-imunes

Lúpus Eritematoso Discóide

O lúpus eritematoso é uma doença auto-imune inflamatória crônica com espectro amplo de manifestações clínicas, nas quais lesões mucocutâneas podem ocorrer com ou sem manifestações sistêmicas. A causa e os mecanismos patogenéticos responsáveis pelo lúpus eritematoso específico da pele e mucosa não estão bem compreendidos. Nos fatores etiológicos relacionados especificamente à doença cutânea incluem-se radiação UV, infecções virais, drogas e fumar cigarros.

O lúpus eritematoso discóide é a forma mais comum da doença. Tende a ficar restrito à pele e tem curso benigno na maioria dos pacientes. As lesões caracterizam-se por pápulas e placas violáceas que descamam e hiperceratose folicular proeminente, apresentam limites bem-definidos da pele sadia adjacente e evoluem para a formação de cicatrizes atróficas e teleangectásicas. As lesões do lúpus discóide localizam-se mais freqüentemente acima da região cervical (face, orelhas e couro cabeludo) e, em geral, mostram o aspecto característico de "asa de borboleta" na face (**Fig. 427**). Se as lesões envolverem regiões acima e abaixo do pescoço, é caracterizada como lúpus eritematoso discóide. As lesões cutâneas persistem por meses ou anos.

A mucosa bucal está envolvida em 15 a 25% dos casos e é associada a lesões de pele. Entretanto, em raras ocasiões, podem ocorrer somente lesões bucais. As lesões típicas da boca caracterizam-se por uma área atrófica vermelha central bem-definida, circundada por bordas elevadas bem-delineadas com estrias esbranquiçadas (**Fig. 428**). Podem estar presentes nas áreas eritematosas pequenos pontos brancos e teleangectásicos. É possível que estejam presentes também úlceras, erosões e placas brancas que evoluem para cicatrizes atróficas (**Fig. 429**).

A mucosa oral é a localização mais freqüentemente afetada, seguida do lábio inferior, gengiva e língua. Em geral, os aspectos clínicos das lesões bucais não são patognomônicos. Além disso, podem estar envolvidas as mucosa nasal, conjuntival e genital.

Diagnóstico diferencial. Reação a drogas, leucoplasia, eritroplasia, líquen plano, estomatite geográfica, sífilis e penfigóide cicatricial.

Teste laboratorial. Estão infreqüentemente presentes titulações baixas de anticorpos antinuclear e raramente estão presentes anticorpos antidupla fita de DNA. São detectadas imunoglobulinas subepidérmicas em 75% dos espécimes de biópsia da pele ou mucosas pelo uso de técnicas de fluorescência. O exame histopatológico das lesões bucais pode ajudar.

Tratamento. Se as lesões bucais do LED são pequenas, trata-se com esteróides tópicos; se são mais extensas, usa-se esteróides ou antimaláricos sistêmicos.

Lúpus Eritematoso Sistêmico

O lúpus eritematoso sistêmico (LES) é uma doença sistêmica grave que envolve pele, mucosas, sistemas cardiovascular e gastrintestinal, pulmões, fígado, articulações e sistema nervoso. É acompanhada por febre, fadiga, debilidade, perda de peso e linfadenopatia. A mucosa bucal está envolvida em 30 a 45% dos casos. Clinicamente há erosões extensas e doloridas ou úlceras circundadas por zonas avermelhadas ou esbranquiçadas (**Fig. 430**). Dentre os achados mais freqüentes incluem-se petéquias, edema, hemorragias e xerostomia. Poucas vezes são observadas lesões brancas hiperceratóticas.

As localizações mais freqüentemente envolvidas são o palato, lábios e mucosa oral. As manifestações bucais do LES não são patognomônicas, e o diagnóstico deve ser definido por exames laboratoriais.

Diagnóstico diferencial. Penfigóide cicatricial, líquen plano erosivo, pênfigo, penfigóide bolhoso, eritema multiforme, doença da IgA linear, doenças bucais induzidas por drogas e dermatomiosites.

Teste laboratorial. São essenciais para o diagnóstico o estudo da histopatologia e imunofluorescência de espécimes de biópsia. São também úteis para o diagnóstico anormalidades hematológicas e a presença no soro de anticorpos antiácido desoxirribonucléico nativo antidupla fita de DNA, titulação elevada de anticorpos antinuclear (ANA), anti-SM e hipocomplementoemia.

Tratamento. Dependendo da gravidade do comprometimento clínico da doença, a terapia consiste em esteróides sistêmicos, drogas antiinflamatórias não-esteróides, antimaláricos, imunossupressores e plasmaferese, se imunocomplexos estiverem presentes.

Doenças Auto-imunes 231

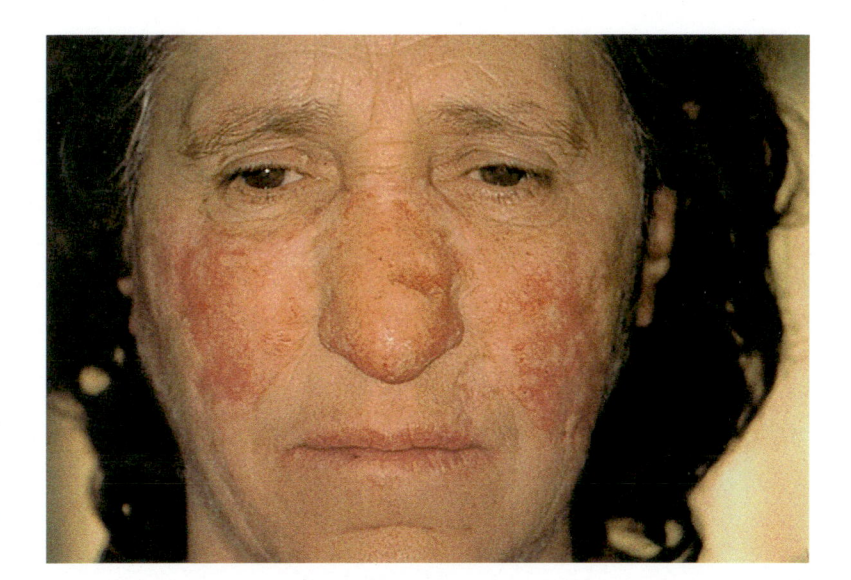

Figura 427 Lúpus eritematoso discóide, erupção característica em asa de borboleta na face.

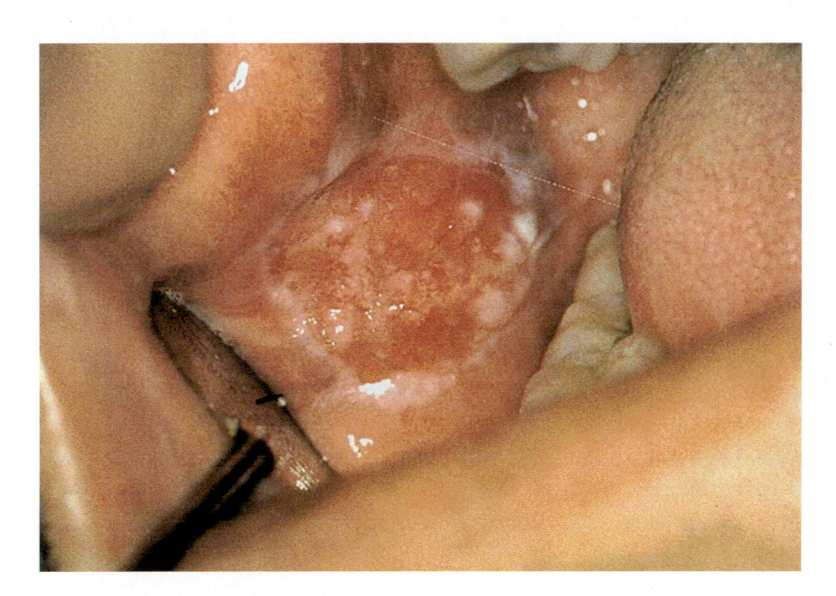

Figura 428 Lúpus eritematoso discóide, lesão típica na mucosa oral.

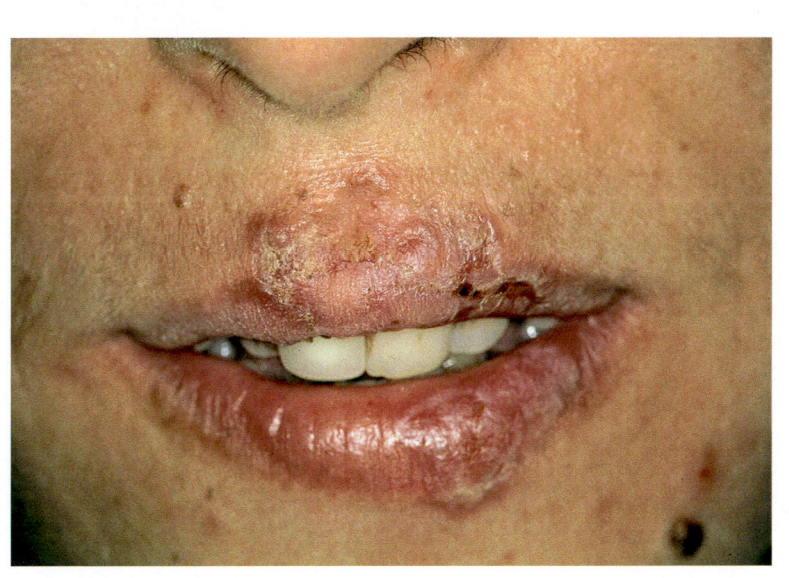

Figura 429 Lúpus eritematoso discóide, lesões nos lábios.

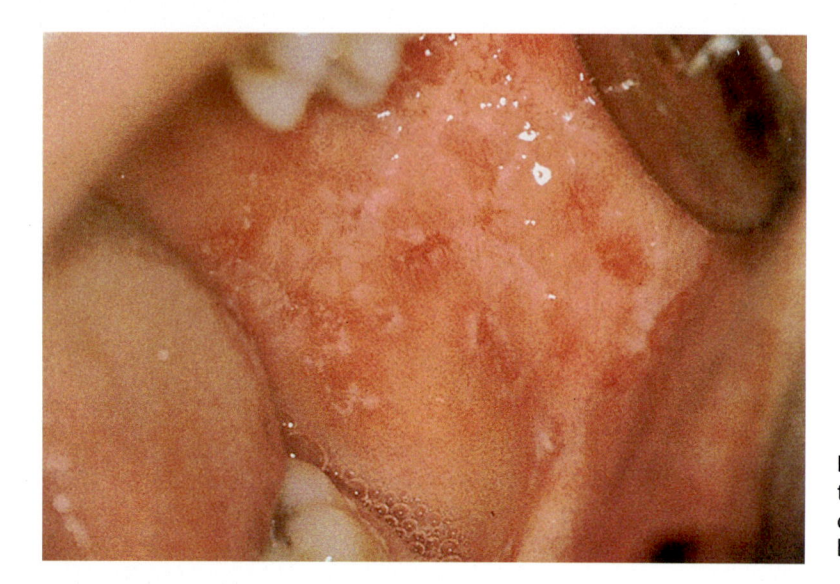

Figura 430 Lúpus eritematoso sistêmico, erosões múltiplas circundadas por zonas avermelhadas ou esbranquiçadas.

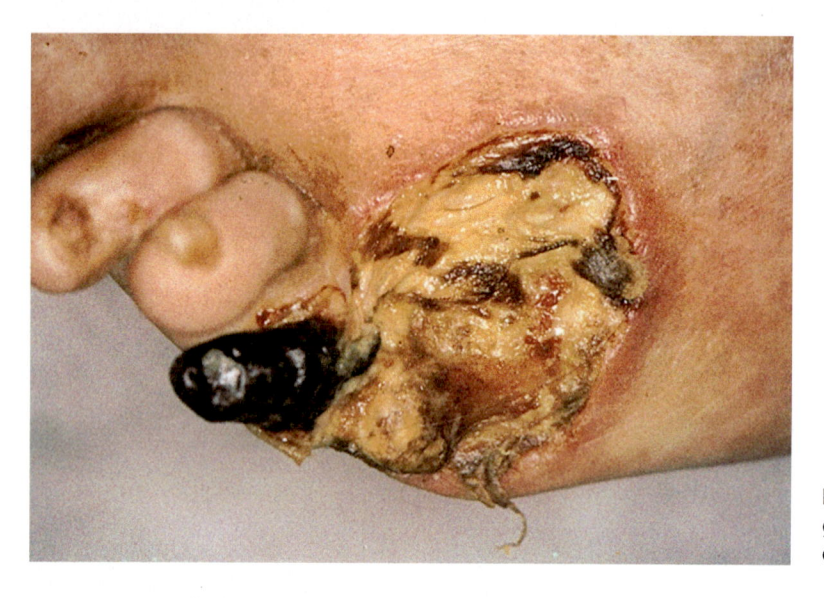

Figura 431 Esclerose sistêmica progressiva, úlcera e gangrena da pele e do dedo do pé.

Esclerodermia

A esclerodermia é uma desordem crônica do tecido conjuntivo freqüentemente classificada como doença auto-imune apesar do desconhecimento da causa exata. Afeta principalmente mulheres entre 30 e 40 anos. São distinguidas duas formas da doença: esclerodermia localizada (morféia) e esclerose progressiva sistêmica. A forma localizada tem prognóstico favorável e afeta apenas a pele, enquanto a forma sistêmica da doença caracteriza-se pelo envolvimento de vários sistemas, incluindo pele e mucosa bucal. Inicialmente a pele está edemaciada, mas, à medida que a doença progride, torna-se fina, rígida e inelástica com aparência pálida. Em casos graves, ocorre úlcera e necrose na pele (**Fig. 431**). O envolvimento da pele da face resulta em face típica, com nariz pequeno e estreito, olhar fixo e inexpressivo e limitada abertura bucal (**Fig. 432**). O fenômeno de Raynaud usualmente está presente. A mucosa bucal é fina e pálida, com a superfície dorsal da língua lisa devido à atrofia das papilas (**Fig. 433**). Dentre os achados freqüentes incluem-se o alisamento das rugosidades palatinas e o freio lingual rígido e curto, o que resulta em disartria. À medida que a doença progride, há limitação da abertura bucal e enrijecimento da língua e gengiva. Uma variante clínica da esclerodermia é a síndrome CRET, que se caracteriza pela combinação de calcificação cutânea, fenômeno de Raynaud, disfunção esofagiana, esclerodactilia e telangectasia (**Fig. 434**).

Doenças Auto-imunes   233

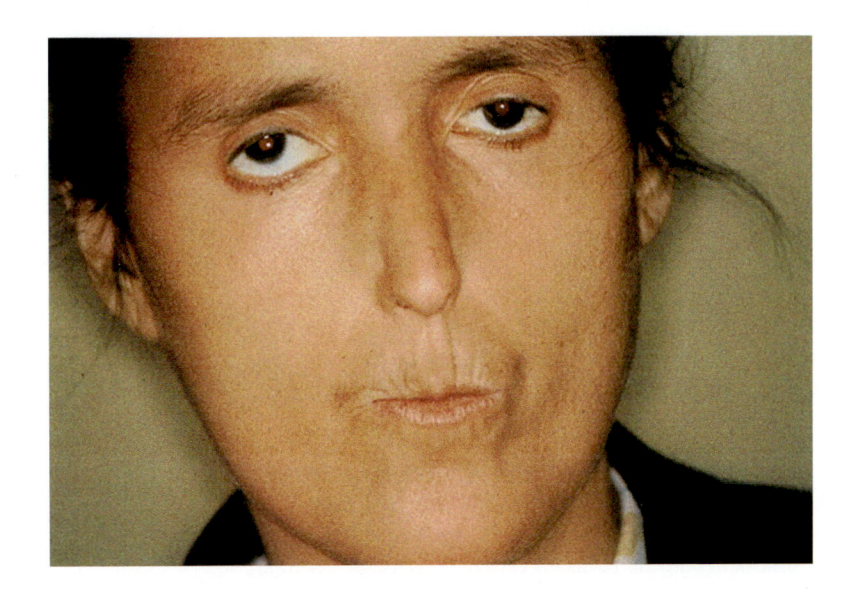

Figura 432   Esclerose progressiva sistêmica, face típica.

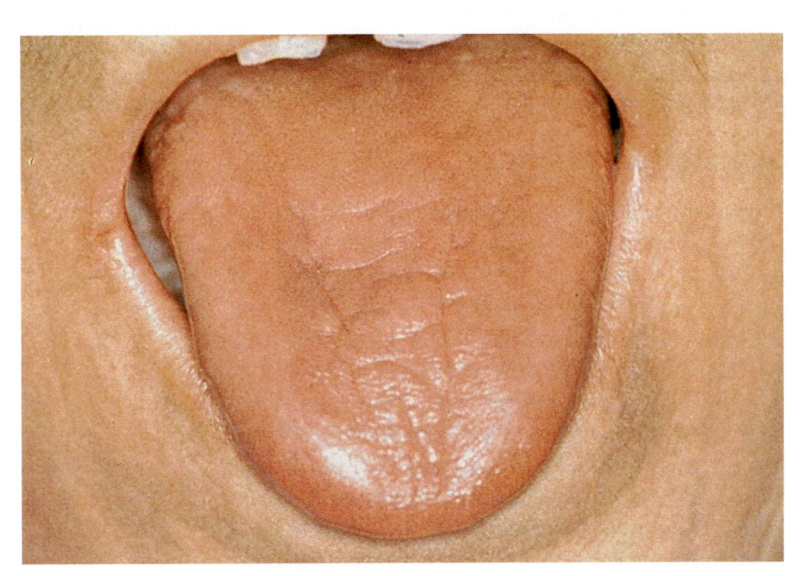

Figura 433   Esclerose progressiva sistêmica, epitélio atrófico e pálido do dorso da língua.

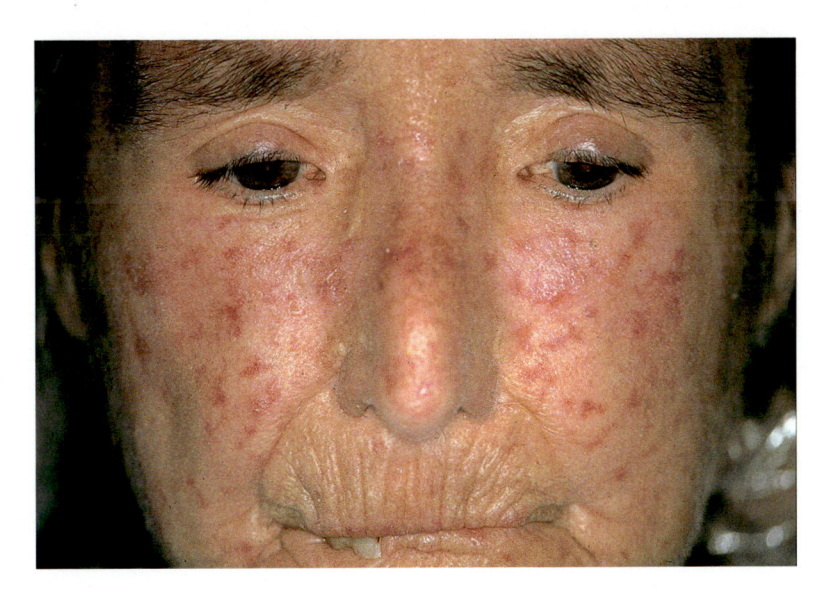

Figura 434   Síndrome CRET, teleangectasia facial.

A teleangectasia pode ocorrer nos lábios e na mucosa bucal (**Fig. 435**).

Diagnóstico diferencial. Fibrose submucosa bucal, penfigóide cicatricial, epidermólise bolhosa, proteinose lipóide e síndrome de Parry-Romberg.

Teste laboratorial. É indispensável para o diagnóstico o exame histopatológico de espécimes de biópsia. O exame radiográfico mostra aumento característico do espaço periodontal em 20% dos casos de esclerose sistêmica. Estão presentes vários anticorpos no soro. Anticorpos anticentrômero tem sido descritos para caracterizar a síndrome CRET.

Tratamento. O tratamento da esclerodermia permanece insatisfatório. Vários agentes têm sido tentados como esteróides tópicos ou sistêmicos, antimaláricos, para-aminobenzoato de potássio (Potaba), D-penicilamina, azatioprina e outros imunossupressores e nifedipina.

Dermatomiosite

A dermatomiosite é uma doença inflamatória incomum que se caracteriza por polimiosite e dermatite. A causa é desconhecida, embora seja, provavelmente, um mecanismo auto-imune. Outra teoria sugere tratar-se de uma infecção viral dos músculos esqueléticos. Tem sido utilizada a classificação das dermatomiosites em cinco grupos. A doença afeta com freqüência mulheres acima dos 40 anos. Está associada a cânceres em 10 a 20% dos casos. A fraqueza muscular progressiva e simétrica é a manifestação clínica mais importante na maioria dos pacientes com dermatomiosite. Os aspectos precoces mais proeminentes são mialgia e mal-estar acompanhado de febre. As manifestações cutâneas patognomônicas das dermatomiosites são as pápulas de Gottron (pápulas de cor violácea cobrindo as porções dorsal e lateral das articulações interfalângicas e metacarpofalângicas; estas pápulas tornam-se levemente deprimidas no centro, podendo assumir padrão atrófico e branco) e os sinais de Gottron (confluência de eritemas maculares violáceos e simétricos, com ou sem edema, cobrindo a porção dorsal das articulações interfalângicas e/ou metacarpofalângicas, patela, cotovelo e maléolo medial).

Em torno de 30% dos casos, as manifestações iniciais são descoloração periorbital vermelho-púrpura e eritema teleangectásico nas margens das unhas. Durante seu curso, a doença manifesta-se por erupções cutâneas maculopapulares eritematosas que descamam, descoloração, hiperpigmentação e atrofia da pele (**Fig. 436**). A boca não é comumente envolvida. As lesões mais freqüentes são edemas dolorosos e vermelhos ou úlceras na língua, palato mole, mucosa oral e úvula (**Fig. 437**).

Diagnóstico diferencial. Lúpus eritematoso sistêmico, edema angioneurótico e manifestações bucais de doenças induzidas por drogas.

Teste laboratorial. Determinação de enzimas séricas (fosfoquinase creatina, transaminase aspartina, transaminase alanina), creatinina sérica, eletromiografia e exame histopatológico de espécime de biópsia. São de valor diagnóstico e prognóstico os anticorpos antinucleares e uma série de outros anticorpos.

Tratamento. A base principal do tratamento é o uso dos esteróides. Quando a doença for grave, devem ser usadas drogas citotóxicas. Plasmaferese tem sido usada com eficácia.

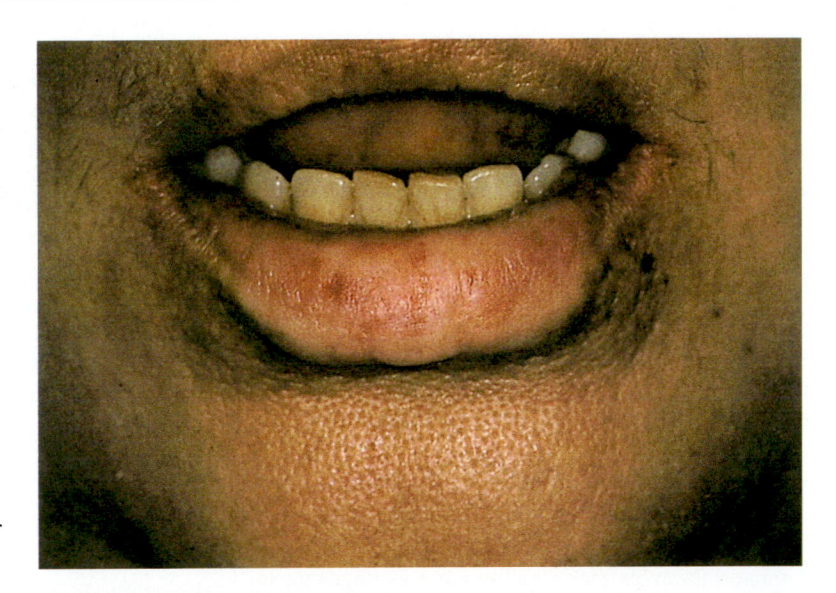

Figura 435 Síndrome CRET, teleangectasia no lábio.

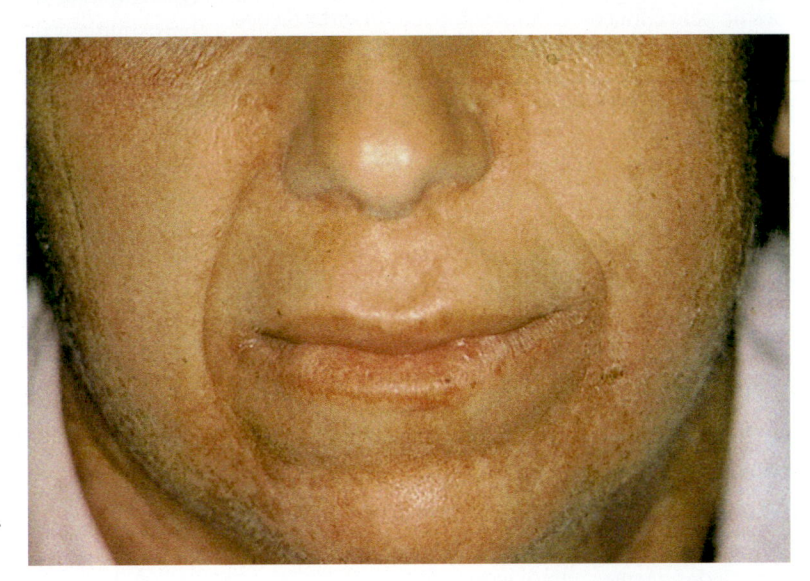

Figura 436 Dermatomiosite, edema e erupções cutâneas maculopapulares da pele da face.

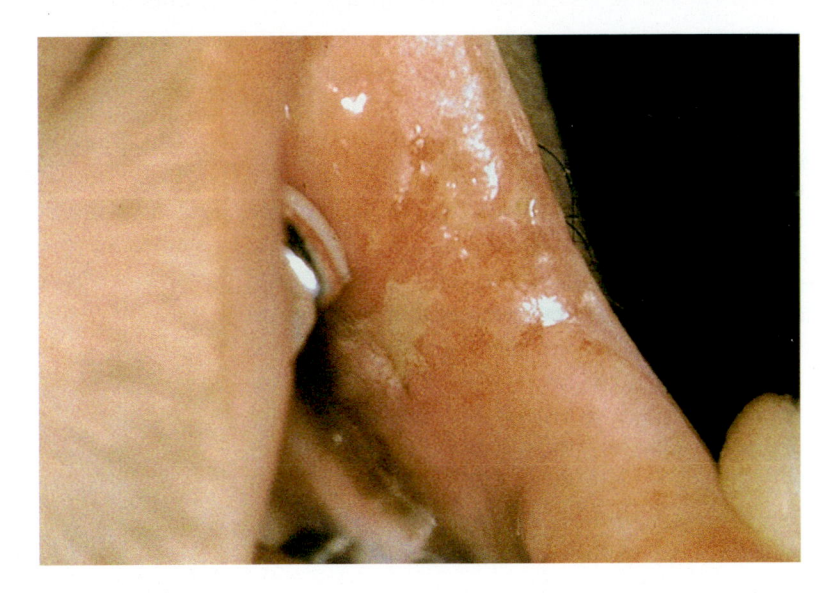

Figura 437 Dermatomiosite, eritema, edema e úlcera na mucosa oral.

Doença Mista do Tecido Conjuntivo

A doença mista do tecido conjuntivo consiste de desordem multissistêmica caracterizada pela combinação dos aspectos clínicos similares observados no lúpus eritematoso, esclerodermia, polimiosite e artrite reumatóide que é associada, de modo característico, com titulações altas de anticorpos a antígenos nucleares de ribonucleoproteínas. A causa e a patogenia da doença do tecido conjuntivo mixóide é desconhecida e as mulheres com média de 35 anos são mais comumente afetadas.

As características clínicas da doença são fenômeno de Raynaud, poliartralgia ou artrite, esclerodactilia ou aumento de volume difuso das mãos, miopatia inflamatória, envolvimento pulmonar e esofageano, lesões de pele e mucosa e linfadenopatia. Manifestações clínicas menos comuns são anormalidades musculoesqueléticas, desordens cardíacas e renais, anormalidades neurológicas, envolvimento intestinal e síndrome de Sjögren. Dentre as manifestações bucofaciais da doença mista do tecido conjuntivo incluem-se síndrome de Sjögren, neuropatia do trigêmeo e paralisia facial periférica. Raramente podem ser vistas erosões e teleangectasias da mucosa bucal (**Fig. 438**).

Diagnóstico diferencial. Síndrome de Sjögren e manifestações bucais de outras doenças do tecido conjuntivo.

Teste laboratorial. A maioria dos pacientes apresenta alta titulação de anticorpos a antígenos nucleares de ribonucleoproteínas.

Tratamento. Corticosteróides sistêmicos, drogas antiinflamatórias não-esteróides e, nos casos graves, têm sido usados agentes citotóxicos.

Síndrome de Sjögren

A síndrome de Sjögren é uma exocrinopatia crônica auto-imune que envolve predominantemente glândulas lacrimais, salivares e outras glândulas exócrinas, resultando na diminuição da secreção. Afeta com mais freqüência mulheres na quarta e quinta décadas de vida e caracteriza-se por xerostomia e ceratoconjuntivite seca. Nos dias atuais, critérios clínicos, sorológicos e genéticos têm sido usados para distinguir duas formas da doença: primária e secundária. A síndrome de Sjögren é primária quando não é acompanhada de doença do colágeno, sendo secundária se coexistir com doenças do colágeno, como artrite reumatóide, lúpus eritematoso sistêmico, polimiosites ou cirrose biliar primária, tireoidite, vasculites ou crioglobulinemia. Nas manifestações clínicas cardinais incluem-se os aumentos de volume recorrentes das parótidas, submandibulares (**Fig. 439**), glândulas salivares menores e lacrimais, linfadenopatia, púrpura, fenômeno de Raynaud, miosites, manifestações renais e pulmonares que ocorrem com freqüência variável na dependência se a doença é primária ou secundária. A mucosa bucal é avermelhada, seca, lisa, brilhante, e a língua é lisa e lobulada com fissuras (**Fig. 440**). Dentre os achados freqüentes incluem-se disfagia, queilite, candidíase e cáries dentárias. O envolvimento da boca usualmente é mais severo na síndrome de Sjögren primária. O prognóstico continua sendo incerto e há risco aumentado de desenvolver linfomas nos pacientes com aumento de volume das parótidas. A xeroftalmia é comum. Entre os principais sintomas de secura ocular incluem-se a sensação de corpo estranho secundário a um repetido piscar de olhos e olhos avermelhados, o que produz erosões menores na córnea, levando à fotofobia. O envolvimento ocular freqüentemente se manifesta por uma congestão conjuntival. Pacientes com doença avançada podem mostrar acentuada diminuição do componente aquoso das lágrimas e um incremento na sua viscosidade. Pode ocorrer cegueira (**Fig. 441**). Também podem ocorrer secura vaginal, xerodermia, dermatoses inflamatórias e vasculites.

Diagnóstico diferencial. Deve ser incluído no diagnóstico diferencial das lesões bucais a xerostomia devida a outras causas (como drogas e desordens neurológicas), anemia por deficiência de ferro, esclerose sistêmica, síndrome de Mikulicz, síndrome de Heerfordt, infecção pelo HIV, doença do hospedeiro *versus* enxerto e sialose.

Teste laboratorial. Dentre os exames úteis para o estabelecimento do diagnóstico incluem-se os testes do rosa belga, lacrimejamento de Schirmer, determinação da taxa de salivação, exame histopatológico de biópsia do lábio inferior, sialografia e cintologia. Muitos pacientes com síndrome de Sjögren têm teste do antígeno antinuclear positivo. Foram encontrados em pacientes com essa síndrome anticorpos específicos, como o anti-SS-A(Ro) e anti-SS-B(La).

Tratamento. Saliva artificial e sialagogos podem aliviar a secura da boca. Está indicado o uso de lágrima artificial. Podem ser utilizados esteróides sistêmicos e outros imunossupressores. A hidroxicloroquina tem sido administrada com algum sucesso.

Doenças Auto-imunes 237

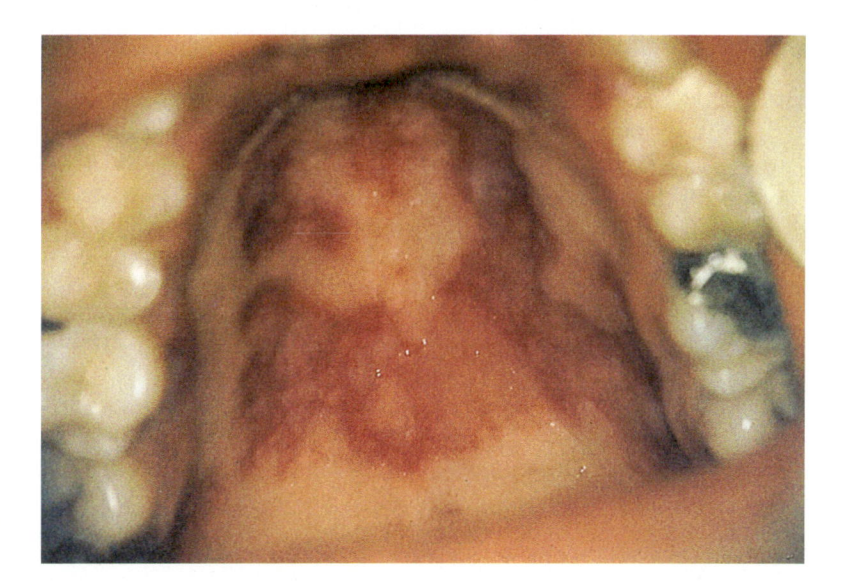

Figura 438 Doença do tecido conjuntivo mixóide, múltiplas erosões no palato.

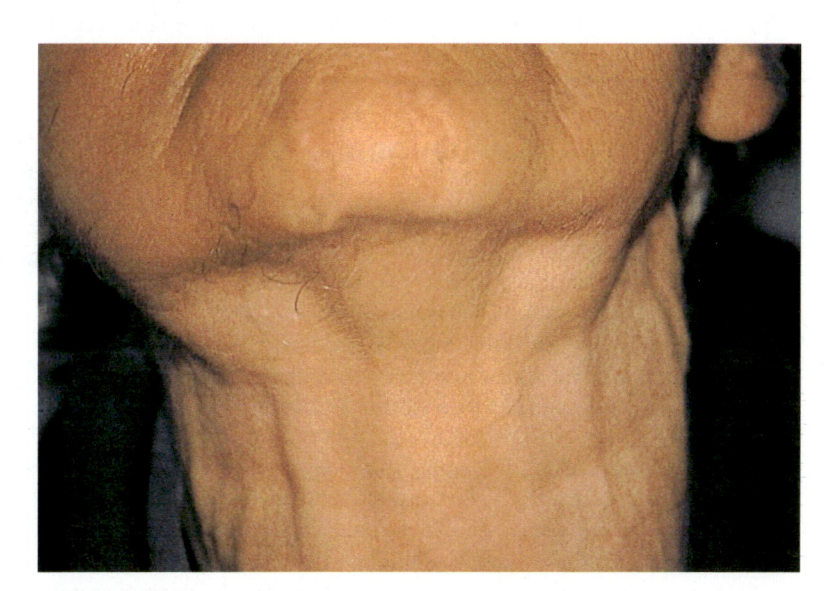

Figura 439 Síndrome de Sjögren, aumento de volume bilateral das glândulas submandibulares.

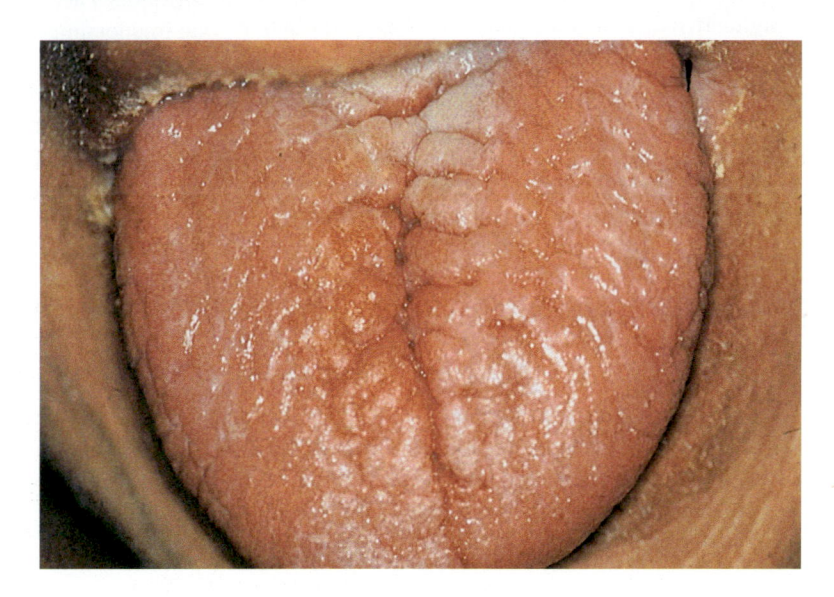

Figura 440 Síndrome de Sjögren, língua seca e lobulada.

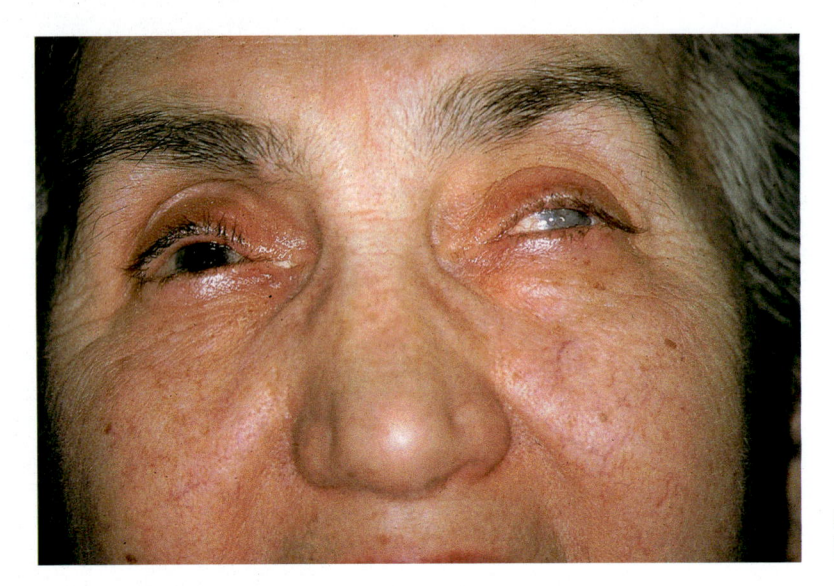

Figura 441 Síndrome de Sjögren, lesões oculares graves.

Lesão Linfoepitelial Benigna

O termo "lesão linfoepitelial benigna" é usado para definir a infiltração linfocítica localizada das glândulas salivar e lacrimal. Alguns pesquisadores classificam a lesão como forma monossintomática da síndrome de Sjögren. Clinicamente, ocorre a formação de nódulos pequenos, elevados e indolores nas glândulas salivares menores, em geral na parte posterior do palato (**Fig. 442**).

Quando as parótidas estão envolvidas, há o aumento de volume simétrico e indolor que pode causar xerostomia moderada e sensação de desconforto.

A duração da doença pode estender-se por meses ou anos, com variações no seu tamanho.

Diagnóstico diferencial. Sialometaplasia necrosante e tumores de glândula salivar menor.

Teste laboratorial. O exame histopatológico é definitivo no estabelecimento do diagnóstico.

Tratamento. Agentes antiinflamatórios esteróides e não-esteróides são as medidas terapêuticas usuais.

Crioglobulinemia

A crioglobulinemia caracteriza-se pela presença de globulinas no plasma e no soro que tem a propriedade de sedimentação na temperatura de 4°C e de dissolução aos 37°C. Do ponto de vista sorológico, as crioglobulinemias são classificadas em três tipos. O tipo I é causado por globulina monoclonal sem atividade do fator reumatóide (FR) e usualmente ocorre em lesões malignas hematopoiéticas, como, por exemplo, mieloma múltiplo e macroglobulinemia de Waldenström. Os tipos II e III são devidos a crioglobulinas mistas. As crioglobulinas do tipo II são imunocomplexos de IgG policlonal e IgM (RF) monoclonal e no tipo III há imunocomplexos de IgG policlonal e IgM monoclonal. As crioglobulinas mistas são consideradas idiopáticas se não houver doença subjacente, sendo secundária se estiver associada a infecções crônicas, hepatite crônica, hepatite C, doenças auto-imunes ou malignas.

A púrpura palpável recorrente nas extremidades inferiores é a manifestação principal da doença (**Fig. 443**). As lesões púrpuras podem ulcerar e evoluir para ulcerações necróticas. As seqüelas devido à formação de imunocomplexos são poliartralgias sem artrite tais como as arterites com envolvimento renal. Menos freqüentemente, pode ocorrer a evolução das lesões púrpuras para úlceras bucais nos lábios e mucosas (**Fig. 444**). As crioglobulinemias mistas têm sido relacionadas a lesões malignas, como linfomas não-Hodgkin, leucemia linfocítica crônica e macroglobulinemia de Waldenström.

Diagnóstico diferencial. Vasculite sistêmica, leucemia, púrpura trombocitopênica trombótica e granulomatose de Wegener.

Teste laboratorial. Identificação e tipagem das crioglobulinas no soro. Eletroforese das proteínas séricas e taxa de eritrossedimentação.

Tratamento. Interferon-α, aspirina e agentes antiinflamatórios não-esteróides.

Doenças Auto-imunes 239

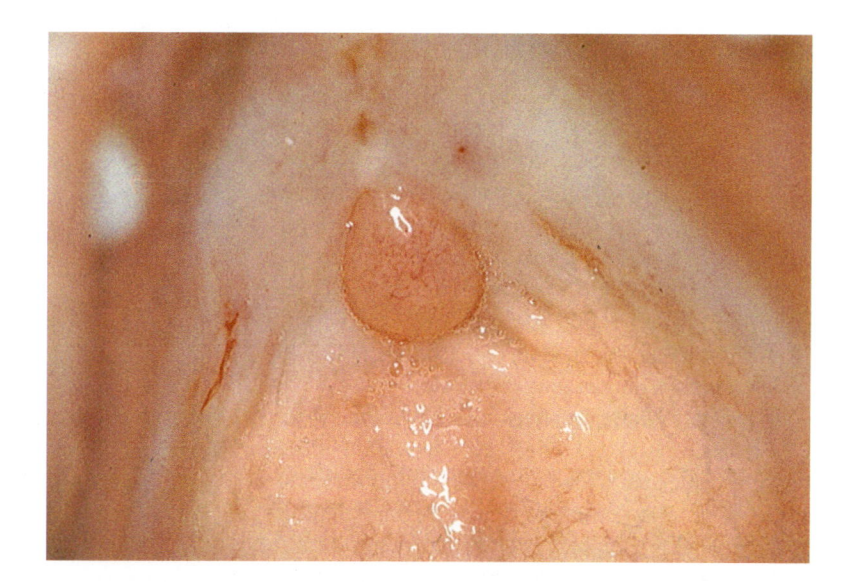

Figura 442 Lesão linfoepitelial benigna, nódulo no palato.

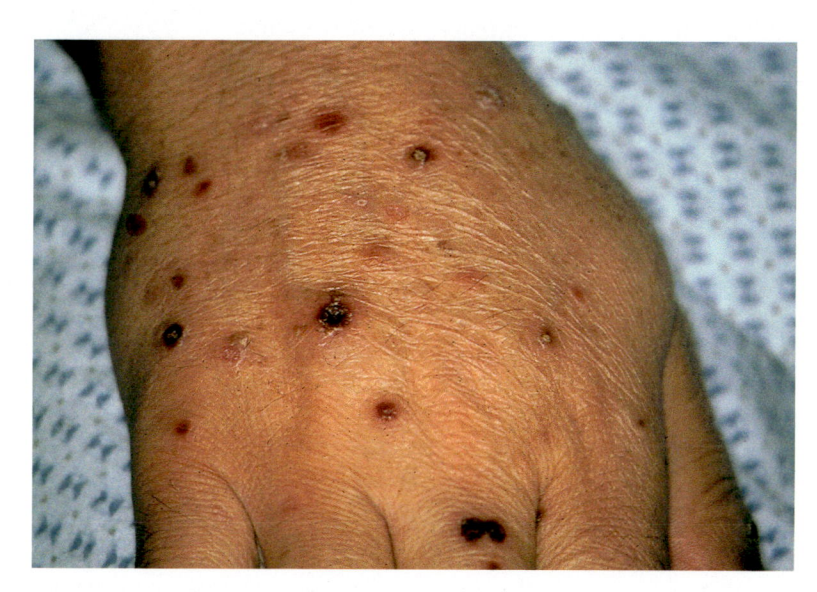

Figura 443 Crioglobulinemia, lesões necróticas na pele.

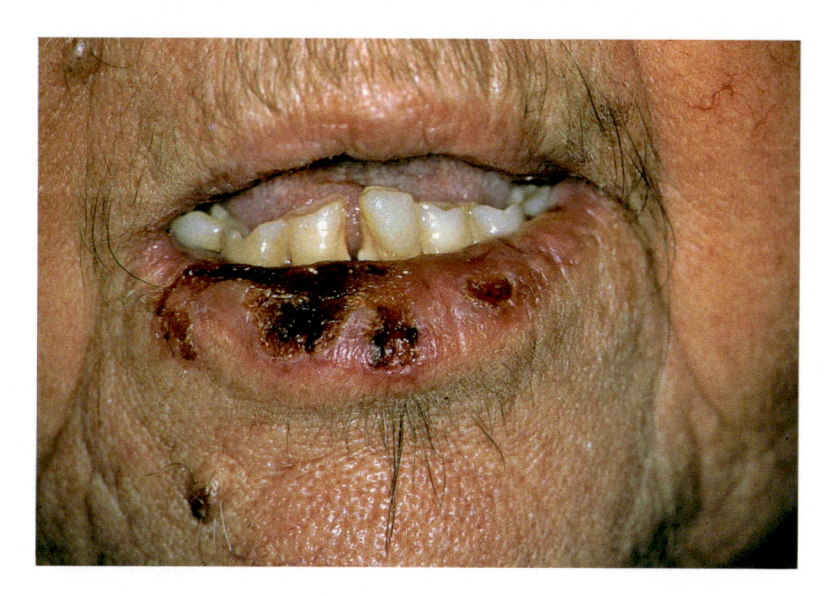

Figura 444 Crioglobulinemia, lesões necróticas no lábio inferior.

Doença do Enxerto *Versus* Hospedeiro

A doença do enxerto *versus* hospedeiro é uma desordem imunológica complexa e multissistêmica que se desenvolve em 25 a 70% dos pacientes submetidos à transplante de medula óssea alogênica. Rotineiramente, o transplante de medula óssea é o tratamento de escolha para uma série de leucemias, linfomas, síndromes de deficiência de medula óssea, desordens de imunodeficiência e muitos tumores sólidos.

Dentre as características clínicas incluem-se os aspectos similares a doenças auto-imunes. A doença pode envolver várias localizações, incluindo mucosa bucal, pele, olhos, esôfago, trato gastrintestinal, pulmões e tecidos moles. A doença ocorre em duas formas, aguda e crônica. Com base na patogenética, a doença tem sido conceituada como se desenvolvendo em duas fases: a fase aferente, quando as células de destruição tecidual expandem-se e são ativadas; e a fase eferente, quando o dano ao órgão ocorre. A forma crônica é um fenômeno auto-imune quando a tolerância dos tecidos do hospedeiro falha em se desenvolver ou perde-se. A forma aguda da doença desenvolve-se em torno de 100 dias pós-transplante e caracteriza-se por erupção cutânea, desordens gastrintestinais e falência hepática. A boca é menos freqüentemente envolvida nesta forma da doença, com eritema e ulcerações dolorosas na mucosa bucal e lesões liquenóides envolvendo toda a boca.

A forma crônica da doença desenvolve-se, em média, 100 dias após o transplante de medula óssea. As características clínicas são o envolvimento pulmonar, gastrintestinal, do fígado, do tecido conjuntivo, da pele, mucosa bucal e fraqueza generalizada. As lesões bucais são freqüentes (70 a 90% dos pacientes). São comuns lesões tipo líquen plano e ulcerações dolorosas na língua, mucosa oral e lábios (**Figs. 445, 446**). Podem ocorrer, ocasionalmente, mucoceles superficiais, granulomas piogênicos e xantoma verruciforme (**Fig. 447**). Há descrições de fibrose e limitação da abertura bucal. Os pacientes são suscetíveis a complicações infecciosas, como infecções herpéticas, pelo citomegalovírus, infecção pelo vírus Epstein-Barr, que manifesta-se como leucoplasia pilosa e infecções fúngicas. Pode ocorrer xerostomia e manifestações semelhantes à síndrome de Sjögren. Em alguns pacientes, a boca pode ser a manifestação primária ou, às vezes, a única localização envolvida. Nas lesões cutâneas incluem-se o escurecimento da pele, lesões tipo líquen plano, atrofia e enrijecimento da textura da pele (**Fig. 448**). O diagnóstico é feito com base na história, nos aspectos clínicos e nos exames laboratoriais.

Diagnóstico diferencial. Líquen plano, doença induzida por droga, eritema multiforme, penfigóide cicatricial, lúpus eritematoso, esclerodermia, síndrome de Sjögren, mucosite associada à neutropenia, estomatite herpética e por citomegalovírus.

Teste laboratorial. Exame histopatológico das glândulas salivares do lábio e da boca.

Tratamento. Corticosteróides, imunossupressores e radiação UV. Para o manejo das lesões bucais incluem-se enxagüatórios salinos, anestésicos tópicos, enxagüatórios anti-sépticos, elixir e gel de esteróides tópicos, substitutos da saliva, ciclosporina tópica e enxagüatórios com GM-CSF (fator estimulador de colônias de macrófagos e granulócitos).

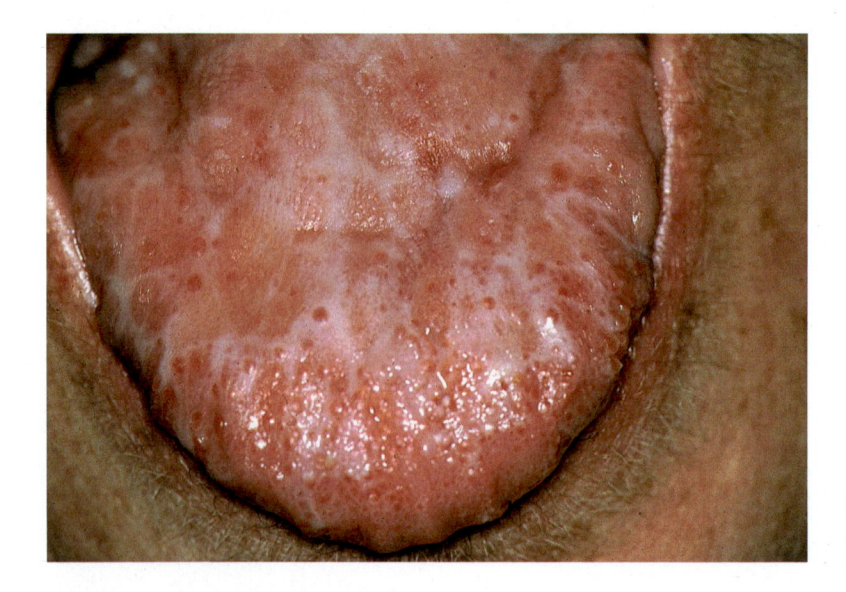

Figura 445 Doença do enxerto *versus* hospedeiro, lesões do tipo líquen plano na língua.

Doenças Auto-imunes 241

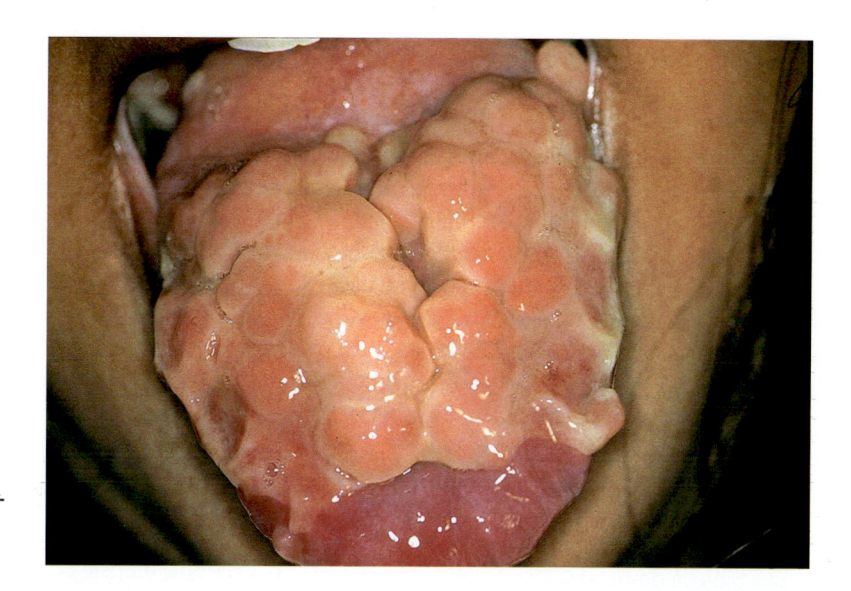

Figura 446 Doença do enxerto *versus* hospedeiro, ulceração severa na língua.

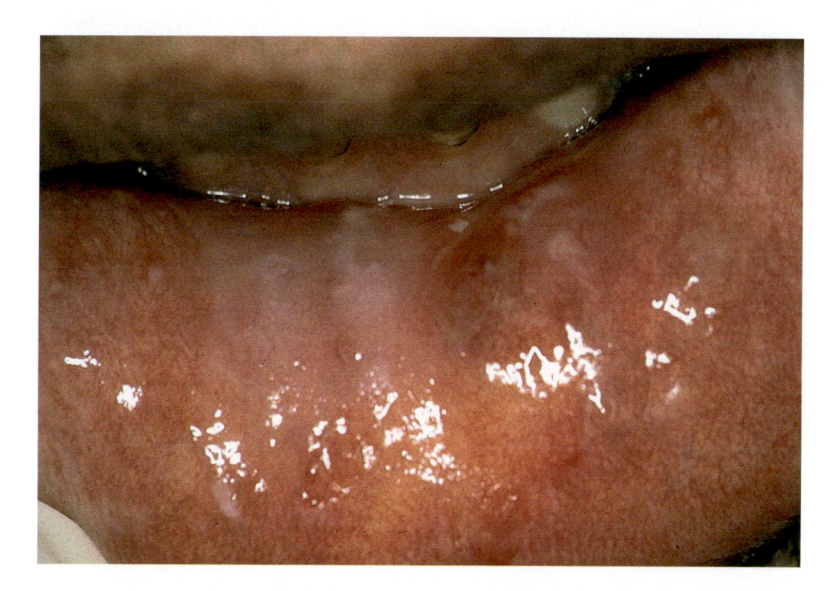

Figura 447 Doença do enxerto *versus* hospedeiro, mucoceles superficiais no lábio inferior.

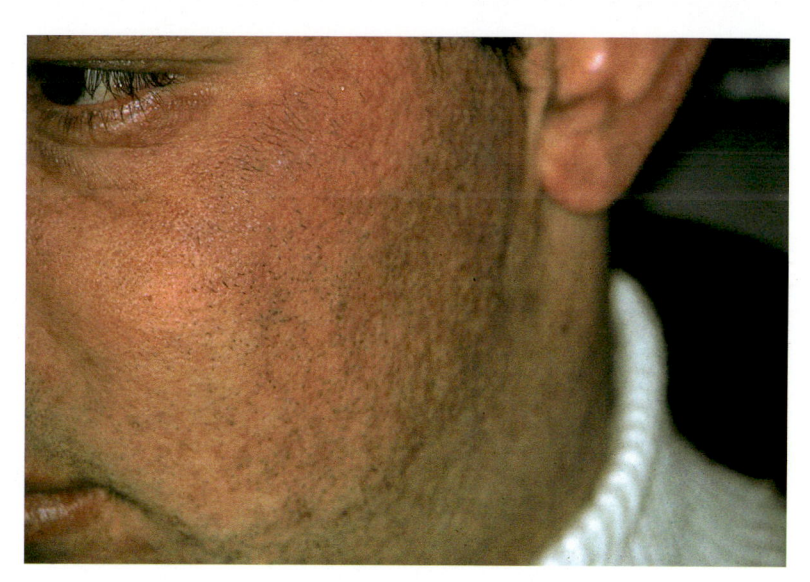

Figura 448 Doença do enxerto *versus* hospedeiro, lesões cutâneas.

Cirrose Biliar Primária

A cirrose biliar primária é uma doença auto-imune grave caracterizada por colestasia intra-hepática que leva à cirrose hepática. Afeta mais freqüentemente mulheres entre a quarta e sexta décadas de vida. As manifestações clínicas principais são icterícia, prurido e xantomas cutâneos. As manifestações tardias são hipertensão do sistema hepático e seqüelas da cirrose (ascite, varizes esofágicas, encefalopatia, osteomalacia, etc.). Durante os estágios tardios da doença, a mucosa bucal é vermelha, fina, atrófica e com teleangectasias (**Fig. 449**).

Diagnóstico diferencial. Lúpus eritematoso, esclerodermia e síndrome CRET.

Teste laboratorial. Exames sorológicos e imunológicos e biópsia do fígado.

Tratamento. É manejado por equipe de especialistas.

Hepatite Lupóide

A hepatite lupóide é a forma crônica de hepatite ativa de origem auto-imune que afeta mais freqüentemente mulheres jovens. Em geral, além do fígado, estão envolvidos rins, pulmões e intestinos, com manifestações artréticas, anemia hemolítica e amenorréia.

Raramente a mucosa bucal é envolvida. A **Figura 450** mostra paciente com a gengiva eritematosa e edemaciada, macia à palpação. A única diferença em relação à gengivite descamativa é que a fricção não causa descamação do epitélio.

Diagnóstico diferencial. Gengivite descamativa, psoríase bucal, gengivite plasmocitária.

Teste laboratorial. Exames sorológicos e imunológicos, biópsia do fígado.

Tratamento. É manejado por equipe de especialistas.

Doenças Auto-imunes 243

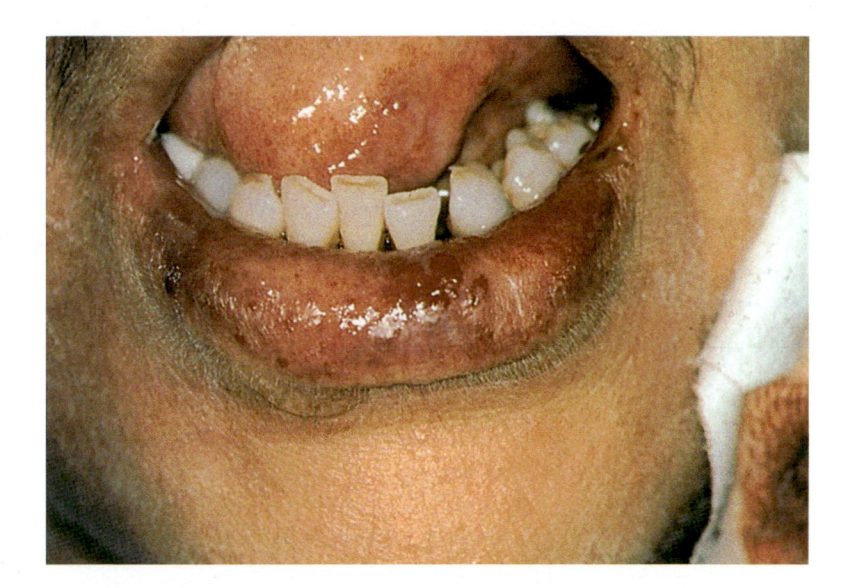

Figura 449 Cirrose biliar primária, teleangectasias do lábio inferior.

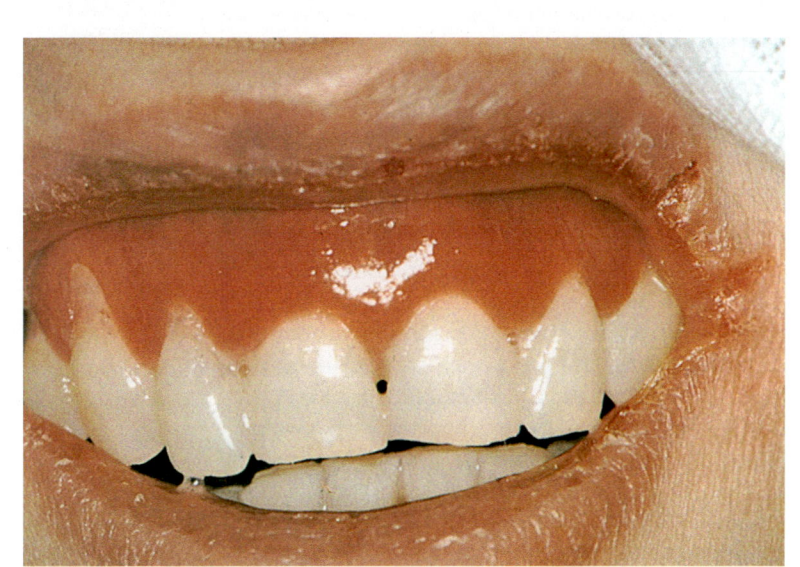

Figura 450 Hepatite lupóide, edema e eritema difuso da gengiva superior.

24. Doenças Dermatológicas

Eritema Multiforme

O eritema multiforme é autolimitante na sua forma aguda ou subaguda que envolve principalmente a pele e as membranas mucosas. Apesar da exata causa ser obscura, uma gama de agentes diferentes tem sido relacionada, como drogas, infecções, radiação, fatores endócrinos, neoplasias, doenças do colágeno e fatores físicos. As lesões são o resultado do ataque imunológico citotóxico a ceratinócitos que expressam antígenos não-próprios. Os antígenos envolvidos são predominantemente vírus e drogas. Agora acredita-se que a infecção recorrente do herpes simples seja o principal fator causal tanto em adultos como em crianças. O eritema multiforme ocorre em adultos jovens entre 20 e 40 anos. Os homens são mais acometidos do que as mulheres. A doença afeta principalmente a pele e tem começo repentino, com a ocorrência de máculas e pápulas vermelhas com padrão simétrico na palma das mãos e sola dos pés e mais raramente na face, pescoço e tronco. Essas lesões são pequenas e podem aumentar de tamanho do centro para as bordas, atingindo o diâmetro de 1 a 2 cm em 24 a 48 horas. A periferia permanece eritematosa, mas o centro torna-se cianótico ou até púrpura, formando o aspecto característico de alvo ou íris (**Fig. 451**).

Às vezes, desenvolvem-se bolhas nas lesões maculopapulares preexistentes, dando origem à forma bolhosa da doença. Na boca, desenvolvem-se pequenas vesículas que se rompem, deixando a superfície erosionada coberta por pseudomembrana necrótica. As lesões podem ser vistas em qualquer lugar da cavidade oral, mas os lábios e a porção anterior da boca são mais comumente envolvidos (**Figs. 452, 453**). Podem também estar presentes conjuntivite, balanites e vaginites (**Fig. 454**). Também é comum mal-estar, febre e artralgia. O diagnóstico é fundamentado principalmente em critérios clínicos.

Diagnóstico diferencial. Estomatite medicamentosa, síndrome de Stevens-Johnson, necrólise epidérmica tóxica, pênfigo, líquen plano erosivo e bolhoso, penfigóide cicatricial, penfigóide bolhoso, penfigóide gestacional, doença da IgA linear, gengivoestomatite herpética e úlcera aftosa recorrente.

Teste laboratorial. O exame histopatológico das lesões é sugestivo de doença e imunofluorescência.

Tratamento. Esteróides sistêmicos. Na medida em que o eritema multiforme recorrente é mais freqüentemente desencadeado pela infecção do herpes simples recorrente, pode ser útil aciclovir ou valaciclovir durante 3 a 6 meses.

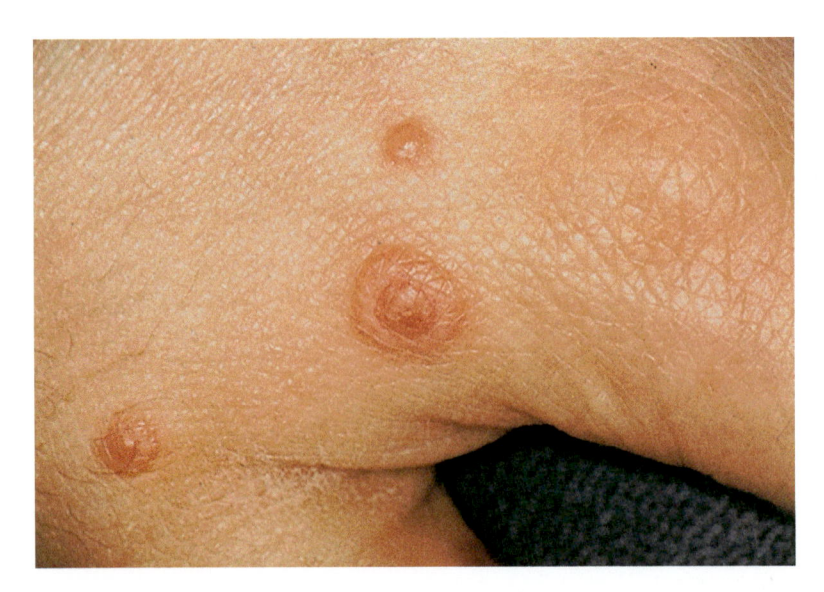

Figura 451 Eritema multiforme, lesão de pele típica em forma de alvo (íris).

Doenças Dermatológicas 245

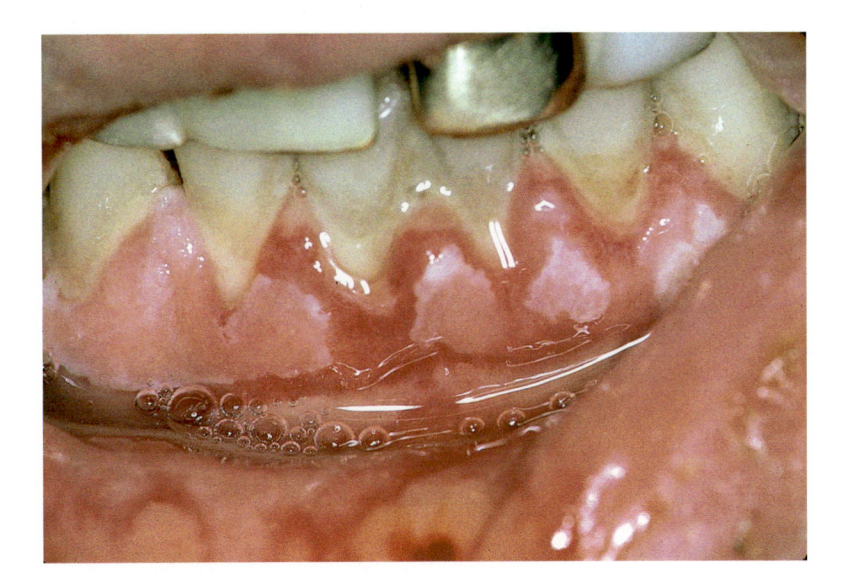

Figura 452 Eritema multiforme, erosões na gengiva e mucosa labial.

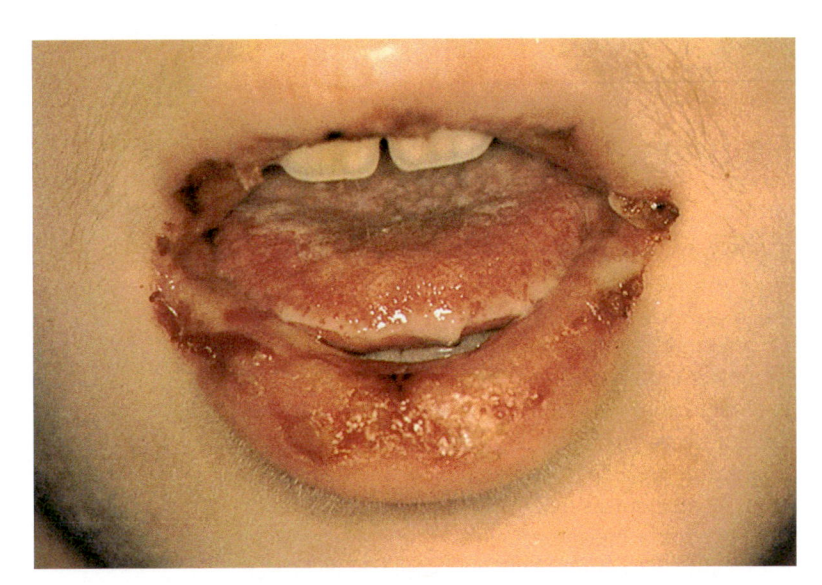

Figura 453 Eritema multiforme, múltiplas erosões nos lábios e na língua.

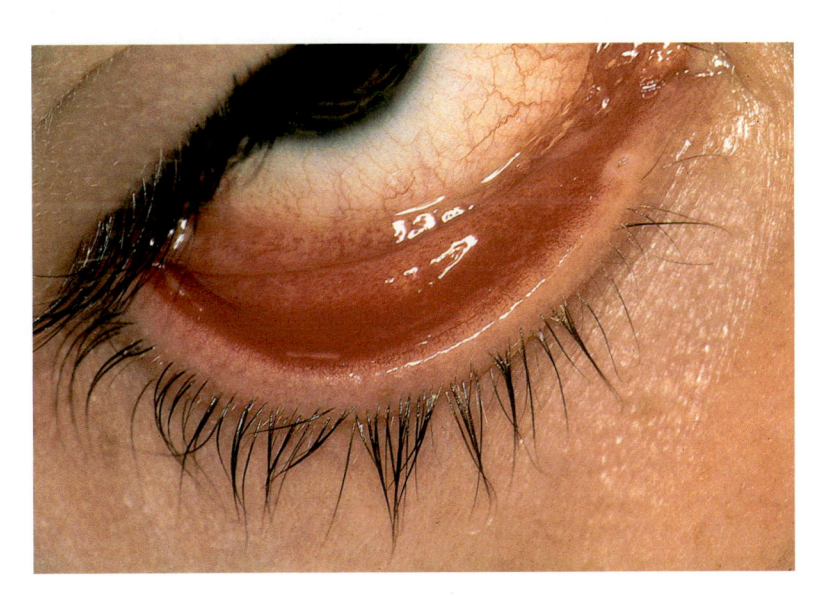

Figura 454 Eritema multiforme, conjuntivite.

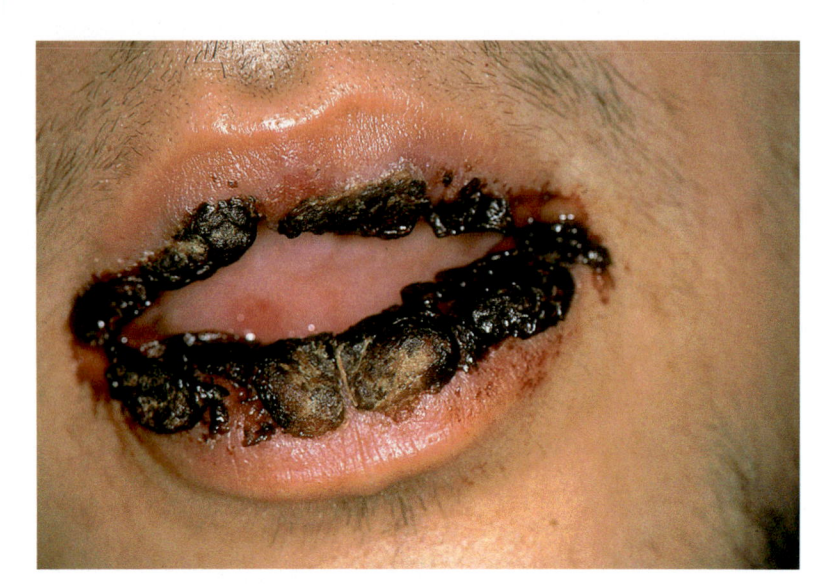

Figura 455 Síndrome de Stevens-Johnson, lesões graves nos lábios.

Síndrome de Stevens-Johnson

A síndrome de Stevens-Johnson ou eritema multiforme maior é reconhecida como forma grave do eritema multiforme e envolve de modo predominante as membranas mucosas. As drogas são claramente o fator causal principal e, em apenas alguns casos, ela parece relacionada a infecções ou outros fatores. Manifestações sistêmicas prodrômicas (febre, tosse, fraqueza, mal-estar, dor de garganta, artralgia, mialgia, diarréia, etc.) usualmente precedem o aparecimento das bolhas e erosões nas membranas mucosas.

A mucosa bucal está invariavelmente envolvida com formação extensa de bolhas seguidas de erosões extremamente dolorosas cobertas por pseudomembranas branco-acinzentadas ou hemorrágicas (**Fig. 455**). Os lábios mostram crostas típicas de sangue. As erosões estendem-se para a faringe, a laringe, o esôfago e o sistema respiratório. As lesões oculares consistem em conjuntivite com ulceração da córnea, uveíte anterior ou panoftalmite e, não raramente, evolui para aderência das pálpebras ao globo ocular, opacidade córnea e até cegueira. As lesões genitais (**Fig. 456**) apresentam-se como balanites ou vulvovaginites que, em alguns casos, resultam em fimose ou cicatrização da vagina. As lesões de pele variam de extensão. Elas são a erupção típica maculopapular do eritema multiforme, porém mais comumente são bolhosas ou ulceradas (**Fig. 457**).

Têm sido relatados, em muitos casos, envolvimento renal e pneumonia graves. A taxa de mortalidade de pacientes não-tratados varia de 5 a 15%. O diagnóstico é fundamentado em critérios clínicos.

Diagnóstico diferencial. Eritema multiforme, síndrome de Behçet, necrólise epidérmica tóxica, pênfigo vulgar, penfigóide bolhoso e penfigóide cicatricial.

Teste laboratorial. Exame histopatológico para apoiar o diagnóstico e imunofluorescência.

Tratamento. Doses fortes de esteróides sistêmicos e antibióticos caso sejam considerados necessários.

Necrólise Epidérmica Tóxica

A necrólise epidérmica tóxica ou doença de Lyell é uma doença cutânea grave com alta taxa de mortalidade caracterizada por erupção extensa e descamante de epiderme necrosada. Vários fatores causais têm sido relacionados, mas acredita-se que principalmente as drogas (como antibióticos, sulfonamidas, sulfonas, analgésicos não-opiáceos, agentes antiinflamatórios não-esteróides e drogas antiepiléticas) sejam responsáveis pela doença. Também têm sido considerados como possíveis fatores causais infecções virais, bacterianas e fúngicas, doenças malignas e radiação. A patogenia da doença ainda permanece obscura e parece muito provável o envolvimento de mecanismos imunes intrínsecos. Suas manifestações clínicas aparecem com discreto mal-estar, febre baixa, artralgia, pele dolorida com sensação de queimação do conjuntivo e eritema que começa na face e nas extremidades e estende-se com rapidez para toda superfície do corpo, com exceção das partes com pêlos. Em 24 horas aparecem vesículas cheias de fluido claro, a pele eritematosa se destaca e toda a superfície do corpo parece escaldada (**Fig. 458**). O sinal de Nikolsky é po-

Doenças Dermatológicas 247

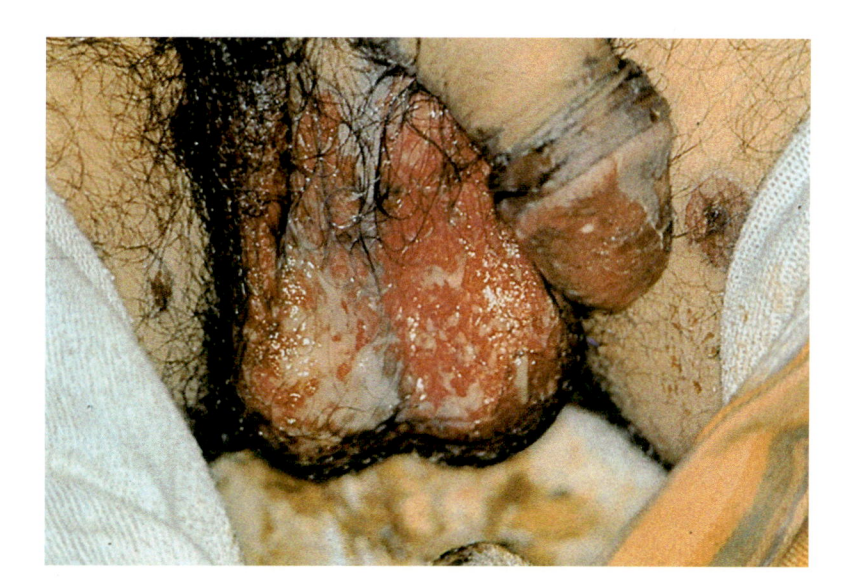

Figura 456 Síndrome de Stevens-Johnson, lesões genitais.

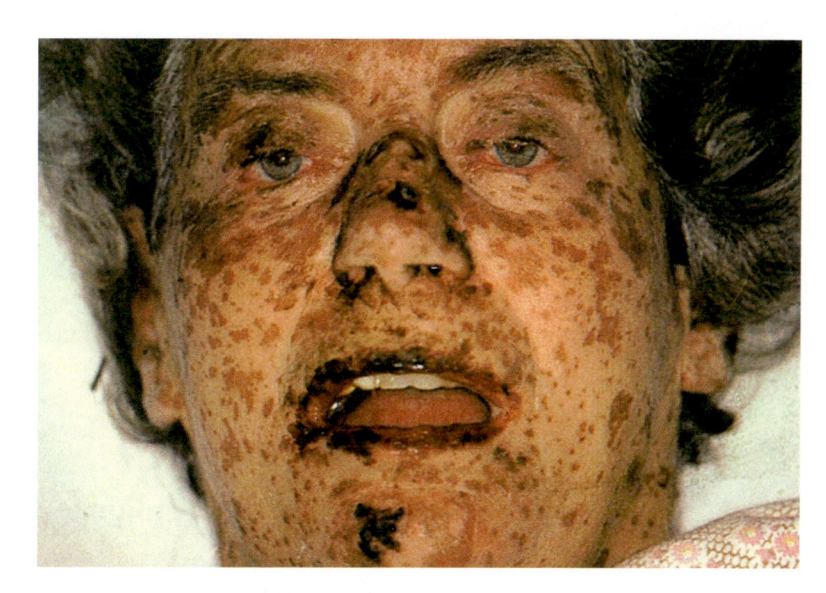

Figura 457 Síndrome de Stevens-Johnson, lesões graves espalhadas nos lábios, pele e olhos.

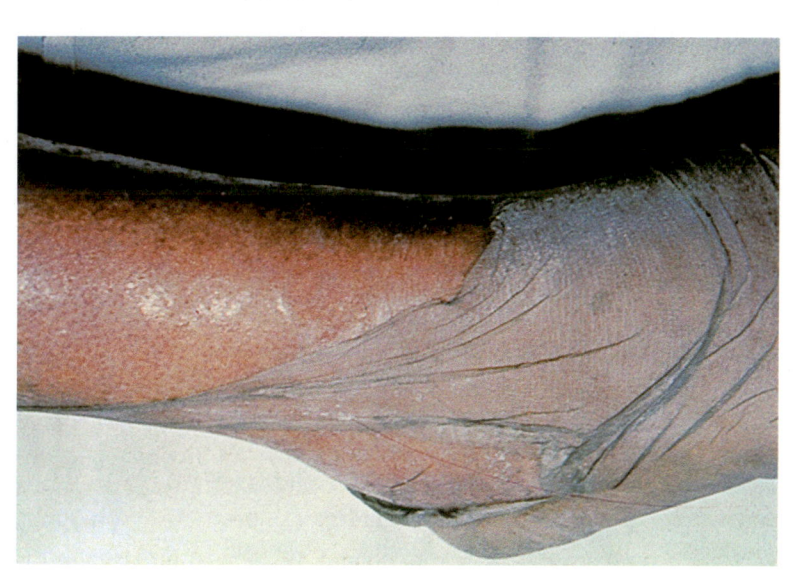

Figura 458 Necrólise epidérmica tóxica, deslocamento característico da pele, lembrando escaldo.

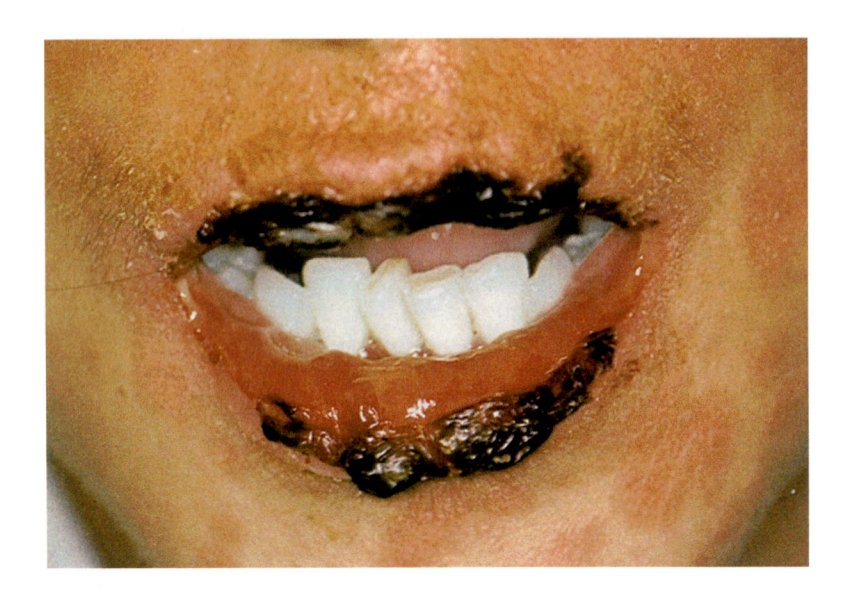

Figura 459 Necrose epidérmica tóxica, erosões graves cobertas por crosta hemorrágica nos lábios.

sitivo precocemente no curso da doença. Na mucosa bucal ocorrem grave inflamação, vesículas, erosões disseminadas e dolorosas nos lábios, mucosa oral, língua e palato mole (**Fig. 459**). Lesões semelhantes podem ser observadas nas pálpebras, conjuntiva, genitália e em outras membranas mucosas. O prognóstico é ruim. O diagnóstico baseia-se nos aspectos clínicos.

Diagnóstico diferencial. Eritema multiforme, síndrome de Stevens-Johnson, penfigóide bolhoso, pênfigo, erupção bolhosa generalizada a drogas de uso contínuo e síndrome da pele escaldada estafilocócica.

Tratamento. Esteróides sistêmicos, antibióticos, hidratação e eletrólitos. É obrigatória, na maioria dos casos, a internação hospitalar na unidade de dermatologia ou de queimados.

Pênfigo

O termo pênfigo refere-se a um grupo de doenças bolhosas crônicas auto-imunes caracterizadas histologicamente pela formação de bolhas intra-epiteliais devido a dano nos desmossomos causado por anticorpos direcionados especificamente contra moléculas de adesão do tipo caderina das células epiteliais, particularmente desmogleína 3 e 1 e placoglobina. A doença afeta a pele e as membranas mucosas com significativo índice de morbidade e mortalidade. O fenótipo clínico do pênfigo, particularmente o balanço entre doença na pele e mucosa bucal, é determinado pela quantidade de auto-anticorpos de desmogleína 1 e 3 respectivamente. A doença mostra alta incidência em raças mediterrâneas (judeus, gregos, italianos) sem, entretanto, demonstrar alguma distribuição familiar. Os próprios dados de 157 pacientes com pênfigo vulgar mostram que as mulheres são mais afetadas do que os homens (1,6:1), com idade variando de 18 a 92 anos, com média de 54,4 anos, sendo compatível com outros relatos. Cinco tipos de pênfigo podem ser reconhecidos com base em critérios clínicos, histopatológicos e imunológicos: pênfigo vulgar, pênfigo vegetante, pênfigo foliáceo, pênfigo eritematoso (ou síndrome de Senear-Usher) e pênfigo paraneoplásico.

Pênfigo Vulgar

O pênfigo vulgar é a forma mais comum da doença, representando 90 a 95% dos casos. Tem sido descrito que em mais de 68% dos casos a doença apresenta-se inicialmente na boca, onde pode persistir por muitas semanas, meses ou até anos antes de estender-se para outros locais. Nos aspectos clínicos, observam-se bolhas que rapidamente se rompem, deixando erosões dolorosas (**Figs. 460, 461**). Elas mostram pouca evidência de cura, expandindo-se perifericamente, e a dor pode ser tão intensa que a disfagia é um grave problema. O aspecto característico das lesões bucais do pênfigo é a presença de descontinuidade pequena e linear do epitélio bucal que circunda a erosão ativa, resultando em desintegração epitelial. Qualquer região da boca pode estar envolvida, mas predominam o palato mole, mucosa oral, gengiva e lábio inferior. Lesões em outras superfícies mucosas (conjuntiva, laringe, nariz, faringe, genitália, ânus) podem eventualmente desenvolver-se em aproximadamente 13% dos casos (**Fig. 462**). Na pele, as bolhas são vistas rompendo-se facilmente, deixando áreas

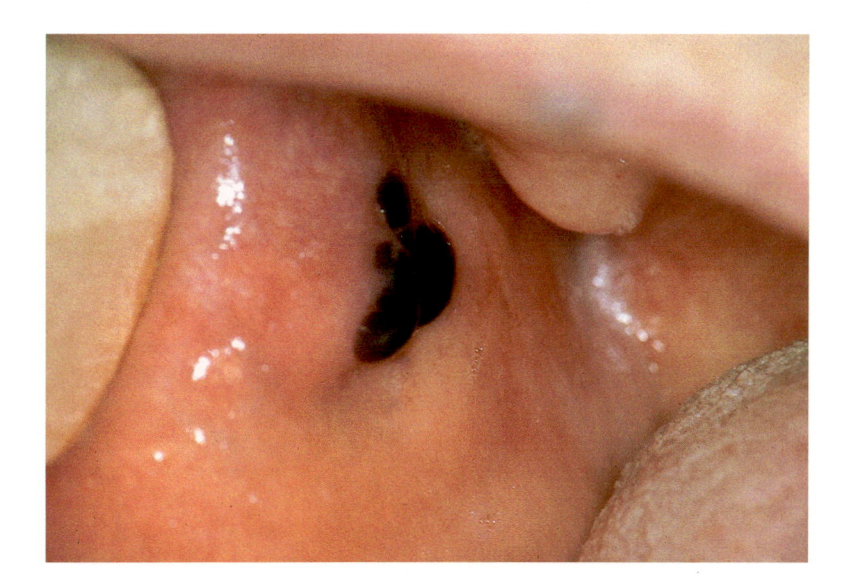

Figura 460 Pênfigo vulgar, múltiplas bolhas na mucosa oral.

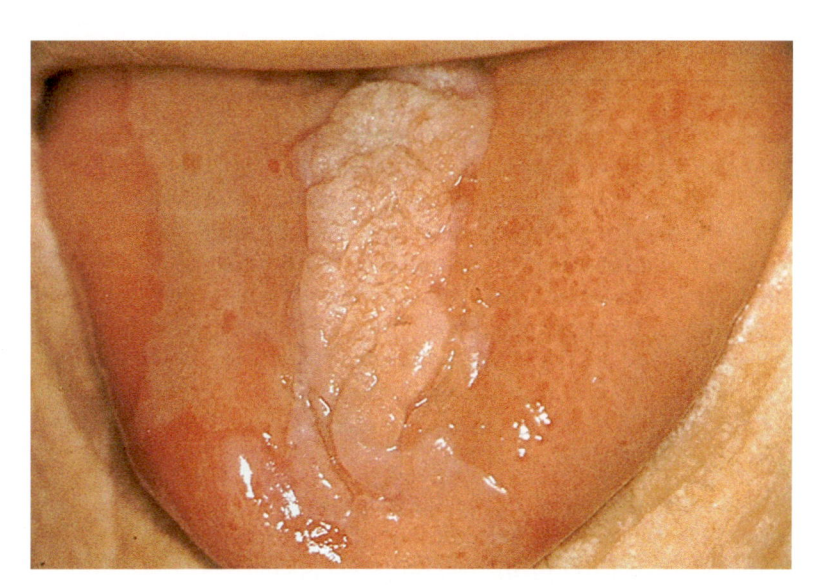

Figura 461 Pênfigo vulgar, erosões no dorso da língua.

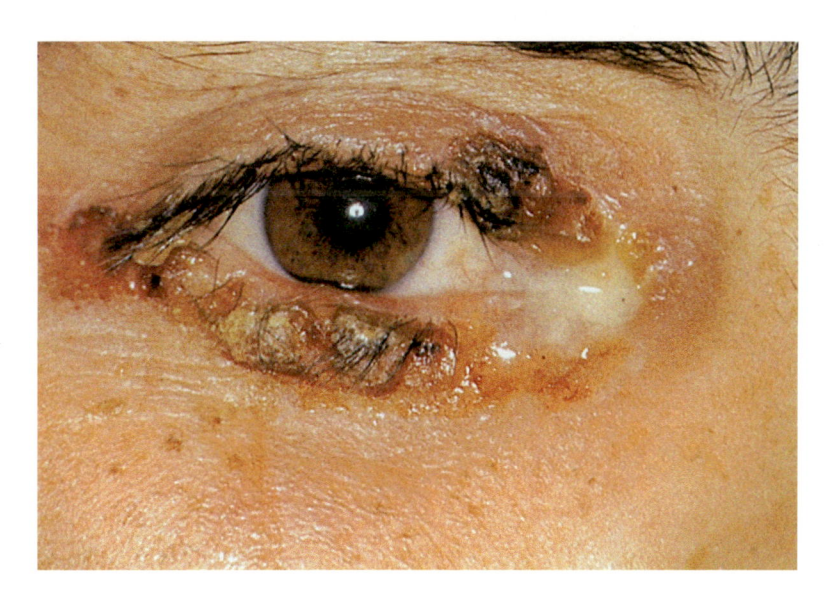

Figura 462 Pênfigo vulgar, lesões oculares.

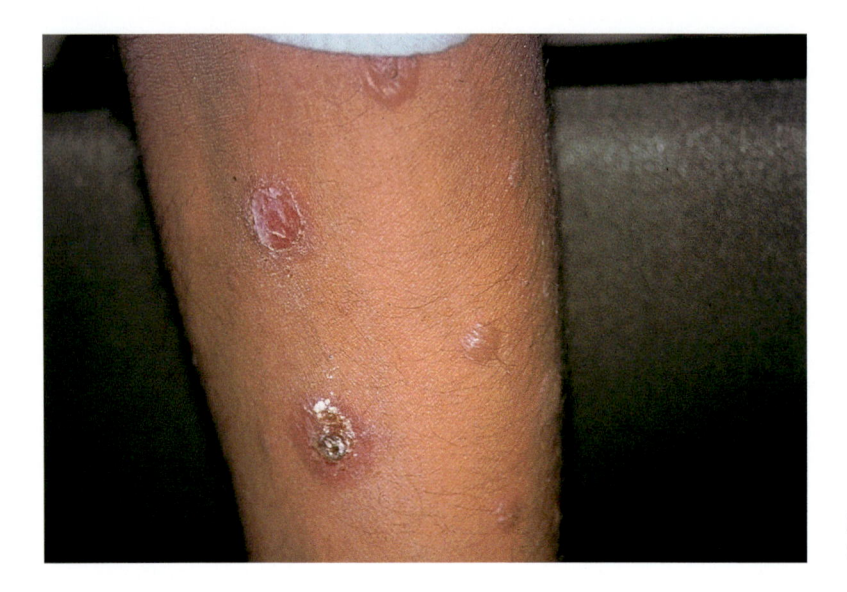

Figura 463 Pênfigo vulgar, bolhas e erosões na pele.

erodas que mostram tendência a aumentar à medida que a epiderme descama na periferia (**Figs. 463, 464**).

Apesar de qualquer região da pele poder ser afetada, as localizações mais envolvidas são o tronco, couro cabeludo, umbigo e regiões intertriginosas. As perdas de epiderme clinicamente sadia pela ação de uma borracha são características tanto na pele como na mucosa bucal (sinal de Nikolsky). Quando a doença está restrita à mucosa bucal, o diagnóstico pode demorar de 6 a 11 meses devido à natureza inespecífica das lesões bucais e ao baixo índice de suspeita.

Diagnóstico diferencial. Penfigóide cicatricial, penfigóide bolhoso, dermatite herpetiforme, eritema multiforme, líquen plano erosivo e bolhoso, gengivoestomatite herpética, úlceras aftosas e amiloidose.

Pênfigo Vegetante

O pênfigo vegetante é uma variante rara do pênfigo vulgar. As erupções cutâneas consistem em bolhas idênticas às do pênfigo vulgar, mas as áreas desnudas logo desenvolvem granulações hipertróficas. Podem ocorrer em qualquer lugar do corpo, mas são mais comuns nas áreas intertriginosas (**Fig. 465**). Essas lesões são raras na boca, mas lesões vegetantes podem formar-se no vermelhão e ângulos dos lábios (**Fig. 466**). A evolução e o prognóstico são similares aos do pênfigo vulgar.

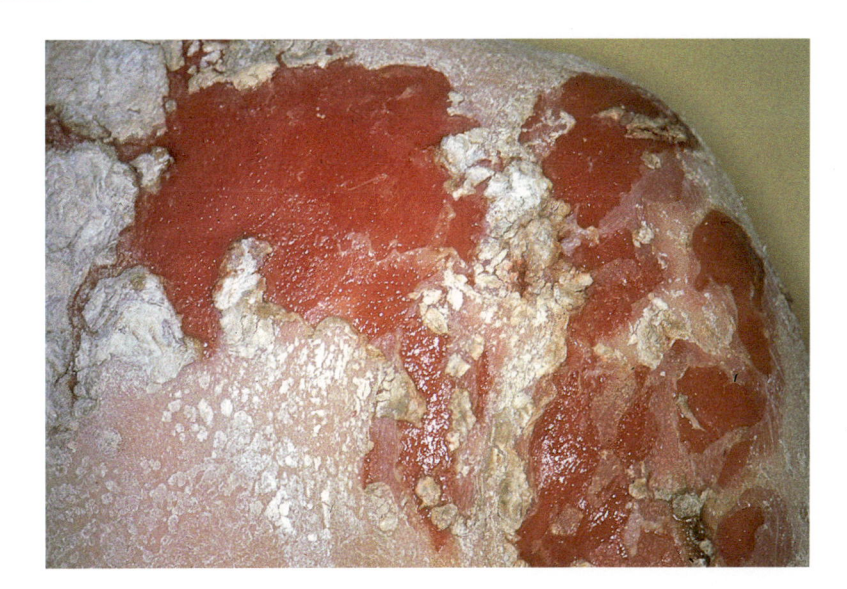

Figura 464 Pênfigo vulgar, lesões graves na pele.

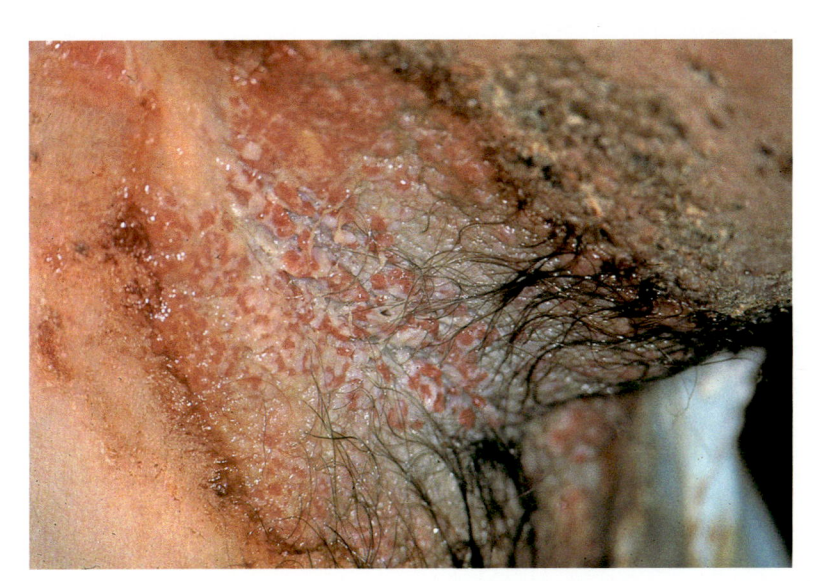

Figura 465 Pênfigo vegetante, lesões típicas na axila.

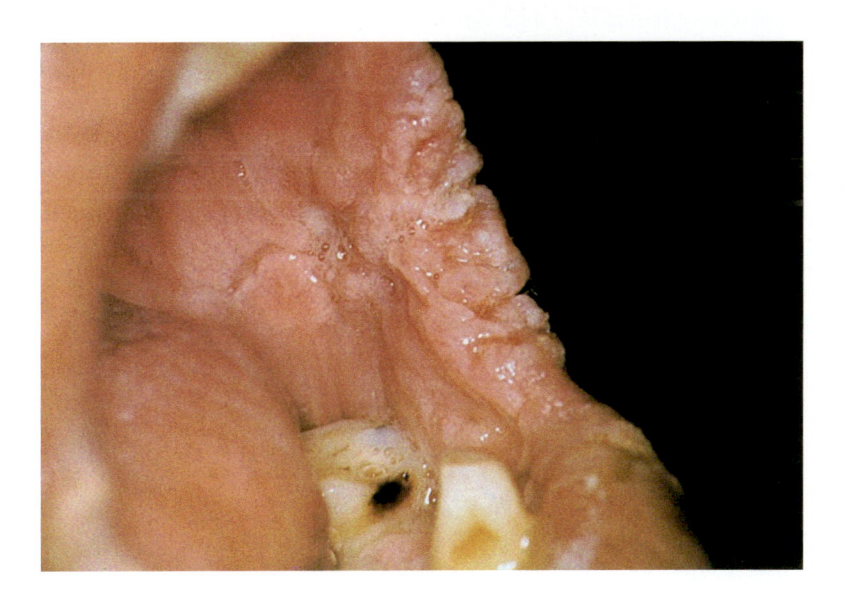

Figura 466 Pênfigo vegetante, lesões vegetantes na comissura e mucosa oral.

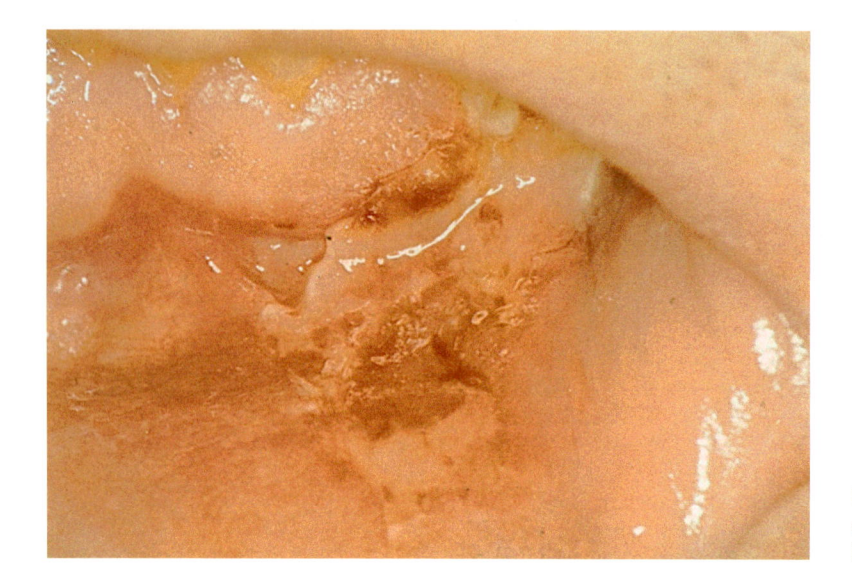

Figura 467 Pênfigo foliáceo, erosões no fundo de sulco e na mucosa labial.

Pênfigo Foliáceo

O pênfigo foliáceo é uma variante superficial, menos grave e rara do pênfigo vulgar. As lesões cutâneas caracterizam-se por bolhas flácidas de base eritematosa que rapidamente se rompem, deixando erosões rasas descamantes e placas em forma de crostas sugestivas de dermatite seborréica. Em geral, desenvolvem-se no couro cabeludo, face e tronco. As lesões podem disseminar-se e envolver toda a pele, assemelhando-se a uma dermatite esfoliativa generalizada. A mucosa bucal raramente é afetada, mostrando erosões pequenas e superficiais (**Fig. 467**).

Pênfigo Eritematoso

O pênfigo eritematoso é uma variante rara e superficial do pênfigo com curso discreto e bom prognóstico. A doença caracteriza-se clinicamente por erupção eritematosa similar à do lúpus eritematoso e por bolhas superficiais com placas crostosas assemelhando-se à dermatite seborréica (**Fig. 468**). Algumas vezes, a doença coexiste com lúpus eritematoso, miastenia grave e timoma (tumor do timo). A mucosa bucal raramente é afetada, apresentando, então, pequenas erosões (**Fig. 469**).

Teste laboratorial. Em todas as formas de pênfigo os exames úteis no estabelecimento do diagnóstico são os exames citológico, histopatológico, imunocitológico, assim como a imunofluorescência direta e indireta.

Tratamento. No tratamento para todas as formas de pênfigo, incluem-se altas doses de corticosteróides sistêmicos, azatioprina, ciclosporina, ciclofosfamida e micofenolato mofetil; plasmaferese em casos graves.

Pênfigo Vulgar Juvenil

O pênfigo afeta muito raramente pessoas com menos de 20 anos de idade. Atualmente está bem-documentado que o pênfigo vulgar, foliáceo e eritematoso também ocorrem em crianças, mas a mucosa bucal é usualmente afetada pelo pênfigo vulgar. Tem sido relatado que em 13 de 14 pacientes jovens com pênfigo vulgar (93%) a doença começa na boca, e a proporção de mulheres para homens é de 1,8:1. São observadas erosões superficiais localizadas ou disseminadas que persistem e mostram uma tendência a aumentar (**Fig. 470**). Os aspectos clínicos e laboratoriais do pênfigo juvenil são similares àqueles observados no pênfigo de adultos.

Diagnóstico diferencial. Outras doenças bolhosas que afetam crianças, tais como gengivoestomatite herpética, penfigóide bolhoso juvenil, dermatite herpetiforme juvenil, eritema multiforme, penfigóide cicatricial da infância, doença da imunoglobulina A (IgA) linear da infância.

Doenças Dermatológicas

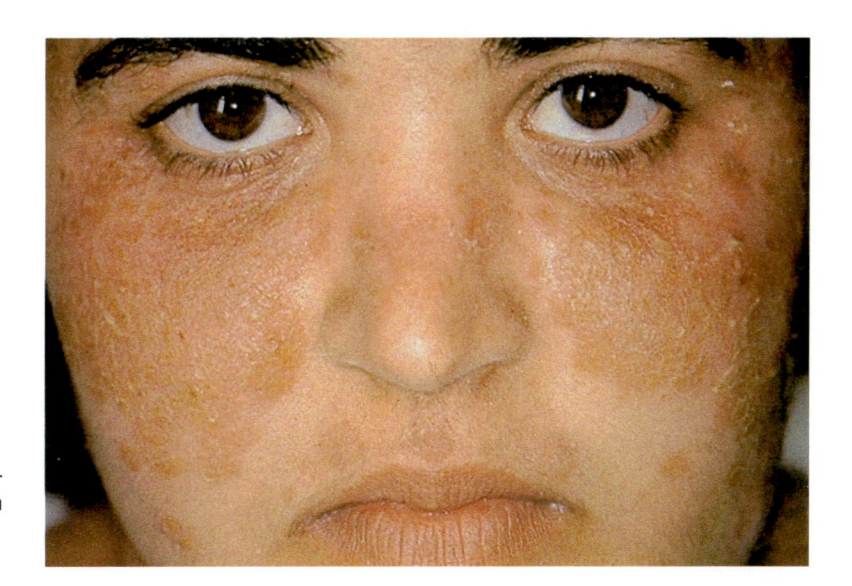

Figura 468 Pênfigo eritematoso, lesões características eritematosas com crostas superficiais na área em "asa de borboleta" da face.

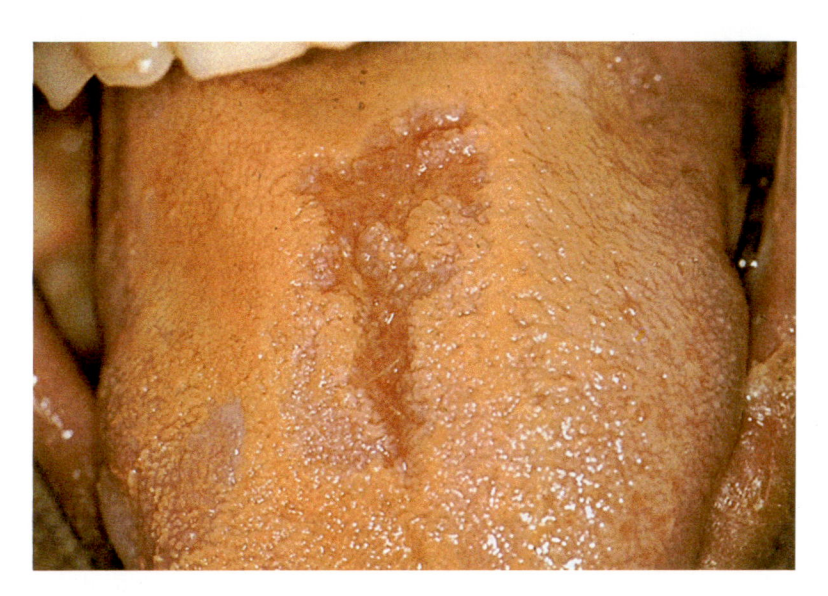

Figura 469 Pênfigo eritematoso, erosão localizada no dorso da língua.

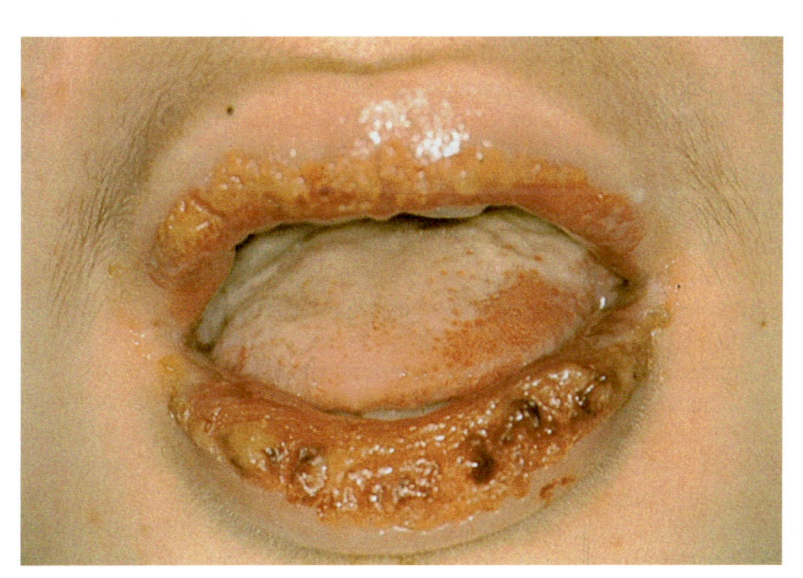

Figura 470 Pênfigo vulgar juvenil, erosões graves nos lábios.

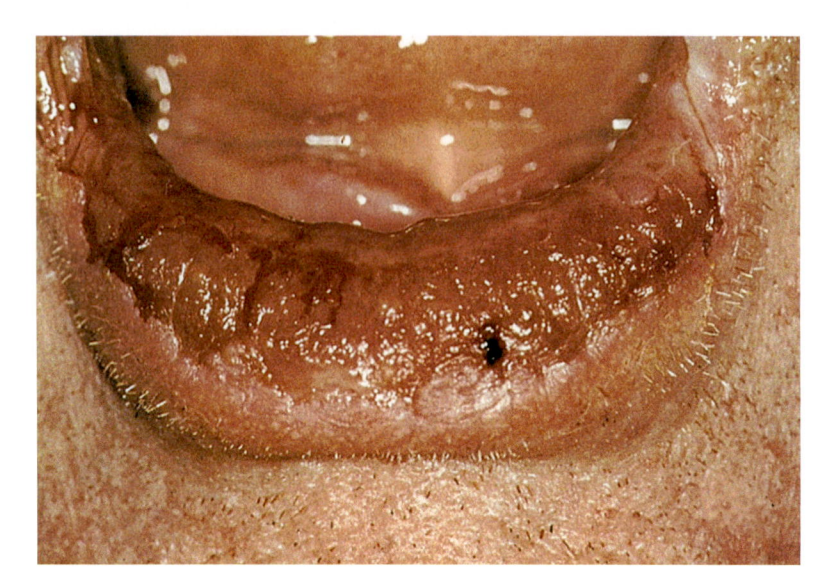

Figura 471 Pênfigo paraneoplásico, erosões persistentes no lábio inferior.

Pênfigo Paraneoplásico

O pênfigo paraneoplásico é uma variante rara, auto-imune, recentemente descrita, de pênfigo vulgar que se caracteriza por lesões mucosas e cutâneas associadas com neoplasias presentes, mais freqüentemente linfomas não-Hodgkin e leucemia linfocítica crônica. Em alguns casos, o pênfigo paraneoplásico desenvolve-se durante o tratamento com radioterapia ou quimioterapia. O envolvimento pulmonar ocorre em 30% dos pacientes com pênfigo paraneoplásico. Têm sido encontrados anticorpos direcionados contra proteínas das plaquetas, algumas vezes, causam alterações acantolíticas no epitélio respiratório, evoluindo para bronquiolite obliterante, que pode ser fatal.

Os aspectos clínicos da doença caracterizam-se por: a) lesões cutâneas polimorfas, geralmente apresentando-se como erupções pápulo-escamosas com formação de vesículas principalmente nas palmas das mãos e solas dos pés; b) erosões dolorosas e resistentes ao tratamento na mucosa bucal e no vermelhão dos lábios (**Fig. 471**); e c) erosões persistentes da conjuntiva (**Fig. 472**). Os achados comuns na imunofluorescência direta são a deposição de IgG e C_3 nos espaços intercelulares e ao longo da membrana basal. Ocorre alta titulação sérica de anticorpos que atingem o epitélio da epiderme e mucosa em padrão indistinguível daquele visto no pênfigo vulgar. Entretanto, esses auto-anticorpos atingem também os epitélios simples, colunar e de transição. No soro ocorre imunoprecipitação de um complexo de quatro polipeptídeos de ceratinócitos humanos com peso molecular estimado de 250, 230, 210, 190, 170 e 130 kDa. Essa resposta humoral distinta é específica. Essa imunoprecipitação é a técnica mais confiável para detecção dos auto-anticorpos no pênfigo paraneoplásico e é necessário para o diagnóstico definitivo. Todos os pacientes com pênfigo paraneoplásico têm prognóstico ruim.

Diagnóstico diferencial. Outras formas de pênfigo, eritema multiforme, pênfigo cicatricial e bolhoso.

Teste laboratorial. Dentre os exames laboratoriais que podem ajudar incluem-se o histopatológico, imunofluorescência direta e indireta e estudos de imunoprecipitação.

Tratamento. Corticosteróides sistêmicos em associação ao tratamento da neoplasia existente.

Penfigóide Cicatricial

O penfigóide cicatricial ou penfigóide benigno das mucosas é uma doença crônica bolhosa auto-imune. Recentes investigações têm demonstrado que os auto-anticorpos de pacientes com penfigóide cicatricial podem reconhecer uma variedade de auto-antígenos presentes na membrana basal do epitélio (integrina, laminina, epiligrina, BP 180, antígenos da doença da IgA linear). A doença afeta preferencialmente as membranas mucosas e, raras vezes, a pele, resultando em atrofia do epitélio e, algumas vezes, deixando cicatrizes. A doença ocorre com mais freqüência em mulheres do que em homens (1,5:1), com uma média de idade de 66 anos. A mucosa bucal está invariavelmente afetada e em 95% dos casos a boca é o local de envolvimento inicial. As lesões bucais mais típicas são aquelas que envolvem a gengiva, embora, em tempos mais recentes, tenha sido descrito o envolvimento de outras localizações na boca. As lesões de mucosa são vesículas recorrentes ou pequenas bolhas que se rompem deixando uma ferida com superfície erodida que ao final cura por formação de cicatriz (**Fig. 473**). As lesões bucais são localizadas e sua disseminação é raramente vista (**Fig. 474**). Freqüentemente a doença afeta apenas a gengiva sob a forma de gengivite descamativa (**Fig. 475**).

Doenças Dermatológicas 255

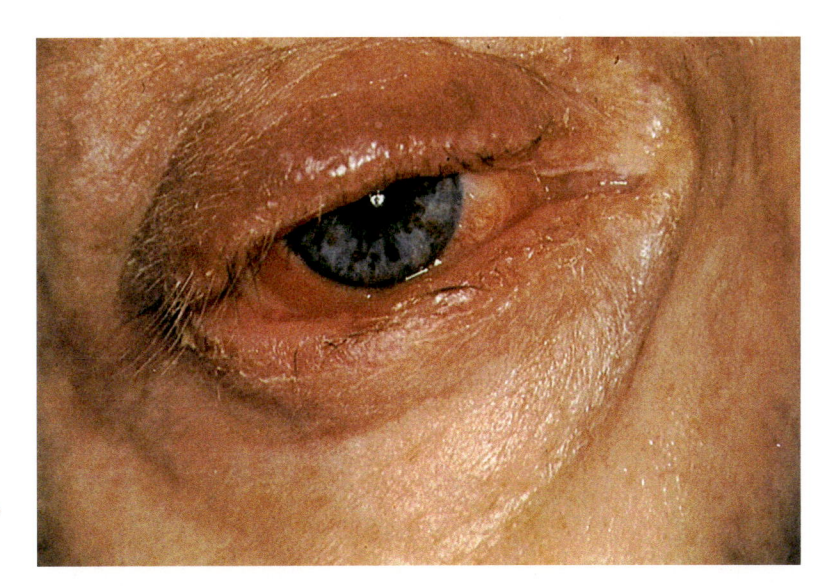

Figura 472 Pênfigo paraneoplásico, pálpebras edemaciadas e grave conjuntivite.

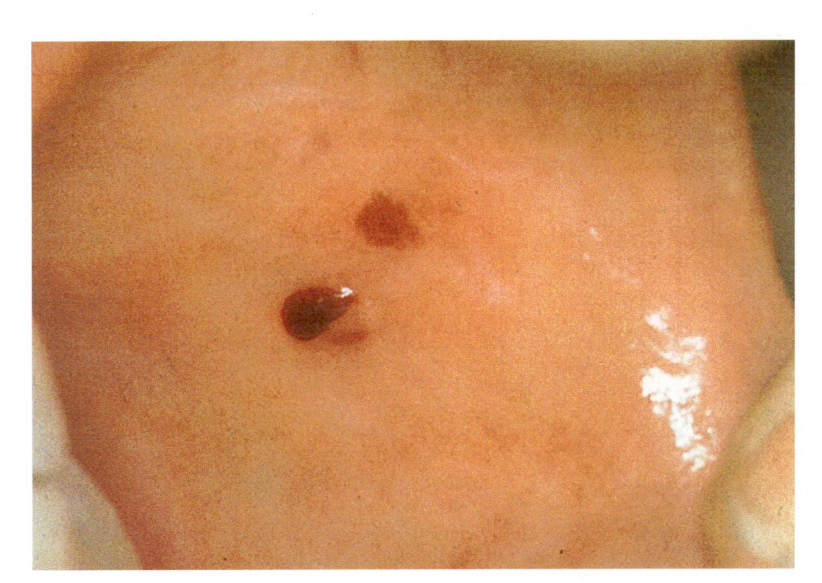

Figura 473 Penfigóide cicatricial, bolhas hemorrágicas íntegras na mucosa oral.

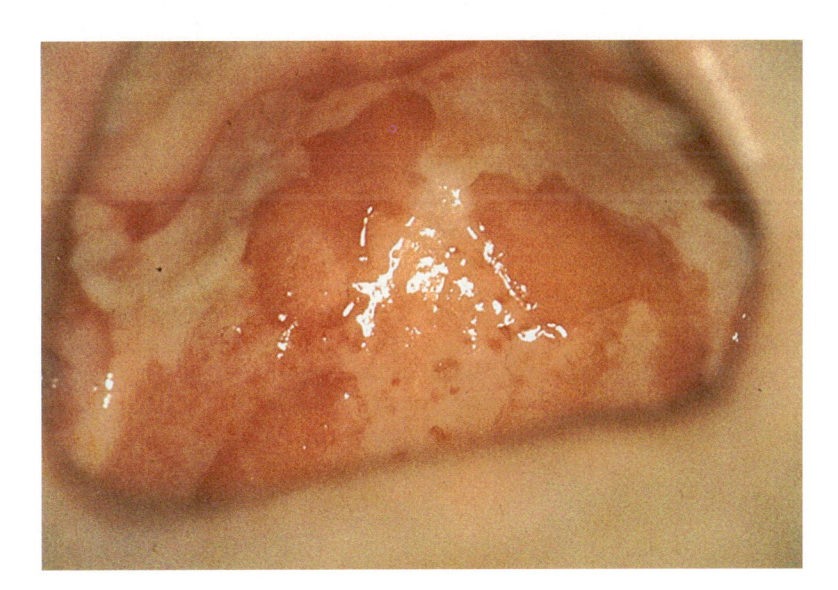

Figura 474 Penfigóide cicatricial, erosão grave no palato.

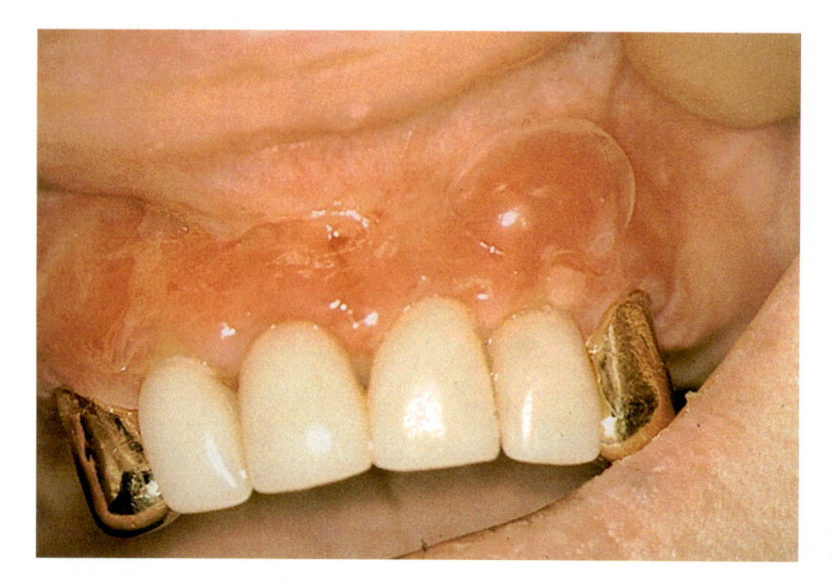

Figura 475 Penfigóide cicatricial apresentando-se como gengivite descamativa.

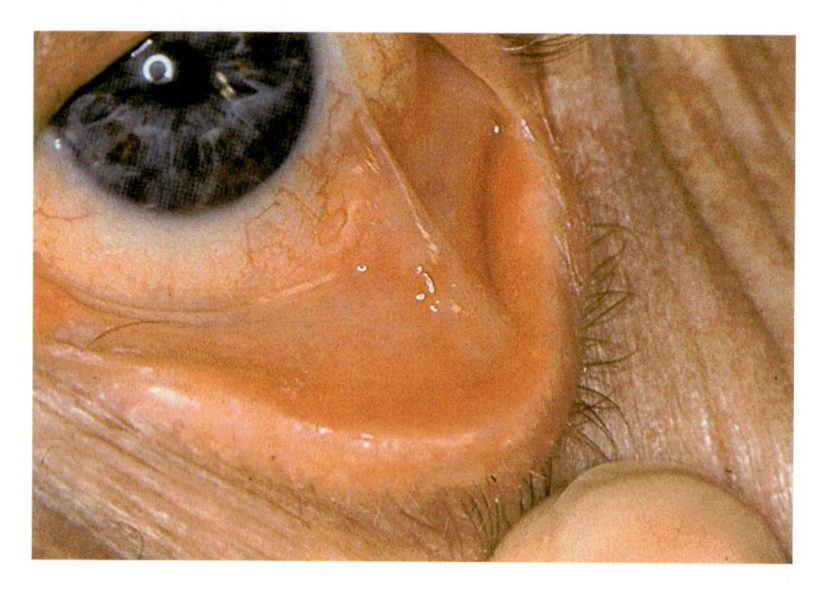

Figura 476 Penfigóide cicatricial, conjuntivite e simbléfaro.

As lesões oculares consistem de conjuntivite, simbléfaro, triquíase, secura e opacidade da córnea que com freqüência levam à cegueira completa (**Figs. 476, 477**). Menos comumente há o envolvimento de outras mucosas (genital, anal, nasal, faríngica, esofágica e da laringe) (**Fig. 478**). As lesões cutâneas ocorrem em aproximadamente 10 a 20% dos casos em forma de bolhas que aparecem no couro cabeludo, face e pescoço e podem curar deixando ou não cicatrizes.

Diagnóstico diferencial. Pênfigo vulgar, penfigóide bolhoso, doença da IgA linear, líquen plano bolhoso e erosivo, estomatite ulcerada crônica, dermatite herpetiforme, eritema multiforme, doença de Stevens-Johnson e lúpus eritematoso.

Teste laboratorial. Dentre os exames laboratoriais que podem ajudar na identificação estão incluídos o histopatológico e a imunofluorescência direta e indireta de espécimes de biópsia de lesões bucais.

Tratamento. Corticosteróides sistêmicos e drogas imunossupressoras. Em casos brandos, pode ser útil esteróide tópico (creme ou injeção intralesional).

Penfigóide Cicatricial da Infância

O penfigóide cicatricial da infância é uma doença bolhosa, crônica, auto-imune, que afeta quase exclusivamente pessoas de meia-idade ou idosos. Entretanto, pelo menos seis casos bem-documentados de penfigóide cicatricial da infância foram descritos. Dos pacientes, cinco eram meninas e três, meninos, com idade variando entre 4 e 18 anos. Todos os pacientes, com exceção de um, tinham lesões bucais; e a gengivite descamativa foi a manifestação mais importante da doença (**Fig. 479**). As manifestações clínicas da mucosa bucal, olhos, genitália, ânus e pele são idênticas àquelas vistas no penfigóide cicatricial do adulto.

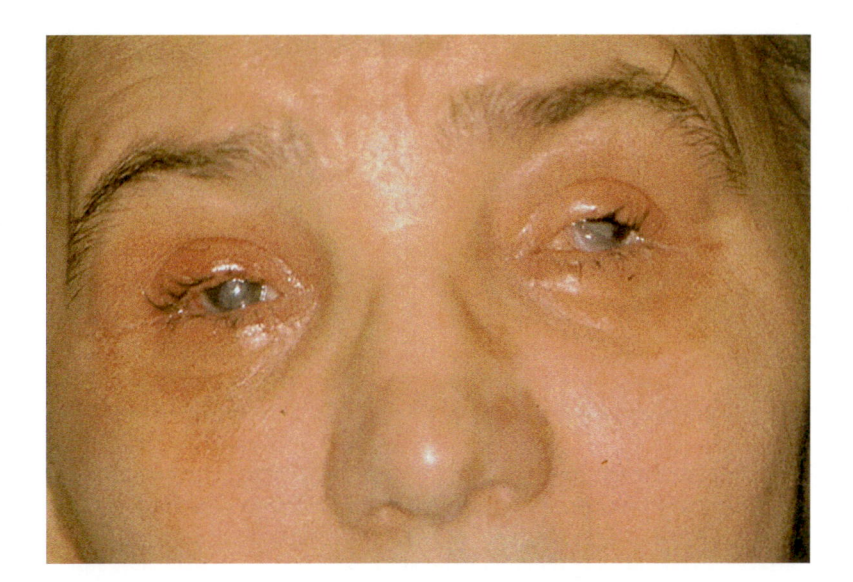

Figura 477 Penfigóide cicatricial, graves lesões oculares.

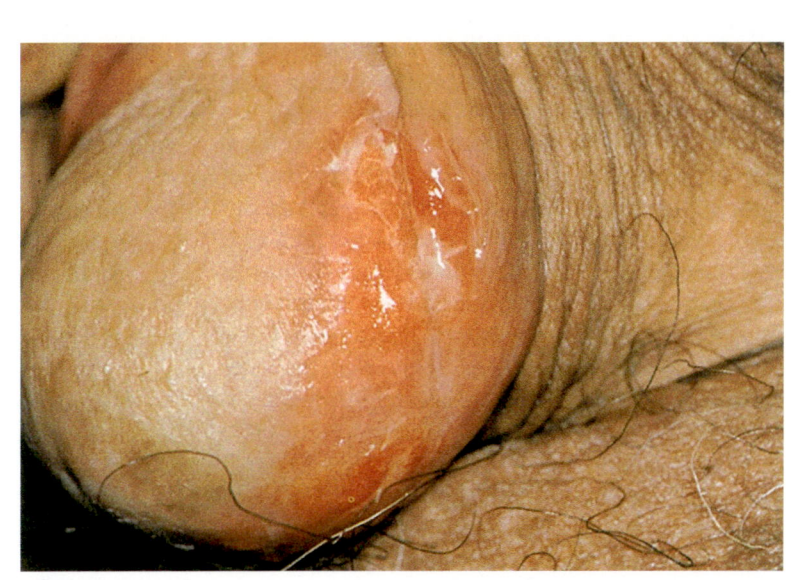

Figura 478 Penfigóide cicatricial, erosões e cicatrizes no pênis.

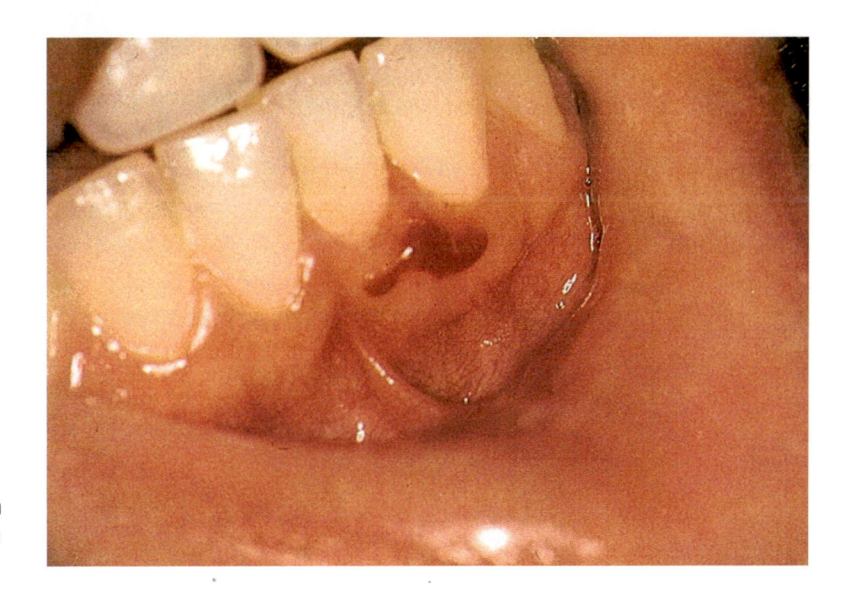

Figura 479 Penfigóide cicatricial da infância, bolha hemorrágica pequena na gengiva de menina com 14 anos.

Diagnóstico diferencial. Penfigóide bolhoso juvenil, pênfigo juvenil, dermatite herpetiforme da infância, doença da IgA linear da infância, doenças crônicas bolhosas da infância e epidermólise bolhosa.

Teste laboratorial. O diagnóstico é confirmado com exame histopatológico, assim como pela imunofluorescência direta e indireta.

Tratamento. Corticosteróide tópico ou sistêmico.

Doença da IgA Linear

A doença da IgA linear tem sido reconhecida como nova entidade nosológica no espectro das doenças bolhosas crônicas. Tem sido identificado número variável de antígenos (BP180, colágeno XVII, BP 230, LAD 1, LAD 285) nas membranas basais da epiderme em pacientes com a doença da IgA linear. O antígeno específico detectado parece estar relacionado com o fenótipo clínico da doença. A doença da IgA linear é rara e caracterizada por erupções espontâneas de bolhas na pele e nas membranas mucosas e depósito homogêneo de IgA ao longo da junção derme-epiderme. A doença é mais comum em mulheres do que em homens, com média de idade de surgimento entre 40 e 50 anos, tendo sido descrita tanto em adultos como em crianças. Clinicamente, a erupção cutânea caracteriza-se pela formação espontânea de bolhas sem crosta. Em cerca de 26% dos pacientes com a doença da IgA linear ocorrem lesões bucais. Essas lesões aparecem como bolhas que logo se rompem, deixando ulcerações superficiais e localizadas, sem aspectos típicos (**Figs. 480, 481**). Pode ocorrer também conjuntivite com escara. Em geral, as manifestações clínicas da doença são indistinguíveis daquelas vistas no penfigóide cicatricial.

Diagnóstico diferencial. Penfigóide cicatricial, estomatite ulcerada crônica, dermatite herpetiforme, penfigóide bolhoso e doença bolhosa crônica da infância.

Teste laboratorial. Imunofluorescência direta e indireta e exame histopatológico.

Tratamento. Sulfas e corticosteróides sistêmicos.

Penfigóide Bolhoso

O penfigóide bolhoso é uma doença bolhosa crônica auto-imune mucocutânea que afeta mais mulheres do que homens (1,7:1), com média de idade para o aparecimento de 65 anos. Entretanto, casos bem-documentados têm sido descritos em crianças. Estudos imunoeletrônicos identificaram os antígenos do pênfigo bolhoso nos desmossomas. A caracterização molecular desses antígenos por técnicas imunoistoquímicas revelou que os auto-anticorpos dos pacientes com penfigóide bolhoso ligam-se principalmente a duas moléculas distintas (BPAG-1 e BPAG-2).

Clinicamente, as lesões cutâneas começam como erupções generalizadas não-específicas e mais tarde desenvolvem-se bolhas amplas e esticadas que se rompem deixando áreas desnudas, sem tendência de expandir perifericamente. As erupções aparecem no tronco, braços e pernas, podendo ser localizadas ou disseminadas (**Fig. 482**). A mucosa bucal é afetada em cerca de 40% dos casos, em geral após envolvimento cutâneo.

Lesões iniciais aparecem na boca apenas em 6% dos casos. Clinicamente, desenvolvem-se bolhas que mais tarde erodem na mucosa oral, palato, língua e lábio inferior (**Fig. 483**). O envolvimento gengival na forma de gengivite descamativa é observado em 16% dos casos (**Fig. 484**). Outras membranas mucosas também são afetadas, como a conjuntival, vaginal, esofágica e anal.

A doença tem curso crônico, com remissões e exarcebações, sendo que, geralmente, apresenta bom prognóstico.

Diagnóstico diferencial. Pênfigo vulgar, penfigóide cicatricial, penfigóide gestacional, dermatite herpetiforme, doença da IgA linear, epidermólise bolhosa adquirida, líquen plano erosivo e lúpus eritematoso discóide.

Teste laboratorial. Exame histopatológico, assim como imunofluorescência direta e indireta.

Tratamento. Corticosteróides sistêmicos e, algumas vezes, drogas imunossupressoras. Também podem ser usadas sulfas e sulfopiridina.

Doenças Dermatológicas 259

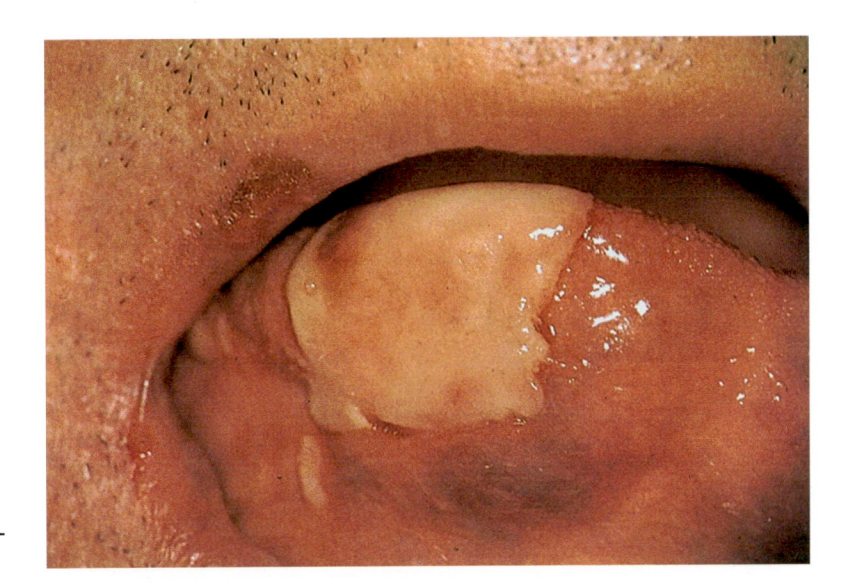

Figura 480 Doença da IgA linear, erosão na língua coberta por pseudomembrana esbranquiçada.

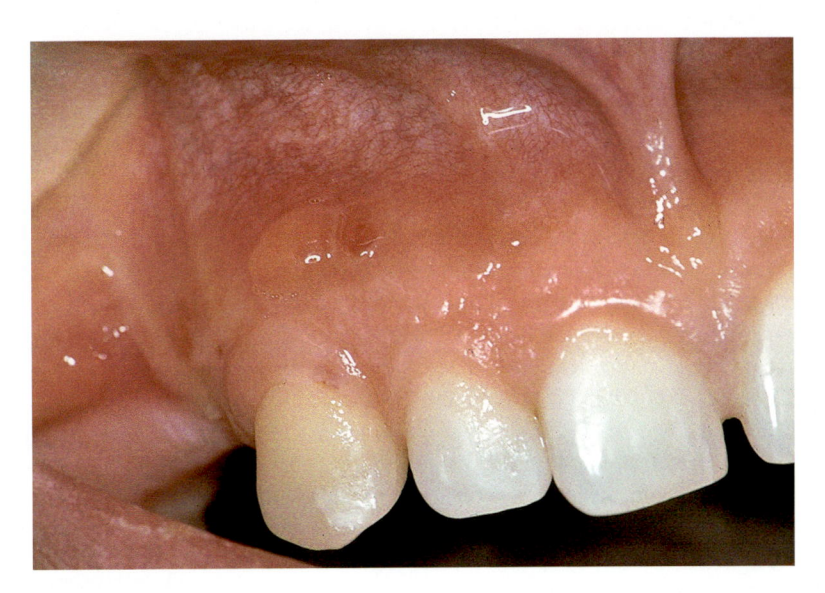

Figura 481 Doença da IgA linear, bolha intacta na mucosa alveolar.

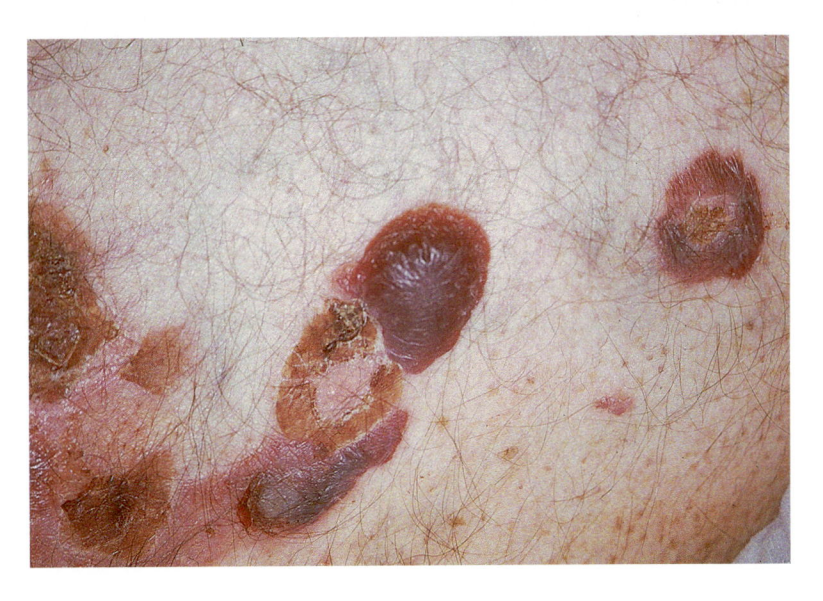

Figura 482 Penfigóide bolhoso, múltiplas bolhas na pele.

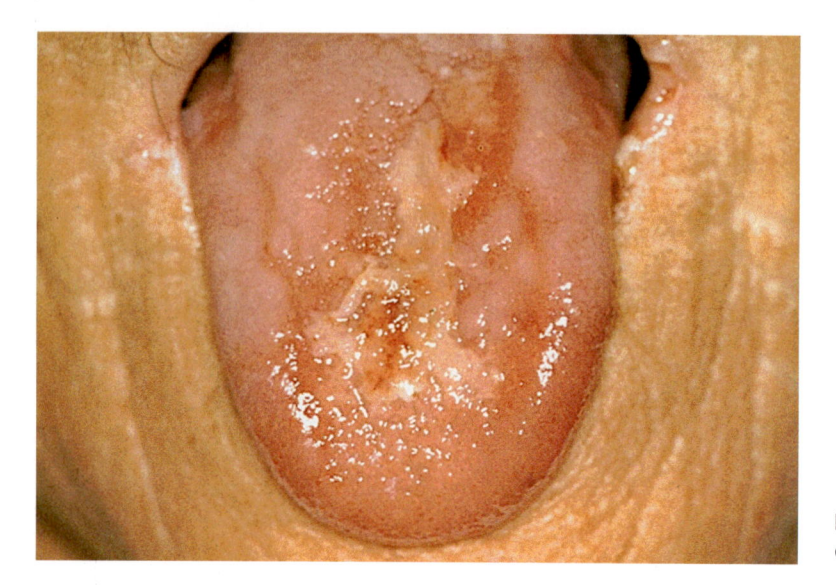

Figura 483 Penfigóide bolhoso, erosões no dorso da língua.

Penfigóide Gestacional

O penfigóide gestacional ou herpes gestacional é uma doença bolhosa auto-imune distinta e rara que aparece durante o segundo ou terceiro trimestre da gravidez ou no período imediato pós-parto e resolve-se em 3 a 4 meses após o parto. A incidência tem sido estimada em 1 em cada 50.000 gravidezes. O envolvimento cutâneo do neonato ocorre em 2 a 10% dos casos.

As manifestações cutâneas apresentam-se como placas com bolha esticada e pequena, com intenso prurido e urticária (**Fig. 485**). As bolhas são numerosas e freqüentemente coalescem. As localizações mais freqüentemente envolvidas são abdômen, face, peito, costas, extremidades, palma da mão e sola dos pés. As lesões bucais são raras e apresentam-se como bolhas múltiplas, em geral hemorrágicas, que rapidamente se rompem deixando erosões dolorosas e inespecíficas (**Fig. 486**). As localizações mais comumente afetadas são mucosa oral, língua e gengiva. As lesões bucais quase sempre seguem as lesões cutâneas e desaparecem logo. Raramente a doença acomete pacientes em associação com neoplasias malignas tromboblásticas. O diagnóstico clínico deve ser confirmado com exames laboratoriais.

Diagnóstico diferencial. Penfigóide bolhoso, doença da IgA linear, dermatite herpetiforme, eritema multiforme, erupções devido a drogas e dermatite alérgica de contato.

Teste laboratorial. A imunofluorescência da pele ou mucosa bucal perilesionais freqüentemente demonstra C_3 e, com menos freqüência, IgG em banda linear na junção derme-epiderme. A imunofluorescência indireta demonstra anticorpos circulantes IgG contra a zona de membrana basal. O exame histopatológico mostra bolha subepitelial.

Tratamento. Corticosteróides sistêmicos são a principal opção para o tratamento. A azatioprina pode ser útil como terapia adjuvante.

Doenças Dermatológicas 261

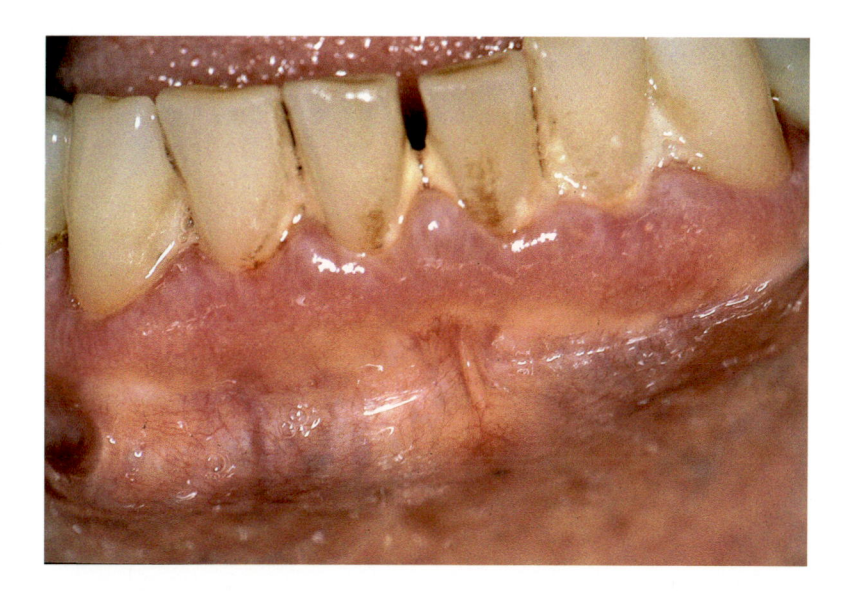

Figura 484 Penfigóide bolhoso, gengivite descamativa.

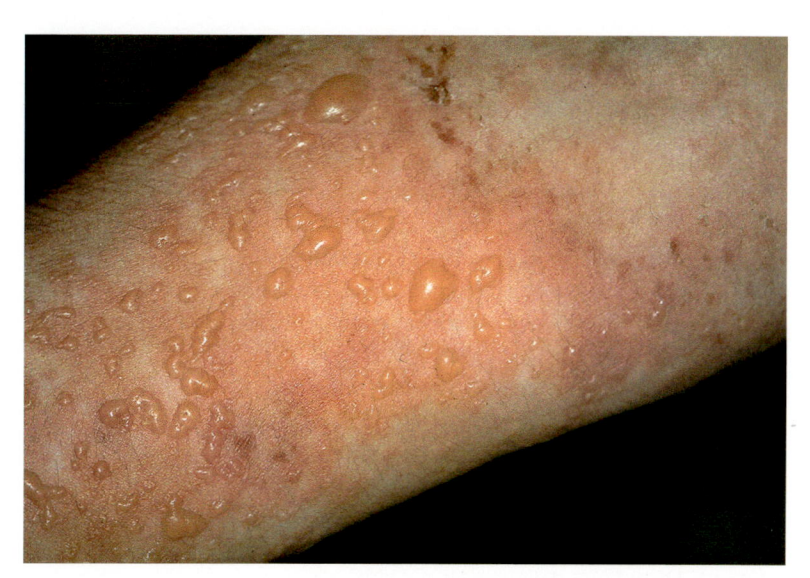

Figura 485 Penfigóide gestacional, bolhas pequenas e múltiplas na pele.

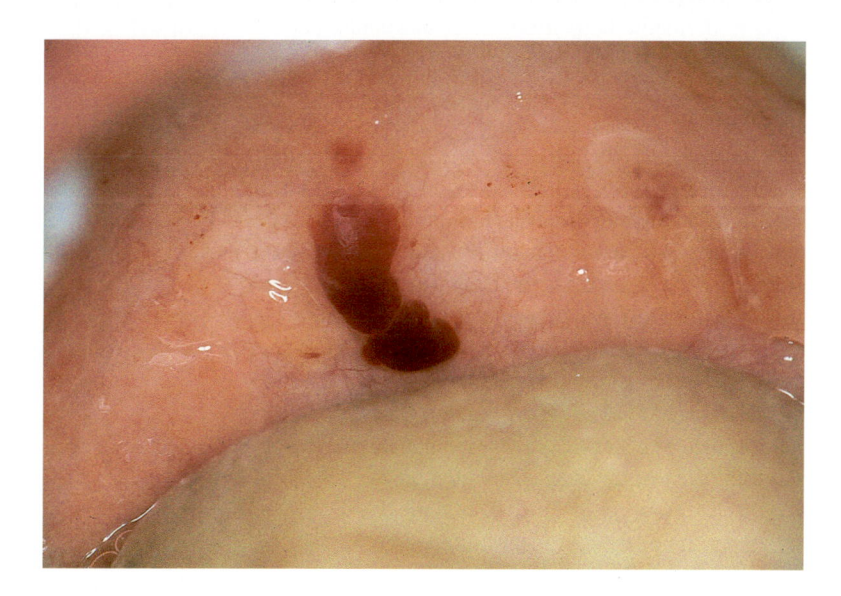

Figura 486 Penfigóide gestacional, bolha hemorrágica no palato mole.

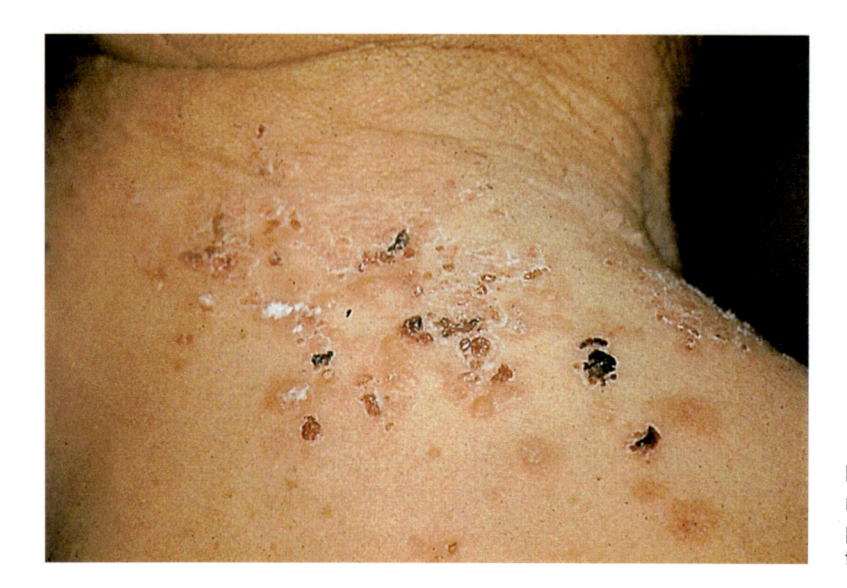

Figura 487 Dermatite herpetiforme, pápulas e vesículas pequenas na pele agrupadas em padrão semelhante ao herpes.

Dermatite Herpetiforme

A dermatite herpetiforme ou doença de Duhring-Brocq é uma doença cutânea crônica recorrente caracterizada por prurido e erupções papulovesiculares simétricas em toda extensão da superfície da pele. Na maioria das vezes, a doença está associada à enteropatia de sensibilidade ao glúten. A doença ocorre em qualquer idade, inclusive na infância, mas é mais comum entre 20 e 50 anos e homens são mais afetados do que mulheres.

A causa permanece desconhecida, embora a ocorrência de depósitos de C_3 e IgA na derme superior sugira que algum mecanismo imunológico tenha influência na patogenia da doença. Além disso, estudos imunogenéticos têm demonstrado o aumento na freqüência de HLA-B8, HLA-A1, HLA-DW3, DRW3 e HLA-DQW_2 em pacientes com dermatite herpetiforme. Clinicamente, pápulas ou placas eritematosas aparecem primeiro na pele, seguidas de prurido e queimação severos e pequenas vesículas agrupadas em padrão semelhante ao herpes, envolvendo simetricamente a extensão da pele (**Fig. 487**). A mucosa bucal é afetada em 5 a 10% dos casos. As lesões bucais sucedem às erupções cutâneas e raramente precedem o envolvimento da pele. Clinicamente, as lesões maculopapulares são consideradas o principal tipo de lesões bucais (**Fig. 488**). Além disso, têm sido descritos os tipos eritematoso, púrpura, vesicular e erosivo (**Fig. 489**). As vesículas aparecem em períodos cíclicos e rompem rapidamente, deixando lesões superficiais e dolorosas que lembram as úlceras aftosas. O palato, a língua e a mucosa oral são mais freqüentemente envolvidos do que os lábios, gengiva e tonsilas. Os defeitos de esmalte nos dentes permanentes do tipo Celiac são encontrados em 53% dos pacientes com dermatite herpetiforme.

A doença tem curso muito prolongado, com remissões e exarcebações.

Diagnóstico diferencial. Úlcera aftosa menor, úlcera herpetiforme, eritema multiforme, pênfigo vulgar, penfigóide cicatricial, doença da IgA linear, penfigóide gestacional e gengivoestomatite herpética.

Teste laboratorial. Exame histopatológico e imunofluorescência direta. Recentemente, anticorpos da classe IgA endomisial (IgA-EmA), direcionados aos componentes com reticulina do músculo liso, têm sido detectados e parecem ser o marcador específico para a enteropatia de sensibilidade ao glúten da dermatite herpetiforme e doença de Celiac.

Tratamento. Sulfas e sulfapiridinas e, em alguns casos, corticosteróides. A dieta livre de glúten pode parar a atividade da doença.

Epidermólise Bolhosa Adquirida

A epidermólise bolhosa adquirida é uma doença rara, não-hereditária, crônica mecanobolhosa, de patogenia auto-imune. Recentemente, têm sido encontrados anticorpos direcionados ao colágeno tipo VII no interior das fibrilas de ancoragem. Clinicamente, a doença é caracterizada pela formação de bolhas, principalmente na pele que recobre as articulações e, com freqüência, são desencadeadas pela irritação mecânica. A bolha é esticada, pode conter sangue e cicatriza com crosta. Estão em geral envolvidas a pele sobre as articulações, as superfícies distendidas expostas da porção inferior das pernas, pés e mãos (**Fig. 490**). O envolvimento da mucosa bucal não é freqüente. Poucas bolhas hemorrágicas

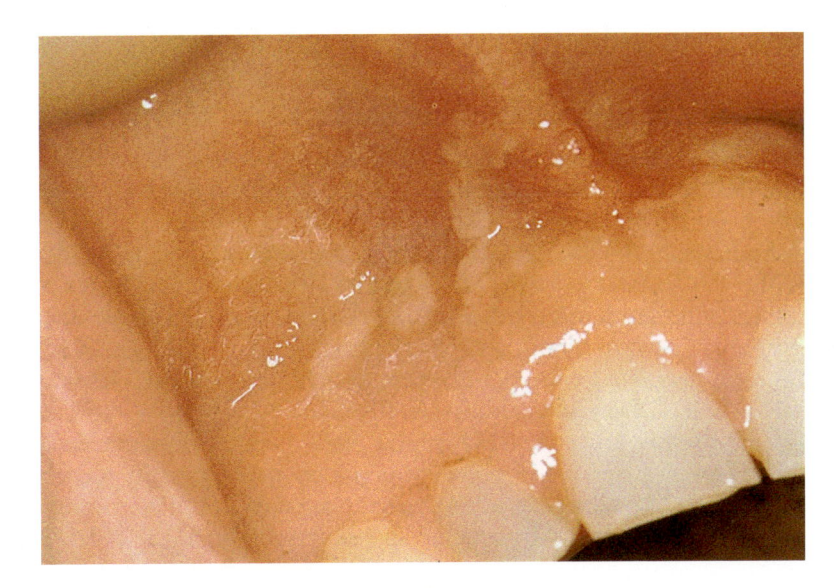

Figura 488 Dermatite herpetiforme, lesões maculopapulares na mucosa alveolar.

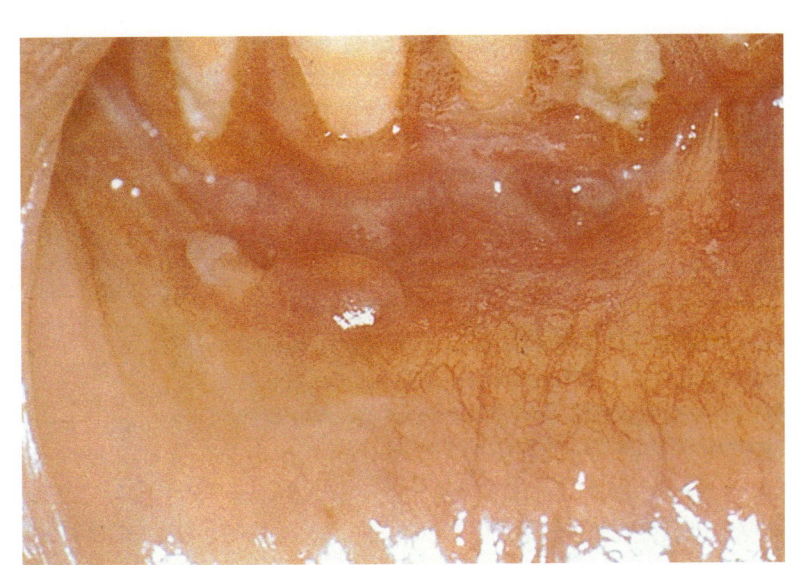

Figura 489 Dermatite herpetiforme, bolha íntegra na mucosa do lábio inferior e erosões pequenas na gengiva.

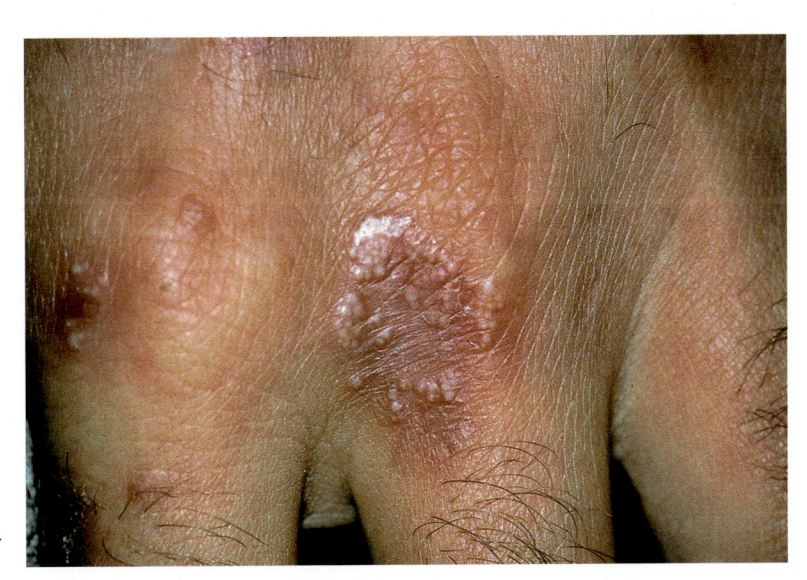

Figura 490 Epidermólise bolhosa adquirida, pequenos cistos subepidérmicos e crostas.

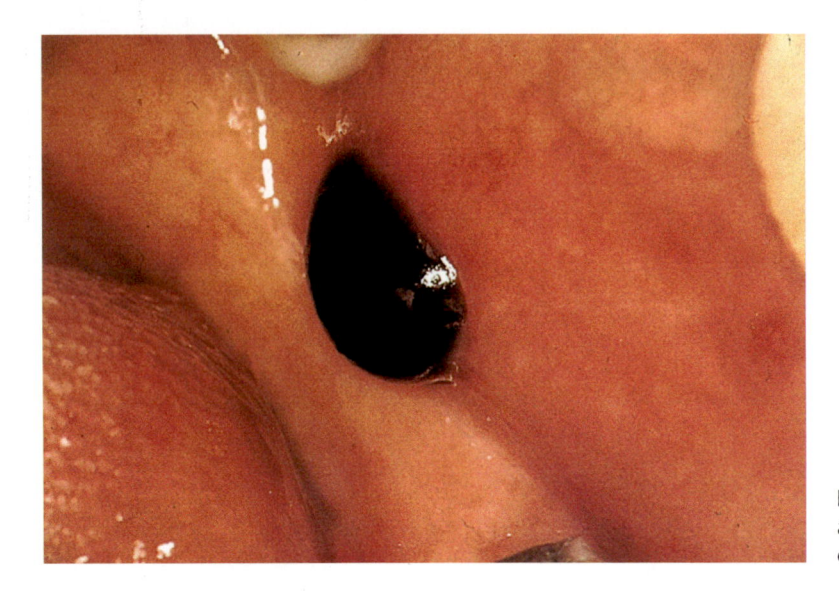

Figura 491 Epidermólise bolhosa adquirida, bolha hemorrágica na mucosa oral.

podem aparecer, particularmente após trauma leve ou de forma espontânea (**Fig. 491**). Elas rompem deixando úlceras que se curam com crosta. Os seguintes critérios de diagnóstico da epidermólise bolhosa adquirida têm sido propostos: ausência de história familiar; aparecimento na idade adulta; formação da bolha após trauma mecânico que cicatriza com crosta; pequenos cistos subepidérmicos e distrofia nas unhas; exclusão de outras doenças bolhosas; exame histopatológico e imunofluorescência direta e indireta; e microscopia eletrônica.

Diagnóstico diferencial. Pênfigo, penfigóide cicatricial, dermatite herpetiforme, doenças da IgA linear, estomatite ulcerativa crônica e porfiria cutânea tardia.

Teste laboratorial. Histopatológico, imunofluorescência direta e indireta e microscopia eletrônica.

Tratamento. Corticosteróides sistêmicos, agentes imunossupressores, dapsona, fotoquimioterapia e imunoglobulinas intravenosas.

Estomatite Ulcerativa Crônica

A estomatite ulcerativa crônica é uma doença crônica auto-imune rara, recentemente descrita, caracterizada por típico padrão de imunofluorescência. Os marcadores dessa doença são anticorpos IgG antinucleares específicos ao epitélio estratificado da mucosa bucal e pele e alta titulação desses anticorpos no soro. São mais afetadas as mulheres acima dos 40 anos.

Clinicamente, as lesões apresentam-se como eritemas e erosões dolorosas da gengiva, localizadas, com aspecto de gengivite descamativa (**Fig. 492**). Também ocorrem erosões dolorosas associadas com lesões reticulares idênticas àquelas vistas no líquen plano bucal e no lúpus eritematoso discóide (**Fig. 493**). Raramente lesões cutâneas similares ao líquen plano podem ser vistas. O diagnóstico clínico deve ser confirmado por imunofluorescência.

Diagnóstico diferencial. Líquen plano, lúpus eritematoso discóide, penfigóide cicatricial, doença da IgA linear, epidermólise bolhosa adquirida, pênfigo e gengivite descamativa idiopática

Teste laboratorial. Histopatológico e imunofluorescência direta e indireta.

Tratamento. Sulfato de hidroxicloroquina é a droga de escolha, mas pode ser útil o uso de corticosteróide local ou sistêmico.

Líquen Plano

O líquen plano é de longe a doença inflamatória crônica mais comum da pele e das membranas mucosas. A causa do líquen plano permanece desconhecida, embora evidências recentes sugiram que mecanismos imunológicos desempenhem papel importante na sua patogenia. A associação do líquen plano com outras doenças auto-imunes, como a cirrose biliar primária, hepatite ativa crônica, infecção pelo vírus da hepatite C, colite ulcerativa, miastenia grave e timona, suporta a visão de uma patogenia auto-imune. A doença afeta igualmente indivíduos de todas as raças e tem distribuição mundial. Tem sido notado em diferentes grupos raciais o aumento na freqüência de HLA-A3, A28-B5-B7-B8 e DRW9. As mulheres são afetadas muito mais freqüentemente do que os homens, sendo que a maioria dos pacientes (70%) está entre os 30 e 60 anos de idade. Clinicamente, as lesões cutâneas aparecem como pápulas elevadas, pequenas, poligonais e brilhantes (**Fig. 494**). As pápulas precoces são vermelhas, enquanto as lesões tardias mostram característica colora-

Doenças Dermatológicas 265

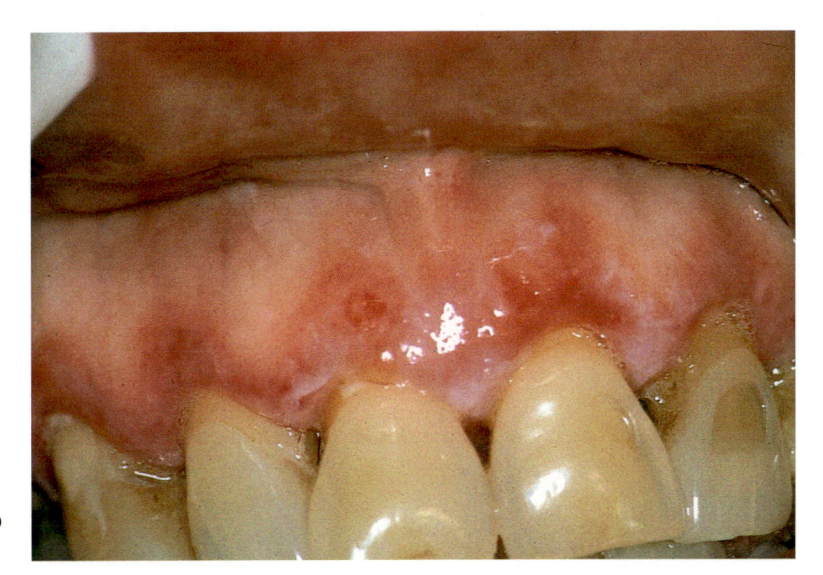

Figura 492 Estomatite ulcerativa crônica, lesões gengivais com aspecto de gengivite descamativa.

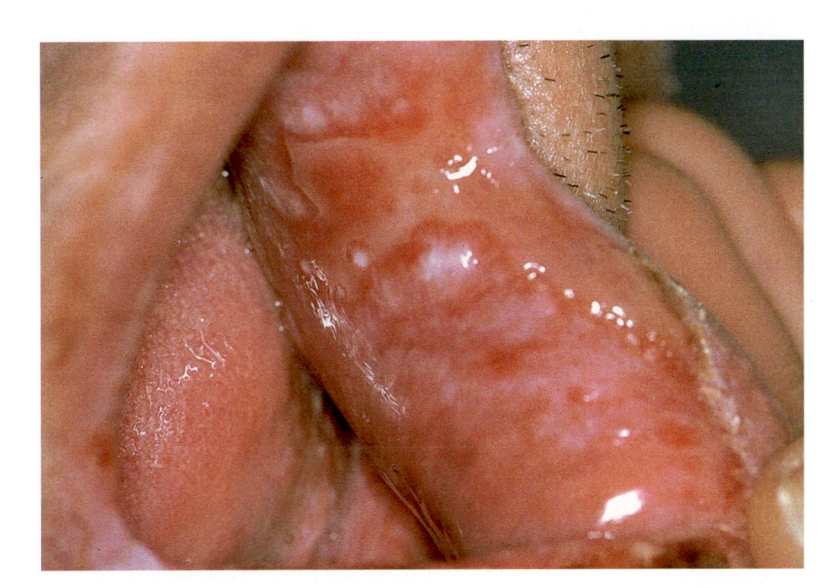

Figura 493 Estomatite ulcerativa crônica, erosões na mucosa jugal idênticas ao líquen plano.

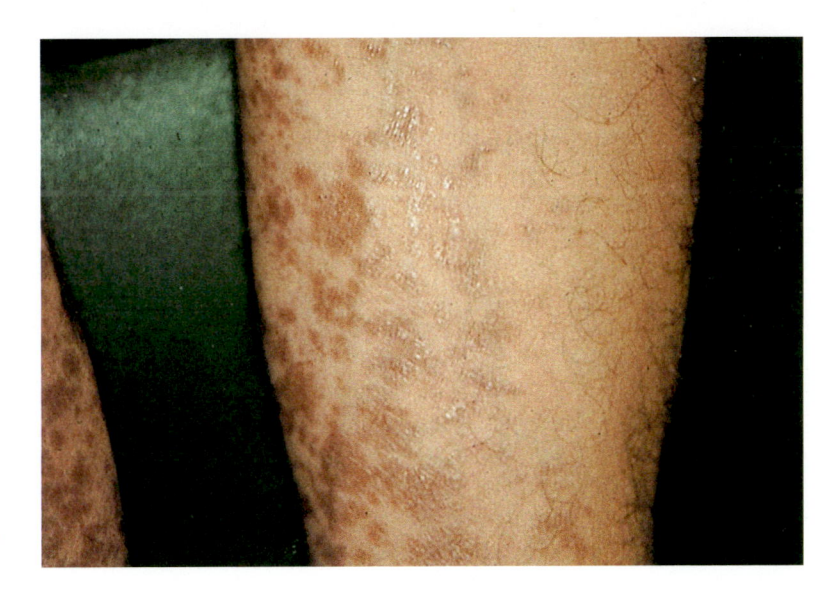

Figura 494 Líquen plano, lesões na pele.

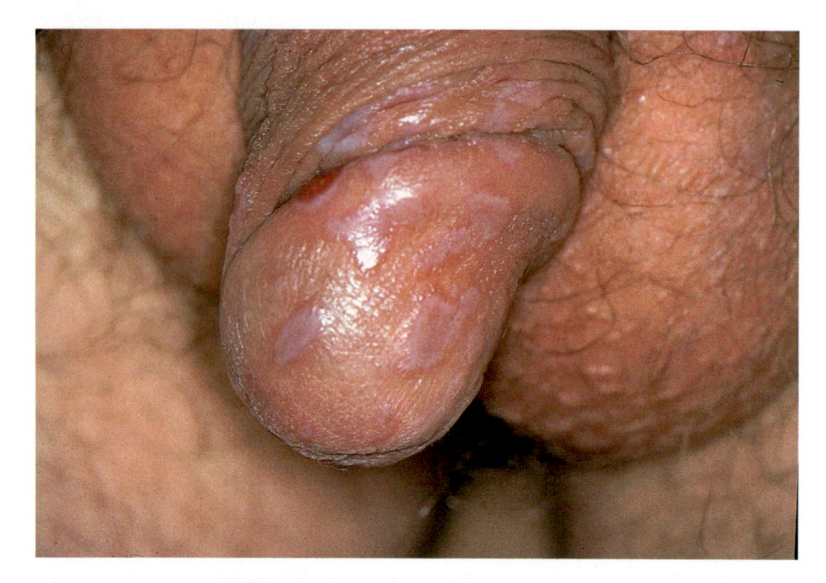

Figura 495 Líquen plano, lesões típicas no pênis.

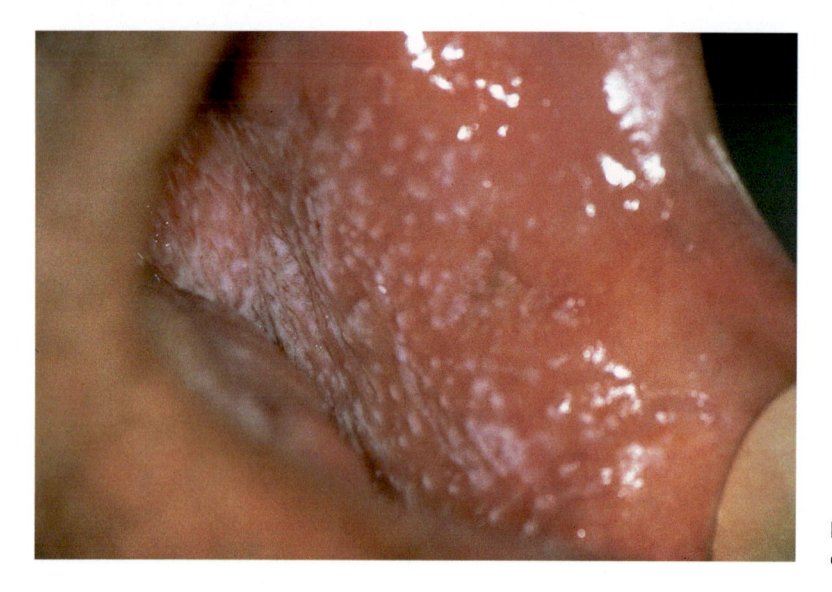

Figura 496 Líquen plano, formas em placa e reticular na mucosa oral.

ção violácea. Têm sido descritas muitas variantes do líquen plano na pele com base no aspecto clínico e na configuração das lesões. Elas distribuem-se de forma simétrica, mais freqüentemente na região de flexão do antebraço e nos punhos, região sacra, costas, nos lados do pescoço e usualmente acompanhadas de prurido. Lesões lineares podem se desenvolver após coçar (fenômeno de Koeber). Também estão envolvidos genitais, unhas e mucosas (**Fig. 495**). A mucosa bucal pode estar afetada sem que estejam presentes manifestações cutâneas.

Clinicamente, há descrição de seis formas de líquen plano. A forma reticular é a variante mais comum e se caracteriza por pápulas brancas pequenas que podem ser discretas, mas mais freqüentemente coalescem e formam linhas (estrias de Wickham) e rede de linhas (**Figs. 496, 497**). Pode ser vista a distribuição linear ou anelar das pápulas. A forma erosiva ou ulcerada é a segunda variante mais freqüente e tem como característica erosões pequenas ou extensas, dolorosas, que isolam as pápulas ou linhas na periferia (**Fig. 498**). A forma atrófica é menos comum e resulta da forma erosiva, caracterizando-se pela atrofia epitelial. As lesões têm superfície lisa e vermelha e limites mal-definidos e na periferia podem ser vistas linhas e pápulas (**Fig. 499**). Freqüentemente as formas atrófica e erosiva, quando localizadas na gengiva, podem manifestar-se como gengivite descamativa (**Fig. 500**).

Doenças Dermatológicas 267

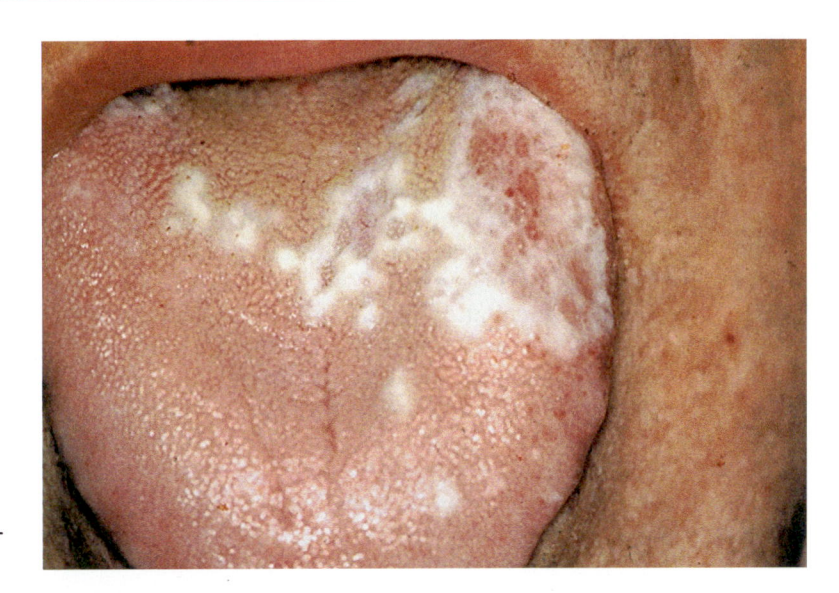

Figura 497 Líquen plano, forma reticular da língua.

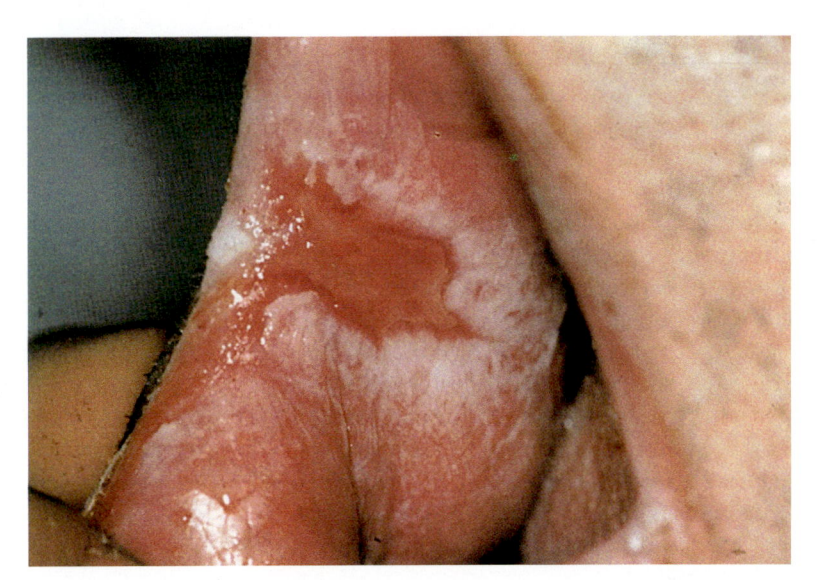

Figura 498 Líquen plano, forma erosiva da mucosa jugal.

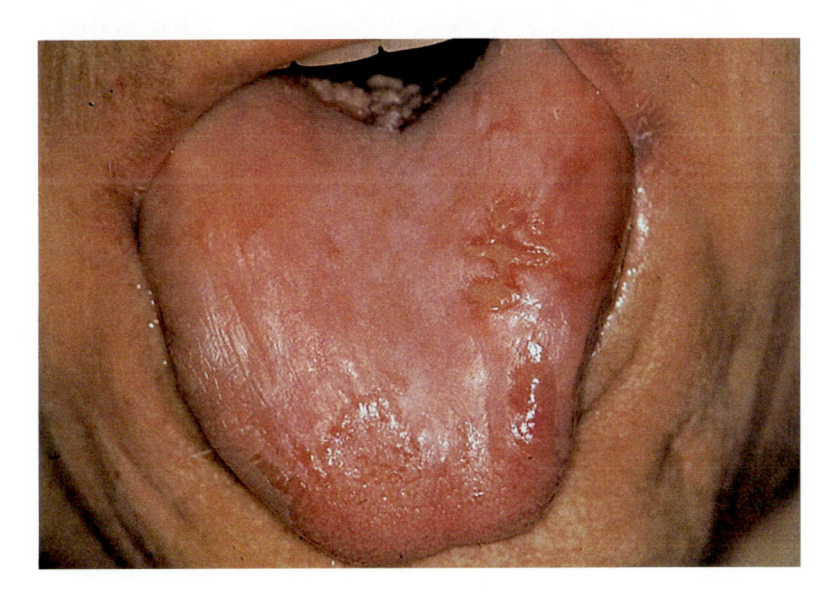

Figura 499 Líquen plano, forma atrófica do dorso da língua.

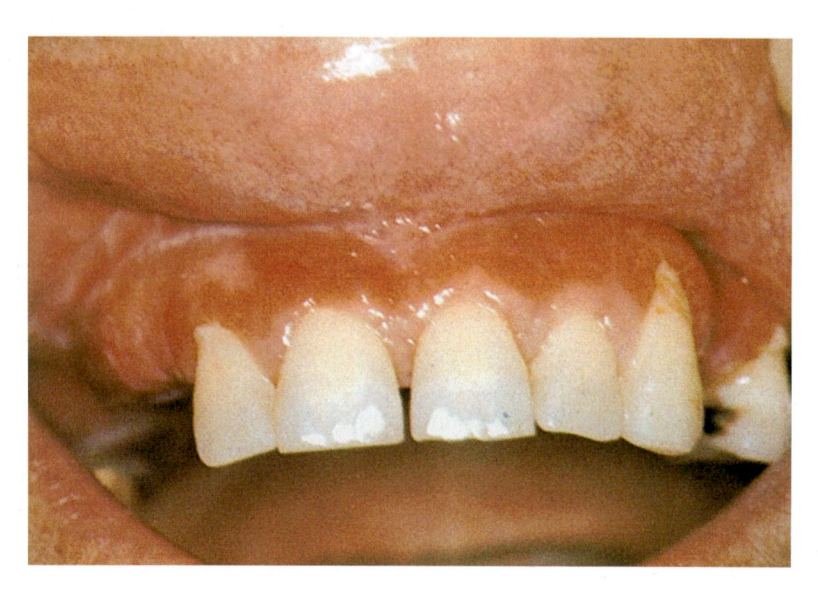

Figura 500 Líquen plano, apresentando-se como gengivite descamativa.

A forma hipertrófica é rara e aparece como placa branca, elevada e bem circunscrita que lembra a leucoplasia homogênea e é o resultado do coalescimento das pápulas hipertróficas (**Fig. 501**). A forma bolhosa é rara e tem como característica a formação de bolhas de tamanhos variados que se rompem rapidamente deixando ulcerações dolorosas (**Fig. 502**). As bolhas desenvolvem-se usualmente com fundo de pápulas ou estrias. A forma pigmentada é bastante rara e caracteriza-se por pápulas pigmentadas distribuídas em padrão reticular entremeadas por lesões esbranquiçadas (**Fig. 503**). Esta forma é devido à superprodução de melanina no local durante a fase aguda da doença. É mais comum na pele e não deve ser confundida com a pigmentação que se desenvolve após a cura de lesões de líquen plano.

O líquen plano bucal pode seguir um curso de remissões e exarcebações. A doença afeta com mais freqüência a mucosa jugal, língua, gengiva e raramente os lábios, palato e assoalho bucal. As lesões são assintomáticas e simétricas ou causam discreto desconforto, como sensação de queimação, irritação após o contato com determinados alimentos, e uma desagradável sensação de aspereza na boca. Entretanto, as formas erosivas e bolhosa tendem a ser dolorosas. As lesões bucais do líquen plano parecem estar associadas à infecção por *Candida*, mas essa relação permanece obscura. O prognóstico é bom, embora tenha sido sugerido que há a possibilidade de transformação maligna nas formas erosiva e atrófica, mas este tópico ainda é objeto de alguma controvérsia.

Diagnóstico diferencial. Lúpus eritematoso, estomatite ulcerativa crônica, eritroplasia, eritema multiforme, penfigóide cicatricial, penfigóide bolhoso, pênfigo, dermatite herpetiforme, sífilis secundária e glossite sifilítica, candidíase e leucoplasia.

Teste laboratorial. O exame histopatológico e a imunofluorescência direta ajudam no diagnóstico.

Tratamento. Nenhuma terapia é necessária quando as lesões são assintomáticas. Na forma erosiva do líquen plano, pode ajudar o uso tópico, injetável ou intralesional de esteróides. Têm sido administrados com sucesso parcial os retinóides aromáticos (etretinatos) e enxagüatório de ciclosporina.

Pioestomatite Vegetante

A pioestomatite vegetante é uma desordem supurada rara da mucosa bucal em geral associada com doenças intestinais inflamatórias crônicas como colite ulcerativa, doença de Crohn e outras formas de colites. A etiologia e a patogenia da doença permanecem obscuras.

A doença tem predileção por gênero, com proporção homem/mulher de 3:1. Clinicamente, as lesões bucais se apresentam como dobras mucosas vegetantes branco-amareladas indolores que consistem em microabcessos supurados, que finalmente se rompem deixando ulcerações e erosões (**Figs. 504, 505**). As regiões mais afetadas são mucosa jugal, palato mole, gengiva, língua e mucosa labial. Raramente lesões semelhantes aparecem na pele (piodermatite vegetante). O diagnóstico clínico deve ser confirmado por testes laboratoriais.

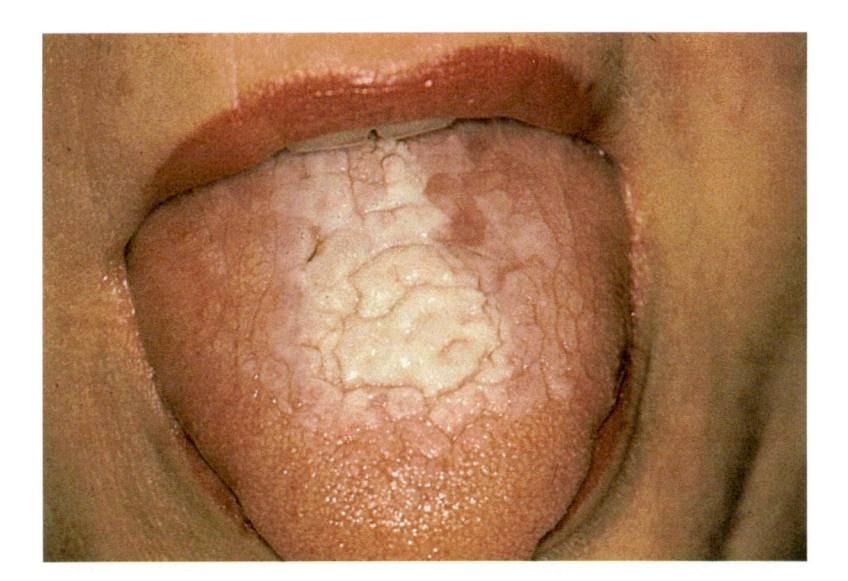

Figura 501 Líquen plano, forma hipertrófica do dorso da língua.

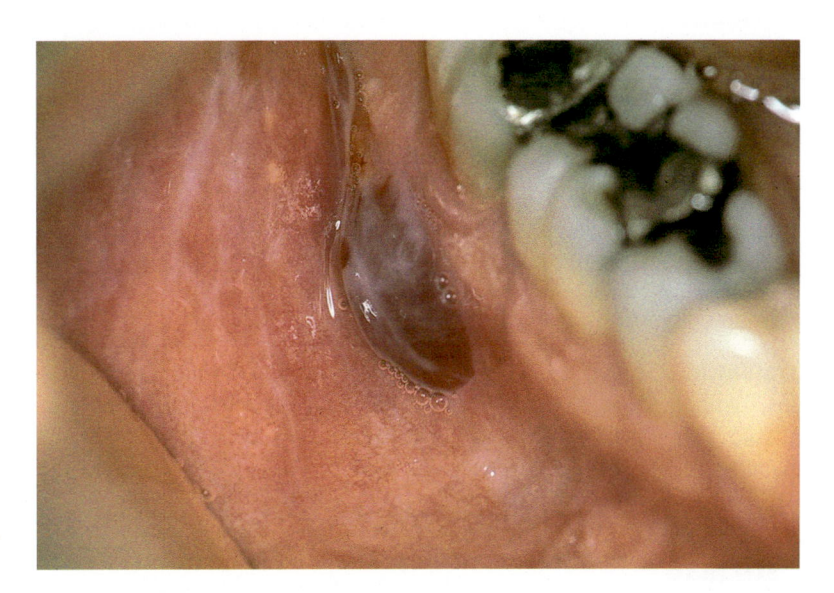

Figura 502 Líquen plano, forma bolhosa da mucosa jugal.

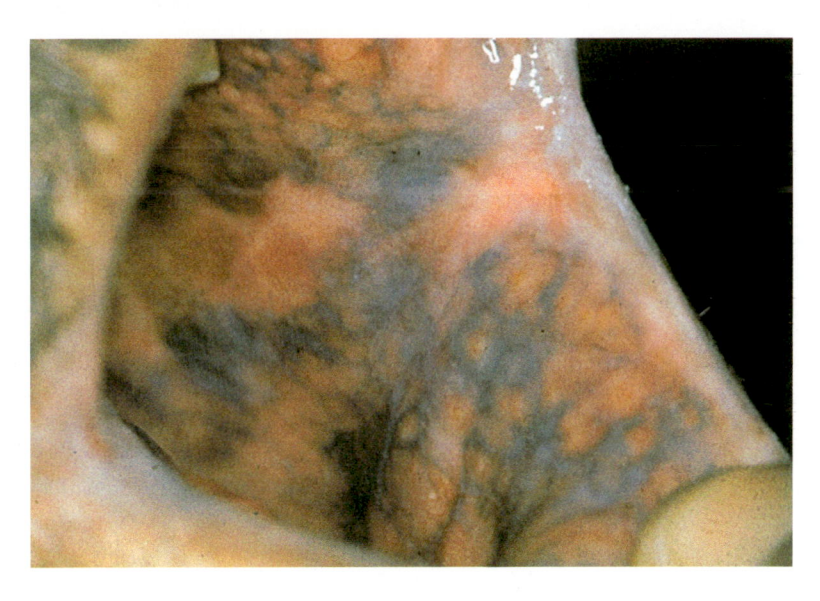

Figura 503 Líquen plano, forma pigmentada da mucosa jugal.

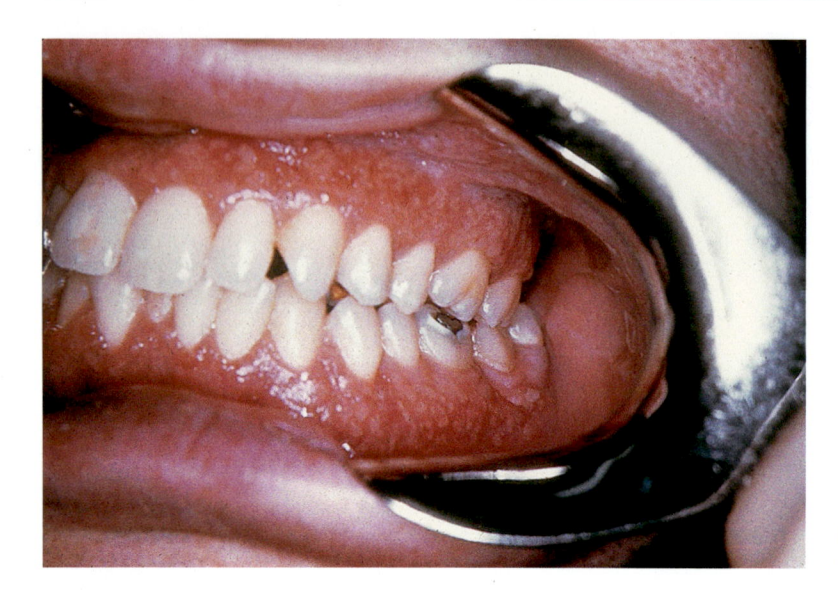

Figura 504 Pioestomatite vegetante, lesões típicas na gengiva.

Diagnóstico diferencial. Pênfigo vegetante, dermatite herpetiforme, gengivoestomatite herpética.

Teste laboratorial. Biópsia e exame histopatológico. Imunofluorescência direta para descartar doenças bolhosas bucais. Contagem elevada de eosinófilos pode estar presente.

Tratamento. Sulfasalazina e corticosteróides sistêmicos. Também são eficazes os esteróides tópicos. A remissão espontânea das lesões bucais pode ocorrer quando cessarem as lesões intestinais.

Psoríase

A psoríase é uma doença cutânea crônica recorrente comum de causa desconhecida caracterizada pela presença de placas descamativas e eritematosas. Não há predileção por sexo e seu aparecimento em geral se dá em torno dos 25 anos, embora a doença também possa ocorrer na infância. As lesões cutâneas costumam localizar-se nas superfícies dos músculos extensores das extremidades, particularmente nos cotovelos e joelhos, região lombar, couro cabeludo e unhas (**Fig. 506**). Dependendo da morfologia dessas lesões, têm sido reconhecidas algumas variantes, tais como anelar, circular, em forma de gota, de pústulas e de moeda.

As lesões bucais são muito raras e ocorrem na forma pustular da doença em aproximadamente 2 a 4% dos casos após o envolvimento da pele.

Clinicamente, as lesões bucais são caracterizadas por placas eritematosas brancas ou acinzentadas circulares ou semicirculares semelhantes à língua geográfica (**Fig. 507**). Raramente, quando coexiste com xerostomia, lesões descamativas e eritematosas podem aparecer na superfície dorsal da língua. As lesões bucais estão localizadas predominantemente na língua, seguida da gengiva, mucosa oral, assoalho da boca e lábios (**Fig. 508**). Geralmente as lesões bucais não são patognomônicas, e situações de diagnóstico problemático podem ser resolvidas com exame histopatológico.

Diagnóstico diferencial. No diagnóstico diferencial de psoríase estão incluídos língua geográfica, estomatite geográfica, leucoplasia, líquen plano, síndrome de Reiter e candidíase.

Teste laboratorial. Hispatológico.

Tratamento. Têm sido utilizados para o tratamento das lesões de pele esteróides tópicos, alcatrão γ-metoxipsoralina e radiação ultravioleta, hidroxiuréia, ciclosporina e retinóide aromático (etretimato). O dermatologista deve coordenar a terapia.

Doenças Dermatológicas 271

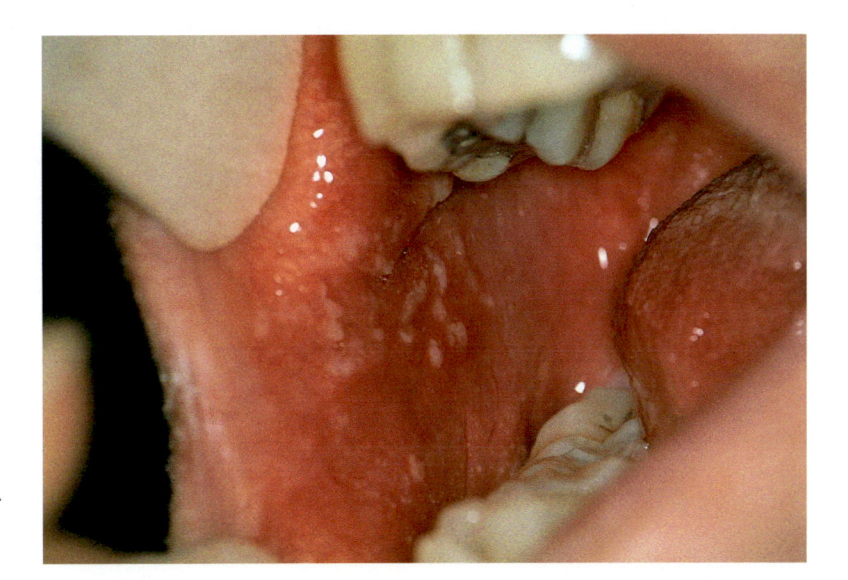

Figura 505 Pioestomatite vegetante, microabcessos em forma de pústulas na mucosa jugal.

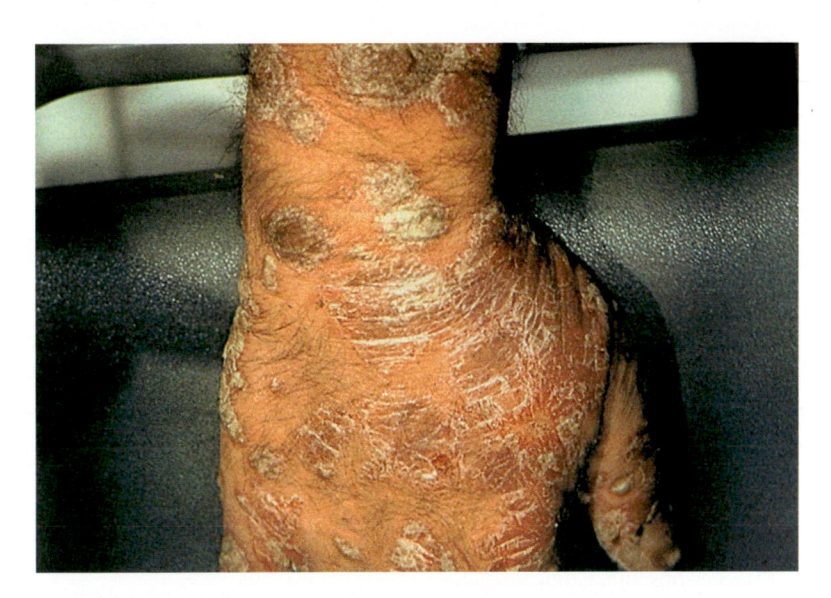

Figura 506 Lesões típicas da pele.

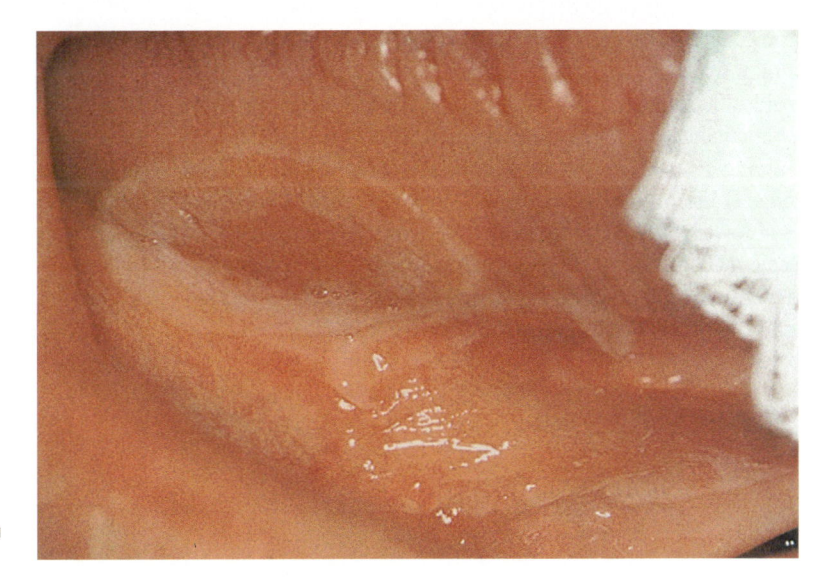

Figura 507 Psoríase, lesões esbranquiçadas circulares e semicirculares na língua, similares à língua geográfica.

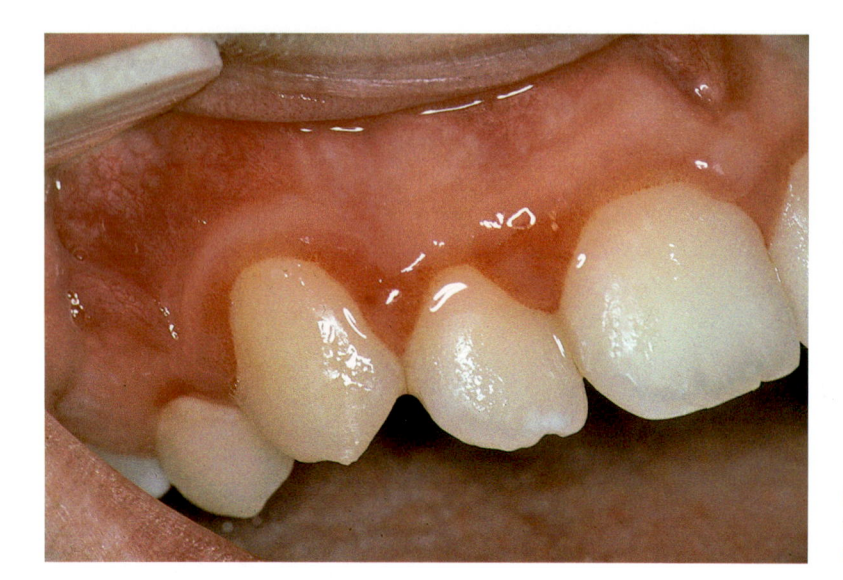

Figura 508 Psoríase, lesões gengivais mimetizando gengivite descamativa ou eritema linear gengival.

Síndrome do Linfonodo Mucocutâneo

A síndrome do linfonodo mucocutâneo ou doença de Kawasaki é uma enfermidade febril aguda que afeta predominantemente crianças e raras vezes adultos jovens. A doença foi descrita inicialmente no Japão, mas têm sido descritos casos nos Estados Unidos, Havaí, Canadá e Europa. No Japão, a doença está associada ao aumento na prevalência de HLA-BW22, sugerindo provável predisposição imunogenética. Embora a desordem seja reconhecida como vasculite sistêmica, a etiologia exata permanece obscura. Clinicamente, é caracterizada pelos seguintes critérios de diagnóstico: febre (38,5° a 40°C) com duração de pelo menos cinco dias, congestão da conjuntiva e uveíte, eritema e edema das mãos e pés, seguidos de formação de cascas na ponta dos dedos, erupções cutâneas polimorfas e não-vesiculares, aumento de volume dos nódulos linfáticos e manifestações na orofaringe (**Figs. 509, 510**).

As lesões bucais apresentam-se como eritema, edema e rachadura dos lábios, papilas linguais aumentadas e vermelhas (língua de morango), palato e orofaringe muito vermelhas e raramente úlceras (**Fig. 511**). Os fatores menos comumente associados podem ser artralgia, artrite das grandes articulações, sintomas abdominais, desordens cardiovasculares e envolvimento renal.

Diagnóstico diferencial. Febre escarlate, eritema multiforme e gengivoestomatite herpética.

Teste laboratorial. Não há exames disponíveis para o diagnóstico.

Tratamento. É inespecífico. A principal abordagem terapêutica tem sido o uso de aspirina e gamaglobulina IV.

Doenças Dermatológicas 273

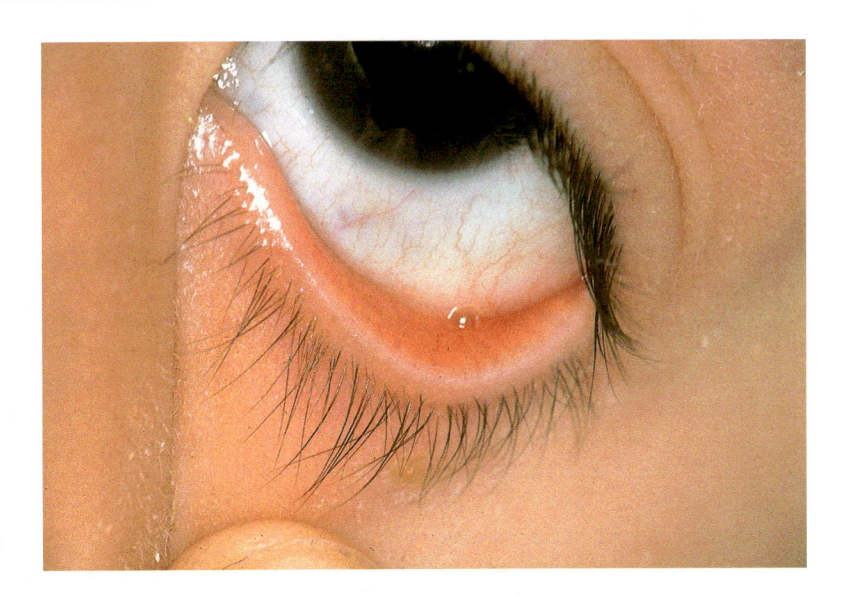

Figura 509 Síndrome do linfonodo mucocutâneo, conjuntivite.

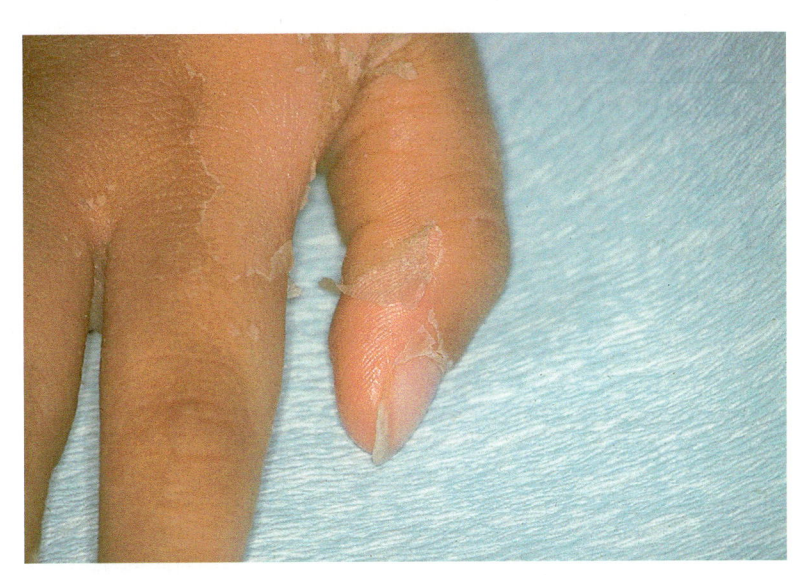

Figura 510 Síndrome do linfonodo mucocutâneo, cascas na pele.

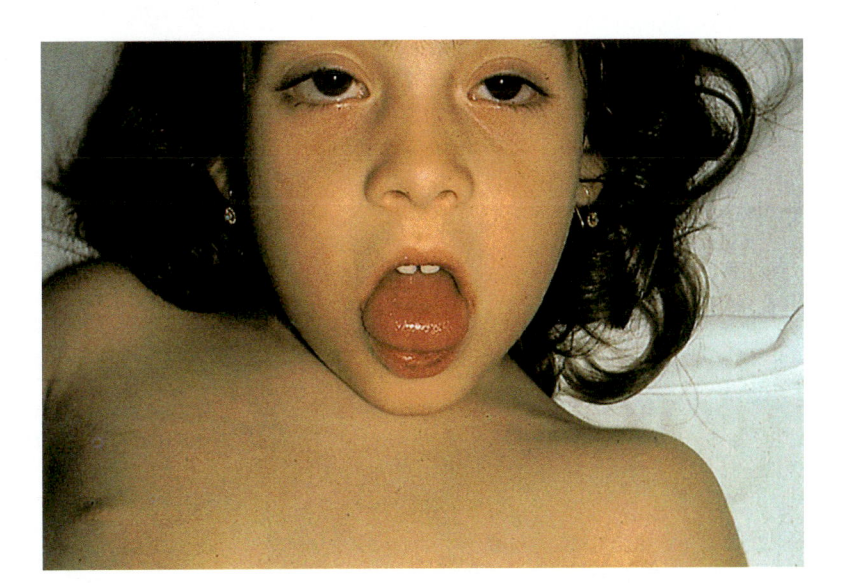

Figura 511 Síndrome do linfonodo mucocutâneo. Língua aumentada e vermelha e congestão da conjuntiva.

Acantose Nigricans Maligna

A acantose nigricans maligna é uma forma de acantose nigricans que ocorre em adultos e está invariavelmente associada com câncer em outras partes, como adenocarcinoma de estômago ou outros órgãos internos e às vezes doença de Hodgkin, carcinoma espinocelular, etc. As lesões mucocutâneas e o câncer em geral aparecem de forma simultânea, enquanto menos freqüentemente a neoplasia precede ou é posterior às lesões de pele e mucosa. A mucosa bucal está envolvida em cerca de 30 a 40% dos casos. Clinicamente são notadas lesões verrucosas ou papilomatosas de cor normal que crescem e ocupam extensas áreas. As regiões mais afetadas são os lábios e a língua, seguidos do palato, gengiva e mucosa oral (**Fig. 512**). Lesões similares têm sido descritas em outras mucosas (conjuntiva, ânus, vagina, faringe, esôfago, intestino, etc.). A pele é áspera, hiperpigmentada e desenvolvem-se lesões múltiplas papilomatosas nas axilas, região genitofemoral, pescoço e, raramente, na palma das mãos e sola dos pés (**Fig. 513**).

Diagnóstico diferencial. Acantose nigricans benigna (tipo hereditário), proteinose lipóide, pênfigo vegetante, hiperplasia epitelial focal, papilomas múltiplos e verruga vulgar.

Teste laboratorial. É útil para o diagnóstico o exame histopatológico.

Tratamento. O tratamento da neoplasia associada resulta na resolução ou melhora das lesões de pele e mucosa.

Acrodermatite Enteropática

A acrodermatite enteropática é hereditária, rara, transmitida como característica autossômica recessiva. A doença está relacionada à deficiência de zinco causada pela inabilidade de absorção da dieta pelos intestinos. É fatal durante a infância e no recém-nascido se não for tratada. A desordem começa nas primeiras semanas de vida e tem como características as lesões cutâneas, perda de cabelo, lesões nas unhas e diarréia. As lesões cutâneas consistem em áreas de eritemas com produção de vesículas e pústulas, que em alguns dias descamam e formam crosta exibindo padrão em forma de psoríase. Foi provado que algumas dessas lesões são devidas a infecções secundárias, em especial pela *Candida albicans*. Caracteristicamente, as lesões localizam-se em torno dos orifícios do corpo, mãos, unhas e região anogenital. A localização típica é na região peribucal, onde pode aparecer queilite angular, mas raramente desenvolve-se na mucosa bucal áreas de eritema com máculas brancas de lesões edemaciadas com erosões (**Fig. 514**). Também ocorre fotofobia, anorexia, hipogeusia, hiposmia e anemia.

Diagnóstico diferencial. Epidermólise bolhosa, doença bolhosa da infância, deficiência adquirida de zinco.

Teste laboratorial. O exame que confirma o diagnóstico é o nível sérico de concentração de zinco.

Tratamento. Consiste na administração de cloreto de zinco e dieta rica em cloreto de zinco.

Dermatite de Lamber os Lábios

A dermatite de lamber os lábios é uma condição que ocorre mais em crianças e caracteriza-se pelo envolvimento inflamatório dos lábios e da pele adjacente.

Clinicamente, manifesta-se nos lábios e na pele peribucal como eritema associado à descamação, formação de crostas e rachaduras de severidade variável (**Fig. 515**). O único sintoma subjetivo freqüentemente é uma sensação de queimação. A dermatite de lamber os lábios é uma dermatite de contato irritativa secundária ao hábito de lamber os lábios.

Diagnóstico diferencial. Dermatite peribucal, dermatite de contato e queilite esfoliativa.

Tratamento. A eliminação do hábito de lamber os lábios em geral é suficiente para a cura da condição. Em casos graves, geralmente ajuda o uso de corticosteróides de baixa ou média potência por curto período de tempo.

Dermatite Peribucal

A dermatite peribucal é a erupção típica persistente em torno da boca constituída de lesões micropapulares e papulopustulares com base inflamada. A doença é mais freqüentemente encontrada em mulheres jovens que tenham usado corticosteróides tópicos potentes por longo período de tempo. O uso prolongado de corticosteróides tópicos é considerado agora como a principal, senão a única, causa da dermatite peribucal. Outros fatores também têm sido implicados, como cosméticos, pastas dentais fluoretadas e pílulas anticoncepcionais.

O aspecto clínico apresenta-se como regiões eritematosas afetando principalmente o queixo, o lábio superior e os lados do nariz com pequenas pápulas ou pústulas papulares usualmente ocorrendo em grupos. Embora, em casos graves, as lesões possam ocorrer nas pálpebras e na glabela, há uma zona típica de separação entre a pele afetada e o limite do vermelhão dos lábios (**Fig. 516**). O diagnóstico é feito com base nos aspectos clínicos à proporção que não há achados laboratoriais que podem ser considerados de valor diagnóstico.

Diagnóstico diferencial. Acne, dermatite seborréica, dermatite de contato e rosácea.

Tratamento. Suspensão do uso do corticosteróide. É muito eficiente a administração de tetraciclina 250 mg 2 a 3 vezes ao dia durante 3 semanas e depois uma vez ao dia por mais 3 a 4 semanas.

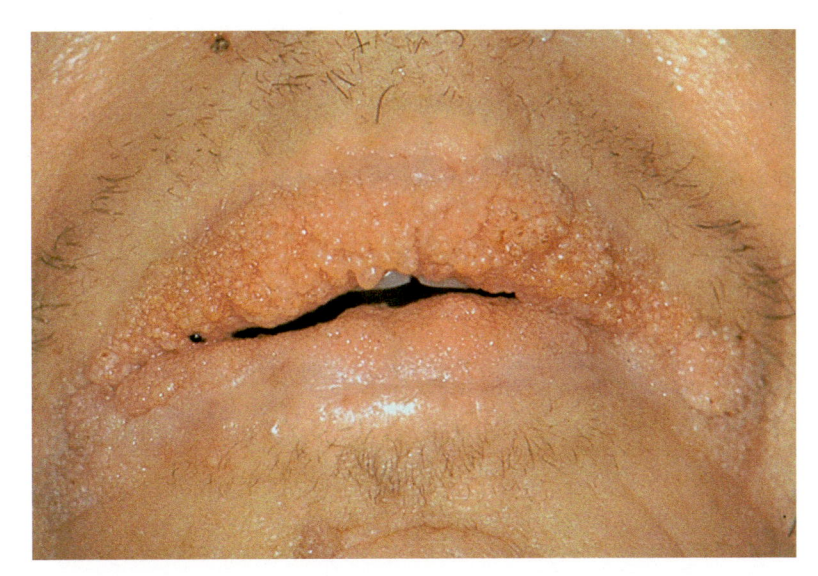

Figura 512 Acantose nigricans maligna, lesões verrucosas e papilomatosas nos lábios.

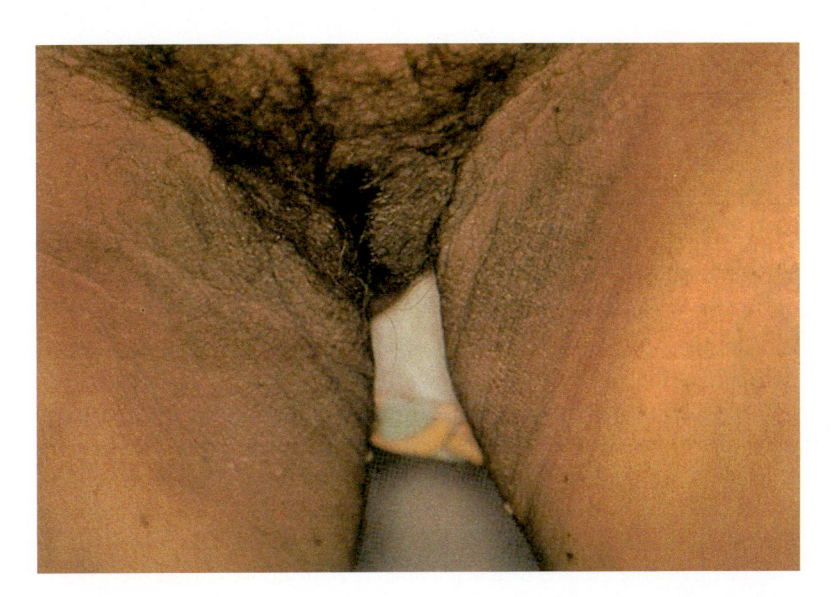

Figura 513 Acantose nigricans maligna, acentuada pigmentação e hiperplasia papilar da pele.

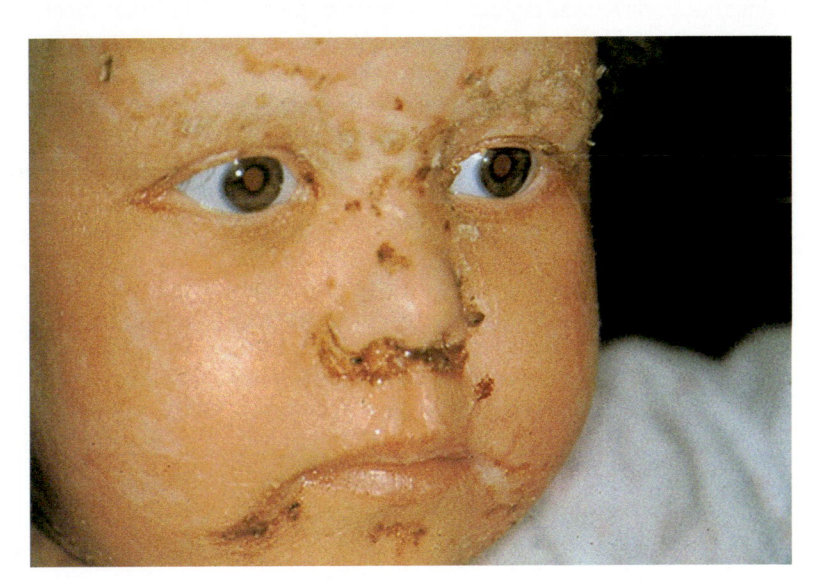

Figura 514 Acrodermatite enteropática, lesões características na região peribucal, comissuras e pele da face.

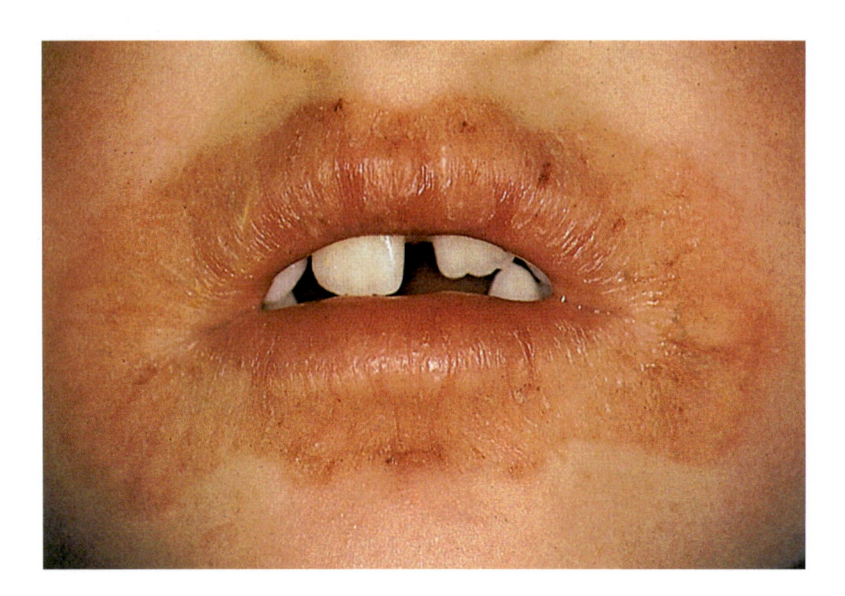

Figura 515 Dermatite de lamber os lábios, eritema associado à descamação, formação de crostas e rachaduras.

Disceratoma Verrucoso

O disceratoma verrucoso é uma lesão cutânea solitária incomum que microscopicamente é similar à doença de Darier. A causa continua obscura, embora tenham sido implicados na sua patogenia a radiação, fatores mecânicos, imunes e viroses.

A disceratose verrucosa aparece usualmente na meia-idade e os homens são mais freqüentemente afetados do que as mulheres (proporção de 2,5:1).

As lesões envolvem preferentemente o couro cabeludo, o pescoço, o tronco e as extremidades. A mucosa bucal é raramente afetada e eu achei apenas 20 disceratomas bucais na revisão de literatura em 1985. Clinicamente as lesões bucais aparecem como elevações nodulares ou papulares, indolores, com cratera central e superfície lisa ou papilomatosa (**Fig. 517**). É séssil com cor normal ou esbranquiçada e de diâmetro médio de poucos milímetros a 1 cm.

Quase todas as lesões intrabucais ocorrem em áreas ceratinizadas (rebordo alveolar, palato duro, gengiva) que estão expostas à fricção ou irritação mecânica. Os aspectos clínicos não são patognomônicos.

Diagnóstico diferencial. Doença de Darier, ceratoacantoma bucal, fístula periodontal, adenoma pleomórfico precoce e lesão linfoepitelial benigna.

Teste laboratorial. É importante para o estabelecimento do diagnóstico o exame histopatológico.

Tratamento. Excisão cirúrgica.

Vitiligo

O vitiligo é uma melanocitopenia de causa desconhecida, apesar de presumir-se que um mecanismo auto-imuno esteja envolvido na sua patogenia. O vitiligo aparece usualmente antes dos 20 anos de idade e é devido à ausência de melanócitos e melanina na epiderme. Clinicamente, aparecem máculas brancas assintomáticas que variam de tamanho de alguns milímetros a muitos centímetros de diâmetro, circundadas por zona de pele normal ou hiperpigmentada. Progressivamente, as lesões aumentam de tamanho, formando padrões variados e irregulares. Existem quatro tipos principais de vitiligo: focal, segmentado, generalizado e universal. As lesões estão localizadas mais freqüentemente na porção dorsal das mãos, no pescoço, nas regiões em torno de orifícios e na face. Raramente as lesões aparecem nos lábios, enquanto a mucosa bucal permanece intacta (**Fig. 518**). O vitiligo pode estar associado com leucotriquia, cabelos grisalhos prematuros, nevo aureolar e alopecia areata. Raramente ocorrem anormalidades oculares e óticas. O diagnóstico do vitiligo é apoiado em critérios clínicos e o tratamento deve ser deixado para o dermatologista.

Doenças Dermatológicas 277

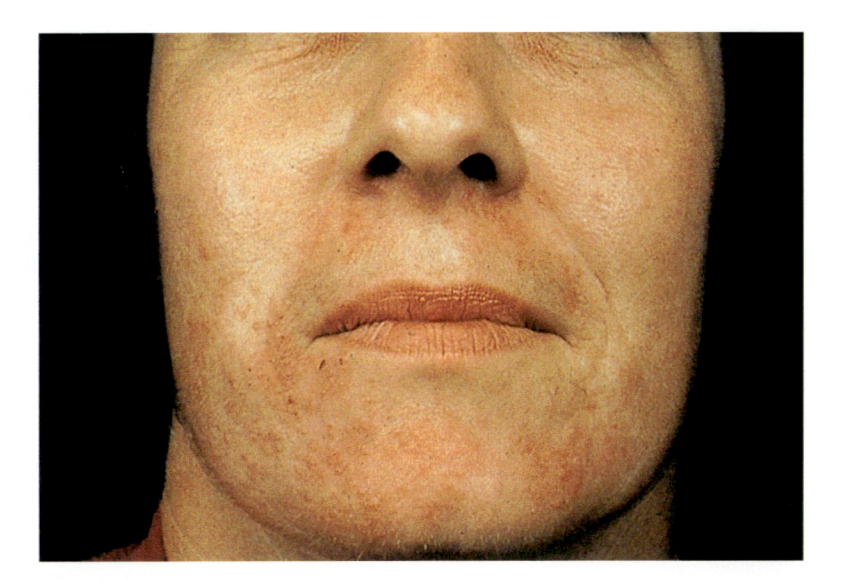

Figura 516 Dermatite peribucal.

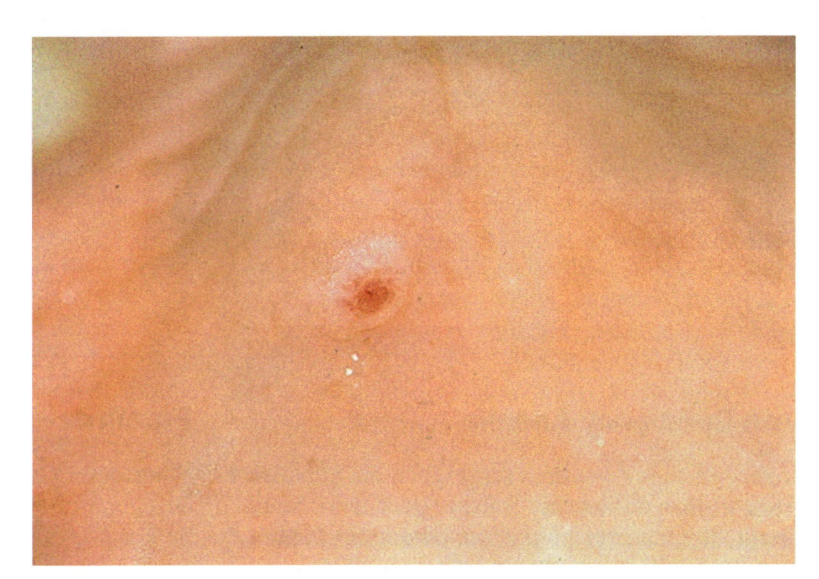

Figura 517 Disceratoma verrucoso do palato.

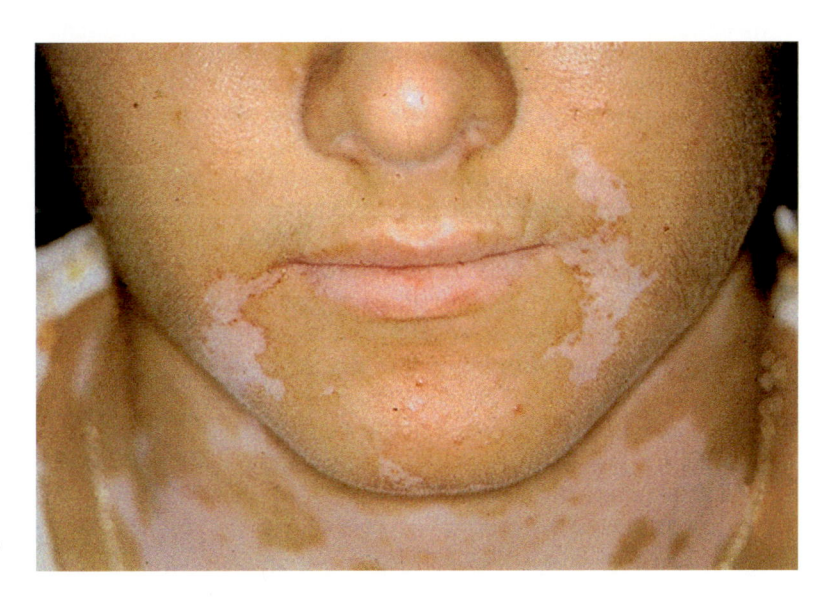

Figura 518 Vitiligo da pele e do limite do vermelhão dos lábios.

25. Doenças Hematológicas

Anemia por Deficiência de Ferro

A anemia por deficiência de ferro representa o estágio avançado da deficiência de ferro. Ela pode resultar de dieta inadequada, má-absorção, perda de sangue ou, mais raramente, ser provocada por hemólise intravascular com hemoglobinúria. A anemia por deficiência de ferro é uma condição mundial, mais comum entre crianças, em pessoas submetidas à dieta pobre e em mulheres.

Os sintomas da doença refletem o nível de progressão da anemia e sua gravidade.

As manifestações clínicas da anemia por deficiência crônica de ferro incluem fadiga, anorexia, dor de cabeça, lassidão, taquicardia, desordens neurológicas, palidez da pele e mucosas e unhas em forma de colher.

As manifestações bucais incluem sensação de queimação da língua, palidez da mucosa bucal e atrofia gradual das papilas filiformes e fungiformes da língua.

Progressivamente, o dorso da língua assume aspecto liso e brilhante (**Fig. 519**). A atrofia da língua pode ser focal ou generalizada.

Raramente, desenvolve-se leucoplasia ou erosão superficial. A queilite angular e a candidíase bucal são achados comuns.

Diagnóstico diferencial. Anemia perniciosa, língua geográfica, líquen plano atrófico, glossite atrófica relacionada à sífilis terciária e desordens nutricionais.

Teste laboratorial. Os exames auxiliares para o diagnóstico incluem a determinação da hemoglobina, índice de eritrócitos, concentração sérica de ferro, níveis séricos totais de ferro iônico e níveis plasmáticos de ferritina.

Tratamento. Antes da terapia de reposição com sais de ferro, é imperativo que em todos os casos de anemia por deficiência de ferro se determine sua causa exata.

Síndrome de Plummer-Vinson

A síndrome de Plummer-Vinson é caracterizada pela associação da anemia por deficiência de ferro com disfagia e lesões bucais, sendo mais comum em mulheres de meia-idade. As manifestações bucais são idênticas àquelas vistas na anemia por deficiência de ferro, com apresentação da língua caracteristicamente avermelhada, atrófica e lisa (**Fig. 520**). A queilite angular e a xerostomia são também comuns.

A disfagia é causada por erosões e constrições do esôfago. Pode ocorrer o aparecimento de leucoplasia e carcinoma espinocelular orofaríngeo.

Anemia Perniciosa

A anemia perniciosa é uma anemia megaloblástica devido à deficiência de vitamina B_{12}, usualmente causada por defeito da mucosa gástrica que diminui a síntese do fator intrínseco.

Outras causas são gastrectomia total, disfunção pancreática, enfermidades parasitárias e doenças do íleo, as quais interferem com a absorção da vitamina B_{12} e com os anticorpos contra a transcobalamina, etc.

A anemia perniciosa afeta ambos os sexos geralmente após os 30 anos. Os aspectos clínicos incluem rapidez, mal-estar, lassidão, perda de peso, desconforto intestinal e anormalidades neurológicas.

As manifestações bucais são precoces e comuns. A sensação de queimação da língua e a perda do paladar são os sintomas iniciais. O aspecto bucal clássico é o aparecimento de glossite acompanhada de dor intensa.

A atrofia gradual das papilas filiformes e fungiformes determina que o dorso da língua se apresente liso, vermelho e brilhante (**Fig. 521**). O restante da mucosa pode apresentar-se pálido e com ulcerações superficiais.

Diagnóstico diferencial. Anemia por deficiência de ferro, síndrome de Plummer-Vinson, pelagra e deficiências nutricionais.

Teste laboratorial. Aqueles úteis para o estabelecimento do diagnóstico, incluindo contagem sanguínea, determinação da hemoglobina, níveis séricos da vitamina B_{12}, teste de Shilling, estudo de aspirados de medula óssea e níveis séricos elevados da desidrogenase lática.

Tratamento. Consiste na reposição da vitamina B_{12}.

Doenças Hematológicas 279

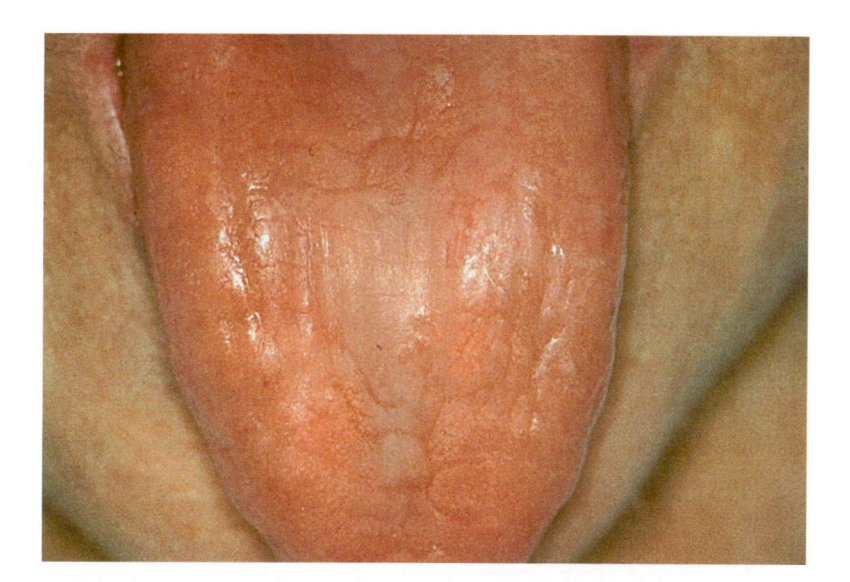

Figura 519 Anemia por deficiência de ferro, superfície dorsal da língua com aspecto liso.

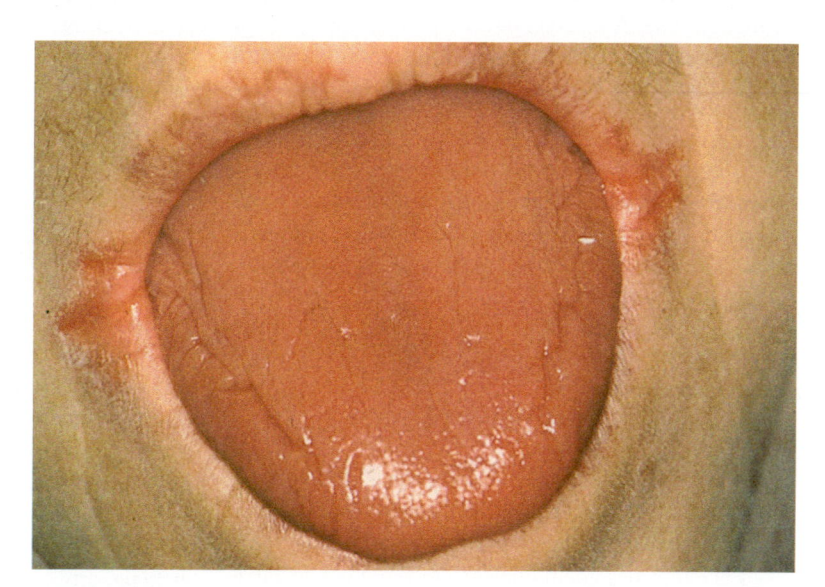

Figura 520 Síndrome de Plummer-Vinson, vermelhidão e atrofia das papilas linguais associadas à queilite angular.

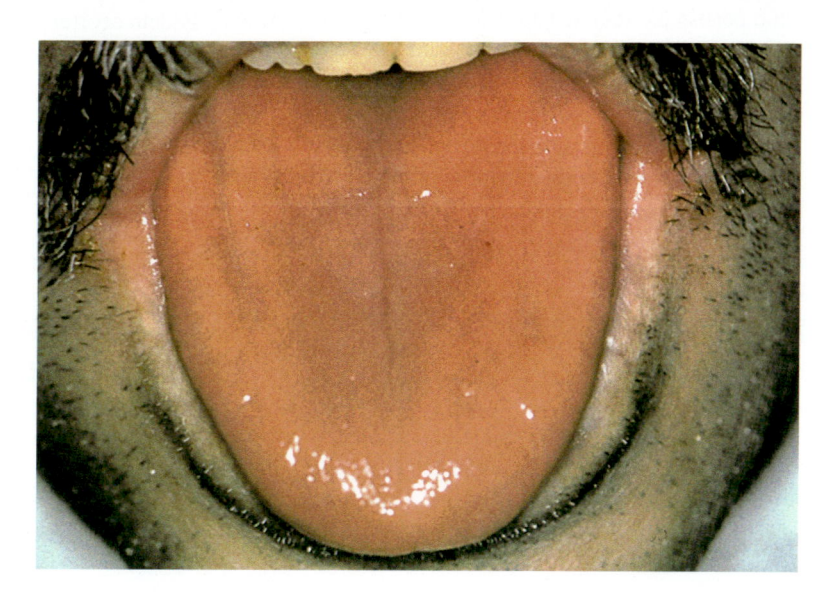

Figura 521 Anemia perniciosa, dorso da língua com aspecto vermelho, brilhante e liso.

Talassemias

As talassemias são um grupo de alterações que resultam de anomalia herdada para a síntese de globulina.

Elas são classificadas em vários tipos (α, β, δβ, δ e γδβ), de acordo com qual ou quais cadeias de globulina se encontram afetadas.

A forma grave da doença (talassemia maior, tipo homozigótico) desenvolve-se nos primeiros meses de vida e agrava-se progressivamente.

O curso da doença na infância depende da manutenção ou não da criança em um programa adequado de transfusão.

Os pacientes mantidos em programas de transfusão inadequados têm os aspectos clínicos típicos, como palidez cutânea, febre baixa, mal-estar, fraqueza e hepatoesplenomegalia. Gradualmente, o doente apresenta face mongolóide. A mucosa bucal é pálida, observa-se a protrusão dos dentes ântero-superiores, mordida aberta e maloclusão (**Fig. 522**). Glossodinia, perda das papilas linguais e aumento do volume das parótidas podem ocorrer.

Teste laboratorial. O diagnóstico está apoiado em testes hematológicos específicos que incluem a eletroforese de hemoglobina.

Tratamento. Inicialmente, inclui a transfusão de sangue.

Neutropenia Congênita

A neutropenia congênita é também conhecida como agranulocitose genética infantil, embora outros nomes tenham sido empregados para esta mesma condição.

Ela é uma desordem rara caracterizada por acentuada e persistente diminuição dos neutrófilos circulantes, associada ao aumento na suscetibilidade a infecções graves. A neutropenia está presente durante o nascimento.

A causa exata é desconhecida, entretanto alguns pacientes provavelmente apresentam defeito genético autossômico recessivo. Aceita-se que o defeito de maturação das células precursoras dos granulócitos seja devido à falta de algum fator sorológico. Múltiplas infecções bacterianas caracterizam o aspecto clínico da doença que se inicia em idade precoce. As infecções mais comuns envolvem pele, pulmões, ouvido médio e trato urinário. As manifestações bucais são comuns e incluem ulcerações persistentes e recorrentes, infecções bacterianas, candidíase e doença periodontal. Esta última é muito comum, sendo caracterizada por inflamação gengival grave, mobilidade dentária e perda óssea. A gengiva marginal e aderida apresenta cor vermelho-afogueada e edema, geralmente as papilas interdentais apresentam-se hiperplásicas (**Fig. 523**).

Diagnóstico diferencial. Agranulocitose, neutropenia cíclica, anemia aplásica, leucemia, acatalasia, hipofosfatemia, diabete melito juvenil, síndrome de Papillon-Lefèvre e doença de acúmulo de glicogênio tipo 1b.

Teste laboratorial. A chave para o diagnóstico envolve os exames hematológicos. A diminuição marcada ou ausência de neutrófilos são achados comuns, a eosinofilia pode estar presente. Os achados radiográficos intrabucais mostram perda óssea grave.

Tratamento. Raspagem e alisamento radiculares, associados a bom controle da placa. Profilaxia local e sistêmica são sugeridas e a cirurgia periodontal está contra-indicada. Antibioticoterapia e tratamentos de suporte apoiados em exames bacteriológicos e na resposta do paciente podem ser realizados.

Neutropenia Cíclica

A neutropenia cíclica é um distúrbio de etiologia desconhecida caracterizado pela redução cíclica dos leucócitos neutróficos circulares. Acredita-se que a enfermidade seja transmitida de forma autossômica dominante com expressividade variável.

A redução dos neutrófilos ocorre regularmente a cada 3 semanas e perdura por até 3 dias. A fase de recuperação se estende por outros 5 a 8 dias quando o número de neutrófilos volta ao normal. A doença se manifesta em geral na infância, mas pode aparecer em qualquer idade.

Durante episódio de profunda neutropenia, o paciente pode apresentar febre baixa, mal-estar, dor de cabeça, disfagia, artralgia, adenite cervical e infecções de pele. Podem ocorrer ulcerações bucais dolorosas, cobertas por membrana branca, contornada por halo eritematoso discreto (**Fig. 524**). O tamanho dessas ulcerações varia de poucos milímetros até 1 cm, podendo estar presentes em qualquer localização da mucosa bucal, perdurando por 1 a 2 semanas. A gengivite é outra característica comum da enfermidade.

Diagnóstico diferencial. Ulcerações aftosas, agranulocitose, neutropenia congênita, leucemia aguda e sífilis primária ou secundária.

Teste laboratorial. A determinação repetitiva dos neutrófilos no sangue periférico é útil para a definição do diagnóstico.

Tratamento. O tratamento é sintomático. Corticosteróides e, algumas vezes, a esplenectomia podem auxiliar.

Doenças Hematológicas 281

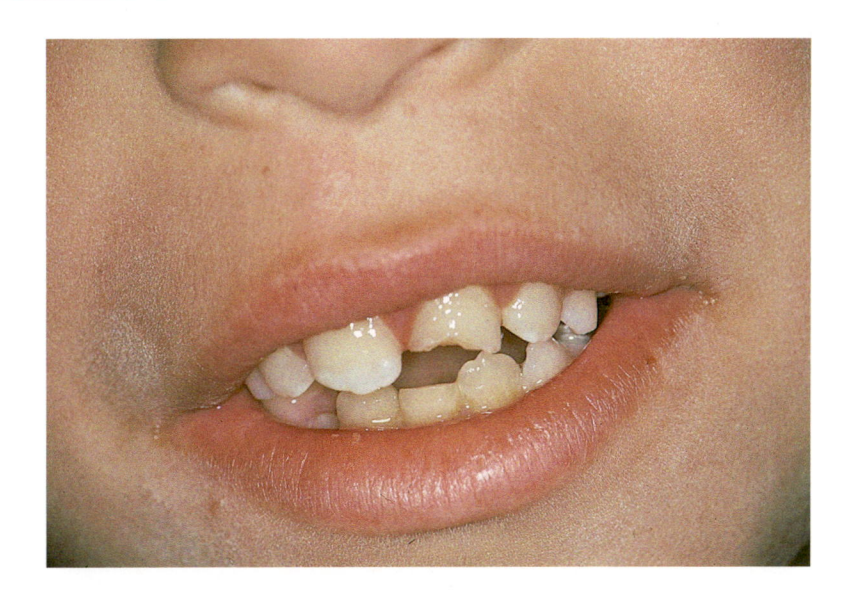

Figura 522 Talassemia maior, palidez cutânea e maloclusão.

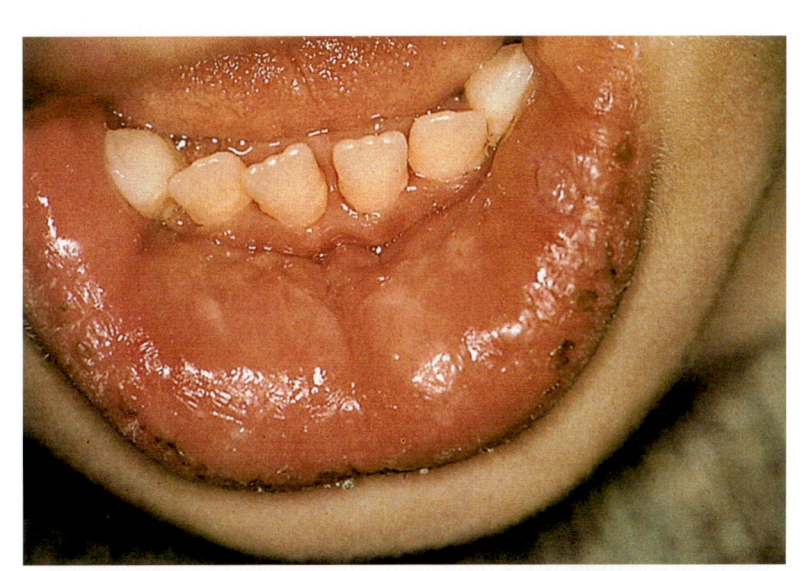

Figura 523 Neutropenia congênita, ulceração, aumento de volume na mucosa labial e periodontite.

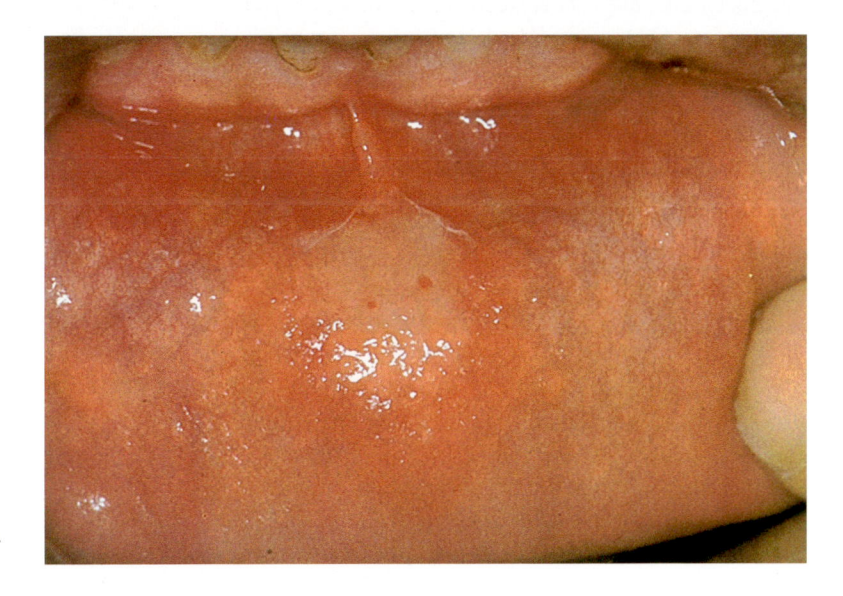

Figura 524 Neutropenia cíclica, úlcera na mucosa labial.

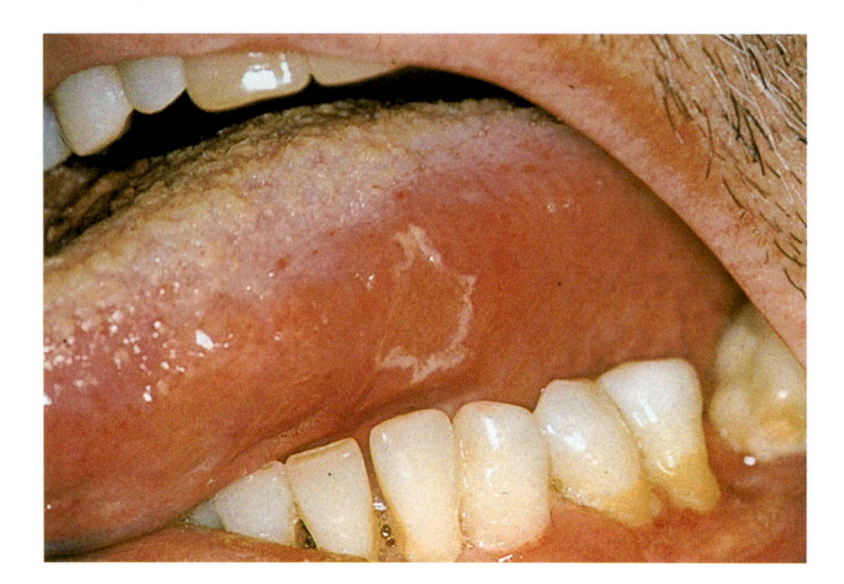

Figura 525 Agranulocitose, úlcera na língua.

Agranulocitose

A agranulocitose é uma desordem grave caracterizada pela drástica redução dos neutrófilos ou completa redução dos granulócitos. Ela pode ser um processo primário, de causa desconhecida, ou secundário, com causa conhecida, como infecção ou uso de drogas. O índice de mortalidade da agranulocitose induzida por drogas é alto. As drogas mais comuns no desenvolvimento da neutropenia são analgésicos, antibióticos, anti-histamínicos, agentes antiinflamatórios, anticonvulsivantes, drogas antitireóide, etc. Todas as idades e ambos os sexos são afetados. A conseqüência clínica mais importante da agranulocitose é o risco aumentado de infecção bacteriana, que está correlacionada com o grau da neutropenia. O aparecimento da neutropenia é repentino e caracterizado por tremores, febre, mal-estar e disfagia. Dentro das primeiras 12 a 24 horas, geralmente ocorrem infecções envolvendo boca, faringe, sistema respiratório ou gastrintestinal. As lesões envolvendo a mucosa bucal são um sinal inicial e consistem em úlceras necróticas, cobertas por pseudomembranas branco-acinzentadas ou negras, sem halo eritematoso (**Figs. 525, 526**). As ulcerações em geral são múltiplas e medem de 0,5 cm até vários centímetros de diâmetro. Os sítios bucais mais comumente envolvidos são o palato, gengiva, língua e tonsilas. Pode ocorrer gengivite necrosante grave, com destruição dos tecidos periodontais (**Figs. 527, 528**). As lesões bucais são com freqüência acompanhadas pelo aumento da salivação, dor durante a mastigação e dificuldade de deglutição.

Diagnóstico diferencial. Neutropenia congênita, neutropenia cíclica, anemia aplásica, leucemia aguda, mononucleose infecciosa e granulomatose de Wegener.

Teste laboratorial. O diagnóstico é estabelecido pela aspiração de medula óssea e pela contagem das células brancas no sangue periférico.

Tratamento. Inclui a administração de antibióticos e, em casos selecionados, a transfusão de células brancas do sangue.

Doenças Hematológicas 283

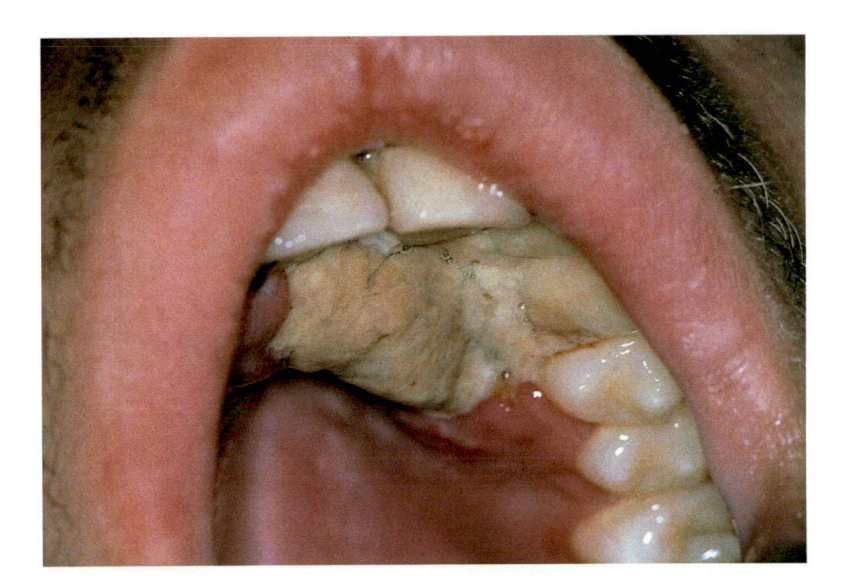

Figura 526 Agranulocitose, ulceração na gengiva e no palato.

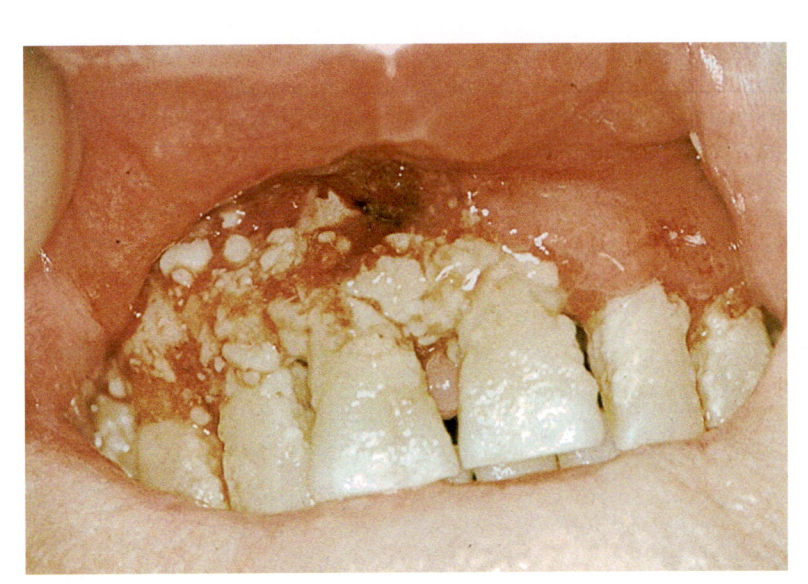

Figura 527 Agranulocitose, destruição periodontal grave.

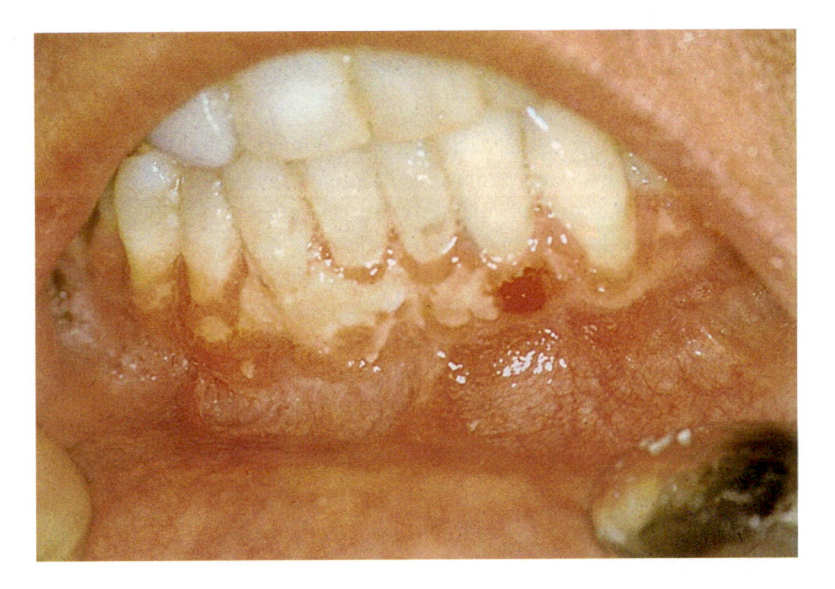

Figura 528 Agranulocitose, destruição periodontal moderada.

Anemia Aplástica

A anemia aplástica é uma desordem das células tronco caracterizada por pancitopenia. A doença pode ser primária ou secundária. A forma primária é de causa desconhecida e pode ser constitucional (anemia de Fanconi) ou adquirida. A forma secundária pode ter como causa drogas, radiações, agentes químicos, infecciosos ou metabólicos e doenças imunológicas.

O aparecimento da anemia aplástica é insidioso, com sinais e sintomas não-específicos, sendo dor de cabeça, febre, fraqueza e fadiga as manifestações iniciais. A palidez discreta, com poucas petéquias na superfície cutânea exposta à pressão, é o sinal diagnóstico inicial. Posteriormente, manchas púrpuras, que podem ser espontâneas ou relacionadas com trauma, podem aparecer em qualquer parte.

As manifestações bucais estão relacionadas com o grau de neutropenia e trombocitopenia coexistente. Petéquias e sangramento gengival espontâneo são sinais precoces importantes. Ulcerações necróticas similares àquelas vistas na agranulocitose podem aparecer, particularmente em áreas de irritação (mucosa oral, palato, gengiva) (**Fig. 529**). Manifestações bucais são mais comuns em pacientes com anemia aplástica.

Diagnóstico diferencial. Agranulocitose, neutropenia cíclica, leucemia aguda, púrpura trombocitopênica e mononucleose infecciosa.

Teste laboratorial. Exame de punção aspirativa da medula óssea e biópsia, associado com os dados do hemograma auxiliam o diagnóstico.

Tratamento. Consiste de transfusão e antibioticoterapia. O uso de esteróides auxilia em casos isolados, mas o transplante de medula óssea é a terapia de escolha.

Púrpura Trombocitopênica

A púrpura trombocitopênica é caracterizada pela diminuição da contagem das plaquetas no sangue periférico. A doença pode ser causada por falha primária da medula óssea em gerar plaquetas (p. ex., púrpura trombocitopênica idiopática) ou ser secundária a agentes mielotóxicos (drogas, radiações, etc.). Clinicamente, ela é caracterizada pela erupção cutânea ou mucosa e diástase hemorrágica. Na mucosa bucal, usualmente aparecem petéquias e equimoses, em especial no palato e na mucosa oral (**Fig. 530**).

O sangramento gengival é um achado precoce e constante. Episódios de sangramento do trato gastrintestinal e urinário, assim como epistaxe são também achados freqüentes.

Diagnóstico diferencial. Anemia aplástica, leucemia, policitemia vera e agranulocitose.

Teste laboratorial. Para o estabelecimento do diagnóstico são usados a punção aspirativa de medula óssea e a contagem das plaquetas no sangue periférico, assim como o tempo de sangria e de coagulação.

Tratamento. Corticosteróides são efetivos freqüentemente. Casos mais complicados e crônicos necessitam o aconselhamento de um hematologista experiente.

Síndrome Mielodisplástica

A síndrome mielodisplástica compreende um grupo heterogêneo e refratário de anemias associadas com trombocitopenia, neutropenia e monocitose. A causa exata da síndrome não é clara, entretanto ela pode desenvolver-se secundariamente à radioterapia e quimioterapia e é mais freqüente em idosos. A síndrome mielodisplástica é classificada em cinco grupos na dependência das desordens hematológicas. Infecções bacterianas múltiplas e hemorragias são alterações características causadas por neutropenia e trombocitopenia. As manifestações bucais incluem ulcerações recorrentes e persistentes (**Figs. 531, 532, 533**), hemorragia e, raramente, candidíase e periodontite.

Diagnóstico diferencial. Leucemia, agranulocitose, neutropenia cíclica, neutropenia congênita, anemia aplástica e trombocitopenia.

Teste laboratorial. Os exames hematológicos, a punção aspirativa da medula óssea e a biópsia estabelecem o diagnóstico.

Tratamento. Consiste de transfusões e antibióticos, conforme a indicação. Corticosteróides tópicos e antisépticos para lesões bucais.

Doenças Hematológicas 285

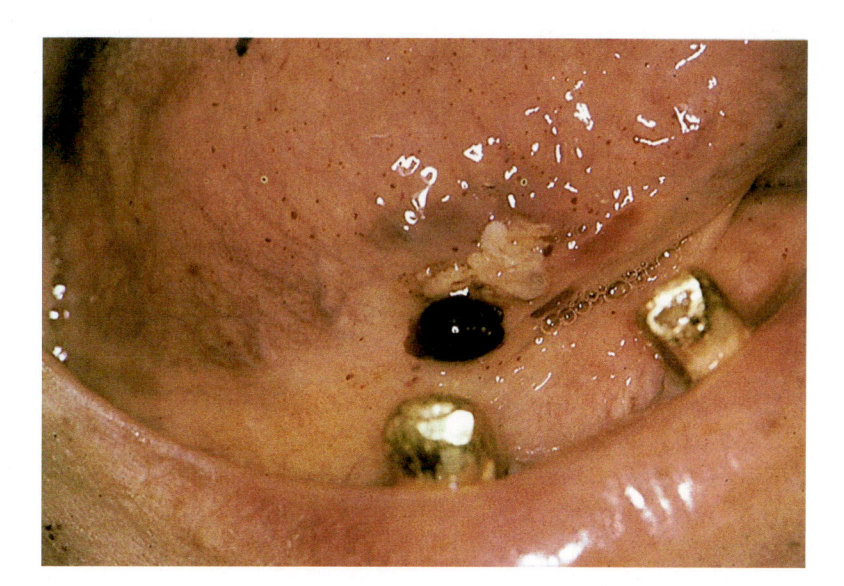

Figura 529 Anemia aplástica, equimoses e úlceras na língua.

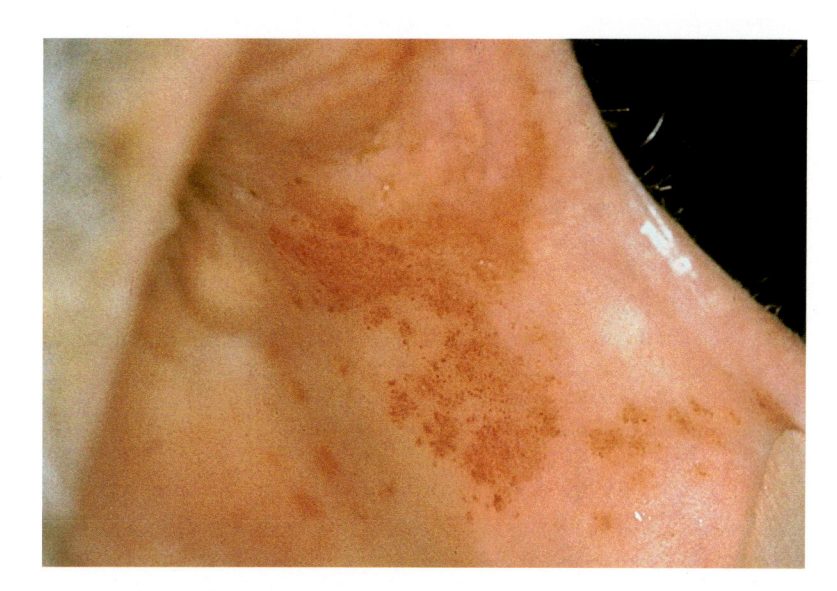

Figura 530 Púrpura trombocitopênica idiopática, petéquias e equimoses da mucosa jugal.

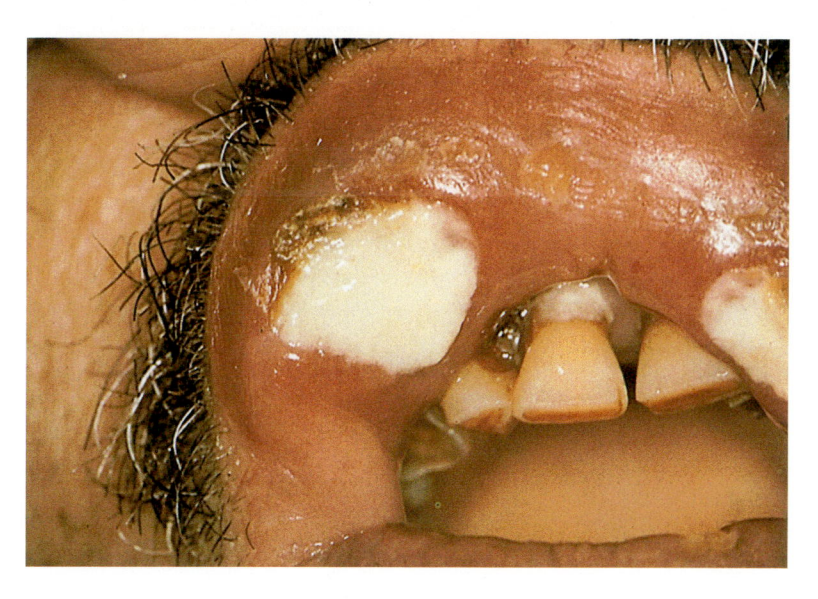

Figura 531 Síndrome mielodisplástica, úlcera persistente no lábio superior.

Deficiência de Plasminogênio

A deficiência de plasminogênio ou hipoplasminogenemia é uma desordem descrita recentemente, relacionada provavelmente com defeito no plasminogênio. Em condições saudáveis, os fluidos corporais de atividade fibrinolítica dissolvem os depósitos de fibrina, mas se o plasminogênio está deficiente, o mecanismo falha, permitindo a deposição de fibrina. Em alguns pacientes, lesões bucais e conjuntivais parecem estar relacionadas ao ácido tranexamico e a agentes antifibrinolíticos.

O aumento de volume gengival e ulcerado desde a infância são as lesões bucais mais características (**Fig. 534**). Conjuntivite lígnea, uma forma idiopática de conjuntivite crônica membranosa, associada a depósitos de fibrina, está comumente presente com lesões gengivais e ocasionalmente com lesões de laringe, nariz e cerviz. Os achados microscópicos de lesões gengivais exibem acúmulo de fibrina e material amilóide negativo para coloração de amilóide, glicogênio e material lipóide. O diagnóstico clínico deve ser confirmado por exames complementares.

Diagnóstico diferencial. Amiloidose, proteinose lipídica, fibromatose gengival hereditária, doença de Crohn, síndrome de Hurler e outras formas de mucopolisacaridose.

Teste laboratorial. Biópsia e exame histopatológico, teste da atividade funcional do plasminogênio plasmático.

Tratamento. Heparina tópica e/ou injeção intravenosa de concentrados purificados de plasminogênio.

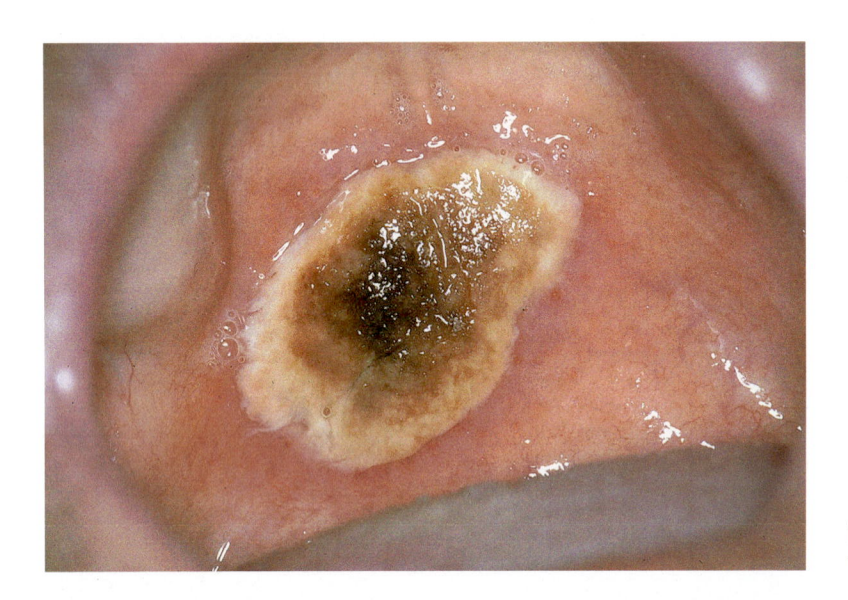

Figura 532 Síndrome mielodisplástica, ulceração no palato.

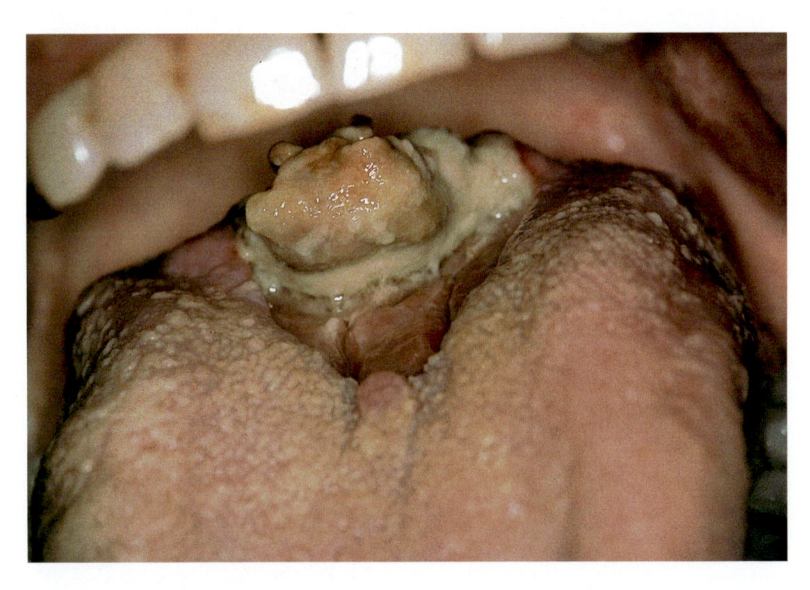

Figura 533 Síndrome mielodisplástica, úlcera vegetante no dorso da língua.

Doenças Hematológicas 287

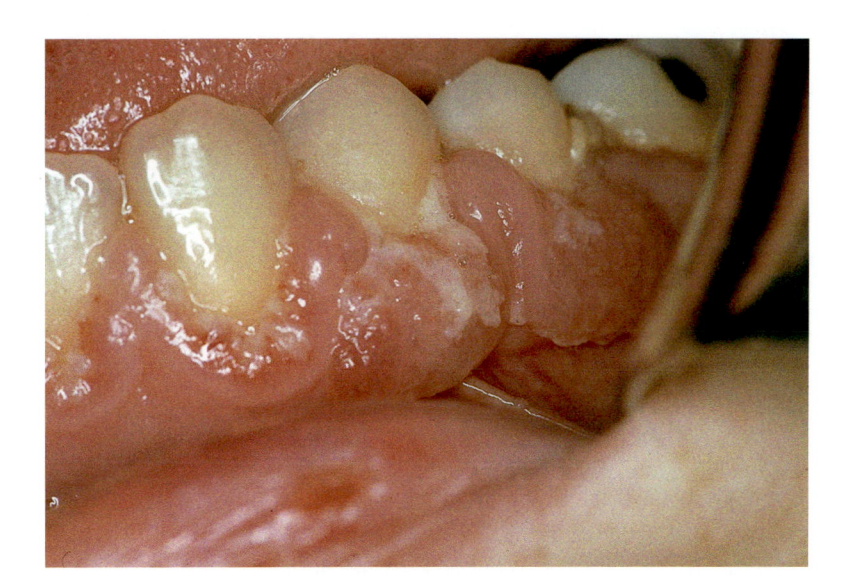

Figura 534 Deficiência de plasminogênio, aumento de volume gengival ulcerado.

26. Doenças Renais

Estomatite Urêmica

A uremia é uma desordem metabólica causado pelo acúmulo de produtos de nitrogênio no sangue. A uremia pode ser o resultado de falha renal aguda ou crônica.

A estomatite urêmica é uma doença muito rara que ocorre, em geral, quando a concentração sangüínea e intra-oral de uréia são superiores a 300 mg/100 mL e 30 mmol/L respectivamente. A patogenia das lesões bucais não é clara. Pode ser a reação a toxinas nos tecidos bucais, a ação da amônia ou os compostos amoniacais irritantes formados pela ação de bactérias sobre a uréia. São descritas quatro formas de estomatite urêmica: (a) estomatites ulcerativas, caracterizadas por úlceras superficiais dolorosas, de tamanhos variáveis e cobertas por pseudomembrana necrótica (**Fig. 535**); (b) estomatites não-ulcerativas, caracterizadas por eritemas difusos e dolorosos e pseudomembrana espessa e cinza na mucosa bucal (**Fig. 536**); (c) estomatite hemorrágica, caracterizada por hemorragias locais, equimoses ou formação de hematomas (**Fig. 537**); e (d) estomatite paraceratótica, caracterizada por múltiplas placas brancas e dolorosas (**Fig. 538**). A língua, o assoalho de boca e a mucosa jugal são mais freqüentemente afetados. Podem ocorrer, ainda, xerostomia, hálito urinífero, sensação gustativa desagradável, candidíase e outras formas de infecção viral e bacteriana oportunistas. O diagnóstico clínico deve ser confirmado por outros exames complementares.

Diagnóstico diferencial. Candidíase, estomatite medicamentosa, estomatite alérgica, alergia de contato por canela, leucoplasia pilosa, agranulocitose e estomatite ulcerativa necrotizante.

Teste laboratorial. Exame de urina e determinação dos níveis hemáticos de uréia.

Tratamento. As lesões bucais melhoram com a hemodiálise ou com a melhora da doença renal de base. O tratamento local consiste de cuidados com a higiene bucal e uso de agentes antimicóticos e antimicrobianos se necessário.

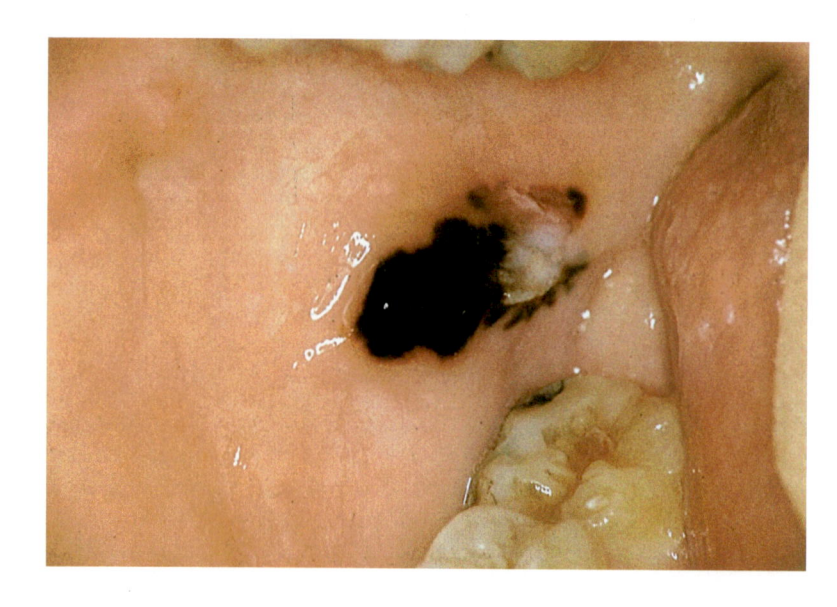

Figura 535 Estomatite urêmica, ulcerações cobertas por pseudomembrana necrótica na mucosa jugal.

Doenças Renais

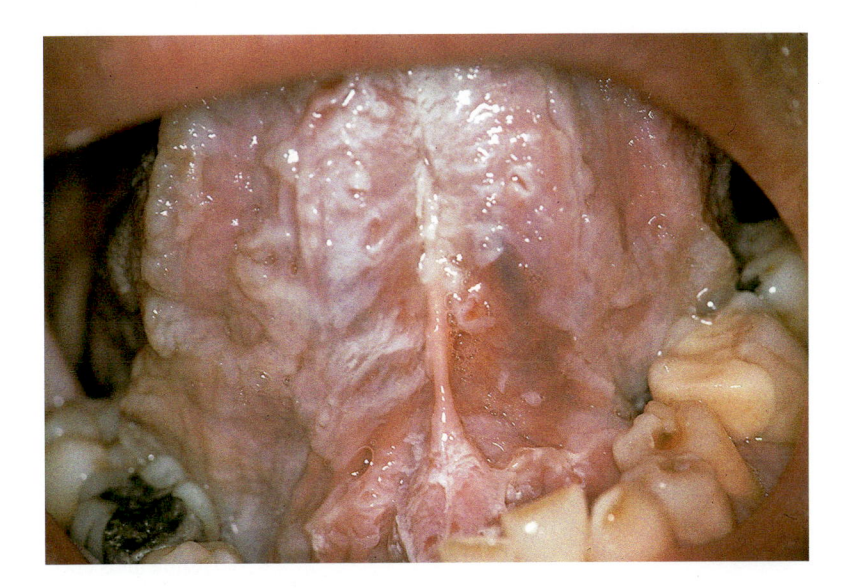

Figura 536 Estomatite urêmica, pseudomembranas acinzentadas na língua e no assoalho da boca.

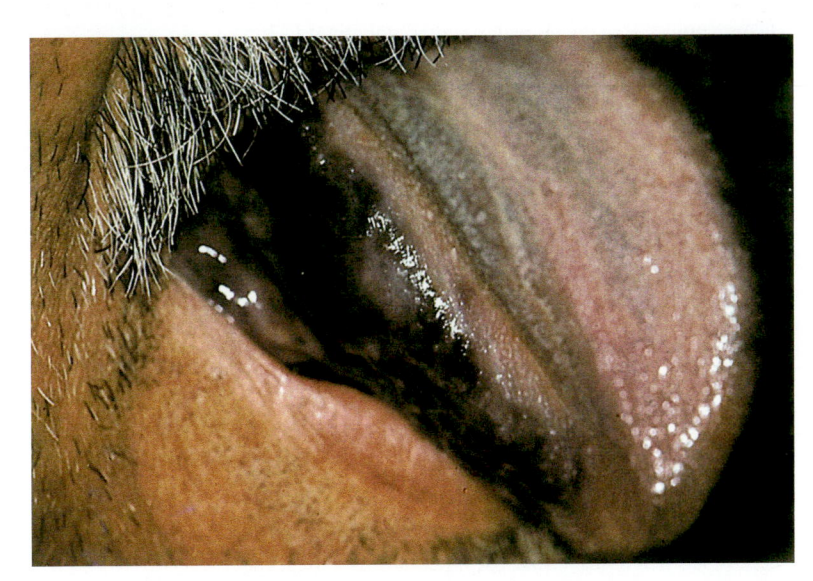

Figura 537 Estomatite urêmica, extenso hematoma na língua.

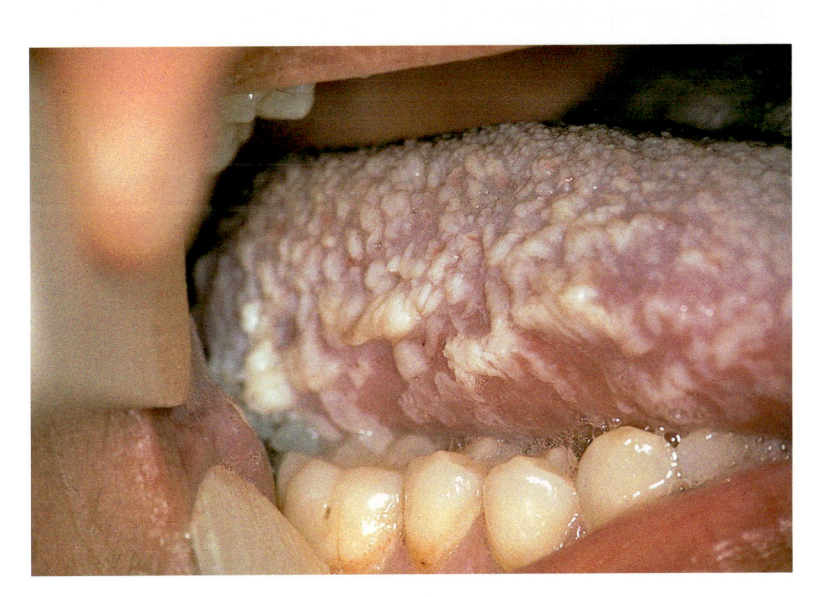

Figura 538 Estomatite urêmica, lesões brancas e hiperceratóticas mimetizando leucoplasia pilosa na borda da língua.

27. Doenças Metabólicas

Amiloidose

A amiloidose é uma doença metabólica rara, caracterizada pela deposição de substância proteinácea e fibrilar conhecida como amilóide. A deposição em quantidades suficientes em órgãos vitais pode produzir sinais e sintomas ou mesmo morte.

A amiloidose é classificada em quatro formas principais com base em critérios clínicos, histoquímicos e imunológicos – primária, secundária, senil, familial. As formas primárias e secundárias podem ser também localizadas ou sistêmicas.

A amiloidose primária sistêmica, atualmente conhecida como amiloidose relacionada a imunoglobulinas (AL de cadeia leve), é a forma mais grave da doença, afetando em geral homens acima dos 50 anos. Em torno de 10 a 25% dos casos de amiloidose sistêmica primária estão associados com mielomas múltiplos. Nestas formas da doença, a infiltração amilóide predomina no trato gastrintestinal, articulações, músculos esqueléticos, coração, sistema nervoso, pele, mucosa bucal e, mais raramente, em outros órgãos.

Os sintomas presentes mais comuns são fadiga, fraqueza, perda de peso, edema, dispnéia, rouquidão, dor, síndrome do túnel do carpo, etc. As manifestações cutâneas e da mucosa bucal podem ocorrer em 30 a 50% dos pacientes. As lesões cutâneas mais comuns são púrpura, petéquias, pápulas, nódulos e, mais raramente, erupções vesiculares, úlceras, alopecia e descoloração da pele oleosa (**Fig. 539**). A mucosa bucal apresenta envolvimento precoce no desenvolvimento da doença, e as manifestações mais freqüentes são petéquias, equimoses, pápulas, nódulos, macroglossia, úlceras, infiltração em glândulas salivares maiores e menores, xerostomia, aumento de volume de linfonodos regionais e, algumas vezes, bolhas hemorrágicas (**Figs. 540-542**). A língua apresenta aumento de volume característico de aspecto firme e endurecido, com nódulos vermelho-amarelados ao longo da borda lateral. A gengiva apresenta-se normal do ponto de vista clínico. A tonalidade vermelho-escura das lesões bucais é uma característica típica da amiloidose bucal. O prognóstico é desfavorável, com período médio de sobrevida em torno de 2 anos após o início dos sintomas.

A amiloidose secundária (amilóide A proteína AA) é a forma mais encontrada de amiloidose e acompanha várias enfermidades crônicas graves, como paraplegia e outras doenças neurológicas crônicas, artrite reumatóide, lepra, doença de Hodgkin, tuberculose e ileíte regional. Na amiloidose secundária, o amilóide infiltra-se predominantemente nos rins, baço, fígado, adrenais e, raras vezes, em outros órgãos. A pele e a mucosa bucal não costumam ser afetadas.

Diagnóstico diferencial. Proteinose lipóide, sarcoidose, doença de Crohn, neurofibromatose múltipla, sarcoma de Kaposi, macroglossia causada por outros fatores e, raramente, doenças bolhosas crônicas.

Teste laboratorial. Exames histopatológicos com colorações especiais (vermelho-congo, vermelho da síria, tioflavina T e metil violeta) são úteis para o estabelecimento do diagnóstico.

Tratamento. O tratamento é, em geral, sintomático. Têm sido empregados ácido ascórbico, colquicina, corticosteróides sistêmicos, melfalan (fenilamina derivada da mostarda nitrogenada) e sulfóxido de dimetila.

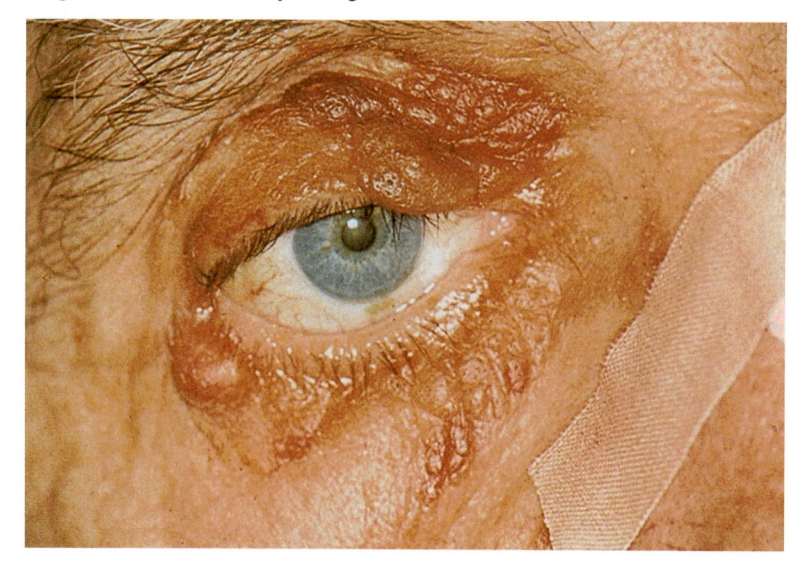

Figura 539 Amiloidose primária sistêmica, múltiplas pápulas e nódulos nas pálpebras.

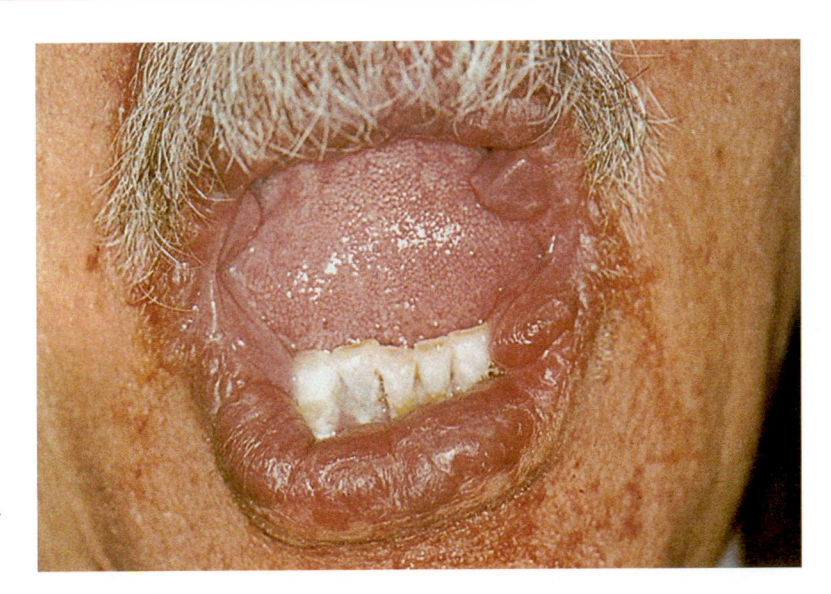

Figura 540 Amiloidose primária sistêmica, nódulos vermelho-escuros nos lábios.

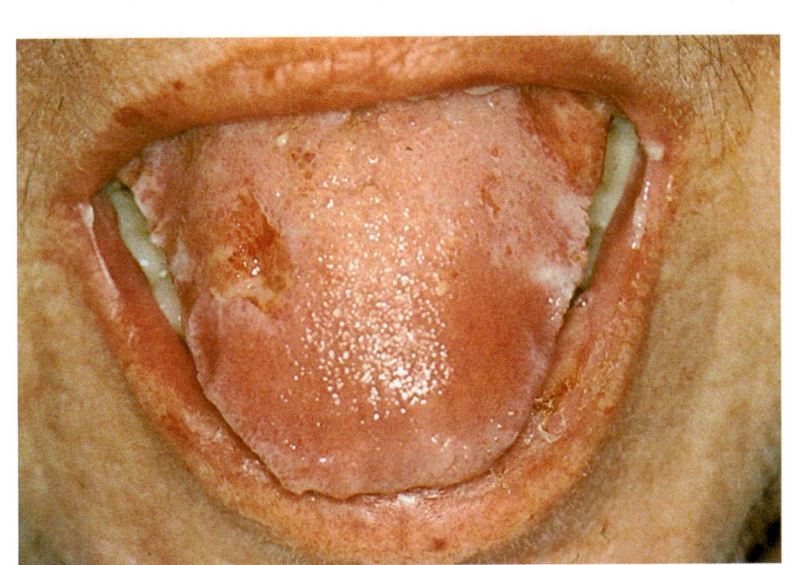

Figura 541 Amiloidose primária sistêmica, macroglossia, equimoses e úlceras na língua.

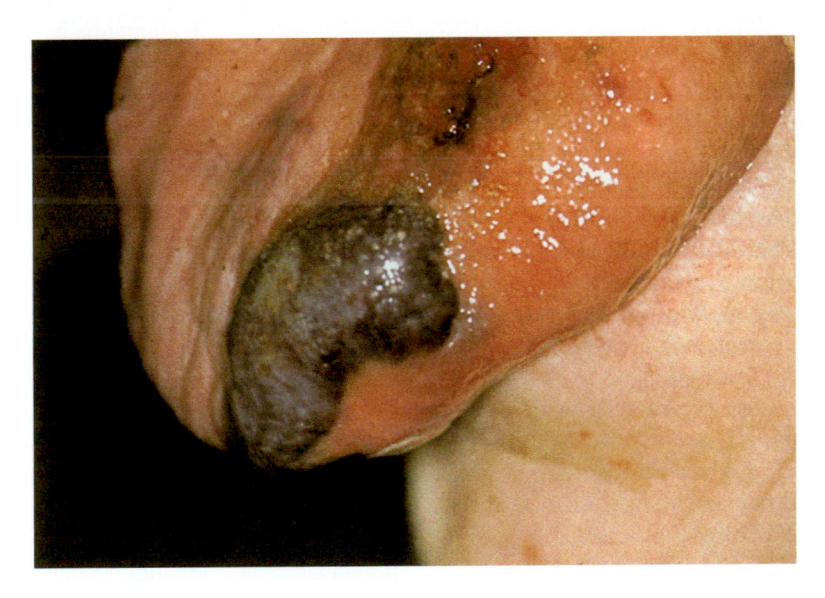

Figura 542 Amiloidose primária sistêmica, bolha hemorrágica na língua.

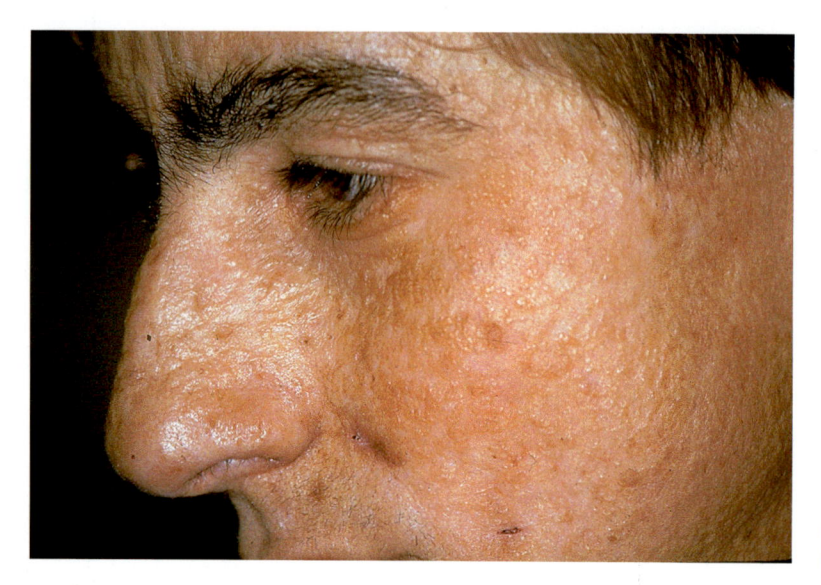

Figura 543 Proteinose lipídica, pápulas múltiplas na pele.

Proteinose Lipídica

A proteinose lipídica ou hialinose de cútis e mucosas, ou doença de Urbach-Wiethe, é uma desordem metabólica hereditária rara, transmitida como característica autossômica recessiva. A doença afeta em primeiro lugar a pele, a mucosa bucal e a laringe e, mais raramente, outros órgãos. Ela é caracterizada pela deposição de material hialino e amorfo tipo glicogênio nas membranas mucosas e na pele. As alterações clínicas iniciais são caracterizadas pela presença de pápulas, nódulos e pústulas (**Figs. 543, 544**). Posteriormente, formam-se cicatrizes cutâneas típicas. Essas cicatrizes tipo acne são mais comuns na face, podendo ser vistas em outras regiões cutâneas. Lesões verrucosas e hiperceratóticas aparecem em áreas de pele expostas à pressão ou ao trauma. Face, pálpebras e zonas de pressão ou expostas são os sítios mais afetados. As manifestações bucais são precoces, comuns e podem se tornar mais graves com o envelhecimento. Em pacientes jovens, as alterações bucais consistem no endurecimento da mucosa labial e da base da língua. Em torno da segunda década, surgem lesões nodulares no lábio e lesões papulares no palato e na língua. Progressivamente, a mucosa envolvida torna-se mais pálida e com fissuras na estrutura. O freio lingual torna-se endurecido, grosso e mais curto, resultando na redução da mobilidade da língua. Finalmente, a mucosa bucal apresenta-se firme e brilhante, com aumento do endurecimento, das fissuras e cicatrizes (**Fig. 545**). Podem ocorrer infecções e ulcerações bucais ou, ainda, estenose das aberturas das glândulas salivares maiores, hipodontia e hipoplasia do esmalte. O sintoma mais característico na infância é a rouquidão causada pelo fechamento incompleto das cordas vocais provocado pela deposição do material proteináceo. A parede posterior da faringe apresenta lesões localizadas, manchas ou uma rede de linhas brancas ou branco-amareladas.

Disfagia e dificuldade de deglutição podem também ser encontradas devido ao envolvimento bucal, faringeano ou esofágico. Calcificações intracranianas em forma de bulbo, localizadas em posição acima da cela turca e bilaterais, podem ser observadas em 50% dos pacientes, porém nem todos apresentam sinais de epilepsia.

Esse fenômeno representa a calcificação de vasos sangüíneos da porção do hipocampo do lobo temporal. Alterações cardíacas, endócrinas e urogenitais ocorrem menos freqüentemente. A doença é compatível com a expectativa de vida próxima do normal. As lesões desfigurantes e a rouquidão permanente interferem muito na qualidade de vida.

Diagnóstico diferencial. Amiloidose, porfiria, síndrome de Hurler e pseudoxantoma elástico.

Teste laboratorial. Nenhum achado laboratorial é típico da proteinose lipídica. Para o estabelecimento do diagnóstico, são necessários biópsia e exame histopatológico do espécime.

Tratamento. Não existe terapia eficaz. O uso de corticosteróides tópicos pode ser útil. Têm sido empregadas a dermoabrasão e a cirurgia plástica. Existem evidências de efetividade do sulfóxido de dimetila via oral.

Doença por Armazenamento do Glicogênio Tipo 1b

A doença por armazenamento do glicogênio é um grupo de doenças genéticas envolvendo as vias metabólicas do glicogênio. A doença por armazenamento do glicogênio 1b é uma doença metabólica rara e grave, autossômica recessiva causada por defeito na translocase microssômica para a glicose-6-fosfato. Os aspectos clínicos da doença são hipoglissemia, hiperlipidemia, hepatomegalia, desenvolvimento físico retardado, diátese hemorrágica, baixa estatura, adenoma hepático, aumento de volume renal, "face de boneca" (**Fig. 546**), neutropenia e infecções re-

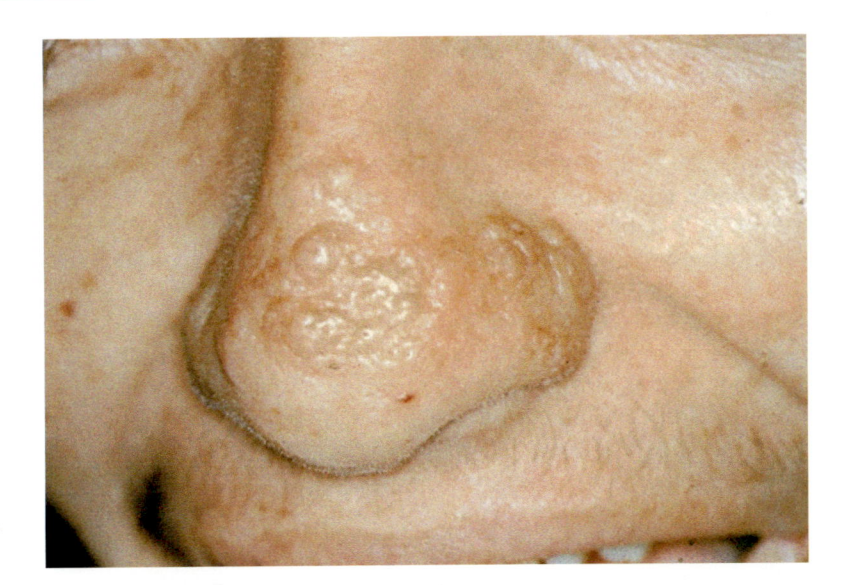

Figura 544 Proteinose lipídica, nódulos no nariz.

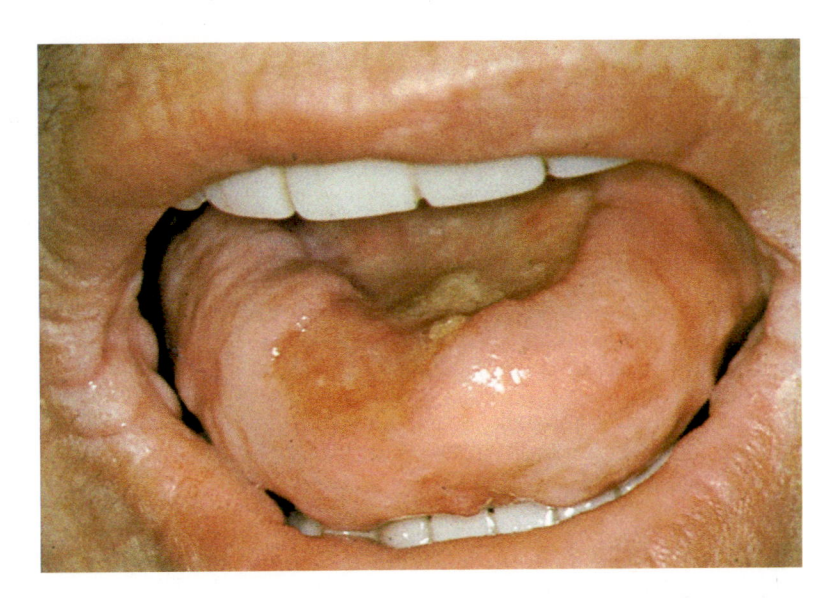

Figura 545 Proteinose lipídica, língua grande e brilhosa.

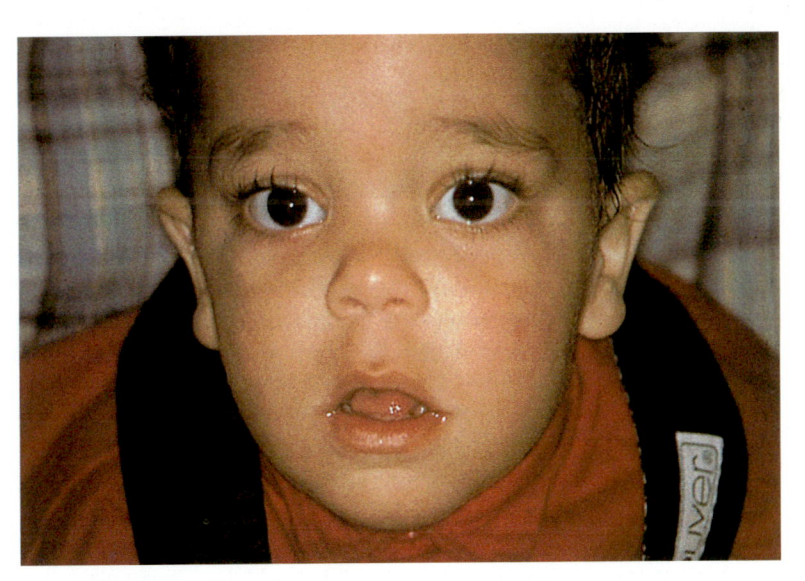

Figura 546 Doença por armazenamento do glicogênio tipo 1b, "face de boneca".

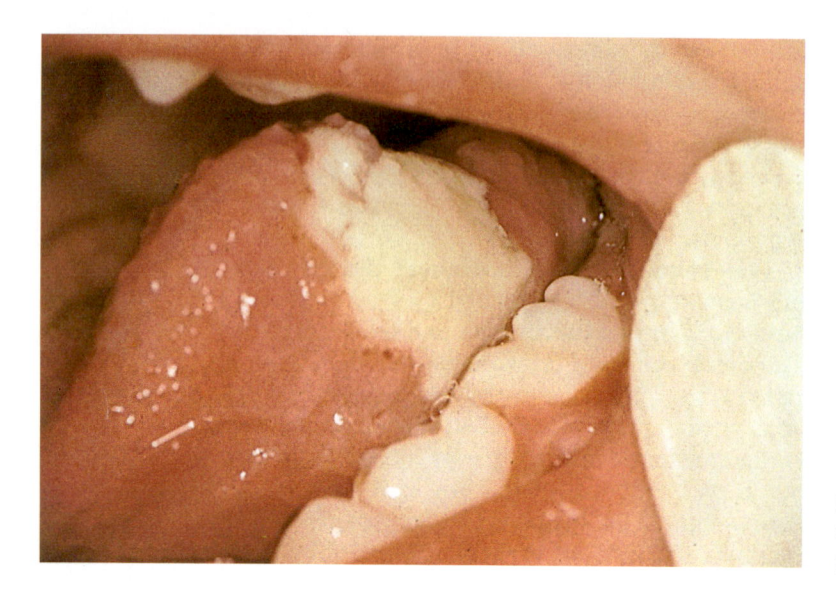

Figura 547 Doença por armazenamento do glicogênio tipo 1b, úlcera grande na língua.

petidas. As manifestações bucais são freqüentes e incluem doença periodontal de progressão rápida e ulcerações recorrentes.

As úlceras bucais aparecem como lesões discretas, profundas, socavadas, com tamanhos variando de poucos milímetros até diversos centímetros, em geral cobertas por pseudomembrana esbranquiçada (**Fig. 547**).

Diagnóstico diferencial. Neutropenia cíclica, neutropenia congênita, síndrome de Papillon-Lefèvre, acatalasia, hipofosfatasia, síndrome Chédiak-Higashi e diabete melito.

Teste laboratorial. Aumento do lactato, colesterol, triglicerídeos, ácido úrico e exames hematológicos auxiliam no estabelecimento do diagnóstico. A biópsia de fígado é imprescindível.

Tratamento. Deixar ao encargo de especialistas. Programas rigorosos de higiene oral e antibióticos se houver complicações bucais.

Síndrome de Hurler

A síndrome de Hurler é uma doença metabólica rara no grupo das mucopolissacaridoses. É a forma mais comum e mais grave do grupo, de herança autossômica recessiva. O defeito básico é a peda da enzima α-L-iduronidase, resultando no acúmulo e depósito do sulfato de heparan e sulfato de dermatan no interior dos tecidos.

As manifestações bucais são múltiplas e incluem macroglossia, macroqueilia e hiperplasia gengival que pode recobrir toda a coroa dentária, principalmente dos dentes anteriores (**Fig. 548**). Pode ocorrer ainda a presença de vários dentes impactados, grandes espaços interdentários, deslocamento e abrasão dentária, além de menor mobilidade da articulação temporomandibular. Malformação craniofacial, fácies característica, escoliose, articulações rígidas, condrodistrofia, névoa córnea, retardo mental, falhas cardíacas, hipertensão e infecções pulmonares são outros achados comuns. A doença se manifesta no primeiro ano de vida, levando à morte antes dos 10 anos de idade. O diagnóstico está fundamentado nas características clínicas e laboratoriais.

Diagnóstico diferencial. Outras formas de mucopolissacaridoses, α-manosidose, hiperplasia gengival hereditária, gengivite do respirador bucal.

Teste laboratorial. A avaliação histoquímica da α-L-iduronidase, detecção do sulfato de heparan e sulfato de dermatan na urina e nos exames radiográficos.

Tratamento. Não existe tratamento sistêmico efetivo. Manejo usual para os problemas dentários, gengivectomia para as hiperplasias gengivais.

Xantomas

Xantomas são pápulas, nódulos ou placas de coloração amarelada devido a depósitos lipídicos na pele ou nas mucosas. Esses depósitos lipídicos são pedominantemente ésteres de colesterol; entretanto, em alguns casos, os triglicerídeos estão presentes. Os xantomas são classificados de diferentes formas e representam a marca característica de várias síndromes. A importância clínica dos xantomas reside no fato de que sua presença revela uma enfermidade de fundo. Eles estão localizados preferentemente nas pálpebras, nas superfícies extensoras das estremidades, nas zonas de fricção e traumas menores e repetitivos. Os xantomas de mucosa bucal são raros, mas eles aparecem nos lábios, gengiva, mucosa alveolar, fundo de sulco vestibular e mucosa jugal. Clinicamente, os xantomas se apresentam como placas amareladas bem-circunscritas disseminadas ou restritas a uma área (**Figs. 549, 550**).

Doenças Metabólicas 295

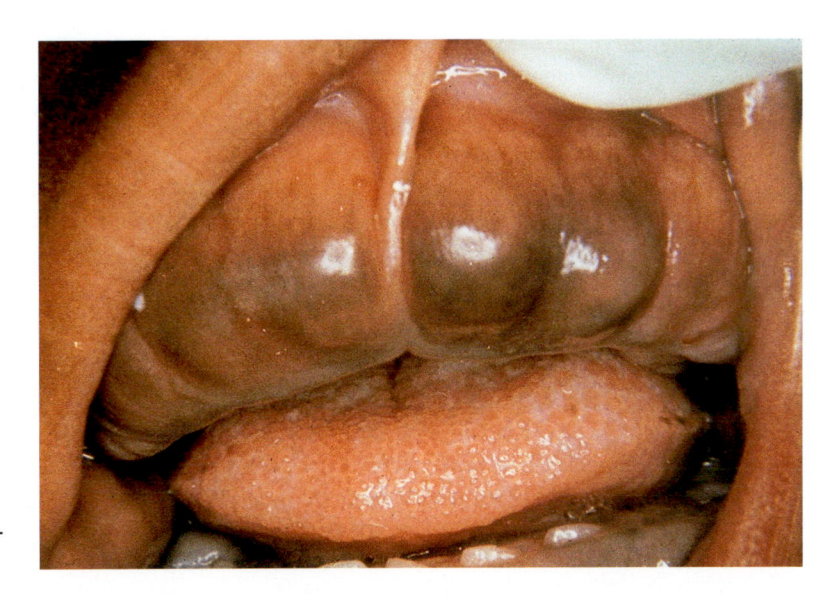

Figura 548 Síndrome de Hurler, hiperplasia gengival.

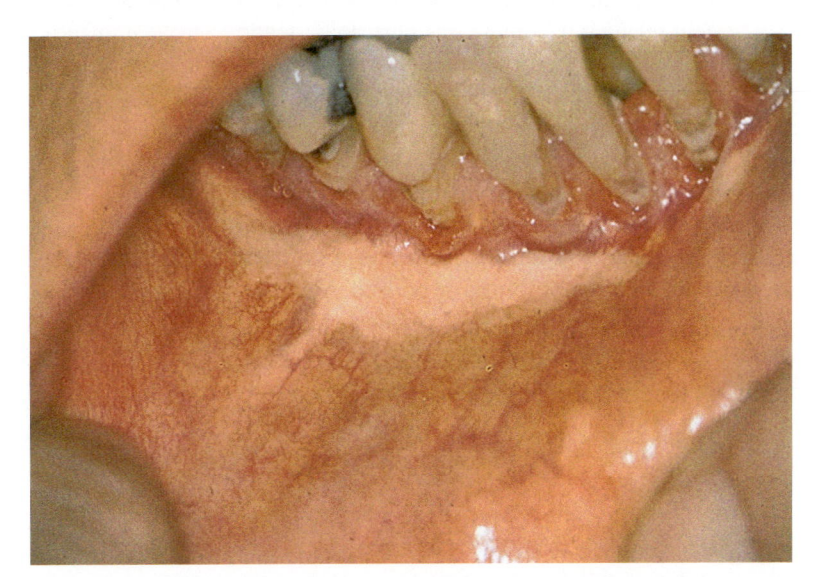

Figura 549 Xantomas do fundo de sulco vestíbulo-labial.

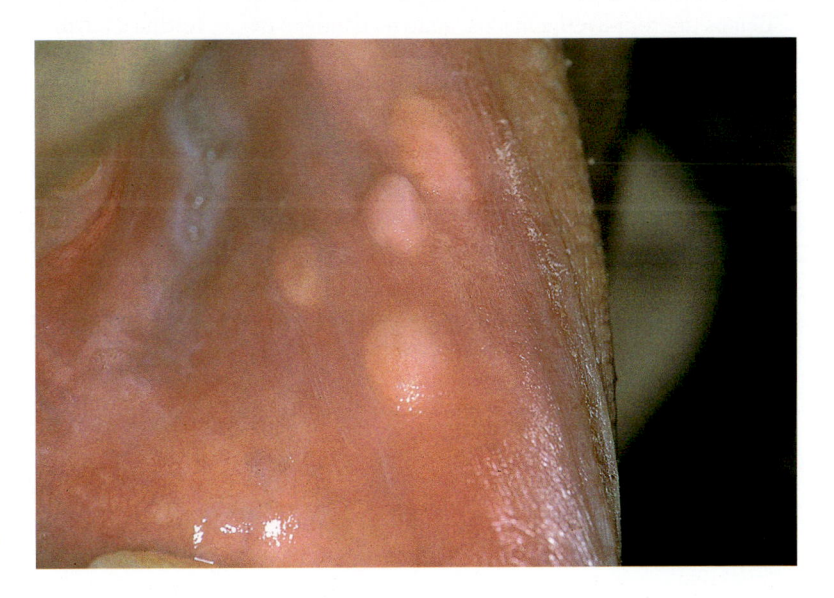

Figura 550 Xantomas múltiplos na mucosa labial.

Diagnóstico diferencial. Leucoplasia, grânulos de Fordyce, xantoma verruciforme, hiperplasia epitelial focal e enxertos de pele e mucosa.

Teste laboratorial. Exame histopatológico e determinação sorológica dos lipídeos.

Tratamento. Não há tratamento tópico.

Porfirias

As porfirias são um grupo raro de doenças caracterizadas por defeito no metabolismo da porfirina, resultando em sua superprodução ou de seus precursores. Cada tipo é caracterizado pela atividade deficiente de uma enzima específica em meia síntese e aspectos anormais de porfirina encontradas na urina, fezes ou em diferentes tecidos. A classificação das porfirias tem como base a origem tecidual da síntese das porfirinas, sendo classificadas em três grandes grupos com vários tipos: eritropoiético (porfiria congênita eritropoiética, coproporfiria eritropoiética), hepática (porfiria aguda intermitente, porfiria variegada, porfiria Chester, porfiria congênita tardia, coproporfiria hereditária) e eritroepática (porfiria protoeritroepática, porfiria hepatoeritropoiética). A fotossensibilidade cutânea está presente em praticamente todas as formas de porfiria. Além disso, outros achados comuns são fragilidade da pele, eritema, vesículas e bolhas, erosões, hiperpigmentações, hipertricose, cicatrizes, alopecia cicatricial e milia, etc. As porções da pele expostas ao sol são afetadas inicialmente, e na seqüência surgem os demais sinais e sintomas sistêmicos.

A porfiria congênita (doença de Günther) é um tipo genético raro, caracterizado por lesões cutâneas graves, anemia hemolítica e esplenomegalia. A presença de dentes marrom-avermelhados, tanto na dentição decídua como na permanente, é devida à incorporação de porfirinas durante o desenvolvimento dentário. Sob a luz ultravioleta, os dentes apresentam fluorescência característica de coloração róseo-avermelhada. A mucosa bucal raramente é afetada pela porfiria. Entretanto, na porfiria eritropoiética congênita e ocasionalmente na porfiria cutânea tardia podem ocorrer eritemas, vesículas, bolhas, úlceras e atrofias sem cicatrizes. As lesões bucais se desenvolvem no vermelhão dos lábios, comissuras, mucosa labial, mucosa do rebordo alveolar vestibular e região anterior e gengivas (**Figs. 551, 552**).

Diagnóstico diferencial. Epidermólise bolhosa, doenças vesiculares bolhosas crônicas, proteinose lipídica, pelagra e fotossensibilidade induzida por drogas, erupções polimórficas à luz, esclerodermia.

Teste laboratorial. Testes bioquímicos, exames histopatológicos e imunofluorescência direta.

Tratamento. Deve ser feito por especialistas.

Hemocromatose

A hemocromatose é uma doença de armazenamento de ferro, de origem desconhecida, resultando na deposição de grandes quantidades de ferro em órgãos internos. A hemocromatose pode ser tanto genética como adquirida. Clinicamente, a doença é caracterizada pela coexistência de diabete melito, cirrose hepática, hiperpigmentação e, menos freqüentemente, deficiência das gônadas, falhas cardíacas e doenças articulares. A hiperpigmentação aparece tanto na pele como em membranas mucosas (bucal e conjuntiva). A pele adquire pigmentação marrom-acinzentada generalizada em quase todos os casos. A mucosa bucal apresenta pigmentação difusa e homogênea de coloração marrom-acinzentada ou marrom-escura em 20% dos casos. A mucosa jugal e a gengiva são os sítios envolvidos com mais freqüência (**Fig. 553**). Além disso, foi relatado o envolvimento de glândulas salivares maiores e menores.

Diagnóstico diferencial. Doença de Addison, hiperpigmentação induzida por drogas, pigmentação normal em pessoas de pele escura, tatuagem por amálgama.

Teste laboratorial. Os exames laboratoriais de rotina revelam evidências de diabete melito e disfunção hepática. Além disso, a determinação sérica do ferro, transferrina e ferritina são úteis no estabelecimento do diagnóstico de acordo com critérios padronizados.

Tratamento. Deve ser deixado a cargo de especialistas.

Doenças Metabólicas

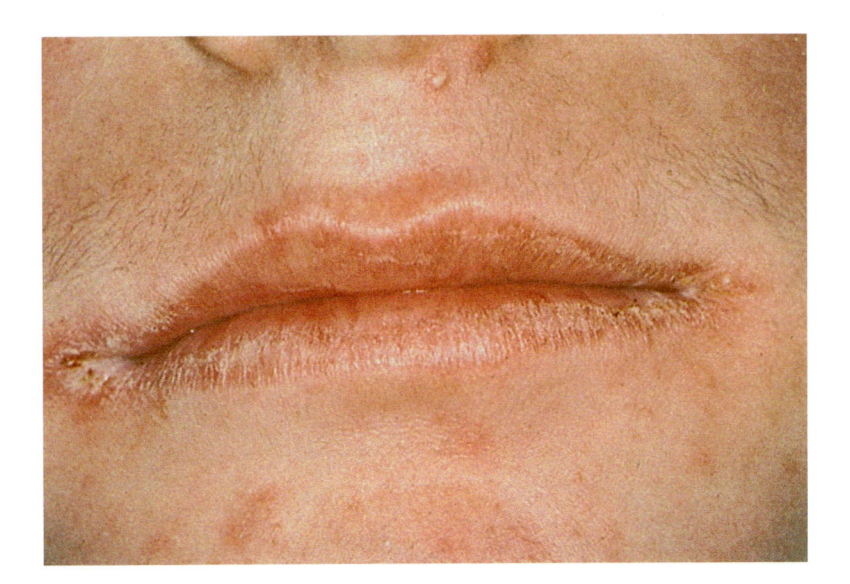

Figura 551 Porfiria cutânea tardia, eritema dos lábios e queilite angular.

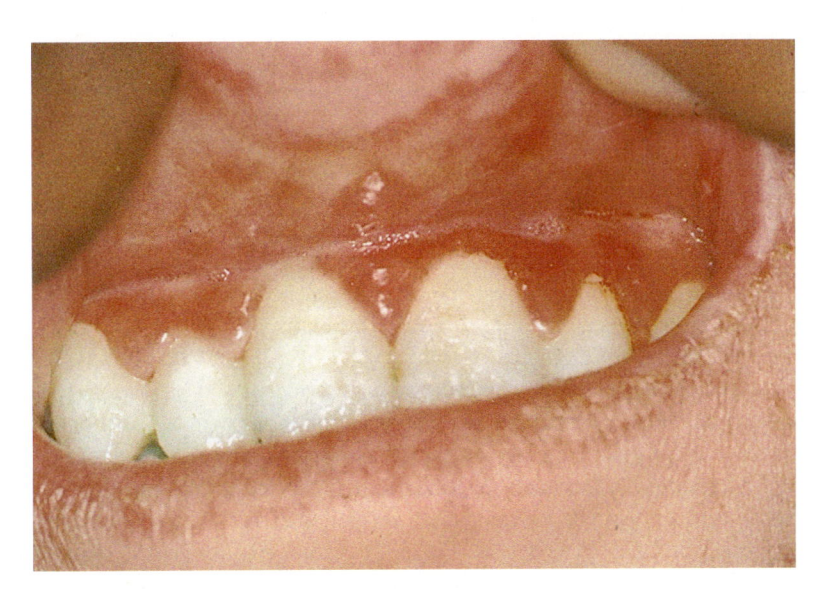

Figura 552 Porfiria cutânea tardia, eritema difuso na gengiva e na mucosa do lábio superior.

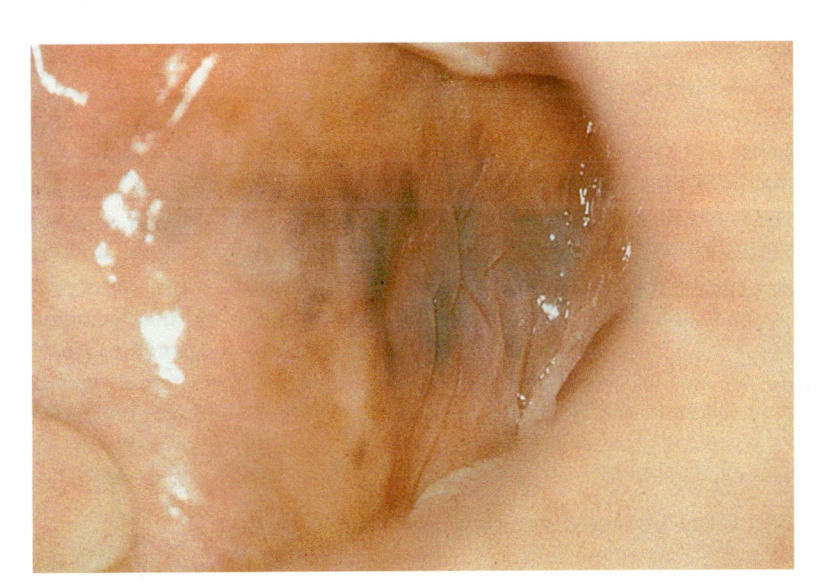

Figura 553 Hemocromatose, pigmentação da mucosa jugal.

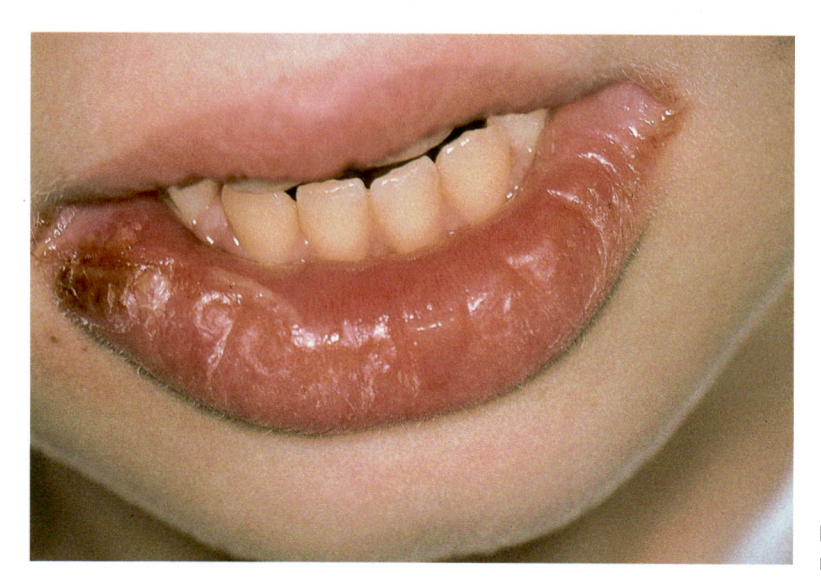

Figura 554 Fibrose cística, aumento de volume do lábio inferior.

Fibrose Cística

A fibrose cística é uma doença relativamente comum que envolve vários órgãos e provoca risco de vida, sendo caracterizada pela disfunção de todas as glândulas exócrinas. É herdada como traço autossômico recessivo. O gene alterado é encontrado no cromossomo 7, e produz o regulador da condutância transmembrana da fibrose cística (CFTR), proteína que causa distúrbio no transporte de cloro pela membrana da célula.

As características principais incluem manifestações do trato pulmonar e gastrintestinal, glândulas sudoríparas, enquanto o envolvimento das glândulas salivares é raro. As manifestações bucais são moderadas e apresentam-se com aumento de volume labial, vermelhidão da gengiva e secura bucal moderada (**Fig. 554**). A tosse é o sinal mais comum do envolvimento pulmonar. Infecção pulmonar, bronquiolite disseminada, atelectasia, hemoptise, pneumotórax e coração pulmonar são as complicações comuns. Outros achados comuns são a má-absorção, fezes volumosas e gordurosas e dificuldade de ganhar peso. Pode ocorrer dor e distensão abdominal, invaginação do ceco, impactação fecal e prolapso retal. É comum a insuficiência pancreática e hepática e deficiência de proteínas lipossolúveis. A sudorese (com sabor salgado característico) está sempre presente. Dilatação das extremidades dos dedos ocorre nas fases finais (**Fig. 555**). A expectativa média de vida para fibrose cística está atualmente em 30 anos, e projeta-se que, para os atuais recém-nascidos, ela deve aumentar para além dos 45 anos. O diagnóstico tem como base critérios clínicos e laboratoriais.

Diagnóstico diferencial. Queilite glandular, queilite granulomatosa, proteinose lipídica, mucopolissacaridose.

Teste laboratorial. Aumento dos níveis de sódio e cloro no suor, ausência de enzimas pancreáticas no fluido intestinal, exame histopatológico das glândulas salivares menores e radiografia de tórax.

Tratamento. Dieta rica em calorias, tratamento sintomático dos problemas respiratórios e digestivos. A substituição genética pode ser a terapia do futuro.

Histiocitose das Células de Langerhans

A histiocitose das células de Langerhans ou histiocitose X é uma doença proliferativa das células de Langerhans. Ela é uma das entidades clínicas mais pobremente definidas, clinicamente heterogênea, de diagnóstico variável e de prognóstico imprevisível. O espectro da doença inclui três variedades: doença de Letterer-Siwe, doença de Hand-Schüller-Christian e granuloma eosinófilo. A doença de Letterer-Siwe é a forma aguda, disseminada e que aparece no primeiro ano de vida com prognóstico pobre. Suas características são febre, calafrios, hepatoesplenomegalia, anemia, linfadenopatia, lesões ósseas osteolíticas, erupção cutânea generalizada (petéquias, acne, pápulas descamativas, nódulos, vesículas, úlceras) e manifestações bucais (**Fig. 556**). As lesões bucais são úlceras, equimoses, gengivite, periodontite e perda dentária (**Fig. 557**).

A doença de Hand-Schüller-Christian é a forma crônica disseminada e que apresenta curso mais benigno. Ela aparece em geral entre os 3 e 6 anos de idade, afetando predominantemente meninos (proporção de 2:1). Clinicamente, existe uma tríade clássica consistindo de lesões ósseas osteolíticas (em particular no crânio), exoftalmia e diabete insípido (**Fig. 558**). A tríade está presente em apenas 25% dos pacientes.

Doenças Metabólicas 299

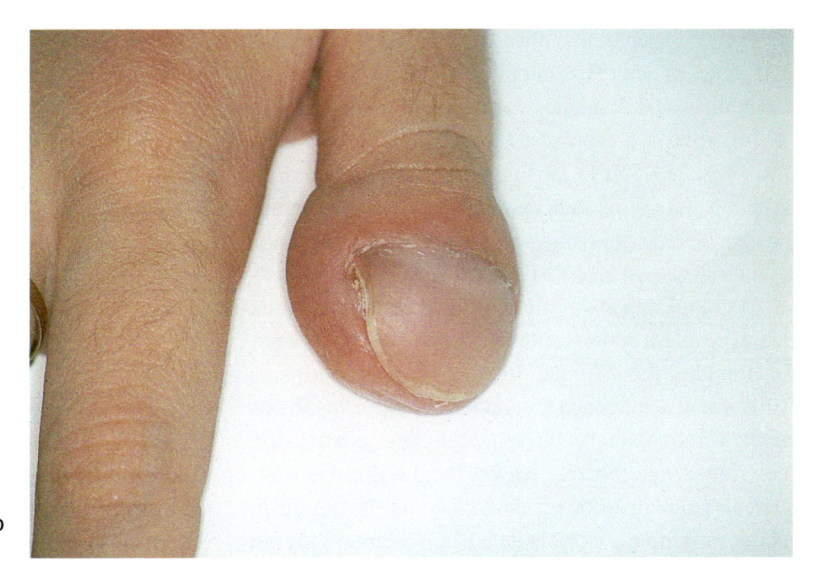

Figura 555 Fibrose cística, dilatação da extremidade dos dedos.

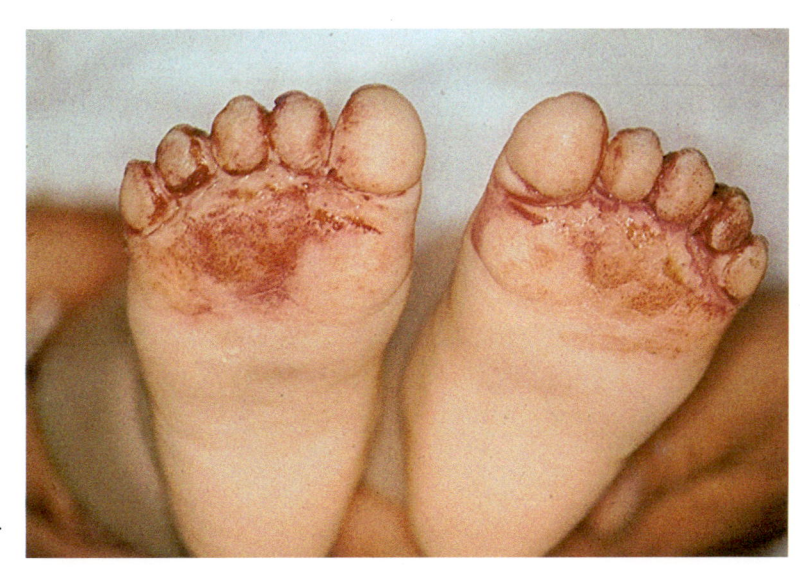

Figura 556 Doença de Letterer-Siwe, vesículas e úlceras na pele em menino de 1 ano.

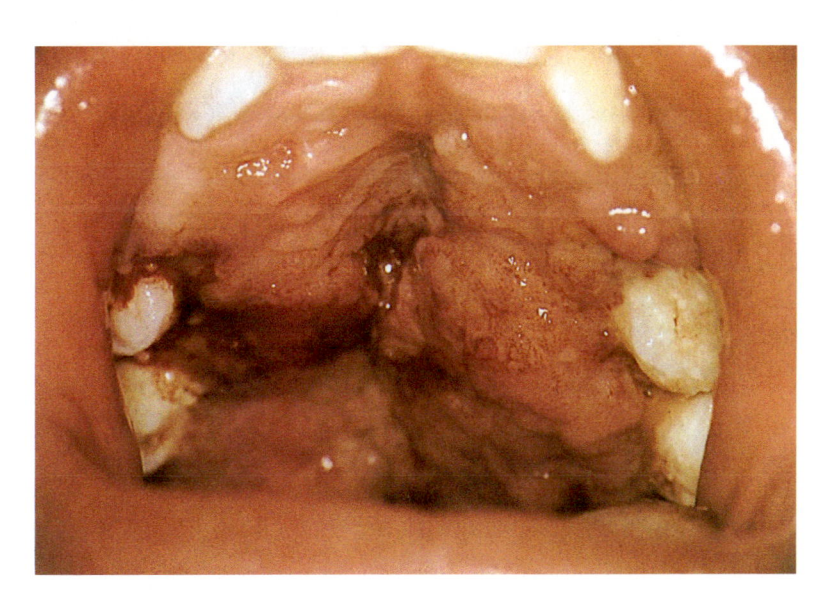

Figura 557 Doença de Letterer-Siwe, úlcera vegetante no palato em menino de 2 anos.

Pode ocorrer, ainda, otite média, erupção cutânea e envolvimento de órgãos internos. A cavidade bucal está envolvida nas fases iniciais da doença, com úlceras, edema, hiperplasia e necrose da gengiva, halitose e gosto ruim (**Fig. 559**). Nos casos de envolvimento dos ossos maxilares, há mobilidade dentária e periodontite grave, que leva à perda dos dentes. É possível que haja demora na cicatrização do alvéolo dentário após a exodontia.

O granuloma eosinófilo é a forma benigna e localizada que afeta adolescentes e adultos jovens. Homens são afetados mais freqüentemente do que mulheres. Clinicamente, a doença é caracterizada por lesões osteolíticas monostóticas ou poliostóticas e, em ocasiões mais raras, pode ocorrer edema local e dor. Os ossos maxilares são afetados e a destruição óssea manifesta-se com mobilidade e perda dentária. As úlceras da mucosa bucal apresentam-se particularmente na gengiva e no palato duro. (**Figs. 560, 561**). As lesões bucais do granuloma eosinófilo não devem ser confundidas com úlceras eosinófilas.

Diagnóstico diferencial. Úlceras eosinófilas, acatalasia, hipofosfatasia, periodontite juvenil, neoplasias malignas ulceradas, carcinomas metastáticos e mielomas múltiplos.

Teste laboratorial. O exame histopatológico e radiográfico das áreas envolvidas auxilia para o estabelecimento do diagnóstico.

Tratamento. Curetagem e enucleação das lesões. A radioterapia proporciona algum auxílio. Nas formas generalizadas da doença são usados corticosteróides e agentes citotóxicos. A imunoterapia pode ser também útil.

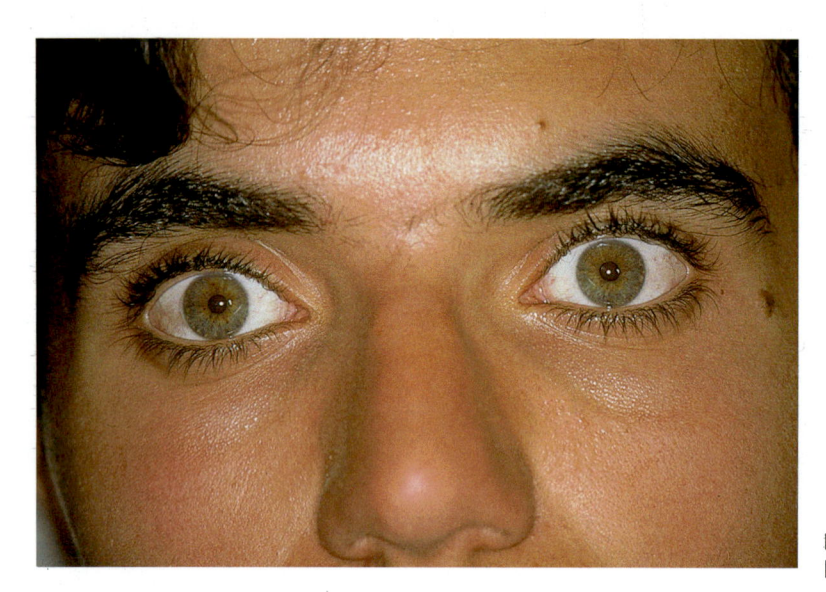

Figura 558 Doença de Hand-Schüller-Christian, exoftalmia.

Doenças Metabólicas 301

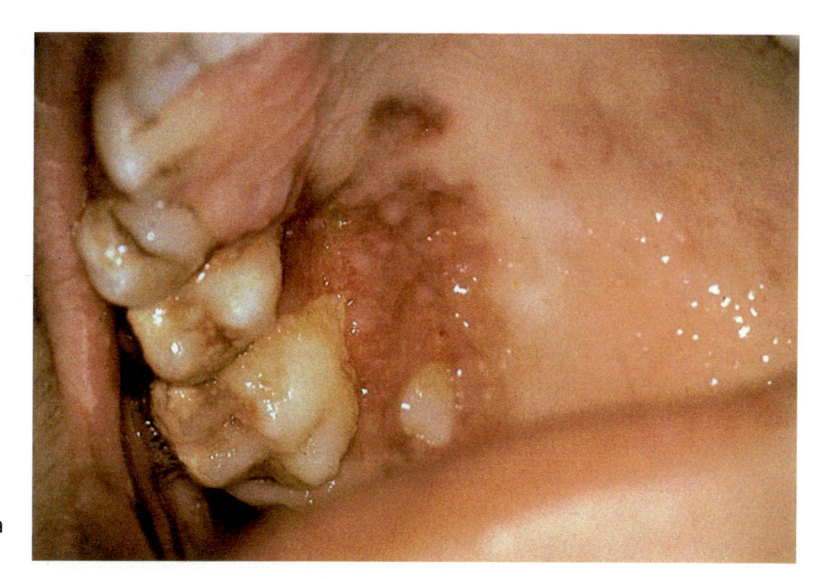

Figura 559 Doença de Hand-Schüller-Christian, úlcera ampla na gengiva e mucosa palatina.

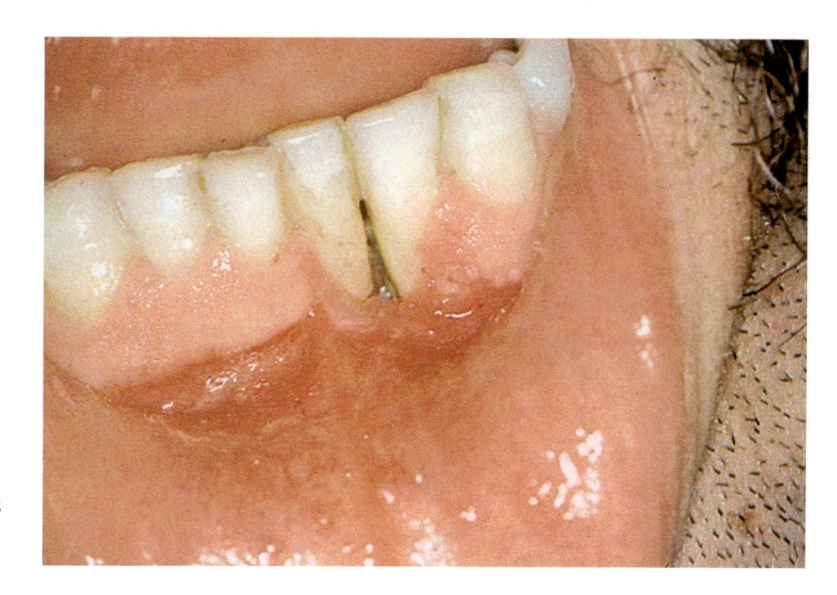

Figura 560 Granuloma eosinófilo, úlcera e destruição óssea dos tecidos periodontais entre os dentes incisivo central e lateral.

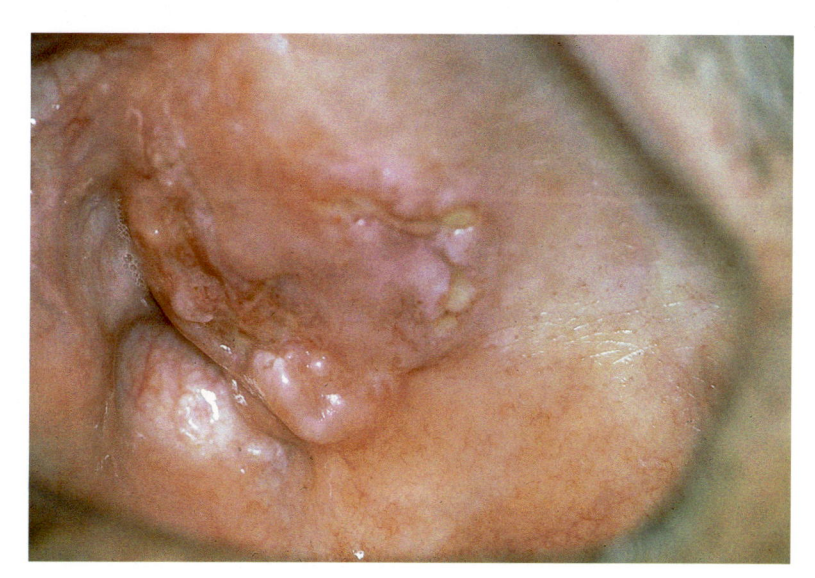

Figura 561 Granuloma eosinófilo, úlcera vegetante no palato.

28. Deficiências Vitamínicas e Doenças Nutricionais

Pelagra

A pelagra é uma deficiência de ácido nicotínico. Os aspectos clínicos dessa doença rara são manifestações gastrintestinais (tais como dor abdominal, diarréia, acloridria), manifestações do sistema nervoso (tais com apatia, inquietação, ansiedade, parestesias, alucinações, amnésia e desorientação) e dermatite simétrica, particularmente em áreas expostas à luz solar e fricção. Essas são caracterizadas por um contorno eritematoso nítido com descamação; a superfície das lesões é seca e rugosa, podendo apresentar lesões vesículo-bolhosas. Com o tempo, a pele assume aspecto endurecido e pigmentado com margens escuras (**Fig. 562**). A mucosa bucal está envolvida com edema, vermelhidão e sensação intensa de queimação. A língua é lisa devido à descamação das papilas, com aparecimento de úlceras dolorosas (**Figs. 563, 564**). Gengivite, lábios secos e fissurados, queilite angular e disfagia são outras características proeminentes. O diagnóstico de pelagra é difícil na ausência da dermatose e deve ser confirmado por testes laboratoriais.

Diagnóstico diferencial. Estomatite medicamentosa, eritema multiforme, deficiências nutricionais, deficiências da riboflavina e vitamina C e porfirias.

Teste laboratorial. O diagnóstico pode ser confirmado pela diminuição dos níveis metabólicos urinários.

Tratamento. A terapia específica consiste na administração oral de niacinamida. Podem ser empregados complexos multivitamínicos e dietas protéicas de alta qualidade.

Arriboflavinose

A deficiência de riboflavina ou vitamina B_2 pode resultar em dermatite seborréica, vascularização córnea e, em estágios avançados, ceratite e lesões bucais. A manifestação bucal mais freqüente é a queilite angular, podendo ser uni ou bilateral. Os lábios são secos e rachados. Em muitos casos, a atrofia das papilas filiformes resulta em língua vermelha e lisa (**Fig. 565**).

Diagnóstico diferencial. Queilite angular, síndrome de Plummer-Vinson e pelagra.

Tratamento. Consiste na reposição da vitamina B_2.

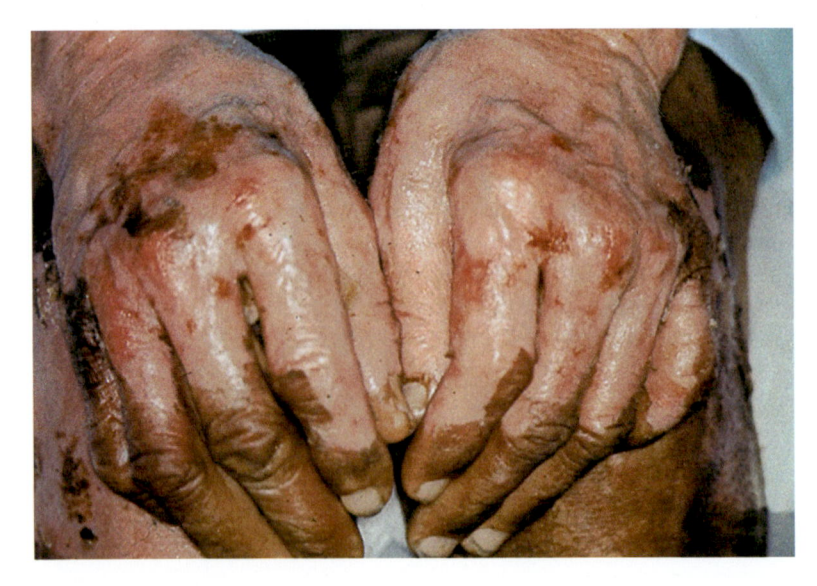

Figura 562 Pelagra, lesões típicas da pele.

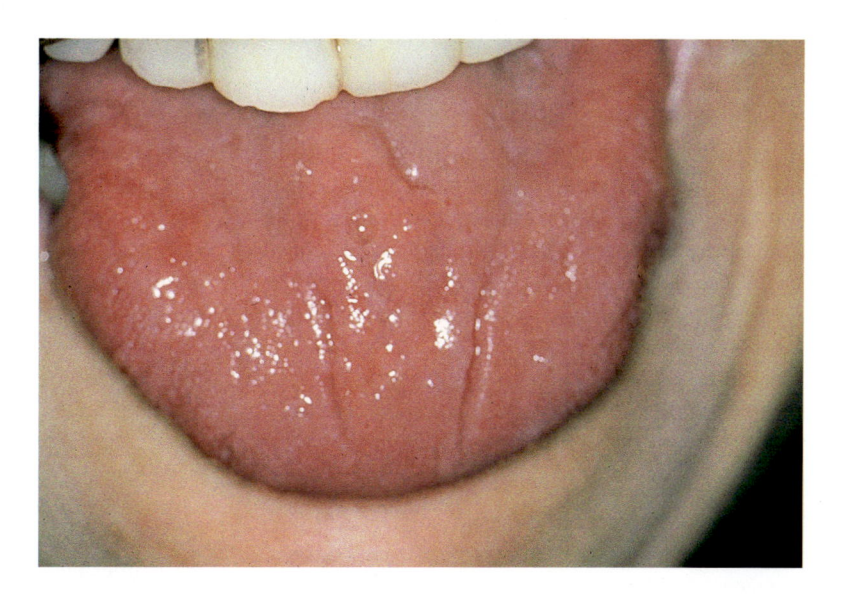

Deficiências Vitamínicas e Doenças Nutricionais 303

Figura 563 Pelagra, língua lisa.

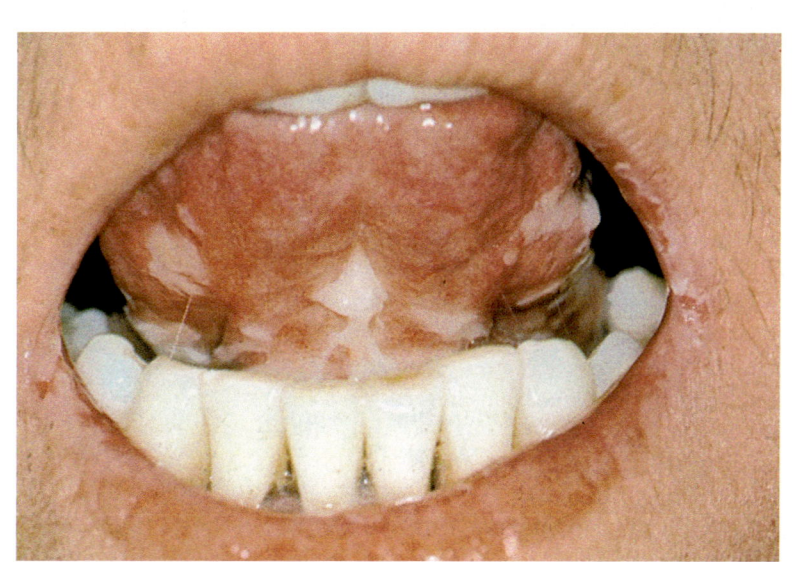

Figura 564 Pelagra, eritema e erosão da superfície ventral da língua.

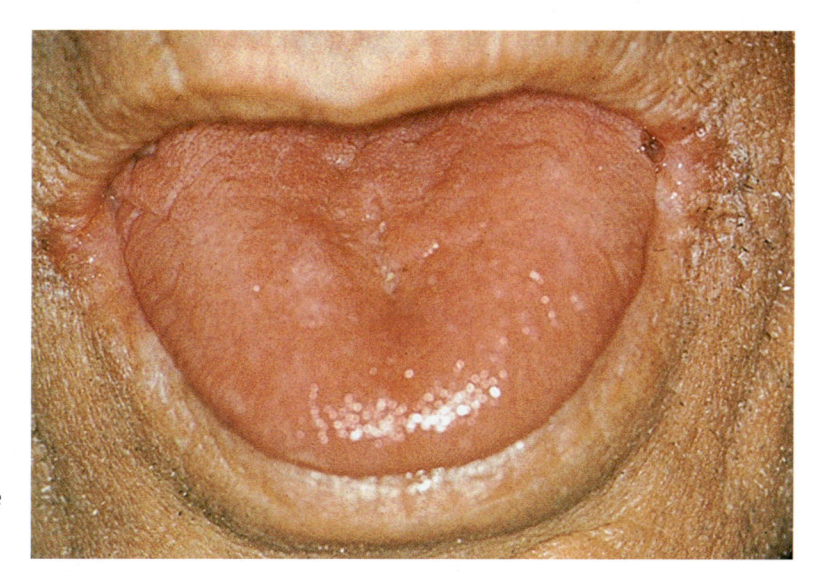

Figura 565 Arriboflavinose, queilite angular, eritema e atrofia das papilas da língua.

Escorbuto

O escorbuto é causado pela deficiência da vitamina C. As manifestações clínicas incluem mal-estar, suscetibilidade às infecções, equimoses cutâneas e hematomas.

As feridas e lesões bucais demoram para cicatrizar. As manifestações bucais iniciais consistem no aumento de volume e vermelhidão das papilas interdentárias e margem gengival, com a evolução ocorre o sangramento gengival e o aparecimento de úlceras (**Fig. 566**). São observadas petéquias, equimoses e hemorragias, assim como hipoplasia de esmalte nos dentes em desenvolvimento. É possível a ocorrência de sintomas mentais, edema dos membros inferiores, dor e anemia.

Diagnóstico diferencial. Gengivite ulceronecrosante, gengivite herpética, leucemia, púrpura trombocitopênica e agranulocitose.

Tratamento. Consiste na reposição da vitamina C.

Deficiências Protéicas

As deficiências protéicas estão associadas com várias condições patológicas graves, tais como tumores malignos, doenças nutricionais, metabólicas e por má-absorção e dieta inadequada. A doença nutricional específica conhecida como Kwashiorkor é uma condição clássica de má-nutrição protéica que afeta principalmente crianças. A doença tem como características clínicas perda de peso, edema, atrofia muscular, fraqueza, hiperpigmentação cutânea, perda de cabelo, anemia, hipoglissemia, hipotensão, etc. As manifestações bucais são glossite atrófica, com perda das papilas, vermelhidão e atrofia da mucosa bucal, queilite angular e queimação bucal (**Fig. 567**).

Diagnóstico diferencial. Deficiências vitamínicas com as quais podem coexistir freqüentemente deficiências protéicas.

Tratamento. É necessária uma dieta completa e balanceada.

Carotenemia

A ingestão pesada de alimentos ricos em carotenóides pode levar ao acúmulo de carotenos no plasma, resultando em coloração amarelada da pele e da mucosa bucal, mas não das escleróticas. A carotenemia pode ocorrer ainda em crianças com doenças hepáticas, diabete melito, hipotireoidismo e ausência congênita da enzima que converte a provitamina A em carotenóides.

As manifestações bucais da carotenemia se apresentam como uma coloração amarelada e assintomática, afetando tipicamente o palato mole (**Fig. 568**). O restante da mucosa bucal está geralmente normal. Em casos graves, a coloração amarelada ocorre na pele, em especial no sulco nasolabial, sob as orelhas e palmas das mãos. O diagnóstico clínico pode ser confirmado por exames laboratoriais.

Diagnóstico diferencial. Icterícia que envolve as escleróticas.

Teste laboratorial. Determinação dos carotenos séricos.

Tratamento. Não é necessário tratamento para as lesões bucais.

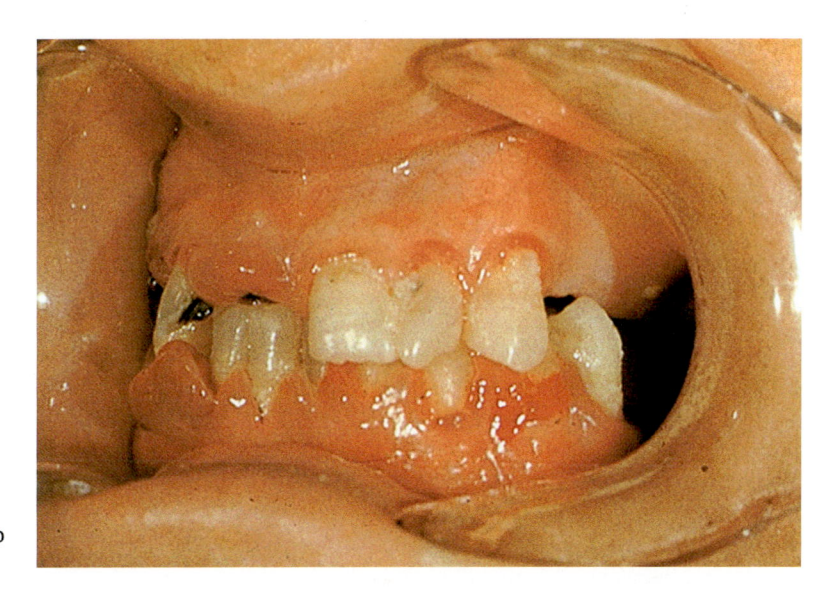

Deficiências Vitamínicas e Doenças Nutricionais   305

Figura 566   Escorbuto, vermelhidão e aumento de volume da gengiva.

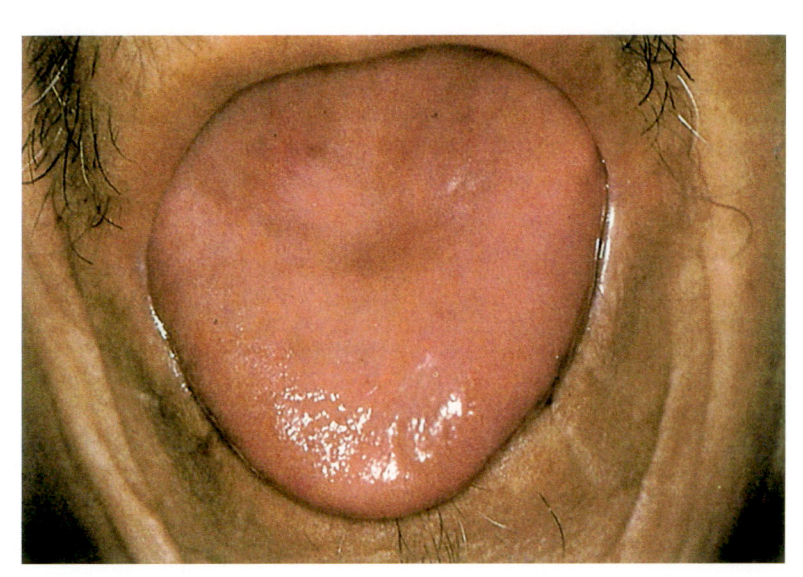

Figura 567   Deficiências protéicas, vermelhidão e atrofia da superfície dorsal da língua.

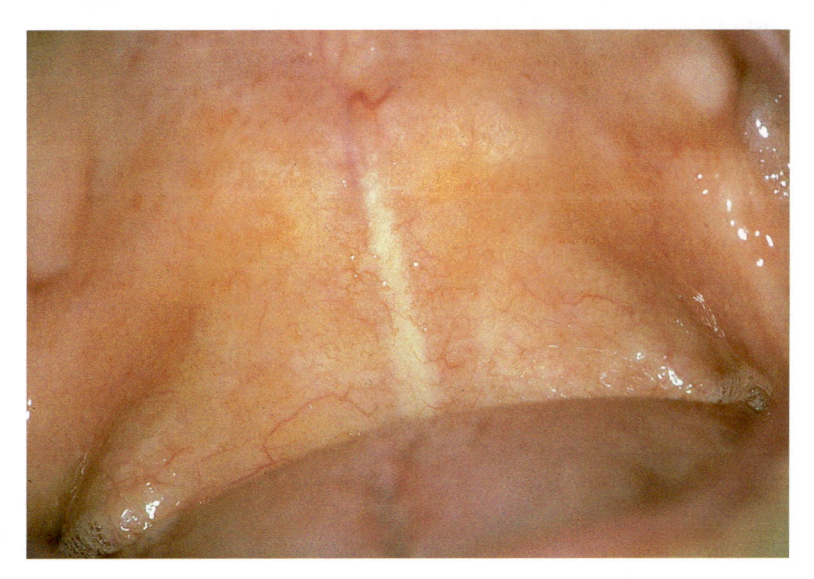

Figura 568   Carotenemia, coloração amarelada do palato mole.

29. Doenças Endócrinas

Diabete Melito

O diabete melito é uma síndrome metabólica crônica causada pela deficiência relativa ou absoluta de insulina. Em sua expressão completa, a doença é caracterizada pela hiperglicemia em jejum, aterosclerose e mudanças na microcirculação e neutropenia. No diabete amplo, é proeminente a polidipsia, poliúria, perda de peso, fraqueza generalizada, com ou sem tendência à cetose, na dependência do tipo clínico da doença. As manifestações bucais associadas com o diabete melito são variáveis e não-específicas. Sensibilidade gengival, gengivite e periodontite são comuns (**Fig. 569**). Outras alterações bucais são xerostomia, glossodinia, alterações gustativas, infecções fúngicas e bacterianas, além da cicatrização retardada das feridas.

Tratamento. O tratamento das lesões bucais inclui a higiene bucal, terapêutica periodontal, medicações antibióticas sistêmicas e medicações antifúngicas. O controle do diabete melito por especialista é muito importante.

Insuficiência Adrenocortical

A insuficiência adrenocortical é uma doença endócrina caracterizada pela secreção insuficiente de glicocorticóides e mineralocorticóides.

Na forma primária da doença (doença de Addison) existe a destruição do córtex adrenal devido à infecção, auto-imunidade, infiltração por tumores, amilóide ou outra substância, hemorragia ou enfarte, etc.

O aumento marcado do hormônio adrenocorticotrópico (ACTH) e peptídeos relacionados causam hiperpigmentação aumentada na pele e mucosa bucal, especialmente em áreas de fricção. Pigmentações marrom-escuras da mucosa bucal são características iniciais comuns da doença (**Fig. 570**). Ela pode ser pontual ou difusa, envolvendo a mucosa jugal, os lábios, o palato e a gengiva bilateralmente.

A insuficiência adrenocortical secundária ocorre quando a secreção do ACTH é deficiente por causa de doenças da hipófise ou doenças hipotalâmicas. Nesses casos, a hiperpigmentação da pele e das mucosas está ausente.

Em sua expressão máxima, a insuficiência adrenocortical de qualquer tipo é caracterizada por caquexia, dor abdominal, hipotensão ortostática, taquicardia, febre e choque.

Diagnóstico diferencial. Pigmentação normal, pigmentação provocada por drogas, síndrome de Peutz-Jeghers, nevo pigmentado, lentigo maligno e melanoma maligno.

Teste laboratorial. O diagnóstico é estabelecido pela análise do cortisol plasmático, mensuração do ACTH e teste de estímulo do ACTH. Na insuficiência adrenocortical secundária, o teste da função hipofisária também está indicado.

Tratamento. Deve estar a cargo do endocrinologista.

Hipercortisolemia

A hipercortisolemia tem várias causas, incluindo tumores da hipófise (doença de Cushing), adenomas adrenocorticais ou carcinomas, secreção ectópica de ACTH e secreção ectópica de CRH (homônio ativador da corticotropina). Entretanto, a causa iatrogênica é mais comum, ocorrendo como efeito colateral do uso terapêutico de glicocorticóides.

Os sinais clínicos cardinais da hipocortisolemia são aumento de peso (não sempre) e redistribuição da gordura corpórea acompanhada de aumento de volume das parótidas. A *facies* característica de lua cheia é o resultado dessas mudanças patofisiológicas (**Fig. 571**). Outros sinais importantes são hirsutismo, linhas arroxeadas no abdome e extremidades, pele atrófica e que lesiona facilmente, fraqueza e atrofia muscular. Osteoporose, hipertensão, hiperlipidemia, diabete e alterações dos eletrólitos acompanham o quadro clínico. A hipercortisolemia iatrogênica é diagnosticada com base nos aspectos clínicos e na história pregressa.

Teste laboratorial. O cortisol livre na urina e o teste de supressão de 1 mg da dexametazona são os exames iniciais de escolha. O teste endócrino dinâmico é obrigatório para estabelecer a causa da hipercortisolemia. Ocasionalmente, a tomografia por ressonância magnética combinada com a avaliação do CRH e a coleta de sangue venoso inferior ao petroso podem ser necessárias para localizar pequenos adenomas hipofisários.

Tratamento. Varia de acordo com a causa da hipercortisolemia.

Doenças Endócrinas 307

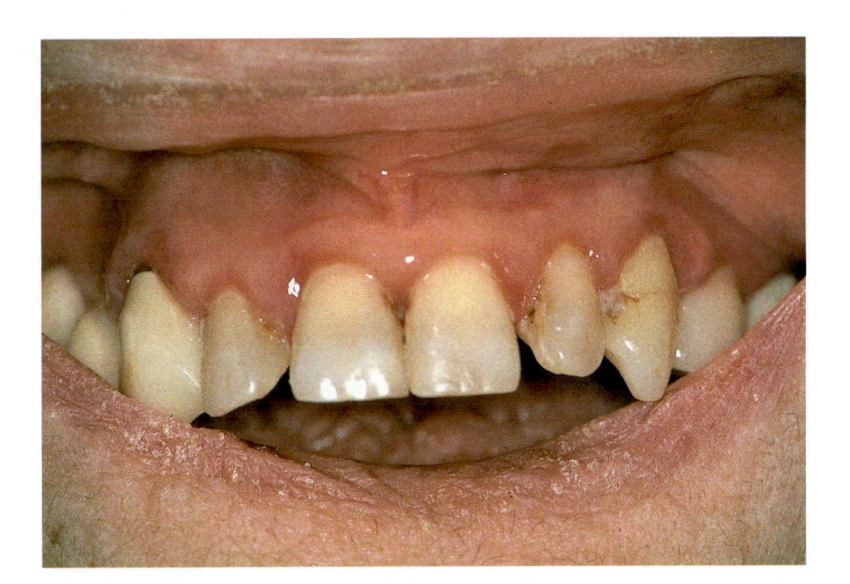

Figura 569 Diabete melito, periodontite.

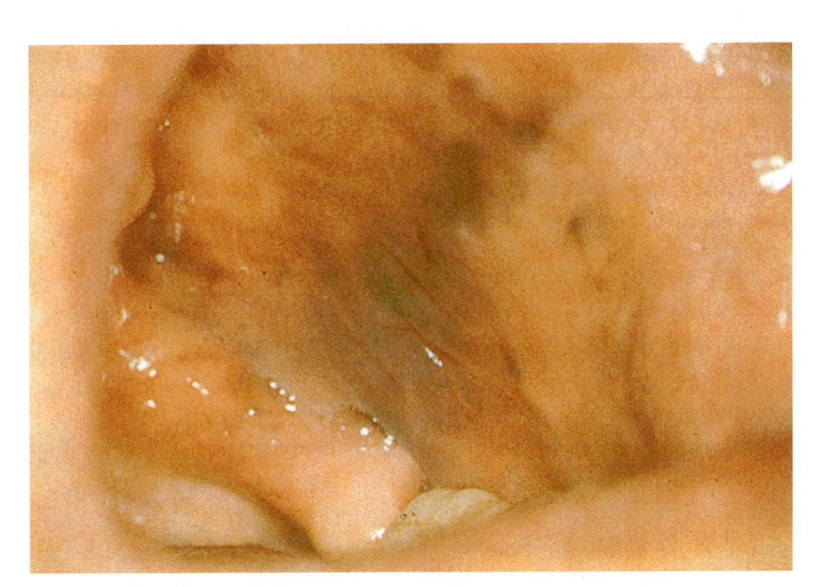

Figura 570 Doença de Addison, pigmentação da mucosa jugal.

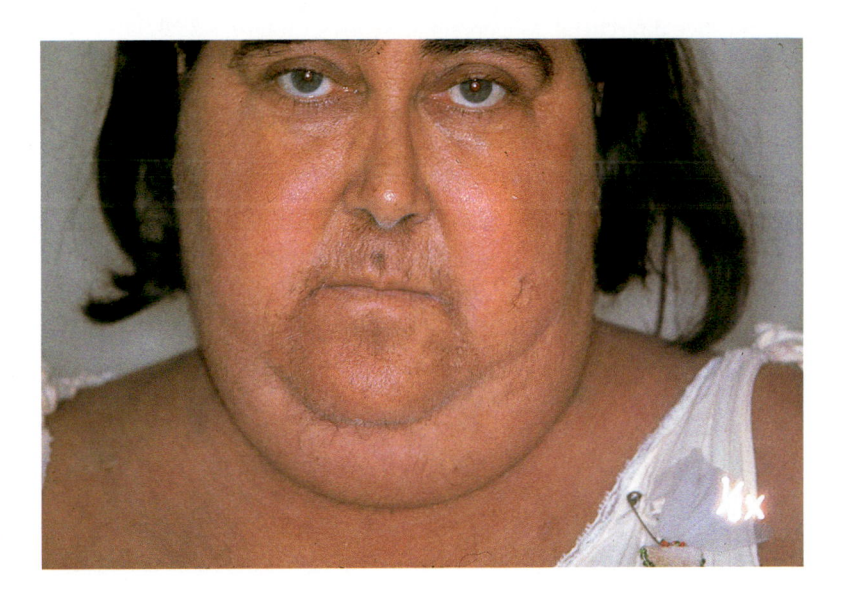

Figura 571 Hipercortisolemia, face de lua cheia iatrogênica.

Hipotireoidismo

O hipotireoidismo é um estado patológico resultante da exposição de tecidos-alvo em níveis de hormônios tireóideos abaixo do normal. Pode ainda ser o resultado de resistência dos tecidos-alvo à ação dos hormônios tireóideos. De longe a causa mais comum de hipotiroidismo é o hipotireoidismo primário, que se deve à inabilidade da tireóide em secretar quantidades normais de tiroxina e triiodotironina. A iodopenia nos países em desenvolvimento e as doenças auto-imunes são as causas mais comuns de hipotireoidismo nos países do Ocidente. O hipotireoidismo secundário é o resultado da secreção insuficiente do TSH pelas células tireotróficas da hipófise e o hipotireoidismo terciário é o resultado da diminuição ou ausência da secreção do TRH (hormônio de liberação da tireotropina) pelo hipotálamo.

O hipotireoidismo congênito se manifesta como edema facial, dificuldade de alimentação, apatia, choro rouco e icterícia no recém-nascido. Se deixado sem tratamento, ele manifesta-se como grave retardo mental, com ou sem convulsões ou espasmos, desenvolvimento e crescimento deficientes, fraqueza e fadiga, intolerância ao frio, constipação (cretinismo). Ele é raro nos países desenvolvidos e ocorre mais freqüentemente em áreas de iodopenia e onde alimentos bociogênicos estão presentes na alimentação (cassava) nos países em desenvolvimento. A macroglossia, retardo na dentição, lábios grossos e hipoplasia do esmalte são sinais clínicos fundamentais na boca (**Fig. 572**). Nos adultos, palidez mixedematosa, pele carotenêmica acompanhada de aumento de peso, apatia mental, constipação, intolerância ao frio, hipercolesterolemia e disfunção das gônadas são os achados mais característicos. A macroglossia e o engrossamento dos lábios são observados.

Diagnóstico diferencial. Mucopolissacaridoses, proteinose lipóide, síndrome de Down e acromegalia.

Teste laboratorial. Os exames iniciais incluem a quantificação do TSH, tiroxina e triiodotironina. Exames mais especializados também são necessários.

Tratamento. Administração de hormônios da tireóide. Correção da iodopenia. Remoção dos fatores bociogênicos.

Hiperparatireoidismo Primário

O hiperparatireoidismo primário é uma doença endócrina provocada pela hiperplasia da paratireóide, adenomas ou carcinomas. Ele pode ocorrer isoladamente ou como parte de neoplasias endócrinas múltiplas do tipo 1.

A doença manifesta-se com polidipsia e poliúria, lassidão, disfunção mental, fraqueza muscular, osteoporose ou, raramente, como osteíte fibrosa cística, cálculos renais e concentração urinária.

O tumor "marrom" de células gigantes pode aparecer na maxila ou mandíbula, podendo ser um dos sinais precoces da enfermidade, com perda da lâmina dura. Raramente o tumor se manifesta como uma massa na cavidade bucal devido à destruição óssea (**Fig. 573**).

Diagnóstico diferencial. O diagnóstico diferencial das lesões bucais deve incluir granuloma periférico e central de células gigantes, granuloma piogênico, sarcoma de Kaposi, hemangioendotelioma e hemangiopericitoma.

Teste laboratorial. Exame histopatológico, exames bioquímicos (níveis de fosfatase alcalina, cálcio e fósforo, quantificação do hormônio da paratireóide), além de exames radiográficos do esqueleto e dentários.

Tratamento. A enucleação do tumor "marrom" é eficiente somente nos casos em que a doença de base é tratada de forma simultânea.

Alterações dos Hormônios Sexuais

Os hormônios sexuais femininos (estrogênio e progesterona) desempenham um papel importante na manutenção da saúde bucal. Várias doenças podem afetar a gengiva durante o ciclo menstrual, puberdade, gravidez e menopausa. O exemplo mais clássico é a gengivite durante a gravidez ou a exacerbação da inflamação gengival antes e durante a menstruação (**Fig. 574**). Além disso, não raro são vistos durante a gravidez os tumores ou granulomas gravídicos (**Figs. 575, 576**). Atrofia e sensibilidade da mucosa bucal, glossodinia e disgeusia são comuns durante a menopausa e período de vida pós-menopausa.

Doenças Endócrinas 309

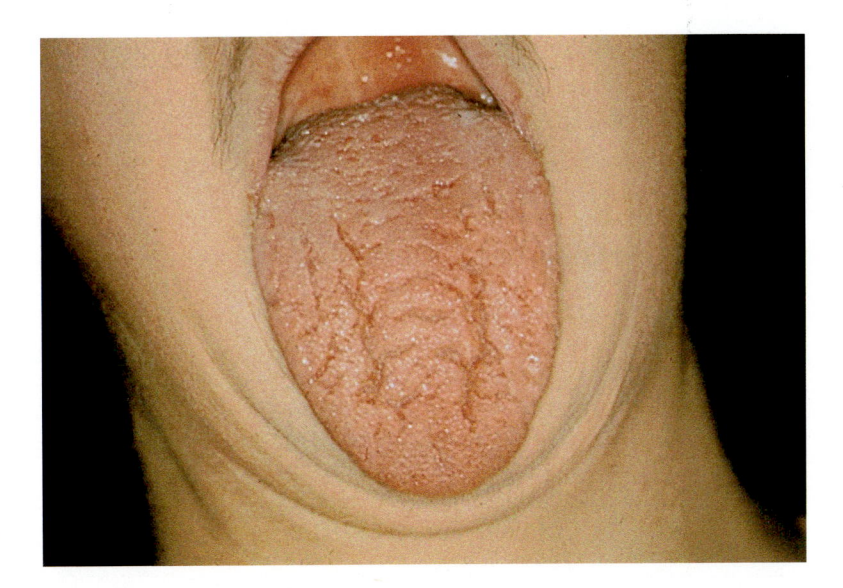

Figura 572 Hipotireoidismo primário, macroglossia acentuada.

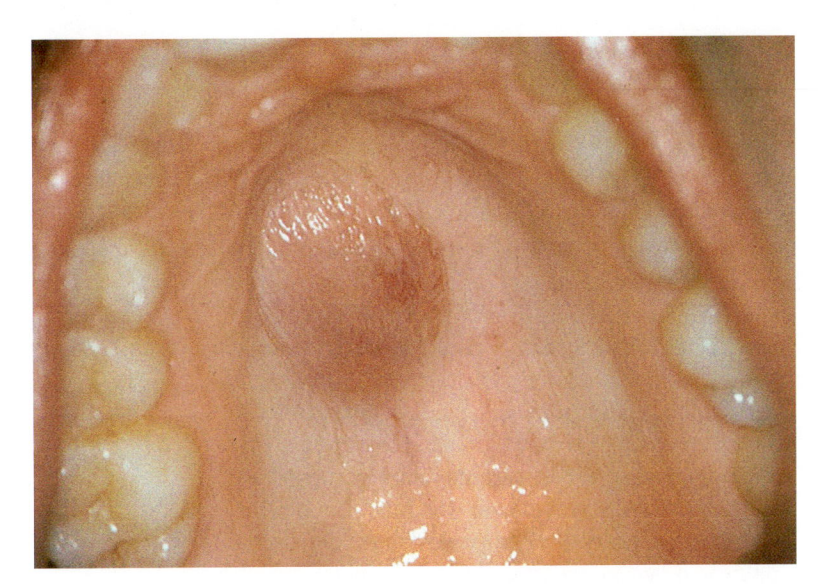

Figura 573 Hipotireoidismo primário, tumor "marrom" de células gigantes no palato.

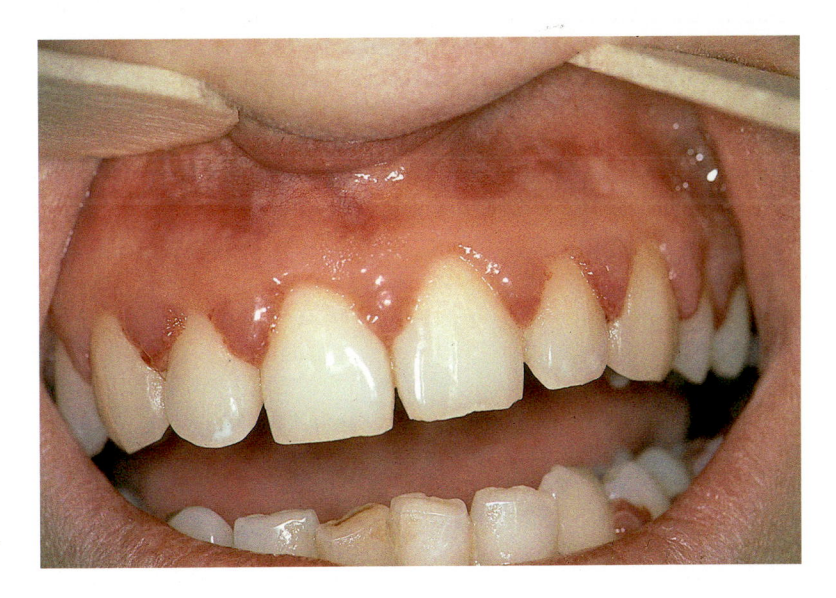

Figura 574 Gengivite durante a gravidez.

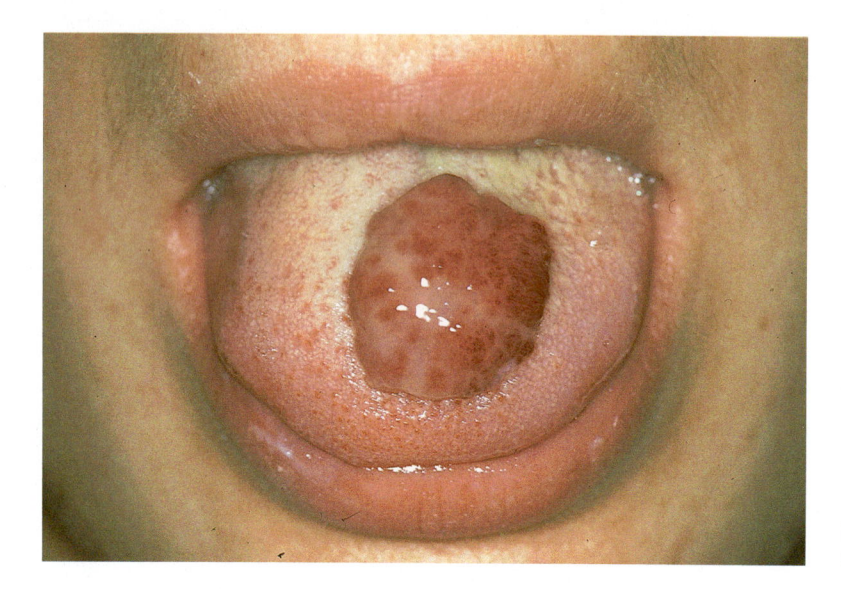

Figura 575 Granuloma na língua durante a gravidez.

Acromegalia

A acromegalia é uma doença incomum, causada pelo excesso de hormônios de crescimento no adulto, em geral por adenomas benignos da hipófise. A doença pode raramente ser provocada pela produção ectópica do hormônio de liberação do hormônio de crescimento.

A acromegalia ocorre com mais freqüência entre a quarta e quinta décadas de vida e tem como características clínicas aumento das mãos, pés, hipertrofia do osso nasal, bossas frontais, aspecto facial grosseiro, hipertrofia da laringe provocando voz gutural.

Ainda podem ocorrer distúrbios neurológicos, diminuição da visão, sintomas musculoesqueléticos, alterações cardiorrespiratórias e geniturinárias, miopatias, rugas na pele, acantose nigricans e sintomas gerais (fadiga, sudorese aumentada, intolerância ao calor).

As manifestações bucais incluem macroglossia, aparecimento de diastemas dentários, crescimento dos ossos maxilares, principalmente da mandíbula (prognatismo) e aumento de volume dos lábios (**Fig. 577**).

Diagnóstico diferencial. O diagnóstico diferencial das manifestações bucais inclui hipotireoidismo, síndrome de Down, amiloidose e proteinose lipóide.

Teste laboratorial. O diagnóstico é confirmado pela quantificação dos níveis sorológicos basais do hormônio do crescimento ou após a ingestão de glicose. A quantificação da somatomedina C também pode ser útil. O exame radiográfico para a localização do adenoma é obrigatório. Em casos raros a quantificação dos níveis séricos do GHRH pode ser indicada.

Tratamento. Deve ser confiado ao endocrinologista. Em casos graves, tem sido sugerido o tratamento cirúrgico para correção do crescimento exagerado da língua e dos ossos maxilares.

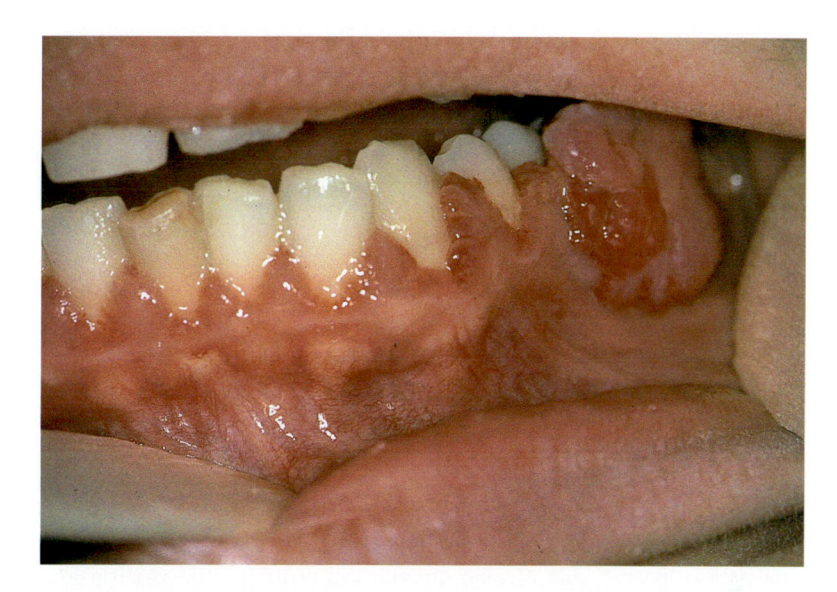

Figura 576 Gengivite e granuloma gravídico.

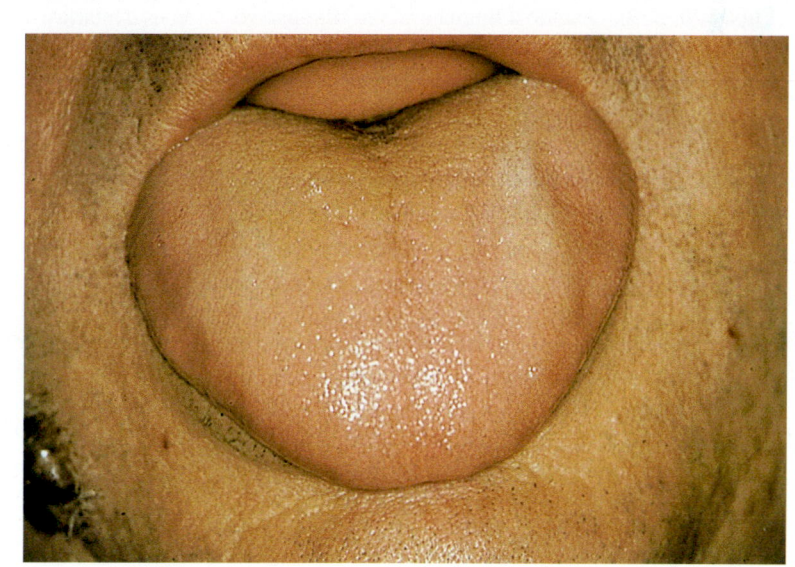

Figura 577 Acromegalia, macroglossia.

30. Doenças do Sistema Nervoso Periférico

Paralisia do Nervo Hipoglosso

O nervo hipoglosso fornece as fibras motoras para a maioria dos músculos linguais. Lesões unilaterais deste nervo causam paralisia do mesmo lado da língua. As causas podem ser centrais ou periféricas e incluem acidentes cerebrovasculares, tumores do bulbo cerebral, esclerose múltipla, siringomegalia e polineurite infecciosa. Nas lesões periféricas ocorre um desvio da língua para o mesmo lado afetado durante a protrusão (**Figs. 578, 579**). Quando a língua está em repouso sobre o assoalho da boca, pode ser observado desvio discreto para o lado não-afetado. Nas lesões centrais, o envolvimento freqüentemente é bilateral. O paciente não consegue protruir a língua, e as tentativas de movimentá-la para o lado posterior são defeituosas e descoordenadas. A língua também apresenta-se menor e firme.

Tratamento. É dirigido contra a causa básica da lesão do nervo hipoglosso ou para a lesão cerebral.

Paralisia do Nervo Facial

A paralisia do nervo facial é a causa mais comum da fraqueza dos músculos de expressão facial. Apesar da causa exata permanecer obscura, alguns fatores predisponentes foram indicados, tais como infecções virais, traumas, doenças sistêmicas, neoplasias e exposição ao frio. Tumores malignos da parótida invariavelmente induzem paralisia do nervo facial pela invasão nervosa. Alguns casos de paralisia do nervo facial têm sido relatados após extrações dentárias, anestesia local dos tecidos bucais ou secção do nervo facial durante procedimentos cirúrgicos na glândula parótida.

A paralisia do nervo facial ocorre em qualquer idade, sendo mais encontrado em jovens e pessoas de meia-idade, apresentando variação sazonal, pois são mais comuns na primavera e no outono. A paralisia facial costuma ser unilateral, tem aparecimento agudo, e está usualmente associada à dor de ouvido, região do mastóide ou em torno do ângulo da mandíbula do lado afetado.

Clinicamente a doença se caracteriza pela queda do ângulo da boca no lado envolvido, a impossibilidade de fechar as pálpebras, de assobiar, sorrir, etc. (**Fig. 580**). Quando o paciente tenta sorrir, o lado afetado não se movimenta, enquanto o lado saudável apresenta o enrugamento facial. Na tentativa de fechar os olhos, o globo ocular do lado afetado se desvia para cima (fenômeno de Bell).

A movimentação mastigatória é dificultada e são evidentes as alterações gustativas. A paralisia do nervo facial de origem idiopática (paralisia de Bell) pode ser resolvida em 2 meses sem nenhum fenômeno residual. Entretanto, em uma pequena proporção de pacientes, a paralisia facial pode ser permanente.

Diagnóstico diferencial. Síndrome de Melkersson-Rosenthal, síndrome de Heerfordt e edema angioneurótico.

Tratamento. Este deve ser dirigido contra o agente etiológico, podendo ser suplementado pelo uso de corticosteróides por um período curto.

Doenças do Sistema Nervoso Periférico 313

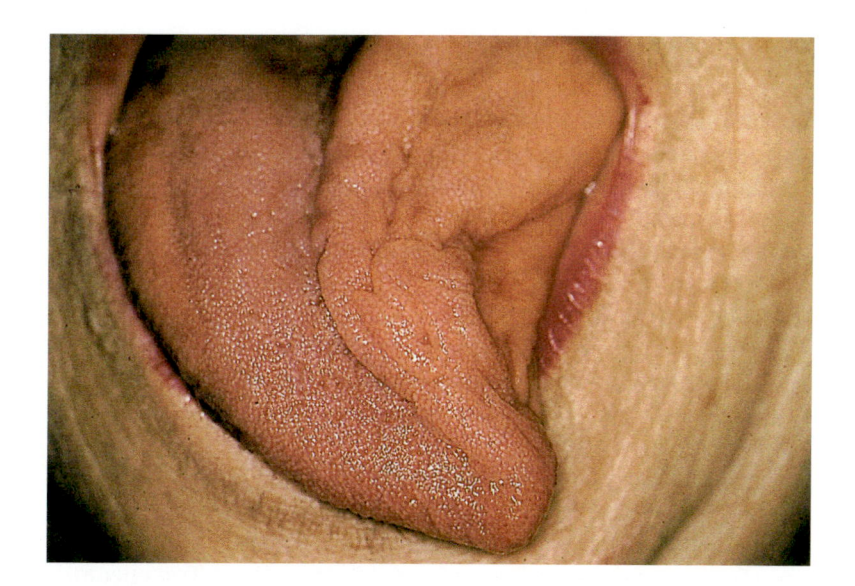

Figura 578 Paralisia periférica do nervo hipoglosso, desvio da língua para o lado afetado durante a protrusão.

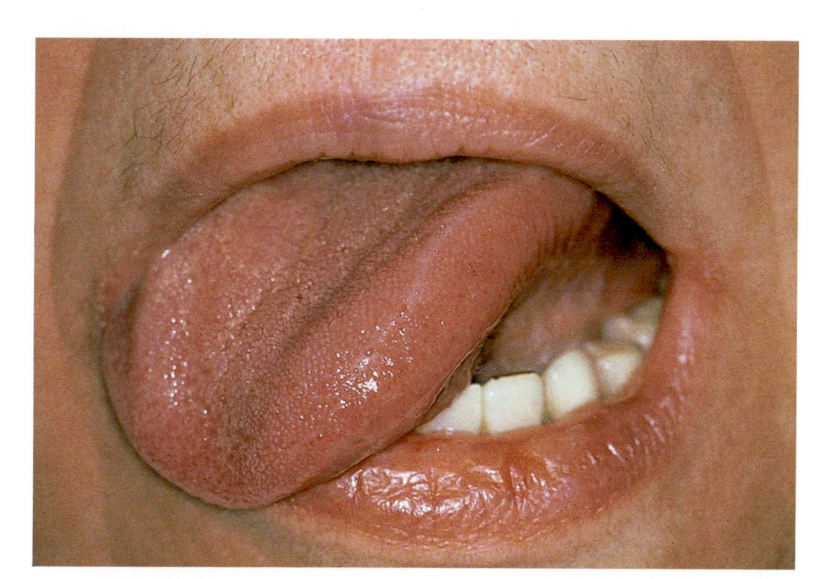

Figura 579 Paralisia periférica do nervo hipoglosso.

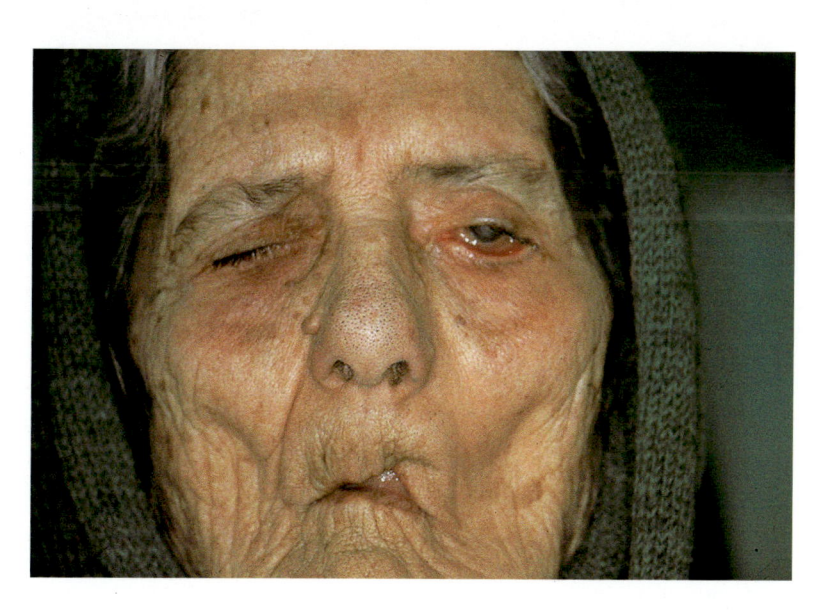

Figura 580 Paralisia periférica do nervo facial.

Espasmo Ipsilateral do Masseter

Os músculos estão sujeitos a estímulos agressivos, tais como mecânicos, emocionais, infecciosos, metabólicos, térmicos, elétricos, etc., podendo responder pelo desenvolvimento de espasmos e encurtamentos. Eles perdem sua capacidade de relaxamento, exibindo reflexo hiperativo de contração, com ou sem o desenvolvimento de áreas de gatilho que referem dor em regiões distantes. Infecções do espaço pterigomandibular resultante de injeções com agulhas contaminadas e corpos estranhos, além da disseminação de infecções de pulpites de terceiros molares inferiores, produzem músculos da mastigação hiperirritáveis, com limitação da abertura da boca e dor. Artrite da articulação temporomandibular, sobrestenção dos músculos mandibulares, efeito colateral da proclorperazina, infecção do espaço pterigomandibular, assim como uma variedade de outras causas físicas e metabólicas são capazes de provocar sensibilidade e hiperirritabilidade dos músculos masseter e pterigóideo. À parte do espasmo e sensibilidade óbvia ou referida, em casos mais sutis é necessária a aplicação de pressão bilateral na musculatura, questionando o paciente para comparar a sensibilidade de ambos os lados (**Fig. 581**). Disfunções do sistema autônomo como salivação transitória, lacrimejamento unilateral e sudorese podem acompanhar o espasmo muscular ou a dor referida do estímulo dos pontos de gatilho na musculatura mastigatória hipersensível.

Diagnóstico diferencial. Hipertrofia do masseter, hemipertrofia facial, tumores da parótida ou outros tumores, síndromes de Sjögren e de Mikulicz.

Tratamento. Deve ser deixado a cargo de neurologista.

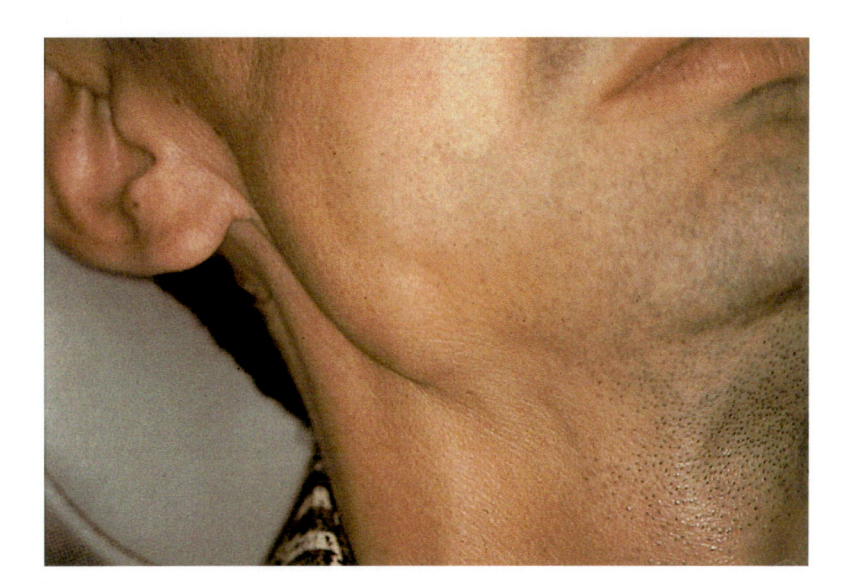

Figura 581 Espasmo do masseter ipsilateral causado por síndrome da hipersensibilidade dos músculos da mastigação.

31. Lesões Cancerizáveis

Leucoplasia

As lesões cancerizáveis* são definidas pela OMS como "tecido morfologicamente alterado, no qual é mais provável de ocorrer câncer que em sua contrapartida aparentemente normal". A leucoplasia bucal é a lesão cancerizável mais comum e mais bem-estudada. O diagnóstico de leucoplasia é por exclusão, e o termo hoje é usado em termos clínicos descritivos. Ela é definida como uma mancha ou placa branca firmemente aderida à mucosa bucal, que não pode ser classificada clínica ou patologicamente com nenhuma outra lesão ou doença. Os dados existentes mostram que a prevalência das leucoplasias varia entre 0,1 e 5% na população em geral. As lesões parecem ser mais comuns em homens do que em mulheres, especialmente entre os 40 e os 60 anos. As causas continuam obscuras. Algumas leucoplasias estão relacionadas com o consumo do tabaco, enquanto em outros casos alguns fatores predisponentes são responsabilizados, tais como: irritação local, *Candida albicans*, álcool, produtos industriais e possivelmente vírus. Entretanto, é preciso enfatizar que o risco de desenvolvimento de câncer é maior em leucoplasias de não-fumantes do que em leucoplasias de fumantes. Clinicamente, as leucoplasias são divididas em duas formas principais: as homogêneas, que são comuns e se caracterizam como placas brancas homogêneas; e as assintomáticas com superfície lisa ou enrugada e que ocasionalmente pode ser atravessada por fissuras ou rachaduras (**Figs. 582, 583**); e a forma salpicada ou nodular, que é mais rara e caracterizada por apresentar a base vermelha com inúmeros e pequenos nódulos ou pápulas brancas em que a infecção por *C. albicans* está superposta (**Figs. 584, 585**). Além destas, duas outras formas de leucoplasias foram descritas: a leucoplasia verrucosa proliferativa, que é rara e caracterizada por apresentar aspecto branco, irregular, exofítico e papilar (**Figs. 586, 587**), é mais comum em mulheres, apresentando crescimento rápido, com tendência a recidiva após remoção cirúrgica; e a leucoplasia pilosa, que é uma lesão peculiar em pacientes infectados pelo vírus da imunodeficiência humana. Ela caracteriza-se inicialmente por uma mancha branca corrugada, pobremente demarcada e um pouco elevada e que com o tempo apresenta projeções nítidas, aparecendo freqüentemente na borda da língua. Essa classificação tem significado clínico na medida em que a leucoplasia salpicada é quatro ou cinco vezes mais propensa à transformação maligna do que a leucoplasia homogênea. A leucoplasia verrucosa proliferativa também apresenta risco aumentado, ao passo que na leucoplasia pilosa não tem sido descrita sua progressão maligna.

A leucoplasia pode aparecer em qualquer parte da cavidade bucal, e as localizações mais freqüentes são mucosa jugal e comissuras, seguidas por língua, palato, lábios, mucosa alveolar, gengiva e assoalho da boca

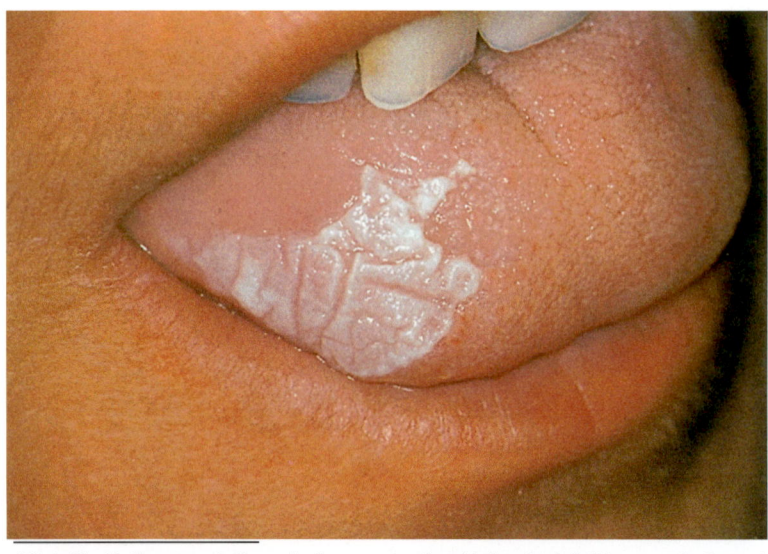

Figura 582 Leuclopasia homogênea da língua.

*N. de T.: Na literatura de língua inglesa, estas enfermidades são definidas como lesões pré-cancerosas.

Lesões Cancerizáveis 317

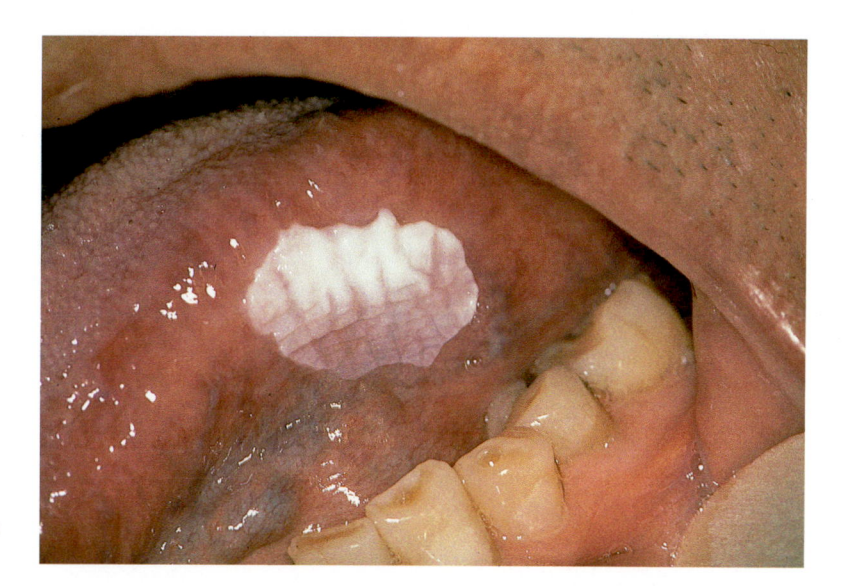

Figura 583 Leucoplasia homogênea da língua.

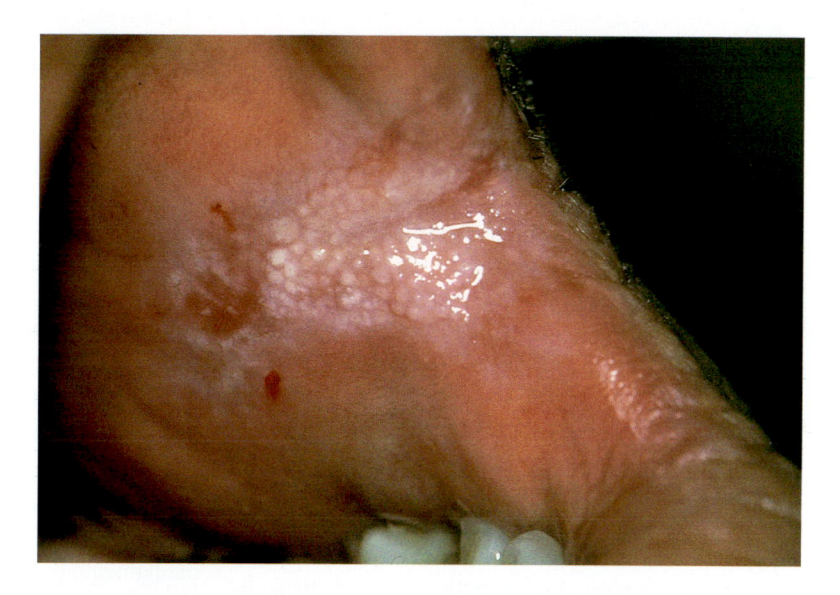

Figura 584 Leucoplasia salpicada da mucosa jugal.

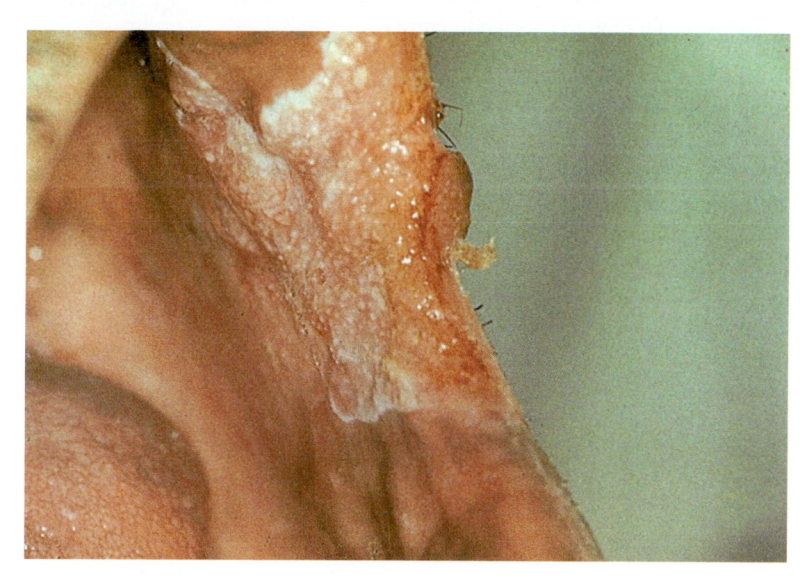

Figura 585 Leucoplasia salpicada da mucosa jugal.

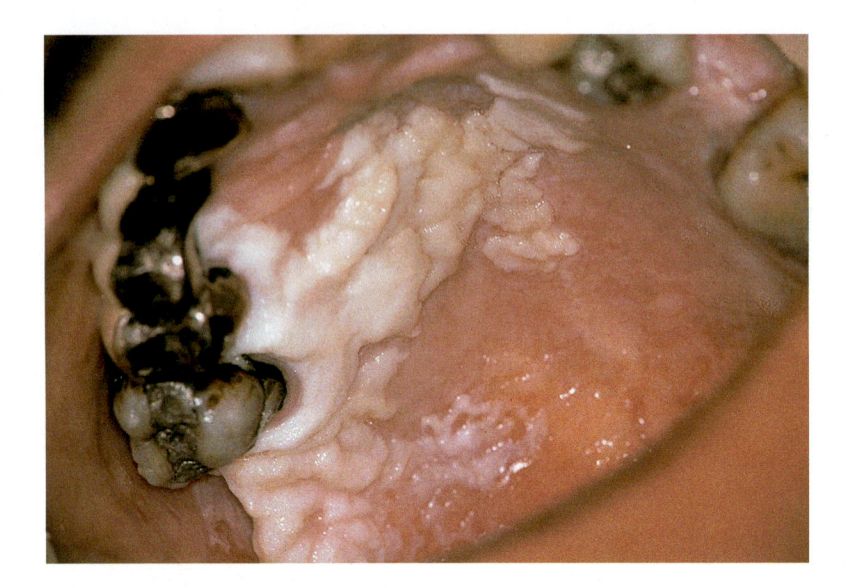

Figura 586 Leucoplasia verrucosa proliferativa do palato.

(**Figs. 588-595**). As lesões podem ser pequenas ou grandes, e os sítios de maior risco de transformação maligna são o assoalho de boca, seguido pela língua e pelos lábios. Os sinais clínicos sugerindo potencial de transformação maligna são a superfície salpicada, erosão ou ulceração na lesão, desenvolvimento de nódulos, endurecimento da periferia e localização da lesão (sítios de alto risco). Entretanto, esses sinais clínicos não são totalmente confiáveis e todas as leucoplasias devem ser biopsiadas e submetidas a cuidadoso exame histopatológico. Em torno de 10 a 20% das leucoplasias apresentam microscopicamente displasia epitelial, carcinoma *in situ* ou carcinoma invasivo no momento da biópsia inicial. Os estudos de acompanhamento das leucoplasias de boca têm mostrado uma freqüência de transformação maligna variando entre 0,13 e 6%.

Diagnóstico diferencial. Líquen plano hipertrófico, candidíase hiperplásica crônica, leucoplasia pilosa, queimadura química, leucoedema, lúpus eritematoso discóide, várias síndromes genéticas exibindo distúrbios de ceratinização.

Teste laboratorial. O exame histopatológico é o estudo mais importante para definir a natureza e o risco relativo das lesões leucoplásicas de boca. A presença de displasia epitelial representa uma lesão cancerizável. Enfaticamente é recomendada a associação da análise imunoistoquímica da p53 com os achados histopatológicos para aumentar a sensibilidade de detecção de casos de leucoplasias da mucosa bucal que apresentam possibilidade de evoluir para carcinoma.

Tratamento. As leucoplasias bucais algumas vezes involuem com a suspensão do consumo do tabaco. Além disso, a remoção de todos os fatores irritantes locais é obrigatória, assim como a boa higiene bucal e o acompanhamento do paciente são atitudes indicadas. A excisão cirúrgica, criocirurgia e CO_2 *laser* são os tratamentos de eleição. Tem sido relatada a efetividade do ácido retinóico.

Lesões Cancerizáveis 319

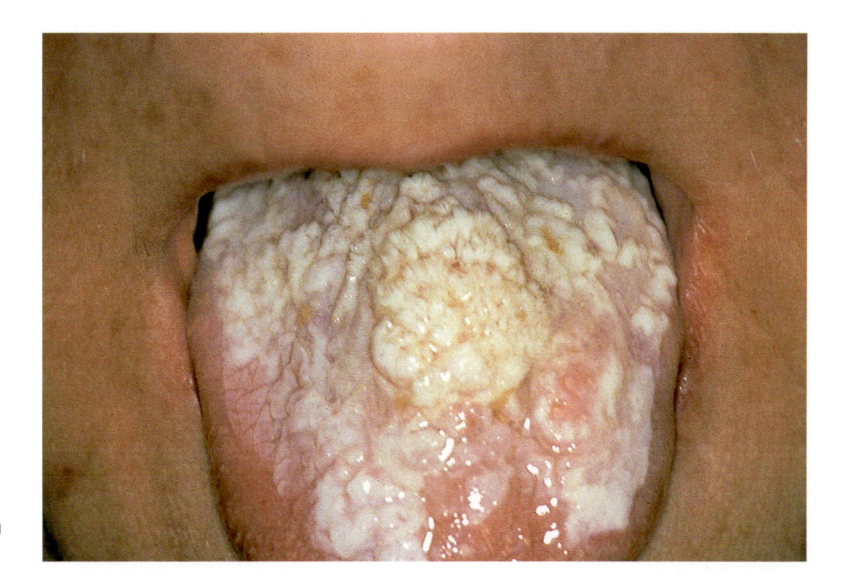

Figura 587 Leucoplasia verrucosa proliferativa generalizada no dorso da língua.

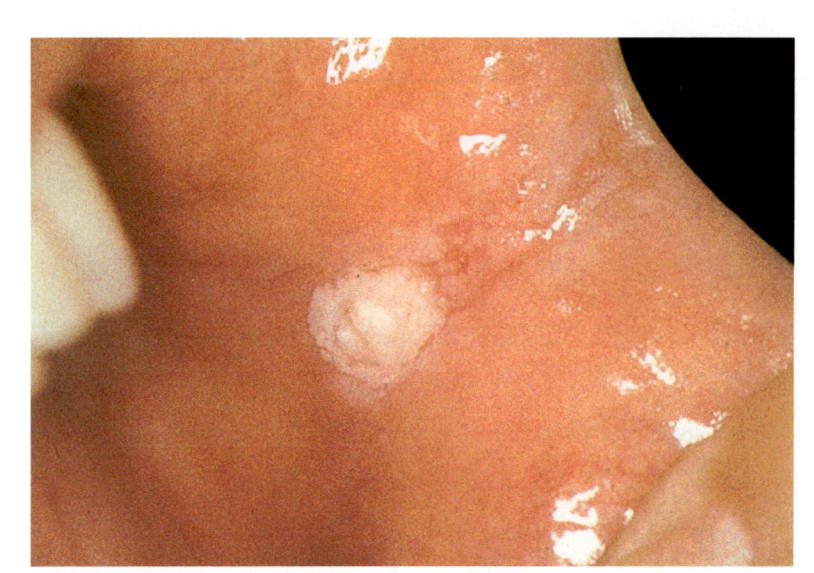

Figura 588 Leucoplasia da mucosa jugal.

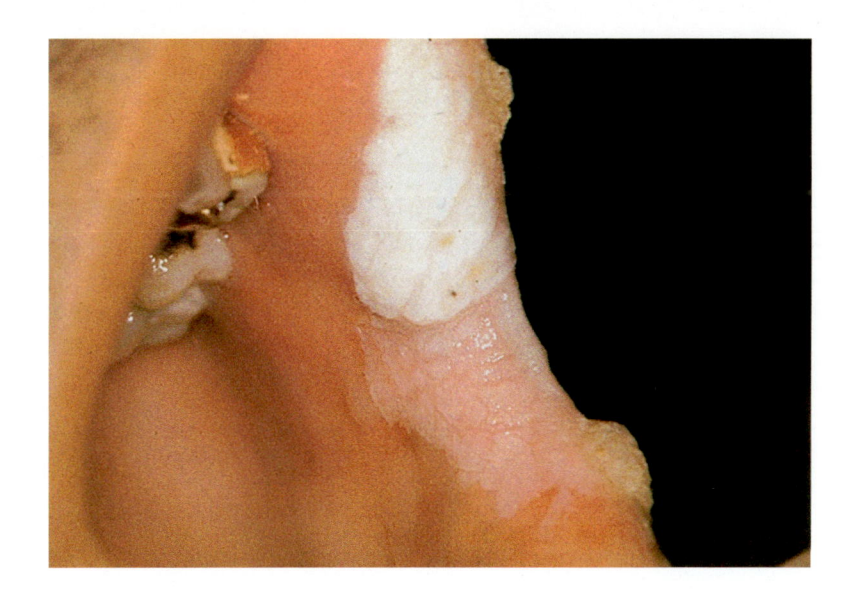

Figura 589 Leucoplasia da mucosa jugal e comissura.

320 Lesões Cancerizáveis

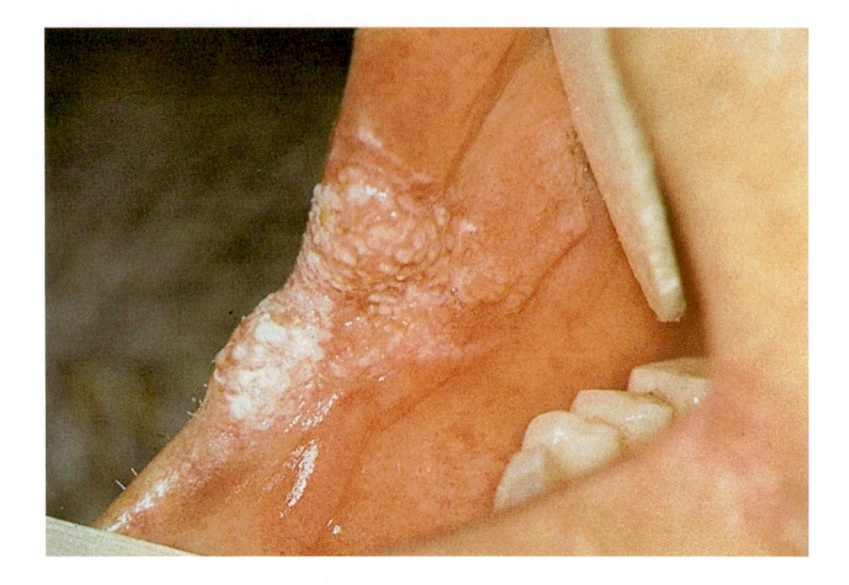

Figura 590 Leucoplasia salpicada da mucosa oral e comissura.

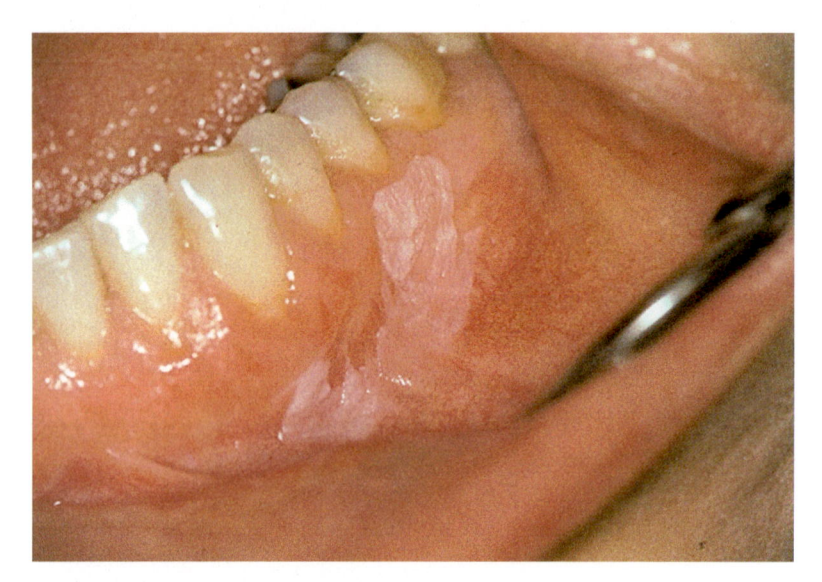

Figura 591 Leucoplasia da mucosa alveolar.

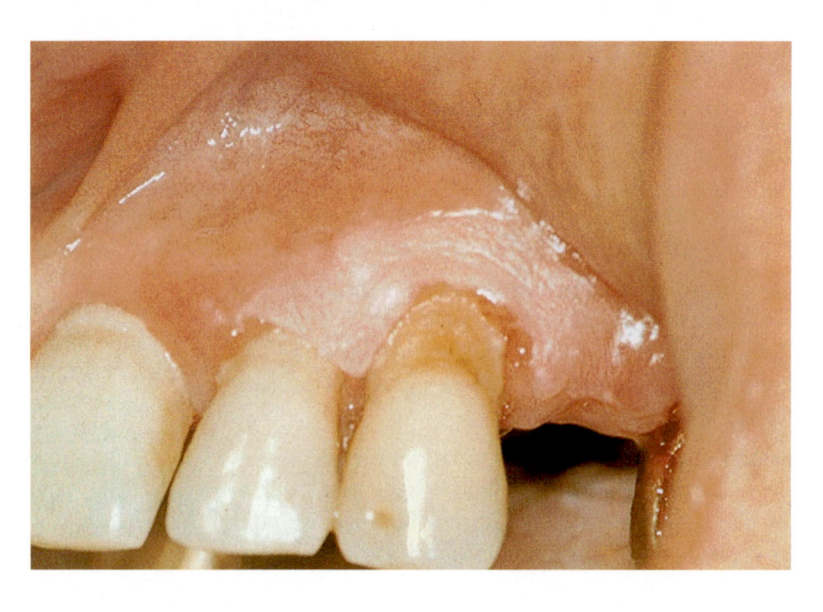

Figura 592 Leucoplasia da gengiva.

Lesões Cancerizáveis 321

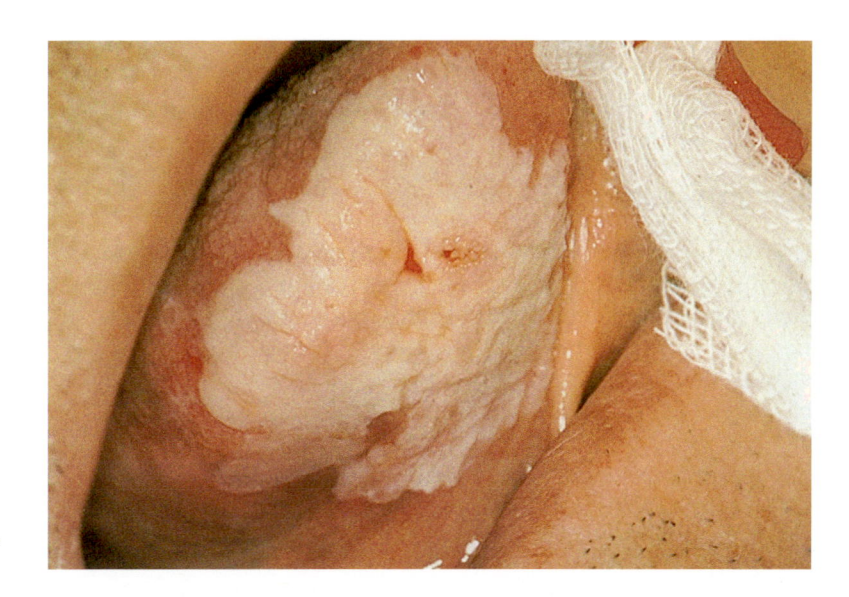

Figura 593 Leucoplasia da superfície ventral da língua.

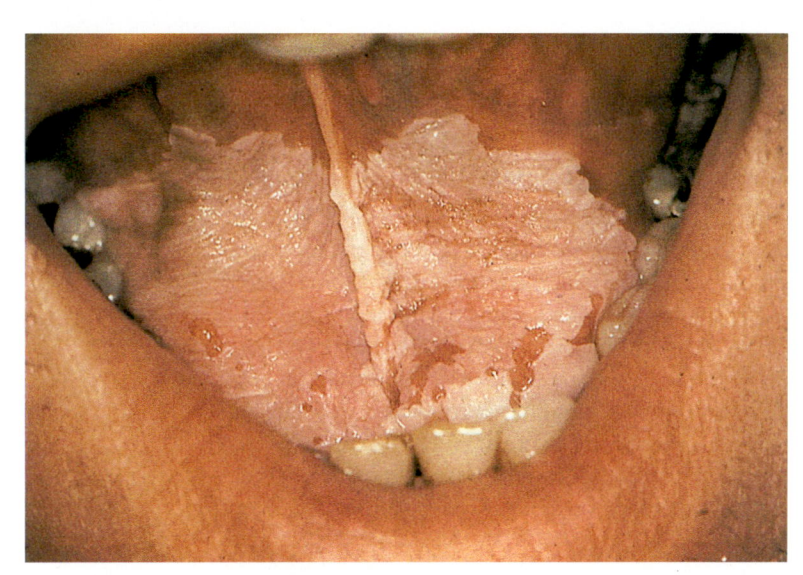

Figura 594 Leucoplasia do assoalho da boca.

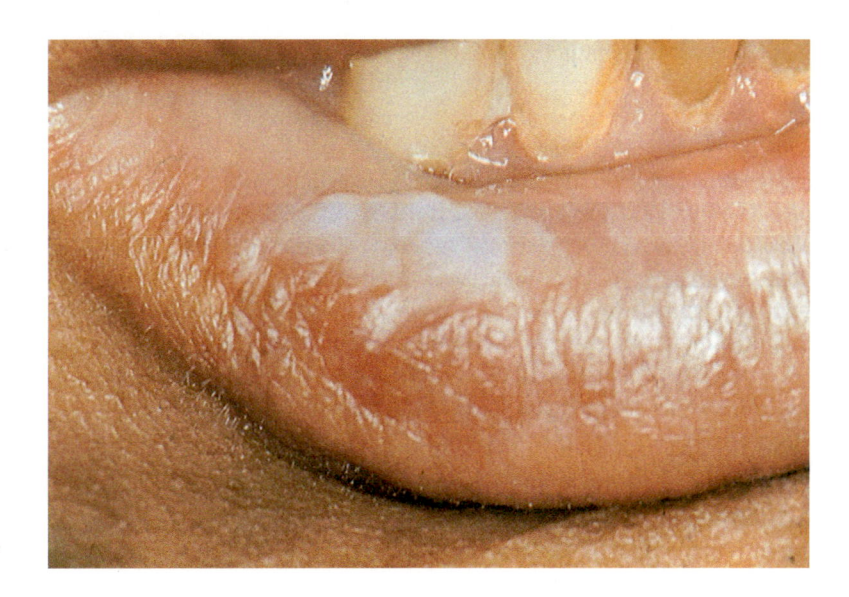

Figura 595 Leucoplasia do lábio inferior.

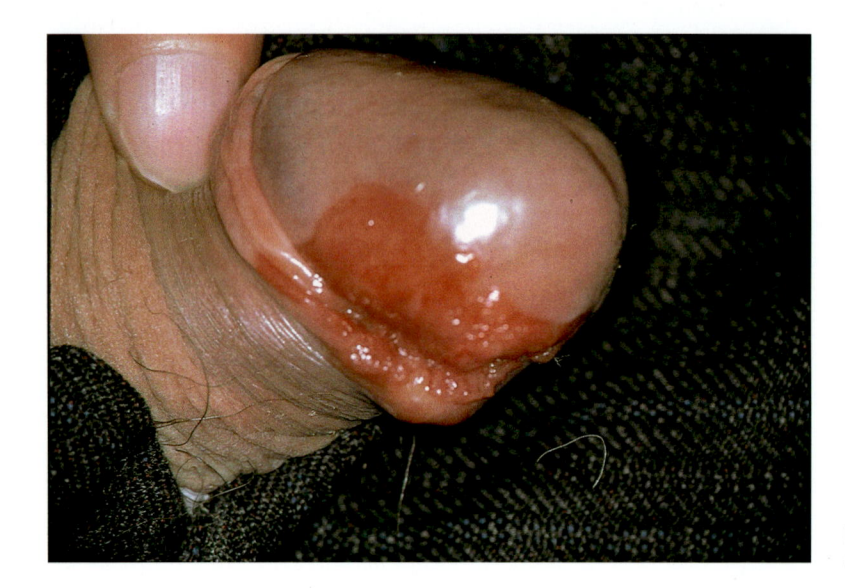

Figura 596 Eritroplasia de Queyrat na glande do pênis.

Eritroplasia

A eritroplasia ou eritroplasia de Queyrat é uma lesão que ocorre mais freqüentemente na glande do pênis e, raras vezes, na mucosa bucal (**Fig. 596**). Ela representa uma lesão cancerizável que leva ao carcinoma. O termo eritroplasia bucal atualmente é usado em contexto clínico descritivo, caracterizado clinicamente por uma placa vermelha não-específica e que não pode ser atribuída a nenhuma outra doença conhecida. A lesão não apresenta predileção por sexo e ocorre com mais freqüência entre os 50 e os 70 anos. A sua apresentação clínica é de placa vermelho-viva assintomática, levemente elevada ou plana, de tamanho variável, com uma superfície lisa e aveludada que é bem demarcada da mucosa normal adjacente (forma homogênea). Algumas vezes, vários pontos ou placas brancas são notados sobre ou periféricos à lesão eritematosa (forma salpicada). O assoalho da boca, a região retromolar, a mucosa alveolar da mandíbula e o sulco vestibular são os sítios anatômicos mais comumente envolvidos, seguindo-se de palato mole, mucosa jugal e língua (**Figs. 597, 598**). Mais de 91% dos casos de eritroplasia exibem microscopicamente displasia epitelial grave, carcinoma *in situ* ou carcinoma espinocelular invasivo no momento do diagnóstico. Os 9% restantes mostram também displasia epitelial leve ou moderada. Deve ser enfatizado que as eritroplasias em qualquer localização da boca têm alto risco de transformação maligna.

Diagnóstico diferencial. Irritação local, líquen plano, lúpus eritematoso discóide, candidíase eritematosa, tuberculose e carcinoma epidermóide precoce.

Teste laboratorial. O exame histopatológico é essencial para o estabelecimento do diagnóstico preciso e para a determinação do risco de câncer.

Tratamento. Excisão cirúrgica.

Candidíase Leucoplásica

Alguns investigadores classificam a candidíase leucoplásica ou candidíase nodular como lesão cancerizável. Entretanto, outros acreditam que a *C. albicans* é encontrada secundariamente e questionam seu papel na transformação maligna. Tem sido demonstrado que, em 50 a 60% dos casos de leucoplasia bucal com displasia epitelial grave ou em que se desenvolve carcinoma, a invasão por *C. albicans* ocorre antes da transformação maligna. Clinicamente, a candidíase leucoplásica é caracterizada por placa branca bem-definida que não se destaca facilmente, podendo mostrar, às vezes, eritema ou erosão em seu contorno (**Fig. 599**).

Diagnóstico diferencial. Leucoplasia, leucoplasia pilosa, formas hipertróficas de líquen plano, nevo branco esponjoso, outras genodermatoses associadas a lesões bucais brancas.

Teste laboratorial. Exame histopatológico. É útil a associação com o exame microscópico direto para estabelecer a presença da *C. albicans*.

Tratamento. Aplicação tópica de nistatina, clortrimazol, miconazol ou, nos casos graves, o uso sistêmico de cetoconazol, fluconazol e itraconazol tem sido benéfico. Nos casos em que a lesão não regride, é indicada a remoção cirúrgica.

Lesões Cancerizáveis 323

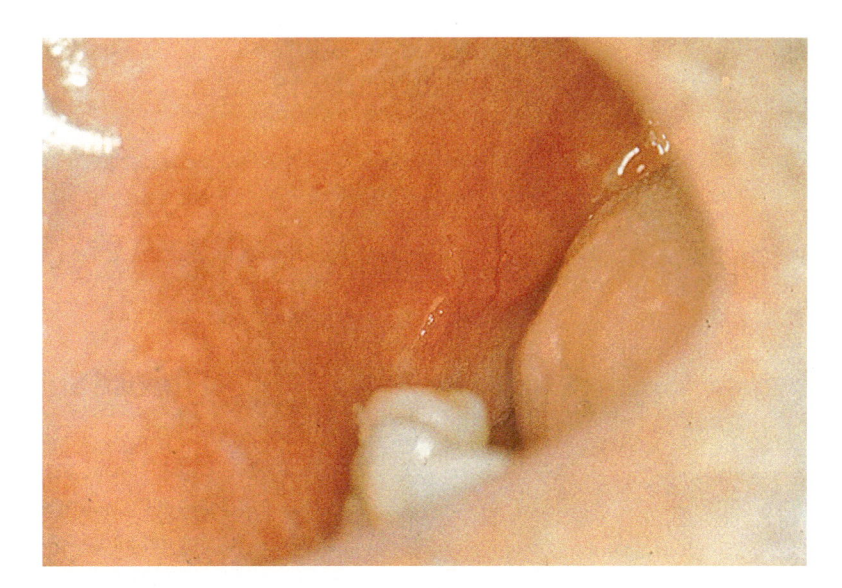

Figura 597 Eritroplasia da mucosa oral.

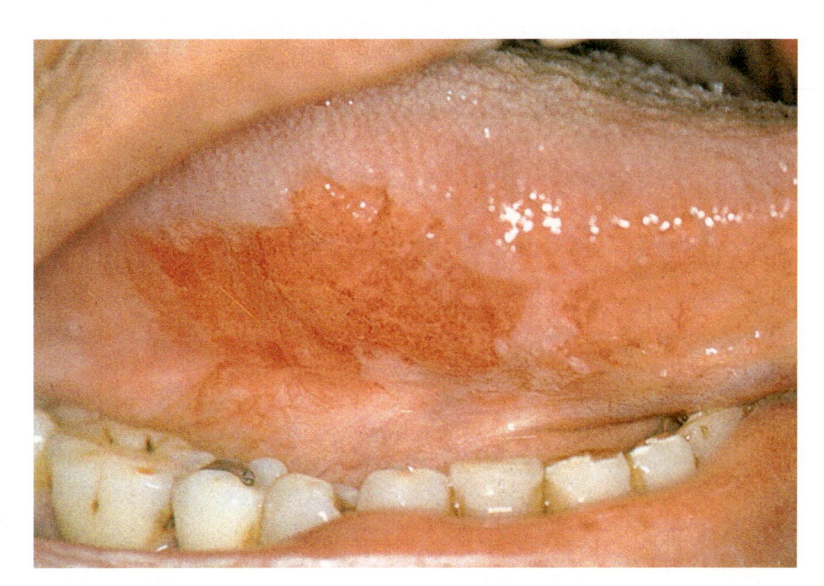

Figura 598 Eritroplasia da borda lateral da língua.

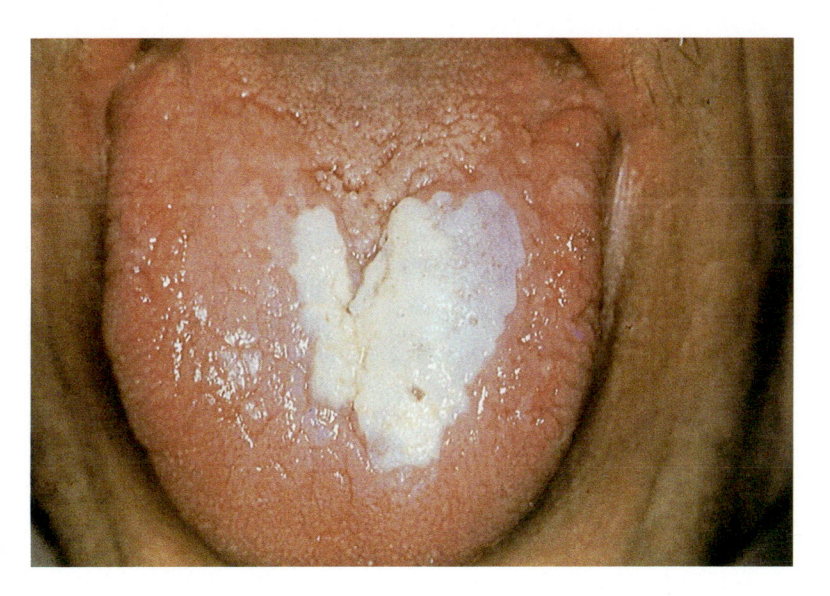

Figura 599 Candidíase leucoplásica do dorso da língua.

32. Condições Cancerizáveis

Síndrome de Plummer-Vinson

A OMS define condição cancerizável* como "estado generalizado associado com risco significativamente aumentado de câncer". A síndrome de Plummer-Vinson ou síndrome de Petterson-Kelly (disfagia por deficiência de ferro) envolve, principalmente, mulheres entre a quarta e a sexta décadas de vida. Na Suécia, o câncer bucal ocorre mais em mulheres do que em homens (1,2:1), ao contrário da maioria de outros países, e 25% destas mulheres têm deficiência de ferro. A síndrome de Plummer-Vinson pode estar associada à atrofia epitelial e predispor ao carcinoma espinocelular (**Fig. 600**). Entretanto, o risco de transformação maligna não parece ser tão alto na Europa e em outros países como na Escandinávia.

Glossite Atrófica na Sífilis Terciária

No passado, a sífilis foi considerada importante fator predisponente no desenvolvimento do carcinoma bucal. Hoje acredita-se que esta relação tenha sido exagerada, e a única relação que existe está entre a glossite atrófica e o carcinoma da língua. É sabido que a glossite atrófica é uma manifestação da sífilis terciária caracterizada pela atrofia epitelial. Foi sugerido que o epitélio atrófico é mais vulnerável à ação dos agentes carcinogênicos, resultando em leucoplasia e carcinoma (**Fig. 601**). A glossite atrófica na sífilis terciária atualmente é bastante rara, em função do diagnóstico precoce e tratamento da sífilis.

Fibrose Submucosa

A fibrose submucosa é uma doença crônica de causa desconhecida que afeta a mucosa bucal e, algumas vezes, a faringe e o esôfago. Ela ocorre quase que exclusivamente em indianos e outros asiáticos, entretanto casos esporádicos têm sido relatados em outros continentes. Os agentes etiológicos relacionados são a deficiência de vitamina B, o uso de chili e mascar noz de betel. A doença é mais freqüente entre os 20 e os 40 anos. Clinicamente, a doença é caracterizada pela sensação de queimação bucal, formação de vesículas (particularmente no palato) acompanhadas de úlceras rasas, salivação em excesso ou xerostomia. Posteriormente, a mucosa bucal apresenta-se atrófica, lisa e inelástica, simulando a esclerodermia. A língua também apresenta-se lisa e sem papilas, a úvula está destruída, e aparecem várias bandas fibróticas por toda a mucosa bucal (**Fig. 602**). O paciente apresenta dificuldades para abrir a boca, mastigação ou deglutição. O fato de 13 a 14% de todos os casos apresentarem displasia epitelial do ponto de vista microscópico confirma a natureza cancerizável desta doença. Na Índia, 40 a 50% das neoplasias bucais coexistem com a fibrose submucosa. Além disso, foram encontrados carcinomas espinocelulares microscopicamente em 5 a 6% dos casos de fibrose submucosa sem sinais clínicos de carcinoma (**Fig. 603**).

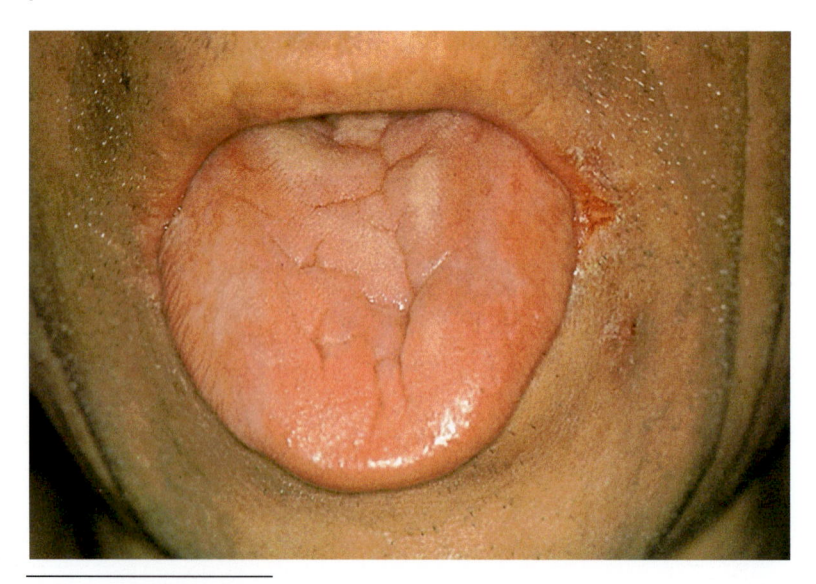

Figura 600 Síndrome de Plummer-Vinson, atrofia do dorso da língua e leucoplasia inicial.

N. de T.: Na literatura de língua inglesa, estas enfermidades são definidas como condições pré-cancerosas.

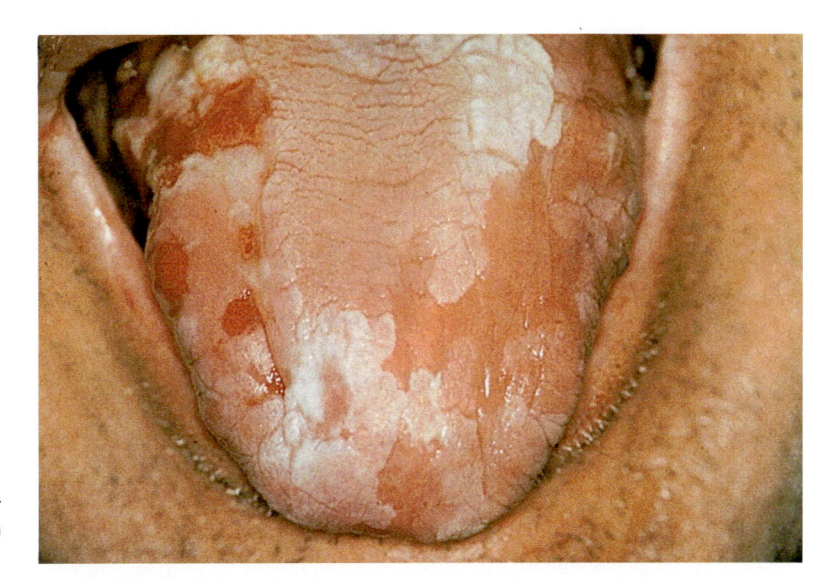

Figura 601 Glossite atrófica em sífilis terciária associada com leucoplasia e carcinoma espinocelular inicial.

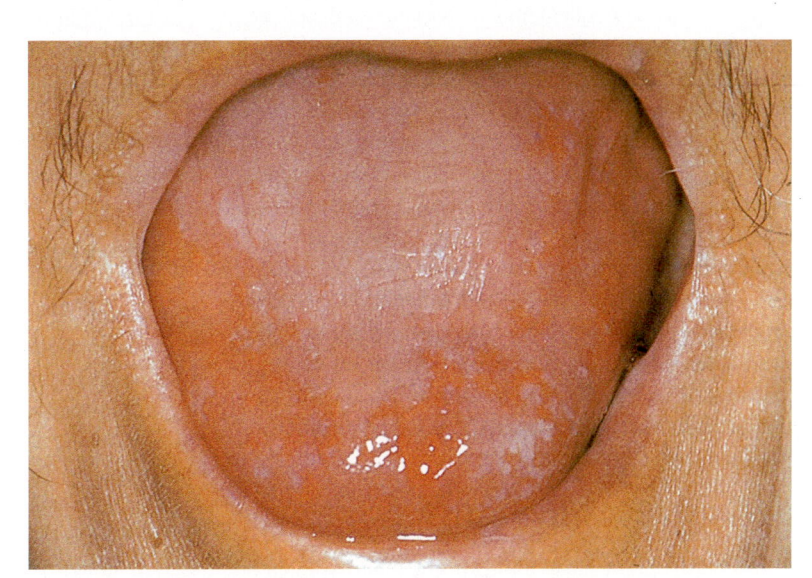

Figura 602 Fibrose submucosa, atrofia e erosão da língua.

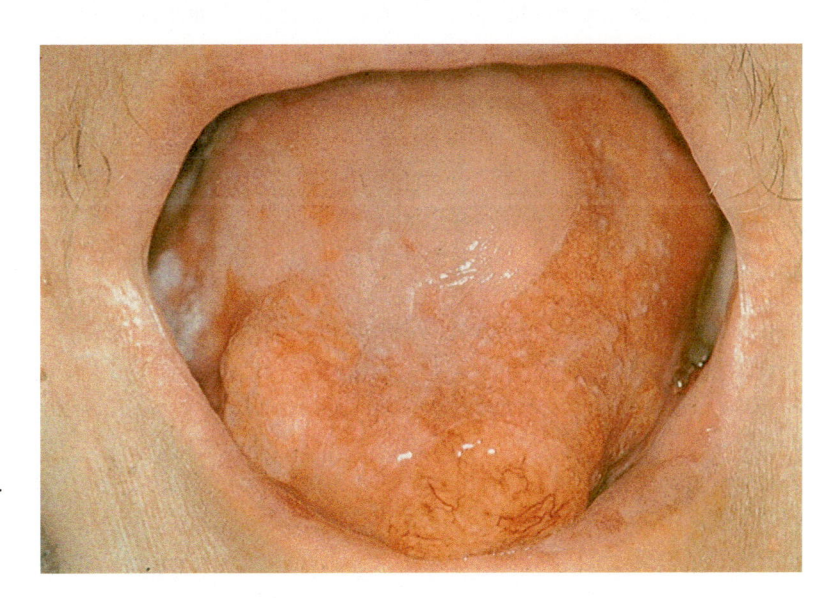

Figura 603 Fibrose submucosa, desenvolvimento de carcinoma espinocelular na língua do paciente da **Figura 602**, 3 anos após.

Diagnóstico diferencial. Esclerodermia, síndrome de Plummer-Vinson, anemia perniciosa, líquen plano atrófico, porfiria, doenças bolhosas crônicas.

Teste laboratorial. O diagnóstico é confirmado pelo exame histopatológico.

Tratamento. Não há terapia específica. O uso de corticosteróides locais ou sistêmicos apresenta apenas efeito temporário.

Epidermólise Bolhosa Distrófica

A epidermólise bolhosa distrófica é uma doença hereditária rara. Ambas as variantes da doença, autossômica dominante ou recessiva, levam à atrofia e fibrose cicatricial da pele e das membranas mucosas. Os pacientes tendem a desenvolver neoplasias epiteliais, carcinomas espinocelulares da pele e, menos freqüentemente, da mucosa bucal (**Fig. 604**). Foi sugerido mais recentemente que a formação de cicatrizes cutâneas na forma recessiva da epidermólise bolhosa distrófica está associada com a persistência ativada do imunofenótipo de crescimento nos ceratinócitos da epiderme. Este estado de crescimento ativado cronicamente ou a falha das células de diferenciarem-se dentro de um padrão normal podem estar vinculados à alta incidência de carcinoma espinocelular.

Os profissionais de saúde que atuam na cavidade bucal devem ter sempre em mente a possibilidade de desenvolvimento do carcinoma espinocelular em lesões atróficas bucais de epidermólise bolhosa distrófica, mesmo considerando-se a pequena quantidade de casos relatados.

Xeroderma Pigmentoso

O xeroderma pigmentoso é uma doença autossômica recessiva rara, causada por defeito nos mecanismos de reparo do DNA após a exposição à radiação ultravioleta e alguns agentes químicos. É uma doença sistêmica que em geral tem início entre o primeiro e terceiro ano de vida, com anormalidades predominantemente cutâneas, oculares e neurológicas. Clinicamente a pele é seca, atrófica, com numerosas rugas, eritemas e telangiectasias. Pigmentações, verrugas, cicatrizes e ceratose actínica cancerizável são igualmente manifestações comuns. Em torno de 50% dos pacientes com xeroderma pigmentoso desenvolvem múltiplos tumores malignos, principalmente em áreas de pele expostas ao sol (carcinomas espinocelulares ou basocelulares de pele e melanomas), levando à morte em geral antes dos 20 anos. O carcinoma espinocelular ocorre no lábio inferior, sendo raro o seu aparecimento intrabucal (**Fig. 605**).

Diagnóstico diferencial. Protoporfiria hematopoiética, porfiria cutânea tardia, erupções polimórficas induzidas por luz, síndrome Cockayne e síndrome de Bloom.

Teste laboratorial. Podem ser detectadas várias anormalidades de hipersensibilidade celular.

Tratamento. Proteção contra as radiações ultravioleta, além do diagnóstico precoce e tratamento das neoplasias.

Líquen Plano

A natureza cancerizável do líquen plano está ainda em discussão. Muitos investigadores negam o potencial neoplásico da doença, enquanto outros têm relatado a transformação maligna variando entre 0,4 e 3,3%. Tem sido sugerido que particularmente as formas erosivas e atróficas do líquen plano mostram risco maior de transformação maligna (**Figs. 606, 607**). Entretanto, os dados existentes não são confiáveis e a possível natureza cancerizável do líquen plano bucal necessita maiores esclarecimentos.

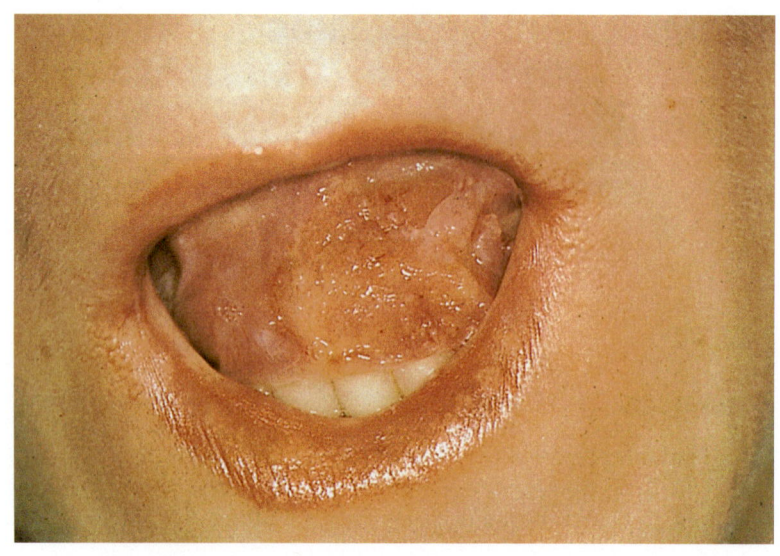

Figura 604 Epidermólise bolhosa distrófica, carcinoma espinocelular na língua.

Condições Cancerizáveis **327**

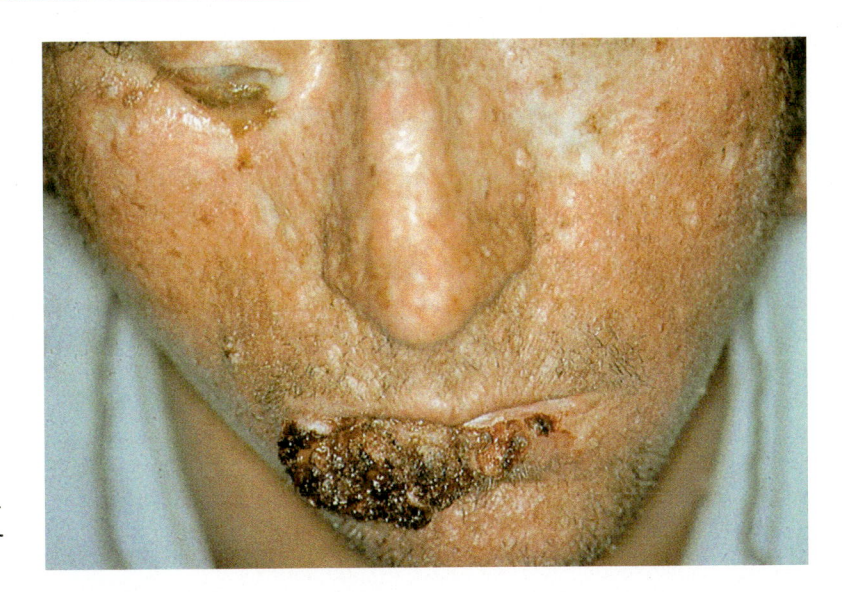

Figura 605 Xeroderma pigmentoso, lesões cutâneas típicas e carcinoma espinocelular do lábio inferior.

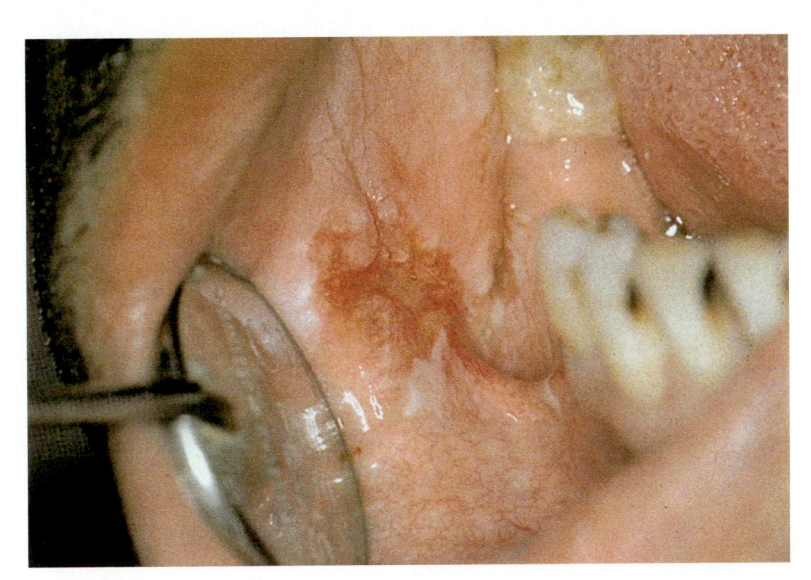

Figura 606 Líquen plano e carcinoma *in situ* na mucosa jugal.

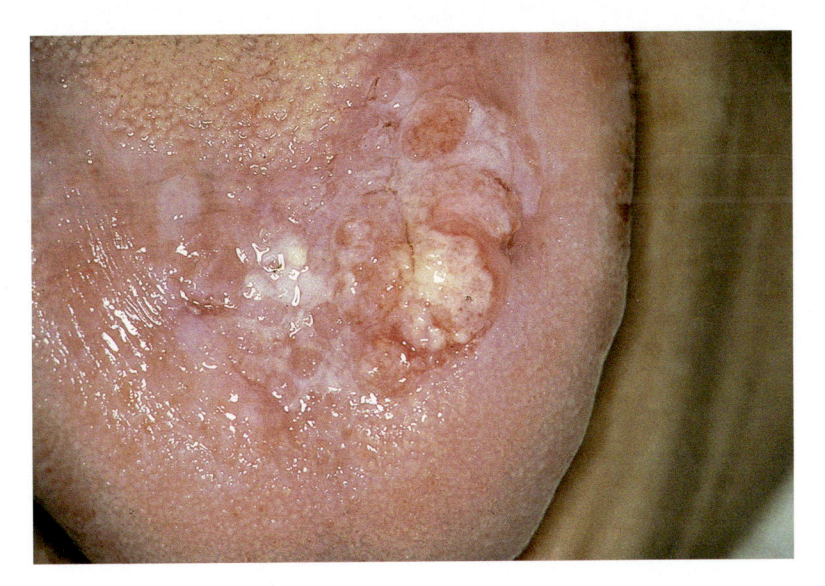

Figura 607 Líquen plano e carcinoma espinocelular no dorso da língua.

33. Neoplasias Malignas

Carcinoma Espinocelular

As neoplasias malignas da cavidade bucal representam de 3 a 5% de todas as neoplasias malignas. O carcinoma espinocelular é o mais freqüente, representando cerca de 90% de todos os tumores malignos da cavidade bucal. Sua causa é desconhecida, porém vários fatores predisponentes têm sido implicados, sendo os mais importantes: o uso de tabaco, álcool, cirrose hepática, exposição solar, deficiências nutricionais, agressões dentárias crônicas, higiene bucal precária, infecções virais, etc. O carcinoma espinocelular ocorre mais freqüentemente em homens do que em mulheres (relação de 2:1), com idade superior a 40 anos. Apesar da cavidade bucal ser acessível ao exame visual e os pacientes visitarem com regularidade os dentistas para resolver problemas bucais rotineiros, o diagnóstico desta enfermidade é freqüentemente retardado. Estima-se que em torno de 50% dos pacientes com carcinoma bucal apresentam metástases locais ou distantes no momento do diagnóstico. Clinicamente, o carcinoma bucal pode mimetizar várias doenças, criando problemas de diagnóstico. O carcinoma em seus estágios iniciais pode aparecer como uma lesão branca, eritematosa, ou ambas, e assintomática; ela pode mimetizar erosão, pequena úlcera, massa exofítica, lesão periodontal, ou mesmo a formação de crostas, como no carcinoma de lábio. Nos estágios avançados, o carcinoma bucal apresenta úlcera profunda com superfície irregular e vegetante, com bordas elevadas, endurecimento da base, outras vezes assume aspecto de massa grande e exofítica de grande tamanho, com ou sem ulceração, e infiltração endurecida dos tecidos bucais. A evolução insidiosa e a presença de endurecimento são aspectos importantes em qualquer estágio da doença. As bordas laterais e o ventre da língua são os locais mais comumente envolvidos. Cinqüenta por cento dos carcinomas de boca ocorrem na língua (**Figs. 608-612**), seguidos pelo assoalho da boca (**Fig. 613**) pela gengiva e pelo rebordo alveolar (**Figs. 614, 615**), pela mucosa jugal (**Figs. 616, 617**) e pelo palato (**Fig. 618**). O lábio inferior é uma localização de envolvimento extrabucal comum (**Figs. 619, 620**). O prognóstico depende do tamanho da lesão no momento do diagnóstico e do padrão histológico.

Diagnóstico diferencial. Lesões traumáticas, aftas, úlcera tuberculosa, sífilis primária e secundária, úlcera eosinofílica, granulomatose de Wegener, granulomatose letal de linha média, linfomas, tumores malignos de glândulas salivares menores e sialometaplasia necrotizante.

Teste laboratorial. Biópsia e exame histopatológico são essenciais para o diagnóstico.

Tratamento. Cirurgia, radioterapia e quimioterapia são as modalidades básicas para o manejo desta doença.

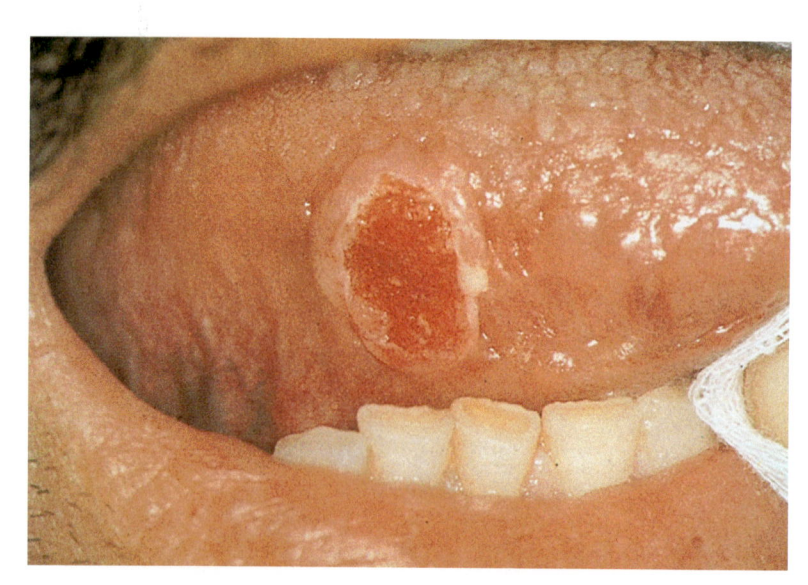

Figura 608 Carcinoma espinocelular precoce na borda da língua.

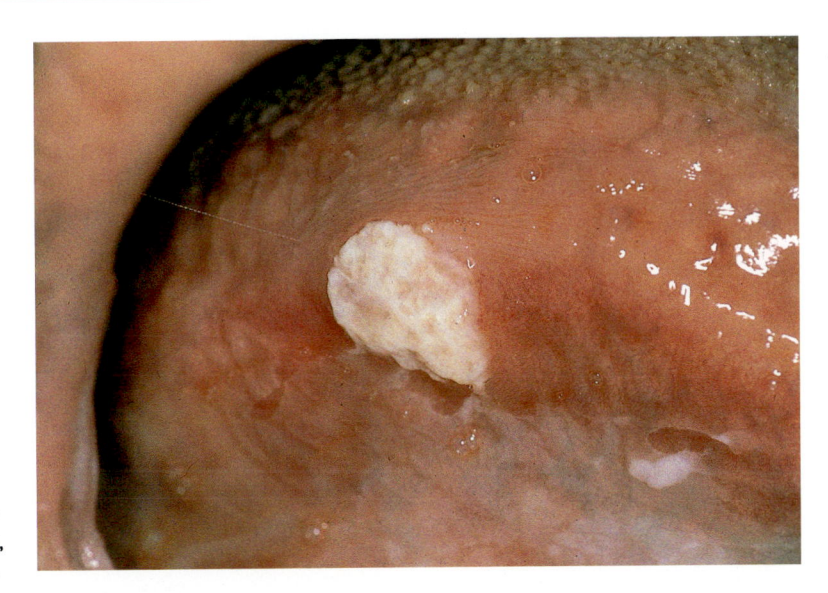

Figura 609 Carcinoma espinocelular precoce na borda lateral da língua, apresentando-se como placa branca.

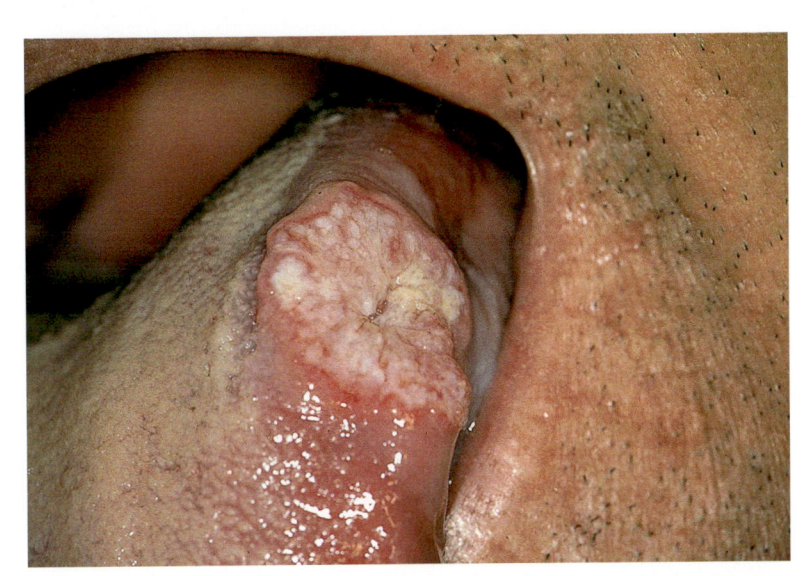

Figura 610 Carcinoma espinocelular na borda lateral da língua, apresentando-se como massa exofítica.

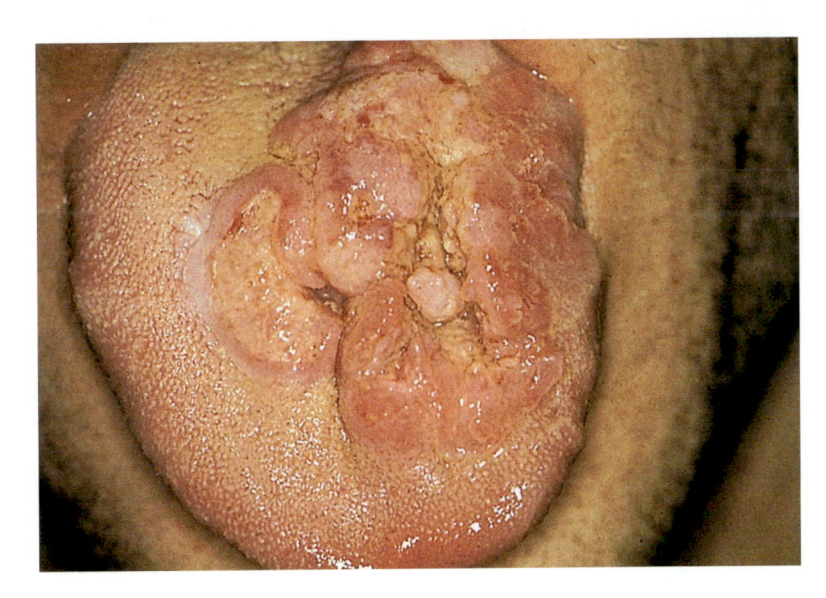

Figura 611 Carcinoma espinocelular avançado no dorso da língua.

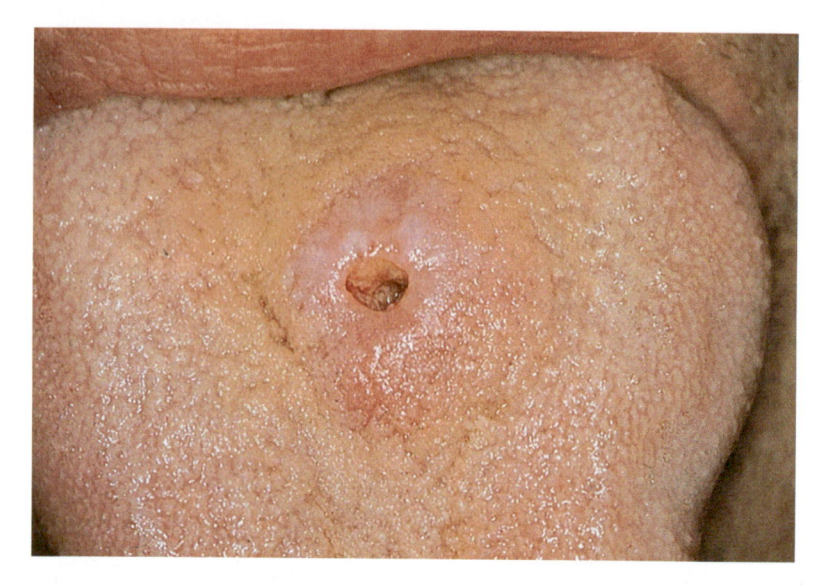

Figura 612 Localização rara do carcinoma espinocelular no dorso da língua.

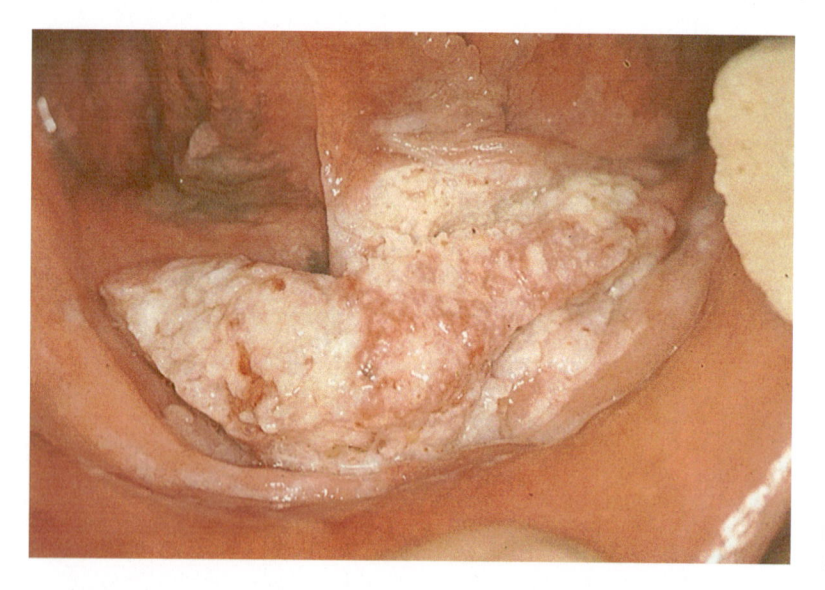

Figura 613 Carcinoma espinocelular avançado no assoalho da boca.

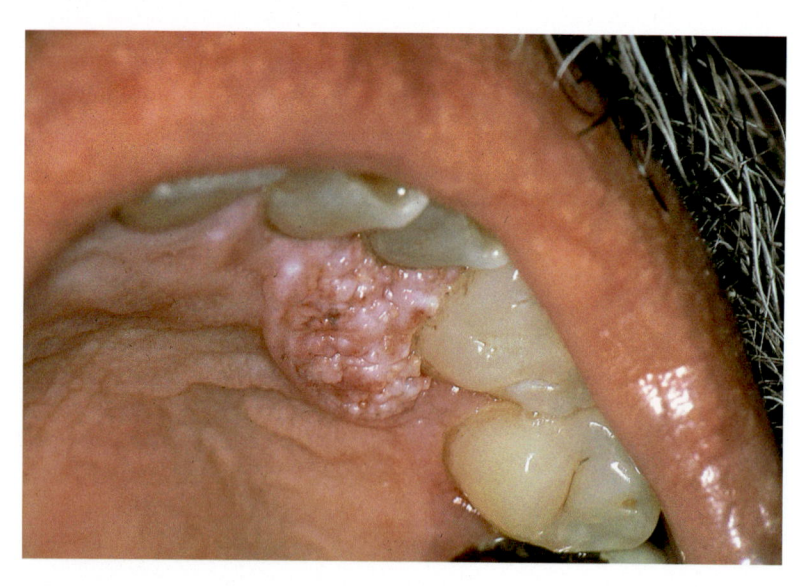

Figura 614 Carcinoma espinocelular precoce na gengiva.

Neoplasias Malignas 331

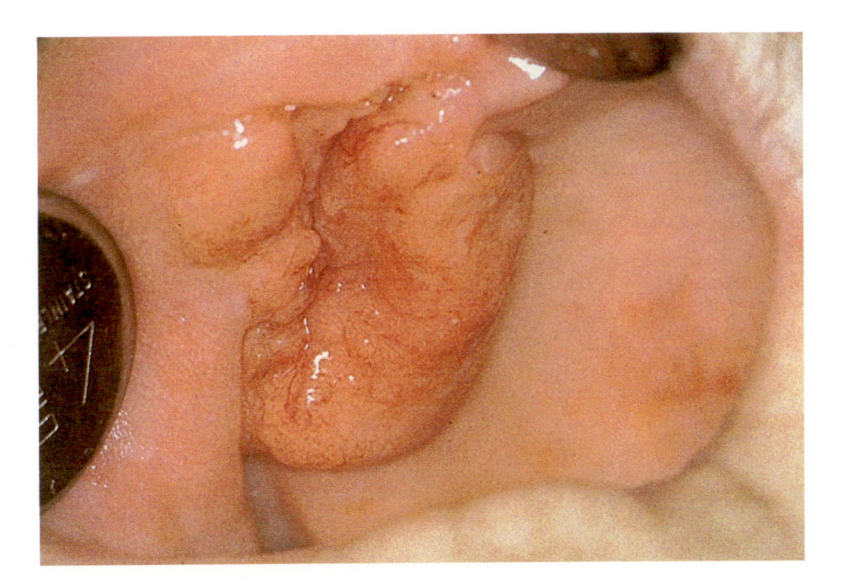

Figura 615 Carcinoma espinocelular da mucosa alveolar.

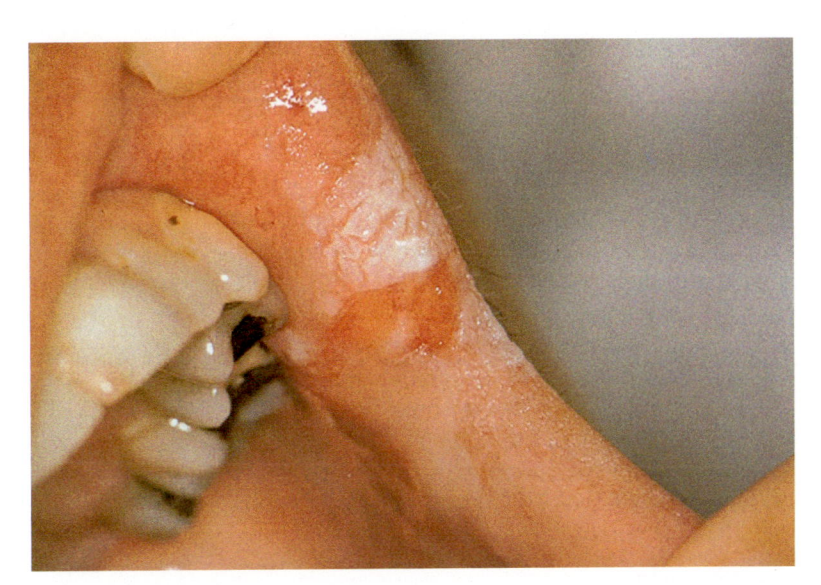

Figura 616 Carcinoma espinocelular precoce da mucosa jugal.

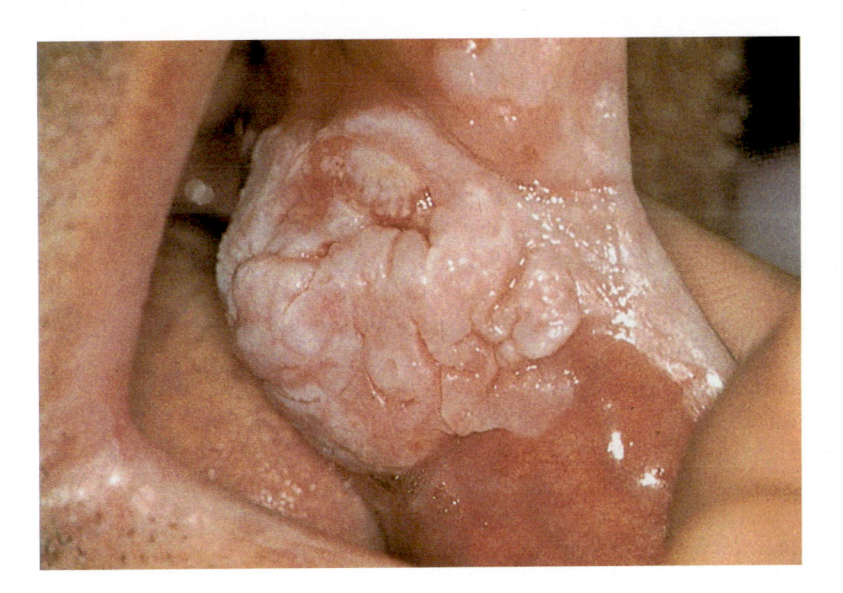

Figura 617 Carcinoma espinocelular avançado da mucosa jugal.

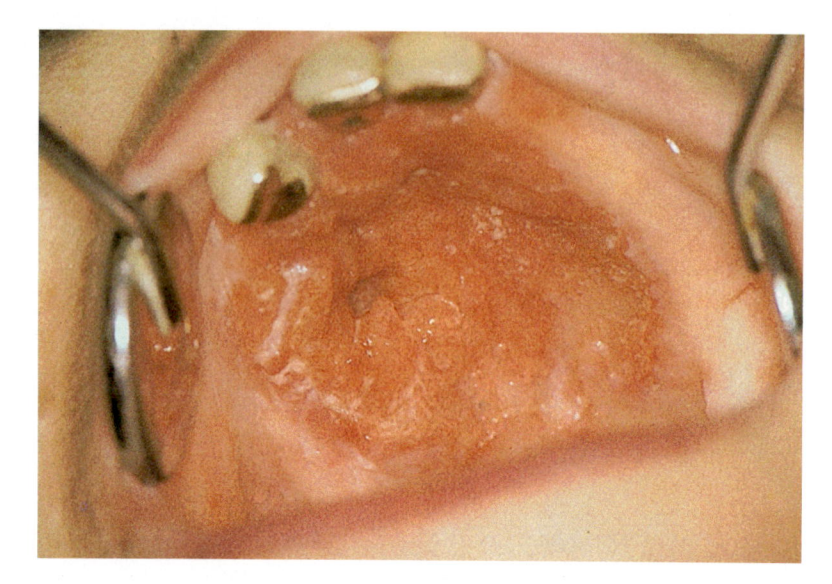

Figura 618 Carcinoma espinocelular avançado no palato duro.

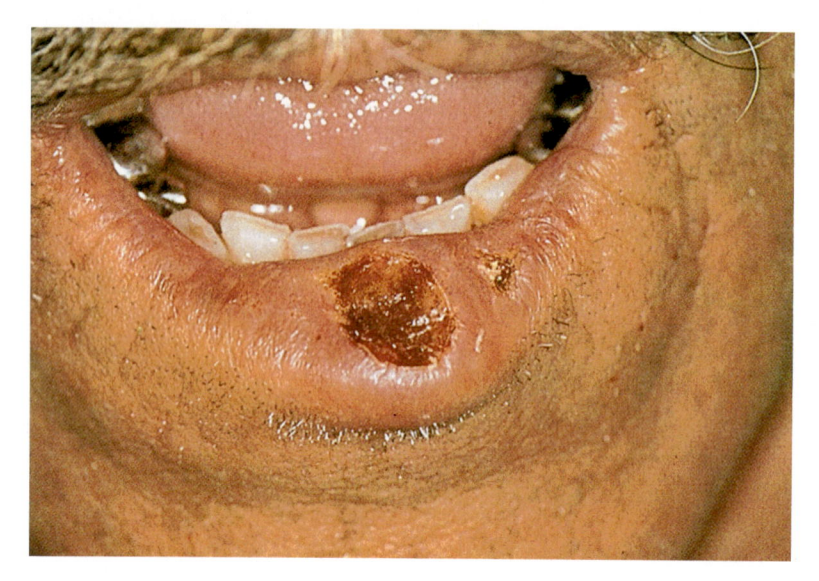

Figura 619 Carcinoma espinocelular precoce no lábio inferior.

Carcinoma Verrucoso

O carcinoma verrucoso é uma variante do carcinoma espinocelular. Ele ocorre com mais freqüência na mucosa bucal, mas pode aparecer em outras membranas mucosas ou pele. O carcinoma verrucoso intrabucal difere do carcinoma espinocelular bucal pois o verrucoso apresenta-se com crescimento exofítico, disseminação superficial e como massa de crescimento lento, tem comportamento biológico bom e raramente provoca metástases. A neoplasia afeta mais freqüentemente homens acima dos 60 anos. Mucosa oral, gengiva e mucosa alveolar estão envolvidas em 80 a 90% dos casos. O assoalho da boca, o palato, a língua e os lábios podem também ser afetados. Em sua manifestação clínica, ele apresenta prioritariamente o aspecto exofítico e branco com superfície verrucosa ou em forma de seixos (**Fig. 621**). O tamanho varia entre 1 cm nos estágios precoces e maior, se abandonado ao seu curso (**Fig. 622**).

Diagnóstico diferencial. Carcinoma espinocelular, leucoplasia verrucosa proliferativa, hiperplasia verrucosa, papiloma, xantoma verruciforme e nevo branco esponjoso.

Teste laboratorial. Exame histopatológico.

Tratamento. Excisão cirúrgica.

Neoplasias Malignas

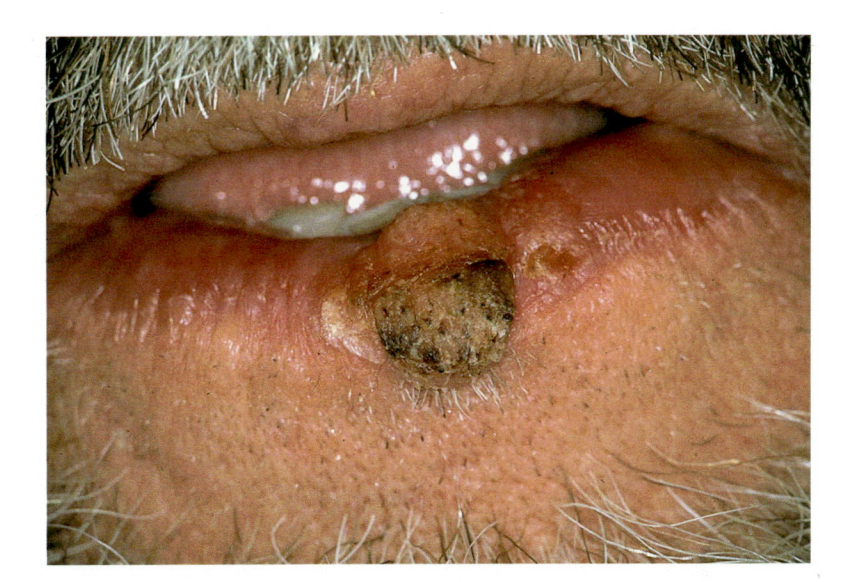

Figura 620 Carcinoma espinocelular precoce no lábio inferior.

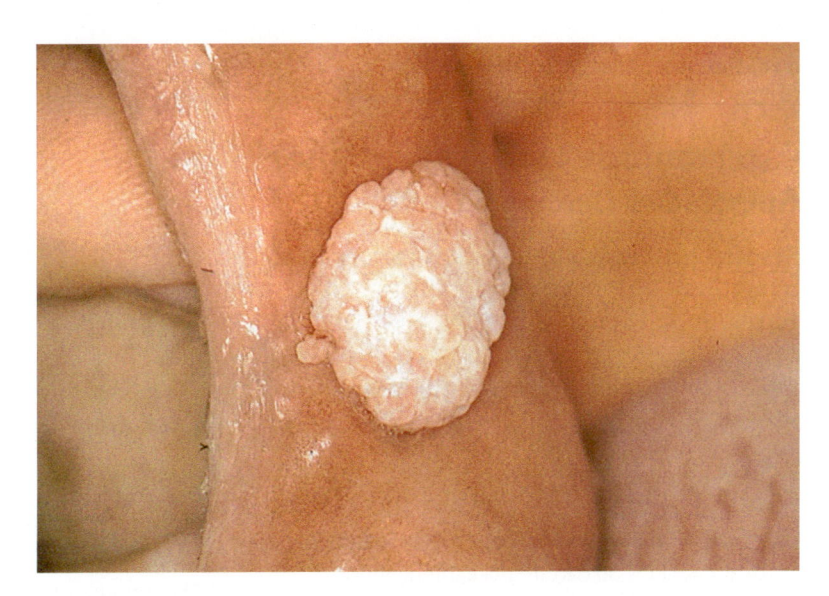

Figura 621 Carcinoma verrucoso precoce na mucosa jugal.

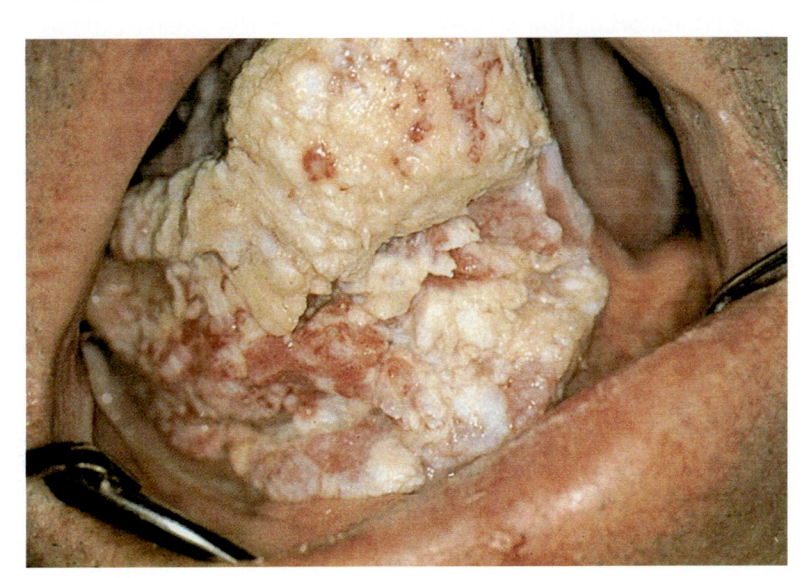

Figura 622 Carcinoma verrucoso extenso na borda lateral da língua.

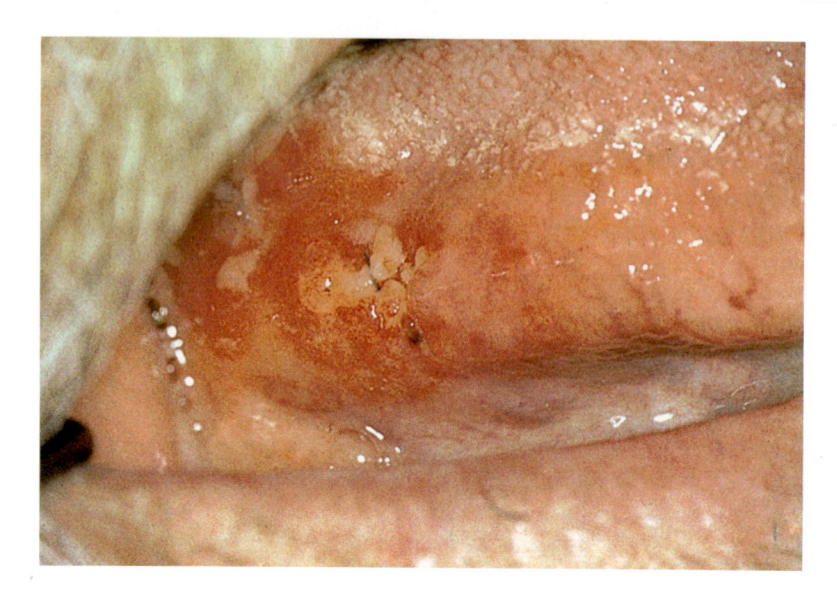

Figura 623 Carcinoma de células escamosas adenóides na borda lateral da língua.

Carcinoma de Células Escamosas Adenóides

O carcinoma de células escamosas adenóides é uma neoplasia rara com aspectos microscópicos característicos. Ele é visto principalmente em homens com mais de 50 anos em geral na pele do pescoço. Na cavidade bucal sua presença é rara e localizada no lábio inferior. Poucos casos foram descritos em posição intrabucal. Clinicamente ele aparece como lesão exofítica e ulcerada com a superfície discretamente verrucosa (**Fig. 623**).

Diagnóstico diferencial. Todas as lesões que devem ser diferenciadas do carcinoma espinocelular.

Teste laboratorial. Para o estabelecimento do diagnóstico, é necessário o exame histopatológico.

Tratamento. Excisão cirúrgica.

Carcinoma de Células Fusiformes

O carcinoma de células fusiformes é uma variante incomum do carcinoma epidermóide com características microscópicas próprias, envolvendo principalmente os tratos respiratório e alimentar. Ele afeta homens acima dos 50 anos mais do que mulheres. O lábio inferior é a região anatômica envolvida mais freqüentemente, seguida pela língua, gengiva, mucosa alveolar, assoalho de boca, mucosa oral, etc. A manifestação clínica do carcinoma de células fusiformes é uma lesão exofítica ou úlcera com tamanho variável entre 0,5 e 5 cm (**Fig. 624**). Os sintomas mais comuns são aumento de volume, dor, hemorragia e mobilidade dentária.

Diagnóstico diferencial. Outras lesões malignas da cavidade bucal.

Teste laboratorial. Exame histopatológico.

Tratamento. Excisão cirúrgica ou radiação.

Carcinoma Linfepitelial

O carcinoma linfepitelial ou linfepitelioma é uma variante extremamente rara de carcinoma espinocelular. Ele se apresenta em pessoas jovens com média de idade de 26 anos, em áreas da boca ricas em tecidos linfáticos, tais como região posterior lateral da borda da língua e nasofaringe. Clinicamente, ele se manifesta como úlcera pequena ou lesão exofítica com superfície granular (**Figs. 625, 626**). Esta lesão produz metástase rapidamente e tem prognóstico ruim.

Diagnóstico diferencial. Todas as lesões que devem ser diferenciadas de carcinomas da boca.

Teste laboratorial. O diagnóstico é feito com base exclusiva no exame histopatológico.

Tratamento. Tratamento ou excisão cirúrgica.

Neoplasias Malignas 335

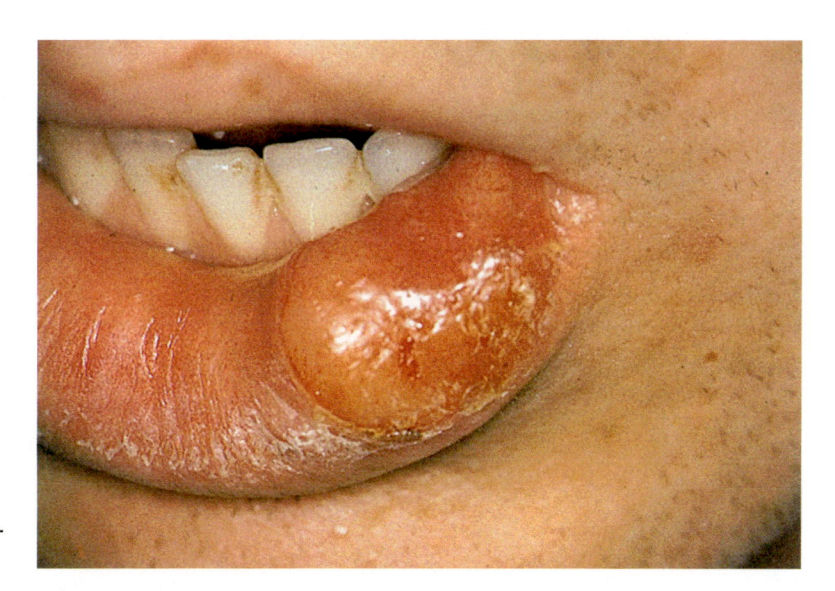

Figura 624 Carcinoma de células fusiformes do lábio inferior.

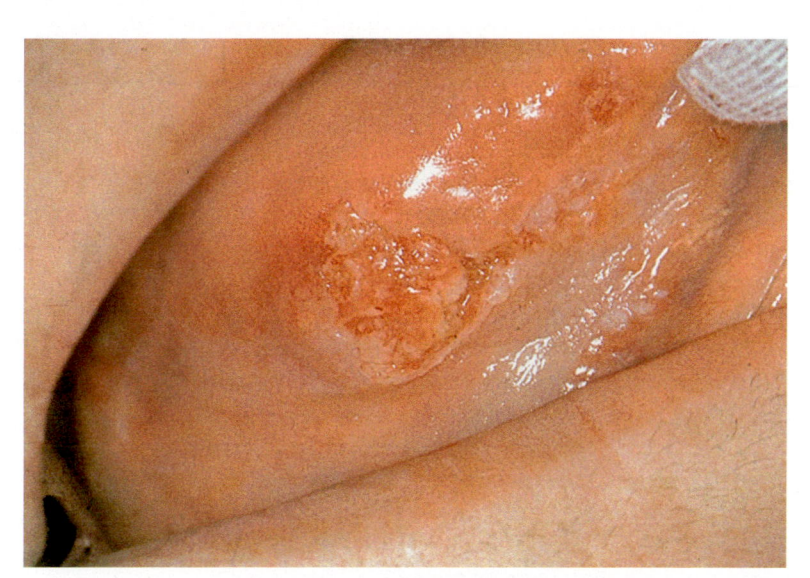

Figura 625 Carcinoma linfepitelial na borda lateral da língua.

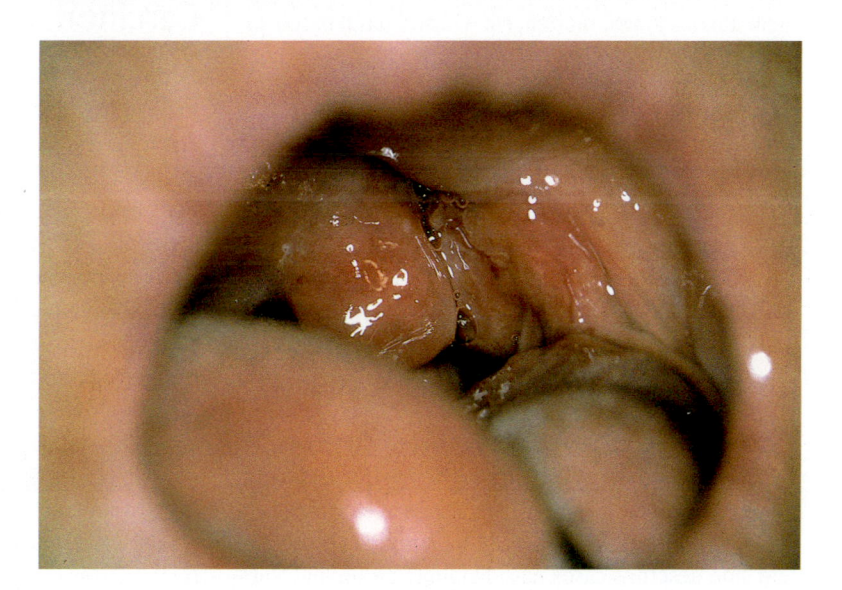

Figura 626 Carcinoma linfepitelial na área da amígdala.

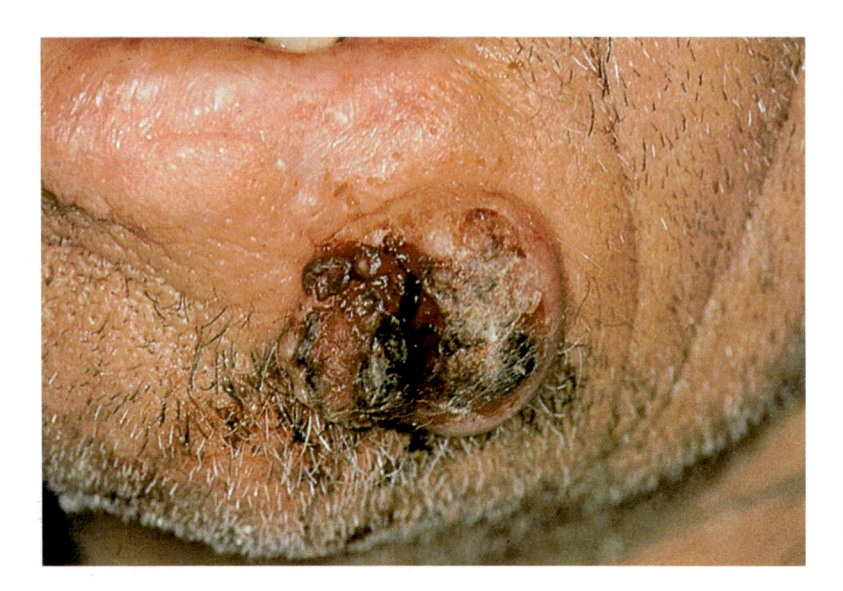

Figura 627 Carcinoma basocelular da pele.

Carcinoma Basocelular

O carcinoma basocelular é o tumor maligno mais comum na pele, originando-se de células da camada basal da epiderme ou de seus anexos. Ele é em geral encontrado em áreas expostas ao sol, com predileção pela parte central e superior da face. O tumor é mais freqüente em homens do que em mulheres e ocorre em pacientes com mais de 50 anos de idade. A lesão é localmente invasiva, de disseminação lenta e com raras metástases. Clinicamente o carcinoma basocelular tem ampla variabilidade. O tumor inicial típico é uma pápula ou nódulo discretamente elevado, com borda translúcida e lisa e superfície com crosta ou hiperceratótica. Ele pode apresentar-se como placa ou pequena úlcera. Nos estágios avançados, o tumor aparece como nódulo grande com ou sem ulceração, que tende a não cicatrizar, como placa atrófica, tumor pigmentado, lesão tipo morfea, etc. O carcinoma basocelular primário não aparece na cavidade bucal, a menos que represente uma extensão de lesão da pele da face (**Figs. 627, 628**). Entretanto, o tumor pode ser visto nos lábios.

Diagnóstico diferencial. Carcinoma epidermóide e ceratoacantoma.

Teste laboratorial. Exame histopatológico.

Tratamento. Radioterapia ou excisão cirúrgica.

Carcinoma de Células Acinares

O carcinoma de células acinares ou tumor é uma neoplasia maligna rara das glândulas salivares, que apresenta amplo espectro de características celulares e histopatológicas. O tumor ocorre em geral na parótida, entretanto têm sido descritos casos nas glândulas sublingual, submandibular e salivares menores, representando aproximadamente 2% de todos os tumores de glândulas salivares. Os tumores com origem em glândulas salivares menores são um pouco mais freqüentes em mulheres do que em homens. A grande maioria dos pacientes tem mais de 40 anos de idade.

As localizações intrabucais mais comuns são o palato e o lábio superior e, com menor freqüência, a mucosa oral e o lábio inferior. Clinicamente ele aparece como massa indolor e elástica, de crescimento lento, discretamente móvel e raras vezes ulcerada (**Fig. 629**).

Diagnóstico diferencial. Tumores de glândulas salivares e outros tumores malignos.

Teste laboratorial. Exame histopatológico

Tratamento. Excisão cirúrgica.

Carcinoma Mucoepidermóide

O carcinoma ou tumor mucoepidermóide é um tumor maligno de glândulas salivares. Ele representa 2 a 3% dos tumores das glândulas salivares maiores e 6 a 9% dos tumores de glândulas salivares menores. O carcinoma mucoepidermóide representa 51% das neoplasias malignas e 16% de todos as neoplasias de glândulas salivares em pediatria.

O comportamento clínico da neoplasia depende das características microscópicas e pode variar desde uma neoplasia relativamente benigna com morfologia de baixo grau até uma neoplasia muito agressiva que apresenta alta mortalidade. O tumor afeta homens e mulheres em proporções praticamente iguais, sendo mais freqüente entre os 30 e 50 anos de idade. Clinicamente, os tumores intrabucais aparecem como aumento de volume elástico, indolor e proliferante que ulcera freqüentemente (**Fig. 630**). Um aspecto clínico comum é o desenvolvi-

Neoplasias Malignas 337

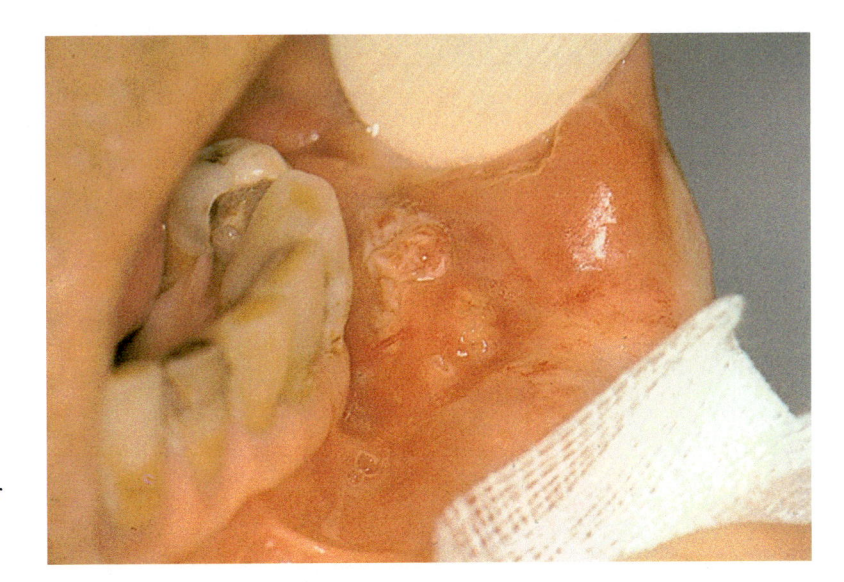

Figura 628 Carcinoma basocelular na mucosa oral originada da pele da face.

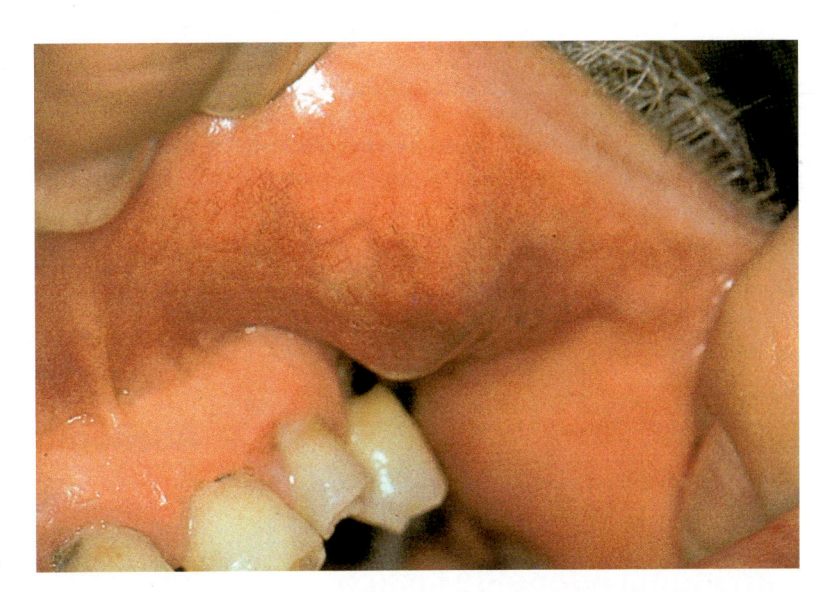

Figura 629 Carcinoma de células acinares da mucosa do lábio superior.

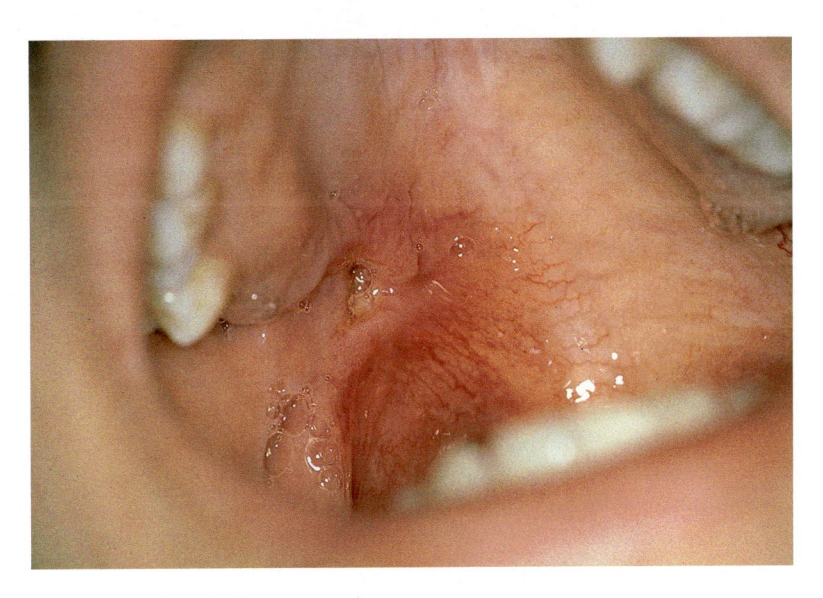

Figura 630 Carcinoma mucoepidermóide do palato.

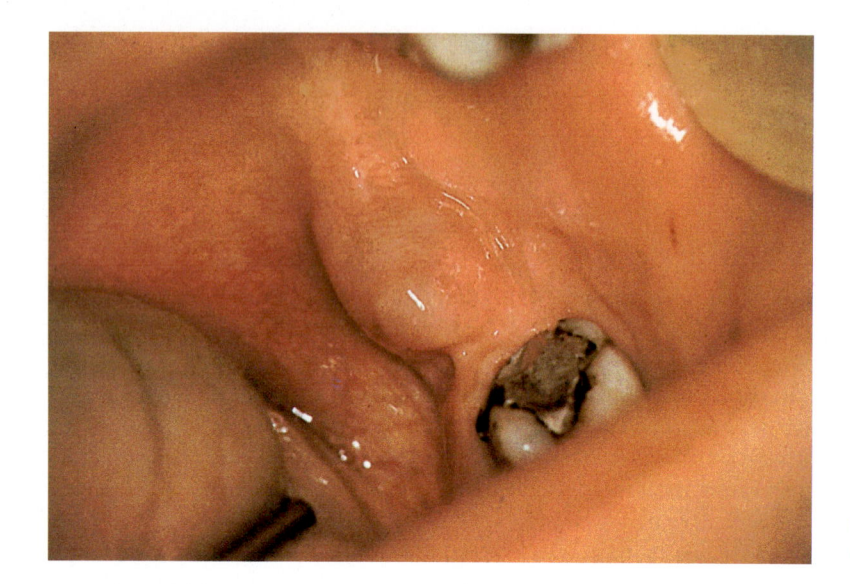

Figura 631 Carcinoma mucoepidermóide da região retromolar.

mento de cistos no interior da lesão com exsudação de material mucóide. Em torno de 60% dos casos intrabucais são encontrados no palato, língua, lábio e região retromolar (**Fig. 631**).

Diagnóstico diferencial. Adenoma pleomórfico, mucocele, sialometaplasia necrotizante e outros tumores malignos.

Teste laboratorial. O exame histopatológico é essencial para o diagnóstico.

Tratamento. Excisão cirúrgica ou radioterapia.

Carcinoma Adenóide Cístico

O carcinoma adenóide cístico ou cilindroma é um tumor maligno de glândulas salivares com padrão microscópico característico, representando de 2 a 6% de todos os tumores parotídeos, 15% dos tumores submandibulares e 30% dos tumores das glândulas salivares menores. Ele afeta homens e mulheres em idêntica proporção e, em geral, é diagnosticado em pacientes com mais de 50 anos de idade.

O carcinoma adenóide cístico é o tumor maligno mais comum nas glândulas salivares menores. Ele está localizado com mais freqüência no palato, seguido da mucosa oral, lábio e língua. Sua manifestação clínica é um aumento de volume levemente doloroso que pode ulcerar tardiamente (**Figs. 632, 633**). A progressão da lesão é lenta e a dor está presente nas fases tardias. O tumor tem a tendência de invadir os espaços perineurais e um prognóstico ruim.

Diagnóstico diferencial. Adenoma pleomórfico e outros tumores benignos e malignos de glândulas salivares.

Teste laboratorial. O exame histopatológico estabelece o diagnóstico definitivo.

Tratamento. Excisão cirúrgica e radiação.

Adenoma Pleomórfico Maligno

O adenoma pleomórfico maligno ou carcinoma em adenoma pleomórfico é um tumor raro nas glândulas salivares cujo padrão microscópico apresenta áreas típicas de adenoma pleomórfico misturadas com áreas que apresentam evidências de malignidade. Ele representa de 2 a 4% de todos os tumores das glândulas salivares maiores e de 2 a 7% dos tumores nas glândulas salivares menores. Os adenomas pleomórficos malignos intrabucais são mais comuns em mulheres, com um pico de idade de aparecimento acima dos 50 anos. O palato é a região mais comumente afetada, seguida da mucosa oral, lábios e língua. Clinicamente ele manifesta-se como aumento de volume idolor que lentamente vai aumentado de tamanho e pode tardiamente apresentar dor e ulceração (**Fig. 634**).

Diagnóstico diferencial. Adenoma pleomórfico e outros tumores malignos.

Teste laboratorial. Exame histopatológico.

Tratamento. Excisão cirúrgica e radiação.

Neoplasias Malignas

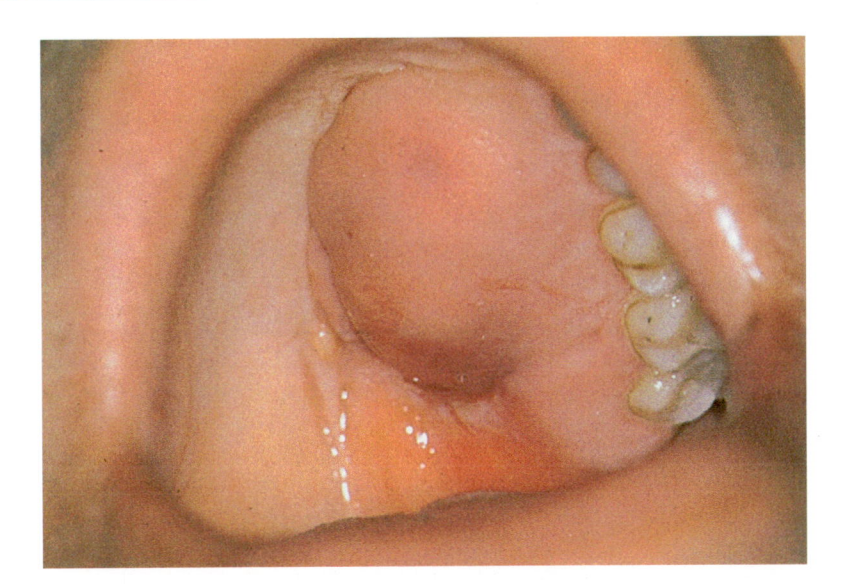

Figura 632 Carcinoma adenóide cístico do palato.

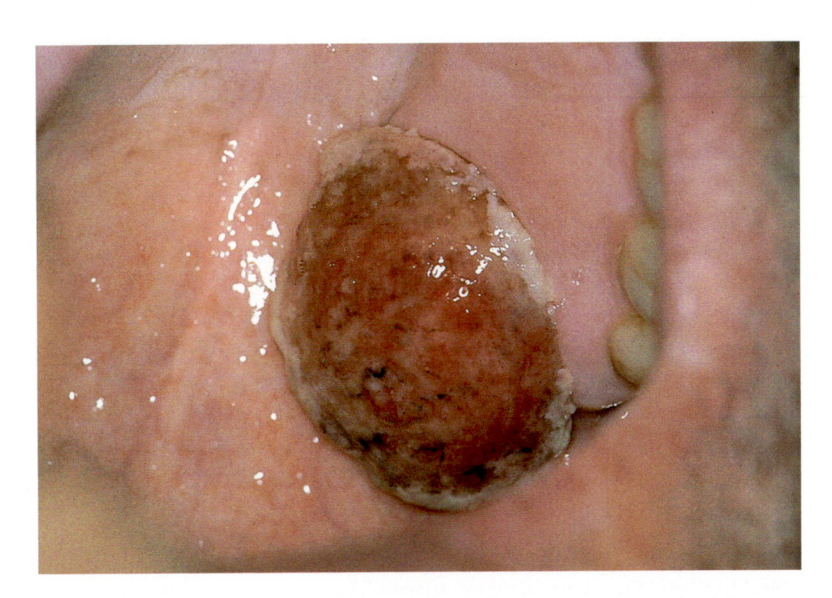

Figura 633 Carcinoma adenóide cístico do palato.

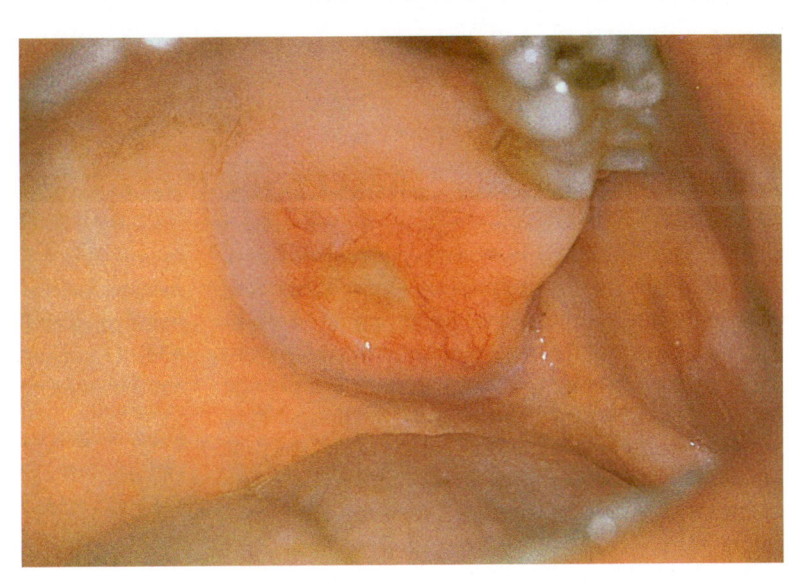

Figura 634 Adenoma pleomórfico maligno do palato.

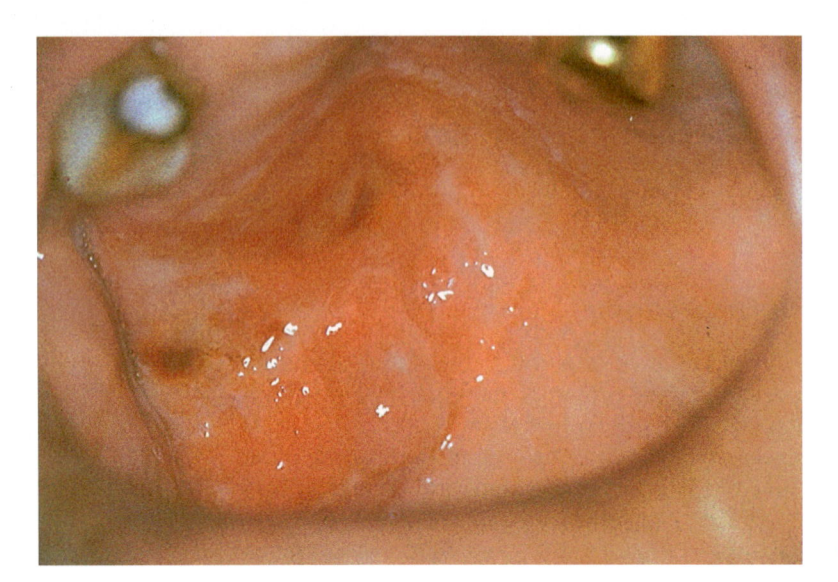

Figura 635 Adenocarcinoma do palato.

Adenocarcinoma

O adenocarcinoma é um tumor maligno das glândulas salivares com potencial para um comportamento maligno de alto grau, o qual não pode ser enquadrado em nenhum outro grupo de carcinomas. Ele representa 1 a 3% de todos os maiores e 7 a 12% dos tumores de glândulas salivares menores. Os tumores intrabucais são mais comuns em homens com mais de 40 anos de idade. O palato é o local anatômico mais freqüentemente envolvido, seguido da mucosa oral, lábios, língua e outras áreas. Clinicamente, aparece como aumento de volume firme e progressivo, estando freqüentemente associado à dor e ulceração (**Figs. 635, 636**).

Diagnóstico diferencial. Outros tumores malignos de glândulas salivares e carcinoma epidermóide.

Teste laboratorial. Exame histopatológico.

Tratamento. Excisão cirúrgica.

Adenocarcinoma de Células Claras

O adenocarcinoma de células claras é um tumor muito raro das glândulas salivares maiores e menores com aspecto microscópico característico.

Mulheres e homens com idade superior aos 50 anos são mais freqüentemente afetados, com pico de incidência entre 60 e 80 anos. O sexo feminino é duas vezes mais suscetível que o masculino. A maioria desses tumores envolve a glândula parótida, sendo extremamente raros em outras glândulas salivares. O adenocarcinoma de células claras apresenta-se como aumento de volume duro que logo ulcera e crescimento rápido (**Fig. 637**). As características microscópicas não são patognomônicas e o diagnóstico é realizado por meio de testes laboratoriais.

Diagnóstico diferencial. Outros tumores malignos de glândulas salivares, carcinoma epidermóide, linfomas, granulomatose de Wegener e granuloma maligno.

Teste laboratorial. Exame histopatológico.

Tratamento. Excisão cirúrgica.

Adenocarcinoma Polimórfico de Baixo Grau

O adenocarcinoma polimórfico de baixo grau das glândulas salivares menores ou carcinoma do ducto terminal é uma forma de adenocarcinoma, localmente persistente, com curso relativamente indolente. O tumor afeta quase exclusivamente as glândulas salivares menores. A idade média do aparecimento dos sintomas é de 50 anos, e as mulheres são mais afetadas do que os homens. Na grande maioria, os casos dessa lesão ocorrem no palato (na junção entre palato mole e duro), seguido da mucosa oral, lábios, região retromolar e outras áreas. Clinicamente a lesão se manifesta como aumento de volume indolor ou nódulo elevado que raras vezes ulcera (**Fig. 638**). O tamanho varia de 1 cm até vários centímetros em seu diâmetro e o prognóstico é favorável.

Diagnóstico diferencial. Adenoma pleomórfico, outros tumores malignos de glândulas salivares menores e linfomas.

Teste laboratorial. Exame histopatológico.

Tratamento. Excisão cirúrgica.

Neoplasias Malignas 341

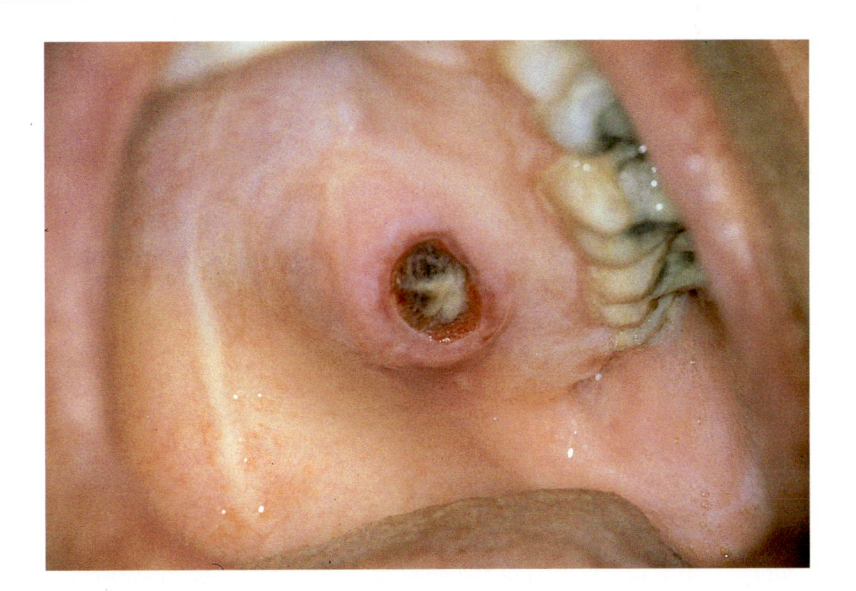

Figura 636 Adenocarcinoma ulcerado no palato.

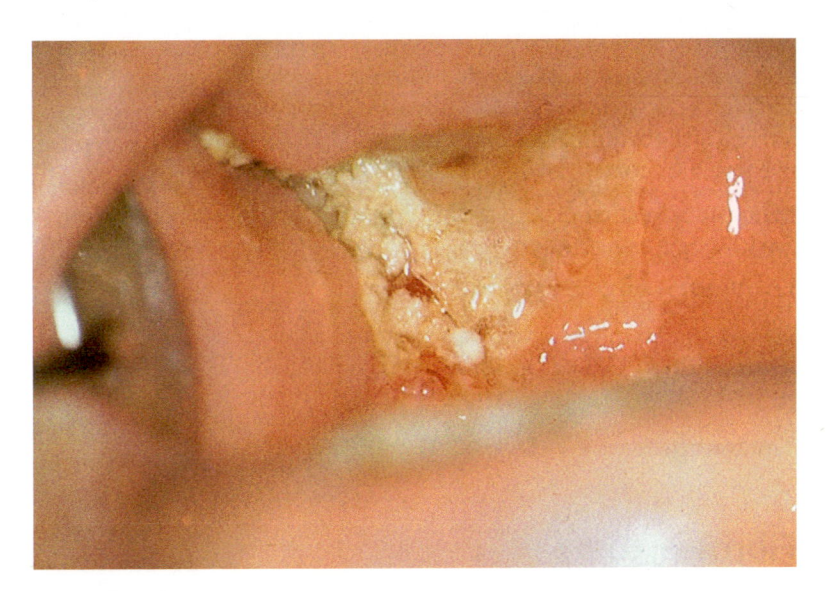

Figura 637 Adenocarcinoma de células claras do palato.

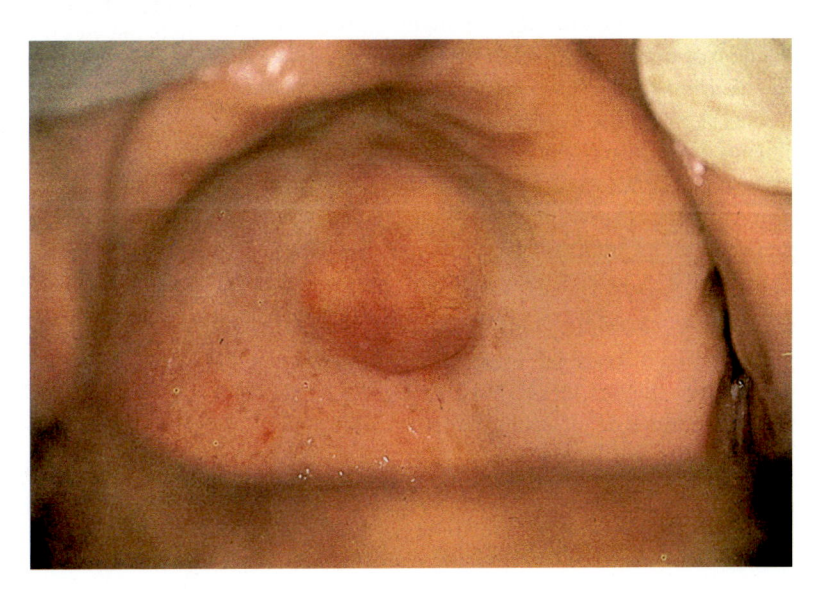

Figura 638 Adenocarcinoma polimórfico de baixo grau de glândula salivar menor do palato.

Leiomiossarcoma

O leiomiossarcoma é um tumor maligno de músculo liso. Ele tem origem com mais freqüência no trato gastrintestinal, útero, tecidos peritoneais profundos, pele e tecidos subcutâneos. Os leiomiossarcomas primários da boca são extremamente incomuns e podem ter origem nas células de músculo liso dos vasos sangüíneos e das papilas circunvaladas da língua ou dos remanescentes pluripotenciais do mesênquima embrionário.

O leiomiossarcoma bucal apresenta-se usualmente como massa não-específica de consistência firme, elástica, de crescimento lento, de superfície lisa, podendo ou não apresentar sintomatologia dolorosa ou superfície ulcerada (**Fig. 639**). A gengiva e a língua são os locais anatômicos mais freqüentemente envolvidos. A neoplasia exibe predileção por pacientes do sexo feminino, com pico de incidência entre a quinta e sétima décadas de vida. O diagnóstico clínico deve ser confirmado pelos testes laboratoriais.

Diagnóstico diferencial. Angiossarcoma, fibrossarcoma, rabdomiossarcoma, leiomioma, fibroma ossificante periférico, abcesso periodontal, carcinoma mucoepidermóide de glândula salivar menor e neoplasia de células mesenquimais indiferenciadas.

Teste laboratorial. Biópsia e exame histopatológico, imunoistoquímica (positiva para vimentina, actina de músculo liso e desmina, porém negativo para citoqueratina).

Tratamento. Excisão cirúrgica.

Fibrossarcoma

O fibrossarcoma é um tumor maligno de origem mesenquimal que afeta pessoas antes dos 50 anos de idade, mas tem sido descrito em neonatos e crianças mais velhas. A neoplasia é mais comum nas extremidades e apenas 10% desenvolve-se na região da cabeça e do pescoço. O fibrossarcoma bucal é raro, localiza-se na gengiva, mucosa oral, palato, língua e lábios. Clinicamente, o tumor apresenta-se como massa mole ou semi-sólida à palpação, com ou sem ulceração (**Fig. 640**). Apresenta ritmo de crescimento variável.

Diagnóstico diferencial. Fibroma ossificante periférico, fibroma, histiocitoma fibroso maligno e outros tumores malignos de tecido conjuntivo.

Teste laboratorial. Exame histopatológico.

Tratamento. Excisão cirúrgica.

Sarcoma de Kaposi

O sarcoma de Kaposi ou sarcoma hemorrágico idiopático múltiplo é um tumor maligno de origem multifocal, provavelmente em células mesenquimais primitivas, tais como células endoteliais.

São descritas quatro formas da neoplasia: (a) sarcoma de Kaposi clássico, mais comum em judeus e descendentes de povos mediterrâneos, envolvendo de forma primária a pele e ocasionalmente a mucosa bucal, apresentando curso indolente; (b) sarcoma de Kaposi africano (endêmico), comum em Uganda e outros países africanos, envolve primariamente a pele e os linfonodos, sendo raro na mucosa bucal e tendo curso clínico indolente na maioria das vezes; (c) sarcoma de Kaposi observado em pacientes com transplante de fígado, assim como naqueles que tenham recebido drogas imunossupressoras por causa de várias enfermidades – o curso clínico desta forma é indolente, porém, algumas vezes, pode ser bem agressivo, envolvendo as vísceras e, raramente, a mucosa bucal –; (d) sarcoma de Kaposi relacionado à síndrome da imunodeficiência humana adquirida (epidêmico), sem predileção racial e com alta incidência entre pacientes com AIDS, envolve primariamente a pele, os linfonodos, as vísceras e a mucosa bucal. Apresenta curso clínico rápido e fatal. A forma clássica está localizada na pele, sendo rara em outras mucosas ou órgãos internos. Ele afeta preferencialmente homens (relação de 8:1) entre 50 e 70 anos de idade, com evolução lenta. As lesões cutâneas são caracterizadas por múltiplas máculas, placas, nódulos ou lesões tumorais de coloração púrpura ou azul-escura (**Fig. 641**). Os pés, mãos, nariz e orelhas são os locais anatômicos mais envolvidos. A mucosa bucal pode ser afetada ocasionalmente, porém após o aparecimento das lesões cutâneas. É raro o início da doença pela mucosa bucal. As lesões bucais apresentam-se como placas ulceradas e elevadas ou tumores únicos ou múltiplos de coloração vermelha ou marrom-avermelhada (**Figs. 642, 643**). Eles se desenvolvem mais freqüentemente no palato e gengiva, seguido pela língua, lábios e mucosa oral.

Diagnóstico diferencial. Angiomatose bacilar, granuloma piogênico, lesão periférica de células gigantes, hemangioma, hemangiopericitoma, hemangiendotelioma, nevo pigmentado, melanoma.

Teste laboratorial. O exame histopatológico confirma o diagnóstico.

Tratamento. Radioterapia, interferon-α e quimioterapia ou excisão cirúrgica das lesões pequenas e localizadas.

Neoplasias Malignas 343

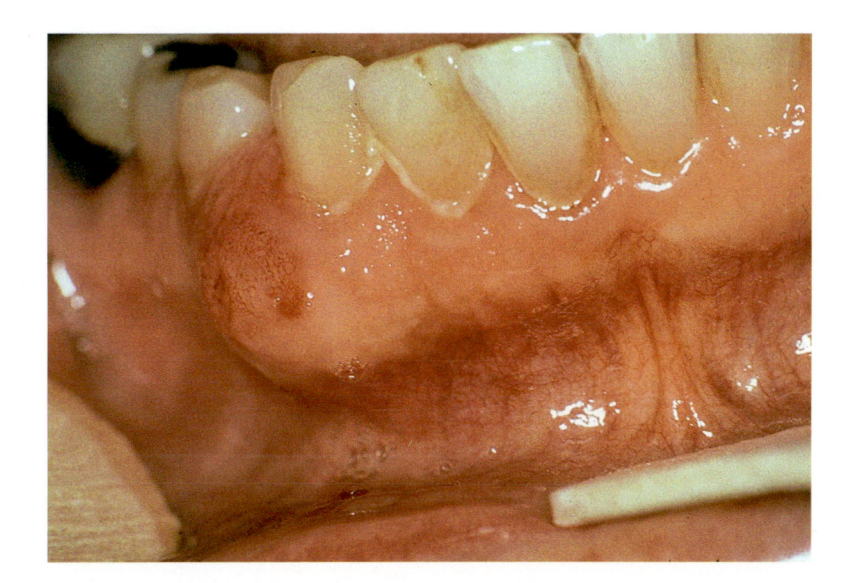

Figura 639 Leiomiossarcoma da gengiva.

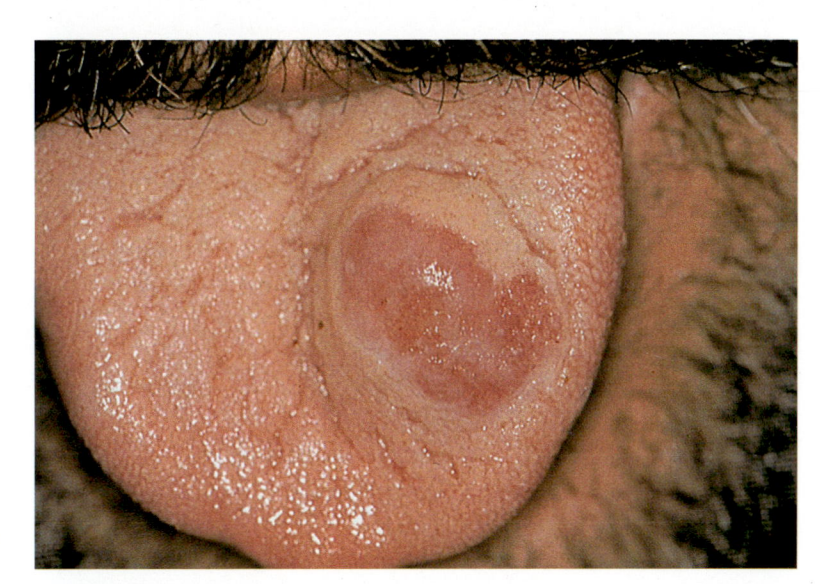

Figura 640 Fibrossarcoma do dorso da língua.

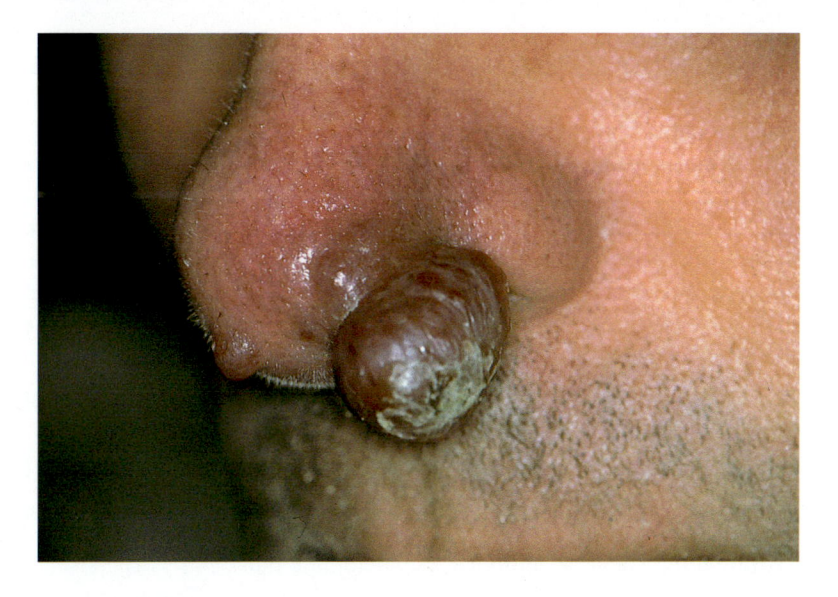

Figura 641 Sarcoma de Kaposi clássico do nariz.

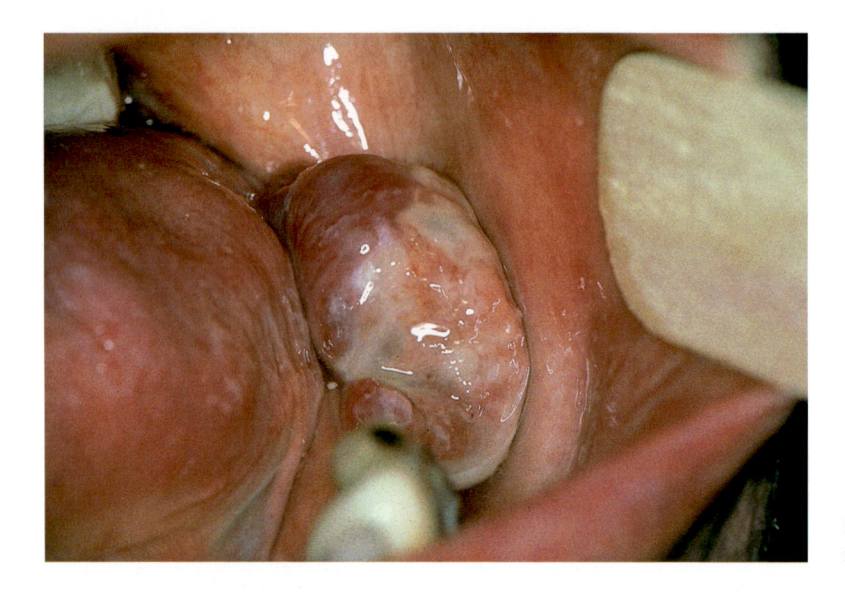

Figura 642 Sarcoma de Kaposi clássico da gengiva.

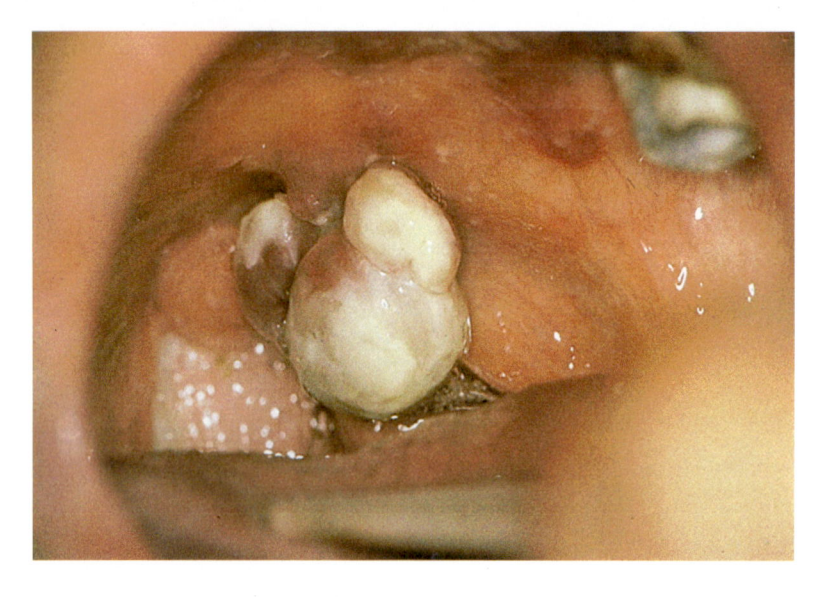

Figura 643 Lesões múltiplas de sarcoma de Kaposi clássico do palato mole.

Histiocitoma Fibroso Maligno

O histiocitoma fibroso maligno é um dos sarcomas de tecidos moles mais comuns na idade adulta tardia. O tumor raramente envolve a região bucal ou maxilofacial. Cerca de 60 casos foram descritos, e a grande maioria envolvia os ossos maxilares. Clinicamente, o tumor se apresenta como massa indolor de crescimento rápido e exofítico de cor marrom-avermelhada com ou sem ulceração (**Fig. 644**).

Diagnóstico diferencial. Granuloma pós-exodontia, lesão periférica de células gigantes e outros tumores malignos de origem mesenquimal.

Teste laboratorial. Exame histopatológico.

Tratamento. Remoção cirúrgica, radioterapia e quimioterapia.

Hemangioendotelioma

O hemangioendotelioma é um tumor maligno raro originado das células endoteliais dos vasos sangüíneos. Ele é mais comum em mulheres do que em homens, sendo encontrado em geral na pele. Ele é raro na cavidade bucal, onde língua, palato, gengiva e lábios podem ser envolvidos. Sua apresentação clínica é aumento de volume elevado e firme de coloração vermelho-escura (**Figs. 645, 646**), ulcerado e, às vezes, sangrante.

Diagnóstico diferencial. Hemangioma, granuloma piogênico, lesão central de células gigantes, leiomioma, sarcoma de Kaposi e hemangiopericitoma.

Teste laboratorial. O exame histopatológico define o diagnóstico.

Tratamento. Remoção cirúrgica e radioterapia.

Neoplasias Malignas 345

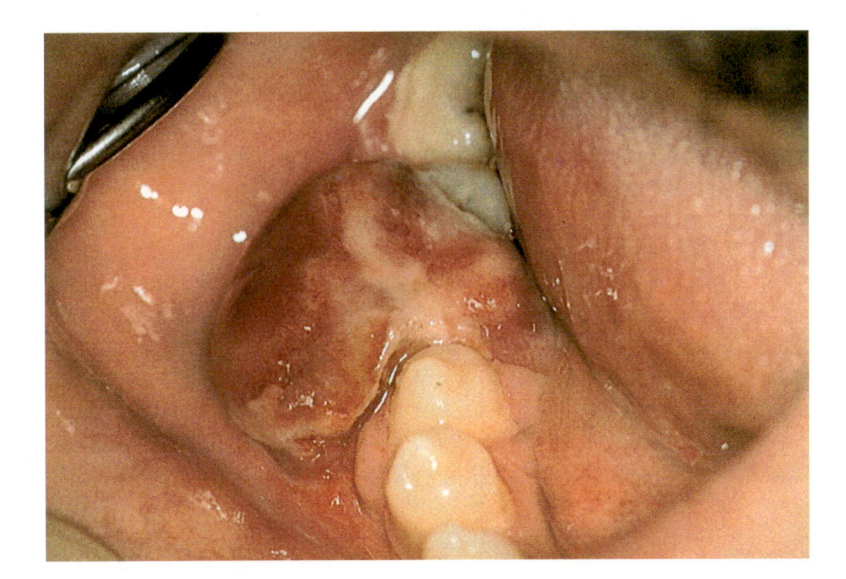

Figura 644 Histiocitoma fibroso maligno da mucosa alveolar da mandíbula.

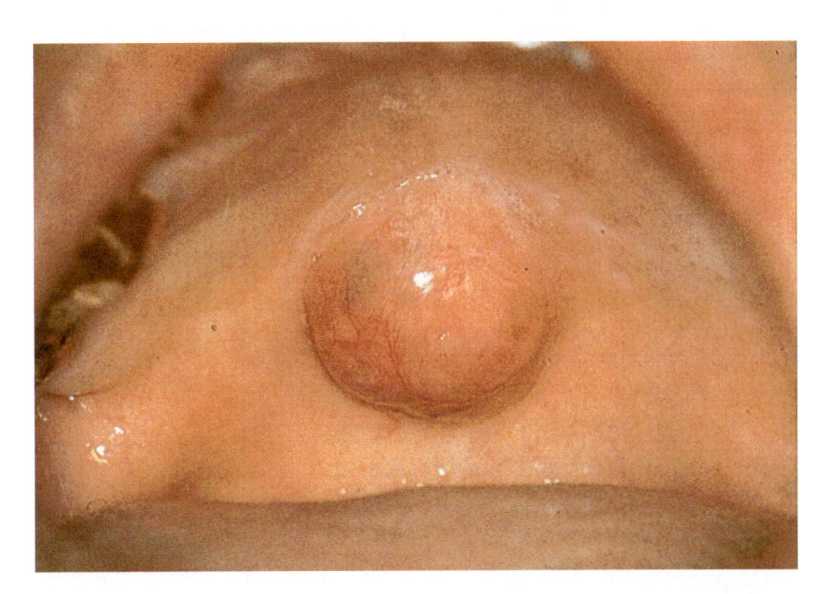

Figura 645 Hemangioendotelioma do palato.

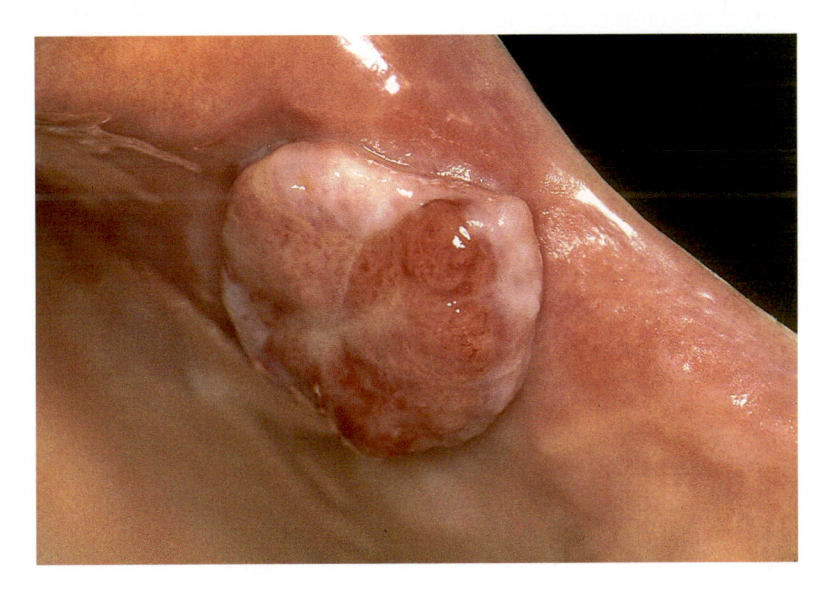

Figura 646 Hemangioendotelioma da mucosa jugal.

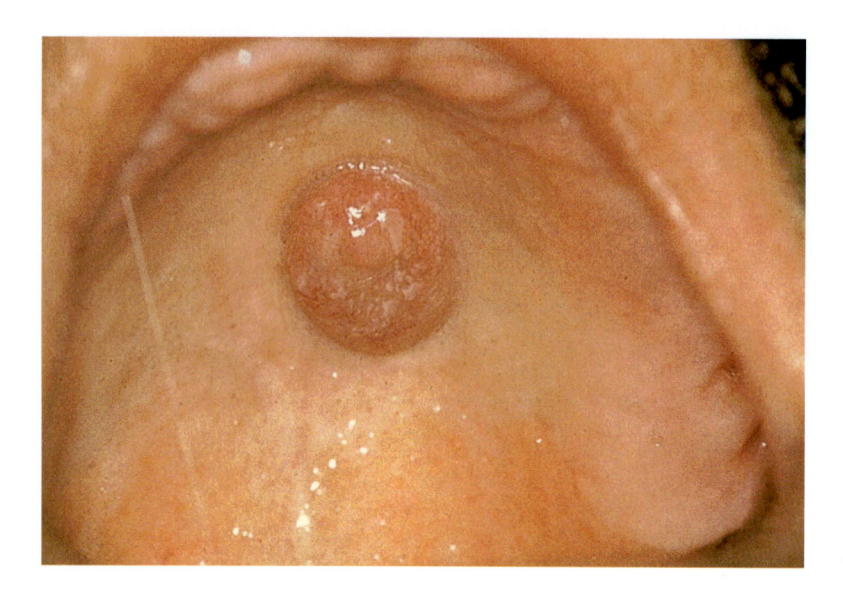

Figura 647 Hemangiopericitoma do palato.

Hemangiopericitoma

O hemangiopericitoma é um tumor raro originado dos pericitos da parede dos vasos sangüíneos. A lesão pode apresentar-se de forma benigna ou maligna, sendo difícil sua distinção. Ele afeta de maneira igual ambos os sexos, estando presente antes dos 50 anos e raramente afeta a mucosa bucal. Apresenta-se como tumor bem-delimitado, firme e indolor, de coloração avermelhada e recoberto por mucosa normal (**Fig. 647**). O seu crescimento é rápido, com consistência semi-sólida, podendo apresentar ulceração.

Diagnóstico diferencial. Hemangioendotelioma, sarcoma de Kaposi, angiomatose bacilar, tumores benignos de origem vascular.

Teste laboratorial. O exame histopatológico é útil para o estabelecimento do diagnóstico.

Tratamento. A remoção cirúrgica é o tratamento de escolha.

Melanoma

O melanoma* ocorre primariamente na pele e tem origem nos melanócitos. É uma lesão de prognóstico muito ruim. O melanoma cutâneo representa em torno de 2% de todos os tumores malignos. Os melanomas primários da boca são incomuns, representando entre 0,5 e 1,5% de todos os melanomas na maioria dos países. No Japão, entretanto, compreende 7,5% de todos os melanomas. Ao contrário dos fatores etiológicos bem-estabelecidos para os melanomas da pele, tais fatores ainda não estão sendo considerado ou não foram estudados extensivamente para os melanomas da mucosa bucal. Esses tumores podem desenvolver-se novamente ou em associação com lesões melanocíticas preexistentes. Os melanomas da cavidade bucal afetam mais homens do que mulheres (proporção por gênero 2,8:1,0), em geral após os 40 anos. A maioria das lesões (em torno de 70 a 80%) ocorre no palato, gengiva da maxila e mucosa alveolar. Os casos restantes aparecem na gengiva da mandíbula, mucosa oral, língua, assoalho da boca e lábios. De acordo com critérios clínicos e histopatológicos, os melanomas podem ser classificados em três formas: melanoma nodular, o qual se apresenta como nódulo elevado de coloração negra ou vermelho-acastanhada, com crescimento rápido e apresentando hemorragias freqüentes, podendo ainda apresentar ulceração com prognóstico ruim (**Fig. 648**); melanoma de disseminação superficial com apresentação clínica como placa plana ou levemente elevada e circunscrita, de coloração negra ou marrom, com bordas irregulares disseminadas perifericamente, é relativamente raro na boca e apresenta melhor prognóstico (**Fig. 649**); e melanoma em lentigo maligno, o qual desenvolve-se a partir de um lentigo maligno preexistente, sendo muito raro na cavidade bucal e tendo melhor prognóstico (**Fig. 650**).

Diagnóstico diferencial. Tatuagem por amálgama, nevo bucal pigmentado, lentigo maligno, sardas, melanose associada ao tabaco, melanoacantoma, pigmentação normal, lesão periférica de células gigantes, granuloma piogênico, sarcoma de Kaposi.

Teste laboratorial. Exame histopatológico.

Tratamento. Excisão cirúrgica, radioterapia, imunoterapia e quimioterapia.

---

*N. de T.: Optou-se pelo termo melanoma, suprimindo-se o maligno em função da redundância.

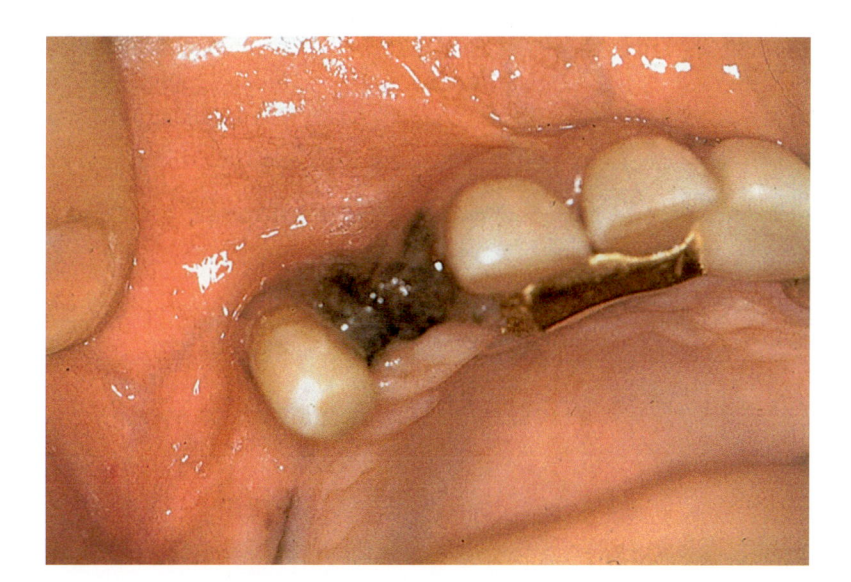

Figura 648 Melanoma nodular inicial da mucosa alveolar.

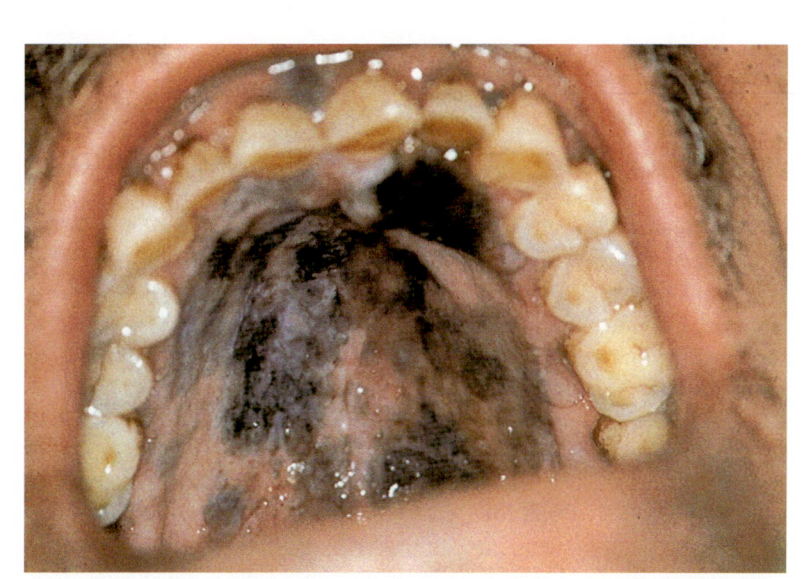

Figura 649 Extenso melanoma de disseminação superficial na mucosa do palato.

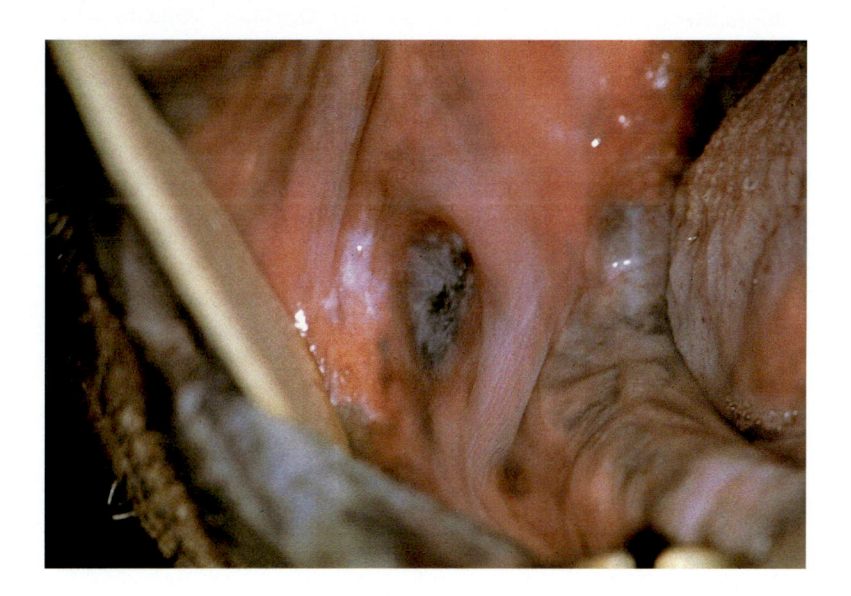

Figura 650 Melanoma em lentigo maligno da mucosa jugal.

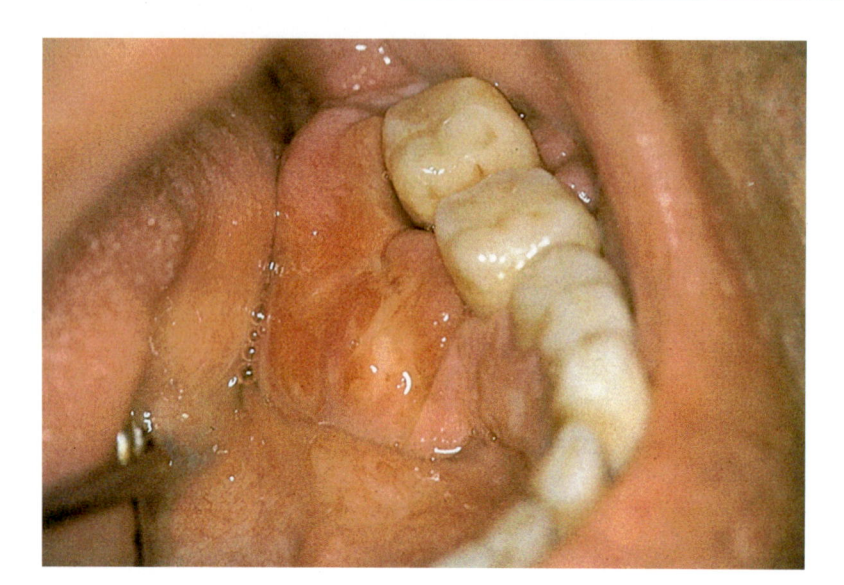

Figura 651 Condrossarcoma da mandíbula apresentando aspecto lobulado e ulcerado.

Condrossarcoma

O condrossarcoma é um tumor maligno relativamente comum, caracterizado pela formação aberrante de tecido cartilaginoso. A neoplasia é mais comum em homens do que em mulheres entre os 30 e 60 anos de idade. Ele é encontrado nas costelas, pelve, fêmur, escápula e maxilares. O condrossarcoma é subclassificado como primário quando inicia de novo e secundário quando tem origem a partir de tumores cartilaginosos benignos preexistentes. O condrossarcoma dos maxilares é raro e pode envolver ambos. Clinicamente, o tumor se apresenta como aumento de volume indolor e duro, que cresce progressivamente, causando extensa destruição óssea com dor e mobilidade dentária. Ocasionalmente pode se manifestar na cavidade bucal como grande massa eritematosa, lobulada e ulcerada (**Fig. 651**). O condrossarcoma mesenquimal é uma variante microscópica rara do condrossarcoma que também pode ocorrer na região maxilofacial.

Diagnóstico diferencial. Osteossarcoma, fibrossarcoma, condroma, lesões de células gigantes central ou periférica, tumores odontogênicos.

Teste laboratorial. Exame histopatológico e radiográfico.

Tratamento. Remoção cirúrgica e radioterapia. A quimioterapia adjuvante pode ter algum efeito benéfico.

Osteossarcoma

O osteossarcoma é o tumor maligno primário mais comum dos ossos. Sua etiologia continua desconhecida. Entretanto, algumas vezes, a neoplasia parece desenvolver-se após trauma ou em pacientes que foram irradiados em função de outras lesões ósseas, como a doença de Paget. Ela afeta mais homens do que mulheres e usualmente ocorre entre os 10 e os 29 anos de idade. Os ossos maxilares estão envolvidos em 6 a 7% dos casos, e mandíbula e maxila em proporções semelhantes. O tumor aparece usualmente em torno de 10 anos após a ocorrência de tumor primário em outra parte do esqueleto. Clinicamente, a lesão se apresenta com crescimento rápido e endurecido dos ossos maxilares e logo produz deformidade facial (**Figs. 652-654**). Dor, parestesia, mobilidade dentária, sangramento e obstrução nasal são outros sinais e sintomas que podem estar presentes.

Diagnóstico diferencial. Condrossarcoma, fibrossarcoma, osteoblastoma e, raramente, tumores odontogênicos.

Teste laboratorial. Exames radiográficos e microscópicos, ultra-sonografia, exames de ressonância magnética e tomografia computadorizada.

Tratamento. Excisão cirúrgica, radioterapia e quimioterapia.

Neoplasias Malignas

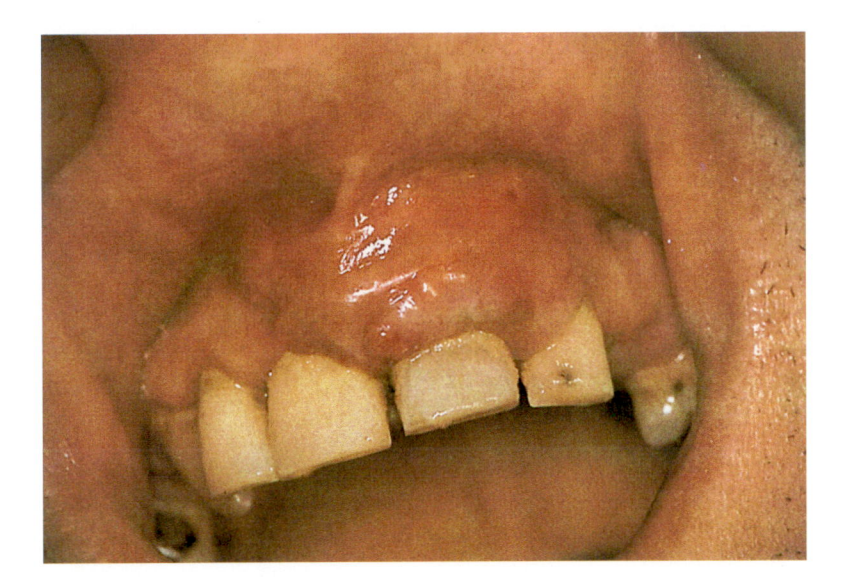

Figura 652 Osteossarcoma do maxilar superior apresentando-se como aumento de volume endurecido.

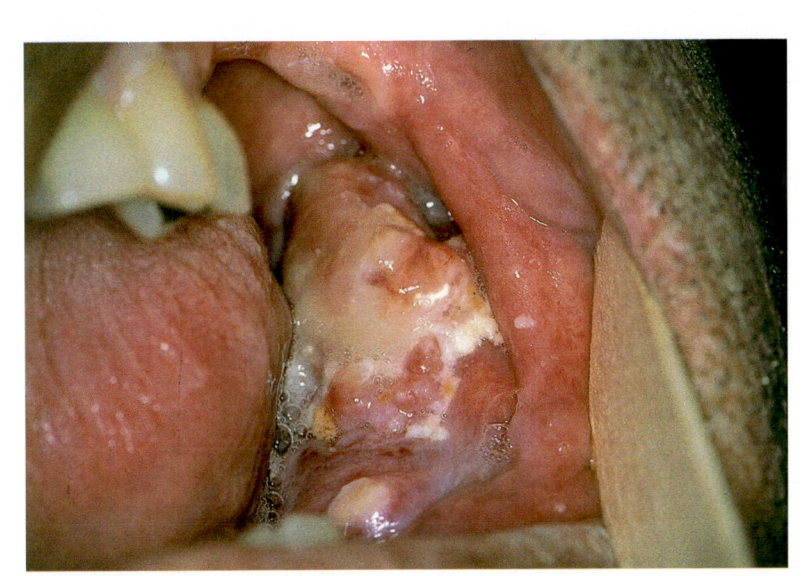

Figura 653 Osteossarcoma da mandíbula apresentando-se como massa exofítica.

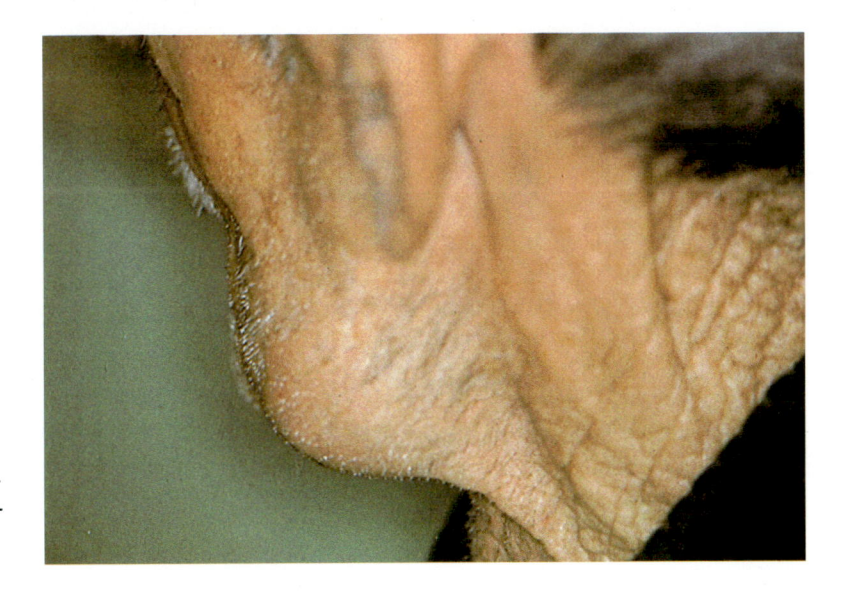

Figura 654 Osteossarcoma da mandíbula apresentando-se como aumento de volume duro no ângulo mandibular.

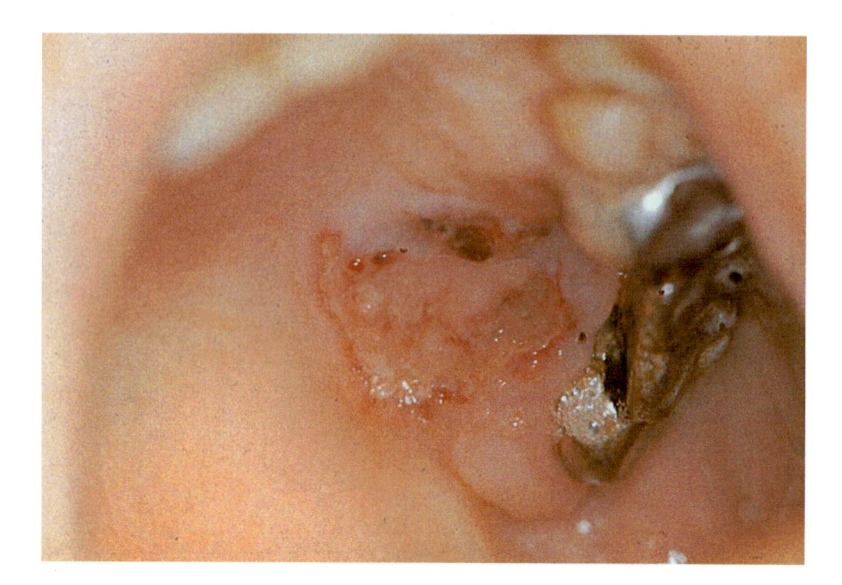

Figura 655 Carcinoma metastático do palato originado de carcinoma intestinal.

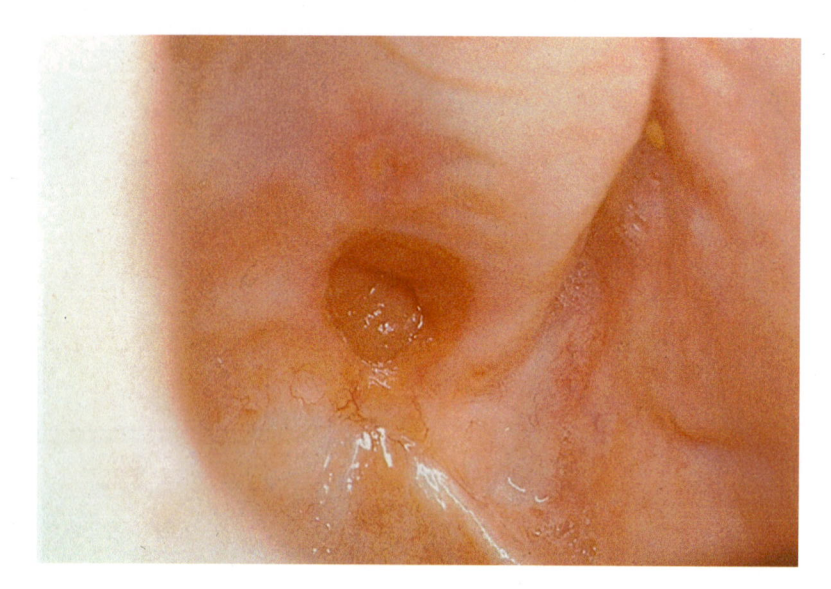

Figura 656 Carcinoma metastático do palato originado de carcinoma de próstata.

Neoplasia Metastática

As metástases nos ossos maxilares ou na mucosa bucal representam aproximadamente 1 a 2% de todas as neoplasias malignas. A maioria delas é encontrada nos ossos maxilares. As metástases podem ser originárias de carcinomas do trato gastrintestinal, pulmões, próstata, mama, fígado, etc.

Os tumores metastáticos da mucosa bucal estão localizados preferencialmente na língua, gengiva e palato, onde aparecem como nódulos assintomáticos, freqüentemente ulcerados, sem características clínicas específicas (**Figs. 655-659**).

Diagnóstico diferencial. Granuloma piogênico, lesão periférica de células gigantes, fibroma, úlcera traumática, carcinoma epidermóide, etc.

Teste laboratorial. O diagnóstico é feito após o exame histopatológico. A investigação para a localização primária pode ser necessária se a mesma ainda não estiver aparente.

Tratamento. Está relacionado com o tipo e terapia da neoplasia primária. Entretanto, a quimioterapia é o tratamento usual.

Neoplasias Malignas 351

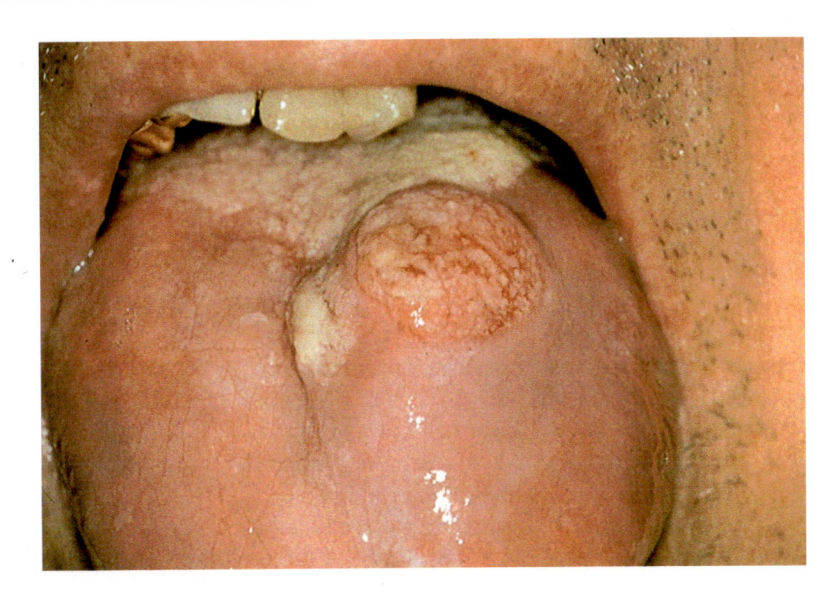

Figura 657 Carcinoma metastático da língua originado de carcinoma de pulmão.

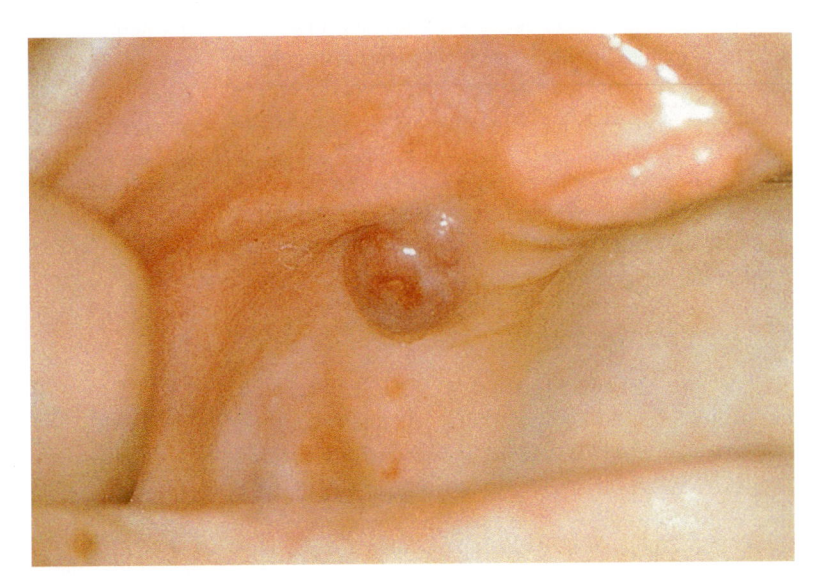

Figura 658 Carcinoma metastático de mucosa alveolar originado de carcinoma de mama.

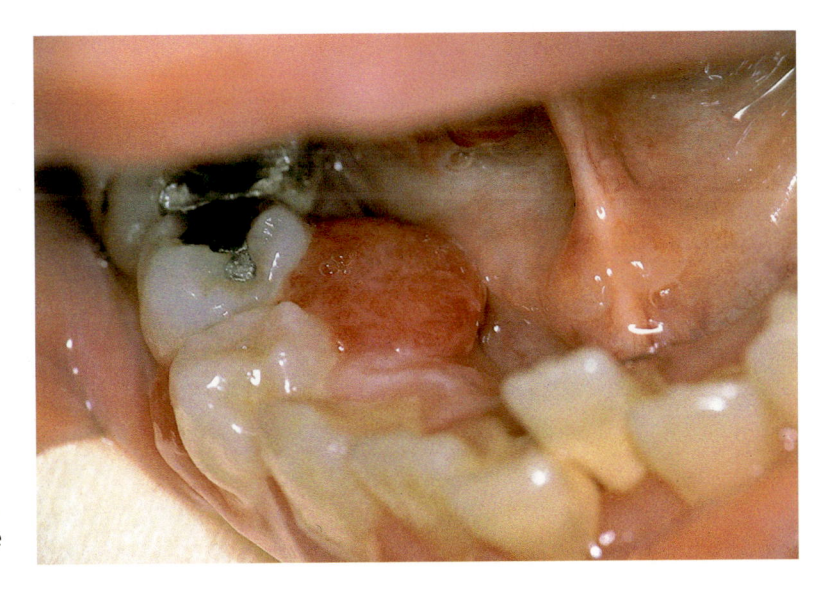

Figura 659 Carcinoma metastático da gengiva originado de carcinoma de mama.

34. Lesões Malignas dos Tecidos Linfáticos e Hematopoiéticos

Leucemias

As leucemias representam um grupo heterogêneo de alterações neoplásicas malignas dos tecidos formadores de sangue, caracterizados por defeitos na maturação e proliferação de leucócitos. A doença leva à infiltração da medula óssea por clones de leucócitos anormais, alterações da contagem de células do sangue periférico, manifestações sistêmicas, infecções, anemia, alterações no sistema imunológico e alterações de sangramento.

Dependendo do curso clínico e do grau de maturação das células, as leucemias são subdivididas em formas agudas e crônicas.

As leucemias são ainda classificadas de acordo com o clone de células anormais que predomina e a origem do tipo celular destes clones, tais como leucemia linfocítica, leucemia mielocítica, leucemia mielomonocítica, leucemia eosinofílica, etc.

Todos os tipos de leucemia podem ter manifestação bucal durante sua evolução, mas as alterações características das lesões bucais ocorrem em geral nas leucemias agudas, independentemente do tipo celular.

Leucemias Agudas

As leucemias agudas têm origem nas células hematopoiéticas-tronco. Com base nos critérios de microscopia de luz, microscopia eletrônica ou citoquímicos, as leucemias agudas são classificadas em três grandes grupos: mielóide, linfocítica e indiferenciada. A incidência das leucemias agudas nos países da Europa Ocidental e Estados Unidos é de 3 ou 4 casos por 100.000 pessoas anualmente. A doença é um pouco mais comum em homens do que em mulheres, afetando crianças e adultos jovens mais freqüentemente. A leucemia linfocítica aguda é a forma mais encontrada em crianças, representando 80% dos pacientes pediátricos. Os aspectos clínicos mais significativos são fraqueza, fadiga, perda de peso, febre, calafrios, dor de cabeça, palidez cutânea e das mucosas, sangramento, infecções, sensibilidade e dor óssea, hepatoesplenomegalia, linfadenopatia generalizada, etc.

A mucosa bucal está envolvida mais freqüentemente nas formas de leucemia aguda, sendo que mais de 80% dos pacientes apresentam manifestações bucais durante a evolução da doença. As lesões bucais são mais encontradas na forma mielóide de leucemia, podendo ser a manifestação precoce de sintomas complexos em evolução. Petéquias, equimoses, sangramento gengival, necrose e ulceração da mucosa bucal, mobilidade dentária, retardo de cicatrização e aumento de volume dos linfonodos da região submandibular e cervical são características incluídas no espectro das manifestações bucais da leucemia aguda (**Figs. 660-662**).

As ulcerações bucais são provocadas por trombose dos vasos sangüíneos e infiltração de células leucêmicas, além disso, as úlceras refletem os efeitos colaterais do tratamento quimioterápico ou, finalmente, são causadas por pequenos traumatismos.

A infiltração dos tecidos gengivais durante o curso das leucemias mielocíticas ou mielomonocíticas causa aumento de volume da gengiva, que se apresenta edemaciada, vermelha, inflamada e com sangramento espontâneo (**Figs. 663-665**).

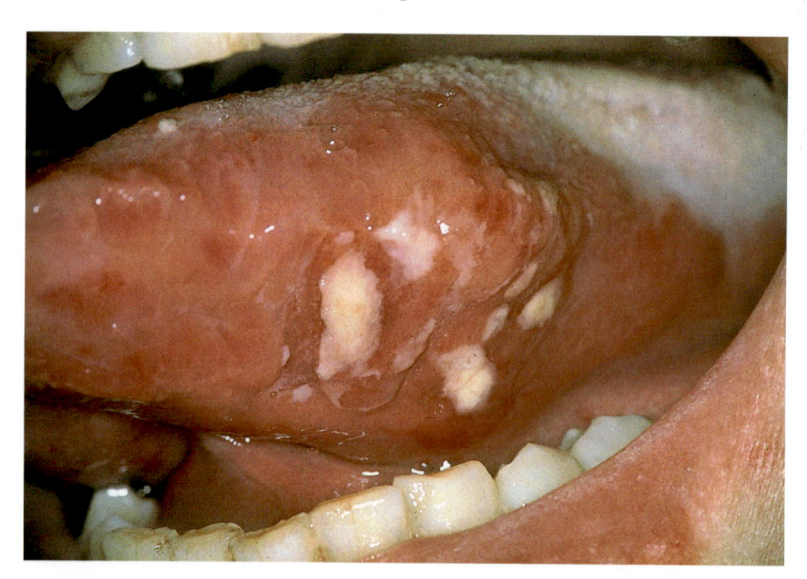

Figura 660 Leucemia mielocítica aguda, úlcera na língua.

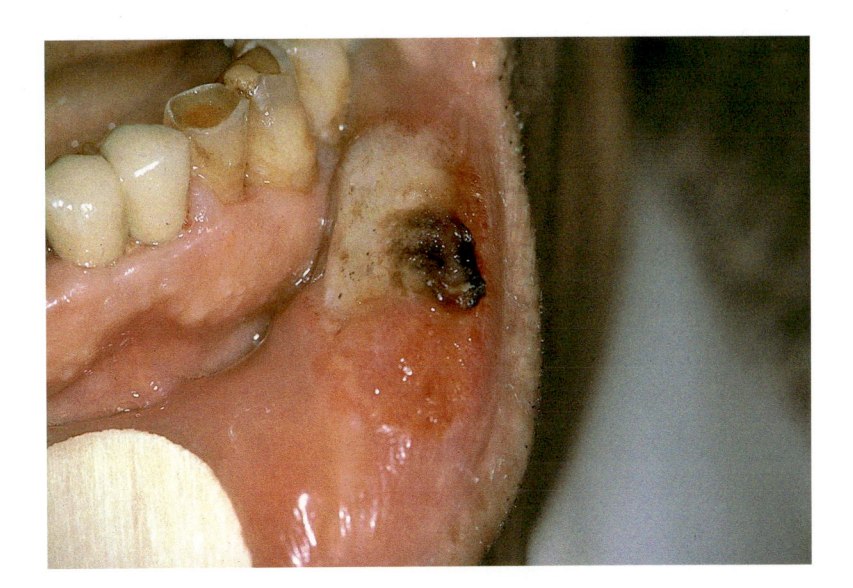

Lesões Malignas dos Tecidos Linfáticos e Hematopoiéticos 353

Figura 661 Leucemia mielocítica aguda, úlcera no lábio.

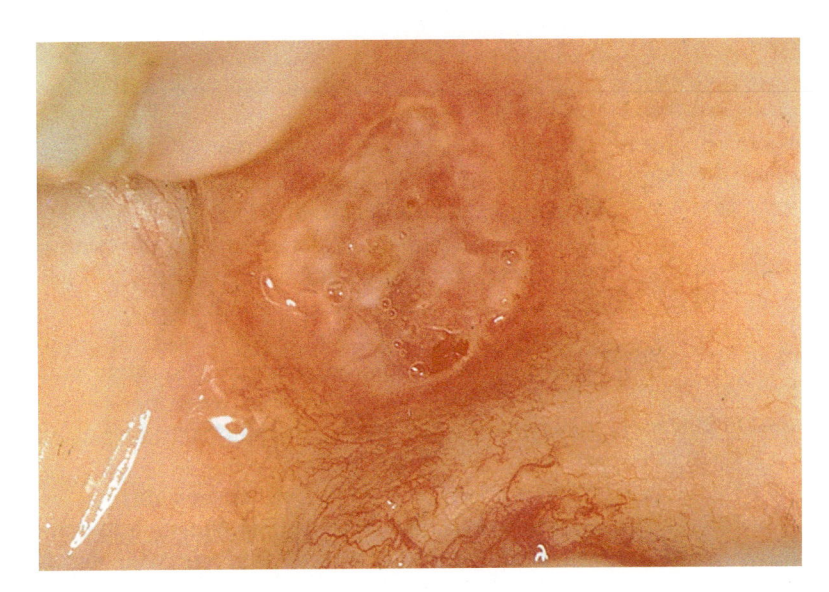

Figura 662 Leucemia linfocítica aguda, úlcera no palato.

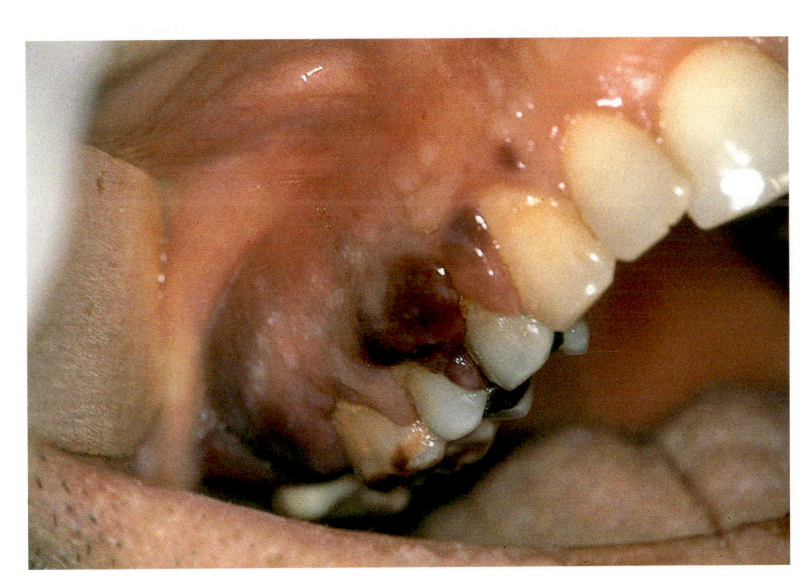

Figura 663 Leucemia mielomonocítica aguda, aumento de volume precoce na gengiva.

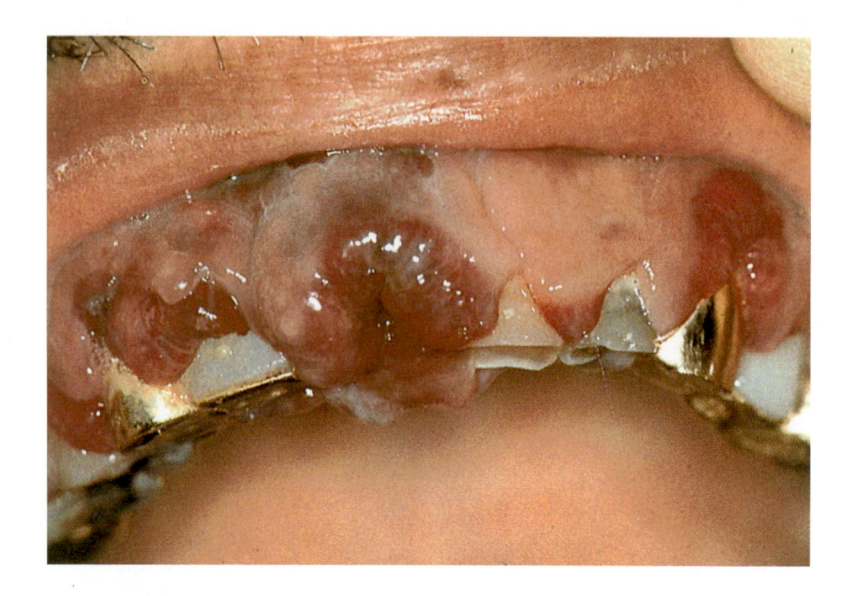

Figura 664 Leucemia mielomonocítica aguda, aumento de volume grave da gengiva.

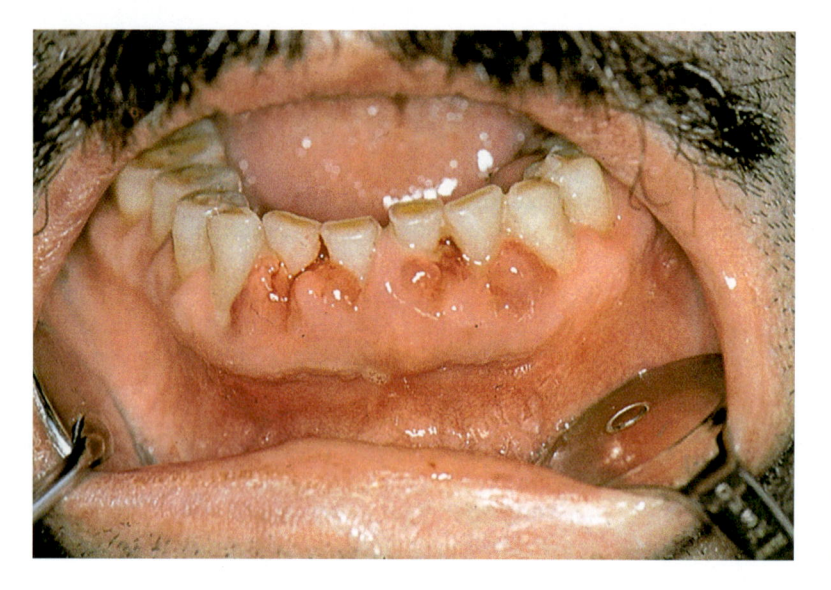

Figura 665 Leucemia mielocítica aguda, acentuado aumento de volume gengival.

Leucemias Crônicas

As leucemias crônicas são classificadas em formas mielóide e linfocítica. Afetam principalmente pessoas de meia-idade. Os homens são mais afetados que as mulheres.

O aparecimento e o curso são em geral insidiosos, e a enfermidade pode ser descoberta acidentalmente durante exames de sangue rotineiros. Mal-estar crônico, fadiga, perda de peso, sudorese noturna, linfadenopatia, esplenomegalia, hepatomegalia, febre baixa e aumento de volume das parótidas são queixas comuns. As manifestações cutâneas incluem equimoses, petéquias, ulcerações superficiais, pápulas, nódulos, prurido e manchas escuras na pele. Raramente o pênfigo bolhoso ou o penfigóide podem estar associados com a leucemia crônica.

A mucosa bucal pode estar envolvida, porém de forma menos freqüente do que na leucemia aguda. As manifestações clínicas que ocorrem são palidez da mucosa bucal, petéquias, úlceras superficiais e episódios de sangramento após cirurgia bucal rotineira (**Figs. 666, 667**). O aumento de volume gengival ocorre na leucemia linfocítica e menos freqüentemente na leucemia mielóide (**Figs. 668, 669**). O pênfigo bucal e o herpes zoster também estão relacionados com a leucemia crônica.

Diagnóstico diferencial. Trauma, agranulocitose, púrpura trombocitopênica, anemia aplástica, neutropenia cíclica, linfoma não-Hodgkin, gengivite e periodontite, fibromatose gengival idiopática, hiperplasia gengival relacionada a fenitoína, ciclosporina e nifedipina.

Teste laboratorial. Os exames úteis para qualquer dos tipos de leucemia incluem hemograma, exame de medula óssea e determinação dos vários marcadores das células leucêmicas (histoquímica, imunologia, etc.).

Tratamento. É necessária a abordagem por uma equipe especializada para o tratamento dessas doenças. A quimioterapia e o transplante de medula óssea são os tratamentos mais comuns.

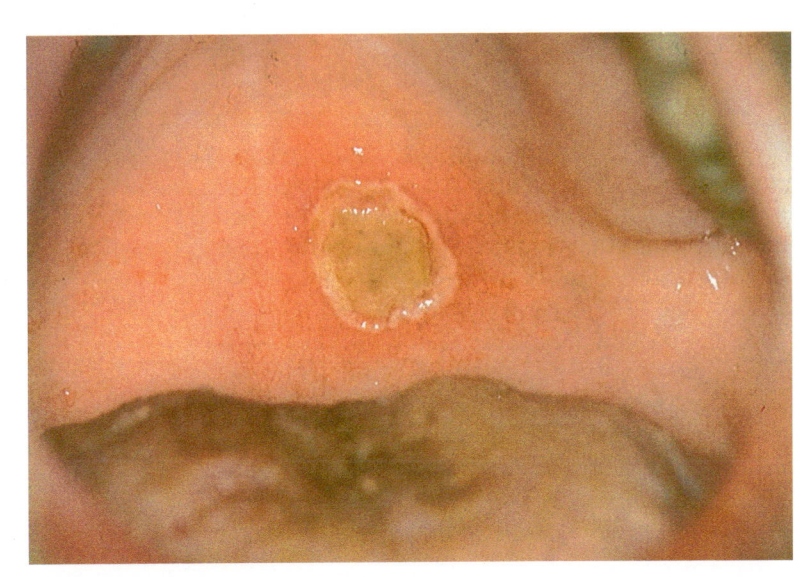

Lesões Malignas dos Tecidos Linfáticos e Hematopoiéticos 355

Figura 666 Leucemia linfocítica crônica, úlcera no palato.

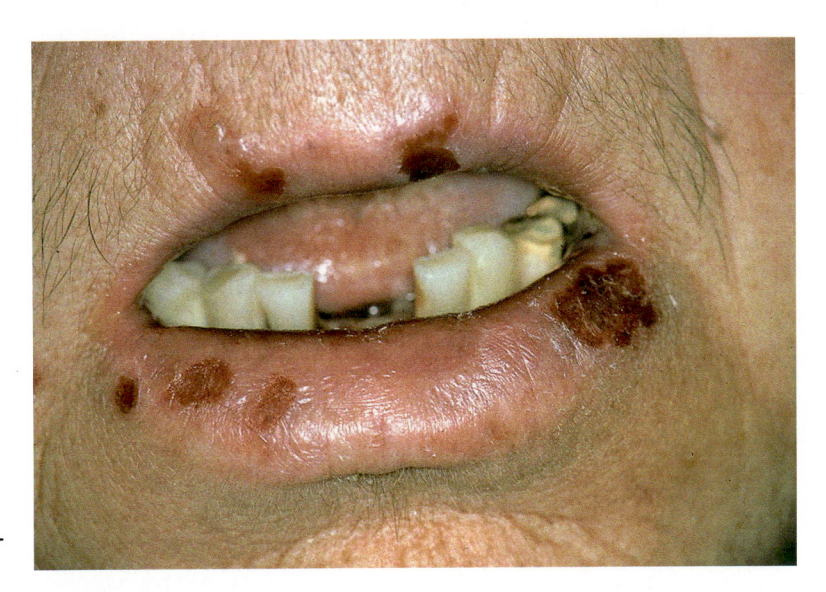

Figura 667 Leucemia linfocítica crônica, úlceras múltiplas nos lábios.

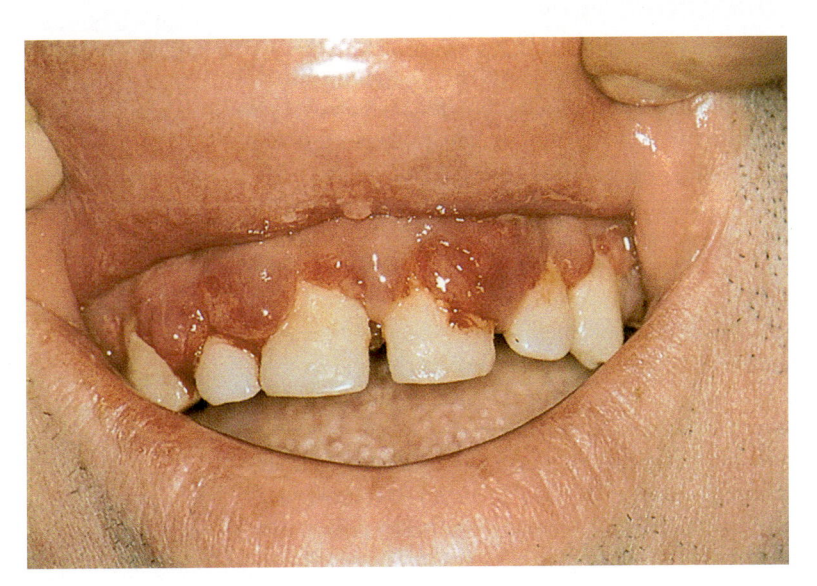

Figura 668 Leucemia linfocítica crônica, aumento gengival grave.

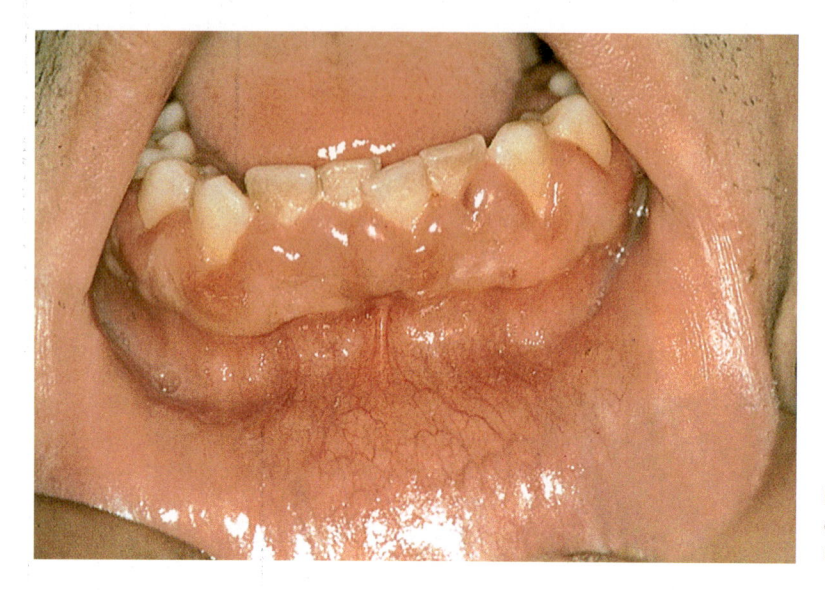

Figura 669 Leucemia mielocítica crônica, acentuado aumento de volume gengival.

Eritroleucemia

A eritroleucemia ou síndrome de Guglielmo é uma variante da leucemia mielóide aguda. Ela representa em torno de 3% de todos os casos de leucemia aguda, sendo rara na infância. Durante seus estágios iniciais, ela é caracterizada pela proliferação intensa de células eritróides na medula óssea, e células vermelhas anômalas no sangue. Esta mielose eritrêmica envolve desde a eritroleucemia até a leucemia mielóide aguda. Clinicamente, podem estar presentes febre, anemia, hepatosplenomegalia e hemorragias. O curso clínico é rápido e lembra o da leucemia mielóide aguda. A mucosa bucal está envolvida em raras ocasiões, apresentando hemorragia e aumento de volume gengivais (**Fig. 670**).

Policitemia Vera

A policitemia vera é uma alteração mieloproliferativa relativamente comum, caracterizada pelo aumento da produção de células vermelhas e aumento absoluto da massa eritróide.

A causa permanece obscura, sendo mais comum em pacientes acima dos 50 anos de idade. A enfermidade tem aparecimento insidioso, sendo geralmente descoberta após um hemograma de rotina que apresenta níveis aumentados de hemoglobina e hematócrito. Clinicamente ela é caracterizada por dor de cabeça, tontura, vertigem, tinido, distúrbios visuais, sintomas cardiovasculares e gastrintestinais, prurido, hemorragias, trombose e pele cianótica rosada. A mucosa bucal adquire coloração vermelho-escura (**Fig. 671**). Aumento de volume gengival e sangramento, petéquias e equimoses podem ocorrer na mucosa bucal.

Diagnóstico diferencial. Policitemia secundária provocada por várias causas, trombocitopenia idiopática e outras alterações plaquetárias.

Teste laboratorial. Os exames laboratoriais úteis para o diagnóstico são os exames de sangue de rotina e o exame da medula óssea.

Tratamento. Este é de apoio, sendo conveniente encaminhar para especialista.

Linfoma de Hodgkin

O linfoma ou doença de Hodgkin é uma alteração maligna originada nas células B na maioria dos casos. Sua causa é desconhecida, porém em 20 a 30% dos casos o vírus do Epstein-Barr está envolvido. O linfoma de Hodgkin ocorre com freqüência crescente em pacientes com AIDS. A doença ocorre mais em homens. A idade média de aparecimento da doença é em torno dos 30 anos. Os linfomas de Hodgkin são classificados tanto como linfomas de Hodgkin clássicos (cerca de 95% dos casos) ou formas nodulares de predominância linfocitária. O linfoma de Hodgkin tipo clássico é subdividido ainda em quatro subtipos: esclerose nodular, celularidade mista, linfocitário e de depleção linfocitária. Na dependência da extensão dos linfomas de Hodgkin, eles são classificados em quatro estágios – I, II, III, IV – e depois caracterizados como A ou B, na dependência da ausência ou presença de manifestações sistêmicas. O estadiamento em associação com os outros fatores clínicos e laboratoriais de prognósticos determina o tratamento e o prognóstico.

O aumento de volume indolor dos linfonodos da cadeia cervical ou outro grupo de linfonodos é uma característica comum (**Fig. 672**). As manifestações sistêmicas

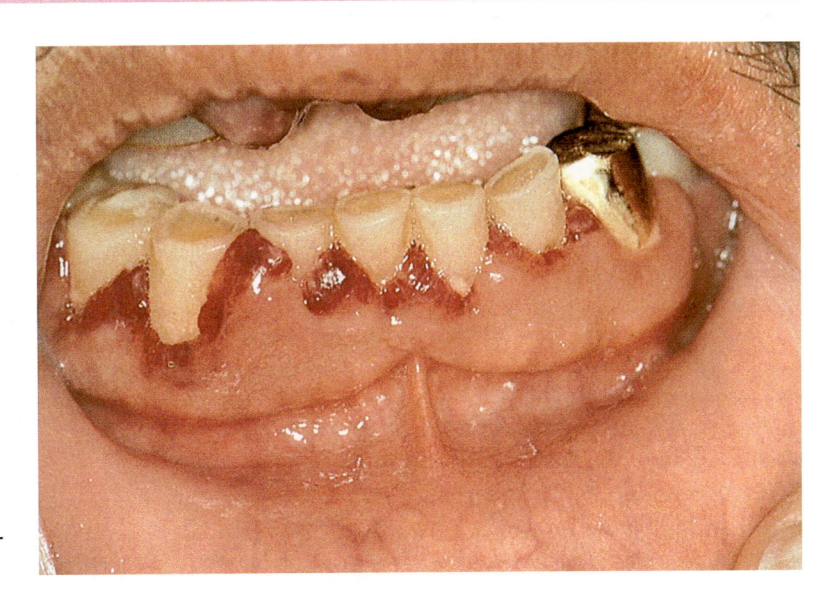

Lesões Malignas dos Tecidos Linfáticos e Hematopoiéticos 357

Figura 670 Eritroleucemia, aumento de volume gengival.

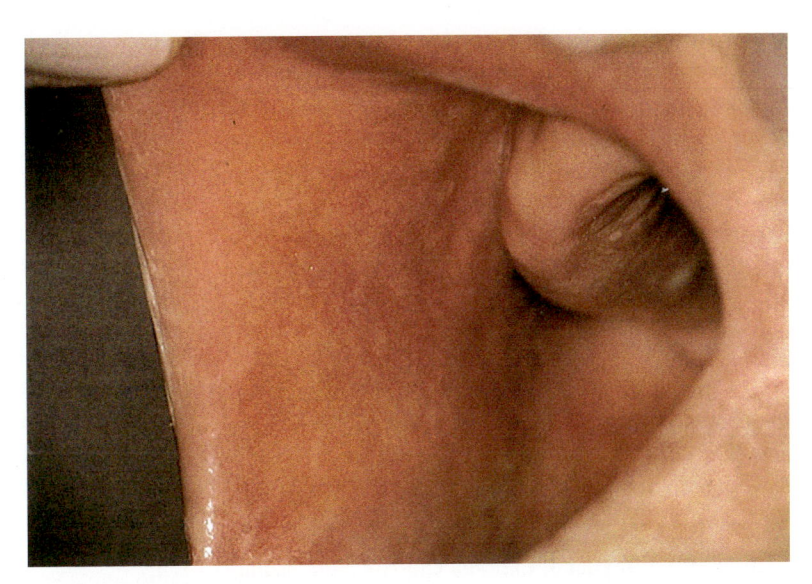

Figura 671 Policitemia vera, cor vermelho-púrpura da mucosa jugal.

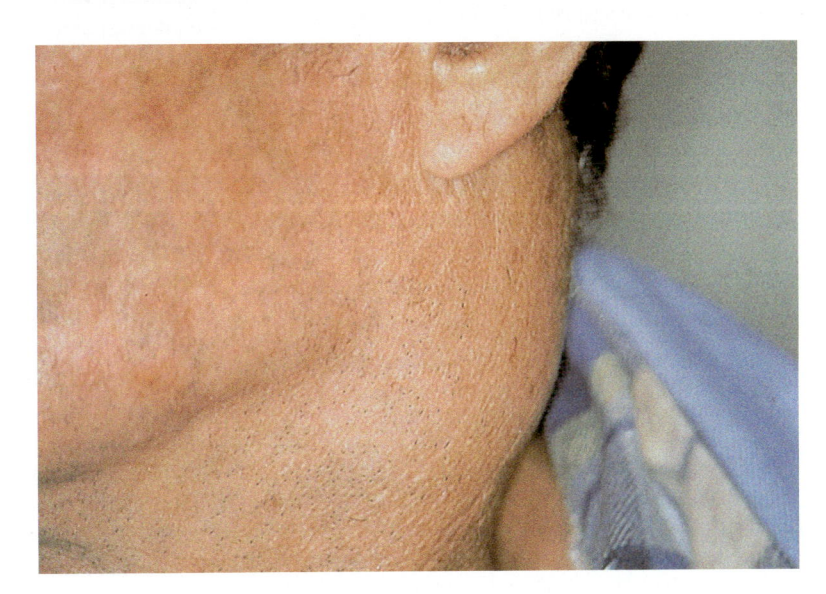

Figura 672 Linfoma de Hodgkin, aumento de volume dos linfonodos cervicais.

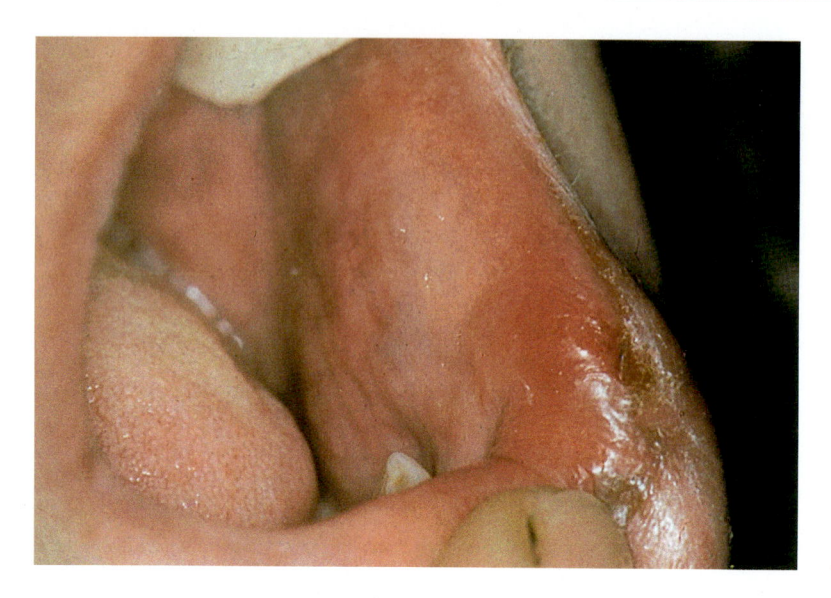

Figura 673 Linfoma de Hodgkin, aumento de volume da mucosa jugal.

incluem perda de peso, febre, sudorese noturna, assim como prurido que pode acompanhar a linfadenopatia desde as fases mais precoces da doença. Se ela se dissemina para tecidos extralinfáticos, ocorre uma grande variedade de sinais e sintomas na dependência dos tecidos envolvidos. Várias manifestações cutâneas são associadas ao linfoma de Hodgkin, como eritema nodoso, dermatite descamativa, pênfigo e dermatomiosite. A cavidade bucal é uma localização anatômica infreqüente para o aparecimento do linfoma de Hodgkin, onde úlceras e aumento de volumes avermelhados podem aparecer (**Fig. 673**).

O anel de Waldeyer está afetado em 5% dos casos. Entretanto, a linfadenopatia submandibular e cervical podem ser os sinais iniciais. O envolvimento ganglionar pode ser múltiplo ou solitário, uni ou bilateral, com uma consistência elástica à palpação.

Diagnóstico diferencial. Linfoma não-Hodgkin, sialoadenometaplasia necrotizante, carcinoma espinocelular, granulomatose de Wegener, granuloma letal de linha média, mononucleose infecciosa, linfadenopatia tuberculosa.

Teste laboratorial. O exame histopatológico da biópsia de linfonodos envolvidos ou de tecidos suspeitos é essencial para o diagnóstico. A imunoistoquímica é muito útil para o diagnóstico. Para o estadiamento, os procedimentos envolvem exames radiográficos de tórax, tomografia computadorizada pélvica e abdominal, além de biópsia da medula óssea.

Tratamento. Quimioterapia associada ou não à radioterapia. A escolha do esquema de tratamento está na dependência do estágio da doença e de outros fatores prognósticos.

Linfomas Não-Hodgkin

Os linfomas não-Hodgkin envolvem um grupo heterogêneo de alterações malignas dos tecidos linfóides, compreendendo cerca de 70% de todos os casos de linfomas. Noventa por cento dos linfomas não-Hodgkin têm origem em células B, 10% são de origem em células T e raramente originam-se de histiócitos. Sua etiologia é obscura. Fatores genéticos e ambientais (vírus, drogas e radiações) podem ter um papel importante por meio de interações intrincadas que eventualmente desencadeiam o aparecimento da doença. Freqüentemente os linfomas não-Hodgkin aparecem em pacientes com AIDS ou com imunodeficiências herdadas ou adquiridas, doenças auto-imunes e pacientes transplantados. A classificação e o estadiamento dos linfomas não-Hodgkin são feitos com base em critérios histopatológicos, clínicos e de imagem. A classificação dos linfomas não-Hodgkin continua sendo tópico de discussões acaloradas, tendo sofrido sucessivas revisões nos últimos anos. Recentemente, tem sido adotado um sistema apoiado em três categorias (indolente, agressivo e muito agressivo) usando o curso natural e a agressividade da doença como critérios de classificação. Parece existir boa correlação entre esta distinção e os subtipos histológicos. Os linfomas não-Hodgkin que se iniciam na cavidade bucal representam menos de 5% de todas as lesões malignas. Em 70% dos casos, a doença inicia no anel de Waldeyer. As localizações extralinfáticas (cavidade bucal, laringe, seios paranasais e glândulas salivares) representam entre 15 e 30% de todos os casos. O envolvimento bucal pode ser de natureza local, mas é mais comum que represente a disseminação da enfermidade da região da cabeça e pescoço e nódulos linfáticos.

Todas as suas formas podem ser caracterizadas pela linfadenopatia, invasão de órgãos linfóides e localização extralinfática. A região de cabeça e pescoço está mais freqüentemente envolvida (em torno de 50% dos casos). A doença pode acometer pessoas de qualquer idade e de ambos os sexos, porém sua incidência aumenta com a idade. As lesões bucais manifestam-se como aumentos de volume difusos, firmes ou amolecidos, de crescimento rápido que evoluem para ulceração (**Figs. 674-676**). A superfície

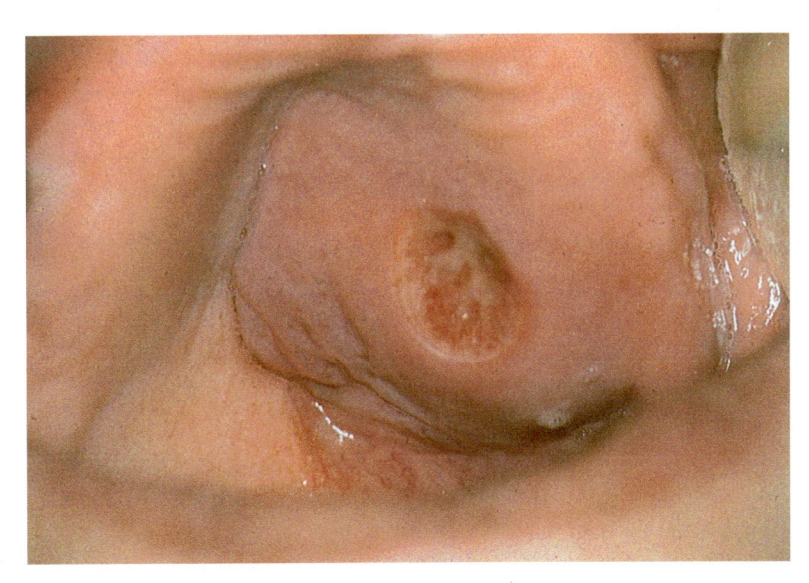

Lesões Malignas dos Tecidos Linfáticos e Hematopoiéticos

Figura 674 Linfoma não-Hodgkin, aumento de volume e úlcera do palato.

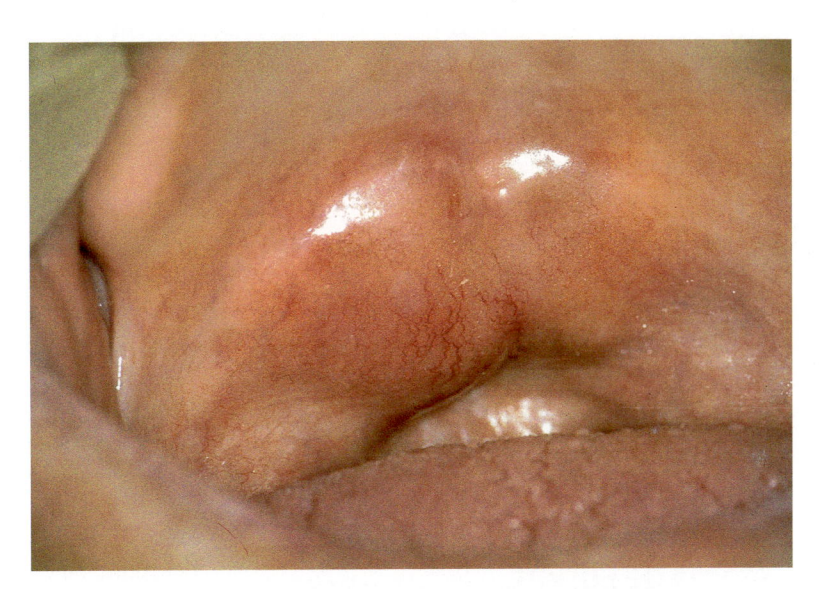

Figura 675 Linfoma não-Hodgkin, aumento de volume no palato mole.

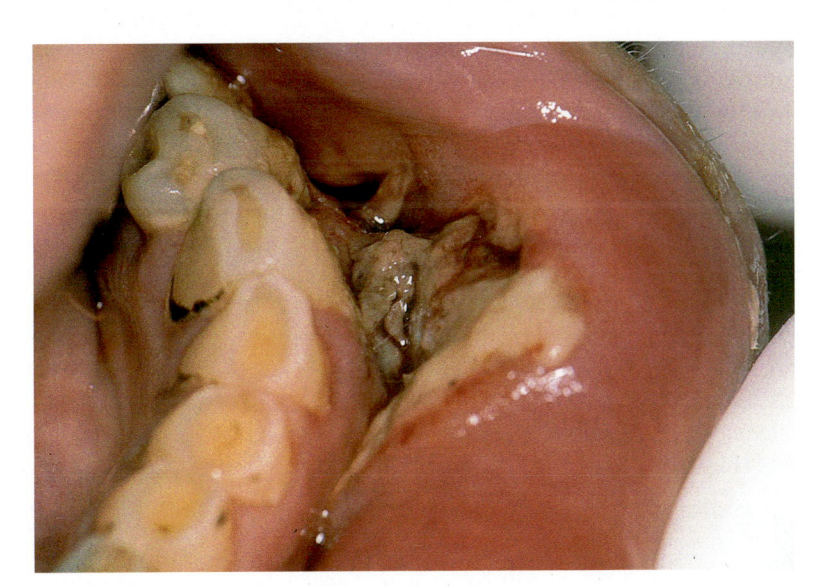

Figura 676 Linfoma não-Hodgkin, úlcera no lábio inferior.

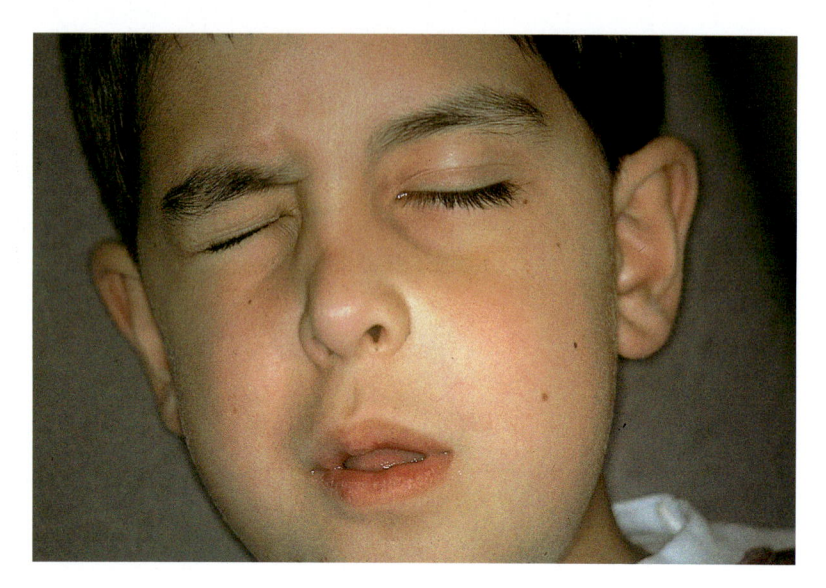

Figura 677 Linfoma de Burkitt, deformidade facial.

da úlcera é irregular, com sinais inflamatórios na periferia, base ou tecidos adjacentes. Dor moderada, odor fétido, parestesia, anestesia e mudança de cor da mucosa são sinais e sintomas comuns. O palato mole, a gengiva na região de molares, a base da língua e o assoalho da boca são os sítios anatômicos que costumam estar envolvidos.

Diagnóstico diferencial. Linfoma de Hodgkin, granulomatose de Wegener, granuloma maligno, úlcera eosinofílica, sialadenometaplasia necrotizante, carcinoma espinocelular, micoses sistêmicas, abcessos dentários, doença periodontal inflamatória, linfadenopatia tuberculosa.

Teste laboratorial. Tipagem histopatológica e imunocitoquímica.

Tratamento. Quimioterapia com ou sem radioterapia.

Linfoma de Burkitt

Esta é uma forma de linfoma de alto grau de malignidade com origem nas células B de células germinativas dos linfonodos. O vírus do Epstein-Barr está relacionado com o desenvolvimento deste linfoma. Apresenta prevalência alta na África (forma endêmica), afetando crianças entre 2 e 12 anos de idade. Casos esporádicos têm sido descritos em torno do mundo (forma não-endêmica). O prognóstico depende do estágio da doença e a sobrevida de longo tempo varia entre 20 e 70%. Os ossos maxilares são a localização mais freqüente de aparecimento do linfoma de Burkitt, que cresce de forma rápida, provocando destruição óssea e perdas dentárias (**Fig. 677**). Com a progressão da enfermidade, massas ulceradas ou não podem ser vistas na boca (**Fig. 678**).

Diagnóstico diferencial. Outros cânceres da infância, outros subtipos de linfomas não-Hodgkin, lesão central de células gigantes, fibroma ossificante e tumores odontogênicos.

Teste laboratorial. O exame histopatológico confirma o diagnóstico.

Tratamento. Quimioterapia e radioterapia.

Granuloma Maligno

O granuloma letal de linha média ou granuloma maligno representa o espectro de uma enfermidade caracterizada por ulceração e necrose progressivas que envolvem a cavidade nasal, o palato e o segmento da linha média da face. Sua patogenia exata permanece desconhecida. Muitos investigadores consideram a granulomatose de Wegener e o granuloma maligno como extremos de uma mesma lesão. Entretanto, evidências recentes questionam esta interpretação e incluem três variedades sob o termo "granuloma maligno": o granuloma maligno inflamatório ou essencialmente idiopático; o obviamente neoplásico ou reticulose polimórfica, que representa uma desordem linfoproliferativa; e o linfoma de baixo grau de malignidade. A enfermidade é caracterizada clinicamente por sinais e sintomas prodrômicos clássicos, tais como epistaxe, dor discreta, obstrução nasal, secreções de odor fétido, obstrução nasal com secreção purulenta. Áreas de ulcerações e necroses persistentes no palato, osso alveolar, sulco retromolar e cavidade nasal são ocorrências freqüentes (**Fig. 679**). Essas lesões deterioram rapidamente, provocando destruição e perfuração do palato, do septo nasal e das estruturas ósseas circunvizinhas, resultando em severa desfiguração (**Fig. 680**). O prognóstico é desfavorável com alto índice letal.

Diagnóstico diferencial. Granulomatose de Wegener, lepra, goma sifilítica, linfoma, carcinoma espinocelular, tuberculose, sialometaplasia necrotizante, mucormicose e outras micoses sistêmicas.

Teste laboratorial. O exame histopatológico é muito útil para o estabelecimento do diagnóstico.

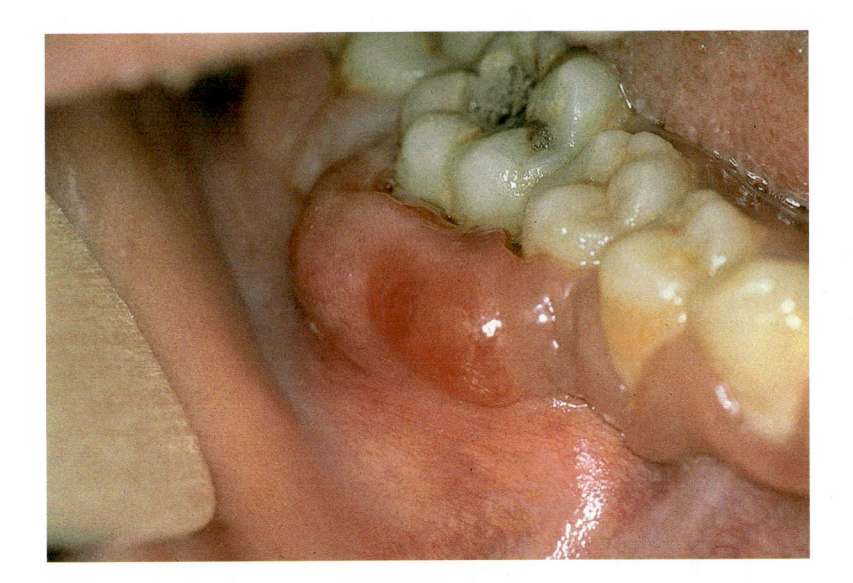

Figura 678 Linfoma de Burkitt, massa gengival.

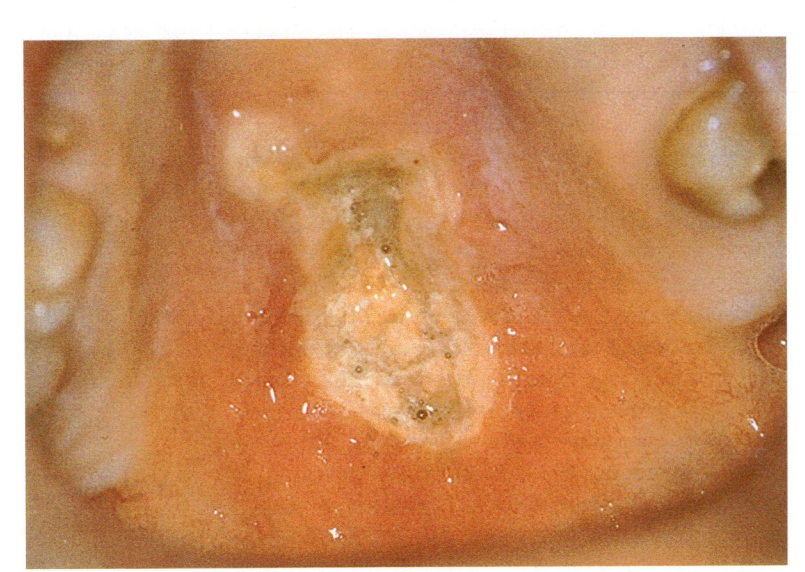

Figura 679 Granuloma maligno, úlcera persistente e necrose no palato.

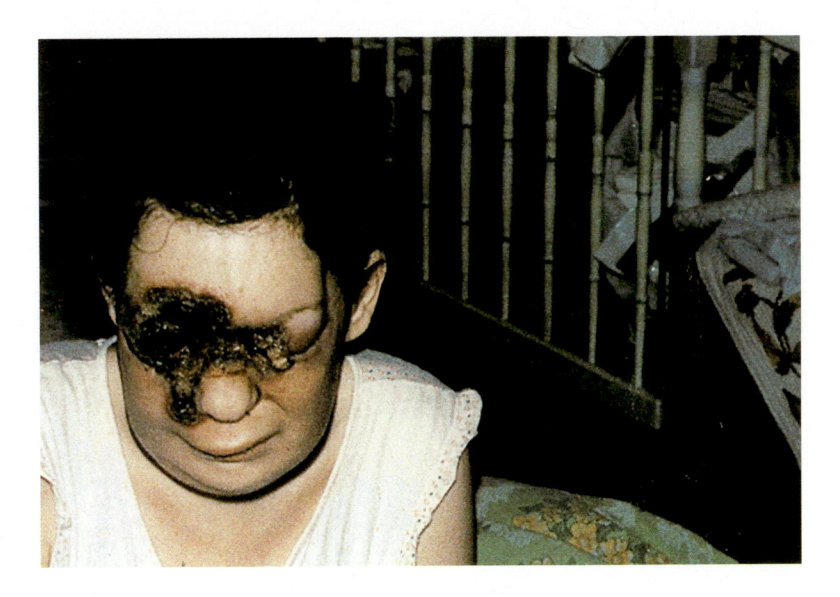

Figura 680 Granuloma maligno, desfiguração grave da face.

Tratamento. Tem sido relatado algum valor terapêutico para as radiações. Os esteróides e outros agentes citotóxicos têm falhado na mudança do prognóstico.

Micose Fungóide

A micose fungóide é um linfoma não-Hodgkin de células T envolvendo primariamente a pele. As lesões cutâneas persistem por vários anos, mas a doença afeta eventualmente os linfonodos e outros órgãos, resultando em óbito. Mulheres de meia-idade são mais afetadas do que homens. O curso clínico progride em três estágios: o pré-micótico ou estágio eritematoso, o qual inicia com erupções intensamente pruriginosas, podendo assemelhar-se à psoríase, parapsoríase em placa ou eczema; o estágio de placa, que é caracterizado pela presença de placas irregulares e levemente elevadas e endurecidas com bordas bem-demarcadas e contornos irregulares; o estágio de tumor, nesta fase a maioria das placas progride para tumores elevados que ulceram com facilidade ou tumores reincidentes (**Figs. 681, 682**). O envolvimento da mucosa bucal é raro, ocorrendo em geral na fase de placa da doença. Como aspecto clínico, a mucosa bucal apresenta eritema extenso, que posteriormente evolui para placas endurecidas ou tumores ulcerados. Úlceras superficiais e não-específicas sobre a superfície vermelha podem ser observadas (**Fig. 683**). Os sítios de envolvimento mais freqüente são borda do vermelhão do lábio, mucosa oral, palato, gengiva e língua.

A **síndrome de Sézary** é uma forma agressiva de micose fungóide caracterizada pela presença de uma tríade de eritroderme, linfadenopatia e 10% ou mais de células mononucleares atípicas no sangue periférico (células de Sézary). Os pulmões, os rins e o sistema nervoso central podem ser afetados. Não ocorrem manifestações bucais.

Diagnóstico diferencial. Linfoma não-Hodgkin, leucemia, dermatomiosite, lúpus eritematoso, líquen plano e candidíase.

Teste laboratorial. O exame histopatológico e o exame imunoistoquímico com marcadores monoclonais.

Tratamento. Quimioterapia, fotoquimioterapia e radiações.

Macroglobulinemia

A macroglobulinemia ou doença de Waldenström é uma doença relativamente rara dos plasmócitos, resultando no desenvolvimento anômalo de clones de células B que produzem grandes quantidades de imunoglobulinas M. A doença acomete mais comumente homens acima dos 50 anos. O prognóstico varia desde um curso indolente até uma doença curta e fulminante. Os sintomas mais comuns são fadiga, fraqueza, palidez, perda de peso, mal-estar, linfadenopatia, alterações neurológicas e hepatoesplenomegalia. A hemorragia das mucosas bucal, nasal e ocular são características. Hemorragia gengival persistente, petéquias, equimoses e úlceras também são aspectos comuns (**Fig. 684**).

Diagnóstico diferencial. Púrpura trombocitopênica e leucemia.

Teste laboratorial. Os exames úteis para o diagnóstico são a biópsia de medula óssea e a eletroforese das proteínas séricas.

Tratamento. Os agentes alquilantes e os corticosteróides sistêmicos são as drogas de escolha. A plasmaferese também é útil.

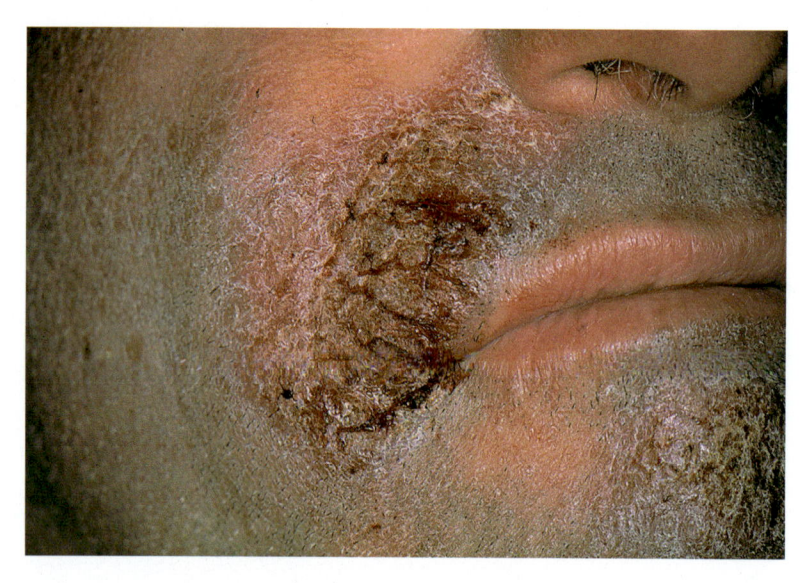

Figura 681 Micose fungóide, estágio de placa.

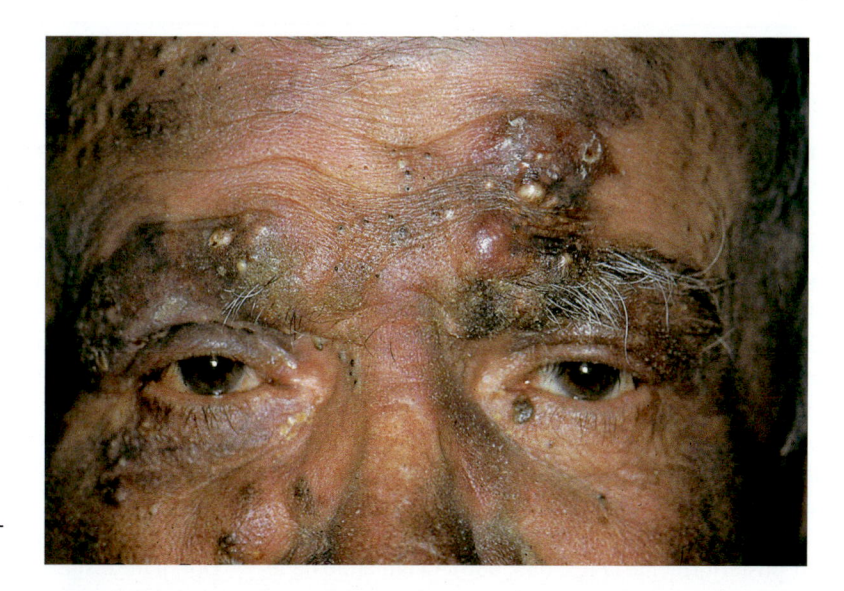

Lesões Malignas dos Tecidos Linfáticos e Hematopoiéticos **363**

Figura 682 Micose fungóide, estágio de tumor.

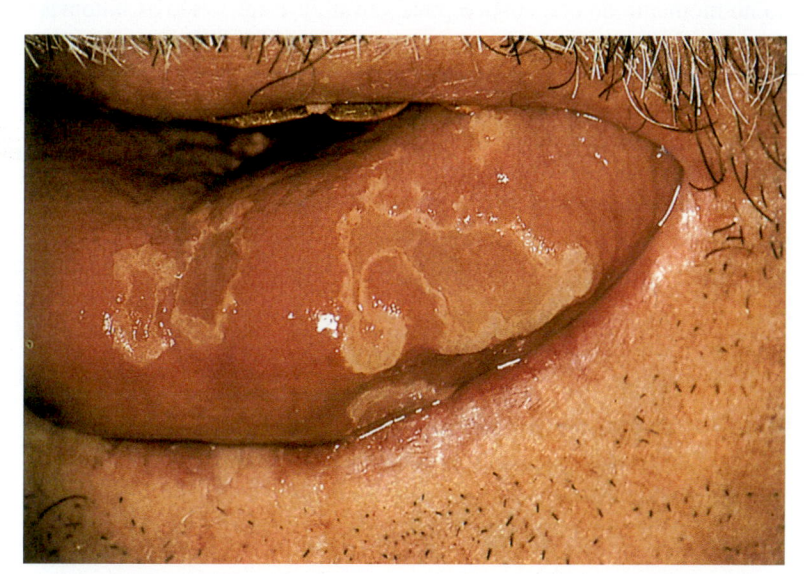

Figura 683 Micose fungóide, úlceras múltiplas na língua.

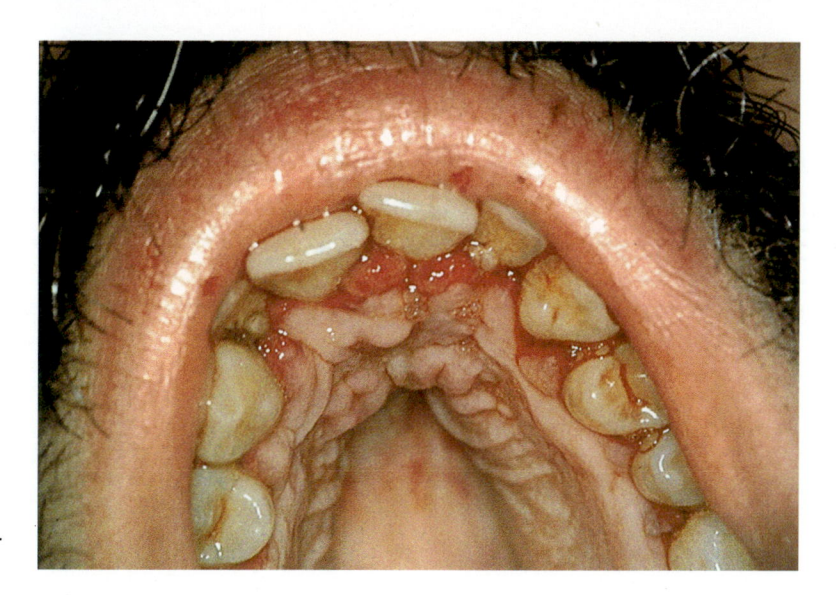

Figura 684 Macroglobulinemia, úlceras e hemorragia gengivais.

Plasmocitoma da Mucosa Bucal

O plasmocitoma primário de tecidos moles é uma neoplasia rara que consiste de plasmócitos indistingüíveis daqueles vistos em mielomas múltiplos. Ele é considerado uma forma extramedular e solitária do mieloma múltiplo, que afeta com freqüência homens acima dos 50 anos. O plasmocitoma primário de tecidos moles costuma ter início nos tecidos submucosos do trato aéreo superior e cavidade bucal, sendo raro em outras localizações. A mucosa bucal é envolvida raramente. Nestes casos, a maioria das lesões envolve o palato, a gengiva e, às vezes, a mucosa oral, assoalho da boca e língua. Clinicamente, a lesão não apresenta aspectos característicos, mostrando aumento de volume amolecido, com superfície lisa que pode ulcerar posteriormente (**Figs. 685, 686**). O tamanho da lesão no momento do diagnóstico pode variar de 1 até vários centímentros de diâmentro.

Em alguns pacientes que desenvolvem o plasmocitoma primário de tecidos moles pode ocorrer, posteriormente, o desenvolvimento do mieloma múltiplo generalizado; alguns pacientes morrem devido à invasão local, sendo que outros não exibem evidência de neoplasia após o tratamento.

Diagnóstico diferencial. Linfoma não-Hodgkin, mieloma múltiplo, adenoma pleomórfico, neoplasias malignas de glândulas salivares menores, outros tumores benignos e malignos.

Teste laboratorial. São necessários o exame histopatológico e os estudos imunológicos do soro para o estabelecimento do diagnóstico.

Tratamento. Radiação, quimioterapia ou cirurgia.

Mieloma Múltiplo

O mieloma múltiplo é uma alteração maligna e generalizada dos plasmócitos com causa desconhecida. A doença tem sua origem na medula óssea, porém lesões extramedulares ocorrem durante o curso da doença. Proliferação anormal de plasmócitos, disfunção da medula óssea, produção anormal de imunoglobulinas são alterações básicas da doença. Aproximadamente 10 a 25% dos mielomas múltiplos estão associados com amiloidose sistêmica primária. A doença é mais comum em homens acima dos 50 anos de idade. Os locais de envolvimento mais acometidos são crânio, esterno, pelve, costelas e clavículas. O envolvimento dos ossos maxilares, principalmente a mandíbula, é freqüente, podendo ser a manifestação inicial da doença. Dor, parestesia, expansão óssea e mobilidade dentária são os sintomas mais encontrados. O aumento de volume, amolecido e não-específico, em geral na gengiva e mucosa alveolar faz parte do espectro completo (**Figs. 687, 688**).

Diagnóstico diferencial. Linfoma não-Hodgkin, linfoma de Burkitt, plasmocitoma, cisto gengival do adulto e tumores benignos e malignos da boca.

Teste laboratorial. A biópsia da medula óssea confirma o diagnóstico. A eletroforese de proteínas séricas e da urina e os exames radiográficos dos ossos são úteis.

Tratamento. Quimioterapia e radiação.

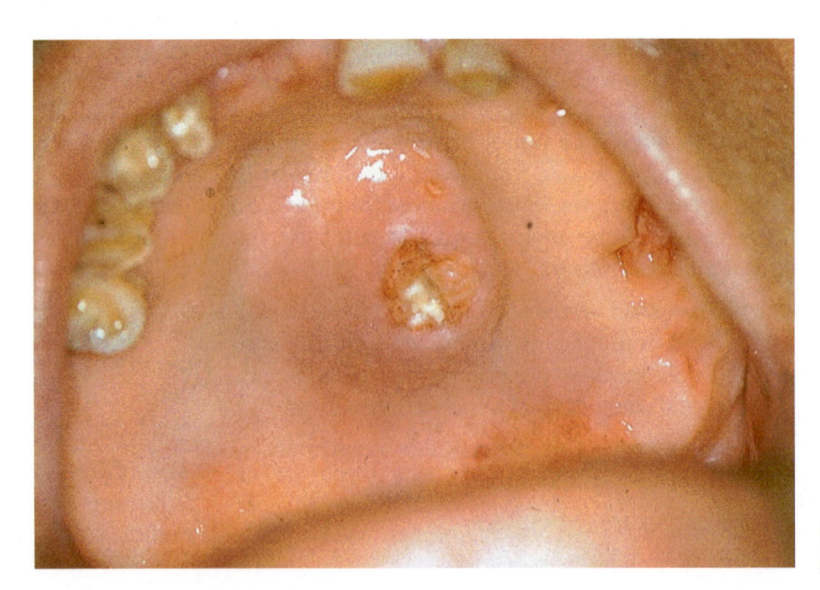

Figura 685 Plasmocitoma solitário do palato.

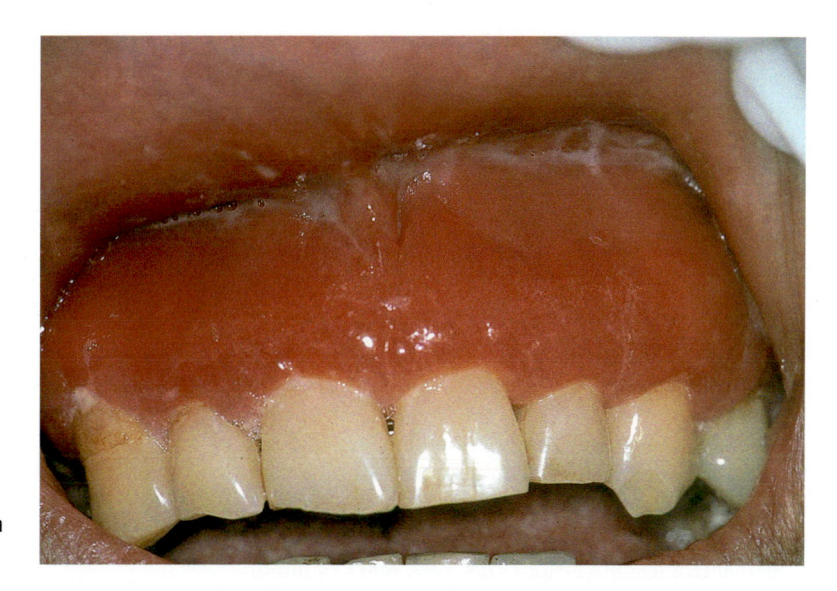

Lesões Malignas dos Tecidos Linfáticos e Hematopoiéticos   365

Figura 686   Plasmocitoma difuso da gengiva.

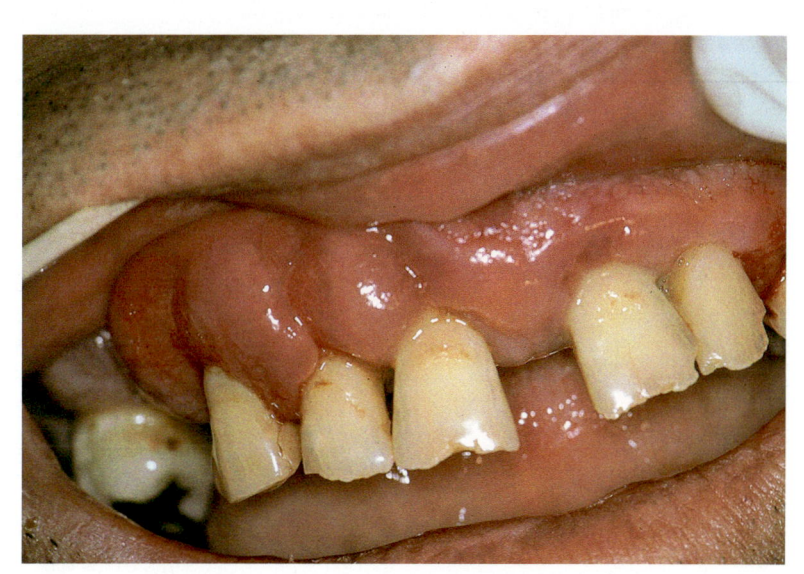

Figura 687   Mieloma múltiplo, aumento de volume da gengiva.

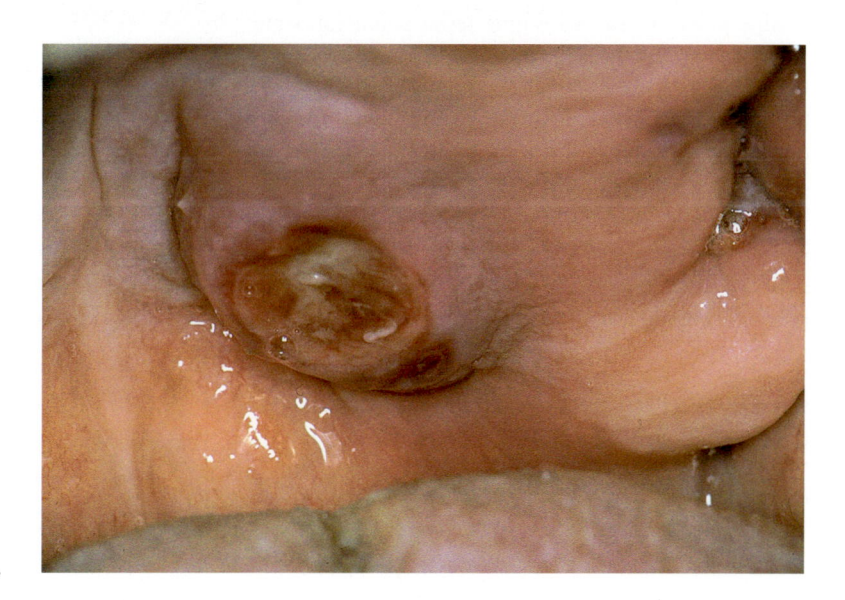

Figura 688   Mieloma múltiplo, aumento de volume ulcerado no palato.

35. Tumores Benignos

Papiloma

O papiloma é um tumor benigno comum originado do epitélio de revestimento. Sua ocorrência se dá em qualquer idade e em ambos os sexos. Clinicamente, o papiloma é uma lesão exofítica, bem-delimitada, pediculada ou séssil e solitária, entretanto lesões múltiplas podem desenvolver-se. Ele é constituído de numerosas pequenas projeções, que conferem ao tumor superfície semelhante à da couve-flor (**Figs. 689, 690**). O tumor tem coloração branca ou acinzentada, variando de poucos milímetros até 1 ou 2 cm em seu diâmetro. O aparecimento é mais comum no palato, úvula e língua e, menos freqüentemente, na mucosa oral, gengiva e lábios. O diagnóstico é feito com base nas características clínicas.

Diagnóstico diferencial. Verruga vulgar, condiloma acuminado, xantoma verruciforme, sialadenoma papilífero, carcinoma verrucoso, doença de Cowden e síndrome da hipoplasia dermal focal.

Teste laboratorial. O diagnóstico é confirmado pelo exame histopatológico.

Tratamento. Excisão cirúrgica.

Hiperplasia Verrucosa

A hiperplasia verrucosa é uma lesão potencialmente cancerizável da mucosa bucal que apresenta características clínicas e microscópicas similares às do carcinoma verrucoso. Ela é mais comum em pacientes fumantes acima dos 60 anos de idade. A gengiva e a mucosa alveolar estão mais freqüentemente envolvidas, seguidas da mucosa oral e língua. Duas variantes clínicas têm sido descritas. A primeira, que é definida como variante "pontiaguda", é constituída por processos verrucosos longos, finos e esbranquiçados. A segunda forma é referida como "bulbosa", consistindo de processos verrucosos achatados e largos (**Fig. 691**). A hiperplasia verrucosa está freqüentemente associada com leucoplasia (53%), assim como com carcinomas verrucosos (29%) e, mais raramente, com carcinoma espinocelular (10%). Entretanto, em 60% dos casos pode ser encontrada displasia epitelial. O diagnóstico clínico deve ser confirmado por exames laboratoriais.

Diagnóstico diferencial. Leucoplasia verrucosa proliferativa, carcinoma verrucoso, carcinoma espinocelular e nevus branco esponjoso.

Teste laboratorial. O diagnóstico está apoiado no exame histopatológico.

Tratamento. Excisão cirúrgica.

Ceratoacantoma

O ceratoacantoma é um tumor benigno relativamente comum, originado provavelmente dos folículos pilosos. O tumor ocorre na pele exposta, especialmente da face. Ele afeta mais homens do que mulheres (1,8:1), sendo mais freqüente em pessoas acima de 50 anos. Clinicamente, o tumor aparece com forma de abóboda ou campânula, com diâmetro entre 1 e 2 cm e cratera ceratinizada no centro de bordas limitadas e indolor. Ele inicia como um pequeno nódulo que cresce rapidamente e, entre 4 e 8 semanas, alcança seu tamanho total. Por um período de 1 a 2 meses, persiste sem alterações, podendo apresentar regressão espontânea nas próximas 5 a 10 semanas. Cerca de 10% dos ceratoacantomas estão localizados nos lábios (**Fig. 692**), alguns casos têm sido relatados em posição intrabucal.

Com base na histogênese e no comportamento biológico, dois tipos de ceratoacantomas são reconhecidos atualmente. Tipo I (em forma de botão), inicia-se como resultado do engrossamento e alongamento das paredes superficiais dos folículos pilosos. Tipo II (em forma de abóboda), inicia-se das partes profundas dos folículos pilosos ou germe do pêlo.

Diagnóstico diferencial. Carcinoma espinocelular e basocelular, disceratoma verrucoso, molusco contagioso, pérolas cutâneas e granulomas.

Teste laboratorial. O diagnóstico está apoiado no exame histopatológico.

Tratamento. Apesar de alguns ceratoacantomas mostrarem regressão espontânea, o tratamento de escolha é a excisão cirúrgica ou radiações em pequenas doses.

Tumores Benignos 367

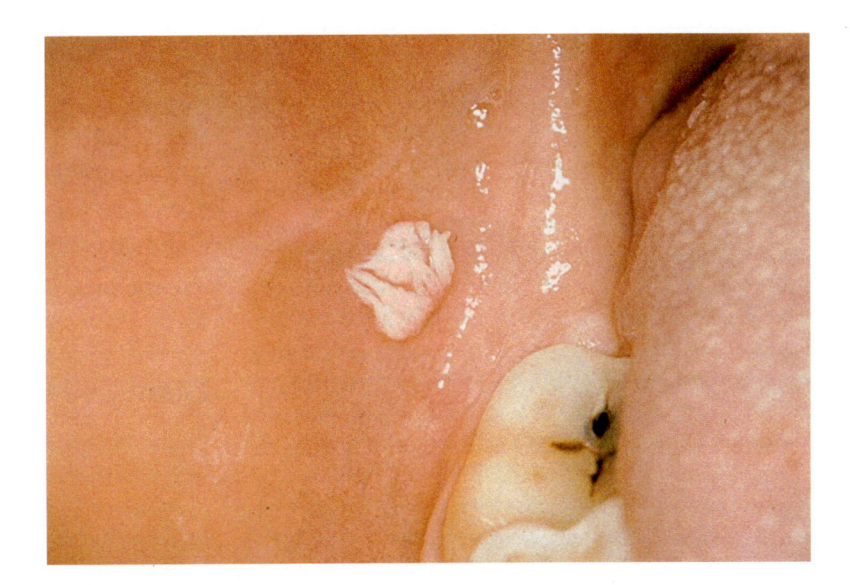

Figura 689 Papiloma na mucosa jugal.

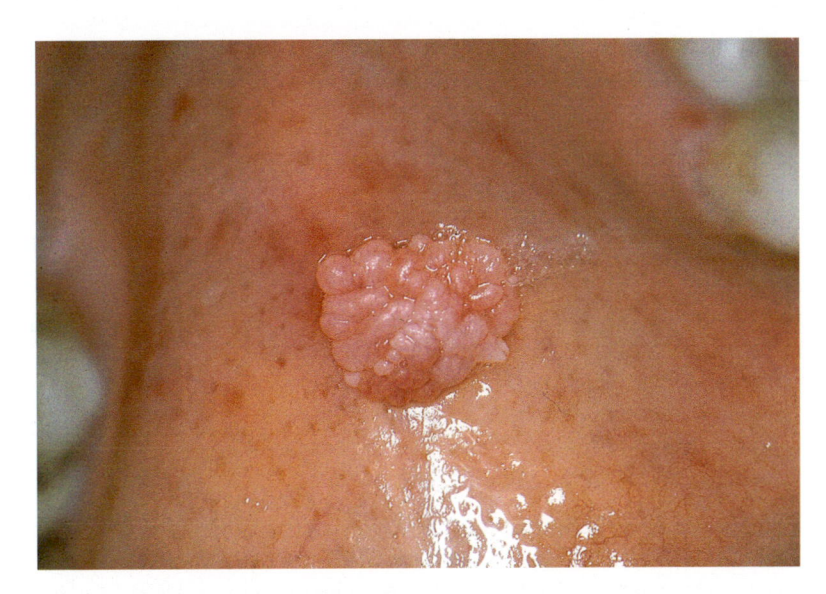

Figura 690 Papiloma no palato.

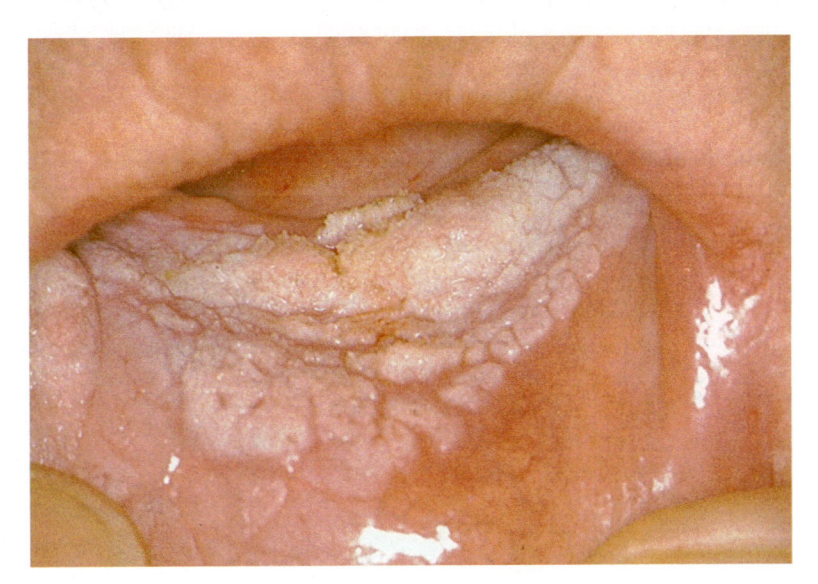

Figura 691 Hiperplasia verrucosa da mucosa alveolar e labial.

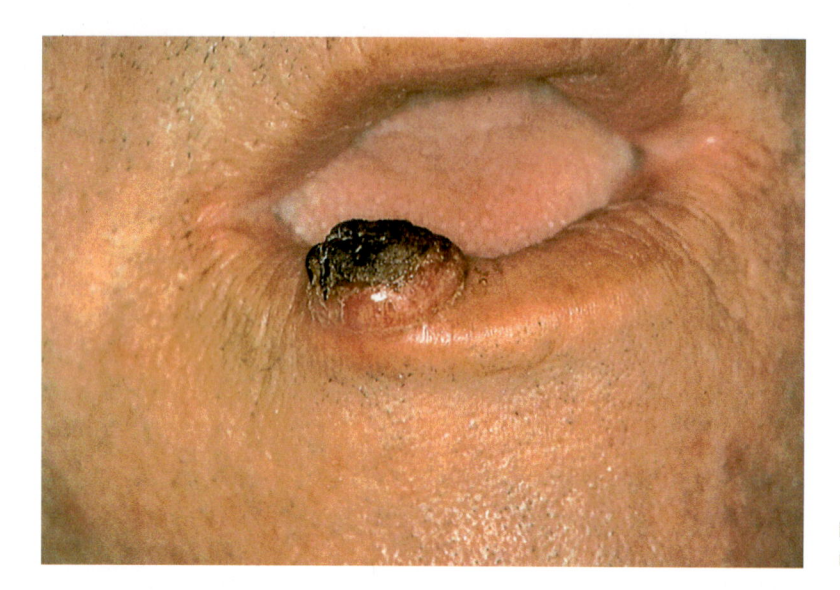

Figura 692 Ceratoacantoma do vermelhão no lábio inferior.

Fibroma

O fibroma é o tumor benigno mais comum da cavidade bucal e é originado do tecido conjuntivo. Acredita-se que o verdadeiro fibroma seja muito raro e que a maioria dos casos represente hiperplasias fibrosas provocadas por irritações crônicas. Ele ocorre em ambos os sexos, em geral entre os 30 e 50 anos de idade. Clinicamente, o fibroma apresenta-se como tumor bem-delimitado, firme, séssil ou pediculado, com superfície lisa recoberta por epitélio (**Fig. 693**). Surge como lesão única e assintomática, com menos de 1cm de diâmetro, porém em casos raros alcança vários centímetros. Este tumor aparece na gengiva, mucosa oral, lábios, língua e palato.

Diagnóstico diferencial. Fibroma de células gigantes, lipoma, mixoma, fibroma ossificante periférico, neurofibroma, schwannoma, histiocitoma fibroso, hiperplasia fibrosa da tuberosidade e adenoma pleomórfico.

Teste laboratorial. O exame histopatológico é essencial para o diagnóstico.

Tratamento. Excisão cirúrgica.

Fibroma de Células Gigantes

O fibroma de células gigantes é a lesão da mucosa bucal caracterizada histopatologicamente pela presença de inúmeras células estreladas e multinucleadas. Clinicamente, ela apresenta-se como tumor pediculado, indolor e bem-circunscrito, de coloração normal e superfície levemente nodular (**Fig. 694**). A lesão tem tamanho variável, entre poucos milímetros até 1 cm. Parece existir discreta preferência pelo sexo feminino.

O fibroma de células gigantes é mais comum durante as três primeiras décadas de vida, apresentando marcada predileção de aparecimento na gengiva, seguida pela língua, palato, mucosa oral e lábios.

Diagnóstico diferencial. Fibroma, neurofibroma, papiloma, fibroma ossificante periférico, tumor de células granulares, granuloma piogênico.

Teste laboratorial. O diagnóstico é feito seguindo critérios histopatológicos.

Tratamento. Excisão cirúrgica.

Fibroma Ossificante Periférico

O fibroma ossificante periférico ou fibroma odontogênico periférico é um tumor benigno localizado exclusivamente sobre a gengiva, e apresenta aspectos histomorfológicos peculiares. Sua origem exata é desconhecida; entretanto, acredita-se que ele deriva do ligamento periodontal. É mais comum em crianças e adultos jovens, apresentando predileção pelo sexo feminino (proporção, 1,7:1).

Clinicamente, caracteriza-se como tumor firme e bem-definido, séssil ou pediculado e recoberto por epitélio normal de superfície lisa (**Figs. 695, 696**). Usualmente, a superfície está ulcerada devido a traumas mecânicos. O tamanho varia entre poucos milímetros até 1 a 2 cm, e mais de 50% das lesões se localizam na região dos incisivos e caninos de ambos os maxilares.

Diagnóstico diferencial. Fibroma, fibroma de células gigantes, lesão periférica de células gigantes, granuloma piogênico e tumores odontogênicos periféricos.

Teste laboratorial. O diagnóstico está fundamentado em critérios histopatológicos.

Tratamento. Excisão cirúrgica.

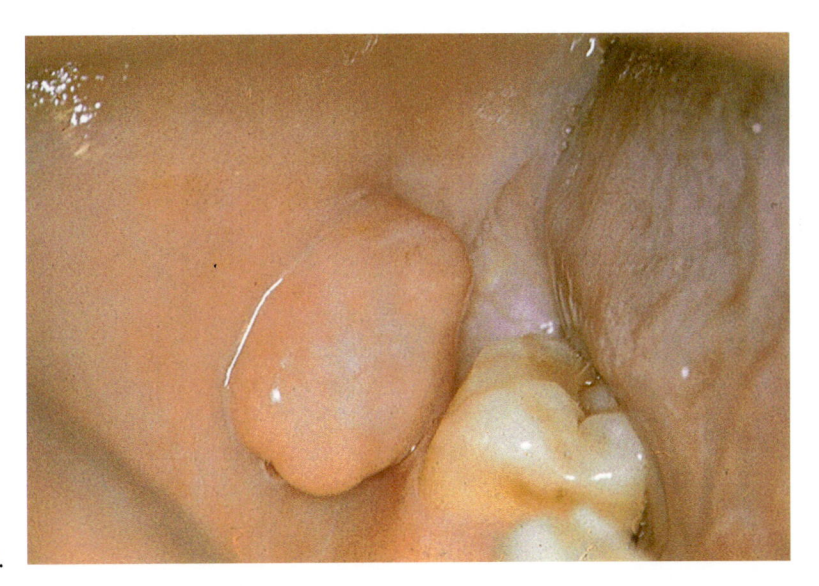

Figura 693 Fibroma na mucosa jugal.

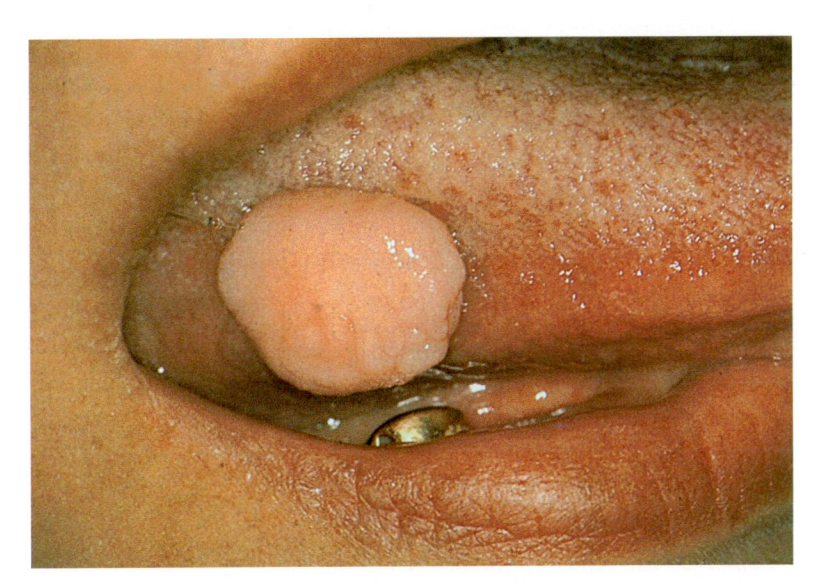

Figura 694 Fibroma de células gigantes na língua.

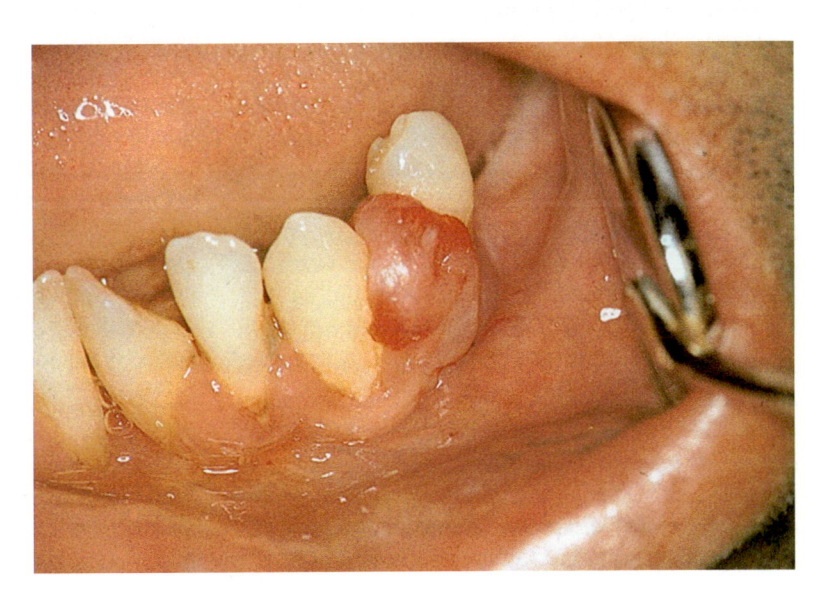

Figura 695 Fibroma ossificante periférico.

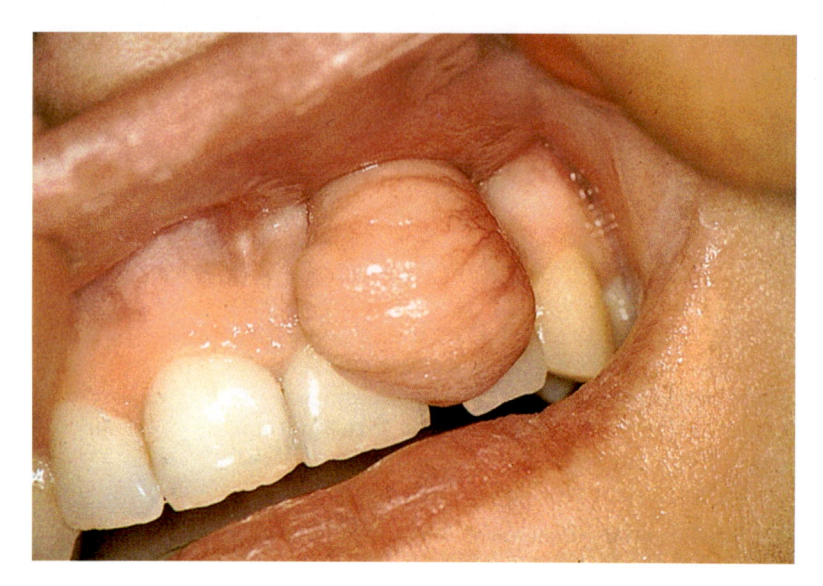

Figura 696 Fibroma ossificante periférico.

Condroma de Tecidos Moles

O condroma é um tumor composto por tecido cartilaginoso. Muito raramente ele ocorre em tecidos moles da cavidade bucal. O condroma de tecidos moles ou coristoma cartilaginoso tem origem, acredita-se, na cartilagem ectópica ou nas células multipotentes de células mesenquimais.

Clinicamente, o condroma de tecidos moles se apresenta como tumor firme, indolor, séssil, de forma esférica, recoberto por mucosa normal (**Fig. 697**). Seu tamanho varia entre 0,5 e 1 cm de diâmetro. Tem ocorrência, em ordem de freqüência, na borda lateral e dorso da língua, mucosa oral, palato e gengiva. A lesão afeta mais mulheres do que homens.

Diagnóstico diferencial. Fibroma, neurofibroma, fibroma gengival periférico, tumor de células granulosas e adenoma pleomórfico.

Teste laboratorial. Exame histopatológico.

Tratamento. Excisão cirúrgica.

Osteoma de Tecidos Moles

Os osteomas são tumores benignos que representam a proliferação de osso compacto ou esponjoso. Eles desenvolvem-se em qualquer parte do esqueleto e raramente nos ossos maxilares. Os osteomas são mais comuns entre os 30 e 50 anos de vida, tendo maior predileção por ocorrer em homens. A presença de osteomas múltiplos nos ossos maxilares são a manifestação comum da síndrome de Gardner, sendo rara, entretanto, sua aparição em tecidos moles. Estas lesões têm sido descritas no palato, mucosa oral, língua e processo alveolar.

Clinicamente, os osteomas de tecidos moles aparecem como tumor assintomático e bem-definido, de consistência dura, recoberto por uma camada fina e lisa de mucosa (**Fig. 698**). Seu tamanho varia entre 0,5 e 2 cm de diâmetro.

Diagnóstico diferencial. Tórus palatino, exostoses e fibromas.

Teste laboratorial. O diagnóstico é estabelecido por exame histopatológico.

Tratamento. Excisão cirúrgica.

Lipoma

O lipoma é um tumor benigno de tecido adiposo, relativamente raro na cavidade bucal. Ele ocorre mais comumente entre os 60 e 70 anos, localizado na mucosa oral, língua, fundo de sulco vestibular, assoalho da boca, lábios e gengiva. Clinicamente, ele aparece como tumor indolor e bem-definido, podendo ser pediculado ou séssil. Varia de tamanho entre poucos milímetros e vários centímetros e possui coloração amarelada ou rósea (**Figs. 699, 700**). A mucosa que recobre a lesão é fina, apresentando muitos vasos sangüíneos visíveis. A lesão é mole à palpação e ocasionalmente flutuante, podendo ser confundida com cistos, principalmente nos casos localizados em porções mais profundas da mucosa.

Diagnóstico diferencial. Mixoma, fibroma, mucocele e cistos dermóides pequenos.

Teste laboratorial. O diagnóstico é estabelecido pelo exame histopatológico.

Tratamento. Excisão cirúrgica.

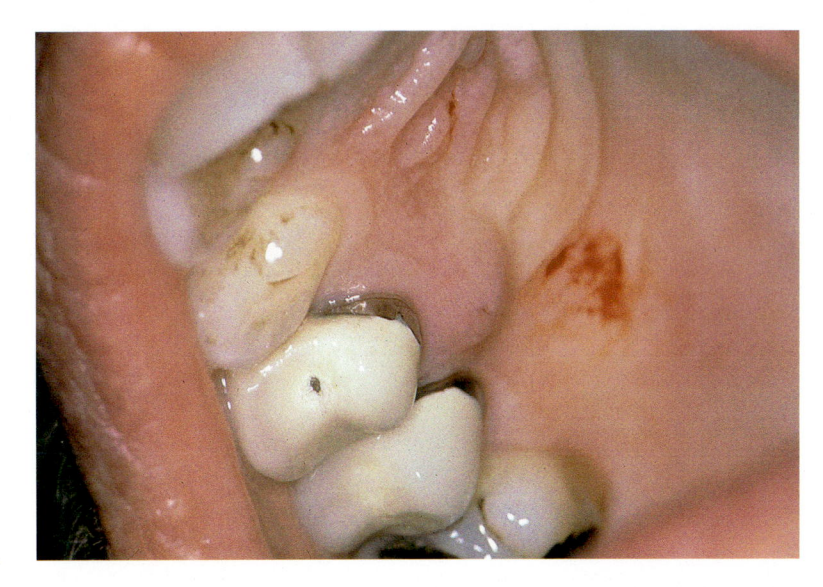

Figura 697 Condroma de tecidos moles na mucosa da gengiva palatina.

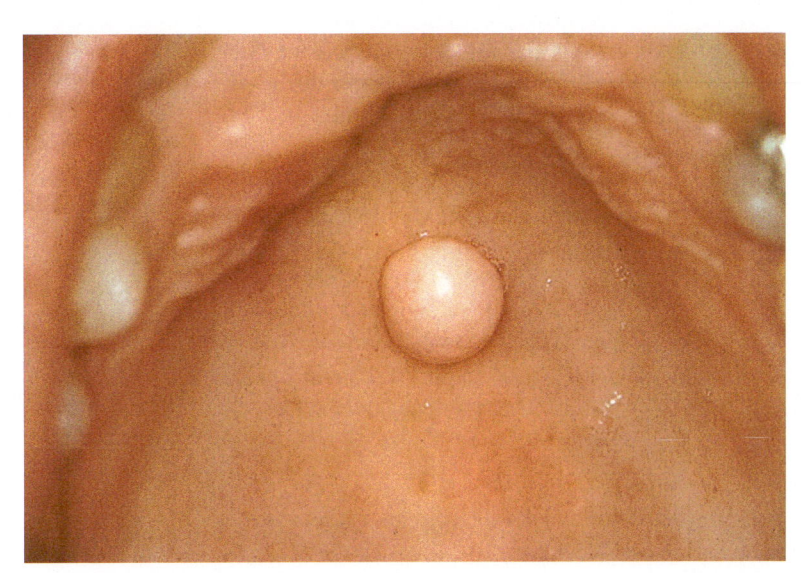

Figura 698 Osteoma de tecidos moles no palato.

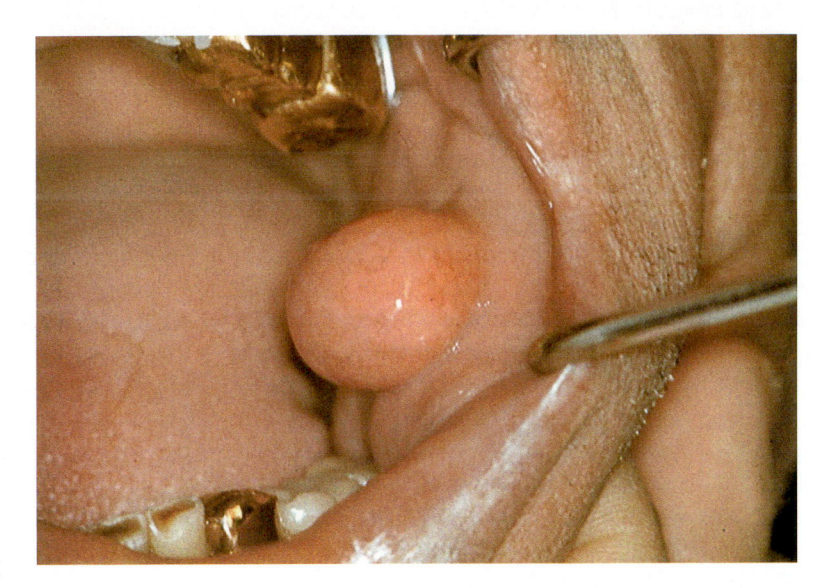

Figura 699 Lipoma da mucosa jugal.

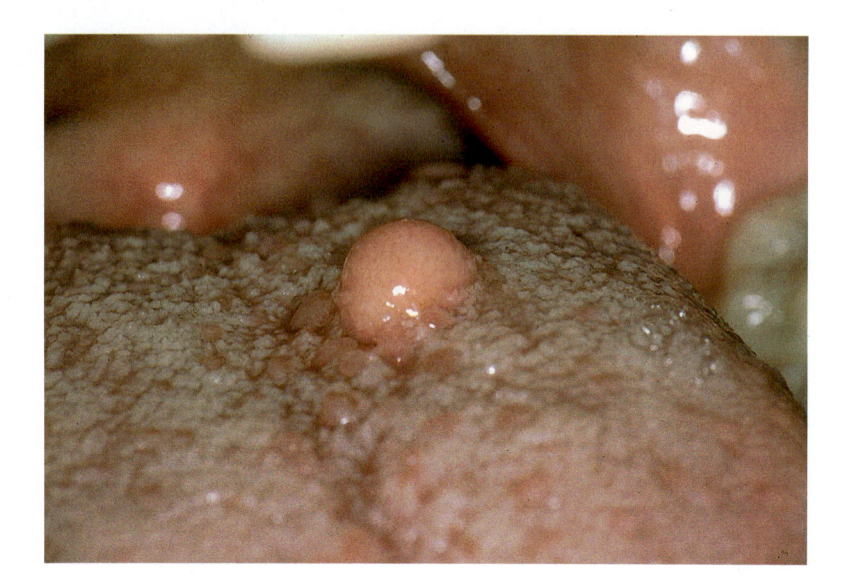

Figura 700 Lipoma da língua.

Mixoma

O mixoma é um tumor benigno de origem mesenquimática. Ele é extremamente raro na mucosa bucal e muitas vezes representa degeneração mixóide do tecido conjuntivo e não verdadeira neoplasia. O aspecto clínico do mixoma é tumor bem-definido e móvel, recoberto por mucosa de aspecto normal e mole à palpação (**Fig. 701**), podendo surgir em qualquer idade, sendo mais freqüente na mucosa oral, assoalho da boca e palato.

Diagnóstico diferencial. Fibroma, lipoma, mucoceles e mucinose oral focal.

Teste laboratorial. O diagnóstico é realizado com base no exame microscópico. Os marcadores imunoistoquímicos são úteis para distinguir mixomas de bainhas nervosas de lesões mixóides da boca.

Tratamento. Excisão cirúrgica.

Neurofibroma

O neurofibroma é um crescimento benigno com origem em tecidos nervosos (células de Schwann, células perineurais, endoneuro). É relativamente raro na boca e podem ocorrer lesões de forma solitária ou múltipla representando parte da neurofibromatose ou da doença de von Recklinghausen. Clinicamente, a lesão aparece como tumor firme, indolor, bem-definido, pediculado e recoberto por mucosa normal (**Fig. 702**). Os neurofibromas variam entre poucos milímetros até vários centímetros. A lesão é localizada geralmente na mucosa jugal e palato, seguida pelo rebordo alveolar, assoalho da boca e língua.

Diagnóstico diferencial. Schwannoma, fibroma, tumor de células granulosas, neuroma traumático e outros tumores benignos mesenquimáticos.

Teste laboratorial. O exame histopatológico é necessário para estabelecer este diagnóstico.

Tratamento. Excisão cirúrgica.

Schwannoma

O schwannoma ou neurilemoma é um tumor benigno raro derivado das células de Schwann localizadas na bainha dos nervos. Clinicamente, ele aparece como um nódulo solitário, bem-circunscrito, firme e séssil, recoberto por mucosa normal (**Fig. 703**). A lesão é indolor, relativamente firme à palpação e varia de tamanho. O schwannoma pode ocorrer em qualquer idade e sua localização mais freqüente é na língua, seguida do palato, assoalho da boca, mucosa oral, gengiva e lábios.

Diagnóstico diferencial. Neurofibroma, fibroma, tumor de células granulares, leiomioma, neuroma traumático, adenoma pleomórfico e outros tumores de glândulas salivares.

Teste laboratorial. O exame histopatológico é essencial para o estabelecimento do diagnóstico.

Tratamento. Excisão cirúrgica.

Tumores Benignos 373

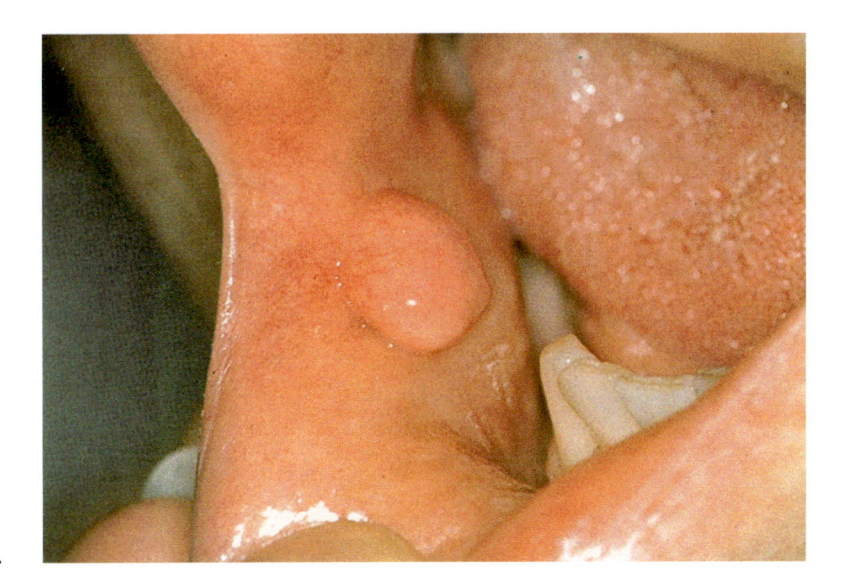

Figura 701 Mixoma na mucosa jugal.

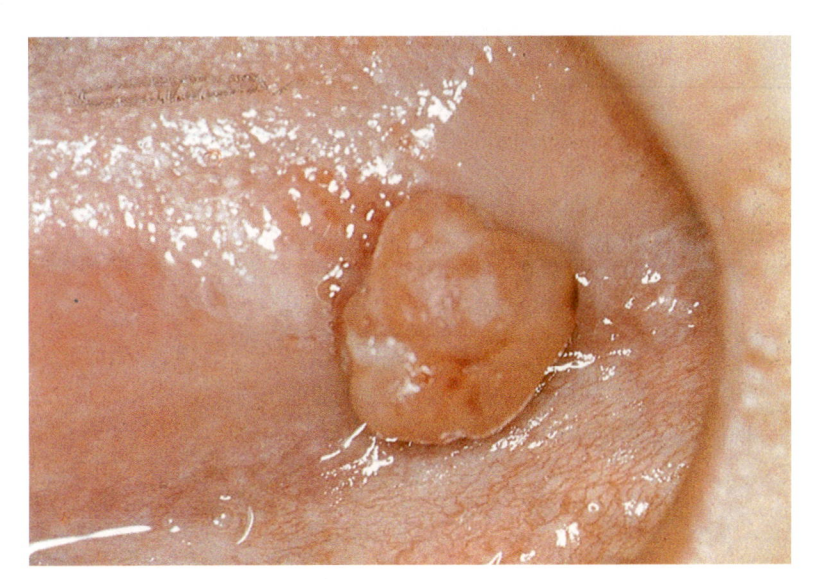

Figura 702 Neurofibroma na borda da língua.

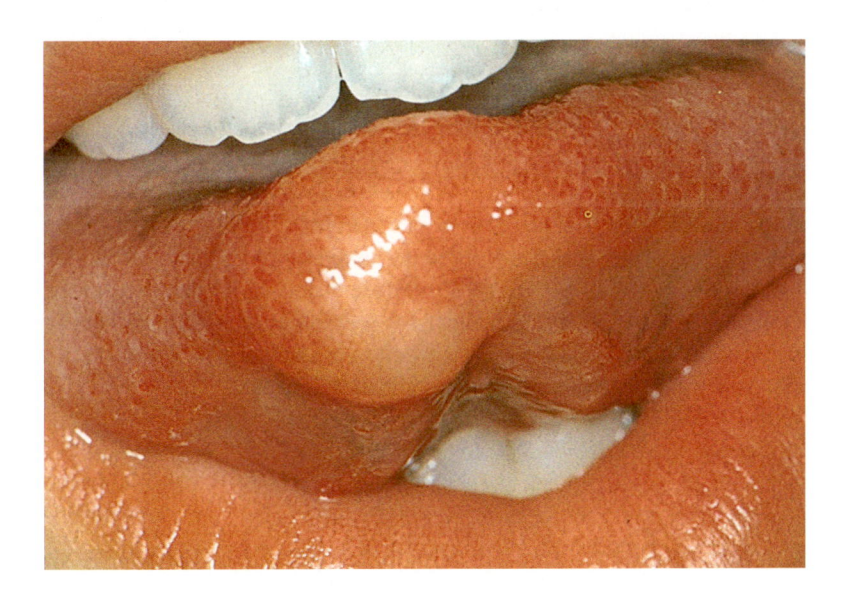

Figura 703 Schwannoma na ponta da língua.

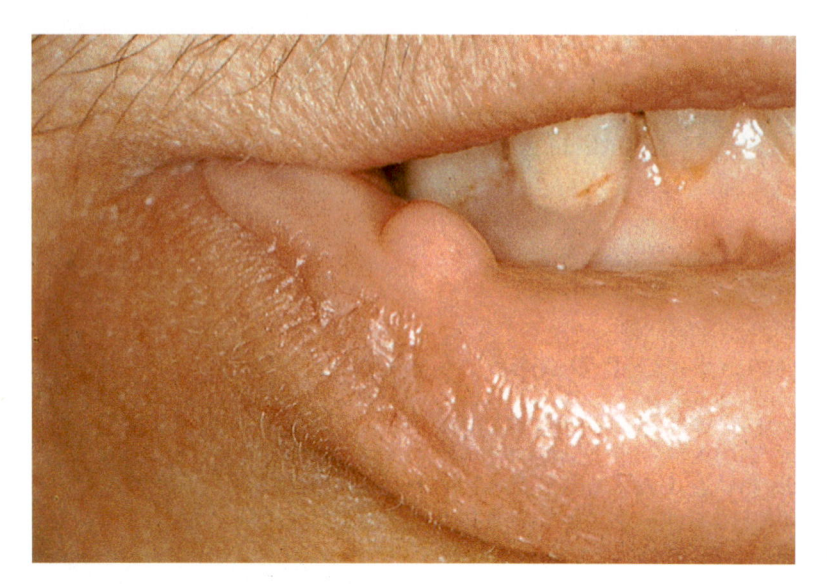

Figura 704 Neuroma traumático no lábio inferior.

Neuroma Traumático

O neuroma traumático ou neuroma de amputação não é uma neoplasia verdadeira, mas uma hiperplasia das fibras nervosas e tecidos adjacentes após lesão ou secção da fibra nervosa. Clinicamente, a lesão aparece como nódulo ou tumor pequeno, em geral móvel e recoberto por mucosa normal. Apresenta ritmo de crescimento bastante lento e raramente excede 1 cm de tamanho. O neuroma traumático é caracterizado pela dor, particularmente à palpação, e costuma estar localizado próximo ao forame mentoniano, na mucosa alveolar de áreas desdentadas, nos lábios e na língua (**Fig. 704**).

Diagnóstico diferencial. Neurofibroma, schwannoma, reação de corpo estranho e tumores de glândulas salivares.

Teste laboratorial. O diagnóstico é estabelecido pelo exame histopatológico.

Tratamento. Excisão cirúrgica.

Leiomioma

O leiomioma é um tumor benigno raro derivado dos músculos lisos que usualmente se origina no útero e nas paredes do trato gastrintestinal. Na cavidade bucal, sua origem ocorre a partir dos músculos lisos presentes nas paredes dos vasos sanguíneos e das papilas circunvaladas da língua. Os leiomiomas bucais afetam ambos os sexos igualmente, sendo mais freqüentes em pessoas acima dos 30 anos. Clinicamente, a lesão se manifesta como tumor de coloração normal ou avermelhada, indolor, firme, de crescimento lento (**Figs. 705, 706**). O tumor é móvel e moderadamente macio à palpação. Na maioria das vezes, a lesão ocorre na língua, seguida pelos lábios, mucosa oral, palato e gengiva.

Diagnóstico diferencial. Mioblastoma, angiolioma, hemangiopericitoma, hemangioendotelioma, schwannoma e outros tumores benignos do tecido conjuntivo e vasos sangüíneos.

Teste laboratorial. O diagnóstico é estabelecido pelo exame histopatológico e imunoistoquímico.

Tratamento. Excisão cirúrgica.

Xantoma Verruciforme

O xantoma verruciforme é um tumor benigno raro na cavidade bucal, de causa e origem desconhecidas, descrito inicialmente por Schafer em 1971. A característica microscópica marcante é a presença de células espumosas ou xantoma no tecido conjuntivo das papilas, as quais limitam as projeções epiteliais. É mais comum entre a quinta e sétima décadas de vida, tendo uma leve predileção por mulheres (relação de mulheres para homens de 1,4:1). O tamanho varia entre 0,2 e 2 cm de diâmetro, localizando-se no rebordo alveolar e na gengiva (65%). Com menos freqüência, a lesão pode ser vista no sulco vestibular, palato, assoalho da boca, língua, lábios e mucosa oral. Clinicamente, a lesão é caracterizada por ser levemente elevada, séssil e bem-definida. Sua coloração é vermelho-amarelada, com uma superfície semelhante à da couve-flor (**Fig. 707**).

Diagnóstico diferencial. Papiloma, verruga vulgar, condiloma acuminado, sialadenoma papilífero e carcinoma verrucoso.

Teste laboratorial. O diagnóstico é estabelecido pelo exame histopatológico.

Tratamento. Excisão cirúrgica.

Tumores Benignos 375

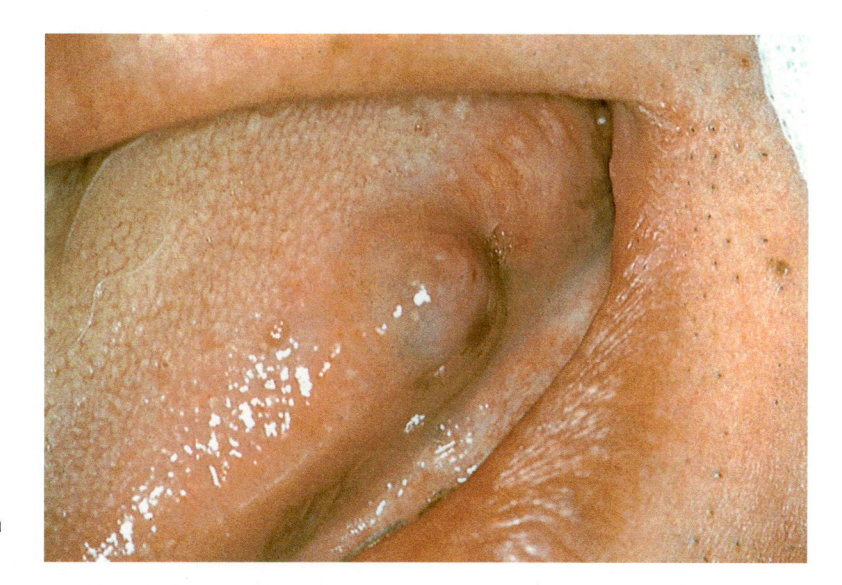

Figura 705 Leiomioma na borda da língua.

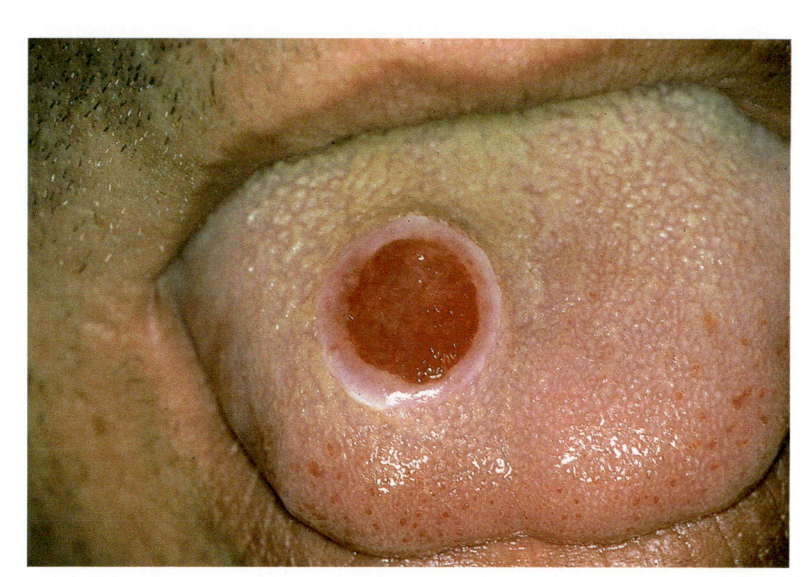

Figura 706 Leiomioma no dorso da língua.

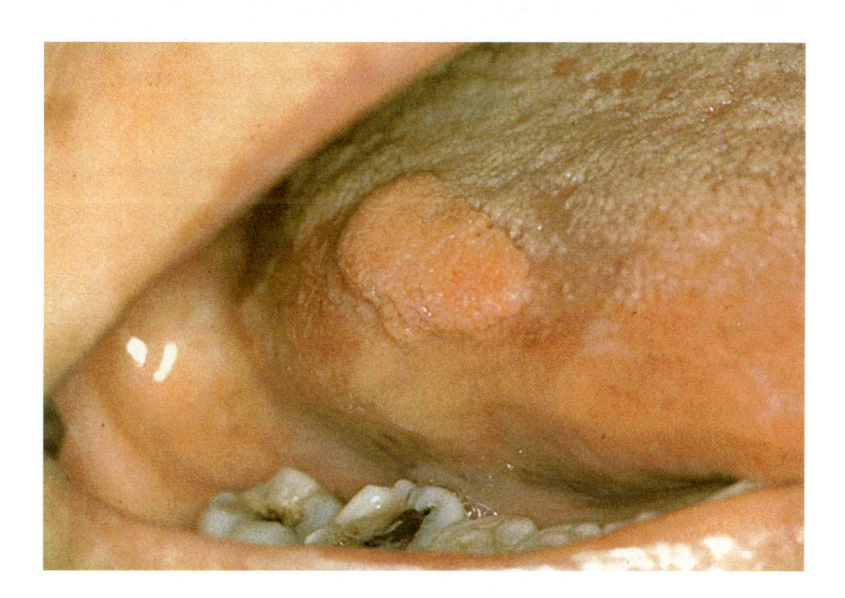

Figura 707 Xantoma verruciforme na língua.

Tumor de Células Granulares

O tumor de células granulares, mioblastoma de células granulares ou tumor de Abrikosov é um tumor benigno de histogênese incerta. As evidências recentes indicam que a origem do tumor seja das células de Schwann perineurais, em vez de músculo. O tumor pode surgir em qualquer idade, apresentando leve predileção pelo sexo feminino. Sua apresentação clínica é um pequeno nódulo assintomático, firme e bem-definido, com coloração normal ou esbranquiçada e com leve elevação (**Fig. 708**). Usualmente, surge como lesão única, porém lesões múltiplas podem ocorrer. Na cavidade bucal, sua localização preferencial é o dorso ou a borda lateral da língua. Podendo, ainda, ser encontrado na pele, nos pulmões e, mais raramente, no intestino.

Diagnóstico diferencial. Rabdomioma, fibroma, neurofibroma, schwannoma, neuroma traumático, *epulis* congênita do recém-nascido e outros tumores mesenquimáticos benignos.

Teste laboratorial. O diagnóstico é estabelecido pelo exame histopatológico.

Tratamento. Excisão cirúrgica.

Tumor de Células Granulares do Recém-nascido

O tumor de células granulares do recém-nascido ou *epulis* congênita do récem-nascido é uma lesão não-neoplásica, reacional ou degenerativa, originada das células mesenquimais. A afecção surge no rebordo alveolar da maxila ou mandíbula de crianças recém-nascidas. A lesão se desenvolve mais freqüentemente na maxila, afetando dez vezes mais bebês do sexo feminino. A lesão está presente no momento do nascimento, aparecendo como tumor assintomático, solitário e pediculado, de coloração normal ou avermelhada, variando de alguns milímetros a poucos centímetros em seu diâmetro (**Fig. 709**).

Diagnóstico diferencial. Tumor melanótico neurectodérmico da infância, granuloma piogênico e fibroma.

Teste laboratorial. O exame histopatológico é essencial para o diagnóstico.

Tratamento. Excisão cirúrgica; porém, tem sido relatada regressão espontânea.

Histiocitoma Fibroso Benigno

O histiocitoma fibroso benigno é um tumor celularizado composto primariamente por histiócitos e fibroblastos produtores de fibras reticulares, representando uma lesão reacional mais do que uma verdadeira neoplasia.

O aparecimento do tumor ocorre na pele do pescoço, sendo raro na mucosa bucal. Ambos os sexos são afetados entre os 8 e 70 anos de idade, e o tamanho da lesão varia entre 0,5 e 2 cm. A mucosa oral é o local de envolvimento mais comum, seguido pela língua, lábio inferior e gengiva. A lesão manifesta-se como tumor recoberto por mucosa normal, indolor, móvel e firme à palpação, podendo ocasionalmente apresentar ulceração (**Fig. 710**). O diagnóstico está apoiado em critérios laboratoriais.

Diagnóstico diferencial. Fibroma, neurofibroma, schwannoma, lipoma, tumor de células granulosas, leiomioma e histiocitoma fibroso maligno.

Teste laboratorial. O diagnóstico é estabelecido pelo exame histopatológico e imunoistoquímico.

Tratamento. Excisão cirúrgica.

Tumores Benignos 377

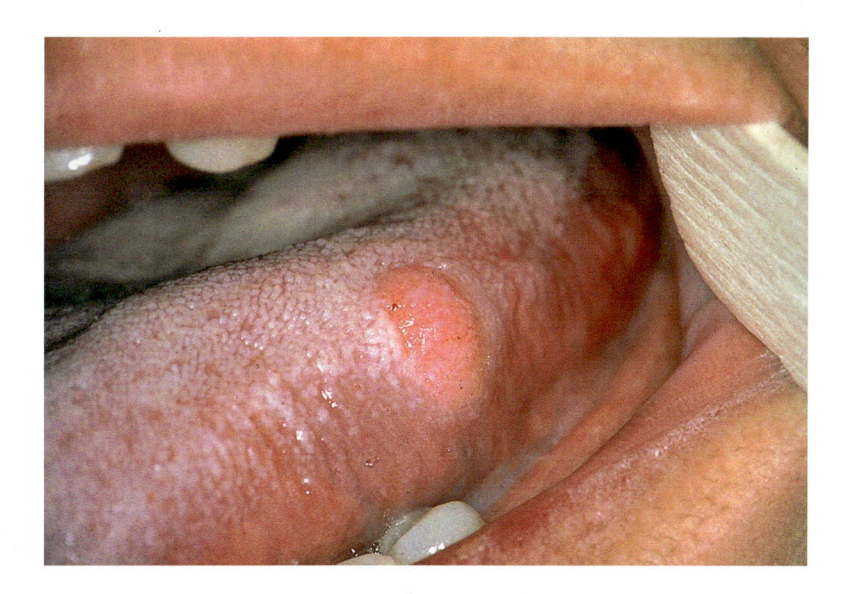

Figura 708 Tumor de células granulosas na borda da língua.

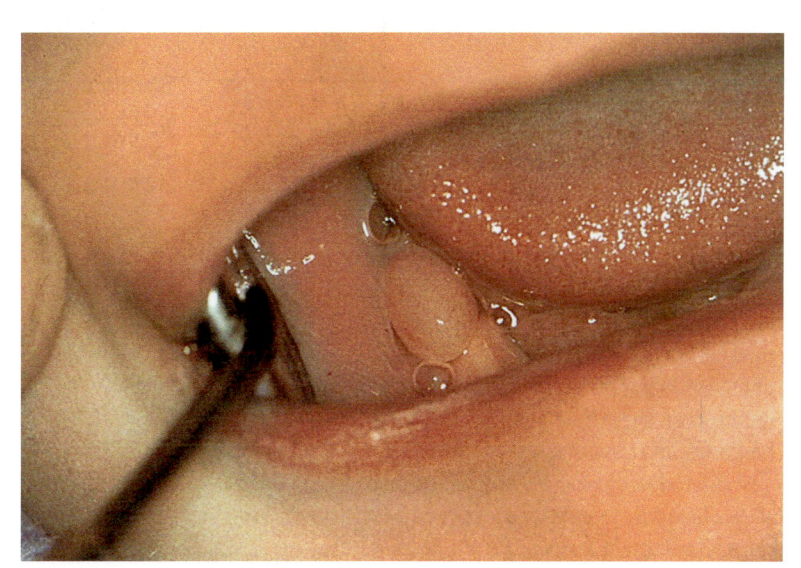

Figura 709 Tumor de células granulosas do recém-nascido.

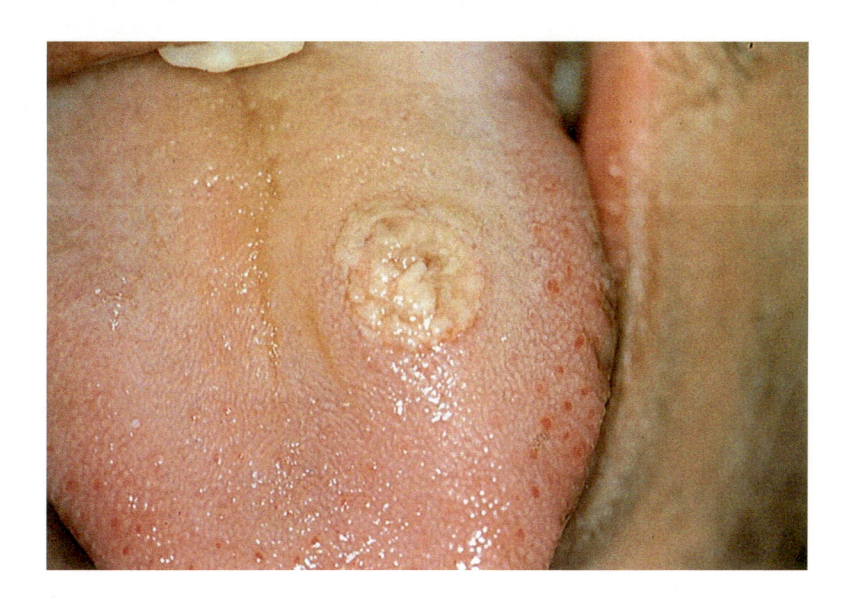

Figura 710 Histiocitoma fibroso benigno no dorso da língua.

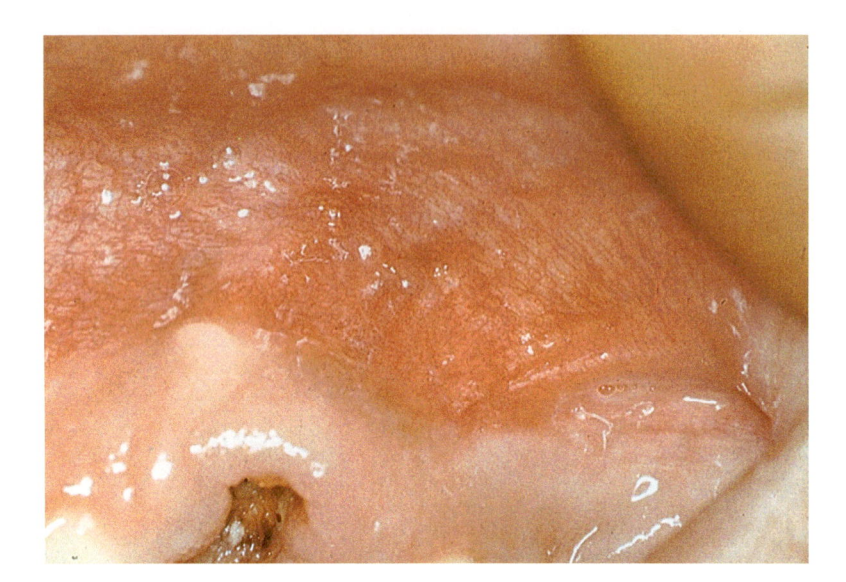

Figura 711 Hemangioma capilar.

Hemangioma

O hemangioma é caracterizado pela proliferação de vasos sangüíneos na cavidade bucal, não sendo uma verdadeira neoplasia, mas uma anomalia de desenvolvimento. Este conceito é sustentado pela presença de hemangiomas ao nascer ou logo após. Considerando os critérios histopatológicos, dois tipos principais de hemangiomas são reconhecidos: o hemangioma capilar, constituído por numerosos capilares pequenos que aparecem com superfície vermelha e plana (**Fig. 711**). E o hemangioma cavernoso, constituído por grandes espaços dilatados cheios de sangue aparecendo como lesões elevadas de coloração vermelho-escura ou avermelhada (**Fig. 712**). O sinal clínico característico da lesão é o fato da cor vermelha desaparecer com a pressão dos dedos e retornar quando a pressão é aliviada. Lábios, língua e mucosa oral são as estruturas mais comumente envolvidas. O tamanho varia de poucos milímetros a lesões extensas (**Fig. 713**), que podem causar deformidades dos órgãos (como a macroglossia ou macroqueilia). Raramente os hemangiomas podem desenvolver-se nos ossos maxilares.

Diagnóstico diferencial. Granuloma piogênico, hemangioendotelioma, hemangiopericitoma, sarcoma de Kaposi, várias síndromes com lesões vasculares bucais, como a síndrome de Sturge-Weber, síndrome de Maffucci, síndrome de Klippel-Trénaunay-Weber e síndrome de Rendu-Osler-Weber.

Teste laboratorial. Exame histopatológico. A biópsia deve ser feita com cuidado em função dos riscos de hemorragia.

Tratamento. Excisão cirúrgica, criocirurgia, *laser* ou injeção de agentes esclerosantes na lesão. Algumas lesões congênitas de hemangioma têm demonstrado regressão espontânea.

Hemangioma Epitelióide

O hemangioma epitelióide ou hiperplasia angiolinfóide com eosinofilia é uma entidade incomum cujas etiologia e patogênese não estão ainda esclarecidas, no entanto, acredita-se que seja originada das células endoteliais. A lesão está localizada principalmente em posição intradérmica ou subcutânea na região da cabeça e do pescoço. Lesões extracutâneas são raras e incluem músculos, ossos, glândulas salivares e mucosa bucal. As lesões bucais apresentam-se como nódulos pequenos e indolores de cor variando entre o vermelho e o marrom ou placas que ocasionalmente podem ulcerar (**Fig. 714**). Os locais intrabucais mais afetados são os lábios, seguidos pela mucosa oral, língua, palato e gengiva. O diagnóstico é feito com base exclusivamente em critérios microscópicos.

Diagnóstico diferencial. Granuloma piogênico, doença de Kimura, sarcoma de Kaposi, tumores de glândulas salivares, carcinoma espinocelular, linfoma, hemangioendotelioma epitelióide e angiossarcoma.

Teste laboratorial. Biópsia e exame histopatológico, imunoistoquímica.

Tratamento. Excisão cirúrgica.

Tumores Benignos 379

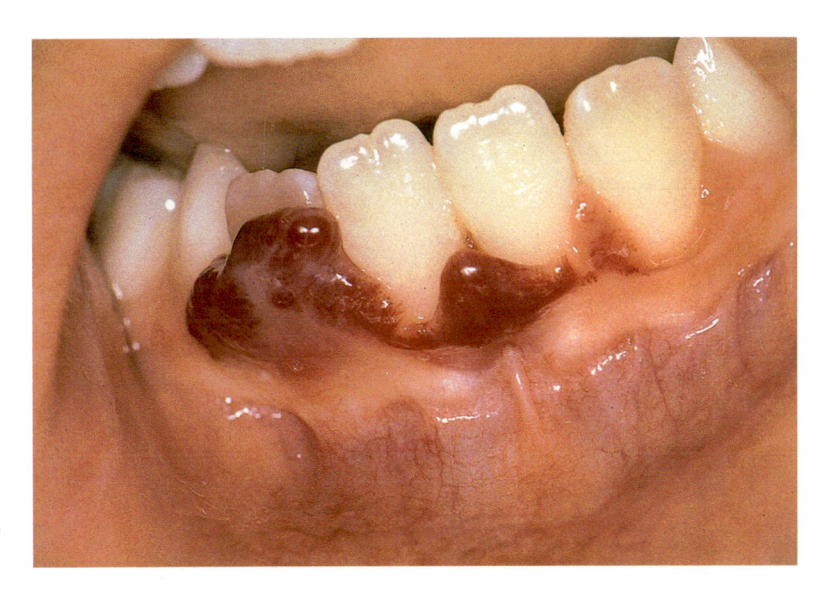

Figura 712 Hemangioma cavernoso na gengiva.

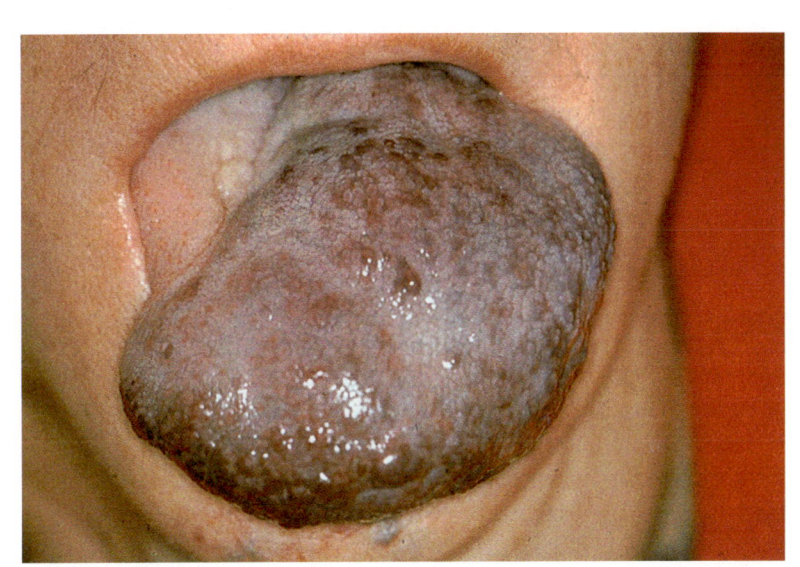

Figura 713 Extenso hemangioma na língua.

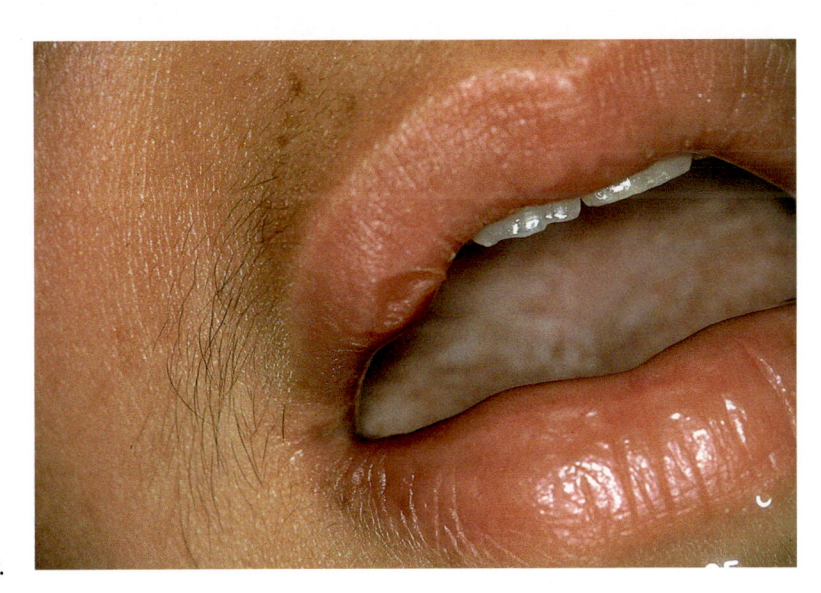

Figura 714 Hemangioma epitelióide, pequeno nódulo no lábio superior.

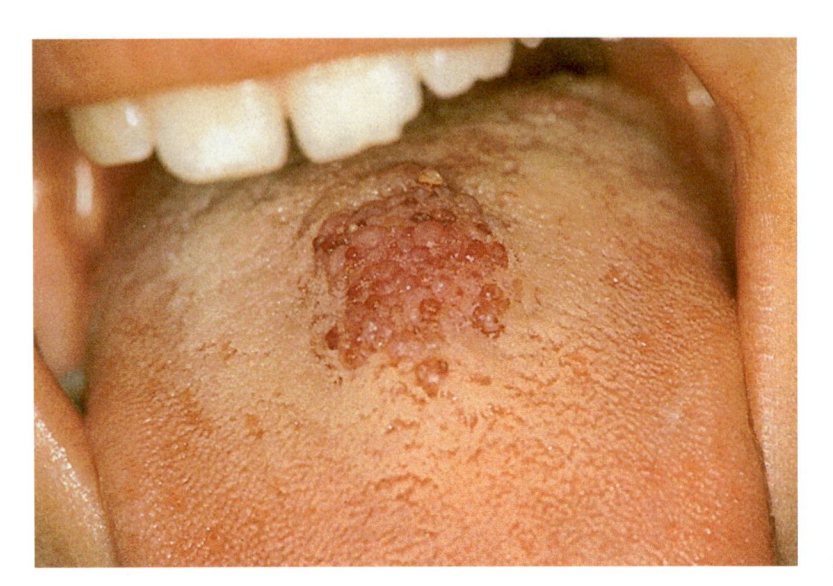

Figura 715 Linfangioma da língua.

Linfangioma

O linfangioma é um tumor benigno relativamente comum na cavidade bucal e, assim como o hemangioma, é um defeito de desenvolvimento mais do que verdadeira neoplasia. A maioria das lesões aparece durante os três primeiros anos de vida e mostra acentuada predileção pela região da cabeça e do pescoço. Os linfangiomas intrabucais são caracterizados por apresentarem aspecto de pequenos nódulos moles e elevados semelhantes a pequenos cistos apresentando coloração normal, amarelo-acinzentada ou vermelha (**Figs. 715, 716**). Se a lesão está localizada profundamente nos tecidos bucais, assume o aspecto de massa difusa sem mudança de cor. Seu tamanho varia entre poucos milímetros até lesões extremamente grandes que provocam deformações nos órgãos (**Fig. 717**). O dorso da língua é o local de envolvimento mais freqüente. Com menos assiduidade, a lesão pode ser encontrada nos lábios, mucosa oral, assoalho da boca e palato, sendo extremamente rara na gengiva. Ela é, em geral, assintomática, porém quando alcança grandes tamanhos pode causar dor ou desconforto nos movimentos bucais durante a fala, mastigação ou deglutição, além da macroglossia. Infecções recorrentes da lesão são comuns e representam um problema grave.

Diagnóstico diferencial. Hemangioma, glossite romboidal média, tireóide lingual, hiperplasia papilar do palato. Os linfangiomas profundos podem ser confundidos com outras neoplasias mesenquimáticas.

Teste laboratorial. O exame histopatológico é essencial para o diagnóstico.

Tratamento. Excisão cirúrgica.

Higroma Cístico

O higroma cístico é uma variedade de linfangioma que consiste de espaços linfáticos amplos e que aparecem na infância. A lesão é caracterizada por apresentar-se como aumento de volume difuso e mole no pescoço, estendendo-se para a submandibular ou sublingual e, ocasionalmente, para a mucosa oral ou região parotídea (**Fig. 718**), podendo causar problemas respiratórios ou estéticos, apresentando-se uni ou bilateralmente.

Diagnóstico diferencial. Cisto branquial, cisto dermóide e linfadenopatia difusa.

Teste laboratorial. O exame histopatológico estabelece o diagnóstico.

Tratamento. Excisão cirúrgica.

Tumores Benignos 381

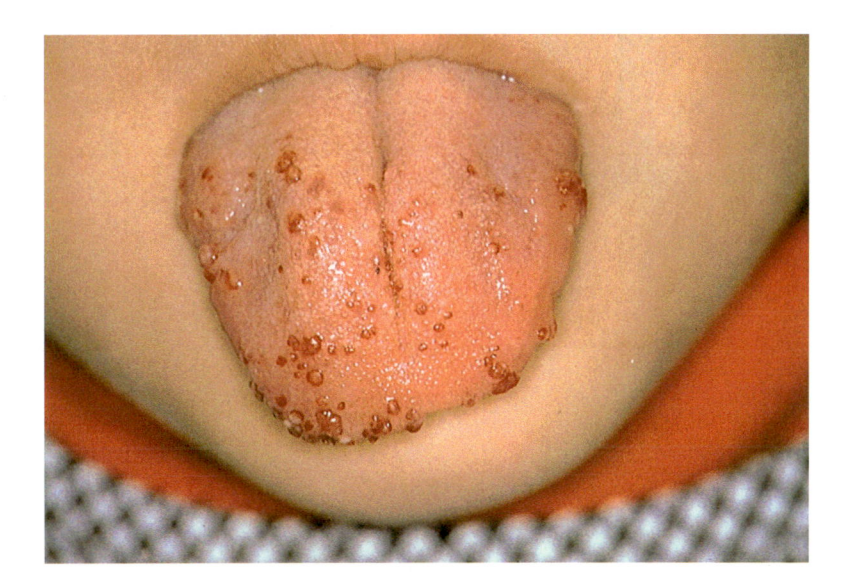

Figura 716 Linfangioma da língua.

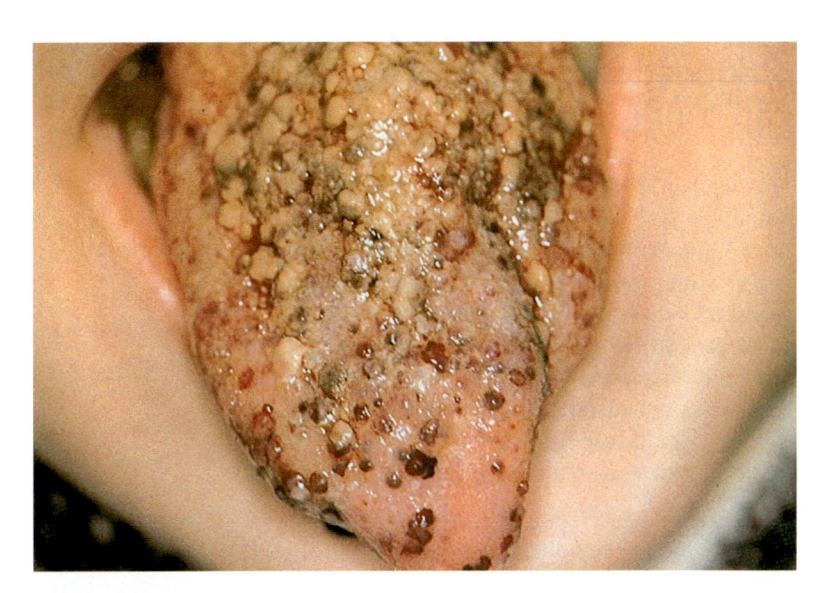

Figura 717 Extenso linfangioma da língua.

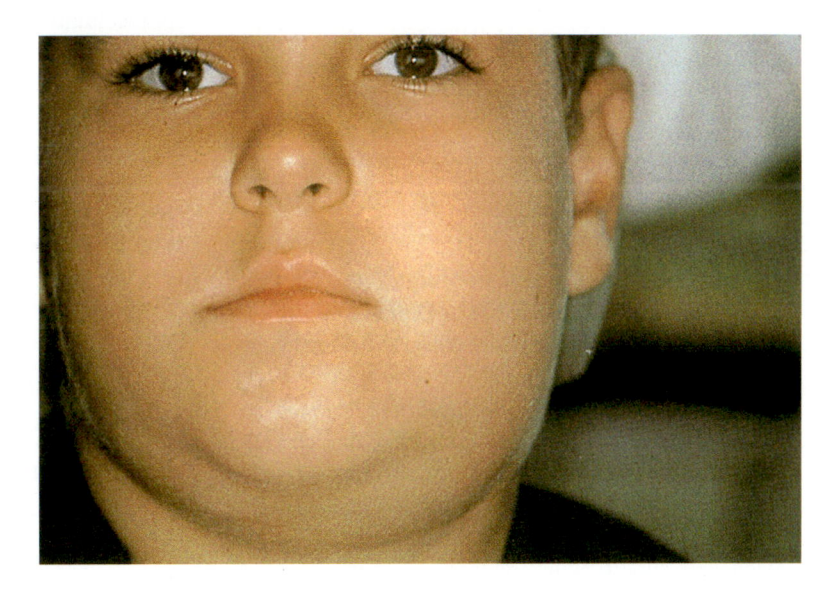

Figura 718 Higroma cístico, aumento de volume difuso do pescoço.

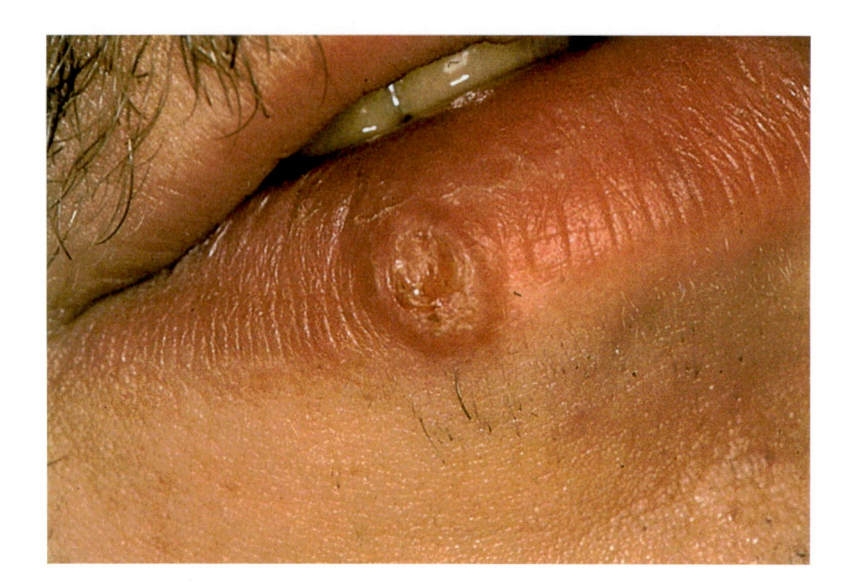

Figura 719 Siringoadenoma papilífero do lábio inferior.

Siringoadenoma Papilífero do Lábio Inferior

O siringoadenoma papilífero ou siringocistoadenoma papilífero é um tumor benigno das glândulas sudoríparas. O tumor em geral aparece ao nascimento ou precocemente na vida, sendo com freqüência localizado no couro cabeludo, no pescoço e ocasionalmente na face. Sua característica é placa ou nódulo solitário e bem-definido apresentando superfície corrugada levemente deprimida. O tamanho varia entre 0,5 e 1,5 cm. Os lábios são localização incomum para o siringoadenoma papilífero, havendo alguns casos relatados (**Fig. 719**).

Diagnóstico diferencial. Carcinoma basocelular, carcinoma espinocelular, ceratoacantoma e outros tumores de pele.

Teste laboratorial. O exame histopatológico estabelece o diagnóstico.

Tratamento. Excisão cirúrgica.

Adenoma Sebáceo

O adenoma sebáceo é um tumor benigno cutâneo, raro, originado das glândulas sebáceas. O tumor ocorre como lesão solitária na face ou no couro cabeludo de pacientes idosos. O adenoma sebáceo da cavidade bucal é raro e acredita-se que seu desenvolvimento esteja relacionado com os grânulos de Fordyce. Clinicamente, a lesão surge como uma massa firme e solitária de contorno bem-definido, com forma arredondada de 0,5 a 1,0 cm de diâmetro (**Fig. 720**). A cor da lesão é amarelada, com superfície lisa ou levemente granular.

Diagnóstico diferencial. Lipoma, xantoma verruciforme, mixoma e fibroma.

Teste laboratorial. O exame histopatológico estabelece o diagnóstico.

Tratamento. Excisão cirúrgica.

Corno Cutâneo

O corno cutâneo é uma expressão clínica descritiva que representa uma proeminência de forma conoidal de material ceratinizado que ocorre preferencialmente em pacientes idosos. A lesão desenvolve-se a partir de alterações ceratóticas da pele, tais como ceratose seborréica, ceratose actínica, queilite actínica, verrugas, carcinomas basocelulares, ceratoacantomas, carcinomas espinocelulares, lúpus eritematoso, etc.

Clinicamente, os cornos cutâneos apresentam-se retos ou curvos, de coloração amarelada ou branco-acastanhada, de consistência dura, com tamanho variando de poucos milímetros até alguns centímetros. A parte superior da face é o local de envolvimento mais comum, porém os cornos cutâneos raramente são vistos no lábio inferior (**Fig. 721**). Crescimentos hiperceratóticos tipo corno (cornos mucosos) de coloração esbranquiçada podem ser vistos muito raramente na glande ou na mucosa bucal (**Fig. 722**).

Diagnóstico diferencial. Verruga vulgar, papiloma e carcinoma espinocelular.

Teste laboratorial. Exame histopatológico.

Tratamento. Excisão cirúrgica.

Tumores Benignos 383

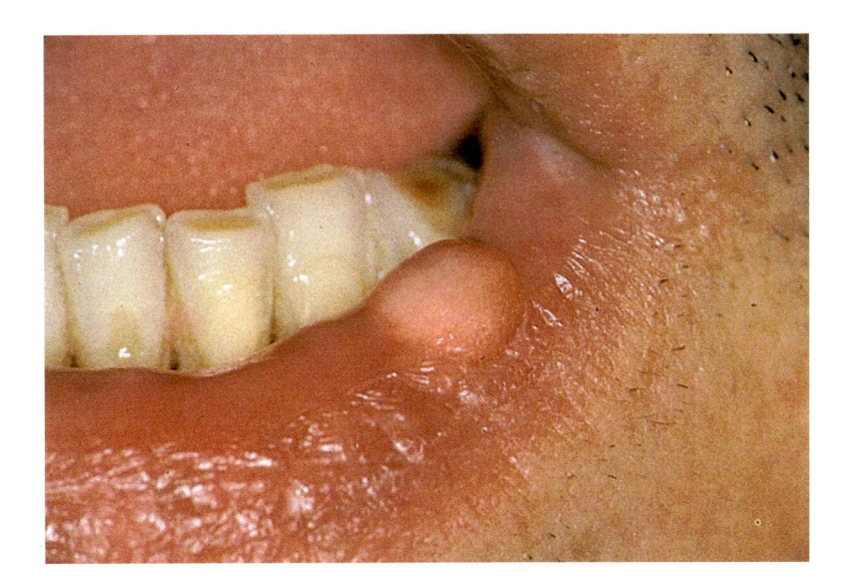

Figura 720 Adenoma sebáceo do lábio inferior.

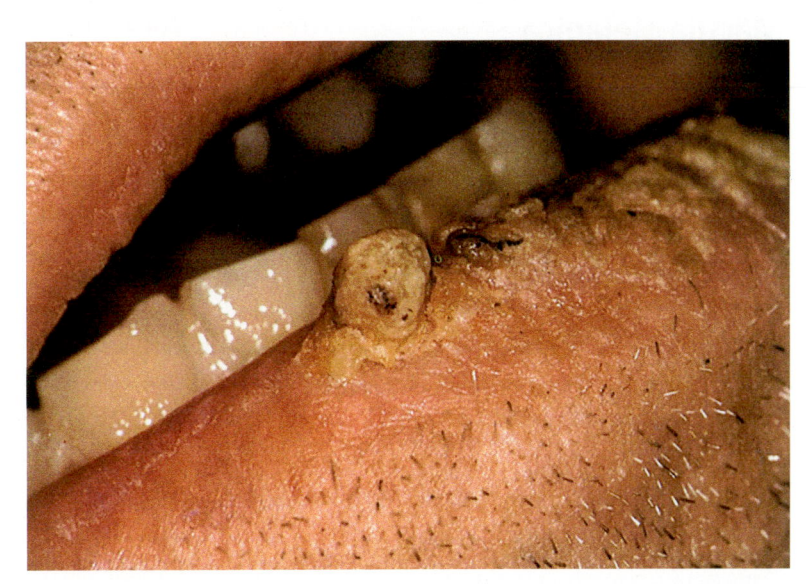

Figura 721 Corno cutâneo do lábio inferior.

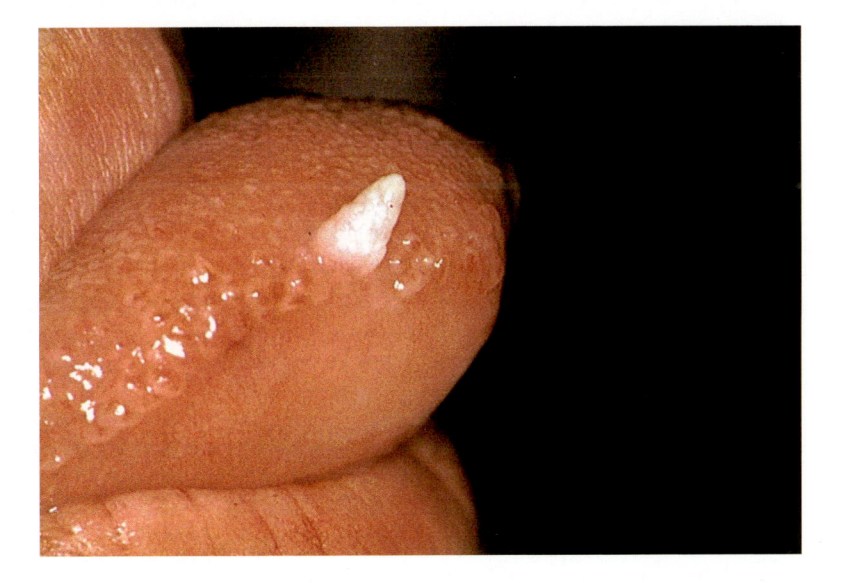

Figura 722 Corno mucoso na língua.

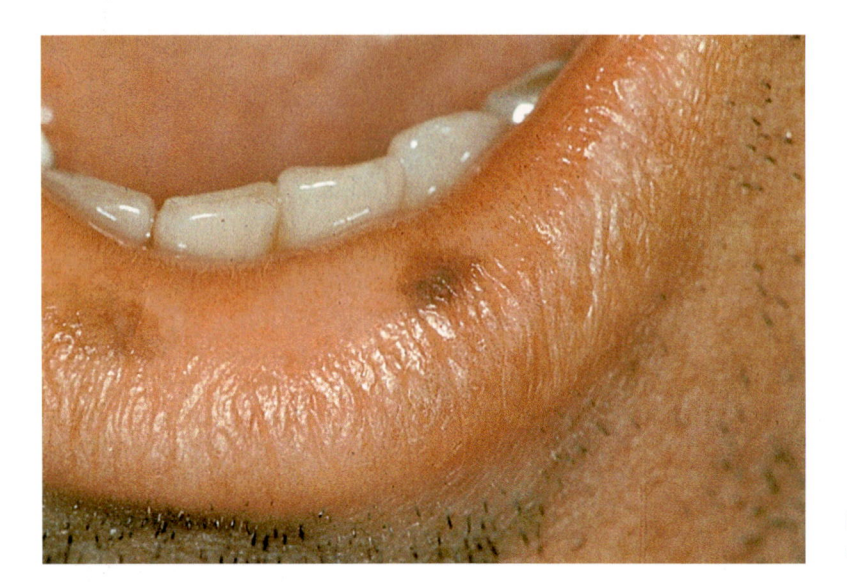

Figura 723 Máculas no vermelhão do lábio inferior.

Mácula Melânica

As máculas ou efélides são manchas de cor marrom com tamanho inferior a 0,5 cm de diâmetro, as quais são causadas pelo aumento da produção de melanina onde o número de melanócitos está normal. As manchas aparecem nos três primeiros anos de vida exclusivamente em áreas de pele expostas ao sol. Raramente as efélides podem aparecer no vermelhão dos lábios (**Fig. 723**), assim como em posição intrabucal (**Fig. 724**).

Diagnóstico diferencial. Nevo celular, lentigo, síndrome de Peutz-Jeghers, neurofibromatose, síndrome de Albright e outras genodermatoses associadas com pigmentações.

Teste laboratorial. O exame histopatológico estabelece o diagnóstico.

Tratamento. Não requer qualquer tratamento.

Lentigo Simples

O lentigo se caracteriza por ser uma mancha marrom bem circunscrita de causa desconhecida provocada pelo aumento do número de melanócitos da epiderme. O lentigo é classificado em três variedades: lentigo simples, lentigo solar e lentigo maligno. O lentigo simples surge principalmente na pele, no leito das unhas e, raramente, na mucosa bucal. Não está relacionado a regiões da pele expostas ao sol, aparecendo em geral durante a infância. Clinicamente, ele se apresenta como uma mancha pequena (menos de 0,5 cm de diâmetro), arredondada e plana, de cor marrom ou negra (**Fig. 725**). As lesões solitárias de lentigo simples são indistinguíveis do nevo.

Diagnóstico diferencial. Nevo celular e outros tipos de nevo, síndrome de Peutz-Jeghers e máculas melânicas.

Teste laboratorial. O diagnóstico é estabelecido pelo exame histopatológico.

Tratamento. Não há necessidade de tratamento, exceto por motivos estéticos.

Nevo Intramucoso

Os nevos melânicos são alterações de desenvolvimento originadas de melanoblastos defeituosos provenientes da crista neural. Eles ocorrem na pele e raramente na mucosa bucal. Estas lesões são coleções de células névicas na epiderme, derme ou ambas. Existem duas formas principais de nevos: congênitos ou adquiridos. Com base em critérios microscópicos (localização das células névicas e atividade juncional ou não), os nevos adquiridos podem ser divididos em muitas categorias. Na mucosa bucal, quatro tipos têm sido descritos: intramucoso, juncional, composto e azul. O nevo intramucoso é o mais comum e representa cerca de 55% de todos os nevos intrabucais. Ele consiste de numerosas células névicas que estão circundadas por tecido conjuntivo e separadas do tecido epitelial por uma camada de colágeno. São lesões encontradas mais em mulheres, podendo ser detectadas em qualquer idade. Clinicamente, são caracterizadas por apresentarem-se como manchas ou placas planas, levemente elevadas, de coloração negra ou marrom-enegrecidas (**Fig. 726**). São lesões localizadas no palato e na mucosa oral e, raramente, na gengiva e nos lábios. Os nevos intramucosos têm pequena capacidade de transformação maligna.

Diagnóstico diferencial. Outros tipos de nevos intrabucais, máculas melanóticas, lentigo simples, tatuagem por amálgama, hematoma, lentigo maligno e melanoma.

Teste laboratorial. O diagnóstico é estabelecido pelo exame histopatológico.

Tratamento. Em geral, não é necessário tratamento. Entretanto, a excisão cirúrgica é recomendada quando a lesão está localizada em zonas de irritação crônica ou quando interfere na aparência.

Tumores Benignos 385

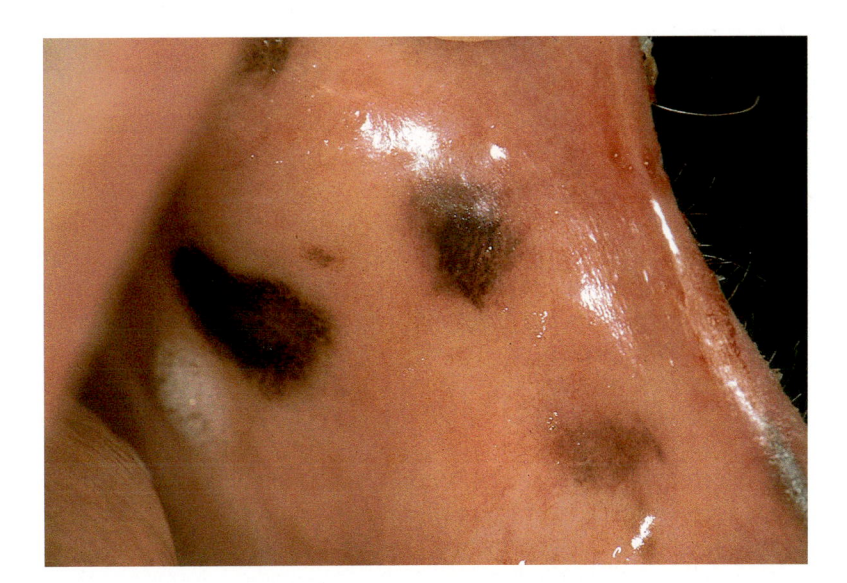

Figura 724 Máculas melânicas da mucosa jugal.

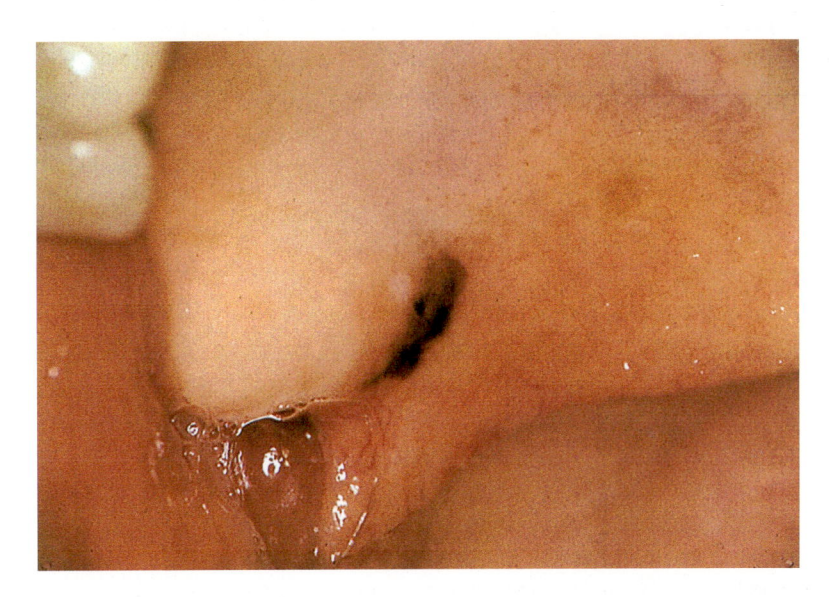

Figura 725 Lentigo no palato.

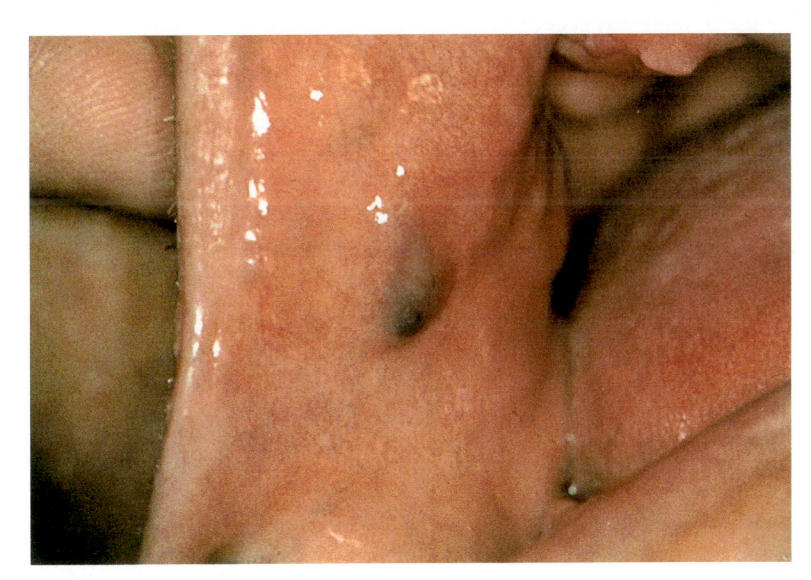

Figura 726 Nevo intramucoso na mucosa jugal.

Nevo Juncional

O nevo juncional é o nevo intrabucal menos freqüente, representando entre 3 e 5,5% dos casos. Histologicamente, a lesão é caracterizada por apresentar ninhos de células névicas ao longo da camada basal do epitélio. Algumas dessas células névicas mergulham para o interior do tecido conjuntivo, apresentando atividade juncional. Os aspectos clínicos do nevo juncional não são patognomônicos. Eles aparecem como manchas planas e levemente elevadas com coloração negra ou marrom de diâmetro variando entre 0,1 e 0,5 cm (**Fig. 727**). São encontrados com mais assiduidade no palato, mucosa oral e mucosa alveolar. O nevo juncional tem potencialidade significativa de apresentar transformação maligna para melanoma. Qualquer mudança de cor, tamanho ou textura de um nevo intrabucal deve ser considerada como suspeita, e a possibilidade de melanoma não pode ser descartada.

Diagnóstico diferencial. Outros tipos de nevo, máculas melânicas, lentigo simples, tatuagem por amálgama, pigmentação fisiológica e melanoma.

Teste laboratorial. O diagnóstico é feito com base exclusivamente no exame histopatológico.

Tratamento. Excisão cirúrgica.

Nevo Composto

Os nevos compostos caracterizam-se por ninhos de células névicas localizados tanto no interior do tecido epitelial como no tecido conjuntivo subjacente, portanto apresenta as características de ambos os nevos, intramucoso e juncional. O nevo composto é raro na cavidade bucal, representando entre 6 e 8,5% de todos os nevos intrabucais, não apresentando predileção por sexo ou idade. Clinicamente, a lesão se manifesta como um ponto assintomático, levemente elevado, de coloração castanho-avermelhada ou castanho-escurecida, com tamanho variando entre poucos milímetros até 1 cm de diâmetro (**Fig. 728**). Sua localização preferencial é na mucosa oral, palato e gengiva. Os nevos compostos têm potencial de transformação em melanoma.

Diagnóstico diferencial. Outros nevos intrabucais, lentigo simples, mácula melânica, lentigo maligno, tatuagem por amálgama e melanoma.

Teste laboratorial. O diagnóstico é feito com base exclusivamente no exame histopatológico.

Tratamento. O mesmo do nevo intramucoso.

Nevo Azul

O nevo azul é o segundo mais comum na cavidade bucal, representando entre 30,5 e 36% de todos os nevos intrabucais. Histologicamente é caracterizado por apresentar melanócitos alongados e volumosos, contendo melanina, dispostos em paralelo ao epitélio de revestimento da superfície. A localização dessas células está em uma porção intermediária e profunda da lâmina própria. Não há atividade juncional. São descritos dois tipos de nevo azul: a forma comum, ocorrendo na mucosa e na pele; e o tipo celular, que ocorre exclusivamente na pele. Esta lesão não apresenta predileção por sexo e pode acontecer em qualquer idade. Clinicamente, é caracterizada por ser uma placa ou ponto achatado e assintomático, podendo apresentar leve elevação, sua forma é ovalada, podendo apresentar contornos irregulares com a coloração azul ou marrom (**Fig. 729**). Sua localização mais freqüente é na mucosa do palato duro (60%), sendo rara em outras regiões da mucosa bucal. Não foi descrita a transformação maligna do nevo azul.

Diagnóstico diferencial. Outros nevos intrabucais, lentigo simples, lentigo maligno, mácula melânica, tatuagem por amálgama, nevo de Ota, hemangioma, granuloma piogênico e melanoma.

Teste laboratorial. O diagnóstico é apoiado no exame histopatológico.

Tratamento. O mesmo do nevo intramucoso.

Tumores Benignos 387

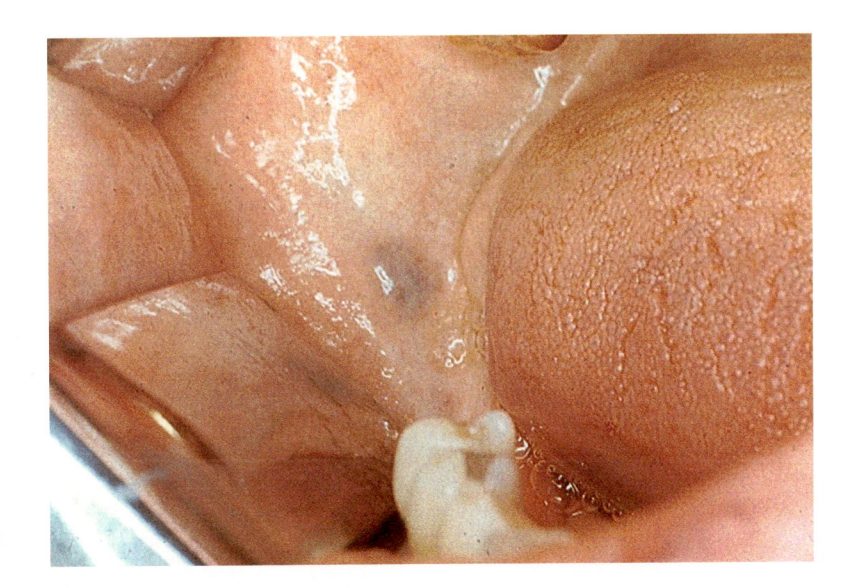

Figura 727 Nevo juncional na área retromolar.

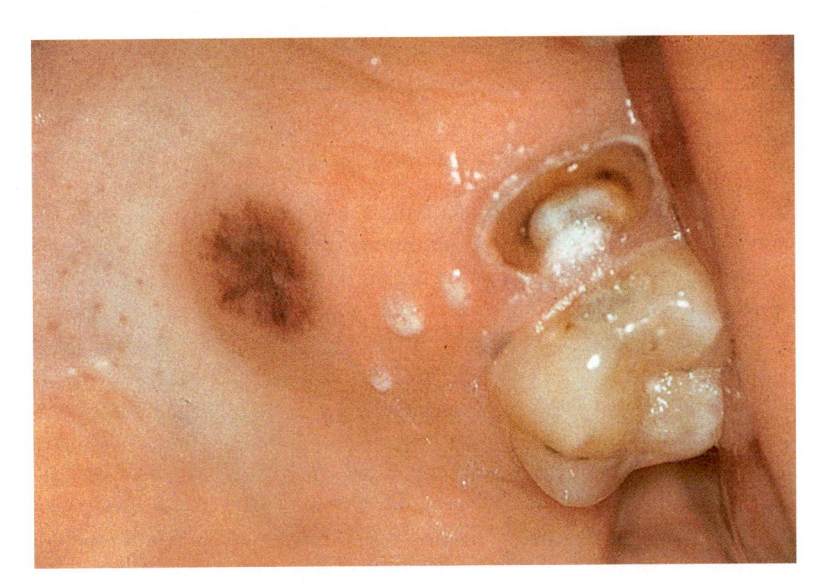

Figura 728 Nevo composto no palato.

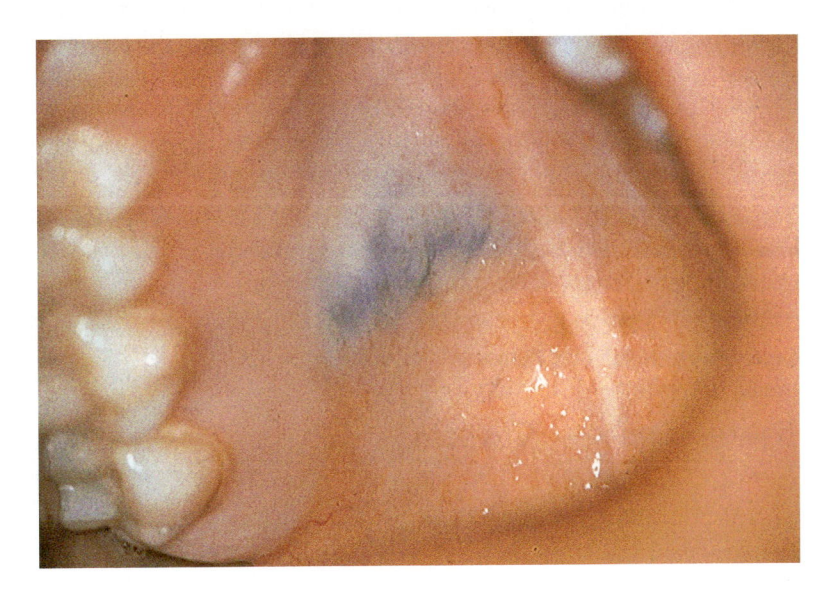

Figura 729 Nevo azul no palato.

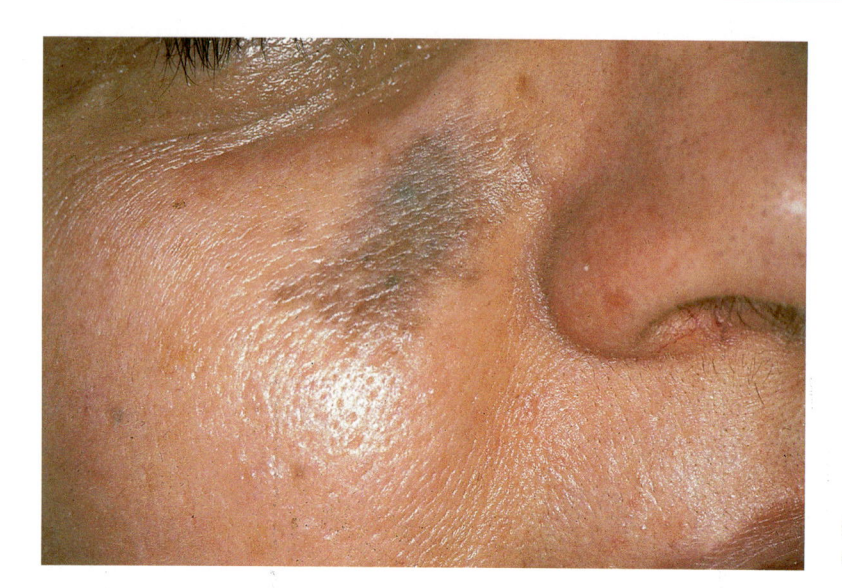

Figura 730 Nevo de Ota, hiperpigmentação cutânea.

Nevo de Ota

O nevo de Ota ou melanose oculodérmica aparece como uma mácula azul ou marrom-acinzentada adquirida e que envolve caracteristicamente a pele da face, os olhos e as membranas mucosas inervadas pelo primeiro e segundo ramo do nervo trigêmeo. Sua patogenia e padrão histopatológico são os mesmos do nevo azul. São lesões bastante comuns em japoneses e raras em outros grupos étnicos. Usualmente aparecem em crianças ou adultos jovens, sendo mais encontrados em mulheres do que em homens (5:1). A hiperpigmentação localiza-se tipicamente na pele da face, nos olhos (córnea, íris, nervo óptico e fundo do olho) (**Figs. 730, 731**). As outras áreas de envolvimento são o palato duro, mucosa oral, mucosa nasal e faringe (**Fig. 732**). As lesões são geralmente unilaterais, porém ocorrem casos bilaterais. A pigmentação aparece como mancha salpicada de coloração azul, azul-escura, marrom ou marrom-acastanhada. O nevo de Ota raramente sofre transformação maligna.

Diagnóstico diferencial. Nevo azul e outros nevos intrabucais, tatuagem por amálgama, hematoma, lentigo maligno e melanoma.

Teste laboratorial. O diagnóstico é feito com base no exame histopatológico.

Tratamento. Não necessita tratamento.

Lentigo Maligno

O lentigo maligno ou mácula melânica de Hutchinson é uma lesão pré-maligna dos melanócitos. Acredita-se que seja uma forma exclusiva de displasia intra-epitelial dos melanócitos, os quais têm a capacidade de evoluir para melanoma *in situ* ou melanomas invasivos após o prazo de 5 ou até 20 anos. O lentigo maligno ocorre em zonas de pele danificadas pela exposição solar (freqüentemente a face), em pacientes com mais de 50 anos, sem predileção por sexo. A lesão inicia como uma mácula pequena e lisa de coloração marrom e bem-definida que vai crescendo lentamente de tamanho, ficando mais pigmentada e de bordas mais irregulares. O seu diâmetro varia entre 0,5 e 3 cm ou mais.

O lentigo maligno é extremamente raro na cavidade bucal, mas pode aparecer como placa pigmentada com bordas irregulares, apresentando crescimento muito lento na mucosa oral, palato, assoalho bucal e lábio inferior (**Figs. 733, 734**).

Diagnóstico diferencial. Nevos intrabucais, tatuagem por amálgama e melanoma.

Teste laboratorial. O diagnóstico é feito com o apoio do exame histopatológico.

Tratamento. Excisão cirúrgica ou radiações são os métodos mais confiáveis. Entretanto, o uso tópico do 5-fluoruracil, a criocirurgia, a dermoabrasão e o *laser* também são úteis.

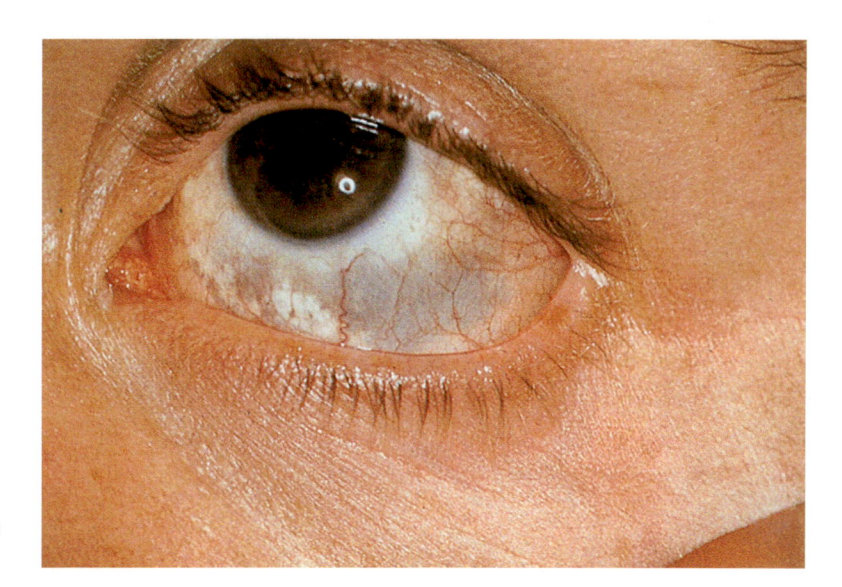

Figura 731 Nevo de Ota, melanose ocular.

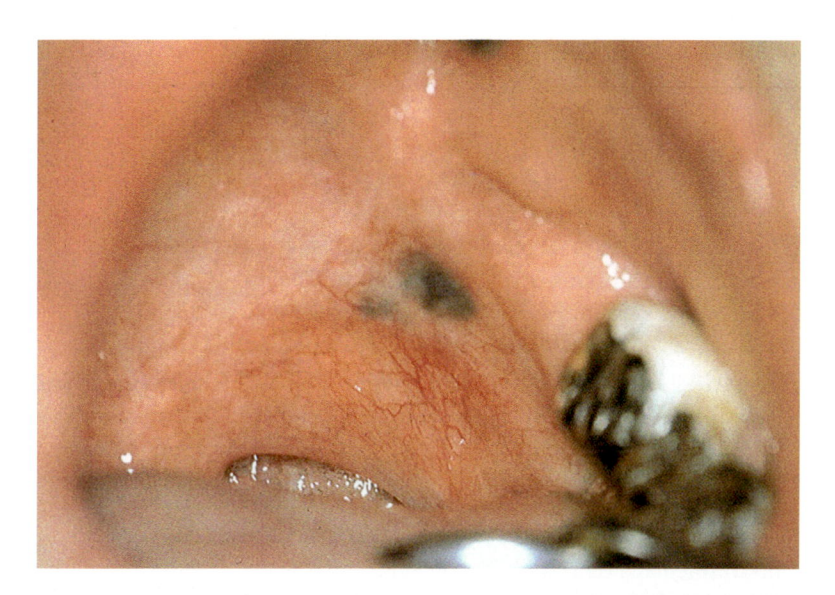

Figura 732 Nevo de Ota, pontos pigmentados no palato.

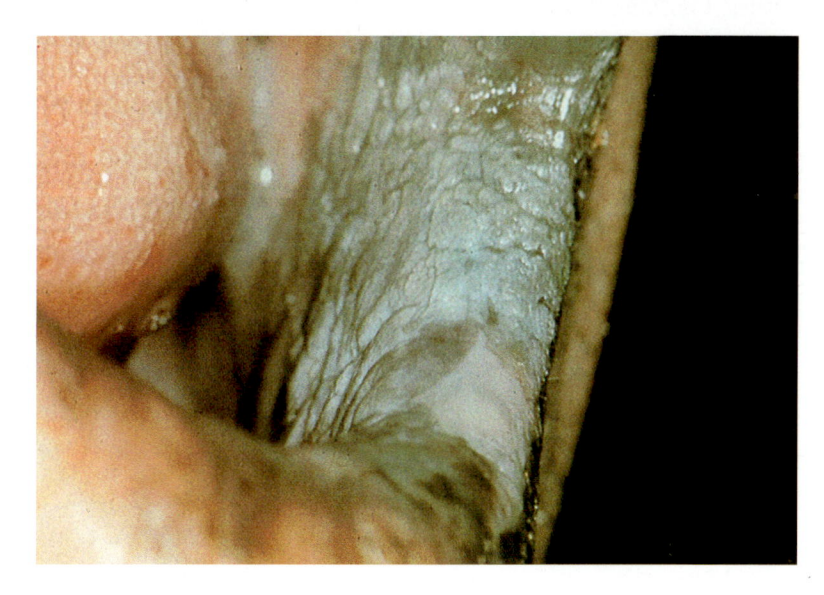

Figura 733 Lentigo maligno sobre a mucosa oral, comissura e lábio inferior.

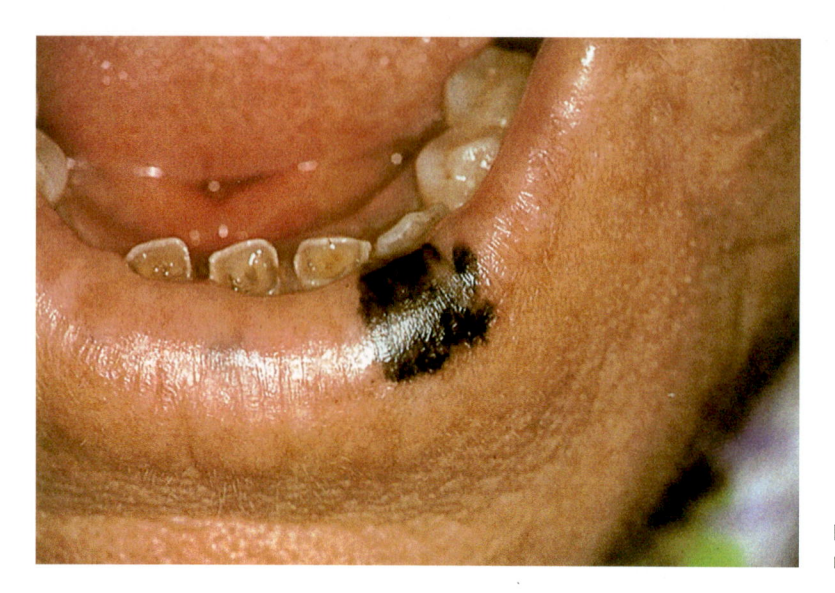

Figura 734 Lentigo maligno no vermelhão do lábio inferior.

Tumor Melanótico Neurectodérmico da Infância

O tumor melanótico neurectodérmico da infância é um tumor benigno raro, com origem na crista neural e propensão de aparecer em rebordo dentário. As lesões aparecem apenas na infância, antes dos 6 meses de idade, sem preferência por sexo. A maxila é afetada preferencialmente (79,1%), porém alguns casos são relatados no crânio, mandíbula, região dos ombros, pele, mediastino, cérebro, epidídimo, útero, etc. Clinicamente, se caracteriza por ser um tumor de crescimento rápido, indolor, recoberto por mucosa normal de coloração marrom-avermelhada ou rósea apresentando consistência elástica (**Fig. 735**). O tumor pode causar reabsorção óssea, e esta característica, associada ao seu crescimento rápido, pode sugerir tumor maligno.

Diagnóstico diferencial. *Epulis* congênita do recém-nascido, melanoma, schwannoma, neuroblastoma, tumores odontogênicos e sarcomas.

Teste laboratorial. O diagnóstico é estabelecido pelo exame histopatológico, porém o exame radiográfico e a detecção do ácido vanilmandélico na urina podem ser úteis.

Tratamento. Excisão cirúrgica.

Adenoma Pleomórfico

O adenoma pleomórfico é o tumor benigno mais comum tanto em glândulas salivares maiores como menores. Ele representa 62,6 a 75,6% de todos os tumores das glândulas salivares maiores e 42,6 a 70% de todos os tumores das glândulas salivares menores. A parte posterior do palato é o sítio intrabucal mais freqüentemente envolvido, seguido do lábio superior, região retromolar, mucosa oral e língua (**Figs. 736-738**). Aproximadamente 90% dos casos envolvendo as glândulas salivares maiores ocorrem na glândula parótida (**Fig. 739**). O adenoma pleomórfico não apresenta preferência significativa por sexo e ocorre entre os 40 e 70 anos de idade. Quando envolve as glândulas salivares menores, a lesão é caracterizada por ter crescimento lento e assintomático, de consistência firme, com tamanho variando entre 2 e 3 cm de diâmetro. O tumor apresenta-se recoberto por mucosa normal e raramente está ulcerado. A lesão pode causar dificuldade de deglutição, fonação e adaptação das próteses.

Diagnóstico diferencial. Outros tumores de glândulas salivares, lipoma e sialometaplasia necrotizante.

Teste laboratorial. O diagnóstico é feito por exame histopatológico.

Tratamento. Excisão cirúrgica.

Tumores Benignos **391**

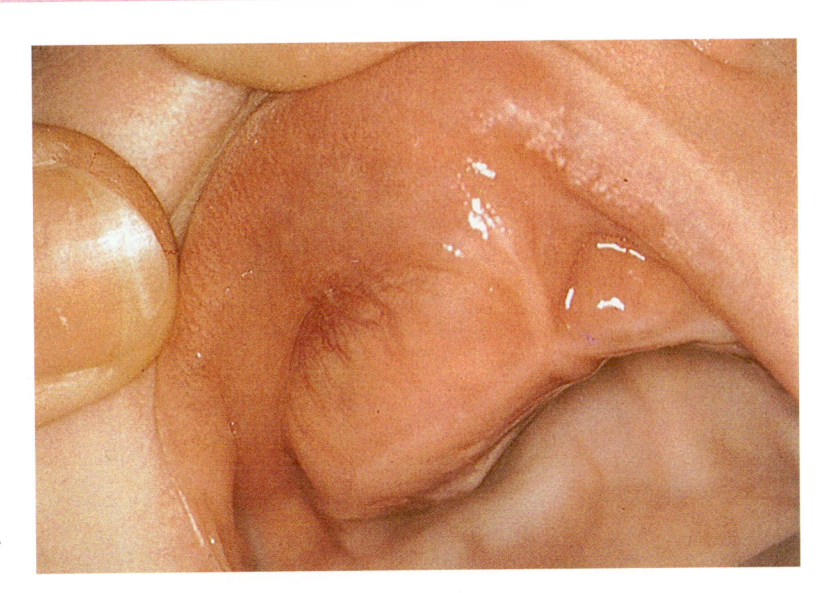

Figura 735 Tumor melanótico neurectodérmico da infância na maxila.

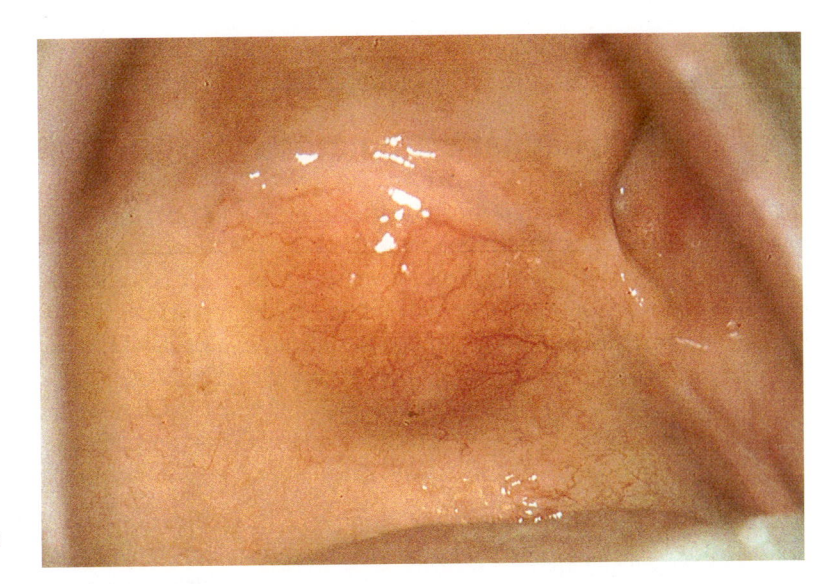

Figura 736 Adenoma pleomórfico do palato.

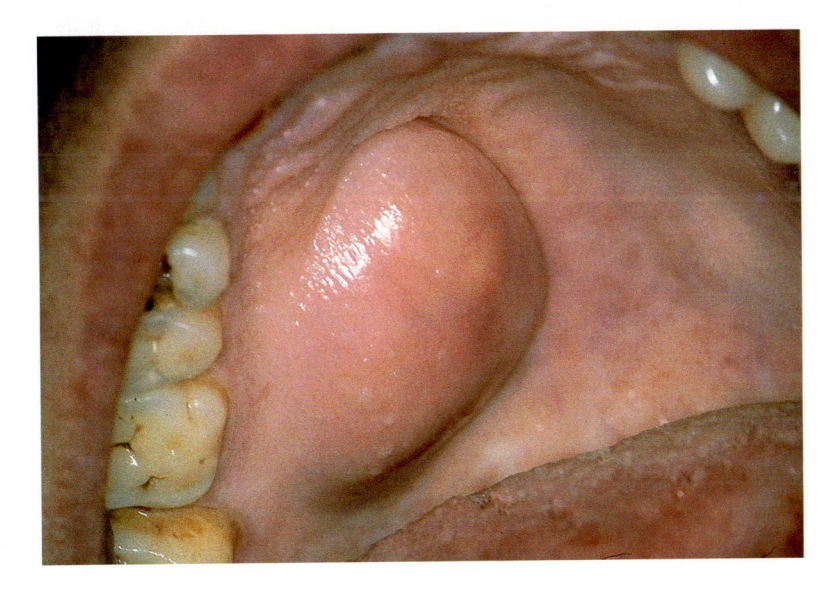

Figura 737 Adenoma pleomórfico do palato.

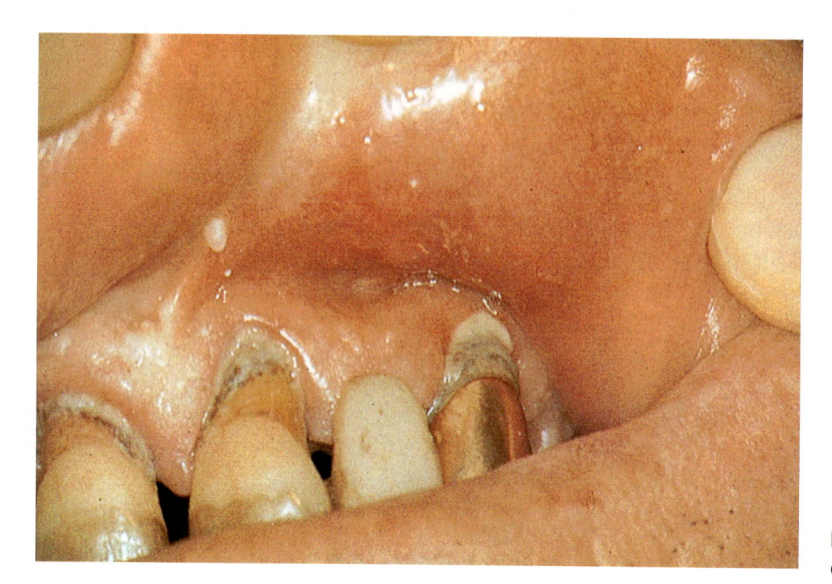

Figura 738 Adenoma pleomórfico da mucosa labial superior.

Cistadenoma Papilar Linfomatoso

O cistadenoma papilar linfomatoso, linfadenoma ou tumor de Warthin é um tumor benigno e raro das glândulas salivares ocorrendo, quase que exclusivamente, nas glândulas parótidas. Entretanto ele pode ser observado na glândula submandibular e nas glândulas salivares menores da mucosa bucal. O tumor é mais freqüente em homens do que em mulheres, com idade entre 40 e 70 anos, sendo o palato e os lábios a localização mais comum de ocorrência na mucosa bucal. Clinicamente, a lesão é caracterizada por apresentar aumento de volume de crescimento lento, firme e indolor, o aumento superficial pode medir entre 1 e 4 cm de diâmetro (**Fig. 740**).

Diagnóstico diferencial. Outros tumores benignos e malignos de glândulas salivares, mucocele, cisto branquial e linfadenopatia tuberculosa.

Teste laboratorial. O diagnóstico é realizado com base no exame histopatológico.

Tratamento. Excisão cirúrgica.

Mioepitelioma

O mioepitelioma é um tumor benigno das glândulas salivares com origem em células mioepiteliais. Ele pode ser considerado uma variante rara do adenoma pleomórfico. O mioepitelioma afeta em proporções iguais as glândulas salivares maiores e menores, sendo mais comum entre os 30 e 50 anos de idade.

Clinicamente, a lesão é caracterizada por apresentar um aumento de volume de crescimento lento, firme, indolor e encapsulado (**Fig. 741**).

Diagnóstico diferencial. Adenoma pleomórfico, outros tumores de glândulas salivares, fibroma, neurofibroma, sialometaplasia necrotizante, carcinomas mioepiteliais e lesões linfepiteliais benignas.

Teste laboratorial. Biópsia e exame histopatológico, imunoistoquímica.

Tratamento. Excisão cirúrgica.

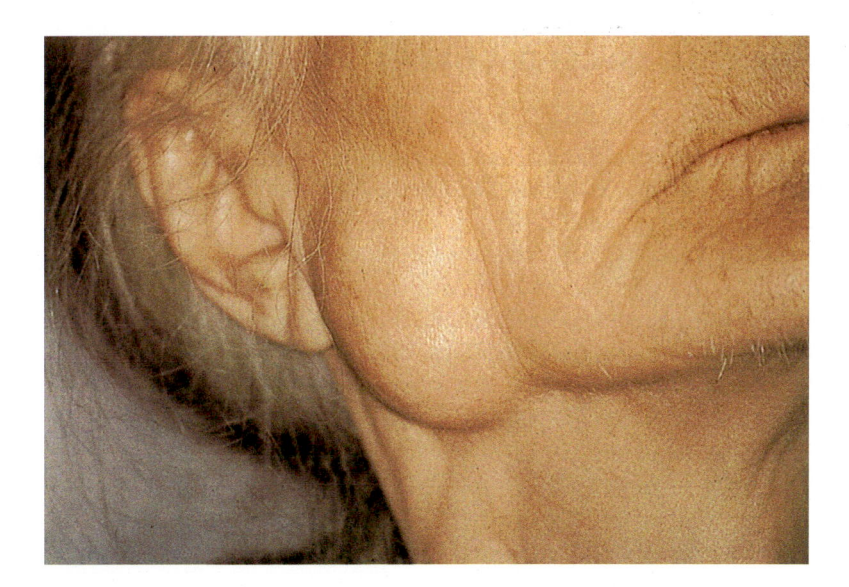

Figura 739 Adenoma pleomórfico da glândula parótida.

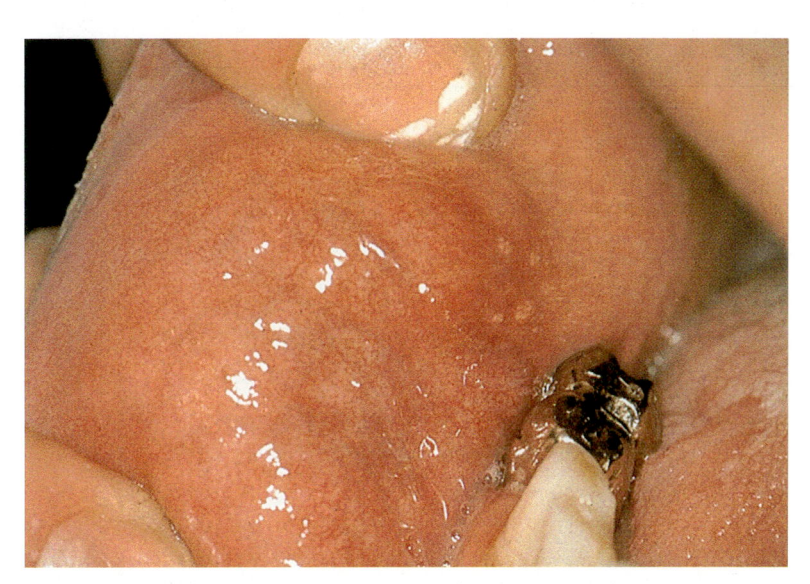

Figura 740 Cistadenoma papilar linfomatoso da mucosa oral.

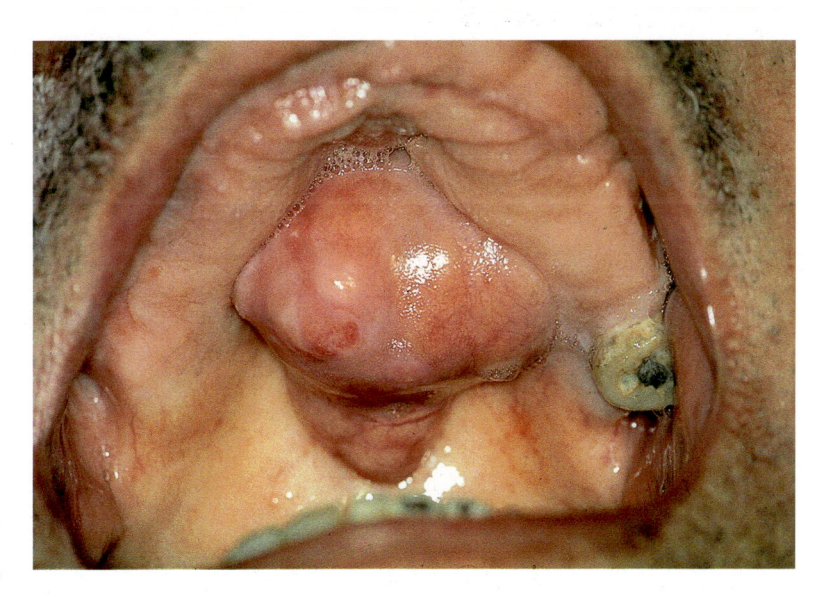

Figura 741 Mioepitelioma do palato.

Adenoma de Células Basais

O adenoma de células basais é um tumor benigno raro das glândulas salivares caracterizado pelo aspecto basalóide das células tumorais. Seu desenvolvimento é mais freqüente na glândula parótida e, mais raramente, em glândulas salivares menores. Os adenomas de células basais das glândulas salivares menores têm como característica serem tumores indolores, de crescimento lento, firmes e bem-delimitados (**Figs. 742-744**). O palato e o lábio superior são os sítios de predileção. Mulheres de meia-idade são mais afetadas. Os aspectos clínicos são inconclusivos e o diagnóstico final é feito pelo exame histopatológico.

Diagnóstico diferencial. Adenoma pleomórfico, adenoma canalicular, fibroma, neurofibroma e tumores malignos de glândulas salivares.

Teste laboratorial. Exame histopatológico.

Tratamento. Excisão cirúrgica.

Tumores Benignos 395

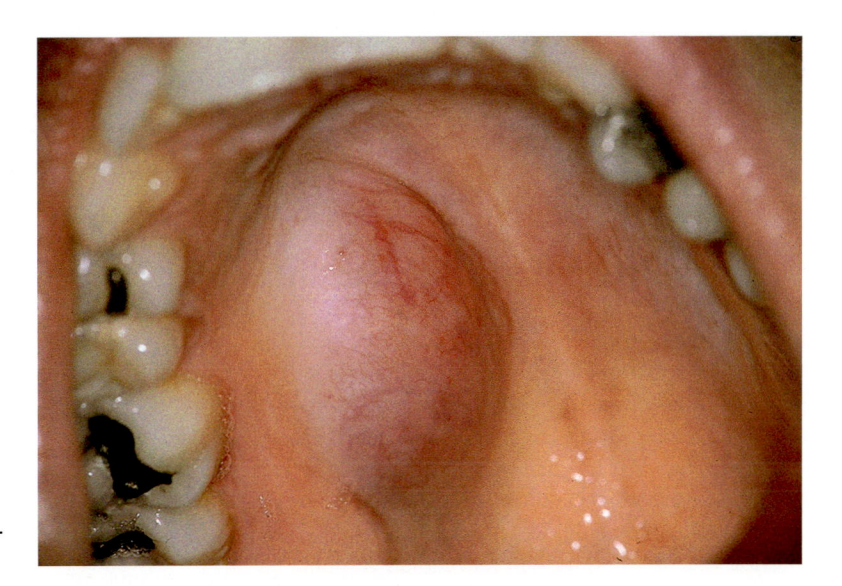

Figura 742 Adenoma de células basais no palato.

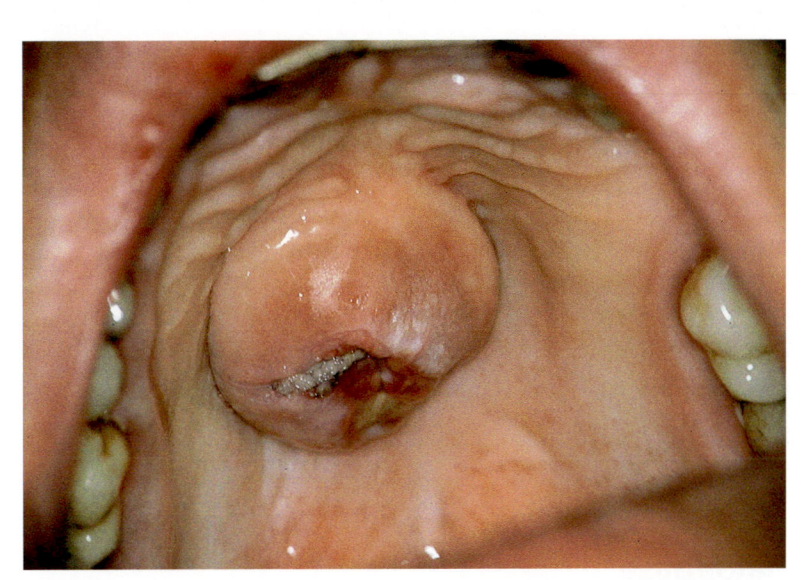

Figura 743 Adenoma de células basais ulcerado no palato.

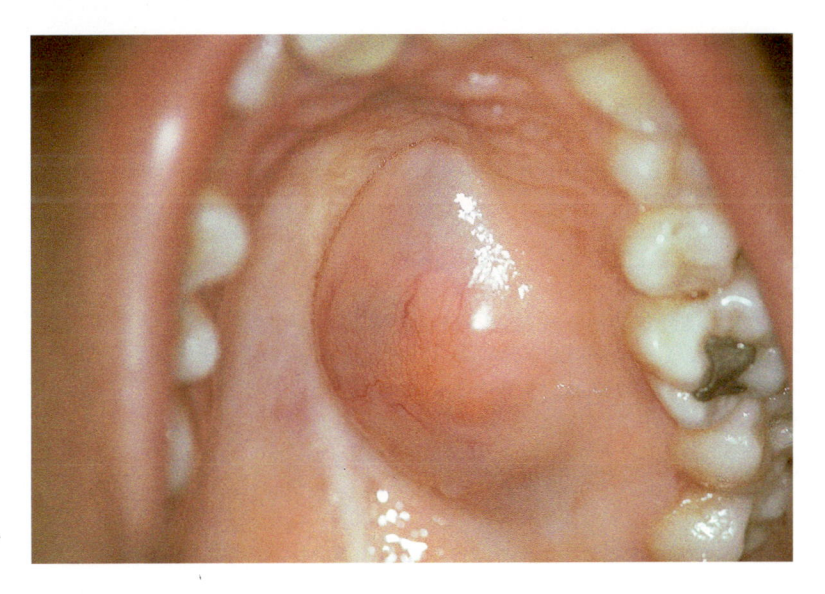

Figura 744 Adenoma de células basais no palato.

36. Outras Alterações das Glândulas Salivares

Sialadenometaplasia Necrotizante

A sialadenometaplasia necrotizante é uma lesão autolimitante, inflamatória e benigna, das glândulas salivares. Ela é mais comum em homens do que em mulheres, sendo diagnosticada em geral entre a quarta e quinta décadas de vida. Na maioria dos casos, a lesão está localizada na porção posterior do palato duro, porém casos isolados têm sido descritos na mucosa do lábio inferior, mucosa oral, trígono retromolar, glândula parótida e em posição extrabucal. Sua causa é desconhecida, entretanto a teoria da necrose isquêmica após infarto vascular parece a mais aceitável. A lesão tem início clínico repentino, podendo apresentar aumento de volume nodular que posteriormente evolui para úlcera crateriforme, dolorosa, com bordas irregulares e despedaçadas (**Figs. 745, 746**).

Diagnóstico diferencial. Carcinoma mucoepidermóide, outros tumores de glândula salivar, carcinoma espinocelular, granuloma letal de linha média, úlcera traumática e adenoma pleomórfico.

Teste laboratorial. Exame histopatológico.

Tratamento. A lesão cicatriza espontaneamente em 4 a 10 semanas.

Sialolitíase

Os sialolitos são depósitos calcáreos nos dutos ou no parênquima das glândulas salivares. Os sialolitos das glândulas submandibulares são os mais comuns (em torno de 80%), seguidos da glândula parótida, sublingual e glândulas salivares menores. Quando os sialolitos aumentam de tamanho, podem produzir a obstrução parcial ou total do duto, determinando uma sialadenite. Clinicamente, a lesão se manifesta como aumento doloroso da glândula, especialmente durante as refeições. Quando o sialolito estiver localizado na porção periférica do duto, ocorre inflamação. Se o cálculo salivar for grande, é possível palpá-lo, podendo, ocasionalmente, aparecer no orifício ductal (**Fig. 747**).

Diagnóstico diferencial. Sialadenite infecciosa.

Teste laboratorial. O exame radiográfico é importante para o diagnóstico.

Tratamento. Na fase aguda, antibióticos e, posteriormente, remoção cirúrgica.

Síndrome de Mikulicz

A síndrome de Mikulicz é caracterizada pelo aumento de volume simétrico das glândulas salivares maiores, seguido freqüentemente pelo aumento de volume dos linfonodos (**Fig. 748**). Esta lesão está usualmente associada com doenças sistêmicas tais como tuberculose, sarcoidose, linfoma e leucemia. No entanto, o entendimento da lesão é teórico e o diagnóstico da doença de base deve ser estabelecido.

Diagnóstico diferencial. Síndrome de Sjögren, síndrome de Heerfordt, aumento de volume glandular induzido por drogas, doenças metabólicas e nutricionais.

Tratamento. O tratamento consiste na cura da doença de base.

Outras Alterações das Glândulas Salivares 397

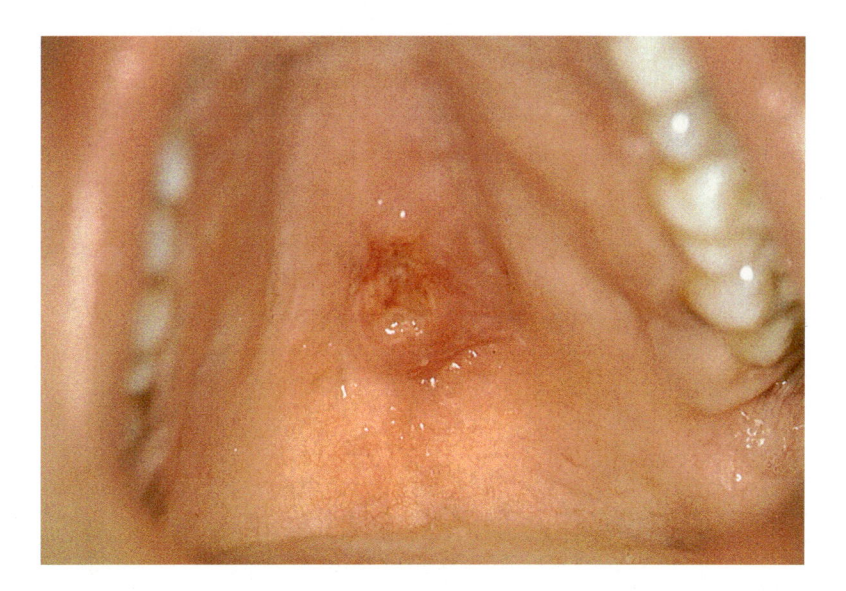

Figura 745 Sialadenometaplasia necrotizante no palato.

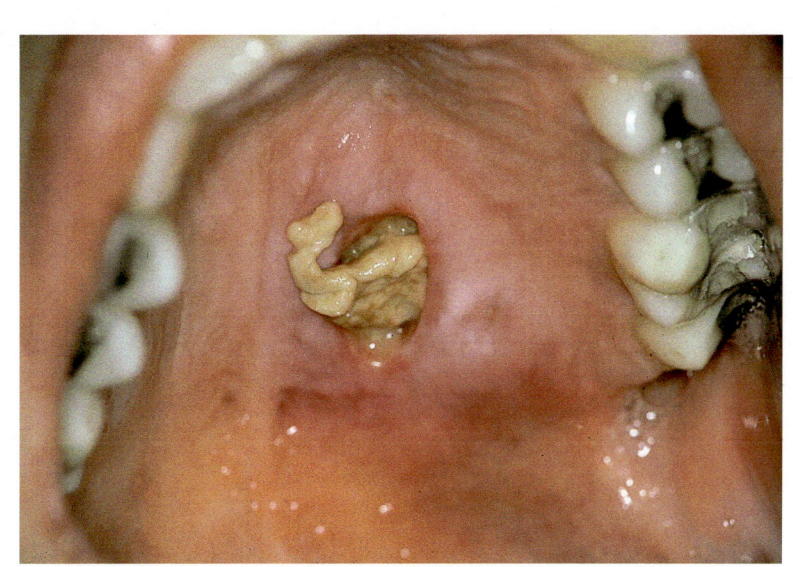

Figura 746 Sialadenometaplasia necrotizante no palato.

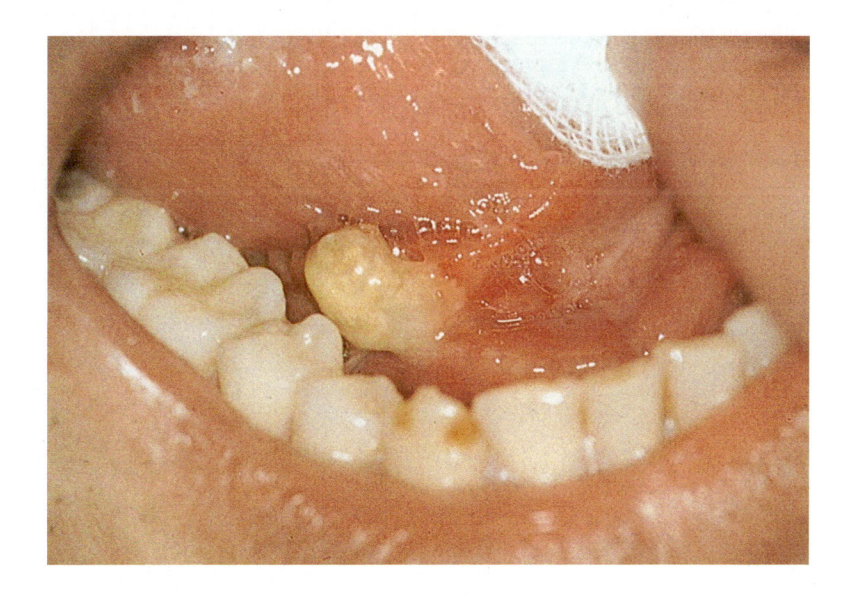

Figura 747 Sialolito no orifício do duto da glândula submandibular.

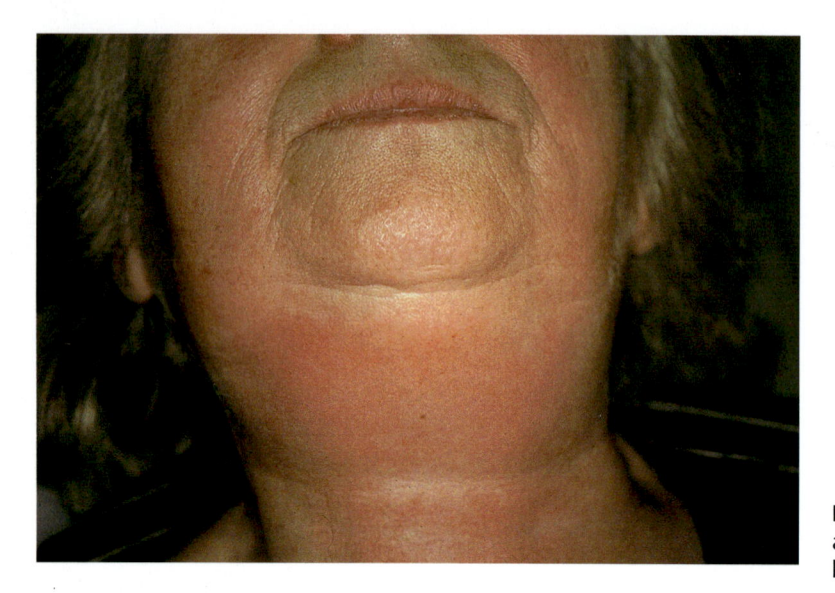

Figura 748 Síndrome de Mikulicz, aumento de volume das glândulas salivares maiores e dos linfonodos.

Sialadenose

A sialadenose é o aumento de volume não-inflamatório, não-neoplásico e raro das glândulas parótidas e das glândulas submandibulares. A etiologia exata é desconhecida, porém a enfermidade tem sido descrita em associação com cirrose hepática, diabete melito, alcoolismo crônico, má-nutrição e insuficiências ovarianas e da tireóide. Clinicamente, a lesão se manifesta como aumento de volume indolor e bilateral das glândulas parótidas que mostra a tendência de recorrência (**Fig. 749**). O aumento de volume é relativamente suave, podendo estar associado à diminuição do fluxo salivar.

Diagnóstico diferencial. Síndromes de Sjögren, Mikulicz ou Heerfordt, sialadenite infecciosa recorrente e tumores de glândulas salivares.

Teste laboratorial. Exame histopatológico.

Tratamento. É sintomático. A terapêutica para a doença relacionada pode determinar a melhora do aumento de volume da glândula salivar.

Xerostomia

A xerostomia não é uma doença em si, representa um sintoma causado pela diminuição ou total ausência da secreção salivar. A xerostomia tem causas multifatoriais, podendo ser transitória ou permanente. As causas mais comuns da xerostomia são uso de drogas (tais como ansiolíticos, anti-hipertensivos, simpaticomiméticos e bloqueadores do parassimpático), anomalias congênitas das glândulas salivares, doenças sistêmicas (tais como síndrome de Sjögren, diabete melito e diabete insípido, desidratação, anemia por deficiência de ferro, deficiências protéicas), radiações, diminuição dos estímulos periféricos, estresse emocional e doenças neurológicas, menopausa e envelhecimento. Clinicamente, a mucosa bucal apresenta-se seca, vermelha, com rachaduras, e o epitélio torna-se atrófico (**Figs. 750, 751**). Os pacientes se queixam de glossopirose e alterações gustativas. A candidíase bucal e o aumento do índice de cárie são outras complicações comuns. Além disso, podem ocorrer dificuldades de mastigação, deglutição e fonação.

Teste laboratorial. A determinação da xerostomia é realizada pela avaliação do fluxo salivar, sialografia, exame histopatológico, cintilografia e exames sorológicos.

Tratamento. Está na dependência da causa da xerostomia. A saliva artificial pode ser útil. O uso de pilocarpina, hidrocloreto de cevimelina e derivados de cânfora e anis têm sido usados para estimular a secreção das glândulas salivares.

Outras Alterações das Glândulas Salivares 399

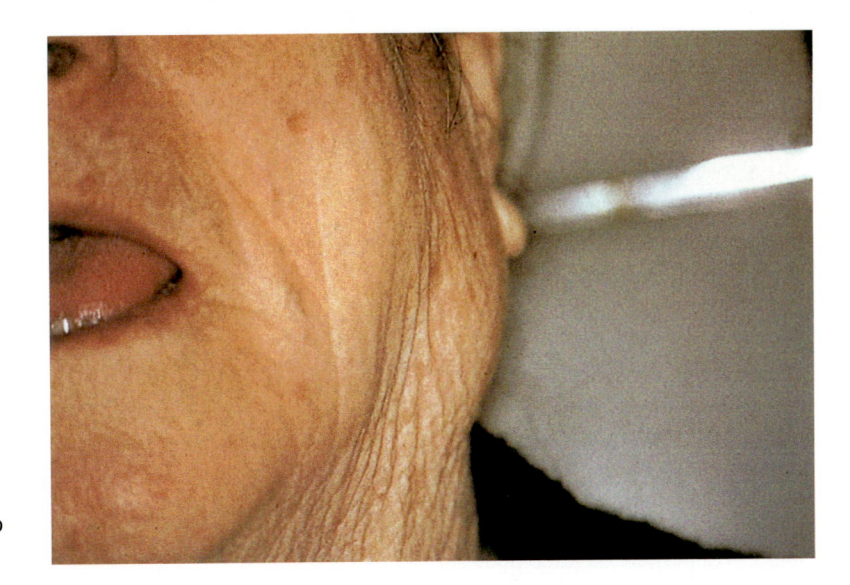

Figura 749 Sialadenose, aumento de volume da glândula parótida.

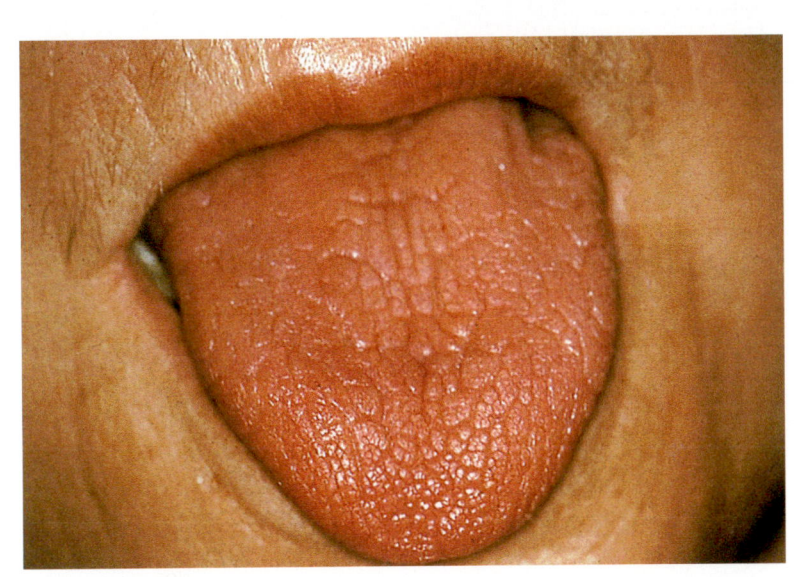

Figura 750 Língua seca e vermelha em paciente com xerostomia grave.

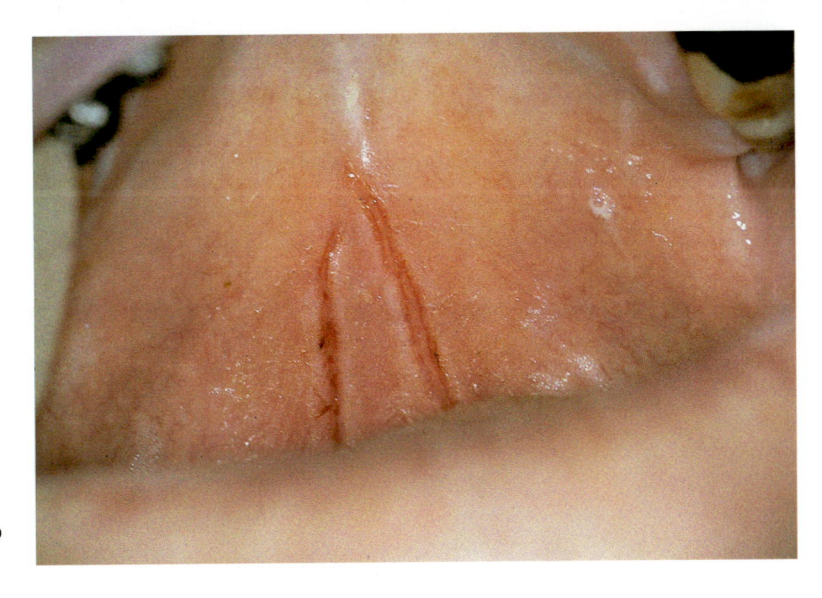

Figura 751 Xerostomia, palato seco e erosões.

37. Lesões Proliferativas e Não-neoplásicas

Granuloma Piogênico

O granuloma piogênico representa a proliferação do tecido de granulação ante uma irritação moderada. Ele apresenta incidência maior em mulheres (relação 2:1) e ocorre em qualquer idade, entretanto 60% dos pacientes estão entre os 11 e 40 anos. Clinicamente, o granuloma piogênico apresenta-se como nódulo exofítico e indolor, pediculado ou séssil, com coloração vermelho-escura. A superfície da lesão pode ser lisa ou lobulada, freqüentemente ulcerada e recoberta por membrana branco-amarelada. A lesão é mole, apresentando a tendência de sangrar espontaneamente ou frente discreta irritação. Ela cresce rapidamente, tendo tamanho que varia entre 0,5 e 1 cm. A gengiva é a localização mais comum de envolvimento do granuloma piogênico (70% dos casos), seguida da língua, dos lábios, da mucosa jugal, do palato, etc. (**Figs. 752-755**). A irritação gengival e a inflamação que resultam da higiene bucal deficiente e o acúmulo de placa bacteriana são os fatores etiológicos em muitos casos. A história de trauma antes do desenvolvimento do granuloma piogênico é comum, principalmente nos casos não-gengivais.

Diagnóstico diferencial. Lesão periférica de células gigantes, fibroma ossificante periférico, leiomioma, hemangioma, hemangioendotelioma, hemangiopericitoma, angiomatose bacilar, sarcoma de Kaposi e tumores metastáticos.

Teste laboratorial. O exame histopatológico é importante.

Tratamento. Excisão cirúrgica.

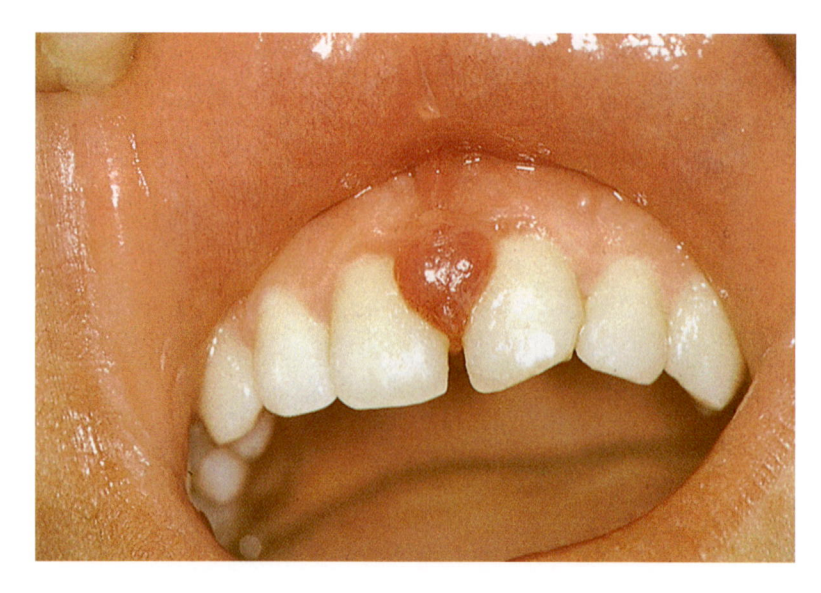

Figura 752 Granuloma piogênico da gengiva.

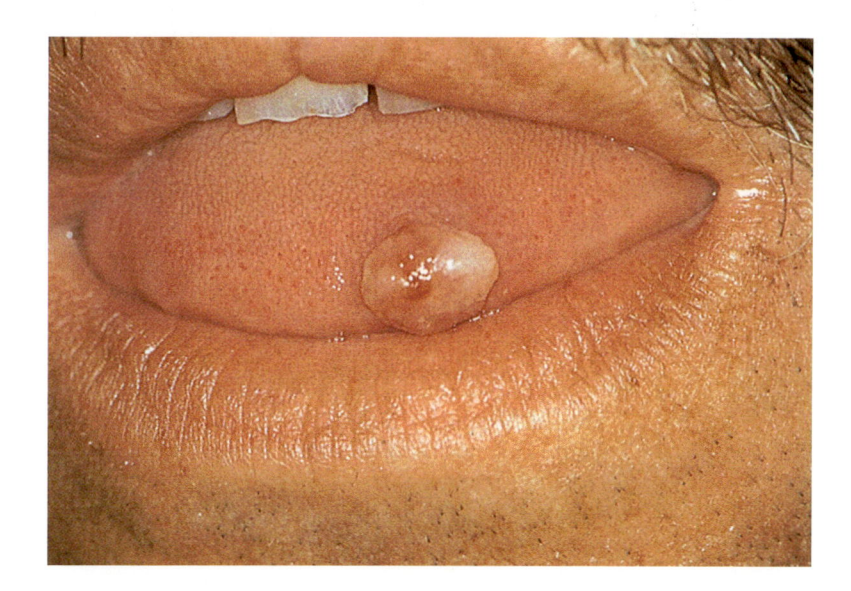

Figura 753 Granuloma piogênico na ponta da língua.

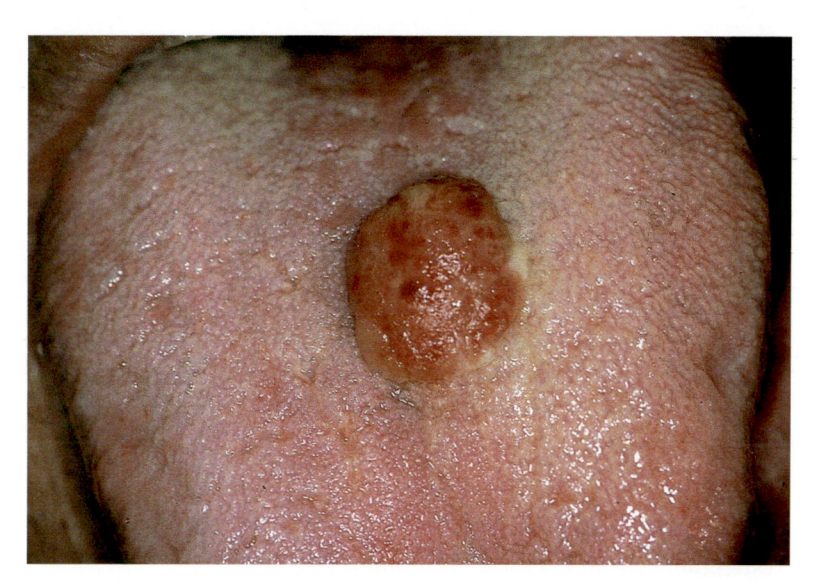

Figura 754 Granuloma piogênico no dorso da língua.

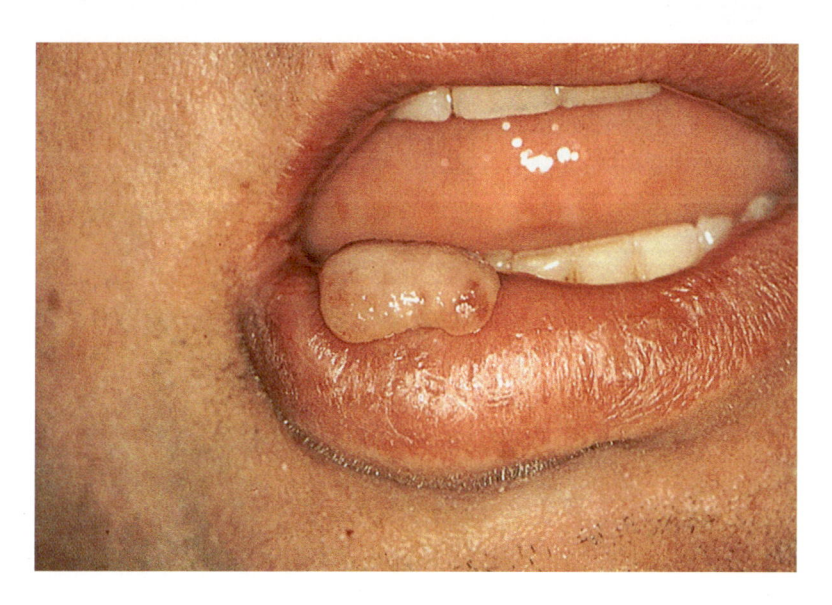

Figura 755 Granuloma piogênico no vermelhão do lábio.

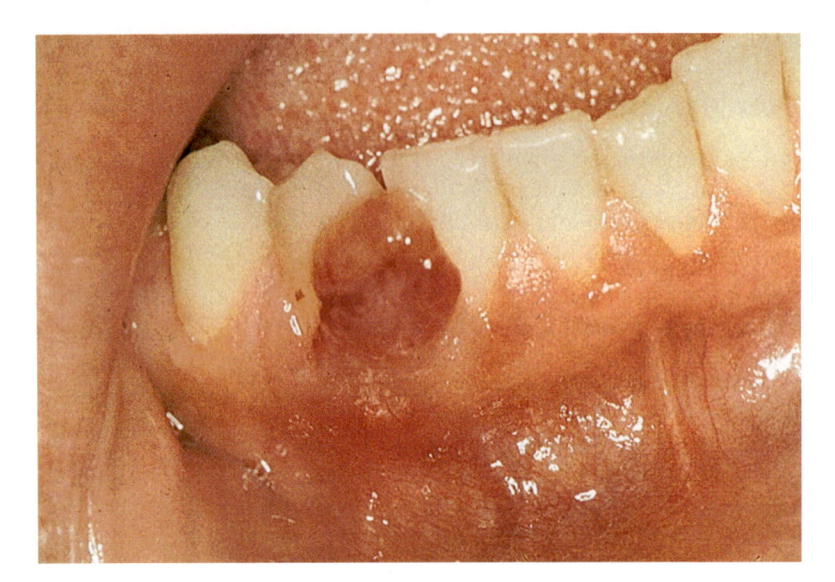

Figura 756 Granuloma gravídico na gengiva.

Granuloma Gravídico

O granuloma gravídico ocorre durante a gravidez, sendo clínica e microscopicamente idêntico ao granuloma piogênico. Ele está localizado na gengiva e aparece após o primeiro trimestre da gravidez. Clinicamente, aparece como lesão solitária pediculada, de cor vermelha e superfície lisa (**Fig. 756**). Raramente podem aparecer várias lesões na gengiva. Após o parto, as lesões regridem e podem desaparecer em alguns casos.

Diagnóstico diferencial. Granuloma piogênico e lesão periférica de células gigantes.

Teste laboratorial. O exame histopatológico auxilia no estabelecimento do diagnóstico.

Tratamento. Excisão cirúrgica preferencialmente após o parto, se as lesões persistirem. Durante a gravidez, as lesões podem ser removidas sob anestesia local se houver desconforto.

Granuloma Pós-exodontia

O granuloma pós-exodontia ou *epulis* granulomatosa é um granuloma piogênico que aparece caracteristicamente no alvéolo dentário após a exodontia (**Figs. 757, 758**). A causa é, usualmente, a presença de corpo estranho, como um seqüestro ósseo, restos de amálgama com formação de tecido inflamatório reacional.

Tratamento. Remoção cirúrgica.

Granuloma na Abertura de Fístula

O granuloma na abertura de fístula é um granuloma piogênico encontrado na saída do trajeto de fístula de origem dentária ou periodontal (**Figs. 759, 760**).

Lesões Proliferativas e Não-neoplásicas

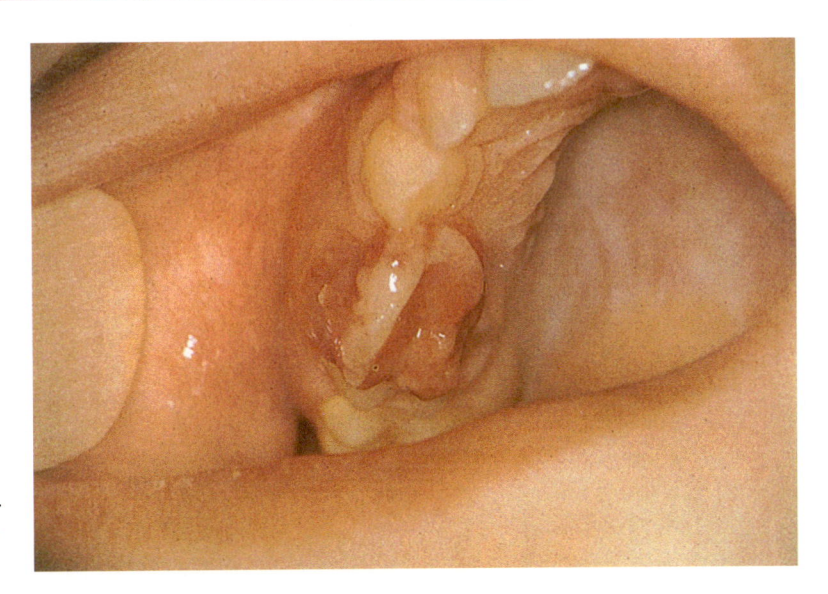

Figura 757 Granuloma pós-exodontia em alvéolo dentário após extração dentária.

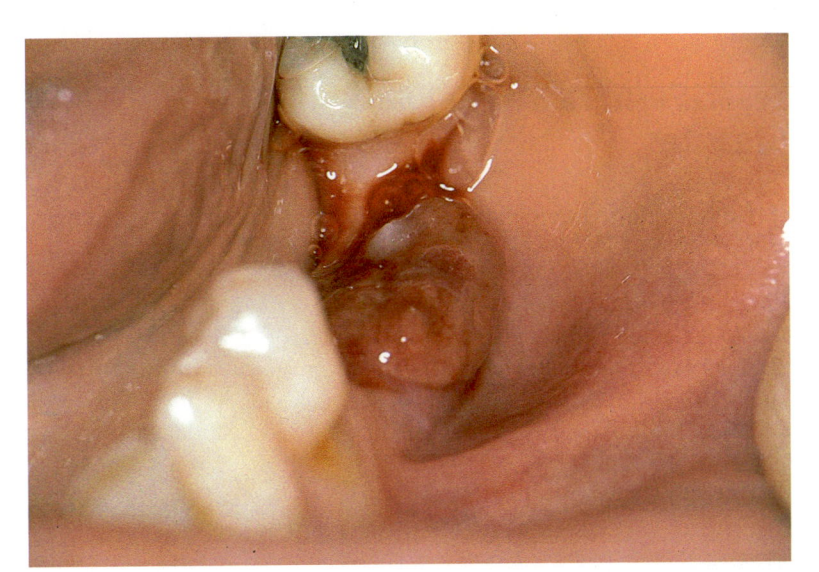

Figura 758 Granuloma pós-exodontia da mandíbula.

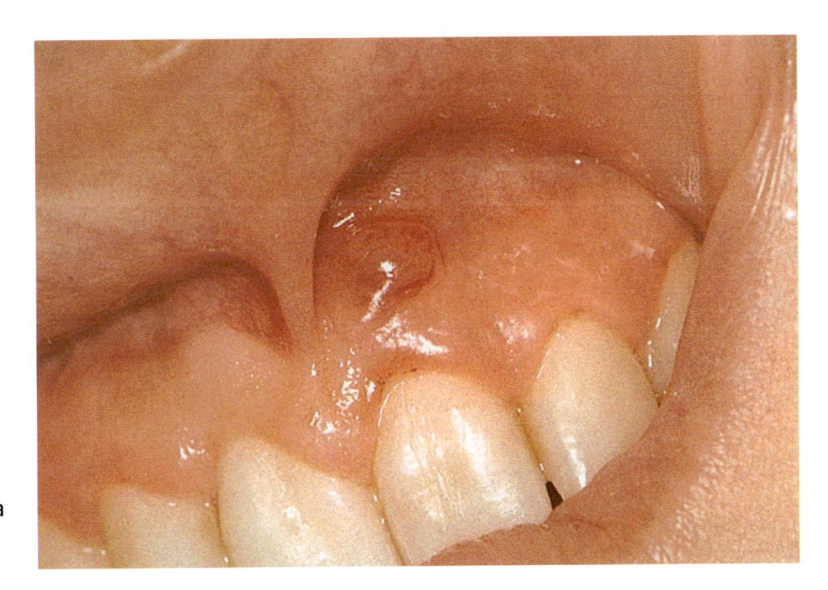

Figura 759 Granuloma na abertura do trajeto de fístula de origem dentária.

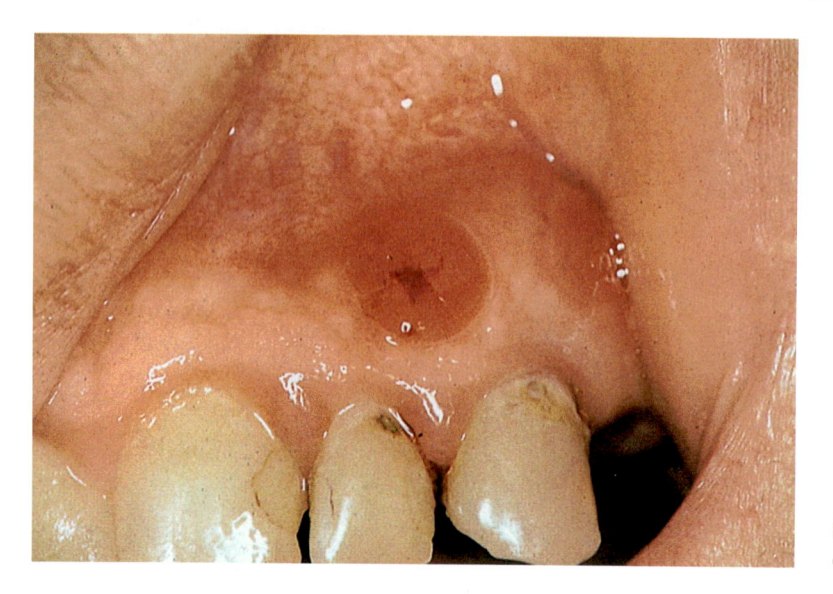

Figura 760 Granuloma na abertura do trajeto de fístula periodontal.

Lesão Periférica de Células Gigantes

A lesão periférica de células gigantes* é um tumor com aspecto clínico e microscópico característico encontrado exclusivamente na gengiva de ambos os maxilares. Ele não representa uma verdadeira neoplasia, mas a reação tecidual a uma agressão durante o período de dentição mista. Antes dos 16 anos, a lesão é mais comum nos indivíduos do sexo masculino, após esta idade ela ocorre duas vezes mais freqüentemente em mulheres. Clinicamente, a lesão manifesta-se como tumor séssil ou pediculado, bem-delimitado, com coloração vermelho-escura e hemorrágico quando ulcerado (**Figs. 761-763**). Sua consistência é elástica e seu tamanho varia entre 0,5 e 2 cm de diâmetro. A lesão aparece usualmente na gengiva, mas pode ser encontrada em áreas desdentadas (**Fig. 764**).

Diagnóstico diferencial. Granuloma piogênico, granuloma pós-exodontia, fibroma ossificante periférico, hemangiopericitoma, hemangioendotelioma e sarcoma de Kaposi.

Teste laboratorial. Exame histopatológico.

Tratamento. Excisão cirúrgica.

---

*N. de R.T.: o termo em inglês *peripneal giant cell granuloma* foi substituído por lesão periférica de células gigantes – de uso mais apropriado.

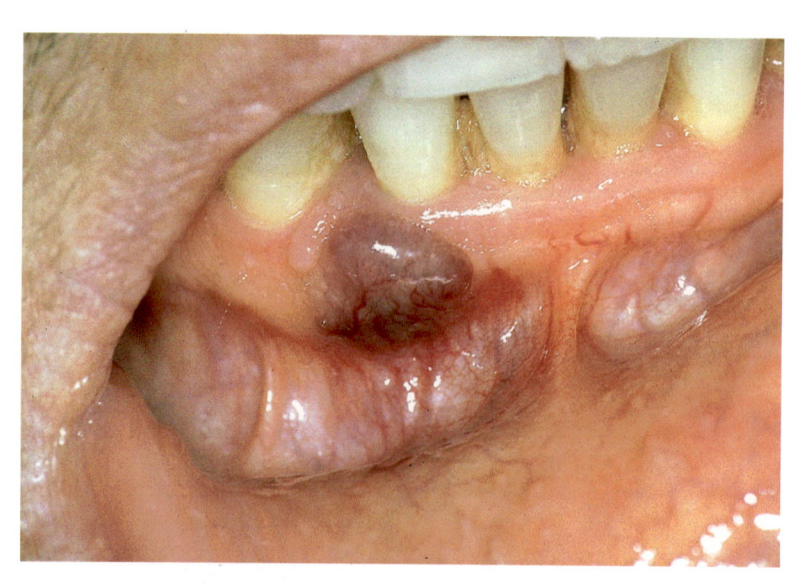

Figura 761 Lesão periférica de células gigantes, lesão inicial.

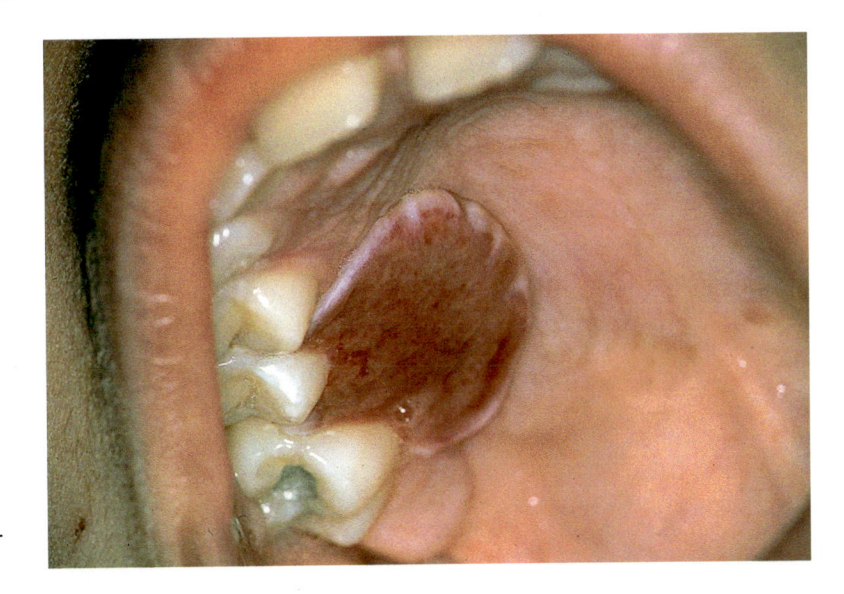

Figura 762 Lesão periférica de células gigantes na gengiva da maxila.

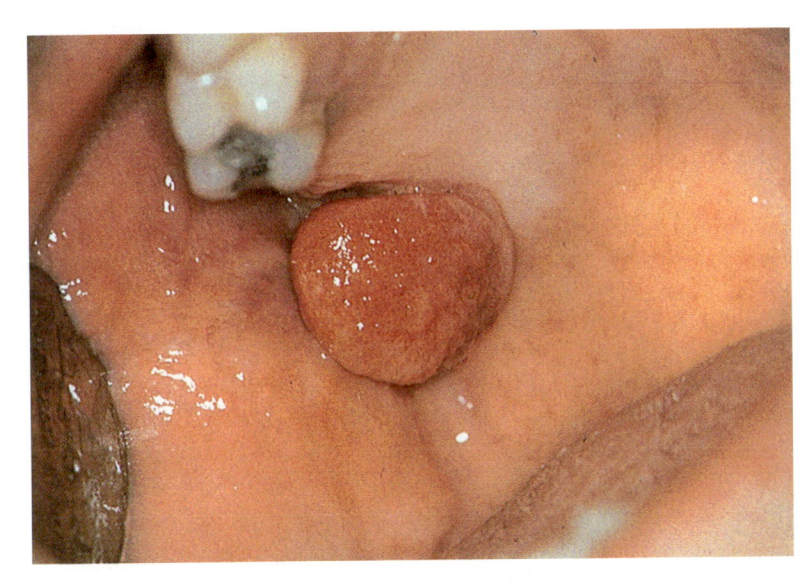

Figura 763 Lesão periférica de células gigantes da maxila.

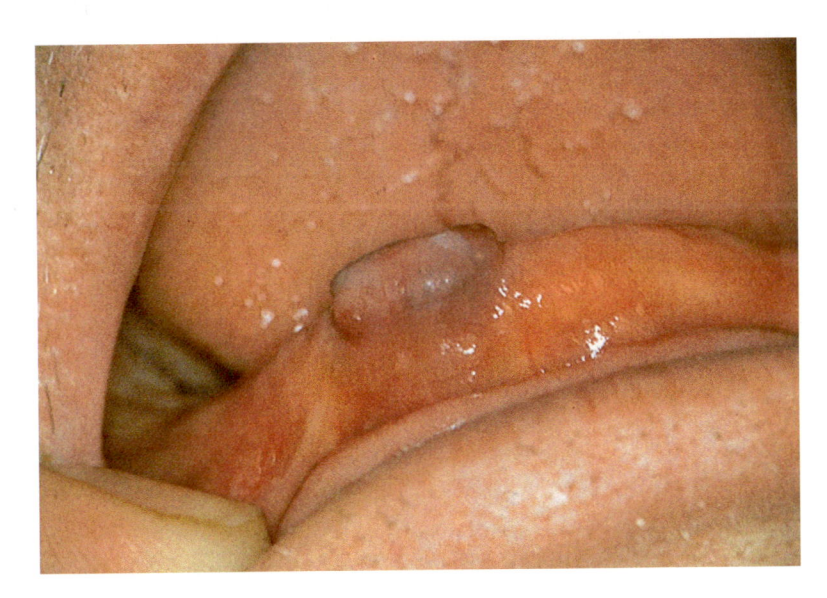

Figura 764 Lesão periférica de células gigantes da mandíbula.

38. Lesões Não-neoplásicas dos Maxilares

Displasia Fibrosa

A displasia fibrosa é uma alteração benigna de desenvolvimento com etiologia desconhecida. É caracterizada pela substituição do tecido ósseo normal por tecido conjuntivo celularizado contendo trabéculas irregulares de osso imaturo. São descritas duas formas da lesão: a *monostótica*, limitada a um osso e que corresponde a 80 até 90% dos casos; e a *poliostótica*, que afeta vários ossos e é rara. Os ossos maxilares estão freqüentemente envolvidos em ambas as formas da doença. Homens e mulheres estão afetados em proporções iguais durante as três primeiras décadas de vida.

Clinicamente, as lesões dos ossos maxilares aparecem como aumentos de volumes indolores e lentos dos ossos (**Fig. 765**). O aumento de volume pode ser consistente, firme, elástico ou duro à palpação, pode causar deformidade óssea intrabucal, deslocamento dentário e/ou assimetria facial (**Fig. 766**). A maxila e a mandíbula estão envolvidas em proporções praticamente idênticas. A forma poliostótica envolve a região da cabeça e do pescoço em até 50% dos casos, sendo caracterizada por múltiplos ossos envolvidos, pigmentações cutâneas ou máculas cor de café-com-leite e ocasionalmente alterações endócrinas das glândulas hipófise, paratireóide e tireóide, além de puberdade precoce. As raras complicações desta enfermidade são a osteomielite crônica e, muito excepcionalmente, os osteossarcomas dos ossos maxilares. O diagnóstico clínico deve ser confirmado por exames complementares.

Diagnóstico diferencial. Querubismo, fibroma ossificante, tumores odontogênicos, lesão central de células gigantes, osteossarcoma, condrossarcoma, sarcoma de Ewing e doença de Paget.

Teste laboratorial. Exame histopatológico e radiografia panorâmica.

Tratamento. Lesões pequenas e assintomáticas ou inativas com deformidade cosmética ou funcional mínimas podem não necessitar de tratamento. A correção cirúrgica pode ser necessária nos casos mais graves.

Querubismo

O querubismo é uma lesão fibro-óssea benigna dos ossos maxilares. Ela é transmitida como caráter autossômico dominante com expressividade variável. Alguns casos sem história familial aparecem como resultado de mutações espontâneas.

A doença aparece durante a primeira década de vida, com a mandíbula sendo afetada com mais freqüência que a maxila. A lesão apresenta-se como uma expansão bilateral e simétrica dos ossos maxilares e das bochechas, produzindo um aspecto facial "bochechudo" (**Fig. 767**). Em casos graves, com extenso envolvimento dos ossos maxilares, ocorre a distensão da pele e da porção superior da face com exposição da esclerótica determinando uma aparência de "querubim". Os dentes podem estar deslocados e ocasionalmente não erupcionam. O diagnóstico clínico deve ser confirmado por exames laboratoriais.

Diagnóstico diferencial. Displasia fibrosa, tumores odontogênicos, cisto odontogênico calcificante, lesão central de células gigantes, osteossarcoma, histiocitose de células de Langerhans, síndrome de Gorlin e sarcoma de Ewing.

Teste laboratorial. Exame radiográfico e histopatológico.

Tratamento. A resolução espontânea de alguns casos é comum após a puberdade. A curetagem conservadora e a reconstrução cirúrgica são recomendáveis após a estabilização do tamanho das lesões.

Lesões Não-neoplásicas dos Maxilares **407**

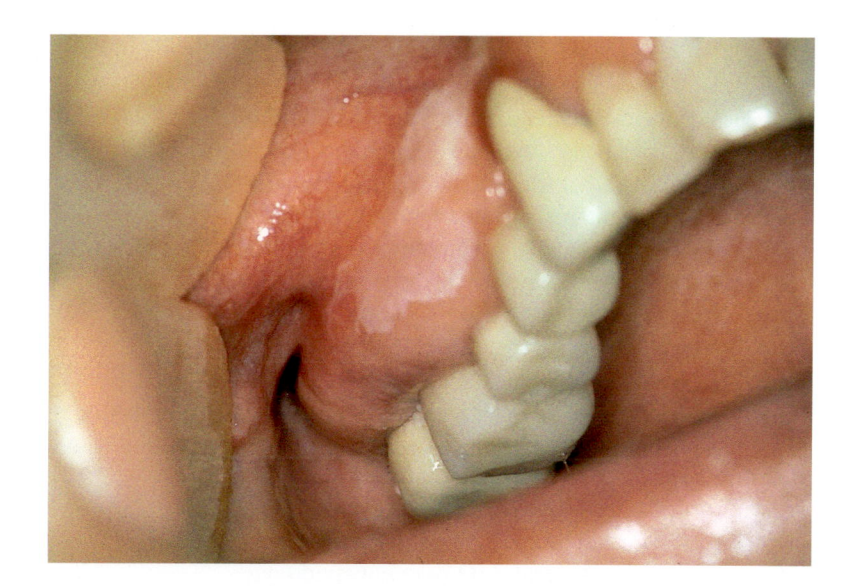

Figura 765 Displasia fibrosa, aumento de volume ósseo.

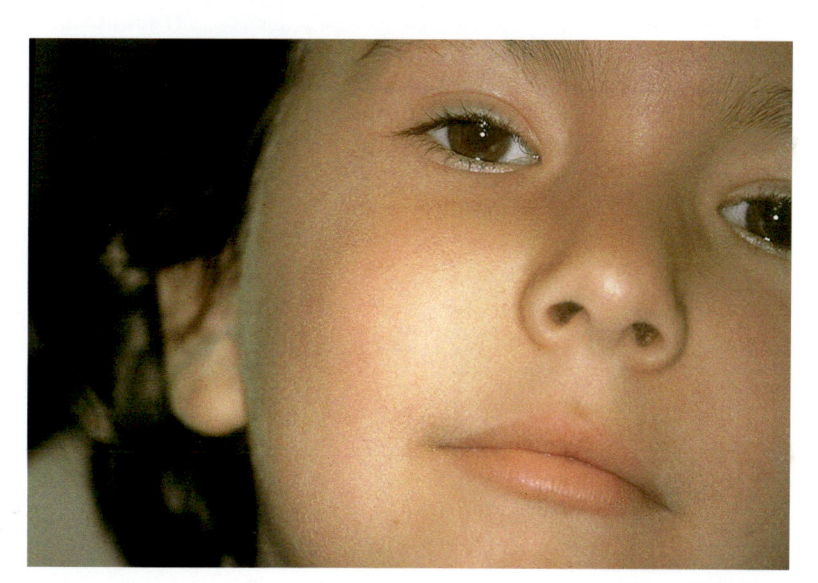

Figura 766 Displasia fibrosa, assimetria facial.

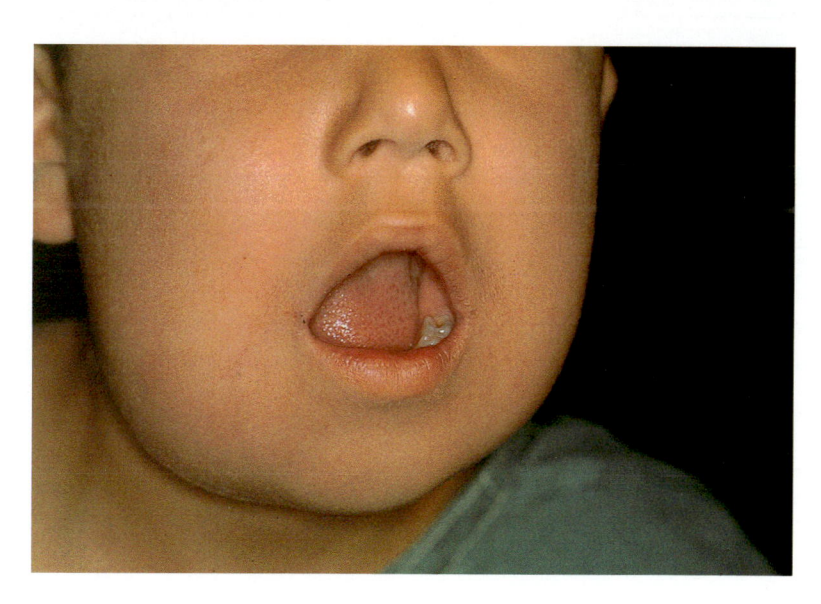

Figura 767 Querubismo, expansão bilateral da mandíbula e deformidade facial.

Doença de Paget

A doença de Paget ou osteíte deformante é uma doença crônica relativamente comum e de etiologia desconhecida. Ela é caracterizada pela alteração no remodelamento ósseo, resultando em arquitetura óssea defeituosa, deformidade e fragilidade mecânica.

A doença apresenta a tendência de ocorrer em indivíduos acima dos 40 anos, e a incidência aumenta com a idade. Os homens são mais afetados que as mulheres. Geralmente, mais de um osso está envolvido (*forma poliostótica*), porém a lesão pode estar limitada a um (*forma monostótica*). Clinicamente, os sinais e sintomas iniciam de forma lenta. Dor nos ossos, dor de cabeça, surdez, alterações visuais, tonturas, distúrbios mentais e crescimento progressivo do crânio são os sinais e sintomas mais comuns. O osso envolvido aumenta de tamanho e engrossa, ao mesmo tempo que se torna mais fraco. Quando ocorre o envolvimento dos ossos maxilares, a maxila é mais afetada do que a mandíbula (relação 3:1) (**Figs. 768, 769**). A expansão progressiva do osso ocorre e os processos alveolares apresentam-se simetricamente aumentados com presença de diastemas. Pacientes desdentados podem queixar-se da desadaptação das próteses devido ao aumento de volume dos processos alveolares (**Fig. 770**). Podem ocorrer ainda atrasos de cicatrizações, sangramentos e quadros de osteomieleite após a extração dentária. O aparecimento de osteossarcoma é uma complicação rara na doença de Paget. O diagnóstico deve ser confirmado por testes laboratoriais.

Diagnóstico diferencial. Displasia fibrosa, displasia cemento-óssea, osteossarcoma e exostoses múltiplas.

Teste laboratorial. Exames radiográficos e histopatológicos. Aumento dos níveis séricos de fosfatase alcalina e nível urinário de hidroxiprolina.

Tratamento. Os pacientes com envolvimento limitado e sem sintomatologia não necessitam tratamento. A calcitonina e o bifosfonato têm se mostrado úteis.

Lesões Não-neoplásicas dos Maxilares   409

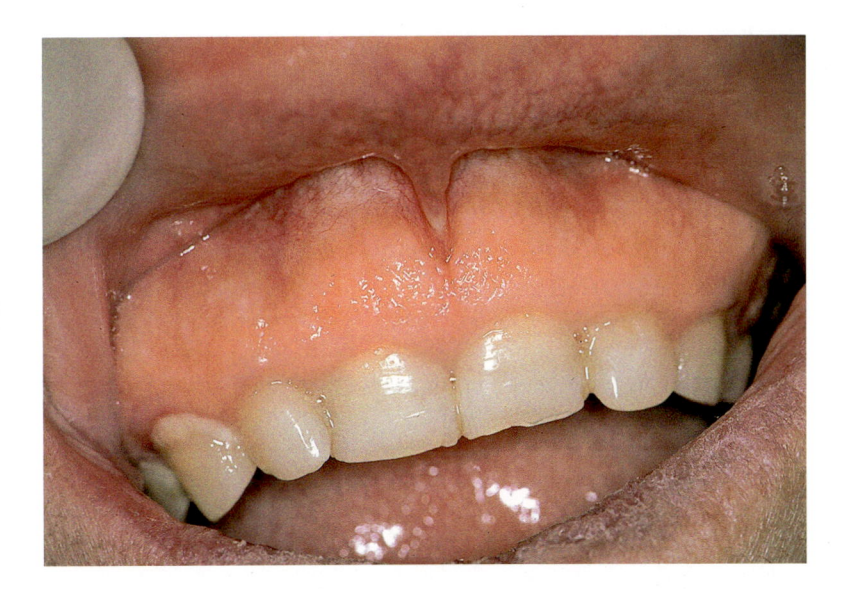

Figura 768   Doença de Paget, aumento de volume da maxila.

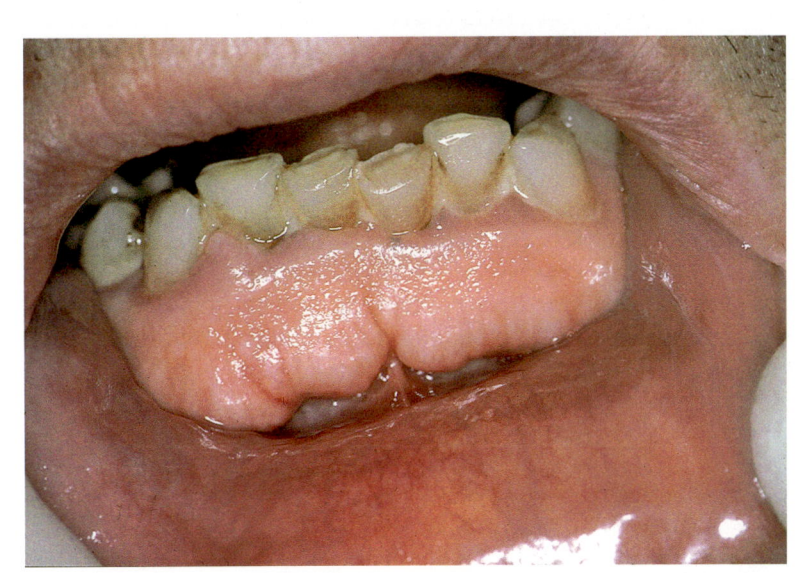

Figura 769   Doença de Paget, aumento de volume da mandíbula.

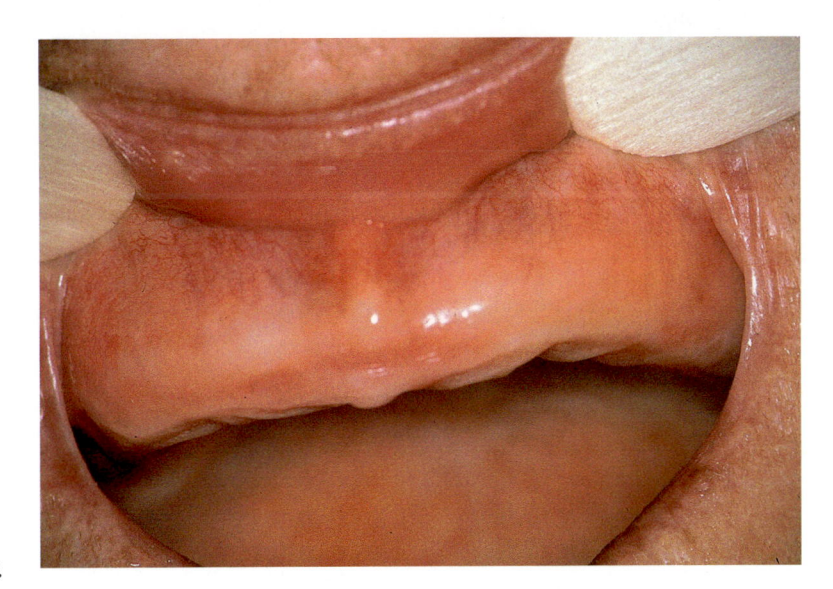

Figura 770   Doença de Paget, aumento de volume do rebordo alveolar.

39. Tumores Odontogênicos

Ameloblastoma

O ameloblastoma é o tumor odontogênico de origem epitelial mais comum. A grande maioria dos ameloblastomas são *intra-ósseos* (98%), mas as variantes *extra-ósseos* ou *periféricos* podem ocorrer raramente (2%).

O tumor é mais comum entre os 30 e 50 anos de idade, afetando igualmente ambos os sexos. Mais de 80% dos ameloblastomas estão localizados na mandíbula, principalmente na região de molares e ramo. As lesões intra-ósseas apresentam-se como aumento de volume expansivo de crescimento lento e indolor do maxilar (**Fig. 771**). A mucosa que recobre a lesão apresenta-se normal, mas a parestesia é uma queixa comum. Muitos ameloblastomas são assintomáticos por longo tempo, sendo detectados por exames radiográficos de rotina dos maxilares. O padrão radiográfico mais típico apresenta aspecto radiolúcido multilocular de limites nítidos e bordas irregulares. O padrão unicístico pode ocorrer. A presença de reabsorções radiculares também pode ser observada. O ameloblastoma periférico tem o aspecto de massa avermelhada e não-ulcerada, de crescimento lento e indolor, usualmente localizado na região posterior da gengiva alveolar (**Fig. 772**). Essas lesões causam discreta ou nenhuma reabsorção óssea. O diagnóstico é feito por meio de exames complementares.

Diagnóstico diferencial. Outros cistos e tumores odontogênicos, lesão central de células gigantes, querubismo, displasia fibrosa. A forma periférica deve ser diferenciada da lesão periférica de células gigantes, granuloma piogênico, fibroma, tumor odontogênico epitelial calcificante periférico e carcinoma espinocelular.

Teste laboratorial. Exame histopatológico e exames radiográficos.

Tratamento. Excisão cirúrgica.

Carcinoma Ameloblástico

O carcinoma ameloblástico é uma forma extremamente rara de ameloblastoma que apresenta características de malignidade na lesão primária, recidiva ou lesões metastáticas.

O tumor envolve a mandíbula e manifesta-se como lesão que provoca aumento de volume de crescimento rápido e doloroso. O tumor usualmente perfura as corticais ósseas dos maxilares, manifestando-se como massa ulcerada e exofítica (**Fig. 773**). A presença de reabsorções ósseas é comum. Radiograficamente, observa-se uma área radiolúcida mal-definida, e o diagnóstico clínico é confirmado pelos exames complementares.

Diagnóstico diferencial. Ameloblastoma, mixoma, carcinoma primário intra-ósseo, ameloblastoma maligno, osteossarcoma e condrossarcoma.

Teste laboratorial. Exames histopatológico e radiográfico.

Tratamento. Excisão cirúrgica radical.

Tumores Odontogênicos 411

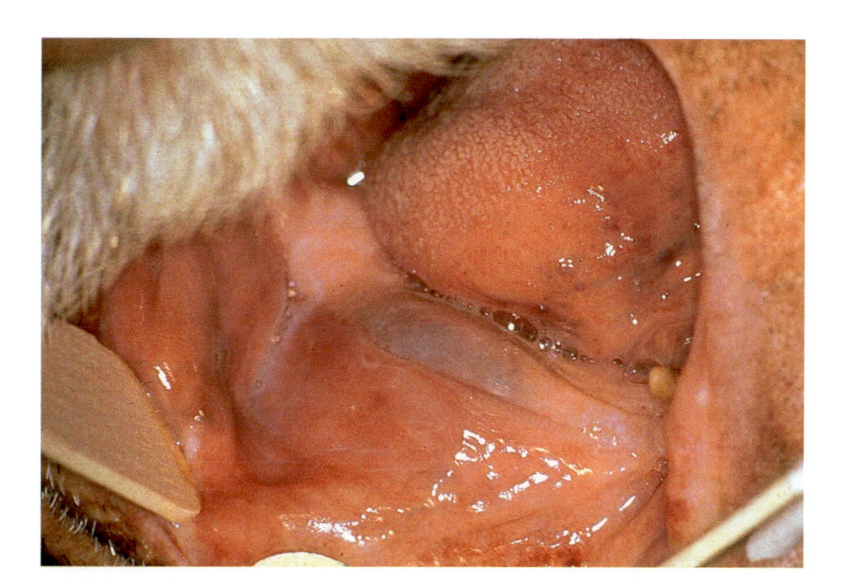

Figura 771 Ameloblastoma intraósseo, aumento de volume e expansão da mandíbula.

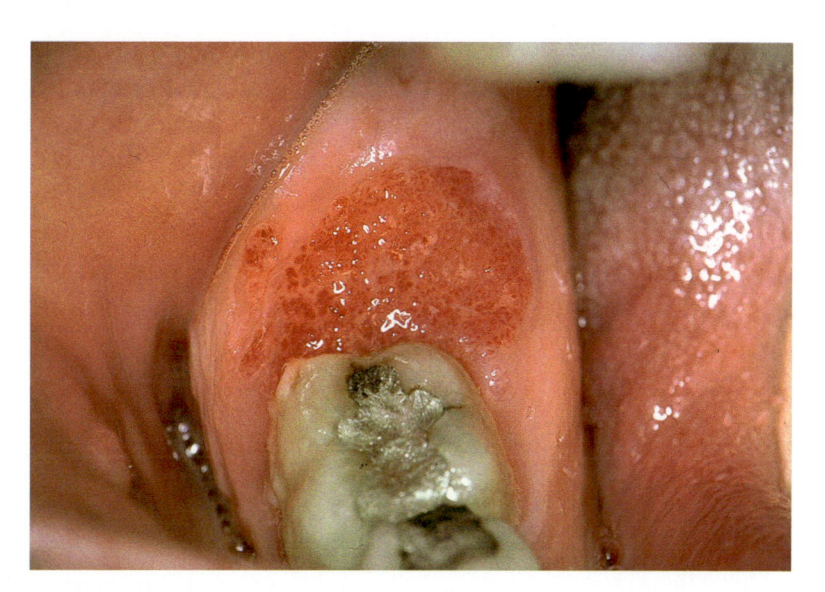

Figura 772 Ameloblastoma periférico, massa vermelha na mucosa alveolar posterior.

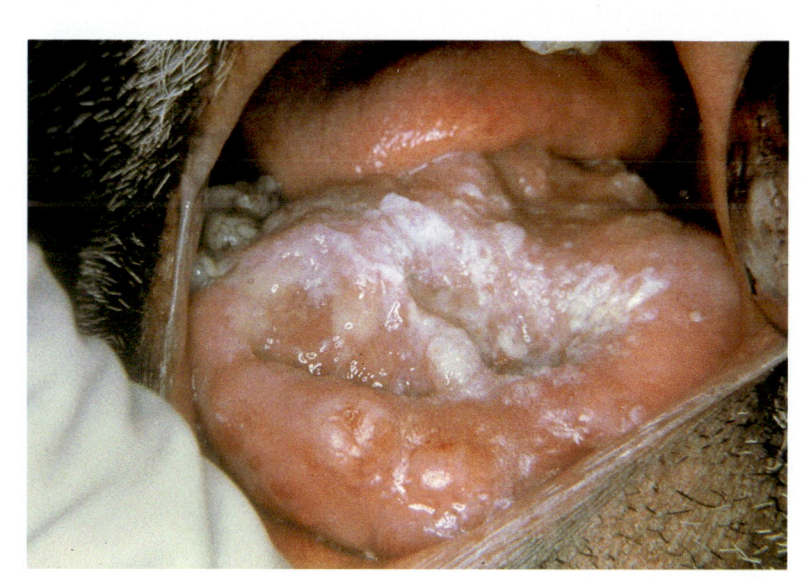

Figura 773 Carcinoma ameloblástico apresentando-se em posição intrabucal como massa exofítica ulcerada.

Mixoma Odontogênico

O mixoma odontogênico é um tumor benigno raro mas localmente invasivo dos ossos maxilares. Acredita-se que tenha origem no mesênquima dentário, representando entre 3 e 6% de todos os tumores odontogênicos.

O tumor é diagnosticado geralmente entre os 20 e 30 anos, com distribuição igual entre os sexos. A mandíbula é afetada com discreta maior freqüência do que a maxila. Clinicamente, o mixoma odontogênico é caracterizado por expansão de crescimento lento e indolor do osso maxilar afetado. Raramente, pode destruir o tecido ósseo e fazer manifestação intrabucal como uma massa com superfície alterada (**Fig. 774**). As lesões pequenas podem ser assintomáticas, sendo descobertas por exames radiográficos de rotina. Radiograficamente, a lesão tem aspecto radiolúcido unilocular ou multilocular com bordas irregulares e padrão freqüente de favos de mel semelhante àquele visto nos ameloblastomas. O diagnóstico clínico deve ser confirmado pelos exames complementares.

Diagnóstico diferencial. Ameloblastoma, fibroma condromixóide, mixossarcoma, hemangioma central, displasia fibrosa e cisto dentígero.

Teste laboratorial. A associação entre os exames histopatológicos e radiográficos confirma o diagnóstico.

Tratamento. Excisão cirúrgica. O índice de recidiva varia entre 25 e 35%.

Tumor Odontogênico Epitelial Calcificante

O tumor odontogênico epitelial calcificante ou tumor de Pindborg é benigno e raro. Representa cerca de 1% de todos os tumores odontogênicos. Sua histogênese é incerta. Entretanto, as evidências existentes sugerem que tenha origem do complexo sistema da lâmina dentária e de seus remanescentes.

O tumor odontogênico epitelial calcificante pode ocorrer em posição *intra-óssea* ou central (95%) e *extra-óssea* ou *periférica* (5%).

O tumor é encontrado mais freqüentemente em pacientes entre 30 e 45 anos com relação de quase (1:1) entre os gêneros. A variante intra-óssea apresenta freqüência duas vezes maior na mandíbula do que na maxila, e a região de pré-molares e molares é a mais afetada. Clinicamente, as lesões intra-ósseas manifestam-se como massa de crescimento lento que provoca expansão das corticais ósseas, induzindo o aumento de volume inespecífico. Em aproximadamente 60% dos casos, o tumor está associado a um dente impactado ou odontoma. A variante extra-óssea se manifesta como massa indolor e firme sobre a gengiva (**Fig. 775**). A mucosa que recobre a lesão pode estar ulcerada devido ao trauma local. Radiograficamente, a lesão apresenta padrão multilocular ou unilocular de bordas irregulares. A presença de áreas radiopacas difusas e de diferentes tamanhos, além da presença de dente incluso são muito típicas. Em ambas as formas, os aspectos clínicos não permitem diagnóstico definitivo, que deve ser confirmado por exames histopatológicos e radiográficos.

Diagnóstico diferencial. Na variante intra-óssea, o diagnóstico diferencial envolve outros tumores odontogênicos, cisto odontogênico calcificante, osteossarcoma, fibro-odontoma ameloblástico e lesões fibro-ósseas. A forma extra-óssea deve ser diferenciada da lesão periférica de células gigantes, granuloma piogênico, fibroma odontogênico periférico e hiperplasia fibrosa.

Teste laboratorial. A combinação dos exames radiográficos e histopatológicos é o fator fundamental para o diagnóstico definitivo.

Tratamento. A enucleação cirúrgica conservadora é a forma de tratamento recomendada para os tumores envolvendo a mandíbula, porém os casos envolvendo a maxila exigem tratamentos mais agressivos.

Cisto Odontogênico Calcificante

O cisto odontogênico calcificante ou cisto de Gorlin é uma lesão incomum que apresenta enorme diversidade de características clínicas e microscópicas, assim como em seu comportamento biológico. As opiniões são divididas no que diz respeito ao cisto odontogênico calcificante. De acordo com uma teoria, todas as lesões têm comportamento tumoral. Em contrapartida a outra teoria afirma que a lesão é composta por um componente cístico e outro neoplásico. Os pensamentos atuais reforçam esta segunda teoria. O cisto odontogênico calcificante pode ocorrer em posição *intra-óssea* ou *central* (80 a 90%) e *extra-óssea* ou *periférica* (10 a 20%).

A idade dos pacientes pode variar entre os 5 e 80 anos, com maior incidência entre a segunda e terceira décadas de vida. A distribuição por sexo e entre maxila e mandíbula são praticamente iguais. Clinicamente, as formas intra-ósseas usualmente se manifestam como crescimentos lentos, expansivos e indolores que provocam abaulamento e ocasionalmente perfuraram os ossos maxilares. Radiograficamente, é observada uma lesão radiolúcida bem-delimitada, entretanto o aspecto multilocular pode ser visto em alguns casos. Em torno de 30% dos casos estão envolvidos com dentes inclusos ou odontomas. As lesões extra-ósseas apresentam-se como massas bem-delimitadas com inserção séssil ou pediculada sobre a mucosa alveolar ou gengiva, medindo entre 0,5 e 2 cm em seu maior diâmetro, sem outros sinais clínicos característicos (**Fig. 776**). As lesões ten-

Tumores Odontogênicos   413

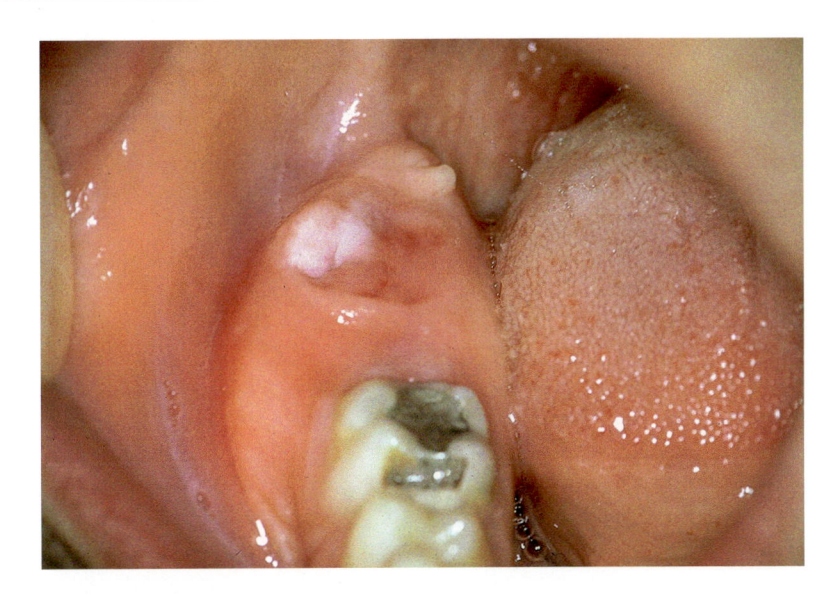

Figura 774   Mixoma odontogênico, expansão da área retromolar.

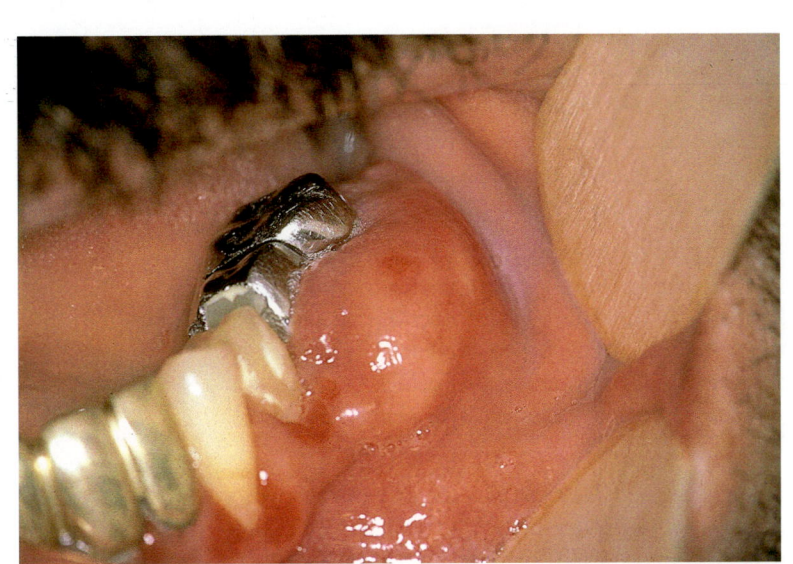

Figura 775   Tumor odontogênico epitelial calcificante apresentando-se como massa gengival.

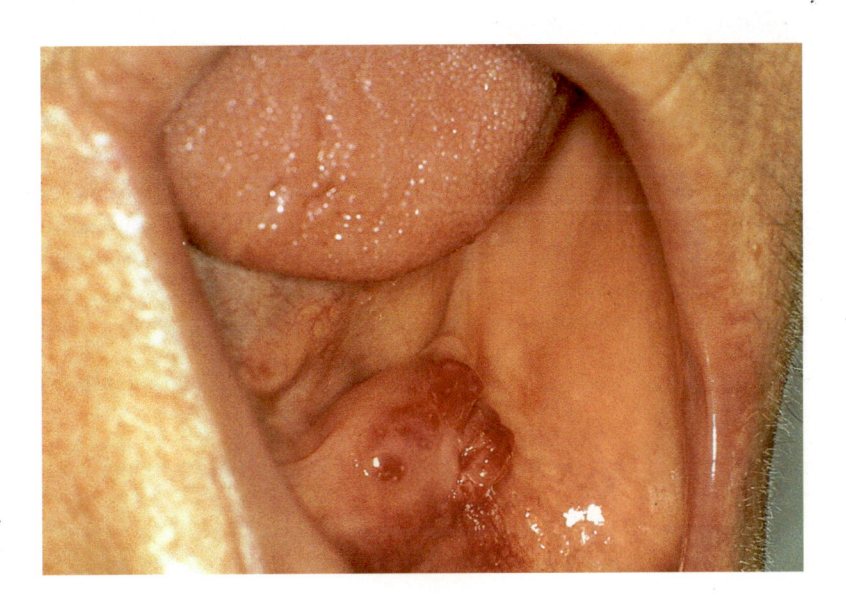

Figura 776   Cisto odontogênico calcificante apresentando-se como massa vermelha na mucosa alveolar.

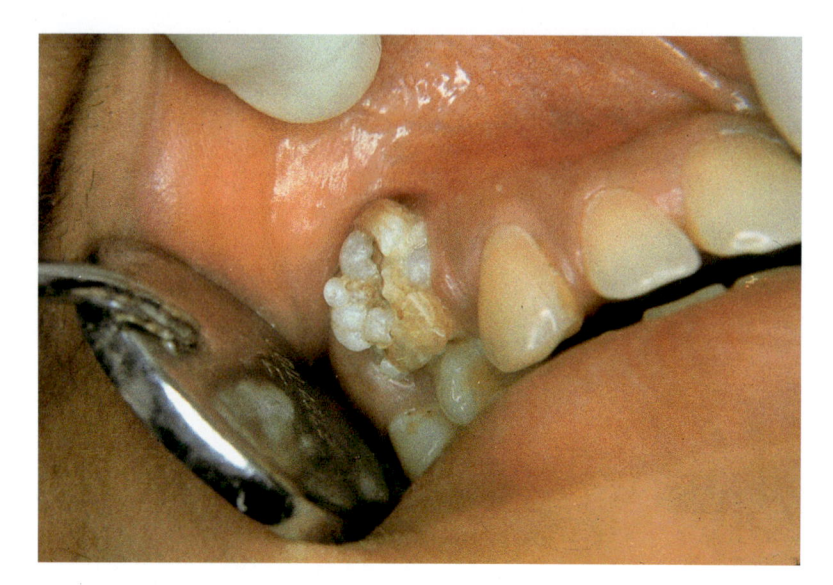

Figura 777 Odontoma composto da maxila.

dem a ser moles à palpação. A mandíbula tende a ser afetada entre os 60 e 80 anos. O diagnóstico clínico deve ser confirmado por exames complementares.

Diagnóstico diferencial. A forma intra-óssea deve ser diferenciada de outros cistos e tumores odontogênicos, lesão central de células gigantes, querubismo e hiperparatireoidismo. O diagnóstico diferencial das lesões periféricas inclui lesão periférica de células gigantes, granuloma piogênico, fibroma, cisto gengival e ameloblastoma periférico.

Teste laboratorial. A combinação dos exames radiográficos e histopatológicos é fundamental para o diagnóstico definitivo.

Tratamento. Excisão cirúrgica.

Odontomas

Os odontomas são anomalias de desenvolvimento dos tecidos dentários e não verdadeiras neoplasias. A lesão é constituída por células epiteliais e mesenquimais odontogênicas. Os odontomas completamente diferenciados formam cemento, dentina, esmalte e polpa. Existem dois tipos de odontomas: o *complexo*, que consiste na presença de massas irregulares de tecidos dentários moles e calcificados sem apresentar semelhança anatômica com dentes; e o *composto*, que consiste de múltiplos e pequenos dentículos.

Os odontomas afetam igualmente tanto homens como mulheres, e a média de idade no momento do diagnóstico é de 20 anos. As lesões ocorrem com proporção discretamente maior em maxila do que em mandíbula. Os odontomas, em sua maioria, são pequenos e assintomáticos, sendo diagnosticados por exames radiográficos de rotina. Entretanto, os casos de odontomas mais volumosos podem causar expansão dos maxilares e raramente aparecer na cavidade bucal (**Fig. 777**). Radiograficamente, o odontoma se apresenta como uma massa radiopaca irregular, com estruturas semelhantes a dentes circundadas por delgada faixa radiolúcida constituindo o folículo dentário. O diagnóstico deve ser confirmado pelos exames laboratoriais.

Diagnóstico diferencial. Fibrodontoma, osteoma, síndrome de Gardner, odontoameloblastoma, cisto odontogênico calcificante com odontoma, tumor odontogênico epitelial calcificante com odontoma e outros tumores odontogênicos.

Teste laboratorial. Exame radiográfico e histopatológico.

Tratamento. Excisão cirúrgica.

Bibliografia Selecionada

1. Variações Anatômicas Normais

Bouquot JE, Gorlin RJ. Leukoplakia, lichen planus, and other oral keratoses in 23 616 white Americans over the age of 35 years. *Oral Surg* **61**: 373, 1986

Buchner A, Hansen LS. Melanotic macule of the oral mucosa. A clinicopathologic study of 105 cases. *Oral Surg* **48**: 244, 1979

Dummett CO, Barens G. Pigmentation of the oral tissues: a review of the literature. *J Periodontol* **38**: 360, 1967

Kaugars GE, Heise AP, Riley WT, *et al*. Oral melanotic macules: a review of 353 cases. *Oral Surg* **76**: 59, 1993

Patsakas A, Demetriou N, Angelopoulos A. Melanin pigmentation and inflammation in human gingiva. *J Periodontol* **52**: 701, 1981

Roed-Petersen B, Pindborg JJ. Prevalence of oral leukoedema in Uganda. *Arch Oral Biol* **18**: 1191, 1972

Van Wyk CW, Ambrosio SC. Leukoedema. Ultrastructural and histochemical observations. *J Oral Pathol* **12**: 319, 1983

WHO. Definition of leukoplakia and related lesions. An aid to studies on oral precancer. *Oral Surg* **45**: 518, 1978

2. Anomalias de Desenvolvimento

Addante RR. Masseter muscle hypertrophy. report of case and literature review. *J Oral Maxillofac Surg* **52**: 1199, 1994

Bhatia SN. Genetics of cleft lip and palate. *Br Dent J* **132**: 95, 1972

Bloem JJ, Van Hoof RF. Hypertrophy of the masseter muscle. *Plast Reconstr Surg* **47**: 138, 1971

Boo-Chai K. The oblique facial cleft: a report of 2 cases and a review of 41 cases. *Br J Plast Surg* **23**: 352, 1970

Daley TD. Pathology of intraoral sebaceous glands. *J Oral Pathol Med* **22**: 241, 1993

Dedo MDD. Hemifacial atrophy. A review of an unusual craniofacial deformity with a report of a case. *Arch Otolaryngol* **104**: 538, 1978

Ferreira AP, Gomez RS, Castro WH, *et al*. Congenital absence of lacrimal puncta and salivary glands: report of a Brazilian family and review. *Am J Med Genet* **94**: 32, 2000

Fordyce JA. A peculiar affection of the mucous membrane of the lips and oral cavity. *J Cutan Genito-Urin Dis* **14**: 413, 1896

Foster TD. The effects of hemifacial atrophy on dental growth. *Br Dent J* **146**: 148, 1979

Fraser F, Warburton D. No association of emotional stress or vitamin supplement during pregnancy to cleft lip or palate in man. *Plast Reconstr Surg* **33**: 395, 1964

Garcia-Consuegra L, Gurierrez LJ, Castro JM, Granado JF. Congenital unilateral absence of the submandibular gland. *J Oral Maxillofac Surg* **57**: 344, 1999

Gould AR, Escobar VH. Symmetrical gingival fibromatosis. *Oral Surg* **51**: 62, 1981

Hodgson TA, Shah R, Porter SR. The investigation of major salivary gland agenesis: a case report. *Pediatr Dent* **23**: **131**, 2001

Humeniuk HM, Burns RA, Shelley ED, Weaver JR. Oral mucosal hair. An ectodermal anomaly. *J Am Acad Dermatol* **15**: 1301, 1986

Jainkittivong A, Langlais RP. Buccal and palatal exostoses. prevalence and concurrence with tori. *Oral Surg Oral Med Oral Pathol Oral Radiol Endod* **90**: 48, 2000

Kenny KF, Hreha JP, Dent CD. Bilateral redundant mucosal tissue of the upper lip. *J Am Dent Assoc* 120: 193, 1990

King DR, Moore GE. An analysis of torus palatinus in a transatlantic study. *J Oral Med* **31**: 44, 1976

Kolas S, Halperin V, Jefferis K, *et al*. The occurrence of torus palatinus and torus mandibularis in 2,478 dental patients. *Oral Surg* **6**: 1134, 1953

Laskaris G, Hatziolou E, Vareltzidis A. Real hair on the tip of the tongue. *J Eur Acad Dermatol Venereal* **3**: 383, 1994

Laskaris G. *Oral Diseases in Children and Adolescents*. Stuttgart: Thieme Verlag; 2000

Mathewson RJ, Siegel MJ, McCanna DL. Ankyloglossia. A review of the literature and a case report. *J Dent Child* **33**: 328, 1966

Matsuda C, Matsui Y, Ohno K, Michi K. Salivary gland aplasia with cleft lip and palate. a case report and review of the literature. *Oral Surg Oral Med Oral Pathol Oral Radial Endod* **87**: 594, 1999

Miles AEW. A hair follicle in human cheek mucosa. *Proc R Soc Med* **53**: 527,1960

Miles AEW. Sebaceous glands in the lip and cheek mucosa in man. *Br Denti* **105**: 235, 1958

Natsume N, Suzuki T, Kawai T. The prevalence of cleft lip and palate in the Japanese. Their birth prevalence in 40 304 infants born during 1982. *Oral Surg* **63**: 421, 1987

Precious DS, Delaire J. Clinical observations on cleft lip and palate. *Oral Surg Oral Med Oral Pathol* **75**: 141, 1993

Reichart PA, Neuhaus F, Sookasem M. Prevalence of torus palatinus and torus mandibularis in Germans and Thais. *Community Dent Oral Epidemiol* **16**: 61, 1988

Rintala AE, Lahti AY, Gylling US. Congenital sinuses of the lower lip in connection with cleft lip and palate. *Cleft Palate J* **17**: 336, 1970

Rintala AE, Ranta R. Lower lip sinuses. Epidemiology, microforms and transverse sulci. *Br J Plast Surg* **34**: 26, 1981

Rintala AE. Congenital double lip and Ascher syndrome. II. Relationship to the lower lip sinus syndrome. *Br J Plast Surg* **34**: 31, 1981

Roncevic R. Masseter muscle hypertrophy. Aetiology and therapy. *J Maxillofac Surg* **14**: 344, 1986

Schwartz RA, Tedesco AS, Stern LZ, *et al*. Myopathy associated with sclerodermal facial hemiatrophy. *Arch Neurol* **38**: 592, 1981

Sewerin I. The sebaceous glands in the vermilion border of the lip and in the oral mucosa of man. *Acta Odontol Scand* **33** (Suppl 68): 1, 1975

Skoura C, Mourouzis C, Saranteas T, *et al*. Masseteric hypertrophy associated with administration of anabolic steroids and unilateral mastication: a case report. *Oral Surg Oral Med Oral Pathol Oral Radial Endod* **92**: 515, 2001

Sonnier KE, Horning GM, Cohen ME. Palatal tubercles, palatal tori and mandibular tori: prevalence and anatomical features in a US population. *J Periodontol* **70**: 329, 1999

Suzuki M, Skai T. A familial study of torus palatinus and torus mandibularis. *Am J Phys Anthropol* **18**: 263, 1960

Tesseir P. Anatomical classification of facial, craniofacial and laterofacial clefts. *J Maxillofac Surg* **4**: 69, 1976

Vanderas AP. Incidence of cleft lip, cleft palate, and cleft lip and palate among races: a review. *Cleft Palate J* **24**: 216, 1987

Whyman RA, Doyle T, Harding WJ, Ferguson MM. An unusual case of hemifacial atrophy. *Oral Surg Oral Med Oral Pathol* **73**: 564, 1992

Williams WN, Waldron CM. Assessment of lingual function when ankyloglossia (tongue-tie) is suspected. *J Am Dent Assoc* **110**: 853, 1985

3. Doenças Genéticas

Alper JC. The genodermatoses and their significance in pediatric dermatology. *Dermatol Clin* **4**: 45, 1986

Anneroth G, Isacsson G, Lagerholm B, *et al*. Pachyonychia congenita. A clinical, histological and microradiographic study with special reference to oral manifestations. *Acta Derm Venereol (Stockh)* **55**: 387, 1975

Austin GB, Novak B. Hereditary hemorrhagic telangiectasia with oral manifestations. *Oral Surg* **51**: 245, 1981

Banoczy J, Sugar L, Frithiof L. White sponge nevus. Leukoedema exfoliativum mucosae oris. A report of forty-five cases. *Swed Dent J* **66**: 481, 1973

Barabas GM. The Ehlers-Danlos syndrome. Abnormalities of the enamel, dentine, cementum and the dental pulp. Histological examination of 13 teeth from 6 patients. *Br Dent J* **126**: 509, 1969

Barak Y, Sirota P, Kimhi R, Slor H. Werner syndrome (adult progeria). an affected mother and son presenting with resistant psychosis. *Compr Psychiatry* **42**: 508, 2001

Bazopoulou E, Laskaris G, Katsabas A, Papanicolaou S. Familial benign acanthosis nigricans with predominant, early oral manifestations. *Clin Genet* **40**: 160, 1991

Bazopoulou E, Papagianoulis L, Papanicolaou S, Mavrou A. Laband syndrome. a case report. *J Oral Pathol Med* **19**: 385, 1990

Bergman R, Friedman-Birnbaum R. Papillon-Lefevre syndrome. A study of the long-term clinical course, recurrent pyogenic infections and the effects of etretinate treatment. *Br J Dermatol* **119**: 731, 1988

Biggerstaff RJ, Mazaheri M. Oral manifestations of the Ellis-van Greveld syndrome. *J Am Dent Assoc* **77**: 1090, 1968

Botvinick I. Familial benign pemphigus with oral mucous membrane lesions. *Cutis* **12**: 371, 1973

Burdick D, Prior JT. Peutz-Jeghers syndrome. A clinicopathologic study of a large family with a 27-year follow-up. *Cancer* **50**: 2139, 1982

Burge SM. Hailey-Hailey diseases. The clinical features, response to treatment and prognosis. *Br J Dermatol* **126**: 275, 1992

Carney RG Jr. Incontinentia pigmenti. A world statistical analysis. *Arch Dermatol* **112**: 535, 1976

Chappie ILC, *et al*. Hypophosphatasia. a family study involving a case diagnosed from gingival crevicular fluid. *J Oral Pathol Med* **21**: 426, 1992

Chappie ILC. Hypophosphatasia. dental aspects and mode of inheritance. *J Clin Periodontol* **20**: 615, 1993

Chapple ILC, Thorpe GHG, Smith JM, *et al*. Hypophosphatasia. A family study involving a case diagnosed from gingival crevicular fluid. *J Oral Pathol Med* **21**: 426, 1992

Cohen MM Sr, Cohen MM Jr. The oral manifestations of trisomy G (Down's syndrome). *Birth Defects Orig Artic Ser* **7**: 241, 1971

Dormandy TL. Gastrointestinal polyposis with mucocutaneous pigmentation. Peutz-Jeghers syndrome. *N Engl J Med* **256**: 1093, 1956

Drikos G, Laskaris G. Congenital dyskeratosis and verrucous carcinoma of the tongue. *Stomatologia* **50**: 69, 1993.

Eady RAJ. Epidermolysis bullosa. scientific advances and therapeutic challenges. *J Dermatol* **28**: 638, 2001

El-Labban NG, Lee KW, Rule D. Permanent teeth in hypophosphatasia. light and electron microscopy study. *J Oral Pathol Med* **20**: 352, 1991

Everett FG, Hahn CR. Hereditary hemorrhagic telangiectasia with gingival lesions. Review and case reports. *J Periodontol* **47**: 295, 1976

Fadhil M, Ghabra TA, Deeb M, der Kaloustian VM. Odonto-onycho-dermal dysplasia. a previously apparently underscribed ectodermal dysplasia. *Am J Med Genet* **14**: 335, 1983

Fallon MD, *et al*. Hypophosphatasia. clinicopathologic comparison of the infantile, childhood, and adult forms. *Medicine* **62**: 12, 1984

Fenerly A, Laskaris G. Oral manifestations in Darier's disease. *Hell Stomatol Rev* **28**: 40, 1984

Fine JD, Bauer EA, Briggaman RA, *et al*. Revised clinical and laboratory criteria for subtypes of inherited epidermolysis bullosa. *J Am Acad Dermatol* **24**: 119, 1991

Fine JD, Eady RAJ, Bauer EA, *et al*. Revised classification system for inherited epidermolysis bullosa. report of the second international consensus meeeting on diagnosis and classification of epidermolysis bullosa. *J Am Acad Dermatol* **42**: 1051, 2000

Freedus MS, Doyle PK. Multiple neurofibromatosis with oral manifestations. *J Oral Surg* **33**: 360, 1975

Freire-Maia N, Pinheiro M. *Ectodermal Dysplasias. A Clinical and Genetic Study*. New York: Alan R. Liss Inc, 1984

Freire-Maia N. Ectodermal dysplasia revisited. *Acta Genet Med Gemellol (Roma)* **26**: 121, 1977

Gedde-Dahl T. Sixteen types of epidermolysis bullosa. *Acta Derm Venereol Suppl (Stockh)* **95**: 74, 1985

Gertzman RG, Clark M, Gaston G. Multiple hamartoma and neoplasia syndrome (Cowden's syndrome). *Oral Surg* **49**: 314, 1980

Gorlin R, Cohen M, Levin S. *Syndromes of the Head and Neck*. New York, Oxford: Oxford University Press, 1990

Gorlin RJ, Nevoid basal cell carcinoma syndrome. *Medicine* **66**: 96, 1987

Gorlin RJ. Nevoid basal cell carcinoma syndrome. *Medicine* **66**: 98, 1987

Gorlin RJ, Pindborg JJ, Cohen MM. *Syndromes of the Head and Neck* (2nd ed.) New York: McGraw-Hill, 1976

Hamilton RE, Giansanti JS. Chédiak-Higashi syndrome. Report of a case and review of the literature. *Oral Surg Oral Med Oral Pathol* **37**: 754, 1974

Haneke E. The Papillon-Lefèvre syndrome. Keratosis pulmoplantaris with periodontopathy. *Hum Genet* **15**: 1, 1979

Heinze R. Pemphigus chronicus benignus familiaris (Gougerot-Hailey-Hiley) mit Schleimhautbeteiligung bei einer Diabetikerin. *Dermatol Monatsschr* **165**: 862, 1979

Hrabko RP, *et al*. Werner's syndrome with associated malignant neoplasms. *Arch Dermatol* **118**: 106, 1982

Ida M, Nakamura T, Utsunomiya J. Osteomatous changes and tooth abnormalities found in the jaws of patients with adenomatosis coli. *Oral Surg* **52**: 2, 1981.

Jessen RT, van Epps DE, Goodwin JS, Bowerman J. Incontinentia pigmenti and defective neutrophil chemotaxis. *Arch Dermatol* **114**: 182, 1978

Jorgenson RJ, Cocker ME. Variation in the inheritance and expression of gingival fibromatosis. *J Periodontol* **45**: 472, 1974

Kinane D. Disorders affecting the periodontium. Blood and lymphoreticular disorders. *Periodontol 2000* **21**: 84, 1999

Kostara A, Roberts GJ, Gelbier M. Dental maturity in children with dystrophic epidermolysis bullosa. *Am Acad Ped Dent* **22**: 385, 2000

Kratz CL, Morin CK. Hereditary gingival fibromatosis. A child affected with concurrent abnormalities. *J Periodontics* **11**: 187, 1987

Laskaris G, Skouteris C. Maffucci's syndrome. Report of a case with oral hemangiomas. *Oral Surg* **57**: 263, 1984

Laskaris G, Vareltzidis A, Avgerinou G. Focal palmoplantar and oral mucosa hyperkeratosis syndrome. *Oral Surg* **50**: 250, 1980

Lebel M. Werner syndrome. genetic and molecular basis of a premature aging disorder. *Cell Mol Life Sci* **58**: 857, 2001

Lewis RJ, Ketcham AS. Maffucci's syndrome. Functional and neoplastic significance. *J Bone Joint Surg* **55A**: 1465, 1973

Lygidakis NA, Lindenbaum RH. Oral fibromatosis in tuberous sclerosis. *Oral Surg* **68**: 725, 1989

Lymas MA. Marfan's syndrome in Northern Ireland. *Ann Hum Genet* **22**: 289, 1958

McGrath JA, Handyside AH. Preimplantation genetic diagnosis of severe inherited skin diseases. *Exp Dermatol* **7**: 65, 1998

Miescher G. Uber plane Angiome (Naevi Hyperaemici). *Dermatologica* **106**: 176, 1958

Milan PE, Griffin TJ, Shapiro RD. A dentofacial deformity associated with incontinentia pigmenti. Report of a case. *Oral Surg* **70**: 420, 1990

Mlymarczyk G. Enamel pitting. A common symptom of tuberous sclerosis. *Oral Surg* **71**: 63, 1991

Mornet E. Hypophosphatasia. the mutations in the tissue-non-specific alkaline phosphatase gene. *Hum Mutat* **15**: 309, 2000

Murata K, Nakashima H. Werner's syndrome. 24 cases with a review of the Japanese medical literature. *J Am Geriatr Soc* **30**: 303, 1982

Nelson DL, King RA. Ehlers-Danlos syndrome type VIII. *J Am Acad Dermatol* **5**: 297, 1981

Neville BW, Hann J, Narang R, Garen P. Oral neurofibrosarcoma associated with neurofibromatosis type I. *Oral Surg* **72**: 456, 1991

Ogden GR, Chisholm DM, Leigh IM, Lane EB. Cytokeratin profiles in dyskeratosis congenita. An immunocytochemical investigation of lingual hyperkeratosis. *J Oral Pathol Med* **21**: 353, 1992

Paller AS, Fine JD, Kaplan S, Pearson RW. The generalized atrophic benign form of junctional epidermolysis bullosa. *Arch Dermatol* **122**: 704, 1986

Person JR. Incontinentia pigmenti. A failure of immunotolerance? *J Am Acad Dermatol* **13**: 120, 1985

Pindborg JJ, Gorlin RJ. Oral changes in acanthosis nigricans (juvenile type). Survey of the literature and report of a case. *Acta Derm Venereol (Stockh)* **42**: 63, 1962

Plagmann HC, Kocher T, Kuhrau N, Caliebe H. Periodontal manifestation of hypophosphatasia. a family case report. *J Clin Periodontol* **21**: 710, 1994

Pope FM, Komorowska A, Lee KW, *et al*. Ehlers-Danlos syndrome type I with novel dental features. *J Oral Pathol Med* **21**: 418, 1992

Pratt MD, Jackson R. Nevoid basal cell carcinoma syndrome. *J Am Acad Dermatol* **16**: 964, 1987

Pyeritz RE. The Marfan syndrome. *Am Fam Physician* **34**: 83, 1986

Rasi HB, Herr BS, Sperer AV. Neurofibromatosis of the tongue. *Plast Reconstr Surg* **35**: 657, 1965

Riccardi VM. Von Recklinghausen's neurofibromatosis. *N Engl J Med* **305**: 1617, 1981

Rodu B, Martinez MG. Peutz-Jeghers syndrome and cancer. *Oral Surg* **58**: 584, 1984

Roos D. The genetic basis of chronic granulomatous disease. *Immunol Rev* **138**: 121, 1994

Sadeghi EM, Witkop CJ. Ultrastructural study of hereditary benign intraepithelial dyskeratosis. *Oral Surg* **44**: 567, 1977

Sasaki T, Arai K, Ono M, *et al*. Ehlers-Danlos syndrome. A variant characterized by the deficiency of pro-a2 chain of type I procollagen. *Arch Dermatol* **123**: 76, 1987

Saxen L, Aula S, Westermark T. Periodontal disease associated with Down's syndrome. an orthopantomographic evaluation. *J Periodontol* **48**: 337, 1977

Schonfeld PHIR. The pachyonychia congenita syndrome. *Acta Derm Venereol (Stockh)* **60**: 45, 1980

Schuch P, Fleischer-Peters A. Zur Klinik der Dysostosis cleidocranialis. *Z Kinderheilkd* **98**: 107, 1967

Sciubba JJ, Niebloom T. Juvenile hyaline fibromatosis (Murray-Puretic-Drescher syndrome). Oral and systemic findings in siblings. *Oral Surg* **62**: 397, 1986

Scully C. Orofacial manifestations in tuberous sclerosis. *Oral Surg* **44**: 706, 1977

Steiner M, Gould AR, Graves SM, Kuerschner TW. Klippel-Tranaunay-Weber syndrome. *Oral Surg* **63**: 208, 1987

Stirrups DR, Inglis J. Tuberous sclerosis with nonhydantoin gingival hyperplasia. *Oral Surg* **49**: 211, 1980

Swart JGN, Lekkas C, Allard RHB. Oral manifestations in Cowden's syndrome. *Oral Surg* **59**: 264, 1985

Tagami Y, Akutsu Y, Suzuki M, Takahashi M. Familial benign chronic pemphigus generalized by *Pseudomonas* infection. *J Dermatol* **13**: 474, 1986

Tempel TR, Kimball HR, Kakehashi S, Amen CR. Host factors in periodontal disease; 1 periodontal manifestations of Chédiak-Higashi syndrome. *J Periodontal Res* **7**: 26, 1972

Thormann J, Kobayasi T. Pachyonychia congenita Jadassohn-Lewandowsky. A disorder of keratinization. *Acta Derm Venereol (Stockh)* **57**: 63, 1977

Toomes C, James J, Wood AJ, *et al*. Loss of function mutations in the cathepsin C gene result in periodontal disease and palmoplantar keratosis. *Nat Genet* **23**: 421, 1999

Vassilopoulou A, Laskaris G. Papillon-Lefèvre syndrome. Report of two brothers. *J Dent Child*, **September-October**: 388, 1989

Wald C, Diner H. Dyskeratosis congenita with associated periodontal disease. *Oral Surg* **37**: 736, 1974

Wannenmacher MF, Forck G. Mundschleimhautveranderungen beim Sturge-Weber Syndrom. *Dtsch Zahnarztl Z* **25**: 1030, 1970

Watanabe H, Hashimoto-Uoshima M, Goseki-Sone M, *et al*. A novel point mutation (C571T) in the tissue non-specific alkaline phosphatase gene in a case of adult type hypophosphatasia. *Oral Dis* **7**: 331, 2001

Weening BS. Clinical features of chronic granulomatous disease. *Int J Pediat Hematol-Oncol* **3**: 407, 1996

Witkin JK. Chronic benign familial pemphigus. *Arch Dermatol* **114**: 136, 1968

Witkop CJ, Shenkle CH, Graham JB, *et al*. Hereditary benign intraepithelial dyskeratosis. II. Oral manifestations and hereditary transmission. *Arch Pathol* **70**: 696, 1960

Woolgar JA, Rippin JW, Browne RM. A comparative histologic study of odontogenic keratocysts in basal cell nevus syndrome and non-syndrome patients. *J Oral Pathol* **16**: 75, 1987

Wright JT, Fine JD, Johnson LB. Oral soft tissues in hereditary epidermolysis bullosa. *Oral Surg* **71**: 440, 1991

Yokota K, Yasukawa K, Shimizu H. Analysis of ATP2C1 gene mutation in 10 unrelated Japanese families with Hailey-Hailey disease. *J Invest Dermatol* **118**: 550, 2002

Young NG. Familial white folded dysplasia of the oral mucous membranes. *Br J Oral Surg* **5**: 93, 1967.

Zachariades N. Gardner's syndrome. report of a family. *J Maxillofac Surg* **45**: 438, 1987

Zirbel GM, Ruttum MS, Post AC, Esterly NB. Odonto-onycho-dermal dysplasia. *Br J Dermatol* **133**: 797, 1995.

4. Lesões Mecânicas

Bergendal T, Isacsson G. Effect of nystatin in the treatment of denture stomatitis. *Scand J Dent Res* **88**: 446, 1980

Bergendal T, Isacsson G. A combined clinical, mycological and histological study of denture stomatitis. *Acta Odontol Scand* **41**: 33, 1983

Bhaskar SN, Beasley JD, Cutright DE. Inflammatory papillary hyperplasia of the oral mucosa. Report of 341 cases. *J Am Dent Assoc* **81**: 989, 1970

Budtz-Jorgensen E. Oral mucosal lesions associated with the wearing of removable dentures. *J Oral Pathol* **10**: 65, 1981

Budtz-Jorgensen E, Bertram U. Denture stomatitis. I. The etiology in relation to trauma and infection. *Acta Odontol Scand* **28**: 71, 1970

Cutright DE. The histopathologic findings of 583 cases of epulis fissuratum. *Oral Surg* **37**: 410, 1974

Da mm DD, White DK, Brinker CM. Variations of palatal erythema secondary to fellatio. *Oral Surg* **52**: 417, 1981

Elam AL. Sexually related trauma. a review. *Ann Emerg Med* **15**: 576, 1986

El Mofty SK, Swanson PE, Wick MR, Miller HS. Eosinophilic ulcer of the oral mucosa. *Oral Surg* **75**: 716, 1993

Elzay RP. Traumatic ulcerative granuloma with stromal eosinophilia (Riga-Fede's disease and traumatic eosinophilic granuloma). *Oral Surg* **55**: 497, 1983

Giunta J, Tsamsouris A, Cataldo E, et al. Postanesthetic necrotic defect. *Oral Surg* **40**: 590, 1975

Guermsey LH. Reactive inflammatory papillary hyperplasia of the palate. *Oral Surg* **26**: 814, 1965

Hartenian KM, Stenger TG. Postanesthetic palatal ulceration. *Oral Surg* **42**: 447, 1976

Iacopino AM, Wathen WF. Oral candidal infection and denture stomatitis. A comprehensive review. *J Am Dent Assoc* **123**: 46, 1992

Mader CL. Lingual frenum ulcer resulting from orogenital sex. *J Am Dent Assoc* **103**: 888, 1981

Nordenram A, Landt H. Hyperplasia of the oral tissues in denture cases. *Acta Odontol Scand* **27**: 481, 1969

Reichart P, Althoff J. Granular type of denture stomatitis. *Oral Surg* **54**: 66, 1982

Renner RP, Lee M, Andors L, McNamara TF. The role of *Candida albicans* in denture stomatitis. *Oral Surg* **47**: 323, 1979

Schlesinger SL, Borbotsina J, O'Neill L. Petechial hemorrhages of the soft palate secondary to fellatio. *Oral Surg* **40**: 376, 1975

Sewerin I. A clinical and epidemiologic study of morsicatio buccarum-labiorum. *Scand J Dent Res* **79**: 73, 1971

Sklavounou A, Laskaris G. Eosinophilic ulcer of the oral mucosa. *Oral Surg* **58**: 431, 1984

Sklavounou A, Maragou P, Zervou F. Eosinophilic ulcer of the oral mucosa. report of a case and review of the literature. *Hell Dent J* **5**: 3, 1995

Weathers DR, Fine RM. Thrombosed varix of the oral cavity. *Arch Dermatol* **104**: 427, 1971

Worsaae N, Wanscher B. Oral injury caused by fellatio. *Acta Derm Venereal (Stockh)* **58**: 187, 1978

5. Lesões Bucais por Agentes Químicos

Alford B, Harris H. Chemical burns of the mouth, pharynx and esophagus. *Ann Otol* **68**: 122, 1959

Baruchin AM, et al. Burns of the oral mucosa. report of 6 cases. *J Craniomaxillofac Surg* **19**: 94, 1991

Gagari E, Kabani S. Adverse effects of mouthwash use. A review. *Oral Surg Oral Med Oral Pathol Oral Radiol Endod* **80**: 432, 1995

Gatot A, et al. Effects of sodium hypochlorite on soft tissues after its inadvertent injection beyond the root apex. *J Endod* **17**: 573, 1991

Glick GL, Chafee RB, Salkin LM. Oral mucosal lesions associated with acetyl salicylic acid. Two case reports. *N Y State Dent J* **40**: 475, 1975

Goldstein RE, Garber DA. Complete Dental Bleaching. Chicago: Quintessence Publishing Co, Inc., 1995

Kawashima Z, Flagg RH, Cox DE. Aspirin induced oral lesion. Report of a case. *J Am Dent Assoc* **91**: 130, 1975

Kozam G, Mantell FM. The effect of eugenol on oral mucous membranes. *J Dent Res* **57**: 954, 1978

Kowitz GM, Lucatorto FM, Cherick HM. Effects of mouthwashes on the oral soft tissues. *J Oral Med* **31**: 47, 1976

Maron FS. Mucosal burn resulting from chewable aspirin. report of a case. *J Am Dent Assoc* **119**: 279, 1989

Murrin JR, Abrams SH, Barkmeier WW. Chemical burn of oral tissue caused by dental cavity varnish. Report of a case. *Ill Dent J* **47**: 580, 1978

Rees TD, Orth CF. Oral ulcerations with use of hydrogen peroxide. *J Periodontol* **57**: 689, 1986

Touzy LZ, Hile JJ. A fruit-mouthwash chemical burn. *Oral Surg* **58**: 290, 1984

Winn DM, Blot WJ, McLaughlin JK, et al. Mouthwash use and oral conditions in the risk of oral and pharyngeal cancer. *Cancer Res* **51**: 3044, 1991

Yusof ZA. Chlorhexidine mouthwash. a review of its pharmacological activity, clinical effects, uses and abuses. *Dent J Malays* **10**: 9, 1988

Zegarelli DJ. Mouthwashes in the treatment of oral disease. *Drugs* **42**: 171, 1991.

6. Lesões Bucais Causadas por Cigarro, Calor e Eletricidade

Axell T. A prevalence study of oral mucosal lesions in an adult Swedish population. Thesis. *Odontol Revy* **27**(Suppl. 36): 1, 1967

Berry HH, Landwerlen JR. Cigarette smoker's lip lesions in psychiatric patients. *J Am Dent Assoc* **86**: 657, 1973

Brown FH, Houston GD. Smoker's melanosis. A case report. *J Periodontol* **62**: 524, 1991

Baker MD, Chiaviello C. Household electrical injuries in children: epidemiology, and identification of avoidable hazards. *Am J Dis Child* **143**: 59, 1989

Farman A, Van Wyk CW. Leukokeratosis nicotina glossi smoker's tongue. *Int J Oral Surg* **6**: 340, 1977

Hedin CA, Pindborg JJ, Axell T. Disappearance of smoker's melanosis after reducing smoking. *J Oral Pathol Med* **22**: 228, 1993

Hedin CA. Smoker's melanosis. *Arch Dermatol* **133**: 1533, 1977

Linebaugh ML, Koka S. Oral electrical burns. etiology, histopathology, and prosthetic treatment. *J Prosthodont* **2**: 136, 1993

Mehta FS, Jalnawalla PN, Daftary DK, et al. Reverse smoking in Andhra Pradesh, India. Variability of clinical and histologic appearances of palatal changes. *Int J Oral Surg* **6**: 75, 1977

Palin WE, Sadove AM, Jones JE, et al. Oral electrical burns in a pediatric population. *J Oral Med* **42**: 17, 1987

Pindborg JJ, Reibel J, Roed-Petersen B, Mehta FS. Tobacco-induced changes in oral leukoplakic epithelium. *Cancer* **45**: 2330, 1980

Van Wyk CW. Nicotinic stomatitis of the palate. A clinico-histological study. *J Dent Assoc S Afr* **22**: 1, 1967

7. Lesões Bucais Causadas por Drogas

Axell T. Hypersensitivity of the oral mucosa: clinics and pathology. *Acta Odontol Scand* **59**: 315, 2001

Aas E. Hyperplasia gingivae diphenylthydantoinea. A clinical, histological and biochemical study. *Acta Odontol Scand* **32**(Suppl. 34): 1, 1963

Albright BW, Taylor CG. Hereditary angioneurotic edema. Report of a case. *J Oral Surg* **37**: 888, 1979

Bakaeen G, Scully C. Hereditary gingival fibromatosis in a family with the Zimmermann-Laband syndrome. *J Oral Pathol Med* **20**: 457, 1991

Barak S, Engelberg IS, Hiss J. Gingival hyperplasia caused by nifedipine. Histopathologic findings. *J Periodontol* **58**: 639, 1987

Barrett AP. Clinical characteristics and mechanisms involved in chemotherapy-induced oral ulceration. *Oral Surg* **63**: 424, 1987

Becker GD, Hill S. Midline granuloma due to illicit cocaine use. *Arch Otolaryngol Head Neck Surg* **114**: 90, 1998

Bickley HC. A concept of allergy with reference to oral disease. *J Periodontol* **41**: 302, 1970

Brenner S, Wolf R, Ruocco V. Drug-induced pemphigus. a survey. *Clin Dermatol* **11**: 501, 1993

Brown RS, Beaver WT, Bottomley WK. On the mechanism of drug-induced gingival hyperplasia. *J Oral Pathol Med* **20**: 201, 1991

Brown RS, Sein P, Corio R, Bottomley WK. Nitrendipine-induced gingival hyperplasia. *Oral Surg* **70**: 593, 1990

Chue PW. Acute angioneurotic edema of the lip and tongue due to emotional stress. *Oral Surg* **41**: 734, 1976

Colina RE, Smith M, Kikendall JW, Wong RK. A new probable increasing cause of esophageal ulceration: alendronate. *Am J Gastroenterol* **92**: 704, 1997

Cribier B, Marquart-Elbaz C, Lipsker D, et al. Chronic buccal ulceration induced by nicorandil. *Br J Dermatol* **138**: 372, 1998

Curran AE, Rives RW. Angina bullosa hemorrhagica. an unusual problem following periodontal therapy. *J Periodontol* **71**: 1770, 2000

Daley TD, Wysocki GP, Day C. Clinical and pharmacologic correlations in cyclosporine-induced gingival hyperplasia. *Oral Surg* **62**: 417, 1986

Damm DD, Curran A, White DK, Drummond JF. Leukoplakia of the maxillary vestibule-an association with viadent? *Oral Surg Oral Med Oral Pathol Oral Radiol Endod* **87**: 61, 1999

Dongari A, McDonnell HT, Langlais RP. Drug-induced gingival overgrowth. *Oral Surg* **76**: 543, 1993

Dreizen S, McCredie KB, Keating MJ. Chemotherapy-associated oral hemorrhages in adults with acute leukemia. *Oral Surg* **57**: 494, 1984

Dreizen S. Stomatotoxic manifestations of cancer chemotherapy. *J Prosthet Dent* **40**: 650, 1978

Edward S, Wilkinson JD, Wojnarowska F. Angina bullosa haemorrhagia. A report of three cases and review of the literature. *Clin Exp Dermatol* **15**: 422, 1990

Eisenberg E, Ballow M, Wolfe SH, et al. Pemphigus-like mucosal lesions. A side effect of penicillamine therapy. *Oral Surg* **51**: 409, 1981

Epstein JB, Schubert MM. Oral mycositis in myelosuppressive cancer therapy. *Oral Surg Oral Med Oral Pathol Oral Radiol Endod* **88**: 273, 1999

Eversole LR, Eversole GM, Kopcik J. Sanguinaria-associated oral leukoplakia: comparison with other benign and dysplastic leukoplakic lesions. *Oral Surg Oral Med Oral Pathol Oral Radiol Endod* **89**: 455, 2000

Fendrich P, Brooke RI. An unusual case of oral pigmentation. *Oral Surg* **58**: 288, 1984

Giansanti JS, Tillery DE, Olansky S. Oral mucosal pigmentation resulting from antimalarial therapy. *Oral Surg* **31**: 66, 1971

Glenert U. Drug stomatitis due to gold therapy. *Oral Surg* **58**: 52, 1984

Gonzalez-Moles MA, Bagan-Sebastian JV. Alendronate-related oral mucosa ulcerations. *J Oral Pathol Med* **29**: 514, 2000

Greaves M, Lawlor F. Angioedema. Manifestations and management. *J Am Acad Dermatol* **25**: 155, 1991

Grinspan D, Abulafia J, Lanfranchi H. Angina bullosa hemorrhagica. *Int J Dermatol* **38**: 525, 1999

Guggenheim I, Ismail YH. Oral ulceration associated with indomethacin therapy: report of three cases. *J Am Dent Assoc* **90**: 632, 1975

Gupta AK, Brown MD, Ellis CN, et al. Cyclosporine in dermatology. *J Am Acad Dermatol* **21**: 1245, 1989

Hernandez G, Jimenez C, Arriba L, et al. Resolution of oral ulcerations after decreasing the dosage of tacrolimus in a liver transplantation recipient. *Oral Surg Oral Med Oral Pathol Oral Radial Endod* **92**: 526, 2001

Hernandez G, Arriba L, Lucas M, de Andres A. Reduction of severe gingival overgrowth in a kidney transplant patient by replacing cyclosporin A with tacrolimus. *J Periodontol* **71**: 1630, 2000

Higgins EM, DuVivier AWP. Angina bullosa haemorrhagica. A possible relation to steroid inhalers. *Clin Exp Dermatol* **16**: 244, 1991

Ho VC, Lui H, McLean DI. Cyclosporine in nonpsoriatic dermatoses. *J Am Acad Dermatol* **23**: 1248, 1990

James JA, Boomer S, Maxwell AP, et al. Reduction of gingival overgrowth associated with conversion from cyclosporin A to tacrolimus. *J Clin Pathol* **27**: 144, 2000

Karlis V, Glickman RS, Stern R, Kinney L. Hereditary angioedema: case report and review of management. *Oral Surg* **83**: 462, 1997

Karthaus M, Rosenthal C, Huebner G, et al. Effect of topical oral G-CSF on oral mycositis. a randomised placebo-controlled trial. *Bone Marrow Transplant* **22**: 781, 1998

Kleinegger CL, Hammond HL, Finkelstein MW. Oral mucosal hyperpigmentation secondary to antimalarial drug therapy. *Oral Surg Oral Med Oral Pathol Oral Radial Endod* **90**: 189, 2000

Lambardi T, Fiore-Donno G, Belser U, DiFelice R. Felodipine-induced gingival hyperplasia. a clinical and histologic study. *J Oral Pathol Med* **20**: 89, 1991

Laskaris G, Satriano R. Drug-induced blistering oral lesions. *Clin Dermatol* **11**: 545, 1993

Lee CYS, Mohammadi H, Dixon RA. Medical and dental implications of cocaine abuse. *J Oral Maxillofac Surg* **49**: 290, 1991

Levine MN, Hirsh J. Hemorrhagic complication of anticoagulation therapy. *Semin Thromb Hemost* 122: 39, 1986

Levy RS, Fisher M, Alter JN. Penicillamine. Review and cutaneous manifestations. *J Am Acad Dermatol* **8**: 548, 1983

Lynas RF. A suspected allergic reaction to lidocaine. *Anesthesiology* **31**: 380, 1969

Marshall RI, Bartold PM. Medication induced gingival overgrowth. *Oral Dis* **4**: 130, 1998

Mason G, Grisius R, McKean P. Stomatitis medicamentosa associated with gold therapy for rheumatoid arthritis. *US Navy Med* **69**: 23, 1978

Mathews KP. Urticaria and angioedema. *J Allergy Clin Immunol* **72**: 1, 1983

Mattson-Gates G, Jabs AD, Hugo NE. Perforation of the hard palate associated with cocaine abuse. *Ann Plast Surg* **26**: 466, 1991

Orfanos CE, Braun-Falco O, Farber EM, et al. Retinoids. *Advances in Basic Research and Therapy*. Berlin: Springer-Verlag, 1981

Orfanos CE. Oral retinoids-Present status. *Br J Dermatol* **103**: 473, 1980

Parodi A, Cozzani E, Milesi G, et al. Fosinopril as a possible pemphigus-inducing drug. *Dermatology* **204**: 139, 2002

Parry J, Porter S, Scully C, et al. Mucosal lesions due to oral cocaine use. *Br Dent J* **180**: 462, 1996

Rateitschak-Pluss EM, Hefti A, Lortscher R, Thiel G. Initial observation that cyclosporin-A induces gingival enlargement in man. *J Clin Periodontol* **10**: 237, 1983

Rees TD. Drugs and oral disorders. *Periodontol 2000* **18**: 21, 1998

Savage NW, Barker MT, Adkins KF. Pigmentary changes in rat mucosa following antimalarial therapy. *J Oral Pathol* **15**: 468, 1986

Schincaglia GP, Forniti F, Cavallini R, et al. Cyclosporine-A increases type-I procollagen production and mRNA level in human gingival fibroblasts in vitro. *J Oral Pathol Med* **21**: 181, 1992

Scully C, Azul AM, Crighton A, et al. Nicorandil can induce severe oral ulceration. *Oral Surg Oral Med Oral Pathol Oral Radial Endod* **91**: 189, 2001

Seymour RA, Heasman PA. Drugs and the periodontium. *J Clin Periodontol* **15**: 1, 1988

Slater EE, Merrill DD, Guess HA, et al. Clinical profile of angiodema associated with angiotensin converting-enzyme inhibition. *JAMA* **260**: 968, 1988

Slavin J, Taylor J. Cyclosporin, nifedipine and gingival hyperplasia. *Lancet* **ii**: 739, 1987

Smith N. Acute stomatitis medicamentosa. Two cases report. *Aust Dent J* **23**: 305, 1978

Smith PF, Corelli RL. Doxepin in the management of pruritus associated with allergic, cutaneous reactions. *Ann Pharmacother* **31**: 633, 1997

Sonis ST. Mucositis as a biological process. a new hypothesis for the development of chemotherapy-induced stomatotoxicity. *Oral Oncol* **34**: 39, 1998

Stephenson P, Lamey P-J, Scully C, Prime SS. Angina bullosa hemorrhagica. clinical and laboratory features in 30 patients. *Oral Surg Oral Med Oral Pathol* **63**: 560, 1987

Tadini G, D'Orso M, Cusini M, et al. Oral mucosa pigmentation. A new side-effect of azidothymidine therapy in patients with Acquired Immunodeficiency Syndrome. *Arch Dermatol* **127**: 267, 1991

Thompson T, Frable MAS. Drug-induced, life-threatening angioedema revisited. *Laryngoscope* **103**: 10, 1993

Timson J. Hydroxyuria. *Mutat Res* **32**: 115, 1975

Tosios K, Laskaris G. Palatal perforation associated with cocaine abuse: a case report. *Hell Stomatol Rev* 37: **229**, 1993

Troy JL, Silvers DN, Grossman ME, Jaffe IA. Penicillamine-associated pemphigus. Is it really pemphigus? *J Am Acad Dermatol* **4**: 547, 1981

Veraldi S, Schianchi-Veraldi R, Scarabelli G. Pigmentation of the gums following hydroxychloroquine therapy. *Cutis* **49**: 281, 1992

Ward H, Pallecaros A, Green A, Day S. Health issues associated with increasing use of "crack" cocaine among female sex workers in London. *Sex Transm Infect* **76**: 292, 2000

Zuraw BI. Urticaria, angioedema and autoimmunity. *Clin Lab Med* **17**: 559, 1997

8. Metal e Outros Depósitos

Barr EB. Amalgam tattoo. Report of a case. *J Indiana Dent Assoc* **55**: 13, 1976

Buchner A, Hansen LS. Melanotic macule of the oral mucosa. A clinicopathologic study of 105 cases. *Oral Surg* **48**: 244, 1979

Buchner A, Hansen LS. Amalgam pigmentation (amalgam tattoo) of the oral mucosa. *Oral Surg* **49**: 139, 1980

Cruikshank LG. Dental disease and its relation to antisyphilitic treatment. *Br J Venereal Dis* **14**: 280, 1938

Freden H, Hellden L, Milleding P. Mercury content in gingival tissues adjacent to amalgam fillings. *Odontol Revy* **25**: 207, 1974

Granstein RD, Sober AJ. Drug and heavy metal-induced hyperpigmentation. *J Am Acad Dermatol* **5**: 1, 1981

Lockhart PB. Gingival pigmentation as the sole presenting sign of chronic lead poisoning in a mentally retarded adult. *Oral Surg* **52**: 142, 1981

Sano K, Ogawa A, Inokuchi T, et al. Buccal hemangioma with phleboliths. *Oral Surg* **65**: 151, 1988

Shannon MW, Graef JW. Lead intoxication in infancy. *Pediatrics* **89**: 87, 1992

Wood NK, Goaz PW. *Differential Diagnosis of Oral Lesions* (third ed.) St. Louis: Mosby, 1985, p. 100

Zachariades N, Rallis G, Papademetriou J, et al. Phleboliths. A report of three unusual cases. *Br J Oral Maxillofac Surg* **29**: 117, 1991

9. Material Estranho

Bouquot JE. Common oral lesions found during a mass screening examination. *J Am Dent Assoc* **112**: 50, 1986

Braham RL. Oral soft tissue lesions in children and adolescents. *Practitioner* **228**: 319, 1984

Fröschl T, Kerscher H. The optimal vestibuloplasty in preprosthetic surgery of the mandible. *J Craniomaxillofac Surg* **25**: 85, 1997

Gordon SC, Daley TD. Foreign body gingivitis: clinical and microscopic features of 61 cases. *Oral Surg Oral Med Oral Pathol Oral Radial Endod* **83**: 562, 1997

Laskaris G. *Oral Diseases in Children and Adolescents*. Stuttgart: Thieme Verlag, 2000

Neville BW, Damm DD, Allen CM, Bouquot JE. *Oral and Maxillofacial Pathology*. Philadelphia: W.B.Saunders, 1995

Triantafyllou A, Laskaris G. Unusual foreign body reaction of the oral soft tissues. *Odontostomatol Proodos* **37**: 159, 1983

10. Lesões Induzidas por Radiação

Dreizen S, Daly TE, Drane JB, Brown LR. Oral complication of cancer radiotherapy. *Postgrad Med* **61**: 85, 1977

Epstein JB, Lunn R, Le N, et al. Periodontal attachment loss in patients after head and neck radiation therapy. *Oral Surg Oral Med Oral Pathol Oral Radial Endod* **86**: 673, 1998

Epstein JB, Schubert MM. Oral mucositis in myelosuppressive cancer therapy. *Oral Surg Oral Med Oral Pathol Oral Radial Endod* **88**: 273, 1999

Epstein JB, Stevenson-Moore P. Periodontal disease and periodontal management in patients with cancer. *Oral Oncol* **37**: 613, 2001

Friedman RB. Osteoradionecrosis: causes and prevention. *NCI Monogr* **9**: 145, 1990

Goldstein M, Maxymiw WG, Cummings BJ, et al. The effect of antitumor irradiation on mandibular opening and mobility. a prospective study of 58 patients. *Oral Surg Oral Med Oral Pathol Oral Radiol Endod* **88**: 365, 1999

Markitziu A, Zafiropoulos G, Tsalikis L, Cohen L. Gingival health and salivary function in head and neck-irradiated patients. *Oral Surg Oral Med Oral Pathol* **73**: 427, 1992

Miaskowski C. Management of mucositis during therapy. *NCI Monogr* **9**: 95, 1990

Mossman KL, Scheer AC. Complications of radiotherapy of head and neck cancer. *Ear Nose Throat J* **56**: 90, 1977

Murray CC, Daly TE, Zimmermann SO. The relationship between dental disease and radiation necrosis of the mandible. *Oral Surg* **49**: 99, 1980

Parulekar W, Mackenzie R, Bjarnason G, Jordan RCK. Scoring oral mucositis. *Oral Oncol* **34**: 63, 1998

Schofield IDF, Abbot W, Popowich L. Osteoradionecrosis of maxillae. *Oral Surg* **45**: 692, 1978

Sonis ST, Eiters JP, Epstein JB, et al. Validation of a new scoring system for the assessment of clinical trial research of oral mucositis induced by radiation or chemotherapy. *Cancer* **85**: 2103, 1999

11. Alergia a Produtos Químicos Aplicados Localmente

Barkin ME, Boyd JP, Cohen S. Acute allergic reaction to eugenol. *Oral Surg* **57**: 441, 1984

Dahl BL. Tissue hypersensitivity to dental materials. *J Oral Rehabil* **5**: 117, 1978

Eversole LR. Allergic stomatitides. *J Oral Med* **34**: 93, 1979

Fisher AA. Reactions of the mucous membrane to contactants. *Clin Dermatol* **5**: 123, 1987

Gagari E, Kabani S. Adverse effects of mouthwash use: a review. Oral Surg *Oral Med Oral Pathol Oral Radiol Endod* **80**: 432, 1995

Gill C, Michaelides P. Dental drugs and anaphylactic reactions. *Oral Surg* **50**: 30, 1980

Giunta J, Grauer I, Zablotsky N. Allergic contact stomatitis caused by acrylic resin. *J Prosthet Dent* **42**: 188, 1976

Giunta J, Zablotsky N. Allergic stomatitis caused by selfpolymerizing resin. *Oral Surg* **41**: 631, 1976

Henriksson E, Mattsson U, Hakansson J. Healing of lichenoid reactions following removal of amalgam. *J Clin Periodontol* **22**: 287, 1995

McCabe JF, Basker RM. Tissue sensitivity to acrylic resin. *Br Dent J* **140**: 347, 1976

Mihail RC. Oral leukoplakia caused by cinnamon food allergy. *J Otolaryngol* **21**: 366, 1992

Miller RL, Gould AR, Bernstein ML. Cinnamon-induced stomatitis venenata. Clinical and histopathologic features. *Oral Surg* **73**: 708, 1992

Nathanson D, Lockhart P. Delayed extraoral hypersensitivity to dental composite material. *Oral Surg* **47**: 329, 1979

Turrell AJW. Allergy to denture-base materials - fallacy or reality. *Br Dent J* **120**: 415, 1966

Tyne G, Young DW, Ferguson MM. Contact stomatitis caused by toothpaste. *N Z Dent J* **85**: 124, 1989

Van Loon LAJ, Bos JD, Davidson CL. Clinical evaluation of fifty-six patients referred with symptoms tentatively to allergic contact stomatitis. *Oral Surg Oral Med Oral Pathol* **74**: 572, 1992

12. Doenças Periodontais

Armitage GC. Development of a classification system for periodontal diseases and conditions. *Ann Periodontol* **4**: 1, 1999

Flemmig TF. Periodontitis. *Ann Periodontol* **4**: 32, 1999

Galgut PN, O'Mullane D. Statistical analysis of data derived from clinical variables of plaque and gingivitis. *J Clin Periodontol* **25**: 549, 1998

Genco RJ, Christersson LA, Zambon JJ. Juvenile periodontitis. *Int Dent J* **36**: 168, 1986

Genco RJ, Slots J. Host responses in periodontal diseases. *J Dent Res* **63**: 441, 1984

Grbic J, Singer R, Jans H, *et al*. Immunoglobulin isotypes in gingival crevicullar fluid: possible protective role of IgA. *J Periodontol* **66**: 55, 1995

Haber J, Wattles J, Crowery M, *et al*. Evidence for cigarette smoking as a major risk factor for periodontitis. *J Periodontol* **64**: 16, 1993

Holmstrup P. Non-plaque-induced gingival lesions. *Ann Periodontol* **4**: 20, 1999

Jacobson L. Mouthbreathing and gingivitis. *J Periodontol Res* **8**: 269, 1973

Kinane DF. Periodontitis modified by systemic factors. *Ann Periodontol* **4**: 54, 1999.

Laskaris G, Dimitriou N, Angelopoulos A. Immunofluorescent studies in desquamative gingivitis. *J Oral Pathol* **10**: 398, 1981

Laskaris G, Scully C. *Periodontal Manifestations of Local and Systemic Diseases*. Springer Verlag, 2003

Lindhe J. *Textbook of Clinical Periodontology*. Copenhagen: Munksgaard, 1989

Loesche WJ. The antimicrobial treatment of periodontal disease: changing the treatment paradigm. *Crit Rev Oral Biol Med* **10**: 245, 1999

Mariotti A. Dental plaque-induced gingival diseases. *Ann Periodontol* **4**: 7, 1999

Meng HX. Periodontal abscess. *Ann Periodontol* **4**: 79, 1999

Nisengard RJ, Neiders M. Desquamative lesions of the gingiva. *J Periodontol* **52**: 500, 1981

Palmer RM, Eveson JW. Plasma-cell gingivitis. *Oral Surg* **51**: 187, 1981

Riar DS, Nanda TS, Kamlesh KT. Mouth breathing and gingival health. *J Indian Dent Assoc* **42**: 13, 1970

Rogers RS III, Sheridan PH, Nightingale SH. Desquamative gingivitis. Clinical, histopathologic, immunopathologic, and therapeutic observations. *J Am Acad Dermatol* **7**: 729, 1982.

Sandros J, Madianos PN, Papapanou PN. Cellular events concurrent with Porphyromonas gingivalis invasion of oral epithelium in vitro. *Eur J Oral Sci* **104**: 363, 1996

Saxen L, Mutomma H. Age-related expression of juvenile periodontitis. *J Clin Periodontol* **12**: 21, 1985

Scully C, Laskaris G. Mucocutaneous disorders. *Periodontol 2000* **18**: 81, 1998

Silverman S Jr, Lozada F. An epilogue to plasma-cell gingivostomatitis (allergic gingivostomatitis). *Oral Surg* **43**: 211, 1977

Sklavounou A, Laskaris G. Frequency of desquamative gingivitis in skin diseases. *Oral Surg* **56**: 141, 1983

Sklavounou A, Mortakis N, Katsadaki S. Plasma cell lesions: a rare oral inflammatory disease entity. *Hell Dent J* **3**: 53, 1993

Smith BR, Crighton AJ, Chisholm DM, Mountain RE. Plasma cell mucositis: a review and case report. *J Oral Pathol Med* **28**: 183, 1999

Souteyrand P, Wong E, MacDonald DM. Zoon's balanitis (balanitis circumscripta plasmacellularis). *Br J Dermatol* **105**: 195, 1981

Tonetti M, Mombelli A. Early onset periodontitis. *Ann Periodontol* **4**: 39, 1999

Wilson TG, Kornman KS. *Fundamentals of Periodontics*. Chicago: Quintessence Publ Co, 1996

13. Doenças da Língua

Banoczy J, Szabo L, Csiba A. Migratory glossitis. A clinical histologic review of seventy cases. *Oral Surg* **39**: 113, 1975

Browning S, Hislop S, Scully C, *et al*. The association between burning mouth syndrome and psychological disorders. *Oral Surg* **64**: 171, 1987

Celis A, Little JW. Clinical study of hairy tongue in hospital patients. *J Oral Med* **21**: 139, 1966

Cooke B. Median rhomboid glossitis. *Br J Dermatol* **93**: 399, 1975

Dupre A, Christol B, Lassere J. Geographic lip. A variant of geographic tongue. *Cutis* **17**: 263, 1976

Eidelman E, Chosack A, Cohen T. Scrotal tongue and geographic tongue. Polygenic and associated traits. *Oral Surg* **42**: 591, 1976

Espelid M, Bang G, Johannessen AC, *et al*. Geographic stomatitis: report of 6 cases. *J Oral Pathol Med* **20**: 425, 1991

Ettinger RL, Manderson RD. A clinical study of sublingual varices. *Oral Surg* **38**: 540, 1974

Fenerli A, Papanikolaou S, Papanikolaou M, Laskaris G. Histocompatibility antigens and geographic tongue. *Oral Surg* **76**: 476, 1993.

Gorsky M, Silverman S Jr, Chinn H. Burning mouth syndrome. A review of 98 cases. *J Oral Med* **42**: 7, 1987.

Grushka M. Clinical features of burning mouth syndrome. *Oral Surg* **63**: 30, 1987

Holmstrup P, Axel T. Classification and clinical manifestations of oral yeast infections. *Acta Odontol Scand* **48**: 57, 1990

Hume WJ. Geographic stomatitis. A critical review. *J Dent* **3**: 25, 1975

Katz JH, Benoliel R, Leviner E. Burning mouth sensation associated with fusospirochetal infection in edentulous patients. *Oral Surg* **62**: 152, 1986

Kleinman H. Lingual varicosities. *Oral Surg* **23**: 546, 1967

Kullaa-Mikkonen A. Familial study of fissured tongue. *Scand J Dent Res* **96**: 366, 1988

Lamey PJ, Lamb AB. Aetiological factors in burning mouth syndrome. A prospective study. *BMJ* **296**: 1243, 1988

Littner MM, Daysn D, Gorsky M, *et al*. Migratory stomatitis. *Oral Surg* **63**: 555, 1987

Lucas VS, Challacombe SJ, Morgan PR. Erythema migrans: an unusual presentation. *Br Dent J* **175**: 258, 1993

Maragou P, Ivanyi L. Serum zinc levels in patients with burning mouth syndrome. *Oral Surg* **71**: 447, 1991

Marks R, Czarny D. Geographic tongue. Sensitivity to the environment. *Oral Surg* **58**: 156, 1984

Marks R, Simons M. Geographic tongue-a manifestation of atopy. *Br J Dermatol* **101**: 159, 1979.

Matthews JB, Basu MK. Plasma cell lesions within the oral tissues. Immunoperoxidase staining of routinely fixed and processed tissue. *Oral Surg* **54**: 414, 1982

Muscaro JM, Ferranolo J, Palou J, Bombi JA. Histopathology of the saburral tongue. *Dermatologica* **163**: 52, 1981

Regezi JA, Zarbo RJ, Keren DF. Plasma cell lesions of the head and neck. Immunofluorescent determination of clonality from formalin-fixed paraffin-embedded tissue. *Oral Surg* **56**: 616, 1983

Simpson HE. Lymphoid hyperplasia in foliate papillitis. *J Oral Surg* **22**: 209, 1964

Sklavounou A, Laskaris G. Oral psoriasis: report of case and review of the literature. *Dermatologica* **180**: 157, 1990

Van der Waal I. *The Burning Mouth Syndrome*. Copenhagen: Munksgaard, 1990

Van der Waal N, van der Kwast WAM, van Dijk E, van der Waal I. Geographic stomatitis and psoriasis. *Int J Oral Maxillofac Surg* **17**: 106, 1988

Walsh LJ, Cleveland DB, Cumming CG. Quantitative evaluation of Langerhans cells in median rhomboid glossitis. *J Oral Pathol Med* **21**: 28, 1992

Wright BA. Median rhomboid glossitis. Not a misnomer. *Oral Surg* **46**: 806, 1978

Zegarelli DJ. Burning mouth. Analysis of 57 patients. *Oral Surg* **58**: 34, 1984

14. Doenças dos Lábios

Allen CM, *et al*. Cheilitis granulomatosa. Report of six cases and review of the literature. *J Am Acad Dermatol* **23**: 444, 1990

Axell T, Skoglund A. Chronic lip fissures. *Int J Oral Surg* **10**: 354, 1981

Baughman RD, Berger P, Pringle WM. Plasma cell cheilitis. *Arch Dermatol* **110**: 725, 1974

Brook IM, King DJ, Miller ID. Chronic granulomatous cheilitis and its relationship to Crohn's disease. *Oral Surg* **56**: 405, 1983

Brooke RI. Exfoliative cheilitis. *Oral Surg* **45**: 52, 1978

Chernovsky ME. Relationship between vertical facial dimension and perlèche. *Arch Dermatol* **93**: 332, 1966

Fisher AA. Allergic contact cheilitis. *Dermatology* **3**: 10, 1980

Kruckhoff D, James R. Cheilitis granulomatosa. Successful treatment with combined local triamcinolone injections and surgery. *Arch Dermatol* **114**: 1203, 1978

Luger A. Cheilitis plasmacellularis. *Hautarzt* **17**: 244, 1966

MacFarlane GE, *et al*. Actinic cheilitis. Diagnosis, prevention and treatment. *US Navy Med* **73**: 22, 1982.

Morton ME, Ead GA. Granulomatous cheilitis. A report of three cases. *Br Dent J* **156**: 247, 1984

Muelleger RR, Weger W, Zoechling N, *et al*. Granulomatous cheilitis and *Borrelia burgdorferi*. Polymerase chain reaction and serologic studies in a retrospective case series of 12 patients. *Arch Dermatol* **136**: 1502, 2000

Oliver ID, Pickett AB. Cheilitis glandularis. *Oral Surg* **49**: 526, 1980

Parnes E, Neto C, Silva Y. Midline cleft of the lower lip and mandible: report of case. *J Oral Surg* **39**: 958, 1981

Rose AJ. Aetiology of angular cheilosis. *Br Dent J* **125**: 67, 1968

Rosenquist B. Median lip fissure. Etiology and suggested treatment. *Oral Surg* **72**: 10, 1991

Stuller CB, Schaberg SJ, Stokos J, Pierce GL. Cheilitis glandularis. *Oral Surg* **53**: 602, 1982

Swerlick RA, Cooper PH. Cheilitis glandularis. A reevaluation. *J Am Acad Dermatol* **10**: 466, 1984

Van der Waal RIF, Schulten EAJM, van der Scheur MR, *et al*. Cheilitis granulomatosa. *J Eur Acad Dermatol Venereol* **15**: 519, 2001

Williams PM, Greenberg MS. Management of cheilitis granulomatosa. *Oral Surg* **72**: 436, 1991

Worsaae N, Pindborg JJ. Granulomatous gingival manifestations of Melkersson-Rosenthal syndrome. *Oral Surg* **49**: 131, 1980

15. Cistos dos Tecidos Moles

Allard RHB, Van der Kwast WAM, Van der Wall I. Nasopalatine duct cyst. Review of the literature and report of 22 cases. *Int J Oral Surg* **10**: 447, 1981

Allard RHB. Nasolabial cyst: review of the literature and report of 7 cases. *Int J Oral Surg* **11**: 351, 1982

Allard RHB. The thyroglossal cyst. *Head Neck Surg* **5**: 134, 1982

Blenkinsopp PT, Rowe NL. Recurrent dermoid cyst of the floor of the mouth. *Br J Oral Surg* **18**: 34, 1980

Buchner A, Hansen LS. Lymphoepithelial cysts of the oral cavity. *Oral Surg* **50**: 441, 1980

Buchner A, Hansen LS. The histomorphologic spectrum of the gingival cyst in the adult. *Oral Surg* **48**: 532, 1979

Cataldo E, Berkman MD. Cysts of the oral mucosa of newborns. *Am J Dis Child* **116**: 44, 1968

Fogarty D. Lingual thyroid and difficult intubation. *Anaesthesia* **42**: 251, 1990

Fromm A. Epstein's pearls, Bohn's nodules and inclusion-cysts of the oral cavity. *J Dent Child* **34**: 275, 1967

Harrison JD, Sowray JH, Smith NJ. Recurrent ranula. *Br Dent J* **140**: 180, 1976

Kapsokefalos P, Laskaris G. Epidermoid cyst of the lower lip: a case report. *Stomatologia* **52**: 42, 1995

Kuriloff DB. The nasolabial cyst-nasal hamartoma. *Otolaryngol Head Neck Surg* **96**: 268, 1987

Mathur SK, Menon PR. Dermoid cyst of the tongue. *Oral Surg* **50**: 217, 1980

Oatis GW, Hartman GL, Robertson GR, Sugg WE. Dermoid cyst of the floor of the mouth. *Oral Surg* **39**: 192, 1975

Ramanathan K, Ganesan TJ, Raghavan KV. Salivary mucoceles racial and histological variations. *Med J Malaysia* **4**: 302, 1977

Reeve CM, Levy BP. Gingival cysts: a review of the literature and a report of four cases. *Periodontics* **6**: 115, 1968

Sadeghi EM, Bell WA. Development cyst of floor of mouth. Soft tissue variety of median mandibular cyst. *J Oral Surg* **38**: 841, 1980

Seifert G, Donath K, Gumberz C. Mucozelen der Speicheldrusen. Extravasation-Mucozelen (Schleimgranulome) und Retentions-Mucozelen (Schleim-Retentionscysten). *HNO* **29**: 179, 1981

Seifert G. Lymphoid lesions of the oral cavity. *Pathol Res Pract* **167**: 179, 1980

Seward MH. Eruption cyst. An analysis of its clinical features. *J Oral Surg* **31**: 31, 1973

Shear M. *Cysts of the Oral Regions* (third ed.) Bristol: Wright PSG, 1992

Toto PD, Wortel JP, Joseph G. Lymphoepithelial cysts and associated globulins. *Oral Surg* **54**: 59, 1982

Tuffin JR, Theaker E. True lateral dermoid cyst of the neck. *Int J Oral Maxillofac Surg* **20**: 275, 1991

Wampler HW, Krolls SO, Johnson RP. Thyroglossal tract cyst. *Oral Surg* **45**: 32, 1978

Warnakulasuriya KAAS, Herath KB. Investigating a lingual thyroid. *Int J Oral Maxillofac Surg* **21**: 227, 1992

Wesley RK, Scannel T, Nathan LE. Nasolabial cyst. Presentation of a case with a review of the literature. *J Oral Maxillofac Surg* **42**: 188, 1984

WHO. *Histological Typing of Odontogenic Tumours, Jaw Cysts and Allied Lesions.* Geneva: World Health Organisation, 1971

Wysocki GP, Brannon RB, Gardner DG, Sapp P. Histogenesis of the lateral periodontal cyst and the gingival cyst of the adult. *Oral Surg Oral Med Oral Pathol* **50**: 327, 1980

16. Infecções Virais

Amir J. Clinical aspects and antiviral therapy in primary herpetic gingivostomatitis. *Paediatr Drugs* **3**: 593, 2001

Axell T, Hammarstrom L, Larson A. Focal epithelial hyperplasia in Sweden. *Acta Odontol Scand* **39**: 201, 1981

Badger GR. Oral signs of chickenpox (varicella). Report of two cases. *J Dent Child* **47**: 349, 1980

Bajwa ZH, Ho CC. Herpetic neuralgia. Use of combination therapy for pain relief in acute and chronic herpes zoster. *Geriatrics* **56**: 18, 2001

Banks P. Infectious mononucleosis. A problem of differential diagnosis to the oral surgeon. *Br J Oral Surg* **4**: 227, 1967

Barsh LI. Molluscum contagiosum of the oral mucosa. Report of a case. *Oral Surg* **22**: 42, 1966

Bassioukas K, Danielides V, Georgiou I, *et al.* Oral focal epithelial hyperplasia. *Eur J Dermatol* **10**: 395, 2000

Beaudenon S, Praetorius F, Kremsdorf D, *et al.* A new type of human papillomavirus associated with oral focal epithelial hyperplasia. *J Invest Dermatol* **88**: 130, 1987

Birek C. Herpesvirus-induced diseases: oral manifestations and current treatment options. *J Calif Dent Assoc* **28**: 911, 2000

Centers for Disease Control. Public health considerations of infectious diseases in child day care centers. *J Pediatr* **105**: 683, 1984

Chang F, Syrjanen S, Kellokoski J, Syrjanen K. Human papillomavirus (HPC) infections and their associations with oral disease. *J Oral Pathol Med* **20**: 305, 1991

Coehn SG, Greenberg MS. Chronic oral herpes simplex virus infection in immunocompromised patients. *Oral Surg* **59**: 465, 1985

Cotton DWK, Cooper C, Barrett DF, Leppard BJ. Severe atypical molluscum contagiosum infection in an immunocompromised host. *Br J Dermatol* **116**: 871, 1987

Courant P, Sobkov T. Oral manifestations in infectious mononucleosis. *J Periodontol* **40**: 279, 1969

Dreizen S, McCredie KB, Keating MJ, Bodey GP. Oral infections associated with chemotherapy in adults with acute leukemia. *Postgrad Med* **71**: 133, 1982

Eisenberg E. Intraoral isolated herpes zoster. *Oral Surg* **45**: 214, 1978

Eversole LR, Laipis PJ, Merrell P, Choi E. Demonstration of human papillomavirus DNA in oral condyloma acuminatum. *J Oral Pathol Med* **16**: 266, 1987

Eversole LR. Papillary lesions of the oral cavity: relationship to human papillomaviruses. *J Calif Dent Assoc* **28**: 922, 2000

Flaitz CM. Condyloma acuminatum of the floor of the mouth. *Am J Dent* **14**: 115, 2001

Formatora ML, Reich RF, Gray RG, Freedman PD. Intraoral molluscum contagiosum: a report of a case and a review of the literature. *Oral Surg Oral Med Oral Pathol Oral Radiol Endod* **92**: 318, 2001

Garlick JA, Taichman LB. Human papillomavirus infection of the oral mucosa. *Am J Dermatopathol* **13**: 386, 1991

George DI, Farman AG. Ultrastructural features of oral condyloma acuminatum. *J Oral Med* **39**: 169, 1984

Gomez RS, Carneiro MA, Souza LN, *et al.* Oral recurrent human herpes virus infection and bone marrow transplantation. *Oral Surg Oral Med Oral Pathol Oral Radial Endod* **91**: 552, 2001

Gonzaga HF, Jorge MA, Gonzaga LH, *et al.* Systemic and oral alterations in Brazilian patients with cutaneous herpes zoster. *Braz Dent J* **13**: 49, 2002

Green TL, Eversole LR, Leider AS. Oral and labial verruca vulgaris. Clinical, histologic and immunohistochemical evaluation. *Oral Surg* **62**: 410, 1986

Henke RP, Langosch KM, Loning T, Koppang HS. Human papillomavirus type 13 and focal epithelial hyperplasia of the oral mucosa. *Virchows Arch A Pathol Anat Histopathol* **411**: 193, 1987

Holbrook WP, Gudmundsson GT, Ragnarsson KT. Herpetic gingivostomatitis in otherwise healthy adolescents and young adults. *Acta Odontol Scand* **59**: 113, 2001

Katsabas A, Laskaris G, Capetanakis J. Herpes zoster. A clinical study of 227 cases. *Odontostomatol Prog* **32**: 68, 1978

Kost RG, Straus SE. Postherpetic neuralgia – pathogenesis, treatment and prevention. *N Engl J Med* **335**: 32, 1996

Laskaris G, Papanicolaou S, Angelopoulos A. Focal epithelial hyperplasia. The first reported case from Greece. *Dermatologica* **162**: 254, 1981

Laskaris G, Sklavounou A. Molluscum contagiosum of the oral mucosa. *Oral Surg* **58**: 688, 1984

Laskaris G. Oral manifestations of infectious diseases. *Dent Clin North Am* **40**: 395, 1996

McKinney RV. Hand, foot and mouth disease. A viral disease of importance to dentists. *J Am Dent Assoc* **91**: 122, 1975

Moerman M, Danielides VG, Nousia CS, *et al.* Recurrent focal epithelial hyperplasia due to HPV13 in a HIV-positive patient. *Dermatology* **203**: 339, 2001

Rosell B, Stenman G, Magnusson B, *et al.* Disturbed expression of ribonucleotide reductase and cytokeratin polypeptides in focal epithelial hyperplasia. *J Oral Pathol* **15**: 261, 1986

Schiff BL. Molluscum contagiosum of the buccal mucosa. *Arch Dermatol* **78**: 90, 1958

Spruance SL, Wenerstrom RW. Pathogenesis of recurrent herpes simplex labialis. IV. Maturation of lesions within 8 hours after onset and implications for antiviral treatment. *Oral Surg* **58**: 667, 1984

Steigman AJ, Lipton MM, Braspennicky H. Acute lymphonodular pharyngitis. A newly described condition due to Coxsackie A virus. *J Pediatr* **61**: 331, 1963

Svirsky JA, Sawyer DR, Page DG. Molluscum contagiosum of the lower lip. *Int J Dermatol* **24**: 668, 1985

Swan RH, McDaniel RK, Dreiman BB, Rome WC. Condyloma acuminatum involving the oral mucosa. *Oral Surg* **51**: 503, 1981

Syrjanen S, Syrjanen K, Ikenberg H, *et al.* A human papillomavirus closely related to HPV 13 found in a focal epithelial hyperplasia lesion (Heck disease). *Arch Dermatol Res* **276**: 199, 1984

Terezhalmy GT, Riley CK, Moore WS. Focal epithelial hyperplasia (Heck's disease). *Quintessence Int* **32**: 664, 2001

Whitaker SB, Wiegand SE, Budnick SD. Intraoral molluscum contagiosum. *Oral Surg* **72**: 334, 1991

Zeuss MS, Miller CS, White DK. In situ hybridization analysis of human papillomavirus DNA in oral mucosal lesions. *Oral Surg* **71**: 714, 1991

17. Infecção pelo HIV e AIDS

Adler-Storthz K, Ficarra G, Woods KV, *et al.* Prevalence of Epstein-Barr virus and human papillomavirus in oral mucosa of HIV-infected patients. *J Oral Pathol Med* **21**: 164, 1992

Bach MC, Howell DA, Valenti AJ, *et al.* Aphthous ulceration of the gastrointestinal tract in patients with the acquired immunodeficiency syndrome (AIDS). *Ann Intern Med* **112**: 465, 1990

Barone R, Ficcara G, Gaglioti D, *et al.* Prevalence of oral lesions among HIV-infected intravenous drug abusers and other risk groups. *Oral Surg* **69**: 169, 1990

Begg MD, Lamster IB, Panageas KS, *et al.* A prospective study of oral lesions and their predictive value for progression of HIV disease. *Oral Dis* **3**: 176, 1997

Beral V, Peterman T, Berkelman RL, Jaffe HW. Kaposi's sarcoma among persons with AIDS: a sexually transmitted infection? *Lancet* **335**: 123, 1990

Biggar RJ, Burnett W, Mikl J, Nasca P. Cancer among New York men at risk of acquired immunodeficiency syndrome. *Int J Cancer* **43**: 979, 1989

Bigoni B, Dolcetti R, de Lellis A, et al. Human herpesvirus 8 is present in the lymphoid system of healthy persons and can reactivate in the course of AIDS. *J Infect Dis* **173**: 542, 1996

Brahim JS, Katz RW, Roberts MW. Non-Hodgkin's lymphoma of the hard palate mucosa and buccal gingiva associated with AIDS. *J Oral Maxillofac Surg* **46**: 328, 1988

Casariego Z, Ben G. Oral manifestations of HIV infection in Argentina: a study of 1,889 cases. *Med Oral* **3**: 271, 1998

Ceballos A, Antunez M, Aguirre JM, et al. Oral lesions associated to human immunodeficiency virus infection in a series of 510 patients. *Med Oral* **3**: 199, 1998

Centers for Disease Control. 1993 Revised Classification System for HIV Infection and Expanded Surveillance Case Definition for AIDS Among Adolescents and Adults. *MMWR* **41**: 1, 1993

DeBlanc SL, Sambuelli R, Femopase F, et al. Bacillary angiomatosis affecting the oral cavity: report of two cases and review. *J Oral Pathol Med* **29**: 91, 2000

DeSouza YG, Greenspan D, Felton JR, et al. Localization of Epstein-Barr virus DNA in the epithelial cells of oral hairy leukoplakia by *in situ* hybridization of tissue sections. *N Engl J Med* **320**: 1559, 1989

Diz Dios P, Ocampo A, Miralles C, et al. Changing prevalence of human immunodeficiency virus-associated oral lesions. *Oral Surg Oral Med Oral Pathol Oral Radiol Endod* **90**: 403, 2000

Dodd CL, Greenspan D, Katz MH, et al. Oral candidiasis in HIV infection. Pseudomembranous and erythematous candidiasis show similar rates of progression to AIDS. *AIDS* **5**: 1339, 1991

Dodd CL, Greenspan D, Schiodt M, et al. Unusual oral presentation of non-Hodgkin's lymphoma in association with HIV infection. *Oral Surg* **73**: 630, 1992

Dupin N, DeCervans VR, Gortin I, et al. The influence of highly active antiretroviral therapy on AIDS-associated Kaposi's sarcoma. *Br J Dermatol* **140**: 875, 1999

EC-Clearinghouse on Oral Problems Related to HIV-infection. Classification and diagnostic criteria for oral lesions in HIV-infection. *J Oral Pathol Med* **22**: 289, 1993

Epstein J, Scully C. Cytomegalovirus. a virus of increasing relevance to oral medicine and pathology. *J Oral Pathol Med* **22**: 348, 1993

Epstein JB, Sherlock CH, Greenspan JS. Hairy leukoplakia-like lesions following bone-marrow transplantation. *AIDS* **5**: 101, 1991

Epstein JB, Sherlock CH, Wolber RA. Hairy leukoplakia after bone marrow transplantation. *Oral Surg* **75**: 690, 1993

Epstein JB, Silverman S Jr. Head and neck malignancies associated with HIV infection. *Oral Surg* **73**: 193, 1992

Eversole LR. Viral infections of the head and neck among HIV-seropositive patients. *Oral Surg* **73**: 155, 1992

Eyeson JD, Warnakulasuriya KA, Johnson NW. Prevalence and incidence of oral lesions-the changing scene. *Oral Dis* **6**: 267, 2000

Ficarra G, Berson AM, Silverman S Jr, et al. Kaposi's sarcoma of the oral cavity. A study of 134 patients with a review of the pathogenesis, epidemiology, clinical aspects and treatment. *Oral Surg* **66**: 543, 1988

Ficarra G. Oral lesions of iatrogenic and undefined etiology and neurologic disorders associated with HIV infection. *Oral Surg* **73**: 201, 1992.

Flaitz CM, Nichols CM, Hicks MJ. Herpesviridae-associated persistent mucocutaneous ulcers in acquired immunodeficiency syndrome. A clinicopathologic study. *Oral Surg* **81**: 433, 1996

Glick M, Cleveland DB. Oral mucosal bacillary epithelioid angiomatosis in a patient with AIDS associated with rapid alveolar bone loss: case report. *J Oral Pathol Med* **22**: 235, 1993

Gorsky M, Epstein JB. A case series of acquired immune deficiency syndrome patients with initial neoplastic diagnoses of intraoral Kaposi's sarcoma. *Oral Surg Oral Med Oral Pathol Oral Radiol Endod* **90**: 612, 2000

Greenspan D, Greenspan JS. Significance of oral hairy leukoplakia. *Oral Surg* **73**: 151, 1992

Greenspan JS, Barr CE, Sciubba JJ, et al. Oral manifestations of HIV infection. *Oral Surg* **73**: 142, 1992

Heinic GS, Greenspan D, MacPhail LA, et al. Oral histoplasma capsulatum infection in association with HIV infection. A case report. *J Oral Pathol Med* **21**: 85, 1992

Herbst JS, Morgan J, Raab-Traub N, et al. Comparison of the efficacy of surgery and acyclovir in the treatment of oral hairy leukoplakia. *J Am Acad Dermatol* **21**: 753, 1989

Kaufmann D, Pantaleo G, Sudre P, Telenti H. CD4-cell count in HIV-1 infected individuals remaining viraemic with highly active antiretroviral therapy (HAART). *Lancet* **351**: 723, 1998

Kaugars GE, Burns JC. Non-Hodgkin's lymphoma of the oral cavity associated with AIDS. *Oral Surg* **67**: 433, 1989.

Klein RS, Quart AM, Small CB. Periodontal disease in heterosexuals with acquired immunodeficiency syndrome. *J Periodontol* **62**: 535, 1991

Langford A, Kunze R, Ti mm H, et al. Cytomegalovirus-associated oral ulcerations in HIV-infected patients. *J Oral Pathol Med* **19**: 71, 1990

Langford-Kuntz A, Reichart P, Pohle HD. Impairment of craniofacial nerves due to AIDS. Report of two cases. *Int J Oral Maxillofac Surg* **17**: 227, 1988

Lapins J, Lindbaeck S, Lidbrink P, et al. Mucocutaneous manifestations in 22 consecutive cases of primary HIV-1 infection. *Br J Dermatol* **134**: 257, 1996

Laskaris G, Hadjivassiliou M, Stratigos J. Oral signs and symptoms in 160 Greek HIV-infected patients. *J Oral Pathol Med* **21**: 120, 1992

Laskaris G, Potouridou I, Laskaris M, Stratigos J. Gingival lesions of HIV infection in 178 Greek patients. *Oral Surg* **74**: 168, 1992

Laskaris G, Stergiou G, Kittas C, Scully C. Hodgkin's disease involving the gingiva in AIDS. *Oral Oncol, Eur J Cancer* **28**B: 39, 1992

Laskaris G, Laskaris M, Theodoridou M. Oral hairy leukoplakia in a child with AIDS. *Oral Surg Oral Med Oral Pathol Oral Radiol Endod* **79**: 570, 1995

Laskaris G. Oral manifestations of infectious diseases. *Dent Clin North Am* **40**: 395, 1996

Laskaris G. Oral manifestations of HIV disease. *Clin Dermatol* **18**: 447, 2000.

Lozada-Nur F, de Sanz S, Silverman S, et al. Intraoral non-Hodgkin's lymphoma in seven patients with acquired immunodeficiency syndrome. *Oral Surg Oral Med Oral Pathol Oral Radial Endod* **82**: 173, 1996

Lucartorto FM, Franker CK, Maza J. Postscaling bacteremia in HIV-associated gingivitis and periodontitis. *Oral Surg* **73**: 550, 1992

Lucht E, Heimdahl A, Nord CE. Periodontal disease in HIV-infected patients in relation to lymphocyte subsets and specific microorganisms. *J Clin Periodontol* **18**: 252, 1991

Mabruk MJ, Antonio M, Flint SR, et al. A simple and rapid technique for the detection of Epstein-Barr virus DNA in HIV-associated oral hairy leukoplakia biopsies. *J Oral Pathol Med* **29**: 118, 2000

MacPhail LA, Greenspan D, Greenspan JS. Recurrent aphthous ulcers in association with HIV infection. *Oral Surg* **73**: 283, 1992

Margiotta V, Campisi G, Mancuso S, *et al*. HIV infection; oral lesions, CD4 cell count and viral load in an Italian study population. *J Oral Pathol Med* **28**: 173, 1999

Nakou M, Kamma JJ, Laskaris G, Mitsis F. *Periodontal Microflora of Health and Diseased Sites in AIDS Patients*. Europerio 1, Proceedings Abstr 59, Paris, 1994

Nittayananta W, Chungpanich S. Oral lesions in Thai heterosexual AIDS patients: a preliminary study. *Br Dent J* **182**: 219, 1997

Oda D, McDougal L, Fritsche T, Worthington P. Oral histoplasmosis as a presenting disease in acquired immunodeficiency syndrome. *Oral Surg* **70**: 631, 1990

Olive A, Salavert A, Manriquez M, *et al*. Parotid lipomatosis in HIV positive patients: a new clinical disorder associated with protease inhibitors. *Ann Rheum Dis* **57**: 749, 1998

Patton LL, McKaig R, Strauss R, *et al*. Changing prevalence of oral manifestations of human deficiency virus in the era of protease inhibitor therapy. *Oral Surg Oral Med Oral Pathol Oral Radial Endod* **89**: 299, 2000

Pindborg JJ. Classification of oral lesions associated with HIV infection. *Oral Surg* **67**: 292, 1989

Porter SR, Scully C. HIV topic update: protease inhibitor therapy and oral health care. *Oral Dis* **4**: 159, 1998

Ramirez V, Gonzalez A, de la Rosa E, *et al*. Oral lesions in Mexican HIV-infected patients. *J Oral Pathol Med* **19**: 482, 1990

Rams TE, Andriolo M Jr, Feik D, *et al*. Microbiological study of HIV-related periodontitis. *J Periodontol* **68**: 74, 1991

Reichart PA, Langford A, Gelderblom HF, *et al*. Oral hairy leukoplakia. Observations in 95 cases and review of the literature. *J Oral Pathol Med* **18**: 410, 1989

Reichart PA. Oral ulceration and iatrogenic disease in HIV infection. *Oral Surg* **73**: 212, 1992

Reyes-Teran G, Ramirez-Amador V, De la Rosa E, *et al*. Major recurrent oral ulcers in AIDS. Report of three cases. *J Oral Pathol Med* **21**: 409, 1992

Riley C, London JP, Burmeister JA. Periodontal health in 200 HIV-positive patients. *J Oral Pathol Med* **21**: 124, 1992

Rinaldi MG. Epidemiology of mycoses in the HIV-infected patient. Clinical aspects. *Int J Antimicrob Agents* **6**: 131, 1996

Robinson P. Periodontal disease and HIV infection. A review of the literature. *J Clin Periodontol* **19**: 609, 1992

Samaramayake LP. Oral mycoses in HIV infection. *Oral Surg* **73**: 171, 1992

SanGiacomo TR, Tan PM, Loggi DK, Itkin AB. Progressive osseous destruction as a complication of HIV-periodontitis. *Oral Surg* **70**: 476, 1990

Schiodt M, Dodd CL, Greenspan D, *et al*. Natural history of HIV-associated salivary gland disease. *Oral Surg* **74**: 326, 1992

Schmidt WA, Greenspan D, Felton JR, *et al*. Oral hairy leukoplakia in an HIV-seronegative heart transplant patient. *J Oral Pathol Med* **19**: 192, 1990

Schmidt-Westhausen AM, Priepke F, Bergmann FJ, Reichart PA. Decline in the rate of oral opportunistic infections following introduction of highly active antiretroviral therapy. *J Oral Pathol Med* **29**: 336, 2000

Scully C, Diz Dios P. Orofacial effects of antiretroviral therapies. *Oral Dis* **7**: 205, 2001

Scully C, Laskaris G, Pindborg J, Porter S, Reichart P. Oral manifestations of HIV infection and their management. I. More common lesions. *Oral Surg* **71**: 158, 1991

Scully C, Laskaris G, Pindborg J, Porter S, Reichart P. Oral manifestations of HIV infection and their management. II. Less common lesions. *Oral Surg* **71**: 167, 1991

Serraino D, Zaccarelli M, Franceschi S, Greco D. The epidemiology of AIDS-associated Kaposi's sarcoma in Italy. *AIDS* **6**: 1015, 1992

Tadini G, D'Orso M, Cusini M, *et al*. Oral mucosa pigmentation. A new side-effect of azidothymidine therapy in patients with Acquired Immunodeficiency Syndrome. *Arch Dermatol* **127**: 267, 1991

Temesgen Z, Wright AJ. Anti-retrovirals. *Mayo Clin Proc* **74**: 1284, 1999

Thompson SH, Charles GA, Craig DB. Correlation of oral disease with the Walter-Reed staging scheme for HIV-1-seropositive patients. *Oral Surg* **73**: 289, 1992

Tirelli U, Carbone A, Monfardini S, *et al*. Malignant tumors in patients with human immunodeficiency virus infection. A report of 580 cases. *J Clin Oncol* **7**: 1582, 1989

Tsang PC, Samaranayake LP. Oral manifestations of HIV infection in a group of predominantly ethnic Chinese. *J Oral Pathol Med* **28**: 122, 1999

Tukutuku K, Muyembe-Tamfum L, Kajembe K, *et al*. Oral manifestations of AIDS in a heterosexual population in a Zaire hospital. *J Oral Pathol Med* **19**: 232, 1990

Webster-Cyriaque J. Development of Kaposi's sarcoma in a surgical wound. *N Engl J Med* **346**: 1207, 2002.

Whitby D, Howard MR, Tenant-Flowers M, *et al*. Detection of Kaposi sarcoma associated herpesvirus in peripheral blood of HIV-infected individuals and progression to Kaposi's sarcoma. *Lancet* **346**: 791, 1995

Williams CA, Winkler JR, Grassi M, Murray PA. HIV-associated periodontitis complicated by necrotizing stomatitis. *Oral Surg* **69**: 351, 1990

Winkler JR, Robertson PB. Periodontal disease associated with HIV infection. *Oral Surg* **73**: 145, 1992

18. Infecções Bacterianas

Abell E, Marks R, Wilson J. Secondary syphilis. A clinicopathological review. *Br J Dermatol* **93**: 53, 1975

Alfieri N, Fleury RN, Opromolla DV, *et al*. Oral lesions in borderline and reactional tuberculoid leprosy. *Oral Surg* **55**: 52, 1983

Armstrong EA, Ziola B, Habbick BF, Komiyama K. Role of cations and IgA in saliva-mediated aggregation of *Pseudomonas aeruginosa* in cystic fibrosis patients. *J Oral Pathol Med* **22**: 207, 1993

Awang MN. The aetiology of dry socket: a review. *Int Dent J* **39**: 236, 1989

Borssen E, Sundqvist G. Actinomyces of infected dental root canals. *Oral Surg* **51**: 643, 1981

Chapel TA. The variability of syphilitic chancres. *Sex Transm Dis* **5**: 68, 1978

Chapel TA. The signs and symptoms of secondary syphilis. *Sex Transm Dis* **7**: 161, 1980

Dimitrakopoulos J, Zouloumis L, Lazaridis N, *et al*. Primary tuberculosis of the oral cavity. *Oral Surg* **72**: 712, 1991

Enwonwu CO, Falkler WA, Idigbe EO, *et al*. Pathogenesis of cancrum oris (noma): confounding interactions of malnutrition with infection. *Am J Trop Med Hyg* **60**: 223, 1999

Enwonwu CO, Falker WA, Idigbe EO, Savage KD. Noma (cancrum oris): questions and answers. *Oral Dis* **5**: 144, 1999

Epker B, Via WF. Oral and perioral manifestations of leprosy. *Oral Surg* **28**: 342, 1969

Escobar V, Farman AG, Arm RN. Oral gonococcal infection. *Int J Oral Surg* **13**: 549, 1984

Fiumara NJ. Oral lesions of gonorrhea and syphilis. *Cutis* **17**: 689, 1976

Fiumara NJ. Venereal diseases of the oral cavity. *J Oral Med* **31**: 36, 1976

Fiumara NJ, Lessell S. Manifestations of late congenital syphilis – analysis of 271 patients. *Arch Dermatol* **102**: 78, 1970

Fiumara NJ, Grande DJ, Giunta JL. Papular secondary syphilis of the tongue. *Oral Surg* **45**: 540, 1978

Fleisher G, Ludwig S, Campos J. Cellulitis. Bacterial etiology, clinical features and laboratory findings. *J Pediatr* **97**: 591, 1980

Gibson J, Wray D, Bagg J. Oral staphylococcal mucositis: a new clinical entity in orofacial granulomatosis and Crohn's disease. *Oral Surg Oral Med Oral Pathol Oral Radial Endod* **89**: 171, 2000

Girdhar BK, Desikan KV. A clinical study of the mouth in untreated lepromatous patients. *Lepr Rev* **50**: 25, 1979

Giunta JL, Fiumara NJ. Facts about gonorrhea and dentistry. *Oral Surg* **62**: 529, 1986

Gould IM, Rise R. Pseudomonas aeruginosa: clinical manifestations and management. *Lancet* **2**: 1224, 1985

Griffin JM, Bach DE, Nespeca JA, Marshall KJ. Noma. Report of two cases. *Oral Surg* **56**: 605, 1983

Gustafson JR. Acute parotitis. *Surgery* **29**: 786, 1951

Happonen RP, Viander M. Comparison of fluorescent antibody technique and conventional staining methods in diagnosis of cervico-facial actinomycosis. *J Oral Pathol* **11**: 417, 1982

Hartnett AC, Shiloah J. The treatment of acute necrotizing ulcerative gingivitis. *Quintessence Int* **22**: 95, 1991

Holmes KK, Per-Anders M, Sparling PF, Wiesner PF. *Sexually Transmitted Diseases.* New York: McGraw-Hill, 1984

Holst E, Lund P. Cervico-facial actinomycosis. *Int J Oral Surg* **8**: 194, 1979

Hook EW. Acute cellulitis. *Arch Dermatol* **123**: 460, 1987

Horning GM, Cohen ME. Necrotizing ulcerative gingivitis, periodontitis, and stomatitis: clinical staging and predisposing factors. *J Periodontol* **66**: 990, 1995

Jackson MS, Bagg J, Parsons K, et al. Oral carriage of yeasts, coliforms and staphylococci in patients with rheumatoid arthritis. *Rheumatology* **38**: 572, 1999

Jamsky RT. Gonococcal tonsillitis. *Oral Surg* **44**: 197, 1977

Johnson BD, Engel D. Acute necrotizing ulcerative gingivitis. A review of diagnosis, etiology and treatment. *J Periodontol* **57**: 141, 1986

Krippachne W, Hunt TK, Dunphy J. Acute suppurative parotitis. Study of 161 cases. *Ann Surg* **156**: 251, 1962

Larsen PE. Alveolar osteitis after surgical removal of impacted mandibular third molars: identification of the patient at risk. *Oral Surg* **73**: 393, 1992

Laskaris G. Oral manifestations of infectious diseases. *Dent Clin North Amer* **40**: 395, 1996

Laskaris G, Nicolis G. Lupus vulgaris of the oral mucosa. *Dermatologica* **162**: 183, 1981

Lerner PI, et al. Group B Streptococcus bacteremia in adults. Analysis of 32 case and review of the literature. *Medicine (Baltimore)* **56**: 457,1977

Lighterman I, Watanabe Y, Hidaha I. Leprosy of the oral cavity and adnexa. *Oral Surg* **15**: 1178, 1962

Littner MM, Dayan D, Kaffe I, et al. Acute streptococcal gingivostomatitis. *Oral Surg* **53**: 144, 1982

Malden N. An interesting case of adult facial gangrene (from Papua, New Guinea). *Oral Surg* **59**: 279, 1985

Marple BF. Ludwig angina: a review of current airway management. *Arch Otolaryngol Head Neck Surg* **125**: 596, 1999

Mayer I, Shklar G. The oral manifestations of acquired syphilis. *Oral Surg* **34**: 45, 1967

Michaud M, Blanchette G, Tomich CE. Chronic ulceration of the hard palate. First clinical sign of undiagnosed pulmonary tuberculosis. *Oral Surg* **57**: 63, 1984

Mignona MD, Muzio LLO, Favia G, et al. Oral tuberculosis: a clinical evaluation of 48 cases. *Oral Dis* **6**: 25, 2000

Nitzan DW, Shteyer A. Acute facial cellulitis and trismus originating in the external auditory meatus. *Oral Surg* **62**: 262, 1986

Novak MJ. Necrotizing ulcerative periodontitis. *Ann Periodontol* **4**: 74, 1999

Pindborg JJ, Thorn JJ, Schiodt M, et al. Acute necrotizing gingivitis in an AIDS patient. *Dan Dent J* **90**: 450, 1986

Purohit SD, Mathur BB, Gupta PR, et al. Tuberculous fistula of cheek. *Oral Surg* **60**: 41, 1985

Reichart P. Facial and oral manifestations in leprosy. An evaluation of seventy cases. *Oral Surg* **41**: 385, 1976

Rennie RP, Duncan IBR. Emergence of gentamicin-resistant *Klebsiella* in a general hospital. *Antimicrob Agents Chemother* **11**: 179, 1978

Richard P, Del Valle GA, Moreau P, et al. Viridans streptococcal bacteraemia in patients with neutropenia. *Lancet* **345**: 1607, 1995

Rowland RW. Necrotizing ulcerative gingivitis. *Ann Periodontol* **4**: 65, 1999

Sakellariou PL. Periapical actinomycosis: report of a case and review of the literature. *Endod Dent Traumatol* **12**: 151, 1996

Saunders PR, Macpherson DW. Acute suppurative parotitis. A forgotten cause of upper airway obstruction. *Oral Surg* **72**: 412, 1991

Sawyer D, Nwoku AJ. Cancrum oris (noma). Past and present. *J Dent Child* **48**: 138, 1981

Shields WD. Acute necrotizing ulcerative gingivitis. A study of some of the contributing factors and their validity in an army population. *J Periodontol* **48**: 346, 1977

Taylor CO, Carter JB. Buccal cellulitis in an infant due to ampicillin-resistant Haemophilus influenzae. *J Oral Maxillofac Surg* **44**: 234, 1986

Tempest MN. Cancrum oris. *Br J Surg* **53**: 949, 1966

Tumber-Saini SK, Habbick BF, Oles AM, et al. The role of saliva in aggregation and adherence of *Pseudomonas aeruginosa* in patients with cystic fibrosis. *J Oral Pathol Med* **21**: 299, 1992

Winchell SA, Tschen JA, McGavran MH. Follicular secondary syphilis. *Cutis* **35**: 259, 1985

Wingard JR, Dick J, Charache P, Saral R. Antibiotic-resistant bacteria in surveillance stool cultures of patients with prolonged neutropenia. *Antmicrob Agents Chemother* **30**: 435, 1986

Wingard JR, Niehaus CS, Peterson DE, et al. Oral mucositis after bone marrow transplantation. *Oral Surg* **72**: 419, 1991

Winkler JR, Robertson PB. Periodontal disease associated with HIV infection. *Oral Surg* **73**: 145, 1992

Zachariades N, Papanikolaou S, Koundouris J. Scrofula. A report of two cases. *Int J Oral Surg* **11**: 127, 1982

Zhao-ju Z, Song-ling W, Jia-rui Z, et al. Chronic obstructive parotitis: report on ninety-two cases. *Oral Surg* **73**: 434, 1992

19. Infecções Fúngicas

Allen CM. Oral candidiasis: diagnosis and managing. *J Am Dent Assoc* **123**: 77, 1992

Almeida O, Jorge J, Scully C, Bozzo L. Oral manifestations of paracoccidioidomycosis (South American blastomycosis). *Oral Surg* **72**: 430, 1991

Almeida O, Scully C. Oral lesions in the systemic mycoses. *Curr Opin Dent* **1**: 423, 1991

Axell T, Samaranayake LP, Reichart P, Olsen I. A proposal for reclassification of oral candidosis. *Oral Surg Oral Med Oral Pathol Oral Radiol Endod* **84**: 111, 1997

Bastiaan RJ, Reade PC. The prevalence of *Candida albicans* in the mouths of tobacco smokers with and without oral mucous membrane keratoses. *Oral Surg* **53**: 148, 1982

Budtz-Jorgensen E. The significance of *Candida albicans* in denture stomatitis. *Scand J Dent Res* **82**: 151, 1974

Cardoso SV, Moreti MM, Costa IM, Loyola AM. Exfoliative cytology. a helpful tool for the diagnosis of paracoccidioidomycosis. *Oral Dis* **7**: 217, 2001

Cohen PR, Held JL, Grossman ME, et al. Disseminated histoplasmosis presenting as an ulcerated verrucous plaque in a human immunodeficiency virus-infected man. *Int J Dermatol* **30**: 104, 1991

Crockett DN, O'Grady JF, Reade PC. *Candida* species and *Candida albicans* morphotypes in erythematous candidiasis. *Oral Surg* **73**: 559, 1992

Darwazeh AMG, Lamey PJ, Samaranayake LP, et al. The relationship between colonisation, secretor status and *in vitro* adhesion of *Candida albicans* to buccal epithelial cells from diabetics. *J Med Microbial* **33**: 43, 1990

Denning DW. Aspergillosis. diagnosis and treatment. *Int J Antimicrob Agents* **6**: 161, 1996

Economopoulou P, Laskaris G, Ferekidis E, Kanelis N. Rhinocerebral mucormycosis with severe oral lesions: a case report. *J Oral Maxillofac Surg* **53**: 215, 1995

Ellepola ANB, Samaranayake LP. Antimycotic agents in oral candidosis: an overview. I. Clinical variants. *Dent Update* **27**: 111, 2000

Ellepola ANB, Samaranayake LP. Inhalational and topical steroids, and oral candidosis: a mini review. *Oral Dis* **7**: 211, 2001

Eyre J, Nally FF. Oral candidosis and carcinoma. *Br J Dermatol* **85**: 73, 1971

Filho FJS, Lopes M, Almeida OP, Scully C. Mucocutaneous histoplasmosis in AIDS. *Br J Dermatol* **133**: 472, 1995

Franco M, Mendes RP, Moscardi-Bacchi M, et al. Paracoccidioidomycosis. *Clin Trop Med Commun Dis* **4**: 185, 1989

Glick M, Cohen SG, Cheney D, et al. Oral manifestations of disseminated *Cryptococcus neoformans* in a patient with acquired immunodeficiency syndrome. *Oral Surg Oral Med Oral Pathol* **64**: 454, 1987

Hauman CHJ, Raubenheimer EJ. Orofacial mucormycosis. *Oral Surg* **68**: 624, 1989

Hoepelman IM, Dupont B. Oral candidiasis. the clinical challenge of resistance and management. *Int J Antimicrob Agents* **6**: 155, 1996

Holbrook WP, Rodgers GD. Candidal infections. Experience in a British dental hospital. *Oral Surg* **49**: 122, 1980

Holmstrup P, Axell T. Classification and clinical manifestations of oral yeast infections. *Acta Odontol Scand* **48**: 57, 1990

Iacopino AM, Wathen WF. Oral candidal infection and denture stomatitis: a comprehensive review. *J Am Dent Assoc* **123**: 46, 1992

Jones AC, Youngblood-Bentsen T, Freedman PD. Mucormycosis of the oral cavity. *Oral Surg* **75**: 455, 1993

Lamey PJ, Darwazeh AMG, Muirhead J, et al. Chronic hyperplastic candidosis and secretor status. *J Oral Pathol Med* **20**: 64, 1991

Laskaris G. Oral manifestations of infectious diseases. *Dent Clin North Am* **40**: 395, 1996

Loh FC, Yeo JF, Tan WC, Kumarisinghe G. Histoplasmosis presenting as hyperplastic gingival lesion. *J Oral Pathol Med* **18**: 533, 1989

Lucatorto FM, Franker C, Hardy WD, Chafey S. Treatment of refractory oral candidiasis with fluconazole. *Oral Surg* **71**: 42, 1991

Lynch DP, Naftolin LZ. Oral *Cryptococcus neoformans* infection in AIDS. *Oral Surg Oral Med Oral Pathol* **64**: 449, 1987

Meunier F. Current clinical issues on mycoses in neutropenic patients. *Int J Antimicrob Agents* **6**: 135, 1996

Miller RL, Gould AR, Skolnick JL, Epstein WM. Localized oral histoplasmosis. *Oral Surg* **53**: 367, 1982

Mylbarniemi S, Perheentura J. Oral findings in the autoimmune polyendocrinopathy-candidosis syndrome and other forms of hypoparathyroidism. *Oral Surg* **45**: 721, 1978

Nagai Y, Takeshita N, Saku T. Histopathologic and ultrastructural studies of oral mucosa with Candida infection. *J Oral Pathol Med* **21**: 171, 1992

Oda D, McDougal L, Fritsche T, Worthington P. Oral histoplasmosis as a presenting disease in acquired immunodeficiency syndrome. *Oral Surg* **70**: 631, 1990

Page LR, Drummond JR, Daniels HT, et al. Blastomycosis with oral lesions. *Oral Surg* **47**: 157, 1979

Parfrey NA. Improved diagnosis and prognosis of mucormycosis. a clinicopathologic study of 33 cases. *Medicine (Baltimore)* **65**: 113, 1986

Renner RP, Lee M, Anclors L, McNamara TF. The role of *Candida albicans* in denture stomatitis. *Oral Surg* **47**: 323, 1979

Rockoff AS. Chronic mucocutaneous candidiasis. *Arch Dermatol* **115**: 322, 1979

Samaranayake LP. Oral candidosis. an old disease in new guises. *Dent Update* **17**: 36, 1990

Samaranayake LP. Superficial oral fungal infections. *Curr Opin Dent* **1**: 415, 1991

Samaranayake LP. Oral mycoses in HIV infection. *Oral Surg* **73**: 171, 1992

Scully C, Almeida O. Orofacial manifestations of the systemic mycoses. *J Oral Pathol Med* **21**: 289, 1992

Tavitian A, Raufman J-P, Rosenthal LE. Oral candidiasis as a marker for esophageal candidiasis in the acquired immunodeficiency syndrome. *Ann Intern Med* **104**: 54, 1986

Toth BB, Frame RR. Oral histoplasmosis. Diagnostic complication and treatment. *Oral Surg* **55**: 97, 1983

Warnakulasuriya KAAS, Samaranayake LP, Peiris JSM. Angular cheilitis in a group of Sri Lankan adults. a clinical and microbiologic study. *J Oral Pathol Med* **20**: 172, 1991

Witorsch P, Utz JP. North American blastomycosis. A study of 40 patients. *Medicine (Baltimore)* **47**: 169, 1968

Wright BA, Fenwick F. Candidiasis and atrophic tongue lesions. *Oral* Surg **51**: 55, 1981

20. Infecções Protozoárias

Abbas K, El Tourn IA, El Hassan AM. Oral leishmaniasis associated with Kala-azar: a case report. *Oral Surg* **73**: 583, 1992

Banuls J, Boix V, Portilla J, Silvestre JF. Leishmaniasis as a cause of oral disease in HIV infection. *AIDS* **9**: 96, 1995

Berenguer J, et al. Visceral leishmaniasis in patients infected with human immunodeficiency virus (HIV). *Ann Intern Med* **111**: 129, 1989

Chaudry Z, Barrett AW, Corbett E, et al. Oral mucosal leishmaniasis as a presenting feature of HIV infection and its management. *J Oral Pathol Med* **28**: 43, 1999

DeLuke DM, Sciubba JJ. Oral manifestations of sarcoidosis. Report of a case masquerading as a neoplasm. *Oral Surg* **59**: 184, 1985

Farah FS. Protozoan and helminth infections. In. Fitzpatrick TB, Eisen AZ, Wolff K, et al. (eds.) *Dermatology in General Medicine* (third ed.) New York: McGraw-Hill, 1987, p. 2480

Gold RS, Flanders NJ, Sager E. Oral sarcoidosis. Review of the literature. *J Oral Surg* **34**: 237, 1976

Greer RO, Sanger RG. Primary intraoral sarcoidosis. *J Oral Surg* **35**: 507, 1977

Hammer JE, Scofield HH. Cervical lymphadenopathy and parotid gland swelling in sarcoidosis. *J Am Dent Assoc* **74**: 1224, 1967

Herburn NC. Management of cutaneous leishmaniasis. *Curr Opin Infect Dis* **14**: 51, 2001

James DG, Jones WW. Immunology of sarcoidosis. *Am J Med* **72**: 5, 1982

Marsden PD. Mucosal leishmaniasis. *Trans R Soc Trop Med Hyg* **80**: 859, 1986

Milosev B, Daoud EH, El Hadi A. Mucosal leishmaniasis in the Sudan. *Ann Trop Med Parasitol* **63**: 123, 1969

Orlian AI, Birnbaum M. Intraoral localized sarcoid lesion. *Oral Surg* **49**: 341, 1980

Sitheeque MAM, Qazi AA, Ahmed GA. A study of cutaneous leishmaniasis involvement of the lips and perioral tissues. *Br J Oral Maxillofac Surg* **28**: 43, 1990

Sloan PJM, O'Neil TCA, Smith CJ, Holdsworth CD. Multisystem sarcoid presenting with gingival hyperplasia. *Br J Oral Surg* **21**: 31, 1983

Verheijen-Breemhaar L, De Man K, Zondervan PE, Hilvering C. Sarcoidosis with maxillary involvement. *Int J Oral Maxillofac Surg* **16**: 104, 1987

21. Doenças Granulomatosas

Batal H, Chou LL, Cottrell DA. Sarcoidosis. Medical and dental implications. *Oral Surg Oral Med Oral Pathol Oral Radiol Endod* **88**: 386, 1999

Blinder D, Yahatom R, Taicher S. Oral manifestations of sarcoidosis. *Oral Surg* **83**: 458, 1997

Borradori L, Saada V, Rybojad M, et al. Oral intraepidermal IgA pustulosis and Crohn's disease. *Br J Dermatol* **126**: 383, 1992

Bourgeois-Droin C, Havard S, Granier F, et al. Granulomatous cheilitis in two children with sarcoidosis. *J Am Acad Dermatol* **29**: 822, 1993

Brook IM, King DJ, Miller ID. Chronic granulomatous cheilitis and its relationship to Crohn's disease. *Oral Surg* **56**: 405, 1983

Dupuy A, Cosnes J, Revus J, et al. Oral Crohn disease. Clinical characteristics and long-term follow-up of 9 cases. *Arch Dermatol* **135**: 439, 1999

Eveson JW. Granulomatous disorders of the oral mucosa. *Semin Diagn Pathol* **13**: 118, 1996

Field EA, Tydesley WR. Oral Crohn's disease revisited – A 10 year review. *Br J Oral Maxillofac Surg* **27**: 114, 1989

Fisher DA. Chronic lip edema with particular reference to the Melkersson-Rosenthal syndrome. *Cutis* **44**: 144, 1990

Fox R, Sharp D, Evans I. Orofacial granulomatosis. *Lancet* **338**: 20, 1991

Ghandour K, Issa M. Oral Crohn's disease with late intestinal manifestations. *Oral Surg* **72**: 565, 1991

Glickman LT, et al. The surgical management of Melkersson-Rosenthal syndrome. *Plast Reconstr Surg* **89**: 815, 1992

Greene RM, Rogers RS. Melkersson-Rosenthal syndrome: a review of 36 patients. *J Am Acad Dermatol* **21**: 1263, 1989

Hong J, Farish SE. Intraosseous sarcoidosis of the maxilla. *J Oral Maxillofac Surg* **58**: 435, 2000

Mendelsohn SS, Field EA, Woolgar J. Sarcoidosis of the tongue. *Clin Exp Dermatol* **17**: 47, 1992

Plauth M, Jenss H, Meyle J. Oral manifestations of Crohn's disease. *J Clin Gastroenterol* **13**: 29, 1991

Roger RS, third. Granulomatous cheilitis, Melkersson-Rosenthal syndrome and orofacial granulomatosis. *Arch Dermatol* **136**: 1557, 2000.

Stein SL, Mancini AJ. Melkersson-Rosenthal syndrome in childhood: successful management with combination steroid and minocycline therapy. *J Am Acad Dermatol* **41**: 746, 1999

Sussman GL, Yang WH, Steinberg S. Melkersson-Rosenthal syndrome: clinical, pathologic, and therapeutic considerations. *Ann Allergy* **69**: 187, 1992

Taylor VE, Smith CJ. Oral manifestations of Crohn's disease without demonstrable gastrointestinal lesions. *Oral Surg* **39**: 58, 1975

Tozman ECS. Sarcoidosis: clinical manifestations, epidemiology, therapy, and pathophysiology. *Curr Opin Rheumatol* **3**: 155, 1991

Van der Walt JD, Leake J. Granulomatous sialadenitis of the minor salivary glands. a clinicopathological study of 57 cases. *Histopathology* **11**: 131, 1987

Williams PM, Greenberg MS. Management of cheilitis granulomatosa. *Oral Surg* **72**: 436, 1991

Winnie R, DeLuke DM. Melkerson-Rosenthal syndrome: review of the literature and case report. *Int J Oral Maxillofac Surg* **21**: 115, 1992

Zimmer WM, et al. Orofacial manifestations of Melkersson-Rosenthal syndrome: a study of 42 patients and review of 220 cases from the literature. *Oral Surg* **74**: 610, 1992

22. Doenças com Provável Patogenia Imunológica

Arbesfeld SJ, Kurban AK. Behçet's disease: new perspectives on an enigmatic syndrome. *J Am Acad Dermatol* **19**: 767, 1988

Bang D. Clinical spectrum of Behçet's disease. *J Dermatol* **28**: 610, 2001

Bernstein ML, McDonald JS. Oral lesions in Crohn's disease. Report of two cases and update of the literature. *Oral Surg* **46**: 234, 1978

Brooke RI, Sapp JP. Herpetiform ulceration. *Oral Surg* **42**: 182, 1976

Butler DJ, Thompson H. Malignant granuloma. *Br J Oral Surg* **9**: 208, 1972

Catterall RD. Clinical aspects of Reiter's disease. *Br J Rheumat* **22**: 151, 1983

Challacombe SJ, Barkhan P, Lehner T. Haematological features and differentiation of recurrent oral ulceration. *Br J Oral Surg* **15**: 37, 1977–78

Cohen PS, Meltzer JA. Strawberry gums. A sign of Wegener's granulomatosis. *JAMA* **246**: 2610, 1981

Crean SJ, Adams R, Bennett J. Sublingual gland involvement in systemic Wegener's granulomatosis: a case report. *Int J Oral Maxillofac Surg* **31**: 104, 2002

Edwards MB, Buckerfield JP. Wegener's granulomatosis. A case with primary mucocutaneous lesions. *Oral Surg* **26**: 53, 1978

Feder HM Jr. Periodic fever, aphthous stomatitis, pharyngitis, adenitis. a clinical review of a new syndrome. *Curr Opin Pediatr* **12**: 253, 2000

Freiberger HF, Fudenberg HH. Behçet's disease. Pitfalls in therapy and diagnosis. *Hosp Pract* **15**: 49, 1980

Friedman-Birnbaum R, Bergman R, Aizen E. Sensitivity and specificity of pathergy test results in Israeli patients with Behçet's disease. *Cutis* **45**: 261, 1990

Gal AA, Velasquez A. Antineutrophil cytoplasmic autoantibody in the absence of Wegener's granulomatosis or microscopic polyangiitis. implications for the surgical pathologist. *Mod Pathol* **15**: 197, 2002

Gallina G, Cumbo V, Messina P, Caruso C. HLA-A, B, C, DR, MT and MB antigens in recurrent aphthous stomatitis. *Oral Surg* **59**: 364, 1985

Gisslen K, Wieslander J, Westberg G, Herlitz H. Relationship between anti-neutrophil cytoplasmic antibody determined with conventional binding and the capture assay and long-term clinical course in vasculitis. *J Intern Med* **251**: 129, 2002

Greenspan JS, Gadol N, Olson JA, et al. Lymphocyte function in recurrent aphthous ulceration. *J Oral Pathol* **14**: 592, 1985

Helm TN, Camisa C, Allen C, Lowder C. Clinical features of Behçet's disease: report of four cases. *Oral Surg* **72**: 30, 1991

International Study Group for Behçet's Disease. Criteria for diagnosis of Behçet's disease. *Lancet* **335**: 1078, 1990

Jorizzo JL, Rogers RS. Behçet's disease. *J Am Acad Dermatol* **23**: 738, 1990

Kawashima H, Nishimata S, Shimizu T, et al. Highly suspected case of FAPA (periodic fever, aphthous stomatitis, pharyngitis and adenitis syndrome). *Pediatr Int* **43**: 103, 2001

Keczkes K. Wegener's granulomatosis. Combined therapy with low-dose systemic corticosteroids, azathioprine and cyclophosphamide in three patients. *Br J Dermatol* **94**: 391, 1976

Kiyohara A, et al. Successful treatment of severe recurrent Reiter's syndrome with cyclosporine. *J Am Acad Dermatol* **36**: 482, 1997

Knight JM, Hayduk MJ, Summerlin DJ, et al. "Strawberry" gingival hyperplasia. a pathognomonic mucocutaneous finding in Wegener granulomatosis. *Arch Dermatol* **136**: 171, 2000

Kousa M. Clinical observations on Reiter's disease with special reference to the venereal and non-venereal aetiology. *Acta Derm Venereol Suppl (Stockh)* **58**: 18, 1978

Lee KH, Bang D, Choi ES, et al. Presence of circulating antibodies to a disease specific antigen on cultured human dermal microvascular endothelial cells in patients with Behçet's disease. *Arch Dermatol Res* **291**: 374, 1999

Lehner T. Fine structural findings in recurrent oral ulceration. *Br Dent J* **121**: 454, 1966

Lehner T. Immunologic aspects of recurrent oral ulcers. *Oral Surg* **33**: 80, 1972

Lehner T. Pathology of recurrent oral ulceration and oral ulceration in Behçet's syndrome. Light, electron and fluorescence microscopy. *J Pathol* **97**: 481, 1969

Lehner T. Progress report. Oral ulceration and Behçet's syndrome. *Gut* **18**: 491, 1977

Lennette HE, Magoffin R. Virologic and immunologic aspects of major oral ulceration. *J Am Dent Assoc* **87**: 1055, 1973

Marshall GS, Edwards KM, Buler J, Lawton AR. Syndrome of pediatric fever, pharyngitis and aphthous stomatitis. *J Pediatr* **110**: 43, 1987

Miller MF, Garfunkel AA, Ram CA, Ship II. The inheritance of recurrent aphthous stomatitis. *Oral Surg* **49**: 409, 1980

Nolle B, Specks U, Luderman J, et al. Anticytoplasmic autoantibodies. Their immunodiagnostic value in Wegener's granulomatosis. *Ann Intern Med* **111**: 28, 1989

Padeh S, Brezniak N, Zemer D, et al. Periodic fever, aphthous stomatitis, pharyngitis and adenopathy syndrome. Clinical characteristic and outcome. *J Pediatr* **135**: 98, 1999

Peterson A, Hougen HP, Kenrad B. T-lymphocyte subsets in oral mucosa of patients with recurrent aphthous ulceration. *J Oral Pathol Med* **21**: 176, 1992

Pindborg JJ, Gorlin RJ, Asboe-Hansen G. Reiter's syndrome. Review of the literature and report of a case. *Oral Surg* **16**: 551, 1963

Porter SR, Scully C, Bowden J. Immunoglobulin G subclasses in recurrent aphthous stomatitis. *J Oral Pathol Med* **21**: 26, 1992

Poulter LW, Lehner T. Immunohistology of oral lesions from patients with recurrent oral ulcers and Behçet's syndrome. *Clin Exp Immunol* **78**: 189, 1989

Rees TD, Binnie WH. Recurrent aphthous stomatitis. *Dermatol Clin* **14**: 243, 1996

Rogers RS. Recurrent aphthous stomatitis: clinical characteristics and associated systemic disorders. *Semin Cutan Med Surg* **16**: 278, 1997

Savage NW, Seymour GJ, Kruger BJ. Expression of class I and class II major histocompatibility complex antigens on epithelial cells in recurrent aphthous stomatitis. *J Oral Pathol* **15**: 191, 1986

Sharp JT. Reiter's syndrome. A review of current status and a hypothesis regarding its pathogenesis. *Curr Probl Dermatol* **5**: 157, 1973

Specks U, Wheatley CL, McDonald TJ, et al. Anticytoplasmic autoantibodies in the diagnosis and follow-up of Wegener's granulomatosis. *Mayo Clin Proc* **64**: 28, 1989

Stratigos A, Laskaris G, Stratigos J. Behçet's disease. *Semin Neurol* **12**: 346, 1992

Sun A, Wu Y-C, Liang L-C, Kwan H-W. Circulating immune complexes in recurrent oral ulcers. *J Dermatol* **13**: 170, 1986

Thompson C. Thalidomide effective for AIDS-related oral ulcers. *Lancet* **346**: 1289, 1995

Tsokos M, Fauci AS, Costa J. Idiopathic midline destructive disease (IMDD). A subgroup of patients with the "midline granuloma" syndrome. *Am J Clin Pathol* **77**: 162, 1982

Wong SC, Boyce RL, Dowd TC, Fordham JN. Bilateral central retinal artery occlusion in Wegener's granulomatosis and alpha 1 antitrypsin deficiency. *Br J Ophthalmol* **86**: 476, 2002

Yazici H, Pazarli H, Barnes CG, et al. A controlled trial of azathioprine in Behçet's syndrome. *N Engl J Med* **322**: 281, 1990

23. Doenças Auto-imunes

Agnello V, Chung RT, Kaplan LM. A role for hepatitis C virus infection in type II cryoglobulinemia. *N Engl J Med* **327**: 1490, 1992

Agnello V. Mixed cryoglobulinemia and hepatitis C virus. *Hosp Pract* **10**: 35, 1995

Alfaro-Giner A, Penarrocha-Diago M, Bagan-Sebastian JV. Orofacial manifestations of mixed connective tissue disease with an uncommon serologic evolution. *Oral Surg* **73**: 441, 1992

Andonopoulos AP, Skopouli F, Dimou GS, et al. Sjögren's syndrome in systemic lupus erythematosus. *J Rheumatol* **17**: 201, 1990

Berdon JK, Girasole RV. Oral manifestations of lupoid hepatitis. *Oral Surg* **33**: 900, 1972

Bizzaro N, Bonelli F, Tonutti E, et al. Autoantibody detection in scleroderma patients. Diagnostic and analytical performances of a new coupled particle light scattering immunoassay. *Clin Exp Rheumatol* **20**: 45, 2002

Braverman IM. Skin manifestations of internal malignancy. *Clin Geriatr Med* **18**: 1, 2002.

Callen JP. The value of malignancy evaluation in patients with dermatomyositis. *J Am Acad Dermatol* **6**: 253, 1982

Daniels TE. Sjögren's syndrome: clinical spectrum and current diagnostic controversies. *Adv Dent Res* **10**: 3, 1996

Duncan AG, Richardson JB, Klein JB, et al. Clinical, serologic and immunogenetic studies in patients with dermatomyositis. *Acta Derm Venereol* **71**: 312, 1991

Duvoux C, Tran Ngoc A, Intrator L, et al. Hepatitis C virus (HCV) – related cryoglobulinemia after liver transplantation for HCV cirrhosis. *Transpl Int* **15**: 3, 2002

Elad S, Garfunkel AA, Erik CD, et al. Ultraviolet B irradiation: a new therapeutic concept for the management of oral manifestations of graft-versus-host disease. *Oral Surg Oral Med Oral Pathol Oral Radial Endod* **88**: 444, 1999

El-Azhary RA, Pakzad SY. Amyopathic dermatomyositis: retrospective review of 37 cases. *J Am Acad Dermatol* **46**: 560, 2002

Epstein JB, Sherlock CH, Wolber RA. Hairy leukoplakia after bone marrow transplantation. *Oral Surg Oral Med Oral Pathol* **75**: 690, 1993

Gaziev D, Galimberti M, Lucarelli G, et al. Chronic graft-versus-host disease: is there an alternative to the conventional treatment? *Bone Marrow Transplant* **25**: 689, 2000

Hachulla E. [Dermatomyositis and polymyositis: clinical aspects and treatment.] *Ann Med Interne (Paris)* **152**: 455, 2001 [French]

Hausmann G, Herrero C, Cinta M, et al. Immunopathologic study of skin lesions in dermatomyositis. *J Am Acad Dermatol* **25**: 225, 1991

Hengstman GI, Brouwer R, Egberts WT, et al. Clinical and serological characteristics of 125 Dutch myositis patients. Myositis specific autoantibodies aid in the differential diagnosis of the idiopathic inflammatory myopathies. *J Neural* **249**: 69, 2002

Herrmann K, Heckmann M, Kulozik M, et al. Steady-state mRNA levels of collagens I, III, fibronectin and collagenase in skin biopsies of systemic sclerosis patients. *J Invest Dermatol* **97**: 219, 1991

Jonsson R, Heyden G, Westberg NG, Nyberg G. Oral mucosal lesions in systemic lupus erythematosus. A clinical, histopathological and immunopathological study. *J Rheumatol* **11**: 38, 1984

Kondo H. Vascular disease in mixed connective tissue disease (MCTD). *Intern Med* **40**: 1176, 2001

Kordossis T, Sipsas NV, Kontos A, et al. Mixed cryoglobulinemia is associated with risk for death, or neoplasia in HIV-1 infection. *Eur J Clin Invest* **31**: 1078, 2001

Lane SK, Gravel JW. Clinical utility of common serum rheumatologic tests. *Am Fam Physician* **65**: 1073, 2002

Marmary Y, Glaiss A, Pisanty S. Scleroderma. Oral manifestations. *Oral Surg* **52**: 32, 1981

Miescher PA, Huang YP, Izui S. Type II cryoglobulinemia. *Semin Hematol* **32**: 80, 1995

Mori Y, Kahari VM, Varga J. Scleroderma-like cutaneous syndromes. *Curr Rheumatol Rep* **4**: 108, 2002

Moutsopoulos HM, et al. Sjögren's syndrome (sicca syndrome). Current issues. *Ann Intern Med* **92**: 212, 1980

Nagy G, Kovacs J, Zeger M, Czirjak L. Analysis of the oral manifestations of systemic sclerosis. *Oral Surg Oral Med Oral Pathol* **77**: 141, 1994

Najera MP, Al-Hashimi I, Plemons JM, et al. Prevalence of periodontal disease in patients with Sjögren's syndrome. *Oral Surg* **83**: 453, 1997

Nakamura S, Hiroki A, Shinohara M, et al. Oral involvement in chronic graft-versus-host disease after allogeneic bone marrow transplantation. *Oral Surg Oral Med Oral Pathol Oral Radial Endod* **82**: 556, 1996

Naylor WP. Oral management of the scleroderma patients. *J Am Dent Assoc* **105**: 814, 1982

Podolsky DK, Isselbacher KJ. Cirrhosis of the liver. In *Harrison's Principles of Internal Medicine* (12th ed.) New York: McGraw-Hill Inc., 1991, pp 1340–1350

Rhodus NL, Schuh MJ. Effects of pilocarpine on salivary flow in patients with Sjögren's syndrome. *Oral Surg* **72**: 545, 1991

Rowell N, Hopper F. The periodontal membrane in systemic sclerosis. *Br J Dermatol* **96**: 15, 1977

Ruutu T, Niederwieser D, Gratwohl A, Apperley JF. A survey of the prophylaxis and the treatment of acute GVHD in Europe: a report of the European Group for Blood and Marrow Transplantation (EBMT). *Bone Marrow Transplant* **19**: 759, 1997

Saito T, Fukuda H, Arisue M, et al. Relationship between sialographic findings of parotid glands and histopathologic finding of labial gland in Sjögren's syndrome. *Oral Surg* **72**: 675, 1991

Sanger RG, Kirb JW. The oral and facial manifestations of dermatomyositis with calcinosis. *Oral Surg* **35**: 476, 1973

Schiodt M, Pindborg JJ. Oral discoid lupus erythematosus. I. The validity of previous histopathologic diagnostic criteria. *Oral Surg* **57**: 46, 1984

Schiodt M. Oral manifestations of lupus erythematosus. *Int J Oral Surg* **13**: 101, 1984

Scully C. Sjögren's syndrome. Clinical and laboratory features, immunopathogenesis and management. *Oral Surg* **62**: 510, 1986

Setty YN, Pittman CB, Mahle AS, et al. Sicca symptoms and anti-SSA/Ro antibodies are common in mixed connective tissue disease. *J Rheumatol* **29**: 487, 2002

Sharp GC. Mixed connective tissue disease. *Bull Rheum Dis* **25**: 828, 1975

Skopouli F, Siouna-Fatourou H, Dimou GS, et al. Histologic lesion in labial salivary glands of patients with systemic lupus erythematosus. *Oral Surg* **72**: 208, 1991

Stummvoll GH. Current treatment options in systemic sclerosis (scleroderma). *Acta Med Austriaca* **29**: 14, 2002

Takahashi H, Cheng J, Fujita S, et al. Primary malignant lymphoma of the salivary gland. a tumor of mucosa-associated lymphoid tissue. *J Oral Pathol Med* **21**: 318, 1992

Tarpley TM Jr, Anderson LG, White CL. Minor salivary gland involvement in Sjögren's syndrome. *Oral Surg* **37**: 64, 1974

Ulmer A, Kotter I, Pfaff A, Fierlbeck G. Efficacy of pulsed intravenous immunoglobulin therapy in mixed connective tissue disease. *J Am Acad Dermatol* **46**: 123, 2002

Varga E, Field EA, Tyldesley WR. Orofacial manifestations of mixed connective tissue disease. *Br Dent J* **168**: 330, 1990

Vitali C, Bombardieri S, Moutsopoulos MM, et al. Preliminary criteria for the classification of Sjögren's syndrome. *Arthritis Rheum* **36**: 340, 1993

Voulgarelis M, Dafni UG, Isenberg DA, et al. Malignant lymphoma in primary Sjögren's syndrome. A multicenter, retrospective, clinical study by the European Concerted Action on Sjögren's syndrome. *Arthritis Rheum* **42**: 1765, 1999

Wagner JL, Flowers MED, Langton G, et al. The development of chronic graft-versus-host disease: an analysis of screening studies and the impact of corticosteroid use at 100 days after transplantation. *Bone Marrow Transplant* **22**: 139, 1998

Weisman RA, Calcaterra TC. Head and neck manifestations of scleroderma. *Ann Otol Rhinol Laryngol* **87**: 332, 1978

Woo SB, Lee SJ, Schubert MM. Graft-vs-Host Disease. *Crit Rev Oral Biol Med* **8**: 201, 1997

Wright JM, Dunsworth AR. Follicular lymphoid hyperplasia of the hard palate. A benign lymphoproliferative process. *Oral Surg* **55**: 162, 1983

24. Doenças Dermatológicas

Aboobaker J, Bhogal B, Wojnarowska F, et al. The localization of the binding site of circulating IgA antibodies in linear IgA disease of adults, chronic bullous disease of childhood and childhood cicatricial pemphigoid. *Br J Dermatol* **116**: 293, 1987

Aine L, Maki M, Reunala T. Coeliac-type dental enamel defects in patients with dermatitis herpetiformis. *Acta Derm Venereol* **72**: 25, 1992

Albrecht M, Banoczy, Dinya E, Tamas G Jr. Occurrence of oral leukoplakia and lichen planus in diabetes mellitus. *J Oral Pathol Med* **21**: 364, 1992

Amagai M, Tsunoda K, Zillikens D, et al. The clinical phenotype of pemphigus is defined by the anti-desmoglein autoantibody profile. *J Am Acad Dermatol* **40**: 167, 1999

Anhalt GJ, Kim SC, Stanley JR, et al. Paraneoplastic pemphigus. An autoimmune mucocutaneous disease associated with neoplasia. *N Engl J Med* **323**: 1729, 1990

Anhalt GJ. Paraneoplastic pemphigus. *Adv Dermatol* **12**: 77, 1997

Bagan JV, Aguirre JM, Olmo JA, et al. Oral lichen planus and chronic liver disease: a clinical and morphometric study of the oral lesions in relation to transaminase elevation. *Oral Surg* **78**: 337, 1994

Bernard P, Prost C, Aucouturier P, et al. The subclass distribution of IgG autoantibodies in cicatricial pemphigoid and epidermolysis bullosa acquisita. *J Invest Dermatol* **97**: 259, 1991

Bernard P, Prost C, Lecerf V, et al. Studies of cicatricial pemphigoid autoantibodies using direct immunoelectron microscopy and immunoblot analysis. *J Invest Dermatol* **94**: 630, 1990

Bialy-Golan A, Brenner S, Anhalt GJ. Paraneoplastic pemphigus: oral involvement as the sole clinical manifestation. *Acta Derm Venereol* **76**: 253, 1996

Breathnach SM, Phillips WG. Epidemiology of bullous drug eruptions. *Clin Dermatol* **11**: 441, 1993

Brown J, Winkelmann RK. Acanthosis nigricans. A study of 90 cases. *Medicine (Baltimore)* **47**: 33, 1968

Buchner A, Lozada F, Silverman S. Histopathologic spectrum of oral erythema multiforme. *Oral Surg* **49**: 221, 1980

Buckley DB, English J, Molloy W, et al. Dermatitis herpetiformis. A review of 119 cases. *Clin Exp Dermatol* **8**: 477, 1983

Bystryn JC. Erythema multiforme with mucous membrane involvement and Stevens-Johnson syndrome are clinically different disorders. *Arch Dermatol* **132**: 711, 1996

Camisa C, Helm TN, Liu Y-C, et al. Paraneoplastic pemphigus. A report of three cases including one long-term survivor. *J Am Acad Dermatol* **27**: 547, 1992.

Carozzo M. Oral health in patients with hepatitis C virus infection: an underestimated problem? *Oral Dis* **7**: 267, 2001

Casiglia J, Woo SB, Ahmed AR. Oral involvement in autoimmune blistering diseases. *Clin Dermatol* **19**: 703, 2001

Cataldo E, McCarthy P, Yaffee H. Psoriasis with oral manifestations. *Cutis* **20**: 705, 1977

Caughman SW. Epidermolysis bullosa acquisita. *Arch Dermatol* **122**: 159, 1986

Chan LS, Regezi JA, Cooper KD. Oral manifestations of linear IgA disease. *J Am Acad Dermatol* **22**: 362, 1990

Chan SWY, Scully C, Prime SS, Eveson J. Pyostomatitis vegetans: oral manifestation of ulcerative colitis. *Oral Surg* **72**: 689, 1991

Chan LS, Ahmed AR, Anhalt GJ, et al. The first international consensus on mucous membrane pemphigoid: definition, diagnostic criteria, pathogenic factors, medical treatment and prognostic indications. *Arch Dermatol* **138**: 370, 2002

Chau MNY, Radden BG. Oral warty dyskeratoma. *J Oral Pathol* **13**: 546, 1984

Chaudhry SI, Philpot NS, Odell EW, et al. Pyostomatitis vegetans associated with asymptomatic ulcerative colitis: a case report. *Oral Surg Oral Med Oral Pathol Oral Radiol Endod* **87**: 327, 1999

Chen H, Chopra K, Evans TY, et al. Herpes gestationis in a mother and child. *J Am Acad Dermatol* **40**: 847, 1999

Chorzelski T, Jablonska S. Evolving concept of IgA linear dermatosis. *Semin Dermatol* **7**: 225, 1988

Cohen HJ. Perioral dermatitis. *J Am Acad Dermatol* **4**: 739, 1981

Curth HO. The necessity of distinguishing four types of acanthosis nigricans. *Proceedings of the XIII International Congress of Dermatology*, vol. I, p. 577, 1968

Da Silva Fonseca LM, Do Carmo MAV. Identification of the Ag-NORs, DCNA and ckT6 proteins in oral lichen planus lesions. *Oral Dis* **7**: 344, 2001

Daoud MS, Gibson LE, Daoud S, Azhary RA. Chronic hepatitis C and skin diseases: a review. *Mayo Clin Proc* **70**: 559, 1995

Dworkin MS, Shoemaker PC, Goldoft MJ, Kobayashi JM. Reactive arthritis and Reiter's syndrome following an outbreak of gastroenteritis caused by *Salmonella enteritidis*. *Clin Infect Dis* **33**: 1010, 2001

Economopoulou P, Laskaris G. Dermatitis herpetiformis. Oral lesions as an early manifestation. *Oral Surg* **62**: 77, 1986

Edirisinghe DN, Sankar KN, Pattman RS. Reiter's syndrome and keratoderma blennorrhagica on glans penis - is this unusual? *Int J STD AIDS* **13**: 133, 2002

Egan CA, Smith EP, Taylor TB, et al. Linear IgA bullous dermatosis responsive to a gluten-free diet. *Am J Gastroenterol* **96**: 1927, 2001

Eisen D, Ellis CN, Duell EA, et al. Effect of topical cyclosporine rinse on oral lichen planus. *N Engl J Med* **323**: 290, 1990

Enk AH, Knop J. Mycophenolate mofetil is effective in the treatment of pemphigus vulgaris. *Arch Dermatol* **135**: 54, 1999

Esterly NB, Wortmann DW. Kawasaki syndrome. *Australas J Dermatol* **31**: 61, 1990

Fabbri P, Panconesi E. Erythema multiforme ("minus" and "maius") and drug intake. *Clin Dermatol* **11**: 479, 1993

Farber EM, Nall ML. The natural history of psoriasis in 5600 patients. *Dermatologica* **148**: 1, 1974

Farquharson A, Ajagbe O, Brown RS. Differential diagnosis of severe recurrent oral ulceration. *Dent Today* **21**: 74, 2002

Farthing PM, Matear P, Cruchley AT. The activation of Langerhans cells in oral lichen planus. *J Oral Pathol Med* **19**: 81, 1990

Furue M, Iwata M, Tamaki K, Ishibashi Y. Anatomical distribution and immunological characteristics of epidermolysis bullosa acquisita antigen and bullous pemphigoid antigen. *Br J Dermatol* **114**: 651, 1986

Gallgher G, Shklar G. Oral involvement in mucous membrane pemphigoid. *Clin Dermatol* **5**: 18, 1987

Hallel-Halevy D, Nadelman C, Chen M, Woodley DT. Epidermolysis bullosa acquisita: update and review. *Clin Dermatol* **19**: 712, 2001

Harman KE, Seed PT, Gratian MJ, et al. The severity of cutaneous and oral pemphigus is related to desmoglein 1 and 3 antibody levels. *Br J Dermatol* **144**: 775, 2001

Hatchuel DA, Peters E, Lemmer J, et al. Candidal infection in oral lichen planus. *Oral Surg* **70**: 172, 1990

Ho VC, Lui H, McLean DI. Cyclosporine in noripsoriatic dermatoses. *J Am Acad Dermatol* **23**: 1248, 1990

Hogan DJ. Perioral dermatitis. *Curr Probl Dermatol* **22**: 98, 1995

Imafuku S, et al. Expression of herpes simplex virus DNA fragments located in epidermal keratinocytes and germinative cells is associated with the development of erythema multiforme. *J Invest Dermatol* **109**: 550, 1997

Jablonska S, Chorzelski TP, Blaszczyk M, Maciejowska E. Bullous diseases and malignancy. *Semin Dermatol* **3**: 316, 1984

Jaremko WM, Beutner EH, Kumar V, et al. Chronic ulcerative stomatitis associated with specific immunologic markers. *J Am Acad Dermatol* **22**: 215, 1990

Jordon RE, Kawana S, Fritz KA. Immunopathologic mechanisms in pemphigus and bullous pemphigoid. *J Invest Dermatol* **85**: 72s, 1985

Kadunce DP, McMurry MP, Avotins AA, et al. The effect of an elemental diet with and without gluten on disease activity in dermatitis herpetiformis. *J Invest Dermatol* **97**: 175, 1991

Kanerva L, Hietanen J. Ultrastructure of oral mucous membrane lesions in psoriasis. *Acta Derm Venereol* **64**: 191, 1984

Kanwar AJ, Handa S, Ghosh S, Kaur S. Lichen planus in childhood: a report of 17 patients. *Pediatr Dermatol* **8**: 288, 1991

Karagouni EE, Dotsika EN, Sklavounou A. Alteration in peripheral blood mononuclear cell function and serum cytokines in oral lichen planus. *J Oral Pathol Med* **23**: 28, 1994

Kawasaki T, Kosaki F, Okawa S, et al. A new infantile acute febrile mucocutaneous lymph node syndrome (MLNS) prevailing in Japan. *Pediatrics* **54**: 271, 1974

Kelly S, Frith PA, Millard PR, et al. A clinicopathological study of mucosal involvement in linear IgA disease. *Br J Dermatol* **119**: 161, 1988

Kirtschig G, Murrell D, Wojnarowska F, Khumalo N. Interventions for mucous membrane pemphigoid/cicatricial pemphigoid and epidermolysis bullosa acquisita: a systematic literature review. *Arch Dermatol* **138**: 380, 2002

Kromminga A, Sitaru C, Meyer J, et al. Cicatricial pemphigoid differs from bullous pemphigoid and pemphigoid gestationis regarding the fine specificity of autoantibodies to the BP180 NC16A domain. *J Dermatol Sci* **28**: 68, 2002

Laskaris G, Papavassiliou S, Bovopoulou O, Nicolis G. Association of oral pemphigus with chronic lymphocytic leukemia. *Oral Surg* **50**: 244, 1980

Laskaris G. Oral pemphigus vulgaris. An immunofluorescent study of 58 cases. *Oral Surg* **51**: 626, 1981

Laskaris G, Angelopoulos A. Cicatricial pemphigoid. Direct and indirect immunofluorescent studies. *Oral Surg* **51**: 48, 1981

Laskaris G, Papanicolaou S, Angelopoulos A. Immunofluorescent study of cytologic smears in oral pemphigus. A simple diagnostic technique. *Oral Surg* **51**: 531, 1981

Laskaris G, Papavasiliou S, Bovopoulou 0, Nicolis G. Lichen planus pigmentosus of the oral mucosa. A rare clinical variety. *Dermatologica* **162**: 61, 1981

Laskaris G, Sklavounou A, Bovopoulou O. Juvenile pemphigus vulgaris. *Oral Surg* **51**: 415, 1981

Laskaris G, Sklavounou A, Angelopoulos A. Direct immunofluorescence in oral lichen planus. *Oral Surg* **53**: 483, 1982

Laskaris G, Sklavounou A, Stratigos J. Bullous pemphigoid, cicatricial pemphigoid and pemphigus vulgaris. A comparative clinical study of 278 cases. *Oral Surg* **54**: 656, 1982

Laskaris G, Sklavounou A. Warty dyskeratoma of the oral mucosa. *Br J Oral Maxillofac Surg* **23**: 371, 1985

Laskaris G, Triantafyllou A, Economopoulou P. Gingival manifestations of childhood cicatricial pemphigoid. *Oral Surg* **66**: 349, 1988

Laskaris G, Stufi E. Pemphigus vulgaris in a 6-year-old girl. *Oral Surg* **69**: 609, 1990

Laskaris G, Satriano RA. Drug-induced blistering oral lesions. *Clin Dermatol* **11**: 545, 1993

Lee MS, Kossard S, Ho KKL, et al. Paraneoplastic pemphigus triggered by radiotherapy. *Australas J Dermatol* **36**: 206, 1995

Legrain V, Taieb A, Surleve-Bezeille J-E, Bernard P, Maleville J. Linear IgA dermatosis of childhood: case report with an immunoelectron microscopic study. *Pediatric Dermatol* **8**: 310, 1991

Leonard JN, Wright P, Williams DM, et al. The relationship between linear IgA disease and benign mucous membranepemphigoid. *Br J Dermatol* **110**: 307, 1984

Leung DYM, et al. Toxic shock syndrome toxin-secreting Staphylococcus aureus in Kawasaki syndrome. *Lancet* **342**: 1385, 1995

Leverkus M, Bhol K, Hirako Y, et al. Cicatricial pemphigoid with circulating autoantibodies to beta 4 integrin, bullous pemphigoid 180 and bullous pemphigoid 230. *Br J Dermatol* **145**: 998, 2001

Leverkus M, Schmidt E, Lazarova Z, et al. Antiepiligrin cicatricial pemphigoid. An underdiagnosed entity within the spectrum of scarring autoimmune subepidermal blistering diseases? *Arch Dermatol* **135**: 1091, 1999

Lewis JE, Beutner EH, Rostami R, Chorzelski TP. Chronic ulcerative stomatitis with stratified epithelium-specific antinuclear antibodies. *Int J Dermatol* **35**: 272, 1996

Lim RT, Bystryn JC. Effect of plasmapheresis therapy on circulating levels of pemphigus antibodies. *J Am Acad Dermatol* **22**: 35, 1990

Liu Z, Diaz LA. Bullous pemphigoid. End of the century overview. *J Dermatol* **28**: 647, 2001

Lyell A. Drug-induced toxic epidermal necrolysis. an overview. *Clin Dermatol* **11**: 491, 1993

Mason WH, Takahashi M. Kawasaki syndrome. *Clin Infect Dis* **28**: 169, 1999

Melish ME, Hicks RM, Larson EJ. Monocutaneous lymph node syndrome in the United States. *Am J Dis Child* **130**: 599, 1976

Milgrom H, Palmer EL, Slovin SF, et al. Kawasaki disease in a healthy young adult. *Ann Intern Med* **92**: 467, 1980

Miyake H, Morishima Y, Kornai R, et al. Epidermollysis bullosa acquisita. correlation of IgE levels with disease activity under successful betamethasone-dapsone combination therapy. *Acta Derm Venereol* **81**: 429, 2001

Mockli G, Kabra PM, Kurtz TW. Laboratory monitoring of cyclosporine levels. Guidelines for the dermatologist. *J Am Acad Dermatol* **23**: 1275, 1990

Mooney E, Falk RJ, Gammon R. Studies on complement deposits in epidermolysis bullosa acquisita and bullous pemphigoid. *Arch Dermatol* **128**: 58, 1992

Mostofi RS, Hayden NP, Soltani K. Oral malignant acanthosis nigricans. *Oral Surg* **56**: 372, 1983

Moy W, Kumar V, Friedman RP, et al. Cicatricial pemphigoid. A case of onset at age 5. *J Periodontol* **57**: 39, 1986

Muhammad JK, Lewis MA, Crean SJ. Oral pemphigus vulgaris occurring during pregnancy. *J Oral Pathol Med* **31**: 121, 2002

Muller E, Kernland K, Caldelari R, et al. Unusual pemphigus phenotype in the presence of a Dsg1 and Dsg3 autoantibody profile. *J Invest Dermatol* **118**: 551, 2002

Murti PK, Bhonsle RB, Deftany DC, Mehta FS. Oral lichen planus associated with pigmentation. *J Oral Med* **34**: 23, 1979

Mutasim DF, Adams BB. Immunofluorescence in dermatology. *J Am Acad Dermatol* **45**: 803, 2001

Nakamura Y, Yanagawa H, et al. Mortality among children with Kawasaki disease in Japan. *N Engl J Med* **326**: 1246, 1992

Nakano A, Nakano H, Hanada K, et al. ZNT4 gene is not responsible for acrodermatitis enteropathica in Japanese families. *Hum Genet* **110**: 201, 2002

Nazif MM, Ranalli DN. Stevens-Johnson syndrome. A report of fourteen cases. *Oral Surg* **53**: 263, 1982

Newland JR, Leventon G. Warty dyskeratoma of the oral mucosa. *Oral Surg* **58**: 176, 1984

Niimi Yjun Zhu ZX, Bystryn JC. Identification of basement membrane zone antigens defined by antibodies that react to both the epidermal and dermal size of 1M sodium chloride split skin. *J Invest Dermatol* **97**: 312, 1991

Nisengard RJ, Chorzelski T, Maciejowska E, Kryst L. Dermatitis herpetiformis. IgA deposits in gingiva, buccal mucosa and skin. *Oral Surg* **54**: 22, 1982

Parodi A, Cozzani E, Cacciapuoti M, Rebora A. Chronic ulcerative stomatitis. antibodies reacting with the 70-kd molecule react with epithelial nuclei. *Br J Dermatol* **143**: 671, 2000

Porter SR, Kirby A, Olsen I, Barrett W. Immunologic aspects of dermal and oral lichen planus. *Oral Surg Oral Med Oral Pathol Oral Radial Endol* **83**: 358, 1997

Porter SR, Scully C, Midda M, Eveson JW. Adult linear immunoglobulin A disease manifesting as desquamative gingivitis. *Oral Surg* **70**: 450, 1990

Prost C, Colonna De Leca A, Combemale P, et al. Diagnosis of adult linear IgA dermatosis by immunoelectromicroscopy in 16 patients with linear IgA deposits. *J Invest Dermatol* **92**: 39, 1989

Radja N, Charles-Holmes R. Acrodermatitis enteropathica-lifelong follow-up and zinc monitoring. *Clin Exp Dermatol* **27**: 62, 2002

Ramirez-Amador V, Esquivel-Pedraza L, Caballero-Mendoza E, et al. Oral manifestations as a hallmark of malignant acanthosis nigricans. *J Oral Pathol Med* **28**: 278, 1999

Rogers RS III, Van Hale HM. Immunopathologic diagnosis of oral mucosal inflammatory diseases. *Australas J Dermatol* **27**: 51, 1986

Rose C, Dieterich W, Bröcker EB, et al. Circulating antibodies to tissue transglutaminase defferentiate patients with dermatitis herpetiformis from those with linear IgA disease. *J Am Acad Dermatol* **41**: 957, 1999

Roujeau JC. Drug-induced toxic epidermal necrolysis: current aspects. *Clin Dermatol* **11**: 493, 1993

Sananmuang K, Pankhurst CL, Gilkes JJH, et al. In vitro lymphocyte stimulation by simonsiella in patients with oral lichen planus. *Micro Ecol Health Dis* **3**: 59, 1990

Satoh SS, Sawada Y, Izumi T, et al. The time course of the change in antibody titers in herpes gestationis. *Br J Dermatol* **140**: 119, 1999

Schwartz RA. Continuing medical education: acanthosis nigricans. *J Am Acad Dermatol* **31**: 1, 1994

Scully C, Beyli M, Ferreiro MC, et al. Update on oral lichen planus: etiopathogenesis and management. *Crit Rev Oral Biol Med* **9**: 86, 1998

Scully C, Laskaris G. Mucocutaneous disorders. *Periodontol 2000* **18**: 81, 1998

Scully C. The mouth in dermatological disorders. *Practitioner* **245**: 942, 2001

Sedano HO, Gorlin RJ. Acanthosis nigricans. *Oral Surg* **63**: 462, 1987

Seghal VN. A clinical evaluation of 202 cases of vitiligo. *Cutis* **14**: 439, 1974

Sehgal VN, Jain S. Acrodermatitis enteropathica. *Clin Dermatol* **18**: 745, 2000

Shibahara M, Nanko H, Shimizu M, et al. Dermatitis herpetiformis in Japan: an update. *Dermatology* **204**: 37, 2002

Siegel M, Balciunas A, Kelly M, Serio F. Diagnosis and management of commonly occuring oral vesiculoerosive disorders. *Cutis* **47**: 39, 1991

Silverman S Jr, Gorsky M, Lozada-Nur F, Giannotti K. A prospective study of findings and management in 214 patients with oral lichen planus. *Oral Surg* **72**: 665, 1991

Sklavounou A, Laskaris G. Childhood cicatricial pemphigoid with exclusive gingival involvement. *J Oral Maxillofac Surg* **19**: 197, 1990.

Sklavounou A, Laskaris G. Frequency of desquamative gingivitis in skin diseases. *Oral Surg* **56**: 141, 1983

Sklavounou A, Laskaris G. Oral psoriasis: report of a case and review of the literature. *Dermatologica* **180**: 157, 1990

Sklavounou A, Laskaris G. Paraneoplastic pemphigus: a review. *Oral Oncol* **35**: 1, 1998

Stanley JR. Pathophysiology and therapy of pemphigus in the 21st century. *J Dermatol* **28**: 645, 2001

Storwick GS, Prihoda MB, Fulton RI, Wood WS. Pyodermatitis-pyostomatitis vegetans: a specific marker for inflammatory bowel disease. *J Am Acad Dermatol* **31**: 336, 1994

Tanay A, Mehregan AH. Warty dyskeratoma. *Dermatologica* **138**: 155, 1969

Thornhill MH, Zakrzewska JM, Gilkes JJH. Pyostomatitis vegetans: report of three cases and review of the literature. *J Oral Pathol Med* **21**: 128, 1992

Triffet MK, Gibson LE, Leiferman KM. Severe subepithelial blistering disorder with features of bullous pemphigoid and herpes gestationis. *J Am Acad Dermatol* **40**: 797, 1999

Valaes T. Mucocutaneous lymph node syndrome in Athens, Greece. *Pediatrics* **55**: 295, 1975

Van der Waal RIF, Pas HH, Nousari HC, et al. Paraneoplastic pemphigus caused by an epithelioid leiomyosarcoma and associated with fatal respiratory failure. *Oral Oncol* **36**: 390, 2000

Van Wouwe JP. Clinical and laboratory assessment of zinc deficiency in Dutch children. A review. *Biol Trace Elem Res* **49**: 211, 1995

Vincent SD, Lilly GE, Baker KA. Clinical, historic and therapeutic features of cicatricial pemphigoid. *Oral Surg* **76**: 453, 1993

Voute ABE, de Jong WBF, Schulten EAJM, et al. Possible premalignant character of oral lichen planus. *J Oral Pathol Med* **21**: 326, 1992

Weinberg MA, Insler MS, Campen RB. Mucocutaneous features of autoimmune blistering diseases. *Oral Surg Oral Med Oral Pathol Oral Radiol Endod* **84**: 517, 1997

Wells BT, Winkelmann RK. Acrodermatitis enteropathica. Report of 6 cases. *Arch Dermatol* **84**: 40, 1961

Williams DM. Vesiculo-bullous mucocutaneous disease. Benign mucous membrane and bullous pemphigoid. *J Oral Pathol Med* **19**: 16, 1990

Wojnarowska F, Marsden RA, Bhogal B, Black MM. Childhood cicatricial pemphigoid with linear IgA deposits. *Clin Exp Dermatol* **9**: 407, 1984

Wojnarowska F. What is new in linear IgA disease? *J Eur Acad Dermatol Venereol* **14**: 441, 2001

Wolff H, Kunte C, Messer G, et al. Paraneoplastic pemphigus with fatal pulmonary involvement in a woman with a mesenteric Castleman tumor. *Br J Dermatol* **140**: 313, 1999

Worle B, Wollenberg A, Schaller AA, et al. Chronic ulcerative stomatitis. *Br J Dermatol* **137**: 262, 1997

Zillikens D. BP180 as the common autoantigen in blistering diseases with different clinical phenotypes. *Keio J Med* **51**: 21, 2002

25. Doenças Hematológicas

Alexander WN, Ferguson RL. Beta thalassemia minor and cleidocranial dysplasia. A rare combination of genetic abnormalities in one family. *Oral Surg* **49**: 413, 1980

Baehmi PC, Payot T, Tsai C-C, Cimasoni G. Periodontal status associated with chronic neutropenia. *J Clin Periodontol* **10**: 222, 1983

Baird IM, Dodge OG, Palmer FJ, Wawman RJ. The tongue and oesophagus in iron deficiency anemia and effect of iron therapy. *J Clin Pathol* **14**: 603, 1961

Beddall A. Anaemias. *Practitioner* **234**: 713, 1990

Bergman OJ. Oral infections in haematological patients. *Dan Med Bull* **39**: 15, 1992

Berlin NJ. Diagnosis and classification of the polycythemias. *Semin Hematol* **12**: 339, 1976

Beveridge BR, Bannerman RM, Evanson JM, Witts LJ. Hypochromic anaemia. A retrospective study and follow-up of 378 patients. *QJ Med* **34**: 145, 1965

Brennan MT, Sankar V, Baccaglini L, et al. Oral manifestations in patients with aplastic anemia. *Oral Surg Oral Med Oral Pathol Oral Radiol Endod* **92**: 503, 2001

Bridgen ML. Iron deficiency anemia. every case is instructive. *Postgrad Med* **93**: 181, 1993

Dale DC, Hammond WP. Cyclic neutropenia. a clinical review. *Blood Rev* **2**: 178, 1988

Deasy MJ, Vogel RI, Macedo-Sobrinho B, et al. Familial benign chronic neutropenia associated with periodontal disease. *J Periodontol* **51**: 206, 1980

Defraia E, Marinelli A. Oral manifestations of congenital neutropenia or Kostmann syndrome. *J Clin Pediatr Dent* **26**: 99, 2001

Drore E, Essell J. Drug-induced thrombocytopenia presenting with isolated oral lesions. report of two cases. *Cutis* **62**: 193, 1998

Drummond JF, White DK, Da mm DD. Megaloblastic anemia with oral lesions. A consequence of gastric bypass surgery. *Oral Surg* **59**: 149, 1985

Eisen D, Essell J. Drug-induced thrombocytopenia presenting with isolated oral lesions: report of two cases. *Cutis* **62**: 193, 1998

Fotos PG, Graham WL, Bowers DC, Perfetto SP. Chronic autoimmune thrombocytopenic purpura. *Oral Surg* **56**: 564, 1983

Geerlings SE, Statius van Epps LW. Pathogenesis and consequences of Plummer-Vinson syndrome. *Clin Investig* **70**: 629, 1992

Gokbuget AY, Mutly S, Scully C, et al. Amyloidaceous ulcerated gingival hyperplasia: a newly described entity related to ligneous conjunctivitis. *J Oral Pathol Med* **26**: 100, 1997

Goldfarb A, Nitzan DW, Marmary Y. Changes in the parotid salivary gland of β-thalassemia patients due to hemosiderin deposits. *Int J Oral Surg* **12**: 115, 1983.

Gorlin RJ, Chaudhry AP. The oral manifestations of cyclic (periodic) neutropenia. *Arch Dermatol* **82**: 344, 1960

Goultschin J, Attal U, Goldstein M, et al. The relationship between peripheral levels of leukocytes and neutrophils and periodontal disease status in a patient with congenital neutropenia. *J Periodontol* **71**: 1499, 2000

Greenberg MS. Clinical and histologic changes of the oral mucosa in pernicious anemia. *Oral Surg* **52**: 38, 1981

Griffin JD. Myelodysplastic syndromes. *Clin Haematol* **15**: 909, 1986

Gunhan O, Gunhan M, Berker E, et al. Destructive membranous periodontal disease (ligneous periodontitis). *J Periodontol* **70**: 919, 1999

Hunter ML, Hunter B, Lesser S. Acute idiopathic thrombocytopaenic purpura in childhood: report of a case presenting in general dental practice. *Br Dent J* **183**: 27, 1997

Jacobs A, Cavill T. The oral lesions of iron deficiency anemia. Pyridoxin and riboflavin status. *Br J Haematol* **14**: 291, 1968

James WD, Guiry C, Grote W. Acute idiopathic thrombocytopenic purpura. *Oral Surg* **57**: 149, 1984

Koller AZ. Immune thrombocytopenic purpura. *Med Clin North Am* **64**: 761, 1980

Kostman R. Infantile genetic agranulocytosis. A review with presentation of ten new cases. *Acta Paediatr Scand* **64**: 362, 1975

Logothetis J, Economidou J, Costandoulakis M, et al. Cephalofacial deformities in thalassemia major (Cooley's anemia). *Am J Dis Child* **121**: 300, 1971

Luker J, Scully C, Oakhill A. Gingival swelling as a manifestation of aplastic anemia. *Oral Surg* **71**: 55, 1991

Messinezy M, Pearson T. Polycythaemias. *Practitioner* **237**: 355, 1993

Millard HD, Gobetti JP. Nonspecific stomatitis. A presenting sign in pernicious anemia. *Oral Surg* **39**: 562, 1975

Mishkin QJ, Akers JO, Darby CP. Congenital neutropenia. Report of a case and a biorationale for dental management. *Oral Surg* **42**: 738, 1976

Porter SR. Gingival and periodontal aspects of diseases of the blood and blood-forming organs and malignancies. *Periodontol 2000* **18**: 102, 1998

Ranasinghe AW, Warnakulasuriya KA, Tennekoon GE, et al. Oral mucosal changes in iron deficiency anemia in a Sri Lankan female population. *Oral Surg* **55**: 29, 1983

Salama A, Mueller-Eckhardt C. Immune-mediated blood cell dyscrasias related to drugs. *Semin Hematol* **29**: 54, 1992

Schatmer A, Friedman J, Klepfish A. Thrombotic thrombocytopenic purpura as an initial presentation of primary Sjögren's syndrome. *Clin Rheumatol* **21**: 57, 2002

Scully C, Gokbuget AY, Allen C, et al. Oral lesions indicative of plasminogen deficiency (hypoplasminogenemia). *Oral Surg Oral Med Oral Pathol Endod* **91**: 333, 2001

Scully C, McFadyen E, Campbell A. Oral manifestations in cyclic neutropenia. *Br J Oral Surg* **230**: 96, 1982

Sickles EA, Greene WH, Wiernik PH. Clinical presentation of infection in gramilocytopenic patients. *Arch Intern Med* **135**: 715, 1975

Van Dis ML, Langlais RP. The thalassemias. Oral manifestations and complications. *Oral Surg* **62**: 229, 1986

Weatherall DJ, Clegg JB. *The Thalassemia Syndromes* (third ed.) Oxford: Blackwell Scientific, 1981

Wood MM, Elwood PC. Symptoms of iron deficiency anaemia. A community survey. *Br J Prev Soc Med* **20**: 117, 1966

Young NS. Acquired aplastic anemia. *JAMA* **288**: 271, 1999

26. Doenças Renais

Halazonitis J, Harley A. Uremic stomatitis. *Oral Surg* **23**: 573, 1967

Herman LT, Friedman JM. Management of orofacial infection in patients with chronic renal disease. *J Oral Surg* **33**: 942, 1975

Hovinga J, Roodvoets AP, Gaillard J. Some findings in patients with uraemic stomatitis. *J Maxillofac Surg* **23**: 124, 1975

Jaspers MT. Unusual oral lesions in a uremic patient. *Oral Surg* **39**: 934, 1975

Larato DC. Uremic stomatitis: report of a case. *J Periodontol* **46**: 731, 1975

McCreary CE, Flint SR, McCartan BE, et al. Uremic stomatitis mimicking oral hairy leukoplakia. *Oral Surg Oral Med Oral Pathol Oral Radiol Endod* **83**: 350, 1997

Ross WF, Salisbury PL. Uremic stomatitis associated with undiagnosed renal failure. *Gen Dent* **42**: 410, 1994

Stufi ED, Sonis ST, Shklar G. Significance of the head and neck in late infection in renal transplant recipients. *Oral Surg* **65**: 524, 1986

27. Doenças Metabólicas

Ambruso DR, McCabe ERB, Anderson D, et al. Infectious and bleeding complications in patients with glycogenosis I b. *Am J Dis Child* **139**: 691, 1985

Aroni K, Lazaris AC, Papadimitriou K, et al. Lipoid proteinosis of the oral mucosa: case report and review of the literature. *Pathol Res Pract* **194**: 855, 1998

Barrett AP, Backley DJ, Katelaris CH. Oral complications in type I b glycogen storage disease. *Oral Surg* **69**: 174, 1990

Barrett AP. Neutropenic ulceration. A distinctive clinical entity. *J Periodontol* **58**: 51, 1987

Bashan N, Potashnik R, Peleg N, et al. Uptake and transport of hexoses into polymorphonuclear leukocytes of patients with glycogen storage disease type I b. *J Inherit Metab Dis* **13**: 252, 1990

Bonkovsky HL. Porphyria. Practical advice for the clinical gastroenterologist and hepatologist. *Dig Dis* **5**: 179, 1987

Botha P. Oral lipoid proteinosis. *SADJ* **54**: 371, 1999

Bozdag KE, Gul Y, Karaman A. Lipoid proteinosis. *Int J Dermatol* **39**: 203, 2000

Breathnach SM. Amyloid and amyloidosis. *J Am Acad Dermatol* **18**: 1, 1988

Buluham JF, Johnson SC, Norback DH. Bullous amyloidosis. *Arch Dermatol* **116**: 1164, 1980

Calkins E. Amyloidosis of the skin. In: Fitzpatrik T, Eisen AZ, Wolff K, et al. (eds). *Dermatology in General Medicine.* New York: McGraw Hill, 1987, pp 1656–1657

Chevrant-Breton J, Simon M, Bourel M, Ferrand B. Cutaneous manifestations of idiopathic hemochromatosis. *Arch Dermatol* **113**: 161, 1977

Coli AA, Wohl MEB. Cystic fibrosis. *Pediatr Rev* **15**: 192, 1994

Conroy-Cantilena C, Vilamidou L. Porphyria cutanea tarda in hepatitis C virus-infected blood donors. *J Am Acad Dermatol* **32**: 512, 1995

Crosby WH. Hemochromatosis: the unsolved problems. *Semin Hematol* **14**: 135, 1977

Dean DH, Hiramoto RN. Submandibular salivary gland involvement in hemochromatosis. *J Oral Med* **39**: 197, 1984

Di Sant'Agnese PA, Davis PB. Cystic fibrosis in adults. *Am J Med* **66**: 121, 1979

Doull IJ. Recent advances in cystic fibrosis. *Arch Dis Child* **85**: 62, 2001

Egeler RM, D'Angio GJ. Langerhans cell histiocytosis. *J Pediatr* **127**: 1, 1995

Finkelstein MW, Hammond HL, Jones RB. Hyalinosis Cutis et mucosae. *Oral Surg* **54**: 49, 1982

Franklin EC. Amyloid and amyloidosis of the skin. *J Invest Dermatol* **67**: 451, 1976

Gardner DG. The oral manifestations of Hurler's syndrome. *Oral Surg Oral Med Oral Pathol* **32**: 46, 1971

Gilhuus-Moc O, Koppang H. Oral manifestations of porphyria. *Oral Surg* **33**: 926, 1972

Goette DK, Carpenter WM. The mucocutaneous marker of pseudoxanthoma elasticum. *Oral Surg* **51**: 68, 1981

Gorsky M, Silverman S, Lozada F, Kushner J. Histiocytosis-X. Occurence and oral involvement in six adolescent and adult patients. *Oral Surg* **55**: 24, 1983

Granda FM, McDaniel RK. Multiple progressive eosinophilic granuloma of the jaws. *J Oral Maxillofac Surg* **40**: 174, 1982

Greenberger JS, Crocker AC, Vawter G, et al. Results of treatment of 127 patients with systemic histiocytosis (Letterer-Siwe syndrome. Schuller-Christian syndrome and multifocal eosinophilic granuloma). *Medicine (Baltimore)* **60**: 311, 1981

Hansen RC, Lemen R, Revsin B. Cystic fibrosis manifesting with acrodermatitis enteropathica-like eruption. *Arch Dermatol* **119**: 51, 1983

Harper JI, Duance VC, Sims TJ, Light ND. Lipoid proteinosis. An inherited disorder of collagen metabolism? *Br J Dermatol* **113**: 145, 1985

Hartman KS. Histiocytosis-X. A review of 114 cases with oral involvement. *Oral Surg* **49**: 38, 1980

Hofer PA, Bergenholtz A. Oral manifestations in Urbach-Wiethe disease (lipoglycoproteinosis; lipoid proteinosis; hyalinosis cutis et mucosae). *Odontol Revy* **26**: 39, 1975

Hopwood JJ, Morris CP. The mucopolysaccharidoses. Diagnosis, molecular genetics and treatment. *Mol Biol Med* **7**: 381, 1990

Howarth DM, Gilchrist GH, Mullan BP, *et al*. Langerhans' cell histiocytosis. Diagnosis, natural history, management and outcome. *Cancer* **85**: 2278, 1999

Iigenli T, Varol A, Alper S, Kandemir S. Periodontal lesions in lipoid proteinosis. *Periodontal Clin Investig* **21**: 21, 1999

Kerem B, *et al*. Identification of the cystic fibrosis gene. Genetic analysis. *Science* **245**: 1073, 1989

Koch C, Hoiby N. Diagnosis and treatment of cystic fibrosis. *Respiration* **67**: 239, 2000

Moschella SL. Cutaneous xanthomatoses. A review and their relationship with the current classification of the hyperlipoproteinemias. *Lahey Clin Found Bull* **19**: 103, 1970

Murphy GM, Hawk JLM, Nicholson DS, Magnus IA. Congenital erythropoitic porphyria (Gunther's disease). *Clin Exp Dermatol* **12**: 61, 1987

Raffle EJ, Hall DC. Xanthomatosis presenting with oral lesions. *Br Dent J* **125**: 62, 1968

Rayne J. Porphyria erythropoietica. *Br J Oral Surg* **5**: 68, 1967

Salapata J, Laskaris G, Drogari E, *et al*. Oral manifestations in glycogen storage disease type I b. *J Oral Pathol Med* **24**: 136, 1995

Salisbury PL, Jacoway JR. Oral amyloidosis. A late complication of multiple myeloma. *Oral Surg* **56**: 48, 1983

Schaub J, Heyne K. Glycogen storage disease type I b. *Eur J Pediatr* **140**: 283, 1983

Schwartz HC, Olson DJ. Amyloidosis. A rational approach to diagnosis by intraoral biopsy. *Oral Surg* **39**: 837, 1975

Smit GPA, Fernandes J, Leonard JV, *et al*. The long-term outcome of patients with glycogen storage diseases. *J Inherit Metab Dis* **13**: 441, 1990

Tumber-Saini SK, Habbick BF, Oles AM, *et al*. The role of saliva in aggregation and adherence of *Pseudomonas aeruginosa* in patients with cystic fibrosis. *J Oral Pathol Med* **21**: 299, 1992

Tygstrup I, Haase E, Flensborg EW. The diagnostic value of tip biopsy in mucoviscoidosis. *Acta Paediatr Scand* **58**: 208, 1969

Ward-Booth P, Ferguson MM, McDonald DG. Salivary gland involvement in hemochromatosis. *Oral Surg* **51**: 487, 1981

Wong CK. Mucocutaneous manifestations in systemic amyloidosis. *Clin Dermatol* **2**: 7, 1990

Zuendel MT, Bowers DF, Kramer RN. Recurrent histiocytosis-X with mandibular lesions. *Oral Surg* **58**: 420, 1984

28. Deficiências Vitamínicas e Doenças Nutricionais

Afonsky D. Stomatitis in nutritional deficiencies. *Int Dent J* **5**: 59, 1955

Barthelemy H, Chouvet B, Cambazard F. Skin and mucosal manifestations in vitamin deficiency. *J Am Acad Dermatol* **15**: 1263, 1986

El Zawahry N. Pellagra. Notes and comments. *Int J Dermatol* **12**: 158, 1973

Goodman DS. Vitamin A metabolism. *Fed Proc* **39**: 2716, 1980

Heyl T. Chronic protein malnutrition. *Trans St Johns Hosp Dermatol Soc* **61**: 87, 1975

Hoyumpa AM. Mechanisms of vitamin deficiencies in alcoholism. *Alcohol Clin Exp Res* **10**: 573, 1986

Jillson OF. Nutrition. *Cutis* **27**: 379, 1981

Levine M. New concepts in the biology and biochemistry of ascorbic acid. *N Engl J Med* **314**: 892, 1986

Price NM. Vitamin C deficiency. *Cutis* **26**: 375, 1980

Roe DA. Riboflavin deficiency: mucocutaneous signs of acute and chronic deficiency. *Semin Dermatol* **10**: 293, 1991

Stratigos J, Katsambas A. Pellagra. A still existing disease. *Br J Dermatol* **96**: 99, 1977

Stratigos J, Katsambas A. Pellagra. "A reappraisal". *Acta Vitaminol Enzymol* **4**: 115, 1982

Tillman HT. Oral and systemic changes in acute adult scurvy. *Oral Surg* **14**: 877, 1961

29. Doenças Endócrinas

Bartolocci EG, Parkes RB. Accelerated periodontal breakdown in uncontrolled diabetes. *Oral Surg* **52**: 387, 1981

Bernick SM, Cohen DW, Baker L, Laster L. Dental disease in children with diabetes mellitus. *J Periodontol* **46**: 241, 1975

Cherry-Peppers G, Ship JA. Oral health in patients with type II diabetes and impaired glucose tolerance. *Diabetes Care* **16**: 638, 1993

Cohen WD, Friedman AG, Shapiro J, *et al*. Diabetes mellitus and periodontal disease. Two years longitudinal observations. Part I. *J Periodontol* **41**: 709, 1970

Davenport J, Kellerman C, Reiss D, Harrison L. Addison's disease. *Am Fam Physician* **43**: 1338, 1991

Dodds MWJ, Dodds AP. Effects of glycemic control on saliva flow rates and protein composition in non-insulin dependent diabetes mellitus. *Oral Surg* **83**: 465, 1997

Farman AG. Atrophic lesions of the tongue among diabetic outpatients. Their incidence and regression. *J Oral Pathol* **6**: 396, 1977

Frohman LA, Jansson J-O. Growth hormone-releasing hormone. *Endocr Rev* **7**: 223, 1986

Henry RR. Glucose control and insulin resistance in non-insulin dependent diabetes mellitus. *Ann Intern Med* **124**: 97, 1996

Lamey PJ, Darwazeh AMG, Frier BM. Oral disorders associated with diabetes mellitus. *Diabet Med* **9**: 410, 1992

Nabarro JD. Acromegaly. *Clin Endocrinol (Oxf)* **26**: 481, 1987

Nerup J. Addison's disease – clinical studies. A report of 180 cases. *Acta Endocrinol (Copenh)* **76**: 127, 1974

O'Regan EM, Gibb DH, Odell EW. Rapid growth of giant cell granuloma in pregnancy treated with calcitonin. *Oral Surg Oral Med Oral Pathol Oral Radial Endod* **92**: 532, 2001

Porter SR, *et al*. Chronic candidiasis, enamel hypoplasia, and pigmentary anomalies. *Oral Surg Oral Med Oral Pathol* **74**: 312, 1992

Rosenstock J, Raskin P. Diabetes and its complications: blood glucose control versus genetic susceptibility. *Diabetes Metab Rev* **4**: 417, 1988

Ross JW. Mandibular osteotomy in an acromegalic. *Int J Oral Surg* **3**: 256, 1974

Russoto SB. Asymptomatic parotid gland enlargement in diabetes mellitus. *Oral Surg* **52**: 594, 1981

Silverman S Jr, Ware WH, Gillooly C. Dental aspects of hyperparathyroidism. *Oral Surg* **26**: 184, 1968

Walls AWG, Soames JV. Dental manifestations of autoimmune hypoparathyroidism. *Oral Surg* **75**: 452, 1993

Warnakulasuriya S, Markwell RD, Williams DM. Familial hyperparathyroidism associated with cementifying fibromas of the jaws in two siblings. *Oral Surg* **59**: 269, 1985

Wilson JB, Foster DW. William's Textbook of Endocrinology (7th ed.) Philadelphia: W.B.Saunders, 1985

Wittmann AL. Macroglossia in acromegaly and hypothyroidism. *Virchows Arch A Pathol Anat Histol* **373**: 353, 1977

30. Doenças do Sistema Nervoso Periférico

Bannister R. *Brain's Clinical Neurology* (6th ed.), Oxford: Oxford University Press, 1985

Burzynski NH, Weisskopf B. Familial occurrence of Bell's palsy. *Oral Surg* **36**: 504, 1973

Hilton J. *Rest and Pain* (2nd ed.), Cincinnati: P.W.Garfield, 1981

Kime CE. Bell's palsy. A new syndrome associated with treatment by nicotinic acid. *Arch Otolaryngol* **68**: 28, 1958

Kreutziger KL, Mahan PE. Temporomandibular degenerative joint disease. Part I. Anatomy, pathophysiology and clinical description. *Oral Surg* **40**: 165, 1975

Kreutziger KL, Mahan PE. Temporomandibular degenerative joint disease. Part II. Diagnostic procedure and comprehensive management. *Oral Surg* **40**: 297, 1975

Morgan M, Nathwani D. Facial palsy and infection: the unfolding story. *Clin Infect Dis* **14**: 263, 1992

Peitersen E. Natural history of Bell's palsy. *Acta Otolaryngol Suppl* **492**: 122, 1992

Travell J. Temporomandibular joint pain referral from muscles of the head and neck. *J Prosthet Dent* **10**: 745, 1960

31. Lesões Cancerizáveis

Axell T, Cupta PC, Hansen L, *et al*. Diagnostic and therapeutic problems of oral precancerous lesions. *Int J Oral Maxillofac Surg* **15**: 790, 1986

Axell T, Pindborg JJ, Smith CJ, van der Waal I. Oral white lesions with special reference to precancerous and tobacco-related lesions: conclusions of an international symposium held in Uppsala, Sweden. *J Oral Pathol Med* **25**: 49, 1996

Banoczy J. Follow-up studies in oral leukoplakia. *J Maxillofac Surg* **5**: 69, 1977

Banozy J, Roed-Petersen B, Pindborg JJ, Inovay J. Clinical and histologic studies on electrogalvanically induced oral white lesions. *Oral Surg* **48**: 319, 1979

Baric JM, Alman JE, Feldman RS, Chauncey HH. Influence of cigarette, pipe, and cigar smoking, removable partial dentures and age on oral leukoplakia. *Oral Surg* **54**: 424, 1982

Bouda M, Gorgoulis V, Kastrinakis N, *et al*. "High risk" HPV types are frequently detected in potentially malignant and malignant oral lesions, but not in normal oral mucosa. *Mod Patho* **13**: 644, 2000

Bouquot JE, Gorlin RJ. Leukoplakia, lichen planus, and other oral keratoses in 23 616 white Americans over the age of 35 years. *Oral Surg* **61**: 373, 1986

Bovopoulou O, Sklavounou A, Laskaris G. Loss of intercellular substance antigens in oral hyperkeratosis, epithelial dysplasia and squamous cell carcinoma. *Oral Surg* **60**: 648, 1985

Chu FWK, Silverman S, Dedo HH. CO_2 laser treatment of oral leukoplakia. *Laryngoscope* **98**: 125, 1988

Creath CJ, Cutter G, Bradley DH, Wright JT. Oral leukoplakia and adolescent smokeless tobacco use. *Oral Surg* **73**: 25, 1991

Cruz BJ, Snijders JP, Meijer JC, *et al*. p53 expression above the basal cell layer in oral mucosa is an early event of malignant transformation and has predictive value for developing oral squamous cell carcinoma. *J Pathol* **184**: 360, 1998

Cupta PC, Bhonsle RB, Murti RP, *et al*. An epidemiologic assessment of cancer risk in oral precancerous lesions in India with special reference to nodular leukoplakia. *Cancer* **63**: 2247, 1989

Duffey DC, Eversole LR, Abemayor E. Oral lichen planus and its association with squamous cell carcinoma: an update on pathogenesis and treatment implications. *Laryngoscope* **106**: 357, 1996

Eyre J, Nally FF. Oral candidosis and carcinoma. *Br J Dermatol* **85**: 73, 1971

Fornatora M, Jones AC, Kerpel S, *et al*. Human papilloma virus-associated oral epithelial dysplasia (koilocytic dysplasia). An entity of unknown biologic potential. *Oral Surg Oral Med Oral Pathol Oral Radial Endod* **82**: 47, 1996

Gaeta GM, Gombos F, Femiano F, *et al*. Acitretin and treatment of oral leukoplakia: a model for active molecule release. *J Eur Acad Dermatol Venereol* **14**: 473, 2000

Garewal HS, Meyskens FL, Killen D, *et al*. Response of oral leukoplakia to beta-carotene. *J Clin Oncol* **8**: 1715, 1990.

Hong WK, Endicott J, Itri LM, *et al*. 13-cis-retinoid acid in the treatment of oral leukoplakia. *N Engl J Med* **315**: 1501, 1986

Hu XC, Zile MH, Lippman SM, *et al*. Antiretinoic acid (RA) antibody binding to human premalignant oral lesions, which occurs less frequently than binding to normal tissue, increases after 13-cis-RA treatment *in vivo* and is related to RA receptor beta expression. *Cancer Res* **55**: 5507, 1995

Jones JH, Russel C. Candidal infection and leukoplakia. *Br J Oral Surg* **11**: 177, 1973

Kaugars GE, Brandt RB, Chan W, Carcaise-Edinboro P. Evaluation of risk factors in smokeless tobacco-associated oral lesions. *Oral Surg* **72**: 326, 1991

Khuri FR, Lippman SM, Spitz MR, *et al*. Molecular epidemiology and retinoid chemoprevention of head and neck cancer. *J Natl Cancer Inst* **89**: 199, 1997

Knapp MJ. Oral disease in 181 338 consecutive oral examinations. *J Am Dent Assoc* **93**: 1288, 1971

Kramer IRH, El-Labban N, Lee KW. The clinical features and risk of malignant transformation in sublingual keratosis. *Br Dent J* **144**: 171, 1978

Kusama K, Okutso S, Takeda A, *et al*. p53 gene alterations and p53 protein in oral epithelial dysplasia and squamous cell carcinoma. *J Pathol* **178**: 415, 1996

Laskaris G, Nicolis G. Erythroplakia of Queyrat of the oral mucosa. *Dermatologica* **162**: 395, 1981

Laskaris G. How to treat oral leukoplakia. *J Eur Acad Dermatol Venereol* **14**: 446, 2000

Liu SC, Klein-Szanto AJP. Markers of proliferation in normal and leukoplakic oral epithelia. *Oral Oncol* **36**: 145, 2000

Lotan R, Hu XC, Lippman SM, *et al*. Suppression of retinoic acid receptor-beta in premalignant oral lesions and its upregulation by isotretinoin. *N Engl J Med* **332**: 1405, 1995

Mehta FS, Pindborg JJ, Cupta PC, Daftary DK. Epidemiologic and histologic study of oral cancer and leukoplakia among 50 915 villagers in India. *Cancer* **24**: 832, 1969

Merrell P, Carpenter W, Silverman S Jr, *et al*. Reactivity of monoclonal antibodies 17.13 and 63.12 with oral epithelial dysplasia and hyperkeratosis. *Oral Surg Oral Med Oral Pathol Oral Radial Endod* **93**: 367, 1997

Mignogna MD, Lo Muzio L, Lo Russo L, *et al*. Clinical guidelines in early detection of oral squamous cell carcinoma in oral lichen planus: a 5-year experience. *Oral Oncol* **37**: 262, 2000

O'Grady JF, Reade PC. *Candida albicans* as a promoter of oral neoplasia. *Carcinogenesis* **13**: 783, 1992

Reichart PA, Althoff J. Oral leukoplakia. A scanning electron microscopic study of epithelial surface patterns. *Int J Oral Surg* **12**: 159, 1983

Roodenburg JLN, Panders AK, Vermey A. Carbon dioxide laser surgery of oral leukoplakia. *Oral Surg* **71**: 670, 1991

Sciubba JJ. Improving detection of precancerous and cancerous oral lesions. Computer-assisted analysis of the oral brush biopsy. *J Am Dent Assoc* **130**: 1445, 1999

Shafer WG, Waldron CA. Erythroplakia of the oral cavity. *Cancer* **36**: 1021, 1975

Shroyer KR, Greer RO. Detection of human papillomavirus DNA by *in situ* DNA hybridization and polymerase chain reaction in premalignant and malignant oral lesions. *Oral Sing* **71**: 708, 1991

Silverman S Jr, Gorsky M, Lozada F. Oral leukoplakia and malignant transformation. A follow-up study of 257 patients. *Cancer* **53**: 563, 1984

Silverman S Jr. *Oral Cancer* (2nd ed.) New York: American Cancer Society, 1985

Van der Waal I, Schepman KP, van der Meij EH. A modified classification and staging system for oral leukoplakia. *Oral Oncol* **36**: 264, 2000

Waldron CA, Shafer WG. Leukoplakia revisited. A clinicopathologic study of 3256 oral leukoplakias. *Cancer* **36**: 1386, 1975

WHO Collaborating Centre for Oral Precancerous Lesions. Definition of leukoplakia and related lesions. An aid to studies on oral precancer. *Oral Surg* **46**: 518, 1978

Zakrewska JM, Lopes V, Speight P, Hopper C. Proliferative verrucous leukoplakia: a report of ten cases. *Oral Surg Oral Med Oral Pathol Oral Radial Endod* **82**: 396, 1996

32. Condições Cancerizáveis

Allen CM. Is lichen planus really premalignant? *Oral Surg Oral Med Oral Pathol Oral Radiol Endod* **85**: 347, 1998

Barnard NA, Scully C, Eveson JW, *et al*. Oral cancer development in patients with oral lichen planus. *J Oral Pathol Med* **22**: 421, 1993

Carapeto FJ, Pastor JA, Martin J, Agurruza J. Recessive dystrophic epidermolysis bullosa and multiple squamous cell carcinomas. *Dermatologica* **165**: 39, 1982

Chierci G, Silverman S Jr, Forsythe B. A tumor registry study of oral squamous carcinoma. *J Oral Med* **23**: 91, 1968

Eisenberg E. Lichen planus and oral cancer. Is there a connection between the two? *J Am Dent Assoc* **123**: 104, 1992

Haque MF, Harris M, Meghji PM. An immunohistochemical study of oral submucous fibrosis. *J Oral Pathol Med* **26**: 75, 1997

Holmstrup P, Pindborg JJ. Erythroplakia lesions in relation to oral lichen planus. *Acta Derm Venereol Suppl (Stockh)* **85**: 77, 1979

Kraemer KH, Lee MM, Scotto J. Xeroderma pigmentosum. Cutaneous, ocular and neurologic abnormalities in 830 published cases. *Arch Dermatol* **123**: 241, 1987

Krutchkoff DJ, Cutler L, Laskowski S. Oral lichen planus. The evidence regarding potential malignant transformation. *J Oral Pathol* **7**: 1, 1978

Larsson LG, Sandstrom A, Estling P. Relationship of Plummer-Vinson disease to cancer of the upper alimentary tract in Sweden. *Cancer Res* **35**: 3308, 1975

Laskaris G, Bovopoulou O, Nicolis G. Oral submucous fibrosis in a Greek female. *Br J Oral Sing* **19**: 197, 1981

Lentz SR, Raish RJ, Orlowski EP, Marion JM. Squamous cell carcinoma in epidermolysis bullosa. *Cancer* **66**: 1276, 1990

Lovas JGL, Harsanyi BB, Elgeneidy AK. Oral lichenoid dysplasia. A clinicopathologic analysis. *Oral Surg* **68**: 57, 1989

Lozada-Nur F. Oral lichen planus and oral cancer. is there enough epidemiological evidence? *Oral Surg Oral Med Oral Pathol Oral Radial Endod* **89**: 265, 2000

Lumu P, Laskaris G, Laskari M, *et al*. Recessive dystrophic epidermolysis bullosa and oral carcinoma: report of two cases. *Hell Stomatol Rev* **39**: 85, 1995

Mackenzie IC, Dabelsteen E, Squier CA. *Oral Premalignancy*. Iowa City: University of Iowa Press, 1980

Mayer I, Abbey LM. The relationship of syphilis to primary carcinoma of the tongue. *Oral Surg* **30**: 678, 1970

Mignogna MD, Lo Muzio L, Lo Russo L, *et al*. Clinical guidelines in early detection of oral squamous cell carcinoma arising in oral lichen planus: a 5-year experience. *Oral Oncol* **37**: 262, 2001

Murti PR, Bhonsle RB, Pindborg JJ, *et al*. Malignant transformation rate in oral submucous fibrosis over a 17-year period. *Community Dent Oral Epidemiol* **13**: 340, 1985

Murti PR, Daftary DK, Cupta PC, *et al*. Malignant potential of oral lichen planus. Observations in 72 patients from India. *J Oral Pathol* **15**: 71, 1986

Pindborg JJ, Bhonsie RB, Murti PR, *et al*. Incidence and early forms of oral submucous fibrosis. *Oral Surg* **50**: 40, 1980

Pindborg JJ. Is submucous fibrosis a precancerous condition in the oral cavity? *Int Dent J* **22**: 474, 1972

Pogrel MA, Weldon LL. Carcinoma arising in erosive lichen planus in the midline of the dorsum of the tongue. *Oral Surg* **55**: 62, 1983

Rajendran R. Oral submucous fibrosis: etiology, pathology, and future research. *Bull World Health Organ* **72**: 985, 1994

Reed WB, College J Jr, Francis MJO, *et al*. Epidermolysis bullosa dystrophica with epidermal neoplasma. *Arch Dermatol* **110**: 894, 1974

Schwartz RA, Birnkrant AP, Rubenstein DJ, *et al*. Squamous cell carcinoma in dominant type epidermolysis bullosa dystrophica. *Cancer* **47**: 615, 1981

Silverman S Jr, Griffith M. Studies on oral lichen planus. II. Follow-up on 200 patients, clinical characteristics and associated malignant. *Oral Surg* **37**: 705, 1974

Silverman S Jr. *Oral Cancer* (2nd ed.), New York: American Cancer Society, 1985

Smoller BA, McNutt NS, Carter DM, *et al*. Recessive dystrophic epidermolysis bullosa skin displays a chronic growth-activated immunophenotype. *Arch Dermatol* **126**: 78, 1990

Voute ABE, de Jong WFB, Schulten EAJM, *et al*. Possible premalignant character of oral lichen planus. *J Oral Pathol Med* **21**: 326, 1992

Wright JT, Fine JD, Johnson LB. Oral soft tissues in hereditary epidermolysis bullosa. *Oral Surg* **71**: 440, 1991

Wynder EL, Bross IJ, Feldman RM. A study of the etiological factors in cancer of the mouth. *Cancer* **10**: 1300, 1957

Yagi KI, El-Casim A, Abbas KED, Prabhu SR. Carcinoma of the tongue in a patient with xeroderma pigmentosum. *Int J Oral Surg* **10**: 73, 1981

Yagi KI, Prabhu SR. Carcinoma of the lip in xeroderma pigmentosum. *J Oral Med* **38**: 97, 1983

33. Neoplasias Malignas

Aberle AM, Abrams AM, Bowe R, *et al*. Lobular (polymorphous low-grade) carcinoma of minor salivary glands. *Oral Surg* **60**: 387, 1985

Ackerman LV. Verrucous carcinoma of the oral cavity. *Surgery* **23**: 670, 1948

Ajagbe HA, Daramola JO, Junaid TA. Chondrosarcoma of the jaws. Review of fourteen cases. *J Oral Maxillofac Surg* **43**: 763, 1985

Anderson C, Krutchkoff D, Pedersen C, *et al*. Polymorphous low-grade adenocarcinoma of minor salivary glands. A clinicopathologic and comparative immunohistochemical study. *Mod Pathol* **3**: 76, 1990

Baker DL, Oda D, Myall RW. Intraoral infantile hemangiopericytoma. Literature review and addition of a case. *Oral Surg* **73**: 596, 1992

Barker BF, Carpenter WM, Daniels TE, *et al*. Oral mucosal melanomas. The WESTOP Banff workshop proceedings. *Oral Surg Oral Med Oral Pathol Oral Radial Endod* **83**: 672, 1997

Batsakis JG, Luna MA. Histopathologic grading of salivary gland neoplasms. I. Mucoepidermoid carcinomas. *Ann Otol Rhinol Laryngol* **99**: 835, 1990

Batsakis JG, Pinkston GR, Byers RM, *et al*. Adenocarcinomas of the oral cavity. A clinicopathologic study of terminal duct carcinomas. *J Latyngol Otol* **97**: 825, 1983

Batsakis JG, Suarez P, El-Naggar AK. Mucosal melanomas of the head and neck. *Ann Otol Rhinol Laryngol* **107**: 626, 1998

Bedi GC, Westra WH, Gabrielson E, *et al*. Multiple head and neck tumors: evidence for a common clonal origin. *Cancer Res* **56**: 2484, 1996

Bianchi SD, Boccardi A. Radiological aspects of osteosarcoma of the jaws. *Dentomaxillofac Radiol* **28**: 42, 1999

Bras J, Batsakis JG, Luna MA. Malignant fibrous histiocytoma of the oral soft tissues. *Oral Surg* **64**: 57, 1987

Brocheriou C, Crepy C, Guilbert F, et al. Tumeurs des glandes salivaires accessoires de la cavite buccale. Etude de 296 cas. *Bull Cancer* **67**: 29, 1980

Brodsky G, Rabson AB. Metastasis to the submandibular gland as the initial presentation of small cell ("oat cell") lung carcinoma. *Oral Surg* **58**: 76, 1984

Carr RJ, Green DM. Oral presentation of disseminated angiosarcoma. *Br J Oral Maxillofac Surg* **24**: 277, 1986

Castle JT, Thompson LDR, Frommelt RA, et al. Polymorphous low grade adenocarcinoma: a clinicopathologic study of 164 cases. *Cancer* **86**: 207, 1999

Cawson RA, Binnie WH, Speight PM, et al. *Lucas' Pathology of Tumors of the Oral Tissues* (5th ed.) London: Churchill-Livingstone, 1998

Chau MNY, Radden BG. Intra-oral salivary gland neoplasms. A retrospective study of 98 cases. *J Oral Pathol* **15**: 339, 1986

Chaudhry AP, Hampel A, Gorlin RJ. Primary malignant melanoma of the oral cavity. A review of 105 cases. *Cancer* **11**: 923, 1958

Chaudhry AP, Ribinovitch MR, Mitchell DF. Chondrogenic tumors of the jaws. *Am J Surg* **102**: 403, 1961

Chaudhry AP, Vickers RA, Gorlin RJ. Intraoral minor salivary gland tumors. *Oral Surg* **14**: 1194, 1961

Chen KTK. Clear cell carcinoma of the salivary gland. *Hum Pathol* **14**: 91, 1983

Choi SY, Kahyo H. Effect of cigarette smoking and alcohol consumption in the aetiology of cancer of the oral cavity, pharynx and larynx. *Int J Epidemiol* **20**: 878, 1991

Chomette G, Auriol M, Labrousse F, Vaillant JM. Mucoepidermoid tumors of salivary glands. Histoprognostic value of NORs stained with AgNOR technique. *J Oral Pathol Med* **20**: 130, 1991

Clark L, Unni KK, Dahlin DC. Osteosarcoma of the jaws. *Cancer* **51**: 2311, 1983

Clark WH Jr, From L, Bernardino E, Mihm MC. The histogenesis and biologic behavior of primary human malignant melanomas of the skin. *Cancer Res* **29**: 705, 1969

Coldschmidt PR, Coldschmidt JD, Lieblich SE, Eisenberg E. Leiomyosarcoma presenting as a mandibular gingival swelling: a case report. *J Periodontol* **70**: 84, 1999

Colmenero CM, et al. Polymorphous low-grade adenocarcinoma of the oral cavity: a report of 14 cases. *J Oral Maxillofac Surg* **50**: 595, 1992

Cooke BED. Recognition of oral cancer. Causes of delay. *Br Dent J* **142**: 96, 1977

Dahlin DC, Umni KK. Osteosarcoma of bone and its important recognizable varieties. *Am J Surg Patholol* **1**: 61, 1977

Day GL, Blot WJ. Second primary tumors in patients with oral cancer. *Cancer* **70**: 14, 1992

de Vries N, Gluckman JL. *Multiple Primary Tumors in the Head and Neck.* Stuttgart/New York: Georg Thieme Verlag, 1990

Dimitrailis G, Reade P, Wiesenfeld D. Referral patterns of patients with oral squamous cell carcinoma. *Eur J Cancer B Oral Oncol* **288**: 67, 1992

Eckardt A, Nommels R. Breast carcinoma metastatic to the gingiva. *J Oral Maxillofac Surg* **44**: 902, 1986

Eisenberg E, Rosenberg B, Krutchkoff D. Verrucous carcinoma. A possible viral pathogenesis. *Oral Surg* **59**: 52, 1985

Ellis GL, Corio RL. Acinic cell adenocarcinoma: a clinicopathologic analysis of 294 cases. *Cancer* **52**: 542, 1988

Ellis GL, Corio RL. Spindle cell carcinoma of the oral cavity. *Oral Surg* **50**: 523, 1980

Evans HL, Batsakis JG. Polymorphous low-grade adenocarcinomas of minor salivary glands. A study of fourteen cases of a distinctive neoplasm. *Cancer* **53**: 935, 1984

Eveson JW, Cawson RA. Tumours of the minor (oropharyngeal) salivary glands. A demographic study of 336 cases. *J Oral Pathol* **14**: 500, 1985

Ficarra G, Berson AM, Silverman S Jr, et al. Kaposi's sarcoma of the oral cavity. A study of 134 patients with a review of the pathogenesis, epidemiology, clinical aspects and treatment. *Oral Surg* **66**: 543, 1988

Flaitz CM, Jin YT, Hicks MJ, et al. Kaposi's sarcoma-associated herpesvirus-like sequences (KSHV) HHV-8 in oral AIDS-Kaposi sarcoma. *Oral Surg* **83**: 259, 1997

Fonseca I, Martins AG, Soares J. Epithelial salivary gland tumors of children and adolescents in southern Portugal. *Oral Surg* **72**: 696, 1991

Fordice J, Kershaw C, El-Naggar A, Goepfert H. Adenoid cystic carcinoma of the head and neck. Predictors of morbidity and mortality. *Arch Otolaryngol Head Neck Surg* **125**: 149, 1999

Forteza G, Colmenero B, Lopez-Barea F. Osteogenic sarcoma of the maxilla and mandible. *Oral Surg* **62**: 179, 1986

Furutani M, Ohnishi M, Tanaka Y. Mandibular involvement in patients with multiple myeloma. *J Oral Maxillofac Surg* **52**: 23, 1994

Goode RK, Auclair PL, Ellis GL. Mucoepidermoid carcinoma of the major salivary glands. Clinical and histopathologic analysis of 234 cases with evaluation of grading criteria. *Cancer* **82**: 1217, 1998

Greager JA, Reichart K, Campana JP, Das Gupta TK. Fibrosarcoma of the head and neck. *Am J Surg* **167**: 437, 1994

Harris M. Spindle cell squamous carcinoma. ultrastructural observations. *Histopathology* **6**: 197, 1982

Hicks J, Flaitz C. Mucoepidermoid carcinoma of salivary glands in children and adolescents: assessment of proliferation markers. *Oral Oncol* **36**: 454, 2000

Hicks MJ, Flaitz CM. Oral mucosal melanoma: epidemiology and pathology. *Oral Oncol* **36**: 152, 2000

Hirshberg A, Buchner A. Metastatic tumors to the oral region: an overview. *Eur J Cancer B Oral Oncol* **31B**: 355, 1995

Hirshberg A, Leibovich P, Buchner A. Metastases to the oral mucosa: analysis of 157 cases. *J Oral Pathol Med* **22**: 385, 1993

Hirshberg A, Leibovich P, Buchner A. Metastatic tumors to the jaw bones: analysis of 390 cases. *J Oral Pathol Med* **23**: 337, 1994

Hotz MA, Schwaab G, Bosq J, Munck JN. Extramedullary solitary plasmacytoma of the head and neck. A clinicopathological study. *Ann Otol Rhinol Laryngol* **108**: 495, 1999

Huang YQ, Li JJ, Kaplan MH, et al. Human herpesvirus-like nucleic acid in various forms of Kaposi's sarcoma. *Lancet* **345**: 350, 1995

Hui KK, Luna MA, Batsakis JG, et al. Undifferentiated carcinomas of the major salivary glands. *Oral Surg* **69**: 76, 1990

Huvos AG, Rosen G, Dabska M, Marcove RC. Mesenchymal chondrosarcoma. A clinicopathologic analysis of 35 patients with emphasis on treatment. *Cancer* **51**: 1230, 1983

Isaacson G, Shear M. Intraoral salivary gland tumors. A retrospective study of 201 cases. *J Oral Pathol* **12**: 57, 1983

Jacoway JR, Nelson JF, Boyers RC. Adenoid squamous cell carcinoma (adenoacanthoma) of the oral labial mucosa. A clinicopathologic study of fifteen cases. *Oral Surg* **32**: 444, 1971

Jaffe HW, Pellett PE. Human herpesvirus 8 and Kaposi's sarcoma-some answers, more questions. *N Engl J Med* **340**: 1912, 1999

Kanazawa H, Shoji A, Yokoe H, et al. Solitary plasmacytoma of the mandible. case report and review of the literature. *J Craniomaxillofac Surg* **21**: 202, 1993

Karlis V, Zaslow M, Minkowitz G, et al. Leiomyosarcoma of the mandible: report of a case and literature review. *J Oral Maxillofac Surg* **54**: 1127, 1996

Kato T, Takematsu H, Tomita Y, et al. Malignant melanoma of mucous membranes. A clinicopathologic study of 13 cases in Japanese patients. *Arch Dermatol* **123**: 216, 1987

Kaugars GE, Svirsky JA. Lung malignancies metastatic to the oral cavity. *Oral Surg* **51**: 179, 1981

Khuri FR, Lippman SM, Spitz MR, et al. Molecular epidemiology and retinoid chemoprevention of head and neck cancer. *J Natl Cancer Inst* **89**: 199, 1997

La Riviere W, Pickett AB. Clinical criteria in diagnosis of early squamous cell carcinoma of the lower lip. *J Am Dent Assoc* **99**: 972, 1979

Lewis JE, Olsen KD, Weiland LH. Acinic cell carcinoma. Clinicopathologic review. *Cancer* **67**: 172, 1991

Lindqvist C, Teppo L, Sane J, et al. Osteosarcoma of the mandible. Analysis of nine cases. *J Oral Maxillofac Surg* **44**: 759, 1986

LoMuzio L, Favia G, Mignogna MD, et al. Primary intraoral leiomyosarcoma of the tongue: an immunohistochemical study and review of the literature. *Oral Oncol* **36**: 519, 2000

Loudon JA, Billy ML, De Young BR, et al. Angiosarcoma of the mandible: a case report and review of the literature. *Oral Surg Oral Med Oral Pathol Oral Radiol Endod* **89***:* 471, 2000

Luna MA, Ordonez NG, Mackay B, et al. Salivary epithelial-myoepithelial carcinomas of intercalated ducts. A clinical, electron microscopic, and immunocytochemical study. *Oral Surg* **59**: 482, 1985

Lundardi-Iskandar Y, Bryant JL, Zeman RA, et al. Tumorigenesis and metastasis of neoplastic Kaposi's sarcoma cell line in immunodeficient mice blocked by a human pregnancy hormone. *Nature* **375**: 64, 1995

Makepeace AR, Cannon SR. Malignant fibrous histiocytoma. The most common soft-tissue sarcoma. *Br J Hosp Med* **39**: 122, 1988

Martinez-Madrigal F, et al. Oral and pharyngeal adenosquamous carcinoma: a report of four cases with immunohistochemical studies. *Eur Arch Otorhinolaryngol* **248**: 255, 1991

Mashberg A, Meyers H. Anatomical site and size of 222 early asymptomatic oral squamous cell carcinomas. *Cancer* **37**: 2149, 1976

Mc Coy JM, Waldron CA. Verrucous carcinoma of the oral cavity. *Oral Surg* **52**: 623, 1981

McMillan MD, Smillie AC, Ferguson JW. Malignant fibrous histiocytoma of the tongue. Report of a case and ultrastructural observations. *J Oral Pathol* **15**: 255, 1986

Mignogna MD, Lo Muzio L, Lo Russo L, et al. Clinical guidelines in early detection of oral squamous cell carcinoma arising in oral lichen planus: a 5-year experience. *Oral Oncol* **37**: 262, 2001

Milton GW. *Malignant Melanoma of the Skin and Mucous Membranes*. London: Churchill-Livingstone, 1977

Mitchell DA, Eveson JW, Ord RA. Polymorphous low-grade adenocarcinoma of minor salivary glands. A report of three cases. *Br J Oral Maxillofac Surg* **27**: 494, 1989

Moore PS, Chang Y. Detection of herpesvirus-like DNA sequences in Kaposi's sarcoma in patients with and without HIV infection. *N Engl J Med* **332**: 1181, 1995

Moore SR, Johnson NW, Pierce AM, et al. The epidemiology of mouth cancer: a review of global incidence. *Oral Dis* **6**: 65, 2000

Ng SY, Songra A, Ali N, Bredin JL. Ultrasound features of osteosarcoma of the mandible-a first report. *Oral Surg Oral Med Oral Pathol Oral Radial Endod* **92***:* 582, 2001

Nuamah IK, Browne RM. Malignant fibrous histiocytoma presenting as perioral abscess. *Int J Oral Maxillofac Surg* **24**: 158, 1995

Nunnery EW, Kahn LB, Reddick RL, Lipper S. Hemangiopericytoma. *Cancer* **47**: 906, 1981

Ogus HD, Bennet MH. Carcinoma of the dorsum of the tongue. A rarity of misdiagnosis. *Br J Oral Surg* **16**: 115, 1978

Oikarinen VJ, Calonius PE, Sainio P. Metastatic tumors to the oral region. 1. An analysis of cases in the literature. *Proc Finn Dent Soc* **71**: 58, 1975

Ormiston IW, Piette E, Tideman H, Wu PC. Chondrosarcoma of the mandible presenting as periodontal lesions: report of two cases. *J Craniomaxillofac Surg* **22**: 231, 1994

Pelky TJ, Mills SE. Histologic transformation of polymorphous low grade adenocarcinoma of salivary gland. *Am J Clin Pathol* **111**: 785, 1999

Perez-Ordonez B, Linkov I, Huvos AG. Polymorphous low-grade adenocarcinoma of minor salivary glands. a study of 17 cases with emphasis on cell differentiation. *Histopathology* **32**: 521, 1998

Pizer ME, Dubois DD. Adenoid cystic carcinoma of the upper lip. *Oral Surg* **59**: 70, 1985

Raubenheimer EJ, Noffke CE. Low-grade intraosseous osteosarcoma of the jaws. *Oral Surg Oral Med Oral Pathol Oral Radiol Endod* **86**: 82, 1998

Ruiz-Godoy RL, Meneses-Garcia A, Musqueda-Taylor A, De la Garza-Salazar J. Well-differentiated intraosseous osteosarcoma of the jaws. experience of two cases from the Instituto Nacional de Cancerologia, Mexico. *Oral Oncol* **35**: 530, 1999

Savera AT, Sloman A, Huvos AG, et al. Myoepithelial carcinoma of the salivary glands: a clinicopathologic study of 25 patients. *Am J Surg Patholol* **24**: 761, 2000

Saw D. Fibrosarcoma of maxilla. *Oral Surg* **47**: 164, 1979

Sawyer DR, Nwoku AI, Kekere-Ekun AT. Chondrosarcoma of the jaws. Report of two cases. *J Oral Med* **42**: 30, 1987

Schenberg ME, Slootweg PJ, Koole R. Leiomyosarcomas of the oral cavity: report of four cases and review of the literature. *J Craniomaxillofac Surg* **21**: 432, 1993

Scully C. Viruses and oral squamous carcinoma. *Eur J Cancer B Oral Oncol* **28B**: 57, 1992

Seifert G. *Histological classification of salivary gland tumours. WHO International Histological Classification of Tumours*. Berlin: Springer, 1991

Seifert G. Histopathology of malignant salivary gland tumours. *Eur J Cancer B Oral Oncol* **28B**: 49, 1992

Shroyer KR, Creer RO. Detection of human papillomavirus DNA by in situ DNA hybridization and polymerase chain reaction in premalignant and malignant oral lesions. *Oral Surg* **71**: 708, 1991

Silverman S Jr. *Oral Cancer* (2nd ed.) New York: American Cancer Society, 1985

Slootweg PJ, Muller H. Verrucous hyperplasia or verrucous carcinoma. An analysis of 27 patients. *J Maxillofac Surg* **11**: 13, 1983

Solomon MP, Sutton AL. Malignant fibrous histiocytoma of the soft tissues of the mandible. *Oral Surg* **35**: 653, 1973

Spiro RH, Alfonso AE, Farr HW, et al. Cervical mode metastasis from epidermoid carcinoma of the oral cavity and oropharynx. *Am J Surg* **128**: 562, 1974

Spiro RH, Koss LG, Hadju SI, Strong EW. Tumors of minor salivary origin. A clinicopathologic study of 492 cases. *Cancer* **31**: 117, 1973

Tagagi M, Ishikawa G, Mori W. Primary malignant melanoma of the oral cavity in Japan with special reference to mucosal melanosis. *Cancer* **34**: 358, 1974

Tanzawa H, Uchiyama S, Sato K. Statistical observation of osteosarcoma of the maxillofacial region in Japan. *Oral Surg* **72**: 444, 1991

Thompson SH, Shear M. Fibrous histiocytomas of the oral and maxillofacial regions. *J Oral Pathol* **13**: 282, 1984

Tomich CE, Hutton CE. Adenoid squamous cell carcinoma of the lip. Report of cases. *J Oral Surg* **30**: 592, 1972

Tsianos E, Banis C, Stefanaki-Nikou S, Drosos A. Mandibular gingival metastasis from a rectal adenocarcinoma. *J Oral Maxillofac Surg* **43**: 133, 1985

van der Wal JE, Snow GB, van der Waal I. Intraoral adenoid cystic carcinoma: the presence of perineural spread in relation to site, size, local excision, and metastatic spread in 22 cases. *Cancer* **66**: 2031, 1990

van Hale HM, Handlers JP, Abrams AM, Strahs G: Malignant fibrous histiocytoma, myxoid variant metastatic to the oral cavity. Report of a case and review of the literature. *Oral Surg* **51**: 156, 1981

Vokes EE, Weichselbaum RR, Lippman SM, Hong WK. Head and neck cancer. *N Engl J Med* **328**: 184, 1993

Watts SL, Brewer EE, Fry TL. Human papillomavirus DNA types in squamous cell carcinomas of the head and neck. *Oral Surg* **71**: 701, 1991

Welch RD, Hirsch SA, Davis RG. Melanoma with metastasis to an apical periodontal cyst. *Oral Surg* **59**: 189, 1985

Wesley RK, Mintz SM, Wertheimer FW. Primary malignant hemangioendothelioma of the gingiva. *Oral Surg* **39**: 103, 1975

Whitby D, Howard MR, Tenant-Flowers M, et al. Detection of Kaposi's sarcoma associated herpesvirus in peripheral blood of HIV-infected individuals and progression to Kaposi's sarcoma. *Lancet* **346**: 799, 1995

Williams HK, Edwards MB, Adekeye EO. Mesenchymal chondrosarcoma. *Int J Oral Maxillofac Surg* **16**: 119, 1987

Zachariades N. Neoplasms metastatic to the mouth, jaws and surrounding tissues. *J Craniomaxillofac Surg* **17**: 283, 1989

Zachariadis N, Papadakou A, Koundouris J, et al. Primary hemangioendotheliosarcoma of the mandible. Review of the literature and report of a case. *J Oral Surg* **38**: 288, 1980

Zavras AI, Douglass CW, Joshipura K, Wu T, Laskaris G, et al. Smoking and alcohol in the etiology of oral cancer: gender-specific risk profiles in the south of Greece. *Oral Oncol* **37**: 28, 2001

Zavras AI, Wu T, Laskaris G, et al. Interaction between a single nucleotide polymorphism in the alcohol dehydrogenase 3 gene, alcohol consumption and oral cancer risk. *Cancer Res* **97**: 526, 2002

34. Lesões Malignas dos Tecidos Linfáticos e Hematopoiéticos

Adatia AK. Significance of jaw lesions in Burkitt's lymphoma. *Br Dent J* **145**: 263, 1978

Ambrus JL, Ambrus M. Burkitt's lymphoma. *J Med* **12**: 385, 1981

Barnett ML, Cole RJ. Mycosis fungoides with multiple oral mucosal lesions. *J Periodontol* **56**: 690, 1985

Barrett AP. A long-term prospective clinical study of oral complications during conventional chemotherapy for acute leukemia. *Oral Surg* **63**: 313, 1987

Barrett AP. Gingival lesions in leukemia. *J Periodontol* **55**: 585, 1984

Barrett AP. Long-term prospective clinical study of neutropenic ulceration in acute leukemia. *J Oral Med* **42**: 102, 1987

Batsakis JG, Luna MA. Midfacial necrotizing lesions. *Semin Diagn Pathol* **4**: 90, 1987

Bennett JH, Shankar S. Gingival bleeding as the presenting feature of multiple myeloma. *Br Dent J* **157**: 101, 1984

Biggar RJ, Burnett W, Miki J, Nasca P. Cancer among New York men at risk of acquired immunodeficiency syndrome. *Cancer Res* **43**: 979, 1989

Block P, Delden L, Van der Waal I. Non-Hodgkin's lymphoma of the hard palate. *Oral Surg* **47**: 445, 1979

Bressman E, Decter JA, Chasens AI, Sackler RS. Acute myeloblastic leukemia with oral manifestations. *Oral Surg* **54**: 401, 1982

Burkitt DP. The discovery of Burkitt's lymphoma. *Cancer* **51**: 1777, 1983

Canellos GP. Advances in chemotherapy for Hodgkins and non Hodgkin's lymphomas. *Semin Hematol* **25**: 1, 1988

Champlin R, Gale RP. Acute lymphoblastic leukemia. Recent advances in biology and therapy. *Blood* **73**: 2051, 1989

Champlin R, Gale RP. Acute myelogenous leukemia. Recent advances in therapy. *Blood* **69**: 1551, 1987

Cooper CL, Loewen R, Shore T. Gingival hyperplasia complicating acute myelomonocytic leukemia. *J Can Dent Assoc* **66**: 78, 2000

Copete MA, Sheridan DP. Large granular lymphocyte leukemia and its association with oral neutropenic ulcerations. *Oral Surg Oral Med Oral Pathol Oral Radiol Endod* **90**: 474, 2000

Curtis AB. Childhood leukemias. Initial oral manifestations. *J Am Dent Assoc* **81**: 159, 1971

Damm DD, White DK, Cibull ML, et al. Mycosis fungoides. Initial diagnosis via palatal biopsy with discussion of diagnostic advantages of plastic embedding. *Oral Surg* **58**: 413, 1984

De-The G, Geser A, Day NE. Epidemiological evidence for causal relationship between Epstein-Barr virus and Burkitt's lymphoma from Uganda prospective study. *Nature* **274**: 756, 1978

DeVita VT, Hubbard SM. Hodgkin's disease. *N Engl J Med* **328**: 560, 1993

Doussis-Anagnostopoulou I, Pangalis GA, Kittas C. Extranodal lymphomas: a review. *Haema* **4**: 215, 2001

Dreizen S, McCredie KB, Kreating MJ, Luna MA. Malignant gingival and skin "infiltrates" in adult leukemia. *Oral Surg* **55**: 572, 1983

Dreizen S, McCredie KB, Kreating MJ. Chemotherapy associated oral hemorrhages in adults with acute leukemia. *Oral Surg* **57**: 494, 1984

Edelson RL. Cutaneous T-cell lymphoma. Mycosis fungoides. Sézary syndrome and other variants. *J Am Acad Dermatol* **2**: 89, 1980

Eisenbud L, Sciubba J, Mir R, Sachs SA. Oral presentations in non-Hodgkin's lymphoma. A review of thirty-one cases. Part I. Data analysis. *Oral Surg* **56**: 151, 1983

Eisenbud L, Sciubba J, Mir R, Sachs SA. Oral presentations in non-Hodgkin's lymphoma. A review of thirty-one cases. Part II. Fourteen cases arising in bone. *Oral Surg* **57**: 272, 1984

Eisenbud L, Sciubba J, Mir R, Sachs SA. Oral presentations in non-Hodgkin's lymphoma. A review of thirty-one cases. Part III. Six cases in children. *Oral Surg* **59**: 44, 1985

Epstein JB, Epstein JD, Gorsky M. Characteristics of oral and paraoral malignant lymphoma. a population-based review of 361 cases. *Oral Surg Oral Med Oral Pathol Oral Radial Endod* **92**: 519, 2001

Epstein JB, Voss NJS, Stevenson-Moore P. Maxillofacial manifestations of multiple myeloma. *Oral Surg* **57**: 267, 1984

Foon K, Gale RP. Staging and therapy of chronic lymphocytic leukemia. *Semin Hematol* **24**: 264, 1987

Freedman AS, Nadler LM. Cell surface markers in hematologic malignancies. *Semin Oncol* **14**: 193, 1987

Fucuda Y, Ishida T, Fujimoto M, et al. Malignant lymphoma of the oral cavity. Clinicopathologic analysis of 20 cases. *J Oral Pathol* **16**: 8, 1987

Gamble JW, Driscoll EJ. Oral manifestation of macroglobulinemia of Waldenström. *Oral Surg* **13**: 104, 1960

Genc A, Atalay T, Gedikoglu G, et al. Leukemic children: clinical and histopathological gingival lesions. *J Clin Pediatr Dent* **22**: 253, 1998

Glover GR, Nesbitt JA, North AF. Maxillary plasmacytoma (plasma cell myeloma). *Oral Surg* **64**: 680, 1987

Gorsky M, Epstein JB. Head and neck and intra-oral soft tissue sarcoma. *Oral Oncol* **34B**: 292, 1998

Grange C, Cabane J, Dubois A, et al. Centrofacial malignant granulomas. Clinicopathologic study of 40 cases and review of the literature. *Medicine (Baltimore)* **71**: 179, 1992

Haidar Z. A review of non-Hodgkin's lymphoma of the oral cavity 1950-1980. *J Oral Med* **41**: 197, 1986

Hanazawa T, Kimura Y, Sakamaki H, et al. Burkitt's lymphoma involving the mandible: report of a case and review of Japanese cases. *Oral Surg Oral Med Oral Pathol Oral Radial Endod* **85**: 216, 1998

Hanna E, Wanamaker J, Adelstein D, et al. Extranodal lymphomas of the head and neck. A 20-year experience. *Arch Otolaryngol Head Neck Surg* **123**: 1318, 1997

Harabuchi Y, et al. Lethal medline granuloma (peripheral T-cell lymphoma) after lymphomatoid papulosis. *Cancer* **70**: 835, 1992

Harris NL, Jaffe ES, Stein H, et al. A revised European-American classification of lymphoid neoplasms: a proposal from the international lymphoma study group. *Blood* **84**: 1361, 1994

Hashimoto N, Kurihara K, Sakai H. Extramedullary plasmacytoma with crystal inclusions arising from the palatal tonsil. *J Oral Pathol* **12**: 309, 1983

Hockin WG, Golde DW. Polycythemia: evaluation and management. *Blood Rev* **3**: 57, 1989

How GL, Huang JS, Tsai CC. Analysis of oral manifestations of leukemia: a retrospective study. *Oral Dis* **3**: 31, 1997

Howell RE, Handlers JP, Abrams AM, Melrose RJ. Extranodal oral lymphoma. Part II. Relationships between clinical features and the Lukes-Collins classification of 34 cases. *Oral Surg* **64**: 597, 1987

Jordan RCK, Chong L, Dipierdomenico S, et al. Oral lymphoma in human immunodeficiency virus infection: a report of six cases and review of the literature. *Otolaryngol Head Neck Surg* **119**: 672, 1998

Kabani S, Gataldo E, Folkerth R, et al. Atypical lymphohistiocytic infiltrate (pseudolymphoma) of the oral cavity. *Oral Surg* **66**: 587, 1988

Kurihara K, Sakai H, Hashimoto N. Russel body-like inclusions in oral B-lymphomas. *J Oral Pathol* **13**: 640, 1978

Laskaris G, Nicolis G, Capetanakis J. Mycosis fungoides with oral manifestations. *Oral Surg* **46**: 40, 1978

Laskaris G, Papavasiliou S, Bovopoulou O, Nicolis G. Association of oral pemphigus with lymphocytic leukemia. *Oral Surg* **50**: 244, 1980

Lehrer S, Roswit B, Federman Q. The presentation of malignant lymphoma in the oral cavity and pharynx. *Oral Surg* **41**: 441, 1976

Loh HS. A retrospective evaluation of 23 reported cases of solitary plasmacytoma of the mandible, with an additional case report. *Br J Oral Maxillofac Surg* **22**: 216, 1984

Lund DI, Bodd H, Craig GT. Burkitt's lymphoma presenting with jaw lesions in a young white girl. *Br J Oral Maxillofac Surg* **35**: 438, 1997

Lynch MA, Ship II. Initial oral manifestations of leukemia. *J Am Dent Assoc* **75**: 932, 1967

Magrath I. *The Non-Hodgkin's Lymphomas* (2nd ed.) London: Arnold, 1997

Matthews JB, Basu MK. Plasma cell lesions within the oral tissues. Immunoperoxiclase staining of routinely fixed and processed tissue. *Oral Surg* **54**: 414, 1982

Meurman JH, Laine P, Keinanen S, et al. Five-year follow-up of saliva in patients treated for lymphomas. *Oral Surg* **83**: 447, 1997

Mosqueda-Taylor A, Meneses-Garcia A, Zarate-Osorno A, et al. Angiocentric lymphomas of the palate. Clinicopathological considerations in 12 cases. *J Oral Pathol Med* **26**: 93, 1997

Pecorari P, Melato M. Non-Hodgkin's lymphoma of the oral cavity. *Anticancer Res* **18**: 1299, 1998

Pisano JJ, Coupland R, Chen SY, Miller AS. Plasmacytoma of the oral cavity and jaws. a clinicopathologic study of 13 cases. *Oral Surg* **83**: 265, 1997

Poole AG, Marchetta FC. Extramedullary plasmacytoma of the head and neck. *Cancer* **22**: 14, 1968

Porter SR. Gingival and periodontal aspects of diseases of the blood and blood-forming organs and malignancy. *Periodontol 2000* **18**: 102, 1998

Raubenheimer EJ, Dauth J, De Coning JP. Multiple myeloma presenting with extensive oral and perioral amyloidosis. *Oral Surg* **61**: 492, 1986

Regezi JA, Zarbo RJ, Keren OF. Plasma cell lesions of the head and neck. Immunofluorescent determination of clonality from formalin-fixed, paraffin-embedded tissue. *Oral Surg* **56**: 616, 1983

Reinish EI, Raviv M, Srolovitz H, Gornitsky M. Tongue, primary amyloidosis, and multiple myeloma. *Oral Surg Oral Med Oral Pathol* **77**: 121, 1994

Richards A, Costelloe MA, Eveson JW, et al. Oral mucosal non-Hodgkin's lymphoma – a dangerous mimic. *Oral Oncol* **36**: 556, 2000

Rog RP. Beware of malignant lymphoma masquerading as facial inflammatory processes. *Oral Surg* **71**: 415, 1991

Rosenberg A, Biesma DH, Sie-Go DMD, Slootweg PJ. Primary CD30-positive T-cell non-Hodgkins's lymphoma of the oral mucosa. report of two cases. *Int J Oral Maxillofac Surg* **25**: 57, 1996

Rosenberg SA, Diamond HD, Jaslowitz B, Craver LF. Lymphosarcoma. A review of 1269 cases. *Medicine (Baltimore)* **40**: 31, 1961

Sariban E, Donahue A, Magrath IT. Jaw involvement in American Burkitt's lymphoma. *Cancer* **53**: 1777, 1984

Shindoh M, Takami T, Arisue M, et al. Comparison between submucosal (extra-nodal) and nodal non-Hodgkin's lymphoma (NHL) in the oral and maxillofacial region. *J Oral Pathol Med* **26**: 283, 1997

Sobrevilla-Calvo P, Meneses A, Alfaro P, et al. Radiotherapy compared to chemotherapy as initial treatment of angiocentric centrofacial lymphoma (Polymorphic reticulosis). *Acta Oncol* **32**: 69, 1993

Stafford R, Sonis S, Lockhart P, Sonis A. Oral pathoses as diagnostic indicators in leukemia. *Oral Surg* **50**: 134, 1980

Tabachnick TT, Levine B. Multiple myeloma involving the jaws and oral soft tissues. *J Oral Surg* **34**: 931, 1976

Takahashi H, Cheng J, Fujita S, et al. Primary malignant lymphoma of the salivary gland. a tumor of mucosa-associated lymphoid tissue. *J Oral Pathol Med* **21**: 318, 1992

Tirelli U, Carbone A, Monfardini S, et al. Malignant tumors in patients with human immunodeficiency virus infection. A report of 580 cases. *J Clin Oncol* **7**: 1582, 1989

Valesini G, Priori R, Bavoillot D, et al. Differential risk of non-Hodgkin's lymphoma in Italian patients with primary Sjögren's syndrome. *J Rheumatol* **24**: 2376, 1997

Vanrenterghem L, Joly B, de Cordoue X, et al. Malignant granuloma of the face and angiocentric T-cell lymphoma. A review of the literature apropos of a case. *Rev Stomatol Chir Maxillofac* **95**: 17, 1994

Voshimura Y, Takada K, Kawai N, et al. Two cases of plasmacytoma in the oral cavity. *Int J Oral Surg* **5**: 82, 1976

Wahlin YB, Matsson L. Oral mucosal lesions in patients with acute leukemia and related disorders during cytotoxic therapy. *Scand J Dent Res* **96**: 128, 1988

Wahlin YB. Salivary secretion rate, yeast cells, and oral candidiasis in patients with acute leukemia. *Oral Surg* **71**: 689, 1991

Waldenström J. Macroglobulinemia. *Adv Metab Disord* **2**: 115, 1965

Waldenström JG. Macroglobulinemia – A review. *Haematologica* **71**: 437, 1986

White GE. Oral manifestations of leukemia in children. *Oral Surg* **29**: 420, 1970

Witt C, Borges AC, Klein K, Neumann H. Radiographic manifestations of multiple myeloma in the mandible. a retrospective study of 77 patients. *J Oral Maxillofac Surg* **55**: 450, 1997

Wong DS, Fuller LM, Butler JJ, Schullenberger CC. Extranodal non-Hodgkin's lymphomas of the head and neck. *Am J Roentgenol Radium Ther Nucl Med* **123**: 471, 1975

Wright JM, Balciunas BA, Huus JH. Mycosis fungoides with oral manifestations. *Oral Surg* **51**: 24, 1981

35. Tumores Benignos

Abbey LM, Page DG, Sawyer DR. The clinical and histopathologic features of a series of 464 oral squamous cell papillomas. *Oral Surg* **49**: 419, 1980

Antoniades K, Kiziridou A, Psimopoulou A. Traumatic cervical cystic hygroma. *Int J Oral Maxillofac Surg* **29**: 47, 2000

Artzi Z, Taicher S, Nass D. Neurilemmoma of the mental nerve. *J Oral Maxillofac Surg* **49**: 196, 1991

Baden E, Doyle JH, Lederman DA. Leiomyoma of the oral cavity: a light microscopic and immunohistochemical study with review of the literature from 1984 to 1992. *Oral Oncol* **30B**: 1, 1994

Baden E, Pierce M, Selman AJ, *et al*. Intra-oral papillary cystadenoma lymphomatosum. *J Oral Surg* **34**: 533, 1976

Barrett AW, Porter SR, Scully C, *et al*. Oral melanotic macules that develop after radiation therapy. *Oral Surg Oral Med Oral Pathol* **77**: 431, 1994

Batsakis JG, Luna MA, El-Naggar AK. Basaloid monomorphic adenoma. *Ann Otol Rhinol Laryngol* **100**: 687, 1991

Bayer RA, Harman FG. Intra-oral surgical management of cystic hygroma. *Br J Oral Surg* **14**: 36, 1976

Belal MS, Ibricevic H, Madda JP, Al-Therban W. Granular congenital cell tumor in the newborn. a case report. *J Clin Pediatr Dent* **26**: 315, 2002

Buchner A, Hansen LS. Melanotic macule of the oral mucosa. *Oral Surg* **48**: 244, 1979

Buchner A, Hansen LS. Pigmented nevi of the oral mucosa. A clinicopathologic study of 32 new cases and review of 75 cases from the literature. *Oral Surg* **49**: 55, 1980

Buchner A, Hansen LS. Pigmented nevi of the oral mucosa. A clinicopathologic study of 36 new cases and review of 155 cases from the literature. *Oral Surg* **63**: 566, 1987

Buchner A, Hansen LS. The histomorphologic spectrum of peripheral ossifying fibroma. *Oral Surg* **63**: 452, 1987

Buchner A. Peripheral odontogenic fibroma. *J Craniomaxillofac Surg* **17**: 134, 1989

Budhy TI, Soenarto SD, Yaacob HB, Ngeow WC. Changing incidence of oral and maxillofacial tumours in East Java, Indonesia 1987-1992; part I. Benign tumors. *Br J Oral Maxillofac Surg* **39**: 210, 2001

Cawson RA, Binnie WH, Speight PM, *et al*. *Lucas's Pathology of Tumors of the Oral Tissues* (5th ed.) London: Churchill Livingstone, 1998

Chau MNY, Radden BG. Intra-oral salivary gland neoplasms. A retrospective study of 98 cases. *J Oral Pathol* **15**: 339, 1986

Chen SY, Fantasia JE, Miller AS. Myxoid lipoma of oral soft tissue. *Oral Surg* **57**: 300, 1984

Chen SY, Miller AS. Neurofibroma and schwannoma of the oral cavity. *Oral Surg* **47**: 522, 1979

Cherrick HM, Dunlap CL, King OH. Leiomyomas of the oral cavity. Review of the literature and clinicopathologic study of seven new cases. *Oral Surg* **35**: 54, 1973

Chou L, Hansen LS, Daniels TE. Choristomas of the oral cavity. A review. *Oral Surg* **72**: 584, 1991

Cognetta AB, Stolz W, Katz B, *et al*. Dermatoscopy of lentigo maligna. *Dermatol Clin* **19**: 307, 2001

Damm DD, Neville BW. Oral leiomyomas. *Oral Surg* **47**: 343, 1979

Eckardt A, Kuettner C, Kuske M. Hemangioendothelioma of the mandible in a newborn infant: diagnostic and treatment approach of a rare vascular tumor. *Oral Oncol* **37**: 668, 2001

Eckardt A, Swermen G, Teltzrow T. Melanotic neuroectodermal tumor of infancy involving the mandible. 7-year follow-up after hemimandibulectomy and costochondral graft reconstruction. *J Craniofac Surg* **12**: 349, 2001

Eisen D. Disorders of pigmentation in the oral cavity. *Clin Dermatol* **18**: 579, 2000

Ellis GL, Auclair PL, Gnepp DR. *Surgical Pathology of the Salivary Glands*. Philadelphia: WB Saunders, 1991

Elzay RP, Dutz W. Myxomas of the paraoral-oral soft tissues. *Oral Surg* **45**: 246, 1978

Eneroth CM, Blanck C, Jacobson PA. Carcinoma in pleomorphic adenoma of the parotid gland. *Acta Otolaryngol* **66**: 477, 1968

Enzinger FM, Weiss SW. *Soft-Tissue Tumors*. St. Louis: Mosby, 1983

Epker BN, Henny FA. Intraoral sebaceous gland adenoma. *Cancer* **27**: 987, 1971

Erlandson RA, Cardon CC, Higgins PJ. Histogenesis of benign pleomorphic adenoma (mixed tumor) of the major salivary glands. An ultrastructural and immunohistochemical study. *Am J Surg Patholol* **8**: 803, 1984

Eveson JW, Cawson RA. Tumours of the minor (oropharyngeal) salivary glands. A demographic study of 336 cases. *J Oral Pathol* **14**: 500, 1985

Fantasia JE, Miller AS. Papillary cystadenoma lymphomatosum arising in minor salivary glands. *Oral Surg* **52**: 411, 1981

Feenstra K, Hadders HN, Rittersma H. Een benig choristoom (osteoom) in de weke delen van het palatum. *Ned Tijdschr Tandheelkd* **84**: 200, 1977

Femiano F, Scully C, Laino G, Batista G. Benign fibrous histiocytoma (BHF) of the cheek. CD68-KP1 positivity. *Oral Oncol* **37**: 673, 2001

Flaitz CM, McCandless G. Palatal blue nevus in a child. *Pediatr Dent* **23**: 354, 2001

Fonsesa I, Martins AG, Soares J. Epithelial salivary gland tumors of children and adolescents in southern Portugal. *Oral Surg* **72**: 696, 1991

Freedman DJ, Luzzi A, Pellegrino P, *et al*. Benign and malignant fibrohistiocytic tumors. *J Am Pediatr Med Assoc* **77**: 544, 1987

Fujimura N, Enomoto S. Lipoma of the tongue with cartilaginous change. a case report and review of the literature. *J Oral Maxillofac Surg* **150**: 1015, 1992

Gomez-Ortega JM, Rodilla IG, Lopez de Lerma JM. Chondroid lipoma. *Oral Surg Oral Med Oral Pathol Oral Radial Endod* **81**: 586, 1996

Green TL, Leighly SM, Waltes R. Immunohistochemical evaluation of oral myxoid lesions. *Oral Surg* **36**: 511, 1971

Harney M, Walsh P, Conlon B, *et al*. Parotid gland surgery: a retrospective review of 108 cases. *J Laryngol Otol* **116**: 285, 2002

Hidano A. Natural history of nevus of Ota. *Arch Dermatol* **95**: 187, 1967

Hoffman S, Martinez MG. Fibrous histiocytomas of the oral mucosa. *Oral Surg* **52**: 277, 1981

Hong KH, Kim YK, Park JK. Benign fibrous histiocytoma of the floor of the mouth. *Otolaryngol Head Neck Surg* **121**: 330, 1999

Hoshina Y, Hamamoto Y, Suzuki I, *et al*. Melanotic neuroectodermal tumor of infancy in the mandible. report of a case. *Oral Surg Oral Med Oral Pathol Oral Radiol Endod* **89**: 588, 2000

Houston GD. The giant cell fibroma. A review of 464 cases. *Oral Surg* **53**: 582, 1982

Ide F, Umemura S. A microscopic focus of traumatic neuroma with intralesional glandular structures. An incidental finding. *Oral Surg* **57**: 68, 1984

Isacsson G, Shear M. Intraoral salivary gland tumors. A retrospective study of 201 cases. *J Oral Pathol* **12**: 57, 1983

Judd PL, Pedod D, Harrop K, Becker J. Melanotic neuroectodermal tumor of infancy. *Oral Surg* **69**: 723, 1990

Katou F, Andoh N, Motegi K, Nagura H. Leiomyoma of the mandible. a rapid growing case with immunohistochemical and electron microscopic observations. *Oral Surg Oral Med Oral Pathol Oral Radiol Endod* **94**: 85, 1997

Kaya S, Unal OF, Sarac S, Gedikoglu G. Melanotic neuroectodermal tumor of infancy: report of two cases and review of the literature. *Int J Pediatr Otorhinolaryngol* **52**: 169, 2000

Kerpel MA, Freedman PD, Lumerman H. The papillary cystadenoma of minor salivary gland origin. *Oral Surg* **46**: 820, 1978

Khaskley NM, Uezato H, Kamiyama T, *et al*. Association of human papillomavirus type 6 with a verruciform xanthoma. *Am J Dermatopathol* **22**: 447, 2000

Koutlas JG, Manivel JC. Epithelioid leiomyoma of the oral mucosa. *Oral Surg Oral Med Oral Pathol Oral Radiol Endod* **82**: 670, 1996

Krolls SO, Jacoway JR, Alexander WA. Osseous choristomas (osteomas) of intraoral soft tissues. *J Oral Surg* **32**: 588, 1971

Laskaris G, Giannoulopoulos A, Kariaba E, Arsenopoulos A. Melanotic neuroectodermal tumor of infancy. *Mat Med Greca* **8**: 226, 1980

Lea PJ, Pawlowski A. Human melanocytic nevi. *Acta Derm Venereol Suppl (Stockh)* **127**: 5, 1986

Levine J, Krutchkoff DJ, Eisenberg E. Monomorphic adenoma of minor salivary glands. A reappraisal and report of nine new cases. *J Oral Surg* **39**: 101, 1981

Lombardi T, Samson J, Kuffer R. Solitary circumscribed neuroma (palisaded encapsulated neuroma) of the oral mucosa. *Ann Dermatol Venereol* **129**: 229, 2002

Lovas GL, Wysocki GP, Daley TD. The oral blue nevus. Histogenetic implications of its ultrastructural features. *Oral Surg* **55**: 145, 1983

Luna MA, Stimson PG, Bardwill JM. Minor salivary gland tumors of the oral cavity. *Oral Surg* **25**: 71, 1968

Mammino JJ, Vidmar DA. Syringocystadenoma papilliferum. *Int J Dermatol* **30**: 763, 1991

Mariatos G, Gorgoulis VG, Laskaris G, Kittas C. Epithelioid hemangioma (angiolymphoid hyperplasia with eosinophilia) in the oral mucosa. A case report and review of the literature. *Oral Oncol* **35**: 435, 1999

Martin-Granizor Y, Munoz E, Naval L, *et al*. Epithelioid hemangiomas of the maxillofacial area. a report of three cases and review of the literature. *J Oral Maxillofac Surg* **26**: 212, 1997

McCoy JM, Mincer HH, Turner JE. Intraoral ancient neurilemoma (ancient schwannoma). *Oral Surg* **56**: 174, 1983

Mesa M, Schneider LC, Northington L. Osteoma of the buccal mucosa. *J Oral Maxillofac Surg* **40**: 684, 1982

Mosby EL, Lowe MW, Cobb CM, Ennis RL. Melanotic neuroectodermal tumor of infancy: review of the literature and report of a case. *J Oral Maxillofac Surg* **50**: 886, 1992

Munro JM, Pal Singh M. Chondroma of the tongue: report of a case and a consideration of the histogenesis of such lesions. *Arch Pathol Lab Med* **114**: 541, 1990

Nakahata A, Deguchi H, Yanagawa T, *et al*. Co-expression of intermediate-sized filaments in sialadenoma papilliferum and other salivary gland neoplasms. *J Oral Pathol Med* **19**: 313, 1990

Nowparast B, Howell FV, Rick GM. Verruciform xanthoma. *Oral Surg* **51**: 619, 1981

Oliveira PT, Jaeger RG, Cabral LA, *et al*. Verruciform xanthoma of the oral mucosa. Report of four cases and a review of the literature. *Oral Oncol* **37**: 326, 2001

Olsen TG, Helwig EG. Angiolymphoid hyperplasia with eosinophilia. A clinicopathologic study of 116 patients. *J Am Acad Dermatol* **12**: 781, 1995

Orlian A, Salman L, Reddi T, *et al*. Sebaceous adenoma of the oral mucosa. *J Oral Med* **42**: 38, 1987

Ozbayrak S, Olgac V, Dumlu A, *et al*. Neurinoma in the buccal mucosa. *J Clin Pediatr Dent* **25**: 83, 2000

Papanicolaou S, Eversole LR. Glandular structures in neural sheath neoplasms. *Oral Surg* **53**: 69, 1982

Papanicolaou SJ, Triantafyllou AG. Sialadenoma papilliferum of the oral cavity. A case report and review of the literature. *J Oral Med* **42**: 57, 1987

Pettinato G, Manivel JC, D'Amore ESG, *et al*. Melanotic neuroectodermal tumor of infancy. A reexamination of a histogenetic problem based on immunohistochemical, flow cytometric and ultrastructural study of 10 cases. *Am J Surg Patholol* **15**: 233, 1991

Pfeifle R, Baur DA, Paulino A, Helman J. Schwannoma of the tongue: report of 2 cases. *J Oral Maxillofac Surg* **59**: 802, 2001

Pollack RP. Neurofibroma of the palatal mucosa: a case report. *J Periodontol* **61**: 456, 1990

Pulitzer DR, Beed RJ. Nerve-sheath myxoma (perineural myxoma). *Am J Dermatopathol* **7**: 409, 1985

Rapidis A, Triantafyllou A. Myxoma of the oral soft tissue. *J Oral Maxillofac Surg* **41**: 188, 1983

Rapidis A. Lipoma of the oral cavity. *Int J Oral Surg* **11**: 30, 1982

Rennie JS, McDonald DG, Critchlow HA. Sialadenoma papilliferum. A case report and review of the literature. *Int J Oral Surg* **13**: 452, 1984

Richards D. Neurofibroma of the oral cavity. *Br J Oral Surg* **21**: 36, 1983

Richards H, Strider JW, Short SG, *et al*. Large peripheral osteoma arising from the genial tubercle area. *Oral Surg* **61**: 268, 1986

Ryska A, Seifert G. Adenolymphoma (Warthin's tumor) with multiple sarcoid-like granulomas. *Pathol Res Pract* **195**: 835, 1999

Sciubba JJ, Brannon R. Myoepithelioma of salivary glands: report of 23 cases. *Cancer* **47**: 562, 1982

Seifert G, *et al*. WHO international histological classification of tumours: tentative histological classification of salivary gland tumours. *Pathol Res Pract* **186**: 555, 1990

Seifert G, Miehlke A, Haubrich J, Chilla R. *Diseases of the Salivary Glands*. Stuttgart: Georg Thieme Verlag, 1986

Shapiro L, Zegarelli DJ. The solitary labial lentigo. A clinicopathologic study of 20 cases. *Oral Surg* **31**: 87, 1971

Shin HI, Choi KS, Nagatsuka H, *et al*. Verruciform xanthoma of the oral mucosa. An immunohistochemical and ultrastructural study of two cases. *Oral Oncol* **33**: 279, 1997

Sist TC, Greene GW. Traumatic neuroma of the oral cavity. *Oral Surg* **51**: 394, 1981

Sklavounou A, Laskaris G, Angelopoulos A. Verruciform xanthoma of the oral mucosa. *Dermatologica* **164**: 41, 1982

Slabbert HV, Altini M. Peripheral odontogenic fibroma. A clinicopathologic study. *Oral Surg* **72**: 86, 1991

Slootweg PJ, Muller H. Verrucous hyperplasia or verrucous carcinoma. *J Maxillofac Surg* **11**: 13, 1983

Slootweg PJ. Heterologous tissue elements in melanotic neuroectodermal tumor of infancy. *J Oral Pathol Med* **21**: 90, 1992

Sohneider LC, Dolinsky HB, Grodjesk JE. Solitary peripheral osteoma of the jaw. Report of case and review of the literature. *J Oral Surg* **38**: 452, 1980

Spiro RH. Salivary neoplasms. Overview of 35-year experience with 2807 patients. *Head Neck Surg* **8**: 177, 1986

Stewart CM, Watson RE, Eversole LR, *et al*. Oral granular tumors. A clinicopathologic and immunocytochemical study. *Oral Surg* **65**: 427, 1988

Thompson SH, Shear M. Fibrous histiocytomas of the oral and maxillofacial regions. *J Oral Pathol* **13**: 284, 1984

Tosios K, Laskaris G, Eveson J, Scully C. Benign cartilaginous tumor of the gingiva. a case report. *Int J Oral Maxillofac Surg* **22**: 231, 1993

Triantafyllou A, Laskaris G. Papillary syringadenoma of the lower lip. Report a case. *J Oral Maxillofac Surg* **45**: 884, 1987

Triantafyllou A, Sklavounou A, Laskaris G. Benign fibrous histiocytoma of the oral mucosa. *J Oral Med* **40**: 36, 1985

Waldron CA, El-Mofty SK, Gnepp DR. Tumors of the intraoral salivary glands. A demographic and histologic study of 426 cases. *Oral Surg* **66**: 323, 1988

Weathers DR, Callihan MD. Giant cell fibroma. *Oral Surg* **37**: 374, 1974

Weathers DR, Corio RL, Crawford BE, *et al*. The labial melanotic macule. *Oral Surg* **42**: 196, 1976

Weber A, van Heerden WFP, Ligthelm AJ, Raubenheimer EJ. Diffuse peripheral odontogenic fibroma. Report of 3 cases. *J Oral Pathol Med* **21**: 82, 1992

Wesley RK, Zielinski RJ. Osteocartilaginous choristoma of the tongue. Clinical and histopathologic considerations. *J Oral Surg* **36**: 59, 1978

Zachariades N, Mezitis M, Vairaktaris E, *et al*. Benign neurogenic tumors of the oral cavity. *Int J Oral Maxillofac Surg* **16**: 70, 1987

Zachariades N. Schwannoma of the oral cavity. Review of the literature and report of a case. *J Oral Med* **39**: 41, 1984

Zain RB, Fei YJ. Fibrous lesions of the gingiva. A histopathologic analysis of 204 cases. *Oral Surg* **70**: 466, 1990

Zuker RM, Buenchea R. Congenital epulis: review of the literature and report of a case. *J Oral Maxillofac Surg* **51**: 1040, 1993

36. Outras Alterações das Glândulas Salivares

Abrams AM, Melrose RJ, Howell FV. Necrotizing sialometaplasia. A disease simulating malignancy. *Cancer* **32**: 130, 1973

Anneroth G, Hansen LS. Necrotizing sialometaplasia. The relationship of its pathogenesis to its clinical characteristics. *Int J Oral Surg* **11**: 283, 1982

Batsakis JG. Pathology consultation. Sialadenosis. *Ann Otol Rhinol Laryngol* **97**: 94, 1988

Bertram U. Xerostomia. *Acta Odontol Scand (Suppl)* **49**: 1, 1967

Chaudhry AP, Yamane GM, Salman L, *et al*. Necrotizing sialometaplasia of palatal minor salivary glands. A report on 2 cases. *J Oral Med* **40**: 2, 1985

Daudia A, Murty GE. First case of full-thickness palatal necrotizing sialometaplasia. *J Laryngol Otol* **116**: 219, 2002

Epivatianos A, Harrison JD. The presence of microcalculi in normal human submandibular and parotid salivary glands. *Arch Oral Biol* **34**: 261, 1989

Epstein JB, Scully C. The role of saliva in oral health and the causes and effects of xerostomia. *J Can Dent Assoc* **58**: 217, 1992

Epstein JB, Schubert M. Synergistic effect of sialogogues in management of xerostomia after radiation therapy. *Oral Surg* **64**: 179, 1987

Harrison JD, Epivatianos A. Production of microliths and sialadenitis in rats by a short combined course of isoprenaline and calcium gluconate. *Oral Surg* **73**: 585, 1992

Lancaster JE, Hughes KW. Mikulicz's disease involving multiple salivary glands. *Oral Surg* **16**: 1266, 1963

Mesa ML, Gertler RS, Schneider LC. Necrotizing sialometaplasia. Frequency of histologic misdiagnosis. *Oral Surg* **57**: 71, 1984

Patton DW. Recurrent calculus formation following removal of the submandibular salivary gland. *Br J Oral Maxillofac Surg* **25**: 15, 1987

Pullon PA, Miller AS. Sialolithiasis of accessory salivary glands. Review of 55 cases. *J Oral Surg* **30**: 832, 1972

Pulse CL, Lebovics RS, Zegarelli DJ. Necrotizing sialometaplasia: report of a case after lower lip mucocele excision. *J Oral Maxillofac Surg* **58**: 1419, 2000

Sandmeier D, Bouzourene H. Necrotizing sialometaplasia. a potential diagnostic pitfall. *Histopathology* **40**: 200, 2002

Seifert G, Miehike A, Haubrich J, Chilla R. *Diseases of the Salivary Glands. Pathology – Diagnosis – Treatment – Facial Surgery*. Stuttgart/New York: Georg Thieme Verlag, 1986

Sneige N, Batsakis JG. Necrotizing sialometaplasia. *Ann Otol Rhinol Laryngol* **101**: 282, 1992

37. Lesões Proliferativas e Não-neoplásicas

Apisarnthanarax P. Granular cell tumor. An analysis of 16 cases and review of the literature. *J Am Acad Dermatol* **5**: 171, 1981

Da mm DD, Cibull ML, Geissler RH, *et al*. Investigation into the histogenesis of congenital epulis of the newborn. *Oral Surg* **76**: 205, 1993

Darski K, Stoll HL Jr. Cutaneous horn arising in chronic discoid lupus erythematosus. *Arch Dermatol* **121**: 837, 1985

De la Monte SM, Radowsky M, Hood AF. Congenital granular-cell neoplasms. An unusual case report with ultrastructural findings and a review of the literature. *Am J Dermatopathol* **8**: 57, 1986

Eversole LR, Rovsin S. Reactive lesions of the gingiva. *J Oral Pathol* **1**: 30, 1972

Fuhr AA, Krogh PHJ. Congenital epulis in the newborn. *J Oral Surg* **26**: 61, 1972

Giansanti JS, Waldron CA. Peripheral giant cell granuloma. Review of 720 cases. *J Oral Surg* **27**: 787, 1969

Henefer EP, Abaza NA, Anderson SP. Congenital granular-cell epulis. *Oral Surg* **57**: 515, 1979

Katsikeris N, Kakarantza E, Angelopoulos A. Peripheral giant cell granuloma. Clinicopathologic study of 224 new cases and review of 956 reported cases. *Int J Oral Maxillofac Surg* **17**: 94, 1988

Lack EE, Worsham GF, Callihan MD, *et al*. Gingival granular cell tumors of the newborn (congenital "epulis"). A clinical and pathology study of 21 patients. *Am J Surg Pathol* **5**: 37, 1981

Lifshitz MS, Flotte TJ, Greco MA. Congenital granular cell epulis. Immunohistochemical and ultrastructural observations. *Cancer* **53**: 1845, 1984

Reis LT, Perini MO, DoRosario M, *et al*. Cutaneous horn on the glans. *Int J Dermatol* **17**: 410, 1978

Rohrer MD, Young SK. Congenital epulis (gingival granular cell tumor). Ultrastructural evidence of origin from pericytes. *Oral Surg* **53**: 56, 1982

Samant A, Malick CP, Chabra S, *et al*. Gingivitis and periodontal disease in pregnancy. *J Periodontol* **47**: 419, 1976

Schwartz RA, Stoll HL Jr. Cutaneous horn. In. Fitzpatrick TB, Eisen AZ, Wolff K, *et al*. (eds.) *Dermatology in General Medicine* (3rd ed.) New York: McGraw Hill, 1987, p. 736

Vilmann A, Vilmann P, Vilmann H. Pyogenic granuloma. Evaluation of oral conditions. *Br J Oral Maxillofac Surg* **24**: 376, 1986

Welbury RR. Congenital epulis of the newborn. *Br J Oral Surg* **18**: 238, 1980

38. Lesões Não-neoplásicas dos Maxilares

Carillo R, *et al*. Benign fibroossous lesions in Paget's disease of the jaws. *Oral Surg* **71**: 588, 1991

Mangion J, Rahman N, Edkins S, *et al*. The gene for cherubism maps to chromosome 4p16.3. *Am J Hum Genet* **65**: 151, 1999

Peters WJW. Cherubism: a study of twenty cases from one family. *Oral Surg* **47**: 307, 1979

Pierce AM, Sampson WJ, Wilson DF, Goss AN. Fifteen year follow-up of a family with inherited fibrous dysplasia. *J Oral Maxillofac Surg* **34**: 780, 1996

Smith BJ, Eveson JW. Paget's disease of bone with particular reference to dentistry. *J Oral Pathol* **10**: 233, 1981

Vaillant JM, Romzin P, Divaris M. Cherubism: findings in three cases in the same family. *J Craniomaxillofac Surg* **17**: 345, 1989

Van der Waal I. *Diseases of the jaws. Diagnosis and Treatment.* Copenhagen: Munksgaard, 1991

Waldron CA. Fibro-osseous lesions of the jaws. *J Oral Maxillofac Surg* **43**: 249, 1985

Waldron CA, Giansanti JS. Benign fibro-osseous lesions of the jaws, part I. Fibrous clysplasia of the jaws. *Oral Surg Oral Med Oral Pathol* **35**: 190, 1973

Zobar Y, Grausbord R, Shabtai F, Talmi Y. Fibrous dysplasia and cherubism as a hereditary familial disease. *J Craniomaxillofac Surg* **17**: 340, 1989

39. Tumores Odontogênicos

Buchner A. The central (intraosseous) calcifying odontogenic cyst: an analysis of 215 cases. *J Oral Maxillofac Surg* **49**: 330, 1991

Corio RL, Goldblatt LI, Edwards PA, *et al*. Ameloblastic carcinoma: a clinicopathologic study and assessment of eight cases. *Oral Surg* **64**: 570, 1987

Daley TD, Wysocki GP, Pringle GA. Relative incidence of odontogenic tumors and jaws cysts in a Canadian population. *Oral Surg Oral Med Oral Pathol* **77**: 276, 1994

Franklin CD, Pindborg JJ. The calcifying epithelial odontogenic tumor. A review and analysis of 113 cases. *Oral Surg* **42**: 753, 1976

Friedricb RE, Siegert J, Donath K, Jäkel KT. Recurrent ameloblastic fibro-odontoma in a 10-year-old boy. *J Oral Maxillofac Surg* **59**: 1362, 2001

Gorlin RJ, Pindborg JJ, Clausen FP, Vickers RA. The calcifying odontogenic cyst – a possible analogue of the cutaneous calcifying epithelioma of Malherbe. An analysis of fifteen cases. *Oral Surg* **15**: 1235, 1962

Houston GD, Fowler CB. Extraosseous calcifying epithelial odontogenic tumor. Report of two cases and review of the literature. *Oral Surg Oral Med Oral Pathol Oral Radial Endod* **93**: 577, 1997

Johnson A, Fletcher M, Gold L, Chen SY. Calcifying odontogenic cyst: a clinicopathologic study of 57 cases with immunohistochemical evaluation for cytokeratin. *J Oral Maxillofac Surg* **55**: 679, 1997

Kim SG, Jang HS. Ameloblastoma. A clinical, radiographic and histopathologic analysis of 71 cases. *Oral Surg Oral Med Oral Pathol Oral Radiol Endod* **91**: 649, 2001

Kimura A, Hasegawa H, Satou K, Kitamura Y. Odontogenic myxoma showing active epithelial islands with microcystic features. *J Oral Maxillofac Surg* **59**: 1226, 2001

Lau SK, Ticleman H, Wu PC. Ameloblastic carcinoma of the jaws: a report of two cases. *Oral Surg Oral Med Oral Pathol Oral Radial Endod* **85**: 78, 1998

Mosqueda-Taylor A, Ledesma-Montes C, Caballero-Sandoval S, *et al*. Odontogenic tumors in Mexico. A collaborative retrospective study of 349 cases. *Oral Surg Oral Med Oral Pathol Oral Radial Endod* **84**: 398, 1997

Nakamura N, Higuchi Y, Mitsuyasu T, *et al*. Comparison of long-term results between different approaches to ameloblastoma. *Oral Surg Oral Med Oral Pathol Oral Radiol Endod* **93**: 13, 2002

Oygür T, Dolanmaz D, Tokman B, Bayraktar S. Odontogenic myxoma containing osteocement-like spheroid bodies. report of a case with an unusual histopathological feature. *J Oral Pathol Med* **30**: 504, 2001

Philipsen HP, Reichart PA, Praetorius F. Mixed odontogenic tumours and odontomas: consideration on interrelationship. Review of the literature and presentation of 134 new cases of odontomas. *Eur J Cancer Oral Oncol* **33B**: 86, 1997

Philipsen HP, Reichart PA. Calcifying epithelial odontogenic tumour: biological profile on 181 cases from the literature. *Oral Oncol* **36**: 17, 2000

Pindborg JJ. The calcifying epithelial odontogenic tumor. Review of literature and report of an extra-osseous case. *Acta Odontol Scand* **24**: 419, 1966

Praetorius F, Hjorting-Hansen E, Gorlin RJ, Vickers RA. Calcifying odontogenic cyst: range, variations and neoplastic potential. *Acta Odontol Scand* **39**: 227, 1981

Reichart PA, Philipsen HP, Sonner S. Ameloblastoma: biological profile of 3677 cases. *Eur J Cancer B Oral Oncol* **31B**: 86, 1995

Sumi Y, Miyaishi O, Ito K, Ueda M. Magnetic resonance imaging of myxoma in the mandible: a case report. *Oral Surg Oral Med Oral Pathol Oral Radiol Endod* **90**: 671 2000

Toida M. So-called calcifying odontogenic cyst: review and discussion on the terminology and classification. *J Oral Pathol Med* **27**: 49, 1998

Índice

Os números indicados em **negrito** correspondem às ilustrações.

A

abcesso
    periodontal, 114, **115**
    peritonsilar, 182, **183**
    tecidos moles bucais, 180, **181**
abcesso peritonsilar, 182, **183**
acantose nigricans
    benigna, 28, **28 – 29**
    maligna, 28, 274, **275**
acantose nigricans maligna, 28, 274, **275**
acantose nigricans benigna, 28, **28–29**
acrodermatite enteropática, 274, **275**
acromegalia, 310, **311**
actinomicose, 198, **199**
Actinomyces israelii, 198
adenocarcinoma de células claras, 340, **341**
adenocarcinoma polimórfico de baixo grau, 340, **341**
adenocarcinoma, 340, **340–341**
    células claras, 340, **341**
    polimórfico de baixo grau, 340, **341**
adenolinfoma, 392
adenoma
    células basais, 394, **395**
    pleomórfico, 390, **391–393**
        maligno, 338, **339**
    sebáceo, 382, **383**
    sebáceo, 40, **41**
adenoma de células basais, 394, **395**
adenoma pleomórfico, 390, **391–393**
    maligno, 338, **339**
adenoma sebáceo, 382, **383**
agenesia das glândulas salivares maiores, 12, **13**
agenesia das glândulas salivares maiores, 12, **13**
agenesia de glândula salivar maior, 12, **13**
síndrome de Mikulicz, **398**
ver também glândula parótida; glândula submandibular
agranulocitose genética infantil, 280
agranulocitose, 282, **283**
    infantil genética, 280
AIDS *ver* síndrome da imunodeficiência adquirida
    síndrome
alterações dos hormônios sexuais, 308
alterações nutricionais, 302–305
alterações por deficiência vitamínica, 302–305
    deficiência de vitamina B2, 302
    escorbuto, 304, **305**
    pelagra, 302, **303**
alterações, 396–399
alvéolo seco, 176, **178**
amálgama
    estomatite de contato, 110, **111**
    tatuagem, 96, **97**
amálgama dentário
    estomatite por contato, 110, **111**
    tatuagem por amálgama, 96, **97**

ameloblastoma, 410, **411**
amiloidose secundária, 290
amiloidose sistêmica primária, 290, **290–291**
amiloidose, 290, **290 – 291**
    secundária, 290
    sistêmica primária, 290, **290 – 291**
anemia
    aplástica, 284, **285**
    perniciosa, 278, **279**
    por deficiência de ferro, 278, **279**
anemia aplástica, 284, **285**
anemia perniciosa, 278, **279**
angina bolhosa hemorrágica, 64, **65**
angioedema, 90, **91–92**
angioedema, **92**
    cancro bucal, **177**
    carcinoma
        de células acinares, 336, **337**
        de células fusiformes, **335**
angiofibromas, facial, em tuberose esclerosa, **41**
angiosteoipertrofia, 42
anodontia, em displasia hipoidrótica ectodérmica, 20, **22**
anomalias de desenvolvimento, 4–15
anquiloglossia, 6, **7**
antimaláricos, pigmentações e, 94, **94**
arriboflavinose, 302, **303**
Aspergillus, 210
aspergilose, 210, **211**
atrofia
    do rebordo alveolar, 62, **63**
    ver também hemiatrofia
atrofia do rebordo alveolar dos maxilares, 62, **63**
aumento de volume relacionado à ciclosporina, 88, **89**
azatioprina, pigmentação induzida por, 94, **95**
azatioprina, úlcera induzida por, 84, **85**

B

balanite dos plasmócitos, 134
balanite plasmocitária, 134
basocelular, 336, **336–337**
    síndrome do carcinoma basocelular nevóide, 36–38, **37–39**
    células fusiformes, 334, **335**
    espinocelular, 166, 328, **328–333**
        adenóide, 334, **334**
        epidermólise bolhosa distrófica e, **326**
        fibrose submucosa e, **325**
        glossite atrófica e, **325**
        líquen plano e, **327**
        xeroderma pigmentoso e, **327**
    in situ, líquen plano e, **327**
    linfoepitelial, 334, **335**
    metastático, **350–351**
    mucoepidermóide, 336–338, **337–338**
    ver também adenocarcinoma

verrucoso, **21**, 332, **333**
Blastomices dermatitidis, 206
blastomicose
    norte-americana, 206, **207**
    sul-americana, 208
blastomicose norte-americana, 206, **207**
blastomicose sul-americana, 208
blefarite em disceratose congênita, **21**
boca com cabelo, 4, **5**
bolha traumática, 56, **56**
bolha, **31**, 248, **249**
    hemorrágica, **255, 264, 291**
    traumática, 56, **56**
    ver também penfigóide; pênfigo

C

cancro oral, 176, **177**
cancro, 186, **187**
cancróide, 192, **194**
candida – síndrome endocrinopática, 206, **207**
Candida albicans, 200, 322
    estomatite protética, 60, 202, **205**
    glossite romboidal mediana, 120, 202, **204**
    língua pilosa, 122
    queilite angular e, 158, 202, **204**
    ver também candidíase
candidíase eritematosa, 158, **159**, 200–202, **202–203**
candidíase leucoplásica, 322, **323**
candidíase nodular, 202, **203**
candidíase pseudomembranosa, 158, **158**, 200, **200–201**
candidíase, 200–206
    bucal primária, 200–202
    eritematosa, 158, **159**, 200–202, **202–203**
    infecção por HIV e, 158, **158–159**, 200
    mucocutânea crônica, 204, **205**
    nodular, 202, **203**
    pseudomembranosa, 158, **158**, 200, **200 – 201**
    secundária, 204–206
    ver também Candida albicans
carcinoma
    adenóide cístico, 338, **339**
    ameloblástico, 410, **411**
    células acínicas, 336, **337**
carcinoma adenóide cístico, 338, **339**
carcinoma ameloblástico, 410, **411**
carcinoma basocelular, 336, **336–337**
carcinoma de células acinares, 336, **337**
carcinoma de células fusiformes, 334, **335**
carcinoma espinocelular adenóide, 334, **334**
carcinoma espinocelular, 166, 328, **328–333**
    adenóide, 334, **334**
    epidermólise bolhosa distrófica, **326**
    fibrose submucosa e, **325**

glossite atrófica e, 325
líquen plano e, 327
xeroderma pigmentoso, 327
carcinoma linfepitelial, 334, **335**
carcinoma mucoepidermóide, **337–338**
carcinoma verrucoso, **21**, 332, **333**
carotenemia, 304, **305**
caxumba, 152, **153**
celulite bucal, 184, **185**
ceratoacantoma, 4, 366, **368**
cirrose biliar primária, **234**, 242, 243
cistadenoma papilar linfomatoso, 392, **393**
cisto da fenda branquial, **139**
cisto da papila palatina, 142, **142**
cisto de erupção, 140, **141**
cisto dermóide, 138, **139**
cisto do duto tireoglosso, 142, **143**
cisto epidérmico, **140**
cisto linfepitelial, 138, **139**
cisto mucoso, 136
cisto nasolabial, 142, **143**
cisto odontogênico calcificante, 412–414, **413**
cistos
 da fenda branquial, **139**
 da papila palatina, 142, **142**
 de tecidos moles, 136–143
 dermóide, 138, **139**
 do duto tireoglosso, 142, **143**
 epidermóide, **140**
 erupção, 140, **141**
 gengival
  do adulto, 140, **141**
  do recém-nascido, 140, **141**
 linfoepitelial, 138, **139**
 mucoso, 136
 nasolabial, 142, **143**
 odontogênico calcificante, 412–414, **413**
cistos de tecidos moles, 136–143
cloroquina, pigmentações e, 94, **94**
com infecção pelo HIV, 158, **159**, 202
 contato, 132, **133**
 esfoliativa, 132, **133**
 glandular, 132, **133**
 granulomatosa (Miescher), 134, **135**, 216
 induzida por drogas, **170**
 induzida por retinóide, 94, **95**
complexo relacionado a AIDS (ARC), 157
condições cancerizáveis, 324–327
condiloma acuminado, 154, **155**
 infecção pelo HIV e, 160, **161**
condiloma plano, 190, **191**
condroma, 370
 de tecidos moles, 370, **371**
condrossarcoma, 348, **348**
conjuntivite,
 na doença de Behçet, **225**
 na síndrome de Reiter, **227**
 na síndrome mucocutânea do lifonodo, **273**
 ne pênfigo paraneoplásico, **255**
 no eritema multiforme, **245**
 no penfigóide cicatricial, **256**
corno
 cutâneo, 382, **383**
 mucoso, 382, **383**
corno mucoso, 382, **383**
corpo estranho, 100, **101**
crioglobulinemia, 238, **239**

criptococose, 210, **211**
Cryptococcus neoformans, 210
cunilíngua, úlcera do freio lingual e, 58, **60**

D

deficiência de ferro
 anemia, 278, **279**
 disfagia, 324
deficiência de plasminogênio, 286, **287**
deficiência de plasminogênio, **287**
deficiência de proteínas, 304, **305**
deficiência do ácido nicotínico, 302
dente
 decíduo, perda prematura do
  síndrome de Papillon-Lefèvre, 26, **27**
 displásico, na epidermólise bolhosa, 30, **33**
 Hutchinson, **193**
 incontinência pigmentar, **49**
 lesão induzida por radiação, **107**
 não-erupção em displasia cleidocraniana displasia, **45**
dentes de Hutchinson, **193**
deposição de chumbo, 96, **97**
deposição de grafite, 98, **99**
deposição por bismuto, 96, **97**
deposição por prata, 98, **98**
depósitos metálicos, 96–99
dermatite
 herpetiforme, 262, **262–263**
 peribucal, 274, **277**
 por lamber os lábios, 274, **276**
dermatite perioral, 274, **277**
dermatite por lamber os lábios, 274, **276**
dermatomiosite, 234, **235**
desordens hematológicas, 278–287
devida à pressão negativa, 62, **63**
diabete melito, 306, **307**
disceratoma verrucoso, 276, **277**
disceratoma, verruga, 276, **277**
disceratose
 congênita, 20, **20–21**
 folicular, 28, **29**
 intra-epitelial benigna hereditária, 16, **17**
disceratose intra-epitelial benigna hereditária, 16, **17**
displasia
 cleidocraniana, 44, **45**
 condroectodérmica, 34, **35**
 fibrosa, 406, **407**
 hipoidrótica ectodérmica, 20, **21–22**
 odonto-onicodérmica, 22, **23**
displasia cleidocranial, 44, **45**
displasia condroectodérmica, 34, **35**
displasia ectodérmica hipoidrótica, 20, **21–22**
displasia fibrosa, 406, **407**
displasia odonto-onicodérmica, 22, **23**
distúrbios neurológicos com HIV, 168, **168**
 infecção, 168, **168**
doença da iga linear, 258, **259**
doença das mãos, pés e boca, 150, **151**
doença de Addison, 306, **307**
doença de Behçet, 222–224, **223–225**
doença de Cannon, 16
doença de Cowden, 44, **45**
doença de Crohn, 216, **216–217**
doença de Cushing, 306
doença de Darier-White, 28

doença de Duhring-Brocq, 262
doença de Günther, 296
doença de Hailey-Hailey, 30
doença de Hand-Schüller-Christian, 298–300, **301**
doença de Kawasaki, 272
doença de Letterer-Siwe, 298, **299**
doença de Lyell, 246
doença de Osier-Rendu-Weber, 34
doença de Paget, 408, **409**
doença de Sutton, 220
doença de von Recklinghauser, 32, 372
doença de Waldeström, 362
doença de Zoon, 134
doença do armazenamento de glicogênio tipo1B, 292–294, **293–294**
doença do enxerto *versus* hospedeiro, 240, **241**
doença do tecido conjuntivo misto (MCTD), 236, **237**
doença periodontal, 112–119
 abcesso, 114, **115**
 e infecção por HIV, 162
 fístula, 116, **117**
doença renal, 288–289
doenças auto-imunes, 230–243
doenças crônicas granulomatosas, 26, **27**
doenças de pele, 244–277
doenças do sistema nervoso periférico, 312–315
doenças endócrinas, 306–311
doenças genéticas, 16–53
doenças granulomatosas, 214–219
doenças metabólicas, 290–301
doenças não-neoplásicas dos maxilares, 406–409

E

edema
 angioneurótico, 90
 linfedema induzido por radiações, **107**
edema angioneurótico, 90
enterite regional, 216
enxerto de pele, 102, **103**
enxertos
 de mucosa, 102
 de pele, 102, **103**
enxertos de mucosa, 102
epidermólise bolhosa, 30–32
 adquirida, 262–264, **263–265**
 atrófica generalizada benigna, 30
 distrófica dominante, 30
 distrófica recessiva, 30, **32–33**
 juncional, 30
 simples, 30, **31**
epitelial focal, 156, **156**, 160
epulis fissurada, 60, **61**
epulis granulomatosa, 402
equimoses, induzidas por anticoagulantes, **93**
erisipela, 180, **181**
 induzida por radiação, **105**
 linear da gengiva, infeção do HIV e, 162, **163**
 multiforme, 244, **245**
  induzida por drogas, **169**
  maior, 246
eritroleucoplasia, 356, **357**
eritroplasia bucal, 322

eritroplasia, 322, **322–323**
   de Queirat, 322
escarlatina, 180
esclerodermia, 232–234, **232–235**
esclerose
   sistêmica progressiva, 232, **232–233**
   tuberosa, 40, **41**
esclerose sistêmica progressiva, 232, **232–233**
esclerose tuberculosa, 40, **41**
escorbuto, 304, **305**
escroto, úlcera na doença de Behçet, **224**
espasmo ipsilateral do masseter, 314, **315**
espinocelular, **325, 326, 327, 328, 330, 334**
espinocelular, **327, 332–333**
   cancróide, **194**
   cistos
      epidérmico, **140**
      mucocele, **137**
   condiloma acuminado, **155**
   corno cutâneo, **383**
   crioglomulinemia, **239**
   dermatites
      herpetiforme, **263**
      por lamber os lábios, **276**
   doença de Crohn, **217**
   doenças do, 130–135
   duplo, 10, **11**
   eritema multiforme, **245**
   fibrose cística, **298**
   fissura, 6, **7**
   fossetas congênitas, 4, **5**
   fossetas na comissura, 6, **6**
   leishmaniose cutânea, **213**
   lesão do fumante de cigarro, 78, **79**
   lúpus eritematoso discóide, **231**
   queimadura por eletricidade, **81**
espiroqueta vincent, 176
estomatite
   alérgica
      gonocóccica, 94, **195**
      herpética secundária, 144, **145**
      herpetiforme, 222
      induzida por antibióticos, 82, **83**
      induzida por ouro, 82, **83**
      induzida por resina acrílica, 108, **109**
      induzida por eugenol, 108, **109**
      induzida por rolo de algodão, 60, **61**
      medicamentosa, 82, **83**
   por contato
      amálgama dentário, 110, **111**
      canela, 110, **111**
   por dentadura, 60, **61,** 62, 202, **205**
   úlcerada crônica, 264, **265**
estomatite alérgica
   provocada por eugenol, 108, **109**
   provocada por resina acrílica, 108, **109**
estomatite de contato por canela, 110, **111**
estomatite gonocócica, 194, **195**
estomatite herpética secundária, 144, **145**
estomatite induzida pelo ouro, 82, **83**
estomatite nicotínica, 76, **77**
estomatite por rolo de algodão, 60, **61**
estomatite protética, 60, **61,** 62, 202, **205**
estomatite ulcerativa crônica, 264, **265**
estomatite ulcerativa necrosante, 174, **175**
   infecção pelo HIV e, 164, **164**
estomatite urêmica, 288, **288–289**
estomatites, induzidas por antibiótico, 82, **83**

estrias de Wickham, 266
eugenol
   estomatite alérgica e, 108, **109**
   queimadura, 66, **67**
exostose
   múltiplas, 12, **12**
   tórus mandibular, 10
   tórus palatino, 10
exostose múltipla, 12, **12**

F

familial benigno, 31
   anemia perniciosa, **279**
   deficiência protéica, **305**
   enxerto de pele, **103**
   esclerose sistêmica progressiva, **233**
   escrotal, 122
   estomatite induzida por antibiótico, **83**
      medicamentosa, **83**
      urêmica, **289**
   febre escarlate e, **181**
   infecção estafilocócica, **179**
   injúria induzida por radiação, **105**
   psoríase, **271**
   Schwannoma, **373**
   síndrome de Plummer-Vinson, **279, 324**
   síndrome de Sjögren, **237**
faringite
   gonocócica, 194
   linfonodular aguda, 150, **150**
faringite linfonodular aguda, 150, **150**
febre escarlate, 180, **181**
febre uveoparotídea, 214
felação, lesões bucais, 58, **59**
fenda facial oblíqua, 8, **9**
fenda labial, 6, **7**
fenda palatina, 6, 7, 8, **8**
fibroma de células gigantes, 368, **369**
fibroma ossificante periférico, 368, **369–370**
fibroma periungual na esclerose tuberosa, **41**
fibroma, 368, **369**
   de células gigantes, 368, **369**
   ossificante periférico, 368, **369–370**
   periungual, na esclerose tuberosa, **41**
fibromatose gengival, 16, **17**
fibrosa por dentadura, 60
fibrose
   cística, 298, **298–299**
   submucosa, 324–326, **325**
fibrose cística, 298, **298–299**
fibrose submucosa, 324–326, **325**
fibrossarcoma, 342, **343**
ficormicose, 208
fissura
   de língua, 122, **123**
   labial mediana, 130, **131**
fissura da comissura labial PIT, 6, **6**
fissura labial congênita, 4, **5**
fissura mediana, 130, **131**
fístula
   cisto tireoglosso e, 142, **143**
   extrabucal, induzida por radiação, **107**
   granuloma, 402, **403–404**
   periodontal, 116, **117**
   tuberculose e, **196**
flebólito, 98, **99**
flebólitos, **99**

fossetas labiais
   congênitas, 4, **5**
   nas comissuras, 6, **6**
freio
   anquiloglossia e, 6
   úlcera lingual após cunilíngua, 58, **60**
freios múltiplos hiperplásicos, 46, **47**

G

gengiva
   agranulocitose, **283**
   aumento de volume
      e eritroleucemia, **357**
      e leucemia, **353–354, 355–356**
      induzido por ciclosporina, 88, **89**
      induzido por felodipina, **91**
      induzido por fentoína, 88, **89**
      induzido por nifedipina, 90, **91**
   carcinoma
      espinocelular, **330**
      metastático, **351**
   cisto
      do adulto, 140, **141**
      do recém-nascido, 140, **141**
   deposição de bismuto, **97**
   dermatite herpetiforme, **263**
   disceratose folicular, **29**
   doença de Hand-Schüller-Christian, **301**
   eritema linear na infecção pelo HIV, 162, **163**
   fibromatose, 16, **17**
   granuloma
      gravídico, **402**
      piogênico, **400**
   granulomatose bucofacial, **219**
   hemangioma, **379**
   hepatite lupóide, **243**
   herpes zoster, **149**
   hiperceratose, 24, **25**
   leiomiossarcoma, **343**
   leucoplasia, **320**
   linfoma de Burkitt, **167, 361**
   macroglobulinemia, **363**
   matéria alba, 98, **99**
   mieloma múltiplo, **365**
   pigmentação, **3**
   placas mucosas, **188, 189**
   plasmocitoma, **365**
   sarcoma de Kaposi, **166, 344**
   síndrome de Hurler, **295**
   síndrome de Melkersson-Rosenthal, **218**
   tumor odontogênico epitelial calcificante, **413**
gengival
   induzida por ciclosporina, 88, **89**
   induzida por felodipina, **91**
   induzida por fenantoína, 88, **89**
   induzida por nifedipina, 90, **91**
gengivite descamativa e, 118, **119,** 256
gengivite descamativa, 118, **119**
   doença da IgA linear e, **259**
   estomatite crônica ulcerativa, **265**
   líquen plano e, **268**
   pênfigo vulgar e, 118, **119**
   penfigóide bolhoso e, 118, **119,** 261
   penfigóide cicatricial, 118, **119,** 256
gengivite induzida por placa bacteriana, 112, **113**
gengivite plasmocitária, 116, **117**

gengivite ulcerativa necrosante, 174, **175**
  infecção pelo HIV e, 164, **164**
gengivites
  de células plasmáticas, 116, **117**
  descamativa, 118, **119**
    e doença da IgA linear, **259**
    e estomatite ulcerativa crônica, **265**
    e líquen plano, **268**
    e pênfigo vulgar, 118, **119**
    e penfigóide bolhoso, 118, **119, 261**
    e penfigóide cicatricial, 118, **119, 256**
  durante a gravidez, 308, **309**
  e respirador bucal, 116, **117**
  induzida por placa, 112, **113**
  ulcerativa necrotizante, 174, **175**
    e infecção pelo HIV, 164, **164**
gengivoestomatite
  estreptocócica, 178, **179**
  herpética primária, 144, **145**
  ver também estomatites
gengivoestomatite herpética primária, 144, **145**
geográfica, 120, **121–123**
  na síndrome de Down, **53**
  anemia por deficiência de ferro, **279**
  doença da IgA linear, **259**
  doença do enxerto *versus* hospedeiro, **241**
  doença por acúmulo de glicogênio 1b, **294**
  fibroma de células gigantes, **369**
  gengivoestomatite herpética primária, **145**
    estreptocócica, **179**
  glossite
    atrófica, 192, **193**
    intersticial, 192, **193**
  glossodinia, 126, **126**
  granuloma piogênico, **401**
  hemangioma, **379**
    na síndrome de Maffucci, **40**
  hematoma, **289**
    induzida por anticoagulantes, **93**
  hemiatrofia, 14, **15**
  leiomioma, **375**
  lepra, **198**
  leucoplasia pilosa, infecção pelo HIV e, **161–162**
  leucoplasia, **316–317, 319, 320**
    candidíase, 322, **323**
  linfangioma, **380–381**
  lipoma, **372**
  líquen plano, **267, 269**
  mucocele, **137**
  paralisia do nervo hipoglosso, 312, **313**
  pêlo, **5**
  pilosa, 122, **123–124**
  proteinose lipóide, **293**
  síndrome de Melkersson-Rosenthal, **217**
  síndrome do linfonodo mucocutâneo, **273**
  telangiectasia hemorrágica hereditária, **35**
  tumor de células granulosas, **377**
glândula parótida
  adenoma pleomórfico, **393**
  caxumba, 152, **153**
  epidêmica, 152
  parotidite
  sialadenose, **399**
  supurativa aguda, 182, **183**

ver também glândula salivar
glândula salivar
  adenocarcinoma, 340
  carcinoma
    adenóide cístico, 338
    células acinares, 336
    mucoepidermóide, 336
glândula submandibular
  aumento de volume na síndrome de Sjögren, **237**
  sialadenite aguda, 182, **183**
  sialolito, **397**
  ver também glândula salivar
glossite atrófica, 192, **193**
  na sífilis terciária, 324, **325**
glossite intersticial, 192, **193**
glossite migratória benigna, 120
glossite plasmocitária, 124, **125**
glossite romboidal mediana, 120, **121,** 202, **204**
glossites
  atrófica, 192, **193**
    na sífilis terciária, 324, **325**
  de células plasmáticas, 124, **125**
  intersticial, 192, **193**
  migratória benigna, 120
  romboidal mediana, 120, **121,** 202, 204
glossodinia, 126, **126**
goma, 190, **191**
gonorréia, 194
granuloma
  e fístula, 402, **403–404**
  eosinofílico, 64, 300, **301**
  maligno, 360, **361**
  periférico de células gigantes, 404, **405**
granuloma eosinófilo, 64, 300, **301**
granuloma periférico de células gigantes, 404, **405**
granuloma piogênico, 400, **400–401**
granuloma piogênico, **401**
granuloma pós-exodontia, 402, **403**
granuloma, 360, **361**
  adenoma pleomórfico, 338, **339**
  melanoma, 346, **347**
granulomatose
  bucofacial, 218, **219**
  de Wegener, 228, **229**
granulomatose bucofacial, 218, **219**
granulomatose bucofacial, **219**
granulomatose de Wegener, 228, **229**
granulos de Fordyce, 4, **5**
gravidez
  gengivite durante, 308, **309**
  granuloma, 308, **311,** 402, **402**
gravídico, 308, **311,** 402, **402**

H

Haemophilus ducreyi, 192
hemangioendotelioma, 344, **345**
hemangioma capilar, 378, **378**
hemangioma cavernoso, 378, **379**
hemangioma epitelióide, 378, **379**
hemangioma, 378, **378–379**
  bucal
    na síndrome de Klippel-Trénaunay-Weber, 42, **44**
    na síndrome de Sturge-Weber, 42, **43**
  capilar, 378, **378**
  cavernoso, 378, **379**
  e flebólitos, 98, **99**

epitelióide, 378, **379**
facial
  na síndrome de Klippel-Trénaunay-Weber, 42, **43**
  na síndrome de Sturge-Weber, 42, **42**
lingual na síndrome de Maffucci, **40**
hemangioma, **99**
  epitelióide, **379**
hemangiopericitoma, 346, **346**
hematoma
  facial, 14, **14**
  induzido por anticoagulantes, **93**
  lingual, 14, **15**
  ver também atrofia
hematoma traumático, 56, **57**
hemiatrofia facial, 14, **14**
hemocromatose, 296, **297**
hepatite lupóide, 242, **243**
herpangina, 148, **149**
herpes da gravidez, 260
herpes labial, 146, **146–147**
  e infecção pelo HIV, **160**
herpes zoster, 146–148, **147–149**
  com infecção pelo HIV, 160
hialinose mucosa e cutânea, 292
higroma cístico, 381, **381**
hipeplasia verrucosa, **367**
hiperceratose
  da palma das mãos, **25**
  da sola dos pés, **25, 27**
  gengival, **25**
hiperceratose palmar, **25**
hiperceratose plantar, **25, 27**
hipercortisolemia, 306, **307**
hiperparatireoidismo primário, 308, **309**
hiperplasia angiolinfóide com eosinofilia, 378
hiperplasia epitelial focal, 156, **156,** 160
hiperplasia fibrosa por prótese, 60
hiperplasia gengival induzida por fenitoína, 88, **89**
hiperplasia gengival, induzida por felodipina, **91**
hiperplasia gengival, nifedipina induzida, 90, **91**
hiperplasia papilar do palato, 62, **62,** 202, **203**
hiperplasia verrucosa, 366, **367**
hipertelorismo ocular, **37**
hipertelorismo ocular, na síndrome dos carcinomas basocelulares nevóides, **37**
hipertrofia
  das papilas circunvaladas, 126, **127–128**
  das papilas foliáceas, 126, **127**
  das papilas fungiformes, 128, **129**
hipertrofia das papilas circunvaladas, 126, **127–128**
hipofosfatasia, 18, **19**
hipoplasia dérmica focal, 46, **47**
hipoplasminogenemia, 286
hipotireoidismo, 308, **309**
  congênito, 308
  primário, 308, **309**
  secundário, 308
  terciário, 308
histiocitoma
  fibroso benigno, 376, **377**
  fibroso maligno, 344, 345
histiocitose das células de Langerhans, 298–300
histiocitose X, 298

Histoplasma capsulatum, 206
histoplasmose, 206, **207**

I

incontinência pigmentar, 48, **48–49**
induzida por azatioprina, 94, **95**
　bucal normal, 2, **3**
　hemocromatose, 296, **297**
　incontinência pimentar, **48**
　melanose do fumante, **79**
　ocular na síndrome de Klippel-Trénaunay-Weber, 42
　ver também nevo
infecção bacteriana, 174–199
　ver também infecção específica
infecção estafilocócica, **179**
infecção estreptocócica
　erisipelas, 180, **181**
　febre escarlate, 180, **181**
　gengivoestomatite, 178, **179**
　úlcera aftosa recorrente e, 220
infecção fúngica, 200–211
　com infecção pelo HIV, 158
　ver também infecções específicas
infecção pelo HIV, 157–173
　distúrbios neurológicos, 168
　e condiloma acuminado, 154
　infecções, 158–164
　lesões de causa desconhecida, 172–173
　lesões induzidas por drogas, 168–171
　neoplasias, 164–167
　pigmentação induzida pela azidotimidina, 94
infecção por estafilococo, 178, **179**
infecção por protozoários, 212–212
infecção por *pseudomonas,* **165**, 184, **185**
infecção viral, 144–173
infecções por *Klebsiella*, 184, **185**
insuficiência adrenocortical, 306, **307**
intra-epitelial benigna hereditária
　disceratose, **17**
　cistadenoma papilar linfomatoso, **393**
　doença de Hodgkin, **358**
　estomatite
　　gonocócica, **195**
　　ulcerativa crônica, **265**
　　ulcerativa necrosante, **175**
　　urêmica, **288**
　granulomatose de Wegener, **229**
　lentigo maligno, **389**
　　melanoma, **347**
　leucoedema, **3**
　leucoplasia, **317, 319, 320**
　linha alba, 2
　lipoma, **371**
　líquen plano, **266, 267, 269**
　mancha mucosa, **189**
　mixoma, **373**
　molusco contagioso, **155**
　nevo
　　branco esponjoso, **17**
　　intramucoso, **385**
　papiloma, **367**
　paquiníquia congênita, **19**
　pênfigo, **249, 251**
　pioestomatite vegetante, **271**
　policitemia vera, **357**
　púrpura trombocitopênica, **285**
　sarcoma de Kaposi, **165**
　sífilis papular, **190**
　síndrome de Peutz-Jeghe, **37**
　síndrome de Reiter, **227**
　tuberculose, **195**
　úlcera, **27, 195, 229, 235**
　　aftosa, **223**
　verruga vulgar, **155**
irite na doença de Behçet, **225**

K

Kwashiorkor, 304

L

lábio duplo, 10, **11**
lábios
　adenoma sebáceo, **383**
　amiloidose, **291**
leiomioma, 374, **375**
leiomiossarcoma, 342, **343**
Leishmania, 212
leishmaniose cutânea, 212, **213**
lentigo maligno, 388, **389–390**
　melanoma, 346, **347**
lentigo maligno, **389–390**
lentigo simples, 384, **385**
lepra, 196, **197–198**
lesão induzida por cumarina, 92
lesão induzida por radiação, **105, 107**
lesão labial em fumante de cigarros, 78, **79**
lesão linfepitelial benigna, 238, **239**
lesão periférica de células gigantes, 404, **405**
lesões bucais induzidas por drogas, 82–95
　infecção pelo HIV e, 168–171
lesões bucais induzidas por penicilamina, 88, **89**
lesões bucais por fumo, 76–78
lesões cancerizáveis, 316–323
lesões induzidas pela heparina, 92
lesões induzidas por radiação, 104–106, **105–107**
lesões mecânicas, 54–65
lesões orais por agentes químicos, 66–75
lesões, induzidas por anticoagulante, 92, **93**
leucemia
　mielocítica aguda, **353**
　linfocítica crônica, **355**
leucemias, 352–356
　aguda, 352, **352–354**
　　linfocítica, **353**
　　mielocítica, **353, 354**
　　mielomonocítica, **353–354**
　crônica, 354, **355–356**
　　linfocítica, **355**
　　mielocítica, **356**
　eritroleucemia, 356, **357**
leucoedema, 2, **3**
leucoplasia bucal associada à sanguinária, 72, **73–74**
leucoplasia pilosa, 316
　e infecção pelo HIV, 160, **161–162,** 316
leucoplasia, 316–323, **316–323**
　associada à sanguinária, 72, **73–74**
　candidíase, 322, **323**
　　hiperplasica crônica, 202
　e glossite atrófica, **325**
　e síndrome de Plummer-Vinson, **324**
　homogênea, 316, **316–317**
　na disceratose congênita, 21
　pilosa, 316
　e infecção pelo HIV, 160, **161–162,** 316
　proliferativa verrucosa, 316, **318–319**
　salpicada, 316. **317, 320**
leucoplasia, **321**
linfangioma, 380, **380–381**
linfedema induzido por radiação, **107**
linfoma
　de Burkitt, **167**, 360, **360–361**
　na micose fungóide, 362
　não-Hodgkin, 358, **359**
　e infecção pelo HIV, 166, **167**
linfoma de Burkitt, **167**, 360, **360 – 361**
linfoma de Hodgkin, 166, **167**, 356, 358, **357–358**
linfoma não-Hodgkin, 358, **359**
　infecção pelo HIV, 166, **167**
língua
　acantose nigricans benigna, 28, **28**
　agranulocitose, **282**
　amiloidose, **291**
　anemia aplásica, **285**
　bífida, 8, **9**
　candidíase, **201, 202, 205, 207**
　　com infecção pelo HIV, **158, 159**
　carcinoma
　　linfoepitelial, **335**
　histiocitoma fibroso benigno, **377**
　penfigóide bolhoso, **260**
língua bífida, 8, **9**
língua crenada, 126, **127**
língua escrotal, 122
língua furred, 124, **125**
língua geográfica, 120, **121–123**
　na síndrome de Down, 53
língua pilosa, 122, **123–124**
língua presa, 6
linha alba, 2, **3**
lipodistrofia facial induzida por drogas, **171**
lipoma, 370, **371–372**
lipomatose da parótida induzida por drogas, **171**
líquen plano, 264–268, **265–269**
　como condição cancerizável, 326, **327**
lúpus eritematoso
　discóide (DLE), 230, **231**
　sistêmico (SLE), 230, **232**
lúpus eritematoso discóide (DLE), 230, **231**
lúpus eritematoso sistêmico (SLE), 230, **232**
lúpus vulgar, 196, **197**

M

macroglobulinemia, 362, **363**
macroglossia
　e acromegalia
　e hipotireoidismo primário, **309**
　e síndrome de Down, **53**
mácula melânica, 384, **384–385**
　melanótica de Hutchinson, 388
máculas sifilíticas, 186, **187**
malformação fibrosa de desenvolvimento, 12, **13**
maligna, 328–351
maloclusão na síndrome do carcinoma basocelular nevóide, **37**
manchas de Koplik, 152
mandíbula
　ameloblastoma, **411**
　condrossarcoma, **348**

granuloma periférico de células gigantes, **405**
granuloma pós-extração, **403**
osteoma, **39**
osteossarcoma, **349**
querubismo, **407**
masseter
  espasmo ipsilateral, 314, **315**
  hipertrofia, 14, **15**
masseterina, 14, **15**
matéria alba na gengiva inserida, 98, **99**
maxila
  doença de Paget, **409**
  granuloma periférico de células gigantes, **405**
  odontoma, **414**
melanina, 2
melanocitose oculodérmica, 388
melanocitose oculodérmica, 388
melanoma
  lentigo maligno, 346, **347**
  maligno, 346, **347**
  na síndrome de Werner, **53**
melanose
  ocular, **389**
  do fumante, 78, **79**
metastático, **350–351**
micose fungóide, 362, **363**
microstomia, **51**
mieloblastoma de células granulares, 376
mieloma múltiplo, 364, **365**
mioepitelioma, 392, **393**
mixoma, 372, **373**
  odontogênico, 412, **413**
molusco contagioso, 154, **155**
  e infecção pelo HIV, 160, **161**
mononucleose infecciosa, 152, **153**
mordiscamento crônico, 56, **57**
mucocele, 136, **137**
mucormicose, 208, **209**
mucosa alveolar
  ameloblastoma, **411**
  carcinoma
    espinocelular, **331**
    metastático, **351**
  cisto odontogênico calcificante, **413**
  dermatite herpetiforme, **263**
  disceratose folicular, **29**
  doença de Cowden, **45**
  esclerose tuberosa, **41**
  hiperplasia verrucosa, **367**
  histiocitoma fibroso maligno, **345**
  histoplasmose, **207**
  leucoplasia, **320**
  manchas mucosas, **189**
  melanoma, **347**
  sarcoma de Kaposi, **166**
  úlcera, **207**
mucosa bucal
  abcesso, 181
  actinomicose, **199**
  bolha, **31, 249, 255, 264**
    traumática, **56**
  carcinoma
    basocelular, **337**
    espinocelular, **331**
    in situ, **327**
    verrucoso, **333**
  condiloma acuminado e infecção pelo HIV, **161**

dermatomiosite, **235**
doença das mãos, pés e boca, **151**
doença de Addison, **307**
doença de Crohn, **216**
epidermólise bolhosa, **31**
  adquirida, **264**
eritroplasia, **323**
fibroma, **369**
grânulos de Fordyce, **5**
hemangioendotelioma, **345**
hemocromatose, **297**
hiperplasia epitelial focal, **156**
lúpus eritematoso discóide, **231**
mácula melânica, **385**
mordiscamento crônico, 46, **57**
penfigóide cicatricial, **255**
mucosa bucal
  plasmocitoma da, 364, **365**
  ver também mucosa alveolar, mucosa jugal
mucosite, 104
mycobacterium leprae, 196

N

na infecção pelo HIV, 164–167
necrose
  cancro oral, 176, **177**
  granuloma maligno, **361**
  palatino, devido à injeção, 62, **63**
necrose epidérmica tóxica, 246–248, **247–248**
necrose palatina induzida por injeção, 62, **63**
Neisséria gonorrhoeae, 194
neoplasias
neoplasias malignas, 328–351
  fibroistiocitoma, 344, **345**
neoplasias metastáticas, 350–351
nerofibroma, **373**
nervo facial
  paralisia periférica, 312, **313**
  paralisia, AIDS e, 168, **168**
neurilemoma, 372
neurofibroma, 372, **373**
neurofibromatose, 32–34, **33–34**, 372
  papilomas, em hipoplasia dérmica focal, **47**
  pelagra, **303**
  pênfigo, **249, 253**
neuroma traumático, 374, **374**
neuropatia trigeminal, e AIDS, 168
neutropenia
  cíclica, 280, **281**
  congênita, 280, **281**
nevo
  azul, 386, **387**
  branco esponjoso, 16, **17**
  composto, 386, **387**
  de Ota, 388, **388–389**
  intramucoso, 384, **385**
  juncional, 386, **387**
nevo azul, 286, **387**
nevo branco esponjoso, 16, **17**
nevo composto, 386, **387**
nevo de junção, 386, **387**
nevo intramucoso, 384, **385**
nicoradil–úlcera induzida, 86, **87**
nódulo de Bohn, 140
nódulos linfáticos

na doença de Hodgkin, **357**
na síndrome de Mikulicz, **398**
noma, 176, **177**

O

odontoma, 414, **414**
oligodontia
  na displasia odonto-onicodérmica, 22, **23**
  na incontinência pigmentar, **49**
osteíte
  alveolar, 176
  deformante, 408
osteíte alveolar, 176
osteoma de tecidos moles, 370, **371**
osteoma, 370
  mandíbula, **39**
  tecidos moles, 370, **371**
osteoradionecrose, 106
osteossarcoma, 348, **349**

P

palato
  adenoma
    de células basais, **395**
    pleomórfico maligno, **339**
    pleomórfico, **391**
  agranolocitose, **283**
  aspergilose, **211**
  blastomicose norte-americana, **207**
  candidíase, **201, 203**
    com infecção pelo HIV, **158, 159**
  carcinoma
    adenóide cístico, **339**
    espinocelular, **332**
    metastático, **350**
    mucoepidermóide, **337**
  carotenemia, **305**
  condiloma plano, **191**
  corpo estranho, **101**
  disceratoma Warty, **277**
  doença de Hand-Shüller-Christian, **301**
  doença de Letterer-Siwe, **299**
  doença mista do tecido conjuntivo, **237**
  equimose, induzida por anticoagulantes, **93**
  eritema, felação e, **59**
  erosão induzida por ouro, **83**
  estomatite herpética secundária, **145**
  fenda, 6, **7, 8, 8**
  fumador, 76
  goma, **191**
  granuloma maligno, **361**
  hemangioendotelioma, **345**
  hemangiopericitoma, **346**
  herpangina, **149**
  hiperplasia papilar, 62, **62, 202, 203**
  lentigo simples, **385**
  lepra, **197**
  lesão linfepitelial benigna, **239**
  lesões herpéticas, **147**
    em infecção pelo HIV, **160**
  leucemia e
    linfocítica aguda, **353**
    linfocítica crônica, **355**
  leucoplasia, **318**
  linfoma não-Hodgkin, **359**
  manchas mucosas, **188**
  melanoma, **347**

mioepitelioma, **393**
mononucleose infecciosa, **153**
mucocele, **137**
mucormicose, **209**
 na síndrome de Marfan, **51**
necrose induzida por injeção, 62, **63**
nevo
 azul, **387**
 composto, **387**
 de Ota, **389**
osteoma de tecidos moles, **371**
papiloma, **367**
penfigóide cicatricial, **255**
perfuração induzida por cocaína, 92, **93**
perfuração induzida por cocaína, 92, **93**
plasmocitoma, **365**
sarcoma de Kaposi, **344**
sialometaplasia necrotizante, **397**
sífilis macular, **187**
tumor marrom de células gigantes, **309**
úlceras
 aftosa, **221, 223**
 induzidas por drogas, **170**
 infecção pelo HIV e, **170, 173**
 adenocarcinoma, **340–341**
 de células claras, **341**
 polimórfico de baixo grau, **341**
faringite linfonodular aguda, **150**
papilas foliadas, hipertrofia, 126, **127**
papilas fungiformes, hipertrofia, 128, **129**
papiloma, 366, **367**
 da língua na hipoplasia dérmica focal, **47**
paquioníquia congênita, 18, **19**
paracoccidioidomicose, 208, **209**
paralisia
 de nervo periférico, 312, **313**
 do nervo hipoglosso, 312, **313**
paralisia do nervo facial e AIDS, 168, **168**
paralisia do nervo hipoglosso, 312, **313**
paralisia periférica do nervo facial, 312, **313**
parotidite supurativa aguda, 182, **183**
peeling
 epitelial, 74, **75**
 mucoso, **75**
pelagra, 302, **303**
pênfigo benigno familial, 30, **31**
pênfigo paraneoplásico, 254, **254–255**
pênfigo vulgar juvenil, 252, **253**
pênfigo, 248
 benigno familial, 30, **31**
 eritematoso, 252, **253**
 foliáceo, 252, **252**
 induzido por penicilamina, **89**
 paraneoplásico, 254, **254–255**
 vegetante, 250, **251**
 vulgar, 248–250, **249–251**
 gengivite descamativa e, 118, **119**
 juvenil, 253, **253**
pênfigo, **252, 253, 254**
penfigóide
 benigno das mucosas, 254
 bolhoso, 258, **259–261**
 cicatricial, 254–256, **255–257**
 da infância, 256–258, **257**
 gengivite descamativa e, **119, 256**
 gengivite descamativa e, 118, **119, 261**
 gestacional, 260, **261**
penfigóide bolhoso, 258, **259 – 261**
 gengivite descamativa e, 118, **119, 261**

penfigóide cicatricial da infância, 256–258, **257**
penfigóide cicatricial, 254–256, **255–257**
 da infância, 256–258, **257**
pênis
 eritroplasia, **322**
 líquen plano, **266**
 penfigóide cicatricial, **257**
perfuração do palato induzida por cocaína, 82, **93**
periadenite mucosa necrótica recorrente, 220
pericoronarite, 176, **177**,
periodontite
 agressiva, 114, **115**
 crônica, 112, **113**
 diabete melito, **307**
 necrosante ulcerativa, e infecção por HIV, 162, **163**
 neutropenia congênita e, **281**
 síndrome de Papillon-Lefèvre, 26
periodontite agressiva, 114, **115**
periodontite necrosante ulcerativa, e infecção pelo HIV, 162, **163**
Perlèche, 130
pérola cutânea, 382, **383**
pérolas de Epstein, 140
pigmentação
 induzida por antimalárico, 94, **94**
pigmentação, induzida por zidovudina, 94
pioestomatite vegetante, 268–270, **270–271**
piogênico, 400, **400–401**
placas mucosas, 188, **188–189**
plasmocitoma da mucosa bucal, 364, **365**
policitemia vera, 356, **357**
porfiria congênita, 296
porfiria, 296, **297**
 congênita, 296
 cutânea tardia, **296**
 condroma de tecidos moles, **371**
 esclerose tuberosa, **41**
 escorbuto, **305**
 infecção pela *Pseudomonas aeruginosa*, **165**
 lesão induzida por radiação, **107**
 melanose do fumante, **79**
 pioestomatite vegetante, **270**
 psoríase, **272**
 úlceras, **283, 287**
 gengivoestomatite herpética, **145**
pós-extração, 402, **403**
pressão negativa, hiperplasia induzida, 62, **63**
proteinose lipóide, 292, **292–293**
pseudoacantose, 28
psoríase, 270, **271–272**
púrpura trombocitopênica idiopática, 284, **285**
púrpura trombocitopênica, 284, **285**
 na infecção por HIV, 172, **173**
púrpura trombocitopênica, 284, **285**
 infecção pelo HIV, 172, **173**

Q

queilite
 actínica, 130, **132**
 angular, 130, **131, 202, 204**
 arriboflavinose e, **303**
 porfiria e, **297**

síndrome de Plummer-Vinson, **279**
queilite actínica, 130, **132**
queilite angular, 130, **131**, 202, **204**
 arriboflavinose e, **303**
 com infecção pelo HIV, 158, **159**, 202
 porfiria e, **297**
 síndrome de Plummer-Vinson e, **279**
queilite de contato, 132, **133**
queilite de Miescher, 134
queilite esfoliativa, 132, **133**
queilite induzida por etretinato, **95**
queilite induzida por retinóides, 94, **95**
queilite plasmocitária, 134, **135**
queimadura
 ácido tricloroacético, 66, **67**
 agrotóxicos, 72, **73**
 álcool, 68, **69**
 aspirina, 68, **68**
 compostos clorados, 72, **73**
 elétrica, 80, **81**
 eugenol, 66, **67**
 fenol, 66, **66**
 hipoclorito de sódio, 70, **71**
 iodetos, 68, **69**
 nitrato de prata, 70, **71**
 paraformaldeído, 72, **72**
 perborato de sódio, 70, **70**
 peróxido de hidrogênio, 70, **71**
 resina acrílica, 68, **69**
 térmica, 78, **79**
queimadura elétrica, 80, **81**
queimadura por ácido tricloracético, 66, **67**
queimadura por álcool, 68, **69**
queimadura por aspirina, 68, **68**
queimadura por compostos clorados, 72, **73**
queimadura por fenol, 66, **66**
queimadura por hipoclorito de sódio, 70, **71**
queimadura por iodina, 68, **69**
queimadura por nitrato de prata, 70, **71**
queimadura por paraformaldeído, 72, **72**
queimadura por perborato de sódio, 70, **70**
queimadura por peróxido de hidrogênio, 70, **71**
queimadura por resina acrílica, 68, **69**
queimadura química por agrotóxicos, 72, **73**
queimadura térmica, 78, **79**
querubismo, 406, **407**

R

rânula, 136, **138**
respirador bucal e gengivite, 116, **117**
roséolas, 186
rubéola, 152, **153**

S

sarcoidose, 214, **215**
sarcoma de Kaposi, 164, **165–166**, 342, **343–344**
sardas melanóticas de Hutchinson, 388
sardas, **384**
schwannoma, 372, **373**
sialadenite submandibular aguda, 182, **183**
sialadenose, 398, **399**
sialolitíase, 396, **397**
sialometaplasia necrosante, 396, **397**
sialometaplasia necrotizante, 396, **397**
sifílide papular, 188, **189–190**
sífilis, 186–192, **187–193**

condiloma plano, 190, **191**
congênita, 192, **193**
primária, 186
secundária, 186–190
tardia, 190–192
terciária, glossite atrófica, 324, **325**
simbléfaro, penfigóide cicatricial e, **256**
sinal de Nikolsky, 250
síndrome bucofacial digital, 8, 46, **46–47**
síndrome da hiperceratose palmoplantar e mucosa bucal, 24, **25**
síndrome da hipersensibilidade dos músculos mastigatórios, **315**
síndrome da imunodeficiência adquirida (AIDS), 157, 164
síndrome da linfadenopatia (LAS), 157
síndrome de Ascher, 10
síndrome de Bourneville-Pringle, 40
síndrome de CREST, 232–234, **233–235**
síndrome de Down, 52, **53**, 122
síndrome de Ehler-Danlos, 48, **49**
síndrome de Ellis-Van Crevald, 34
síndrome de Gardner, 38, **39**
síndrome de Goltz, 46
síndrome de Gorlin, 36
síndrome de Guglielmo, 356
síndrome de Heerfordt, 214, **215**
síndrome de Heerfordt, **215**
síndrome de Hurler, 294, **295**
síndrome de Jadasshon-Lewandowski, 18
síndrome de Klippel-Trénaunay-Weber, 42, **43–44**
síndrome de Maffucci, 40, **40**
síndrome de Marfan, 50, **51**
síndrome de Melkersson-Rosenthal, 122, 134, 216, **217–218**
síndrome de Mikulicz, 396, **398**
síndrome de Papillon-Lefèvre, 26, **27**
síndrome de Parry-Romberg, 14
síndrome de Petterson-Kelly, 324
síndrome de Peutz-Jeghers, 36, **36–37**
síndrome de Plummer-Vinson, 278, **279**, 324, **324**
síndrome de Reiter, 226, **227**
síndrome de Sézary, 362
síndrome de Sjögren, 236, **237–238**
síndrome de Steven-Johnson, 246, **246–247**
síndrome de Sturge-Weber, 42, **42–43**
síndrome de Wagner, 50, **51**, 53
síndrome de Zinsser-Cole-Engman, 20
síndrome dos carcinomas basocelulares nevóides, 36–38, **37–39**
síndrome FAPA, 222, **223**
síndrome mielodisplásica, 284, **285**
síndrome mucocutânea dos nódulos linfáticos, 272, **273**
siringoadenoma papilar do lábio inferior, 382, **382**
siringoadenoma papilar, 382, **382**
siringocistoadenoma papilífero, 382
sulco mucolabial
rubéola, **153**
xantomas, **295**

T

talassemia, 280, **281**
telangiectasia
cirrose biliar primária, **243**
hemorrágica hereditária, 34, **35**
síndrome de CREST, 232–234, **233–235**

teleangectasia hemorrágica hereditária, 34, **35**
teleangectasia, **235**
tórus
mandibular, 10, **11**
palatino, 10, **11**
trauma
facticial, 58, **59**
por escovação, 58, **59**
Treponema palidum, 186
trissomia, 21, 52
tuberculose, 194, **195–196**
tuberculose, **195**
granulomatose de Wegener, **229**
úlcera
aftosa, **172, 221, 224**
eosinofílica, **64–65**
facticial, **59**
herpetiforme, **223**
induzida por droga, **85, 169–170**
induzida por radiações, **105**
infecção pelo HIV, **169–170, 172**
traumática, **54–55**
ver também macroglossia
xantoma verruciforme, **375**
xerostomia, **399**
tumor de Abrikosov, 376
tumor de células granulares, 376, **377**
do recém-nascido, 376, **377**
tumor de Pindborg, 412
tumor de Warthin, 392
tumor marrom de células gigantes, 308, **309**
tumor melanótico neuroectodérmico da infância, 390, **391**
tumor odontogênico epitelial calcificante, 412, **413**
tumores benignos, 366–395
tumores odontogênicos, 410–419
epitelial calcificante, 412
mixoma, 412, **413**

U

úlcera aftosa recorrente, 220
úlcera aftosa, 220–222, **223–224**
infecção com HIV, **172–173**
maior, 220–222, **221**
menor, 220, **220**
recorrente, 220
úlcera eosinofílica, 64, **64–65**
úlcera no freio lingual após cunilíngua, 58, **60**
úlcera traumática, 544, **54–55, 59**
ulceração induzida por alendronato, 86, **87**
ulceração induzida por hidroxiúria, 86, **87**
ulceração induzida por indometacina, 84, **85**
ulceração induzida por metotrexate, 84, **85**
úlceras
aftosas, **172, 221**
induzida por azatioprina, **85**
traumática, **55**
úlceras
aftosa, 220–222, **223–224**
e infecção pelo HIV, **172–173**
maior, 220–222, **221**
menor, 220, **220**
recorrente, 220
agranulocitose e, 282, **282–283**
amiloidose e, **291**

anemia aplástica, **285**
cancro bucal, 176, **177**
cancróide e, **194**
deficiência de plasminogênio e, **287**
dermatomicose e, **235**
doença de Hand-Schüller-Christian, **301**
doença de Letterer-Siwe, **299**
doença de Urbach-Wiethe, 292
doença do enxerto *versus* hospedeiro, **241**
doença por acúmulo de glicogênio 1b, **294**
eosinofílica, 64, **64–65**
esclerodermia e, **232**
estomatite e
ulcerativa crônica, 264, **265**
urêmica, **288**
facticial, **59**
gengivite ulcerativa necrosante, 174, **175**
infecção pelo HIV, 164, **164**
gengivoestomatite e
estreptocócica, **179**
primária, 144, **145**
granuloma e
eosinofílica, **301**
maligna, **361**
granulomatose de Wegener, **229**
herpetiforme, 222, **223**
histoplasmose, **207**
induzida por droga
alendronato, 86, **87**
azatioprina, 84, **85**
com infecção pelo HIV, **169–170**
hidroxiuréia, 86, **87**
indometacina, 84, **85**
metotrexato, 84, **85**
nicoradil, 86, **87**
induzida por radiação, **105**
infecção estafilocócica, 178, **179**
infecção por *klebsiella*, **185**
leishmaniose cutânea e, **213**
leucemia e
aguda, **353**
crônica, **355**
linfoma não-Hodgkin, **359**
macroglobulinemia, **363**
micose fungóide e, **363**
mucormicose e, **209**
neutropenia e, 281
paracoccidioidomicose e, **209**
periodontite ulcerativa necrosante e infecção pelo HIV, 162, **163**
síndrome mielodisplásica, **285**
traumática, 54, **54–55**
tuberculose e, 194, **195**
úlcera do freio lingual por cunilíngua, 58, **60**
úlceras herpetiformes, 222, **223**
úlceras nos grandes lábios na doença de Behçet, **225**
úlceras traumáticas no sulco alveolar do lábio, **55**
ulcerativa necrosante, 174, **175**
infecção pelo HIV, 164, **164**
nicotínica, 76, **77**
urêmica, 288, **288–289**
ver também gengivoestomatite
unhas
candidíase crônica mucocutânea, **205**
disceratose congênita, **20**
displasia odonto-onicodérmica, **23**

epidermólise bolhosa, 32, **33**
paquiníquia congênita, **19**
uremia, 288
úvula
   bífida, 8, **9**
   faringite linfonodular aguda, **150**
úvula bífida, 8, **9**

V

varicela, 148, **149**
varizes sublinguais, 128, **129**
  ver também infecção pelo HIV
verrucosa, 366, **367**
verrucoso, **21, 333**
  cancro, **187**
  cisto
    do duto tireoglosso, **143**
    mucocele, **137**
  corpo estranho, **101**
  crenada, 126, **127**
  criptococose, **211**
  doenças da, 120–129

epidermólise bolhosa, 30, **32**
eritema multiforme, **245**
eritroplasia, **323**
fibrossarcoma, **343**
fissurada, 122, **123**
mordiscamento crônico, 56, **57**
saburrosa, 124, **125**
tumores fibrosos na síndrome de Gardner, **39**
verruga
  comum, 154
  genital, 154
verruga vulgar, 154, **155**, 160
vírus coxsackie
  doença das mãos, pés e boca, 150
  faringite linfonodular aguda, 150
  herpangina, 148
vírus da imunodeficiência humana, *ver* infecção pelo HIV
vírus do herpes humano 8 (HHV-8), 164
vírus do herpes simples, 144, 146
  com infecção pelo HIV, 160, **160**

vírus do papiloma humano (HPV)
  com infecção pelo HIV, 160, **161**
  condiloma acuminado, 154
  hiperplasia epitelial focal, 156
  verruga vulgar, 154
vírus Epstein-Barr
  leucoplasia pilosa e, 160
  linfoma de Burkitt, 360
  mononucleose infecciosa, 152
vírus varicela-zoster, 146
vitiligo, 276, **277**

X

xantoma, 294–296, **295**
  verruciforme, 374, **375**
xeroderma pigmentoso, 326, **327**
xerostomia, 398, **399**

Z

zigomicose, 208